营养生物技术与转化应用

糜漫天　主编

中国轻工业出版社

图书在版编目（CIP）数据

营养生物技术与转化应用/糜漫天主编. —北京：中国
轻工业出版社，2020.9
　　ISBN 978-7-5184-2791-8

　　Ⅰ.①营…　Ⅱ.①糜…　Ⅲ.①生物工程—应用—营养
学—研究　Ⅳ.①R151

中国版本图书馆 CIP 数据核字（2020）第 106924 号

责任编辑：钟　雨
策划编辑：伊双双　钟　雨　　责任终审：白　洁　封面设计：锋尚设计
版式设计：砚祥志远　　　责任校对：燕　杰　责任监印：张　可

出版发行：中国轻工业出版社（北京东长安街 6 号，邮编：100740）
印　　刷：艺堂印刷（天津）有限公司
经　　销：各地新华书店
版　　次：2020 年 9 月第 1 版第 1 次印刷
开　　本：889×1194　1/16　印张：36.5
字　　数：840 千字
书　　号：ISBN 978-7-5184-2791-8　定价：198.00 元
邮购电话：010-65241695
发行电话：010-85119835　传真：85113293
网　　址：http://www.chlip.com.cn
Email：club@chlip.com.cn
如发现图书残缺请与我社邮购联系调换
181110K1X101ZBW

编写指导委员会

本书编委会

主　编：糜漫天

副主编：邓泽元　李增宁　张乾勇

编者（按姓氏拼音排序）

牛玉存	哈尔滨医科大学公共卫生学院	易 东	陆军军医大学
潘兴昌	中国食品发酵工业研究院有限公司	易 龙	陆军军医大学
亓盛敏	中粮营养健康研究院有限公司	于 芳	空军军医大学
秦立强	苏州大学公共卫生学院	余 利	陆军军医大学
秦 玉	陆军军医大学	袁怀波	合肥工业大学食品与生物工程学院
邱 斌	山东省农业科学院	袁佳丽	联勤保障部队第九二五医院
单毓娟	温州医科大学	曾凯宏	电子科技大学附属医院四川省人民医院
舒晓亮	深圳大学总医院	张建华	中粮营养健康研究院有限公司
宋海云	上海交通大学医学院公共卫生学院	张连慧	中粮营养健康研究院有限公司
孙志宏	内蒙古农业大学	张乾勇	陆军军医大学
唐双焱	中国科学院微生物学研究所	张双庆	中国疾病预防控制中心营养与健康所
唐 勇	西华大学省级食品质量与安全协同创新中心	张 婷	陆军军医大学
陶 勇	中国科学院微生物学研究所	张晓宏	宁波大学医学院
汪少芸	福州大学	张旭光	汤臣倍健股份有限公司
王 慧	上海交通大学医学院公共卫生学院	张 勇	北京科技大学化学与生物工程学院
王 建	陆军军医大学第二附属医院	章海兵	中国科学院上海营养与健康研究所
王鹏超	东北林业大学	赵国华	西南大学
王文君	江西农业大学	智康康	哈尔滨工业大学
吴 韬	西华大学食品与生物工程学院	钟才云	南京医科大学公共卫生学院
夏 敏	中山大学公共卫生学院	周春凌	哈尔滨医科大学第四临床医学院
许雅君	北京大学医学部	周婷婷	中国科学院上海营养与健康研究所
许 杨	南昌大学中德院	周 永	重庆市巴南区人民医院
杨 剑	重庆医科大学附属第三医院	周 芸	大连医科大学附属第二医院
杨丽琛	中国疾病预防控制中心营养与健康所	朱翠凤	南方医科大学深圳医院
杨 敏	浙江大学公共卫生学院	朱俊东	陆军军医大学
杨 鑫	哈尔滨工业大学	朱晓辉	陆军军医大学
姚 颖	华中科技大学同济医学院附属同济医院		

序

营养科学作为生命科学领域跨学科交叉的一门重要学科，其学科内涵宽泛，基础性和应用性都很强，涉及医学、食品科学、环境科学，甚至人文和社会科学领域，关乎着生命质量和健康。随着社会经济和科学技术的飞速发展、人类生活水平的迅速提高和健康意识的日益增强，对营养科学的发展提出新的要求，营养科学正面临技术创新和技术应用蓬勃发展的崭新未来。

当今科技革命日新月异，产业升级、产业转型，核心技术的研发与应用正成为推动社会进步、提高人民生活质量的助推剂和发展引擎。许多新兴的交叉技术有效整合到营养与食品科技领域，必将对营养健康产业的发展起到积极的推动作用。整合创新技术的应用、推动营养与食品领域科技转化也是实现《健康中国2030规划纲要》《国民营养计划（2017—2030年）》《中国防治慢性病中长期规划（2017—2025年）》《健康中国行动（2019—2030）》等国家战略的迫切需要，如《国民营养计划（2017—2030年）》就十分注重现代科技和新发展理念对营养工作的引领和推动，旨在加快农业、食品加工业和餐饮业向营养型转化，促进产业升级和营养健康工作的创新发展，以及实现科技引领下的精准智慧营养行动，形成营养健康工作的全新格局。

《营养生物技术与转化应用》一书由我国知名营养学专家糜漫天教授领衔，汇集了营养科学、食品科学、生物技术、临床医学等领域众多专家参与编写而成，是国内首部专注于营养转化与应用的学术专著。该书整合了组学、生物技术、食品工艺、人工智能等多学科交叉技术，从营养科学前沿理论、营养转化的生物工程基础、营养食品的研发与应用、营养产品制造关键工艺与技术、营养评价与营养支持、信息技术与精准营养等方面介绍营养转化的理论、技术与应用。全书共分为七章，系统介绍了涉及营养转化应用相关的七个主要方面，包括营养科学前沿理论、营养转化的生物工程基础、营养食品的研发与应用、营养产品制造关键工艺与技术、营养评价与营养支持、信息技术与精准营养等方面，旨在推动建立健全营养转化与应用理论指导体系，更好地推动营养学科建设与发展，促进营养相关产品的研发与应用，为营养健康产业的发展提供科学的、系统的指导。全书内容新颖，系统性强，整合了多学科交叉技术，从多维度、多角度深入介绍了营养转化的理论体系、技术与应用，部分内容则是第一次在公开发行书籍中出现。

《营养生物技术与转化应用》是营养与食品科学领域展示的又一巨著，它将是从事营养与食品相关领域工作的专业人士、学者及企业的重要参考书籍，也是大专院校师生、健康产业从业人员的工具书。相信，该书的出版发行必将在行业内产生广泛的影响，也将对推动健康中国建设发挥积极的推动作用。

国际营养科学联合会院士

中国营养学会理事长

杨月欣

2020 年 7 月

前言

习近平主席在 2018 年两院院士大会上指出，要加大应用基础研究力度，以推动重大科技项目为抓手，打通"最后一公里"，拆除阻碍产业化的"篱笆墙"，疏通应用基础研究和产业化连接的快车道，促进创新链和产业链精准对接，加快科研成果从样品到产品再到商品的转化，把科技成果充分应用到现代化事业中去。营养科学作为生命科学领域重要组成部分，是维系人类健康、推动社会进步和发展的重要基础，深入研究和揭示食物、营养影响生命质量的本质和规律，整合创新技术的应用，推动营养、食品领域技术进步和科技转化显得十分重要，也是推动实现《健康中国 2030 规划纲要》的迫切需要。当前，随着社会经济的发展，营养健康领域新的应用需求和应用场景不断增多，对营养科学的发展提出新的要求。同时，科技革命日新月异，化学合成、生物制药、纳米科技、基因编辑技术、人工智能、大数据、互联网+、3D 打印等新兴科技正迅猛而来，如何将新兴的交叉技术有效整合到营养科学的发展中来，为基础研究和应用转化注入新鲜血液，也是亟待解决的重要命题，因此，我们急需将各种理论、技术整合建立起完整的营养转化理论指导体系，以更好的推动营养学科建设与发展，促进营养实用性关键技术及其产品研发与应用，尤其是新型食品形态、营养食品新型原料及制备、特殊医学用途配方食品（FSMP）、营养诊断试剂、营养评价智能设备与营养制剂输送工具等营养科研成果的转化与应用。

近年来，精准营养（个性化营养）在预防和控制疾病方面的优势凸显。与精准医学计划类似，精准营养计划根据个体的特征制定营养干预与营养建议方案，以期更好地预防和控制疾病。2017 年 6 月 5 日出台的《"十三五"食品科技创新专项规划》首次强调了精准营养及技术，提出重点发展食品高新技术产业、开展营养型健康食品创新开发。国务院发布的《国民营养计划（2017—2030 年）》特别注重现代科技和新发展理念对营养工作的引领和推动，加快农业、食品加工业和餐饮业向营养型转化，促进产业升级和营养健康工作的创新发展，以及实现科技引领下的精准智慧营养行动，形成营养健康工作的全新格局。在这一系列的国家政策指引下，营养健康领域的发展迎来了新的机遇期，"精准营养"也成为了科研和行业发展的前沿和热点。

随着组学技术及可穿戴设备技术的发展，给精准营养在疾病预防和控制方面提供广阔的空间及可能性。过去 10 年随着全基因组关联分析（GWAS）的大量增加，对疾病的基因层面的理解也逐渐加深。高通量测序技术让全外显子组和全基因组研究成为可能，同时支撑了生物相关的其他学科的发展，如转录组学、表观基因组学和微生物组学。质谱和核磁共振技术应用于生物样本代谢物的检测分析，为个体代谢状况提供了全面的评估。同时，移动通信技术和可穿戴设备为实时收集个体膳食信息、生活习惯信息及生化信息提供了可能，并鼓励个体积极参与行为的改变和疾病的管理。利用统计分析整合上述的数据可应用到精准营养的领域，例如，将新兴技术及传统营养评价结合，进行流行病学试验或膳食干预，可更好地研究个体对某种膳食干预的反应差异，更准确地评价人群膳食摄入和营养状况，并且可寻找在预测疾病及其并发症方面更加有效的标志物，为有效预防和管理疾病提供个性化膳食和生活指导。从这种意义来说，精准营养就是通过组学分析及深度表型分析，考察个体的遗传特征、肠道微生态、代谢特征、生理状态、生活方式、临床指标、社会心理状态等相关个体因素对营养需求和干预效果的影响，并基于上述数据实现对个体营养状态的最优化选择、判别和干预，以达到维持机体健康、有效预防和控制疾病发生的目的。精准营养概念的提出以改变饮食习惯和生活方式为目标，将对人群的健康关注，从疾病的诊断和治疗，前移到合理的营养和疾病的早期预测及预防，提高生命质量。

智能技术的应用也推动了营养食品产业的创新与发展，3D 打印食品已成为现实；数字化技术与人工智能（AI）技术应用改变了食品生产的模式，智能化营养传输设备在临床疾病治疗中被应用；基于 AI 的可穿戴设备成为营养与健康产业新的一大亮点。通过干血斑（Dried Blood Spot，DBS）检测平台，建立不同营养素的检测方法，可以探寻在人体营养健康方面具有准确性和预测性的新型生物标记物，并将其转化应用到精准医疗健康领域，为行业内精准营养技术奠定应用的基础。即时检验技术（Point-of-care Testing，POCT）的最新发展为营养状况即时评估的准确性及普及性提供了可能，为在个人及社区层面提供精准营养干预提供了技术支持。上述新兴技术的发展与应用，推动了营养食品加工的产业升级，也为大众百姓提供了日益丰富的健康营养食品。

《营养生物技术与转化应用》一书由包括中国营养学会营养转化医学分会、中国研究型医院学会营养医学专业委员会在内的营养科学、食品科学、生物技术、临床医学等领域数十位专家参与编写而成，也是国内首部专注于营养转化与应用的学术专著。全书共分为七章，系统介绍了涉及营养转化应用相关的七个主要方面，包括①营养基因组学、营养蛋白组学、营养代谢组学、宏基因组学、生命早期营养等营养科学前沿理论与技术方法；②基因工程、酶工程、细胞工程、发酵工程代谢工程、生物传感器技术和合成生物科技等营养转化的生物工程理论与技术；③微细化、分离纯化、营养强化、靶向营养、营养素稳态化、营养素缓释、微胶囊化等营养产品加工制备关键技术；④液态、半固态、固态营养制品工艺技术以及营养制品加工智能化技术和食品安全溯源新技术；⑤功能性膳食因子、新食品原料、保健食品、运动营养食品、老年营养食品、代餐食品、军用食品、特殊保障食品、特殊医学用途配方食品等营养食品的研发技术与应用；⑥能量代谢监测、营养风险筛查、营养评定、营养支持共性关键技术、不同疾病人群的营养支持等营养评价与营养支持技术及其应用；⑦人工智能与生物大数据、数字化营养及营养信息技术、人工智能与智能穿戴设备、智能化食品营养评估技术等信息技术在精准营养方面的管理与应用。

本书整合了生物组学、生物工程、食品工艺、人工智能等多学科交叉技术，从营养科学前沿理论、营养转化的生物工程基础、营养食品的研发与应用、营养产品制造关键工艺与技术、营养评价与营养支持、信息技术与精准营养等方面多维度、多角度地介绍营养转化的理论、技术与应用，旨在建立健全营养转化与应用理论指导体系，更好地推动营养学科建设与发展，促进营养相关产品的研发与应用，为营养健康产业的发展提供科学的、系统的指导。该书系统性强，具有较好的权威性和新颖性。可作为营养转化与应用领域系统性指导著作，其读者群包括营养科学、医学、食品科学、生命科学以及营养健康产业相关领域科技工作者和产业人士。本书的出版有助于推动营养健康产业技术的创新与应用，也将为健康中国建设做出应有的贡献。

由于我们的知识水平所限，资料收集不尽全面，本专著尚有诸多不够完善之处，恳请读者提出宝贵的批评意见和改进建议。

糜漫天

2020 年 7 月

目 录

CONTENTS

第一章　营养科学前沿理论

第一节　营养基因组学

一、引言

传统营养学是研究机体对膳食成分的代谢和生理反应，在此基础上通过膳食干预的手段促进健康，预防疾病发生或减轻疾病程度的一门科学。随着人类基因组图谱绘制的完成和近年来高通量测序技术的发展，越来越多的研究逐渐认识到不同个体中参与营养素的吸收和代谢的调控基因存在差异，并且基因位点的差异可以通过影响代谢酶的活性并进一步影响个体对营养素的需求。因此，营养遗传学（nutrigenetics）和营养基因组学（nutrigenomics）应运而生，并成为营养学研究的新前沿。

在营养学领域对膳食与基因交互作用的研究中，营养遗传学强调研究基因组的遗传构成如何调节营养物质的反应，而营养基因组学主要研究营养物质如何影响基因表达。本章重点介绍的营养基因组学具体是指利用结构基因组学提供的信息，采用高通量的功能基因组学技术，主要研究营养素或膳食成分在特定时间对机体细胞、组织或器官的转录组、蛋白质组和代谢组的影响，确认个体对营养素的反应，提出更具个性化的营养政策，使营养学研究成果能更有效地应用于疾病的预防，促进人类健康。

现代营养学致力于研究如何通过调节膳食摄入来预防或延缓某些疾病，即根据不同的饮食特征推荐给人们不同的饮食，而这些特征对应不同的营养和能量需求。例如，饮食推荐可以按照婴儿、儿童和成人分类，对孕妇有特殊推荐；按照成年的男人和女人分，对老人特殊推荐，或者给不同竞技项目的运动员专属推荐，糖尿病、血脂异常、高血压或其他特殊症状的患者特殊推荐，强调个性化营养的概念及其在公共卫生和疾病预防中所发挥的作用，是营养基因组学的机遇与挑战，也是这个新学科独特的机会。营养基因组学的发展不仅加深了营养学在预防医学、临床医学、遗传学、分子生物学和系统生物学中的根源，同时也提供了一种独特的思路，使亚细胞、细胞和临床动物实验模型在更为广泛的领域得以应用，并且是将最前沿的科学研究应用于服务全民大众的利好契机。

营养基因组学作为一个对影响基因表达的营养物质以及相关下游分子生物反应进行研究的学科领域，将越来越多地与转录组学、蛋白质组学、代谢组学等组学以及由通量组学技术带来的更为动态的研究方法结合研究，来了解营养物质对分子、组织、器官水平的具体影响。然而，由于近年来表观遗传研究的发展，人们发现表观遗传反应可能增强或减弱基因–营养物质相互作用的效果，因此，营养表观遗传学无疑也将会成为营养基因组学的重要组成部分。

二、营养基因组学的主要研究内容

营养基因组学通过研究营养素与基因之间的相互作用及其对人类健康的影响，在此基础上建立了一个基于个体基因组特征的膳食干预方法和营养保健措施的后基因组时代交叉学科。营养素与基因间相互作用的认识起始于 1908 年，由英国科学家首次提出了"先天性代谢缺陷"的概念，如半乳糖血症、苯丙酮尿症等疾病，都是由于代谢酶基因发生突变导致的代谢酶缺乏，其可造成某些营养素在体内的堆积或缺乏，并导致相应疾病的发生。之后，分子营养学的相关研究便开始并逐渐得到了人们的高度关注。随着基因组学的发展和人类基因组计划的实施和完成，各种组学研究相继出现，营养基因组学进入真正意义上的后基因组研究时代。

营养物质可以在基因调控以及信号转导水平上，通过作用于转录因子或通过调控表观遗传改变，如甲基化影响调节基因的表达，并进一步改变染色质结构和蛋白质功能。基因表达谱的全局变化可以代表分子"特征"，反映特定营养物质的暴露状况。生物体在特定发育阶段或生长环境中，涉及多个代谢通路在系统层面上的交互作用和互相调控，这也是不同疾病发生的诱因。基因组学和表观基因组学并不能完全解释膳食因子对表型改变的影响，基因转录速率的变化（也就是转录组学）可以反映细胞的实时代谢过程。食物中的生物活性成分包括必需和非必需的营养素，都可以调节基因表达模式，它们对基因转录和翻译的影响不仅依赖于浓度，同时也依赖于特定的时间和空间。

纵观人类历史，饮食影响基因的表达，可导致表型能够成功地应对不断变化的环境挑战，进而促进食物资源更为有效地被开发和利用。营养基因组学主要研究营养素对基因表达调控的影响，而营养遗传学从另一方面研究个体基因组序列变异对营养素吸收、代谢和生理功能的影响，这二者之间相互作用，对人类健康及疾病发生发展具有重要影响。

三、营养基因组学的主要研究方法

人类的遗传信息主要由 DNA 承载，并通过 RNA 聚合酶把遗传信息转录到 RNA 上，随后 RNA 通过核糖体翻译成蛋白质或者直接执行其功能，来对遗传信息进行表达。因此，营养基因组学主要通过在 DNA 水平、表观遗传水平、RNA 水平、蛋白质水平和代谢水平上来研究营养物质如何影响个体遗传信息的表达，以及个体的基因是如何代谢营养物质、生物活性物质并如何对它们做出反应的。基因组学和转录组学以及表观遗传学的数据，需要结合蛋白质组学和代谢组学来进一步鉴定营养相关的蛋白质作用机制；蛋白质组学和代谢组学数据显示的表型，可以通过基因组学和转录组学以及表观遗传学来分析其营养学原因。

随着营养基因组学的发展，研究人员发现人体对营养物质、生物活性物质的反应不仅体现在人体基因上有差异，而且在人体内的肠道微生物生态上也能表现出显著的差异，所以在营养基因组学中可引入宏基因组学。宏基因组学传统的方法是测定微生物基因组上的 16SrRNA 基因来确定样品微生物类别。随着测序技术的快速发展，如今人们可以直接从人体肠道内提取微生物的 DNA 进行测序，构建宏基因组文库，利用基因组学的研究策略研究人体肠道内所包含的全部微生物的遗传组成及其群落功能。营养基因组学将该技术与营养学研究充分结合，可以研究不同营养摄入方式的人群的肠道菌群分布规律，也可以对不同人的肠道菌群进行分析并给出营养建议。

在这个过程中，生物信息学技术也起到了很大的作用。基因组组装、转录组组装是经第二代和第三代测序后得到目的序列所必需的。DNA 序列的比对、SNP 位点的比对、RNA 可变剪接分析、RNA 差异表达分析、蛋白质的聚类分析等，这些生物信息数据处理方法可以将高通量的组学数据与营养学研究问题充分联系起来，进而对营养学研究问题的解决起到推动作用（表 1-1）。

表 1-1   **生物信息数据处理方法**

组学水平	主要技术		技术原理
DNA 水平（测序技术）	Sanger 测序		以四种 ddNTP 分别作为四次 DNA 合成的链终止试剂，产生一系列大小不同的 DNA 分子，通过电泳结果得出 DNA 序列
	第二代测序技术		通过检测合成释放的荧光信号得知 DNA 序列
	第三代测序技术		通过对单分子 DNA 的物理化学性质分析得知其 DNA 序列
	基因芯片技术		通过与一组已知序列的核酸探针杂交得知其核酸序列来检测 SNP，也可通过其富集荧光的大小来得知某核酸序列的量
表观遗传水平	检测 DNA 甲基化	DNA 甲基化免疫共沉淀技术	①打断基因组 DNA 并对 DNA 片段进行修饰 ②用 5-mC 抗体富集具有甲基化的胞嘧啶的 DNA 片段 ③再将富集的片段进行 DNA 测序
	检测 DNA 甲基化	重亚硫酸氢盐处理后测序	亚硫酸盐处理将非甲基化的胞嘧啶变成尿嘧啶，PCR 扩增尿嘧啶位点转化为胸腺嘧啶，然后进行 DNA 测序
	检测组蛋白修饰	ELISA	相应的抗体检测相应的修饰氨基酸
	检测组蛋白修饰	质谱技术	提纯组蛋白直接进行色谱分析或者先进行酶解再进行液相色谱串联质谱分析
转录水平	转录组测序技术		提取总 RNA 后，进行逆转录得到 cDNA，然后对 cDNA 进行测序
蛋白质水平	双向凝胶电泳技术		根据蛋白质的等电点（第一向）和分子质量（第二向）的不同进行分离
	色谱技术		利用不同溶质蛋白与固定相和流动相之间的作用力（分配、吸附、离子交换等）的差别，当两相做相对移动时，使各蛋白分离
	质谱技术		通过磁场和电场来测定样品，聚焦而得到质谱图，从而进行成分和结构分析
代谢水平	核磁共振波谱法		在磁场中不同的原子核对射频辐射具有不同的吸收，进而对各种有机化合物成分、结构进行定性或定量分析
	质谱技术		通过磁场和电场来测定样品，聚焦而得到质谱图，从而进行成分和结构分析

四、营养基因组学在疾病干预中的应用

营养基因组学在人类健康研究及应用中的作用越来越重要。研究人员利用检测特殊营养物质添加或不同营养状况下某个细胞或细胞群体内在基因表达水平，能够有效地通过特殊营养物质添加及膳食有效干预疾病的发生发展。例如，萝卜硫素（sulforaphane，SF）是从西蓝花中提取的一种植物化学物，有研究采用基因表达阵列分析及 RT-PCR 方法对暴露于适宜浓度 SF 的 Caco-2 细胞（人结直肠肿瘤细胞）内的基因表达谱进行分析。结果表明，当暴露浓度 50μmol/L 萝卜硫素时，有大约 106 个基因表达水平出现 2 倍以上的升高，63 个基因表达水平下降为原水平一半及以下。该研究表明，萝卜硫素对基因表达具有复杂的调控效应，因此，食用西蓝花产品可能通过多种潜在的分子信号通路机制降低相关疾病的发生风险。

1981 年，Doll 和 Peto 提出饮食占据癌症发生风险 30% 的因素。此后，越来越多的证据表明，多种膳食营养成分可显著影响多种癌症的发生发展，包括乳腺癌、前列腺癌、结肠癌、肝癌和肺癌等均与人们的饮食种类和摄入量有关。有研究发现异硫氰酸酯的摄入量针对谷胱甘肽 S-转移酶不同的 M1 或 T1 多态性作用不同，并且可影响个体的胃癌风险。类似地，肉类的摄入针对具有不同 P450 多态位点的人群影响其患结直肠癌的概率。另外，ω-6 和 ω-3 多不饱和脂肪酸已被证明能够影响与炎症相关的基因的表达，包括 TNF-α，IL-1β，IL-6，IL-18 等，因此，可以通过控制饮食和营养摄入，预防和治疗相关的炎症性疾病。

通过营养基因组学研究不同营养物质对生物体代谢通路的影响，可以有效地针对不同疾病的发生发展制定更为精准的营养调控方式，但在疾病治疗领域仍然需要更多的研究，揭示基因组与饮食之间的关系，让每个人都受益于营养基因组的发展。

五、营养基因组学展望

营养基因组学是一个新兴的，前景广阔的学科。目前，营养基因组学的研究正处于高速蓬勃的发展阶段。其中，干细胞生物学的最新发展为开发用于营养基因组学研究的新模型提供了令人兴奋的机会。过去三十年的研究表明，在适当的条件下，我们能从胚胎和成体干细胞中产生各种各样的细胞谱系。诺贝尔奖获得者们发现可以将成纤维细胞等分化细胞重新编程为胚胎样状态，以产生诱导的多能干细胞。这些发现不仅为再生医学奠定了基础，也使得营养基因组学的研究不再局限于使用肿瘤衍生或转化的细胞系，而可以使用通过分化胚胎干细胞和诱导的多能干细胞衍生的特定细胞类型。更令人兴奋的是可使用干细胞来获得类器官的三维培养物。当培养在适当的条件下时，来自胚胎干细胞或诱导多能干细胞的细胞后代会长成三维的类器官。Clevers 等首次证明了来自小肠的单个干细胞（由肠上皮干细胞标记 Lgr5 鉴定）培养以产生含有多种分化细胞类型的隐窝-绒毛类器官。同样地，科学家们发现可以在体外培养来自胃的单个干细胞，以产生类似于成熟幽门上皮的长寿命类器官。这种方法现已被用于从多个器官和组织中获得类器官，包括乳腺、肝脏、胰腺和肺，它们概括了相应人体器官的关键特征。这类器官很可能是体内情况复杂性的更好模型，它们的使用为营养基因组学研究人员提供了巨大的机会，使得研究人员们可以利用非常易处理的模型进行良好控制的实验，以研究食物成分调节发育的功能和机制。

同时，研究者们正在通过开发更具体的基因组编辑技术来革新这一领域，包括使用锌指核酸酶，转录激活因子样效应核酸酶和聚集的、规则间隔的短回文重复序列（CRISPR）。特别是使用短 RNA 序列靶向特定基因组位置的 CRISPR，它与 CRISPR 相关（Cas）酶一起，可以高度特异性地指导 DNA 的切割。使用 CRISPR-Cas 等基因组编辑方法来靶向干预干细胞衍生的类器官中的特定基因，为包括营养科学家在内的生物学家提供了无与伦比的创新机制研究机会。因为类器官可以来自成体干细胞，这种方法可以开始阐明导致代谢或其他功能的个体间差异以及营养因子的潜在影响的机制。原则上，基因组编辑技术可用于纠正与营养相关的先天性代谢错误，如尿黑酸尿症、苯丙酮尿症或囊性纤维化。

研究者们还认为营养基因组学的未来发展有望像药物基因组学打造"个性化药物"那样，为人们量身定做出能满足个体需求的"个性化食品"。在揭示人类遗传密码顺序的人类基因组图谱绘制成功之后，一项以基因组为基础的营养学研究将给疾病治疗带来一场革命。那时，人们可以根据各自的基因图谱制定一份个性化的饮食方案，以此防病治病。将基因组信息应用于营养研究所获得的知识，除了提供更合理的个性化饮食建议之外，也将用于改善和制定基于特定人群的饮食建议。在营养基因组学领域的发现应该转化为更有效的饮食策略，通过确定独特的预防目标来改善全民整体健康状况。个体基因组测序已经在精准医学领域开展得如火如荼，在营养遗传学领域进行重复和创新研究验证仍具有重大社会应用价值，这是用来改善全民健康状况的关键举措。利用营养学和基因组学结合，首先，将有助于我们理解个体由于基因差异而对各种食物成分以及饮食方式所产生的不同反应；同时，不同的营养素相关基因组大数据的累积也会为特定人群研制有效的食疗方案，在慢性疾病的治疗和预防中提供可靠的信息。营养基因组学的未来发展有望像药物基因组学打造"个性化药物"那样，为我们量身定做出能满足个体需求的"个性化食品"。以基因组为基础的精准化营养学研究，使得我们根据各自的基因图谱及表达图谱，制定一份个性化的饮食方案成为可能。

由于营养基因组学是新生的学科，虽然这个领域的研究在量化遗传变异对多种表型的影响方面取得了重大进步。现在我们不难发现，对于营养相关的表型，如肥胖和常见的复杂疾病，单核苷酸多态性（single nucleotide polymorphism，SNP）单独提供的遗传基础常常不能充分解释现象。要理解一些复杂的基因组结构变异类型的作用，还有许多工作要做，例如，拷贝数变异（copy number variation，CNV）以及表型确定中基因型和饮食因素之间的相互作用。基于宏基因组学的研究表明，肠道（和其他）微生物群可能对人类健康的多个方面产生意想不到的实质性影响，营养可能是我们共生菌群组成和功能最重要的指标。新工具，包括基于干细胞的方法和基因组编辑，具有巨大的潜力，可以改变机械化的营养研究。虽然认识到其中一些技术带来了重要的伦理问题，但营养研究人员应抓住机会去探索营养调节功能是如何影响生命过程各个阶段的。

最后，营养基因组学研究的应用提供了改善公共健康的巨大潜力，例如通过使用代谢组学方法来确定食物摄入和饮食模式的新型生物标志物，这将产生更加客观和有力的饮食暴露测量方法。此外，营养基因组学可能在个性化营养干预的发展中有广阔的应用。这可能促进更适当和健康的饮食以及其他生活方式的变化。结合个体测量技术以及快速发展的数字技术提供的可扩展性，我们期待此类个性化营养干预措施的实施能为改善全球健康状况和减少全球健康不平等做出重大贡献。

第二节　营养蛋白质组学

一、引言

蛋白质组（proteome）的概念，最早是由澳大利亚麦考瑞大学（Macquarie University）的 Wilkins 和 Williams 于 1994 年提出的，是指一个基因组（genome）或一个细胞、组织表达的所有蛋白质。

蛋白质组学（proteomics）是以细胞、组织或生物体全体蛋白质组为研究对象，检测其所有蛋白质及其变化规律的学科。蛋白质组学对蛋白质的大规模研究，包括蛋白质的表达水平、翻译后的修饰、蛋白质与蛋白质相互作用等，从整体的角度获得蛋白质水平上的关于疾病发生、细胞代谢等过程的变化，阐明生理或病理条件下的变化机制。

营养蛋白质组学是指应用蛋白质组学方法，研究营养素、膳食或食物活性成分对机体蛋白质表达的影响及对蛋白质翻译后的修饰作用。营养代谢的过程取决于细胞或器官的众多基因、mRNA、蛋白质和代谢产物的相互作用，营养成分如氨基酸、脂肪酸、糖类和微量元素等，都会影响蛋白质的表达。因此，利用蛋白质组学分析方法会加深我们对机体营养及营养过程的了解。营养蛋白质组学研究的意义在于：①营养素作用机制的研究。通过营养蛋白质组学研究，能够检测到营养素对整个细胞、整个组织或整个系统及作用通路上所有已知和未知分子的影响，全面了解营养素的作用机制和营养功能；②构建营养素蛋白质组学数据库；③发现营养相关疾病、营养不良及评价营养干预效果的蛋白质分子标志物，用于营养相关疾病诊断、营养状态评价和营养干预评价；④丰富人们对某些营养素或营养制剂作用分子机制的认识，有利于设计和应用新的功能。

二、蛋白质组学研究的主要策略

目前，蛋白质组学研究常用的两种策略是"自底向上"（bottom-up，BU）和"自顶向下"（top-down，TD）。"自底向上"的蛋白质组学策略是首先将复杂的蛋白质提取混合物酶切成肽段混合物，进而通过质谱技术将肽段碎裂，最后将鉴定到的肽段进行组装、推理，从而获得样品中所含有蛋白质的结构。此种策略用于蛋白质组学的研究，省去了前期复杂的蛋白质分离工作，酶切之后与分离功能强大的色谱和质谱以及强大的数据处理软件联用，可用于高通量的蛋白质鉴定工作，目前在蛋白质组学中获得了广泛的应用。

"自顶向下"的蛋白质组学策略直接以完整的蛋白质为分析对象，不需要酶切，先测量完整蛋白质的分子质量，而后通过串联质谱技术实现对完整蛋白质的碎裂，获得蛋白质碎片的结构，可以提供完整蛋白质的生物学信息。此种方法需要通过强大的不破坏蛋白质结构的分离技术，分离获得完整的蛋白质才能实现。运用此种方法，比较费时间，通量比较低，获得蛋白质数比较少。BU 和 TD 技术是优势互补的，因此应在蛋白质组学的研究中多采用两种策略联合分析的方法详细研究蛋白质。

三、蛋白质组学常用的分离检测技术

蛋白质组学常用的分离检测技术是基于凝胶电泳质谱联用和基于色谱质谱联用。

（1）双向凝胶电泳串联生物质谱　双向凝胶电泳串联生物质谱的方法是现在蛋白质组学研究中的常用方法。双向凝胶电泳的原理是蛋白质不需酶解，直接基于蛋白质的等电点不同，用等电聚焦分离；按分子质量的不同，用十二烷基磺酸钠-聚丙烯酰氨凝胶电泳（SDS-PAGE）分离，把复杂蛋白质混合物中的蛋白质在二维平面上分开，然后对分离的蛋白质利用质谱进行定性和定量分析。但是，基于凝胶电泳的蛋白质组学通过凝胶分离，存在许多局限性：通量和重现性较低，定量范围窄，灵敏度低，不能检测具有极端等电点的、分子质量过大或过小的、低丰度的蛋白质及疏水的膜蛋白。

（2）色谱串联生物质谱　基于色谱质谱联用的方法主要利用高效液相色谱对多肽进行分离分析，然后经质谱检测分析。依据固定相与酶解多肽样品溶液之间的分离机制不同，把复杂的多肽分离开。与基于凝胶电泳质谱的技术相比，基于色谱质谱的蛋白质组学技术具有快速、重现性高、分离效率高、动态定量范围宽、易与质谱连接等优点，适用于大规模的筛选和寻找样本之间的蛋白质差异表达，在蛋白质组学研究中的应用越来越广。因此，本节主要介绍基于蛋白质酶解、多肽色谱分离和质谱鉴定的蛋白质组学方法（自底向上）的主要实验步骤。

四、蛋白质组学主要实验步骤

主要步骤包括：样品蛋白质的提取和制备；蛋白质酶解和定量；同位素标记酶解肽段；混合标记肽段的色谱预分级与分离；质谱分析；质谱数据鉴定与蛋白质定性和定量分析；GO 功能注释分类和功能分析；差异蛋白的通路富集分析；差异蛋白互作网络构建等生物信息学分析。

1. 样品蛋白质的提取与制备

通常可采用细胞、组织和体液中的全部蛋白质组分进行蛋白质组分析。蛋白质组学研究中需要根据研究对象的特性和目的，选取合适的蛋白提取方法。下面介绍两种常见样品的前处理方法。

（1）血清样品去高丰度蛋白质处理法　取适量血清样本，采用对应物种的去血清高丰度蛋白质的亲和色谱柱，按照色谱柱厂家提供的操作方法去除高丰度蛋白质，获得低丰度蛋白质组分溶液。加入一倍体积的 SDT 裂解液，沸水浴 15min，14000g 离心 20min，取上清。采用二喹啉甲酸（BCA）法对提取的蛋白质进行定量分析，对蛋白质 SDS-PAGE 电泳图谱或低分辨的生物质谱进行定性分析，确定提取蛋白质的质量。分装样品，-80℃保存备用。

（2）组织样本匀浆+SDT 裂解法　适用动物柔软组织（脑、肝、肌肉等）、软体动物等组织。新鲜或缓冻的大块组织剪碎后，加入适量 SDT 裂解液。转移至预先装有适量石英砂（磁珠）的离心管中，应用匀浆仪 4℃下匀浆破碎。超声波破碎后进行沸水浴，14000g 离心取上清溶液经滤膜过滤，收集滤液。采用 BCA 法对提取的蛋白质进行定量，蛋白质 SDS-PAGE 电泳图谱或低分辨的生物质谱分析定性，确定提取蛋白质的质量。分装样品，-80℃保存备用。

2. 蛋白质酶解与定量

取制备好的一定浓度的蛋白质溶液 30μL，分别加入二硫苏糖醇（DTT）至终浓度为 100mmol/L，DTT 打开蛋白质的二硫键。加入一定量胰蛋白酶缓冲液，将提取的蛋白质酶解为小分子的多肽，并对收集的肽段定量分析。

3. 同位素标记酶解肽段

常用的定量蛋白质组学方法按照是否需要稳定同位素标记分为：有标定量和无标定量。

有标定量的主要策略是向不同蛋白质或多肽样品中引入具有稳定同位素标记的小分子，通过同位素标记后所产生的质量差来识别肽段的来源。在同一次质谱扫描中化学性质相同的标记肽段离子化效率和碎裂模式也相同，因此，比较不同的同位素标记物的信号强度就可以计算出不同样品中蛋白质的相对含量。根据引入同位素标记方式的不同，同位素标记的定量蛋白质组学技术分为：体内标记和体外标记。

（1）细胞培养条件下稳定同位素标记技术　细胞培养条件下稳定同位素标记技术（stable isotope labeling with amino acidsincell culture，SILAC）是依据细胞生长对必需氨基酸的依赖原理，利用稳定同位素标记（13C，15N，2H）的必需氨基酸制备细胞培养基，在细胞进行蛋白质合成时，这些稳定同位素标记的氨基酸自然被"掺入"蛋白质，使胞内蛋白质被同位素稳定标记，将从培养细胞中提取的蛋白质等量混合进行分离和质谱鉴定，依据不同标记蛋白质的相对丰度对不同样品间的相同蛋白质做出相对定量，属于体内代谢标记法。SILAC 法标记效率高、损失小；标记误差低，可靠性高。其缺陷在于只能用于活体培养的细胞或低等有机体（如蠕虫），小动物标记成本太高，对于疾病研究中常用的组织样品、体液样品等则无法分析。其最大的缺点是在蛋白质序列中必须含有特殊氨基酸序列，如半胱氨酸，不含特殊氨基酸的蛋白质不被标记，将会被遗失。

（2）同位素标记多肽定量技术　同位素标记相对和绝对定量技术（isobaric tags for relative and absolute quantitation，iTRAQ）技术是由美国应用生物系统公司 ABI 研发的一种多肽体外标记技术。iTRAQ 试剂是一种小分子同重元素化学物质，包括报告基团、质量平衡基团和肽反应基团。不同的报告基团（分子质量分别为 114、115、116 和 117u）分别与相应的平衡基团（分子质量分别为 31、30、29 和 28u）相配，保证总分子质量为 145u。iTRAQ 试剂几乎可以标记样本中的所有蛋白质，通过肽反应基团与肽段 N 端和赖氨酸侧链上的氨基结合。质量平衡基团和报告基团使标记后的不同样本间的同一蛋白质表现为相同的质荷比，意味着不同样品的同一肽段在一级质谱中表现为同一信号峰，这样减少了样品分析的复杂性。在串联质谱中，报告基团、质量平衡基团和多肽反应基团之间的键断裂，质量平衡基团丢失，带不同同位素标签的同一多肽产生分子质量为 114、115、116 和 117u 的报告离子。报告离子峰的峰高及面积代表了不同样本中同一蛋白质的相对量的比值，依据其波峰的高度及面积可以获得不同样品间相同肽段的定量信息，再经过软件处理得到蛋白质的定量信息，比较不同样品中蛋白质的相对含量或绝对含量。

由于 iTRAQ 试剂同样可以标记修饰后的氨基酸，对磷酸化蛋白、糖基化蛋白等翻译后修饰（post-translational modifications，PTMs）蛋白质进行定量、定性研究。在样本中加入 iTRAQ 试剂标记的已知量的标准蛋白质，可以对样本中的蛋白质进行绝对定量研究。

串联质谱标签（tandem mass tag，TMT）和 iTRAQ 的技术原理完全一样，不同的是二者的分子结构有差异，其独特报告质量数范围为：TMT10126-131u，依据 TMT 标签的质量数差异，通过 MS 实现对多组样品中的蛋白质进行相对定量。与 iTRAQ 相比，TMT 同样能兼容所有来源的蛋白质样品，但 TMT 能同时分析多达 8~10 组的样品，分析通量高。

（3）非标定量技术　非标定量技术（label-free）样本无需标记，直接采用液相色谱质谱联用技术对蛋白质酶解肽段进行质谱分析，通过比较质谱信号强度和谱图计数，分析不同来源样本蛋白质的变化。

非标记技术认为肽段在质谱中被捕获检测的频率（counts）与其在混合物中的丰度成正相关，因此，蛋白质被质谱检测的计数反映了蛋白质的丰度，通过适当的数学公式可以将质谱检测计数与蛋白质的量联系起来，从而对蛋白质进行定量。

与 SILAC、iTRAQ/TMT 技术相比，Label-free 技术的特点是：样品无需任何标记，样品处理步骤简单，不必考虑标记效率的问题，可保证样本蛋白质的真实性；不受样本数量限制；检测动态范围可以达到 4 个数量级以上，可对微量样品进行分析；实验周期短，无需标记费用，实验费用低。但非标记对质谱仪器设备要求较高，色谱和质谱需要同时有较好的稳定性和重复性，需要应用特殊的定量分析软件。

4. 多肽的预分级与分离

与蛋白质的分离不同，肽段混合物的分离主要是基于色谱的方法。主要有多肽预分级联合一维液相色谱分离和二维液相色谱完全在线分离。

为了获得更好的色谱分离和鉴定更多的蛋白质，一般对多肽样品进行离线的预分级，即采用各种方法将每组标记后的肽段等量混合或单独的非标记肽段，依据研究目的选用恰当的色谱柱进行预分级，梯度洗脱收集不同组分，然后依次加入色谱质谱联用仪，进行色谱分离质谱检测获得多肽的质谱数据。样品预分级的主要方法包括：根据蛋白质溶解性，分成不同的组分；蛋白质在细胞中不同的细胞器定位进行分级，如专门分离出细胞核、线粒体或高尔基体等细胞器的蛋白质成分。因此，样品预分级不仅可以提高低丰度蛋白的上样量和检测，还可以针对某一溶解性或某一细胞器的蛋白质组进行专门分析研究。

多肽样本的二维液相色谱直接分离方法利用二维色谱强大的分离能力，直接在线进行二维分离。二维液相色谱通常将分离机制不同而又相互独立的两支色谱柱串联起来构成的分离系统，采用两种不同的分离机制分析样品，即利用样品的不同特性（分子尺寸、等电点、亲水性、电荷、亲和力）把复杂混合物（如蛋白质和肽）分成单一组分。在一维分离系统中不能完全分离的组分，可能在二维系统中得到更好的分离，非常适合蛋白质和多肽的分离分析。

5. 质谱分析

目前蛋白质组学常用的质谱包括：基质辅助激光解吸电离-飞行时间质谱、离子轨道阱质谱和电喷雾三重四极杆串联飞行时间质谱，广泛应用于定量蛋白质组分析、蛋白质翻译后修饰（如糖基化、磷酸化）及蛋白质相互作用等研究领域。iTRAQ 技术中两大最普遍的质谱仪分别为 MALDI-TOF-MS/MS 和 ESI-Q-TOF-MS/MS。TMT 标记和非标记技术常用的质谱仪为 QExactive 和 OrbitrapFusion。

预分级分离的样品定容溶解后，经纳升流速的液相系统进行分离，缓冲液 A 液为 0.1% 甲酸水溶液，B 液为 0.1% 甲酸乙腈水溶液，样品由自动进样器上样，经过分析柱分离，流速为 300nL/min。经二维纳升液相分离的多肽样品直接接入质谱仪进行检测。根据项目实验方案选择相应的液相梯度和分离时间。样品经色谱分离后用质谱仪进行质谱分析，检测方式为正离子模式。根据不同质谱仪和实验要求设置质谱采集参数。

6. 质谱数据鉴定和蛋白质定性定量分析

质谱鉴定是定量蛋白质组学研究的关键步骤之一，其核心在于对质谱数据的处理和解析。目前常用的数据库检索软件包括 MaxQuant、Mascot、Sequest 等。MaxQuant 是常用的标记和非标记定量蛋白质组学数据分析平台，该平台广泛使用的集成搜索引擎 Andromeda 以一种简单的分析工作流程实现大规模数据集的分析。Mascot 和 Sequest 是利用分子序列数据检索的方法来鉴定样本中蛋白质组成的经典软件，允许使用多重替代碎裂技术直接比较鉴定肽段，可作为独立工具或集成到现有的数据分析流程中。Mascot2.2 软件与 Proteome Discoverer1.4 软件结合，对质谱分析原始数据为 RAW 的文件进行查库和定量处理：校正报告基团的肽谱峰值，与下载于 UniProt 的数据库比对，查库鉴定确定蛋白质，并对蛋白质进行定量分析。

7. 基因本体论功能注释

基因本体论（GO）分析主要依据相似性原理，具有相似序列的蛋白质应该具有相似的功能，因此不仅可以将已知蛋白质归类分析，也可以对目标蛋白质尤其是研究不足的蛋白质进行功能注释分析。GO 是 Geneontology 的缩写，GO 功能注释分别从分子学功能（molecular function）、参与的生物途径（biological process）及细胞中的组成（cellular component）方面对基因产物进行标准化描述，即对蛋白质进行简单注释，将各个蛋白质注释到不同的功能条目中。通过 GO 富集分析，确定差异表达蛋白质显著富集的 GO 功能条目，从而得知生物学处理对哪些功能、生物学过程和细胞定位有显著影响。

8. 代谢通路富集分析

差异蛋白质代谢通路（pathway）分析，可以了解实验条件下显著改变的代谢通路，在机制研究中显得尤为重要。针对所有鉴定到的蛋白质集合或筛选出的差异表达蛋白质进行 KEGG 通路注释，分析并确定这些蛋白质参与的最主要的代谢和信号转导途径。KEGG 通路富集分析方法与 GO 富集分析相似，即以 KEGG 通路为单位，确定在差异表达蛋白质中显著性富集的通路，从而确定差异表达蛋白质参与的最主要的代谢和信号转导途径。在同一条通路上具有相似功能的直系同源基因及其产物被归为一组，并赋予其同一个 KO（或者 K）标签，通过比对 KEGGGENES 数据库，将目标蛋白质序列进行 KO 归类，并根据 KO 归类获取目标蛋白质序列参与的通路信息，评价某个 GOterm 或 KEGG 通路蛋白质富集度的显著性水平。

9. 蛋白质聚类分析

为检验所选取的差异表达蛋白质或特征差异表达蛋白质的合理性和准确性，利用筛选出的蛋白质，对各组样本进行层次聚类。对目标蛋白质集合的定量信息进行归一化处理；对样品和蛋白质的表达量两个维度进行分类；使用软件生成层次聚类热图。

10. 蛋白质相互作用网络分析

从目标蛋白质序列来源的数据库中获取目标蛋白质的 GeneSymbol，查阅蛋白质相互作用数据库（如 IntAct，MINT，DIP 等）和相关文献，确定鉴定到的蛋白质或差异表达蛋白质之间相互作用和与之直接作用的其他蛋白质，并使用软件生成相互作用网络并对网络进行分析。

以上我们主要介绍的是着重蛋白质表达量的蛋白质组学方法，并没有介绍蛋白质修饰方面的蛋白质组学方法，但是其他蛋白质组学方法的核心与我们介绍的是一样的。蛋白质组学技术在营养学研究中有着广泛的应用，并极大地拓展了营养学研究领域和促进了营养学的快速发展。蛋白质组学可以发现营养物质吸收、利用和代谢途径的关键调控蛋白，阐明营养物质吸收、利用和代谢的复杂过程及其分子调控机制。蛋白质组学也可用于营养状况和疾病状态的生物标识物研究，为预防和治疗营养相关疾病提供相应的理论基础。

五、营养蛋白质组学

随着基因组计划的完成，生命科学研究开始进入以基因组学、转录组学、蛋白质组学、代谢组学等"组学（omics）"为研究标志的后基因组时代。蛋白质组学（proteomics）是大规模、高通量、系统化研究某一类型细胞、组织、体液中所有蛋白质组成、功能及其相互作用的学科。随着蛋白质组学技术的进步和在各个学科领域应用的日趋广泛，营养蛋白质组学（nutritional proteomics 或 nutriproteomics）应运而生，并迅速成为营养学领域研究前沿。

膳食营养素或营养成分可认为是机体外源性的信号，可以被细胞内的转录因子或"营养感受器（nutrientsensors）"所识别。通过接收外源性营养信号，刺激相应转录因子调控基因 DNA 转录表达，并改变靶基因 mRNA 甚至蛋白质表达水平。膳食营养成分与机体蛋白质表达之间的关系主要表现为两个方面，一是膳食营养成分可以影响机体蛋白质表达水平，二是膳食营养成分可影响机体蛋白质翻译后修饰、小分子蛋白质间相互作用及蛋白质三维结构的改变。营养蛋白质组学是应用蛋白质组学方法，研究膳食营养成分（营养素、食物活性成分）对机体蛋白质表达的影响并寻找蛋白质生物标志物的学科。随着蛋白质组学成为后基因组学研究领域的热点，营养蛋白质组学也已成为营养学研究领域的前沿。蛋白质组学技术在营养学领域的广泛应用为全面认识营养素、食物活性成分及其与健康和疾病的关系提供了新的机会。通过对营养蛋白质组学的深入研究，将有可能发现疾病相关的新生物标志物，并有助于健康促进及营养相关疾病诊断和防治。

在膳食因素的作用下，机体蛋白质组会发生相应的变化。因此，营养蛋白质组学研究的目的就是要对膳食因素作用于机体后蛋白质组的变化进行识别、定性、定量和功能分析。营养蛋白质组学是利用蛋白质组学的研究方法进行相应研究的。就技术方法而言，蛋白质组研究技术比基因组研究技术要更加复杂，不仅氨基酸残基数量（20 种）远多于核苷酸残基（4 种），而且蛋白质有着复杂的翻译后修饰，如磷酸化、乙酰化、泛素化、糖基化等，这给蛋白质分离、分析带来很多困难。蛋白质也不像基因那样能够在体外扩增，因此，在数量上还受到限制。

1. 定量蛋白质组学技术

主要包括对组织、细胞样本中对目的蛋白质的提取、分离、消化、鉴定四个步骤。

（1）蛋白质提取　主要指从植物、动物和人体组织、细胞中分离蛋白质成分，蛋白质提取的过程直接影响蛋白质产率、生物活性和结构完整性，因此是蛋白质组学分析中的关键步骤。由于蛋白质种类的复杂性和功能的多样性，不同组织、细胞中蛋白质提取的方法具有一定的特殊性。对于从植物和动物细胞中分离蛋白质而言，首先要在亚细胞水平上进行组织、细胞的分离，通常采用轻柔的组织破坏后把完整的细胞富集起来，一般采用密度梯度离心的方法以获得细胞核、细胞质、线粒体蛋白质成分，或者采用单克隆抗体和选择性免疫分离的方法。

（2）蛋白质分离 包括无论是定量蛋白质组学还是功能蛋白质组学研究，首先需要将蛋白质从样本中分离出来。蛋白质组学的分离技术包括消化为多肽、同位素标记等步骤。蛋白质分离过程又可分为凝胶依赖（gel-based）和凝胶非依赖（gel-free）两种方式，也分别被称为"自底向上（bottom-up）"和"自顶向下（top-dwon）"的分离技术。凝胶依赖的蛋白质分离主要通过二维聚丙烯酰胺凝胶电泳（two-dimensional polyacrylamidegel electrophoresis，2D-PAGE）和质谱分离技术实现。凝胶非依赖的蛋白质分离主要通过反向高效液相色谱（high performance liquid chromatography，HPLC）和电喷雾电离质谱（electrospray ionization-MS，ESI-MS/MS）的方法实现。

（3）蛋白质消化 当把蛋白质分离出来后，可通过胰蛋白酶或化学方法（氰溴化物）使蛋白质水解为肽片段，并用于质谱测定分子质量和氨基酸组成。可以通过已知的氨基酸序列和质量偏差来进行蛋白质鉴定，并推测翻译后修饰的情况。在凝胶非依赖的蛋白质分离过程中，可直接在溶液中对蛋白质进行消化，并进一步通过强阳离子交换和反向 HPLC 藕联 ESI-MS/MS 方法分离。这种方法又称为多维蛋白质鉴定技术（multi-dimensional protein identification technology，MudPIT），且这种方法克服了凝胶依赖蛋白质分离方法对等电点、分子质量和疏水性差蛋白质分离的困难。

（4）蛋白质鉴定 该技术是蛋白质组学技术的支柱。主要技术包括质谱技术（mass spectrometry）、蛋白质芯片技术、蛋白质信息组学、酵母双杂交系统（yeast two-hydrid system）、噬菌体展示技术和核素标记亲和标签技术（isotope coded affinity tages，ICAT）。

①质谱技术。该技术是目前在鉴定蛋白质的多种方法中发展最快、最具潜力的技术，具有高灵敏度、高准确性、自动化等特点，近十年来其灵敏度提高了 100 多倍。质谱对蛋白质鉴定主要利用基质辅助激光解析电离（matrix-assisted laser desorption/ionization，MALDI）和电喷雾电离技术（electorspray ionization，ESI）。MALDI-MS 技术主要用于简单多肽样本的鉴定，ESI-MS 主要用于复杂蛋白质样本的鉴定，且 ESI-MS 可与液相色谱（liquid chromatography，LC）技术联用，即 LC-ESI-MS 技术。目前以 MALDI 为基础的肽质量指纹谱（peptide mass fingerprint，PMF）、源后衰变（post-scourcedecay，PSD）片段离子分析和以 ESI 为基础的串联质谱（tandem-MS）的部分测序技术等，已经成为质谱鉴定蛋白质的主要方法。新近出现的一种被称为基质辅助激光解析电离四极飞行时间质谱技术（MALDI-TOF-MS），综合了 PMF 的大规模和 Tandem-MS 直接获得肽序列两方面的优点，可用于测定蛋白质或多肽的精确相对分子质量，并能测定较大分子的相对分子质量。

②蛋白质芯片技术。主要用于蛋白质间相互作用和差异显示蛋白质组的研究，在高密度的方格上含有各种微量纯化的蛋白质，并能够高通量地测定这些蛋白质的生物活性，以及蛋白质与生物大分子之间的相互作用。

③蛋白质信息组学。在蛋白质组分析中起着重要作用，蛋白质组数据库被认为是蛋白质组学知识的储存库，包含所有鉴定的蛋白质信息，如蛋白质的顺序、核苷酸顺序、双向凝胶电泳、三维结构、翻译后修饰、基因组及代谢数据库等。

2. 功能蛋白质组学技术

（1）蛋白质的翻译后修饰（post-translational modifications，PTMs）研究 蛋白质的翻译后修饰如磷酸化、乙酰化、糖基化或者脂类与蛋白质的结合，可直接影响蛋白质的定位、活性、理化性质甚至稳定性。通过功能蛋白质组学可以对蛋白质修饰进行观察、识别和定性研究（表1-2）。

表1-2 功能蛋白质组学对蛋白质翻译后修饰的研究方法

翻译后修饰	已知功能	研究方法
磷酸化	控制生长、发育、代谢、信号传递和凋亡	磷酸化酪氨酸残基抗体、固定化金属亲和力色谱法、化学改性、强交换色谱法
乙酰化	通过组蛋白表遗传修饰调控基因表达	质谱检测中的特征质量移动、免疫亲和技术
糖基化	细胞间相互作用、免疫反应	表面捕获技术和凝集素亲和捕获等富集方法
脂蛋白（脂类-蛋白质复合物）	胆固醇和脂类的转运、免疫反应	脂蛋白分离、去脂、增溶和消化，质谱表征

（2）蛋白质间相互作用研究　另一种功能蛋白质组学研究涉及蛋白质与蛋白质间的相互作用以及蛋白质受体与配体的相互作用，重点是要阐明作用的亲和力和特异性两个关键因素。将目标蛋白质固定在基于抗体或亲和芯片分析系统上有助于识别相关蛋白质，而抗体对于鉴定蛋白质间的微异质性非常有效，实时动力学和氨基酸序列测定有助于揭示蛋白质的功能。还可利用多种抗体结合目的蛋白质的蛋白质微阵列技术，该技术可以通过非特异性荧光标记抗体来检测蛋白质。除此之外，还有其他基于蛋白质组学的方法，如蛋白质相互作用的计算预测或模拟，蛋白质复合物的二维凝胶电泳、固相同位素标记技术结合 MS 以及一系列的体外和体内方法包括等温滴定量热法、使用光学生物传感器检测的直接光学法，基于大量蛋白质复合物的沉降速度法，结晶学方法（X 射线、时间分辨）、核磁共振、荧光共振能量转移（基于 FRET 的方法）、光谱学方法（圆二色性、FTIR、双光子荧光相关、紫外-可见吸收、共振拉曼、单分子等）、疏水相互作用色谱和显微镜（共聚焦和原子力显微镜检查）。

3. 新的蛋白质组学分析技术

从传统基于凝胶分离的蛋白质组学分析方法，目前已经在质谱、多反应监测和多路免疫分析等方面开发了一些新技术。大规模的 DNA 测序促进了蛋白质组学的研究，利用质谱数据直接搜索蛋白质和核苷酸序列数据库可实现快速、自动化的蛋白质鉴定。不同生物来源的表达序列标记（EST）和基因组 DNA 的核苷酸测序有助于在序列特异性裂解后提供蛋白质或肽的氨基酸序列。蛋白质检测微阵列是定量蛋白质组学的发展方向，多反应监测 MS（multiple reaction monitoring-MS，MRM-MS）或选择性反应监测质谱（selected reaction monitoring-MS，SRM-MS）已被开发用于构建血浆蛋白的多重检测。该方法使用三重四极质谱仪，用于开发基于质谱的定量方法。这是一种具有更高精度、灵敏度和结构特异性的高通量方法（提高了肽的检测下限 100 倍），可用于生物标志物的定量检测。稳定同位素稀释质谱（stable isotope dilution-MS，SID-MS）是另一种用于与 SRM-MS 方法相结合以定量检测分析物特别是小分子蛋白质的方法，其方法是将已知量的同位素标记标准物加入样本中，比较外源标记物种和未标记氧化锌物种的信号。然而，在采用 SRM-MS 或 SID-MS 进行生物标志物验证时，样本的复杂性是一个问题，可以通过增加分离度或稳定同位素标准来克服，并通过在 SRM 分析前富含所需肽的抗肽抗体（anti-peptide antibodies，SISCAPA）来捕获。总之，蛋白质组学分析技术发展很快，随着计算机、生物材料等领域的进步，新的技术将不断出现。

4. 营养蛋白质组学的研究内容

科学家们预测，未来生命科学的研究重心将从基因组学转移到蛋白质组学。作为基因研究的重要补充，就是蛋白质组学在蛋白质水平上定量、动态、整体的研究生物体。蛋白质组学研究范围涉及蛋白质组作图、蛋白质组成分鉴定、基因产物识别与功能鉴定、细胞分化与发育等生命活动的分子机制及医药靶分子的寻找与分析等，并已应用于对基因突变和一些重要疾病病理进程研究。营养蛋白质组学则是利用蛋白质组学的技术方法，研究多种食物中不同蛋白质和生物活性肽的结构和功能，膳食、营养素、食物活性成分对机体蛋白质表达的影响并寻找蛋白质生物标志物等。营养蛋白质组学研究主要涉及以下几个方面。

（1）食物蛋白质结构与功能研究　蛋白质是机体"唯一"氮元素来源，因为机体只能利用蛋白质或氨基酸中的氮元素以合成新的蛋白质。因此，食物蛋白质的种类、氨基酸模式、摄入量等因素均影响机体氮平衡的情况。凡是与人体氨基酸模式接近的蛋白质，如动物肉类、鱼、蛋等，其生物利用率就较高，反之亦然。另外，食物蛋白质或肽类还可能在机体产生过敏等症状，如新生儿的食源性过敏症。虽然导致食物过敏的原因较复杂，特别是机体自身的遗传、肠黏膜免疫屏障等，但是食物蛋白质是最直接的原因。因此，针对新生儿对蛋白质类食物的过敏，可以采用深度水解的乳粉，以避免蛋白质或多肽导致的炎症因子产生。二维凝胶电泳方法使得人们可以很容易的发现导致食物过敏的蛋白质或多肽类物质，特别是发现未知的过敏源。基于免疫亲和毛细管电泳（immuno affinity capillary electrophoresis，IACE）与基质辅助激光解吸-电离质谱（MALDI-MS）技术，可从几微升的血液中检测到IgE。此外，利用蛋白质组学技术已经从鱼、蛋、牛乳、小麦、花生、坚果、柑橘类水果和芝麻中鉴定出一些新的蛋白质来源的食物过敏源，其中许多是糖蛋白，其分子质量为14k~40ku。但是，这些食源性蛋白质的作用机制尚有待深入研究。

（2）营养素和生物活性物质的消化、吸收和生物学功效研究　胃肠道是食物消化吸收、代谢转化的重要场所，食物中的营养素在胃肠道消化、吸收、代谢的过程及机制研究一直是营养学研究的热点问题。例如，用蛋白质组学方法研究肠应激综合征发生机制，通过将结肠上皮细胞暴露于一定比例干扰素和白细胞介素混合液中，采用蛋白质组学研究方法，发现暴露前后色氨酸tRNA合成酶、吲哚-2,3-二氧化酶、不均一核糖核蛋白D样蛋白（JKTBP）等蛋白质表达变化显著，表明肠道细胞因子可调节上述蛋白质表达，这为肠易激综合征发病机制的研究提供了重要的信息。运用二维凝胶电泳、质谱和Western-blot等方法研究坏死性小肠炎新生猪模型的蛋白质组，发现涉及氧化应激、信号转导、蛋白质折叠、能量代谢等相关的19个蛋白质表达有显著差异，这为坏死性小肠炎发病机制的研究提供了实验依据。用蛋白质组学技术研究锌对学习记忆功能的影响，通过给刚断乳的SD大鼠喂饲缺锌饲料（含锌1.5mg/kg）后，再通过饮水补充30mg/kg锌，结果发现缺锌导致海马螯合锌水平显著下降以及P2X6嘌呤受体表达增加。进一步通过比较蛋白质组学研究发现，多个蛋白质如UCH-L1、DDAH-1、VDAC-1在缺锌大鼠海马差异表达，锌可能参与对认知功能的调节，而缺锌导致学习记忆功能损伤可能通过UCH-L1介导。

（3）植物化学物质的健康效应研究　植物化学物作为谷类、豆类、蔬菜和水果等多种植物性食物中的小分子营养物质，既往认为属于植物的次级代谢物，对人体没有生物学效应。但近年来大量研究发现，许多植物化学物具有显著的健康功效，如抗氧化、调节糖脂代谢、抗炎和抗感染等，并对多种慢性疾病具有潜在的防治作用，因此已经成为近年来营养学领域研究的热点。营养蛋白质组学技术已经广泛用于研究阐明植物化学物在体内的吸收、利用、与健康的关系及其分子机制。运用液相色谱-飞行时间质谱检测大鼠饲料中植物化学物木质素、阿魏酸、芥子酸的代谢情况，结果发现木质素在体内不被吸收，而阿魏酸、芥子酸在尿液中的代谢谱与纯化膳食组相比有很大的不同。应用1HNMR谱的化学计量学分析检测大豆异黄酮对健康绝经妇女的作用，结果发现在大豆干预后尿中甲胺、胆碱、肌酸等物质有明显的差异，大豆异黄酮还介导了能量代谢特别是碳水化合物和脂质代谢。一项蛋白质组学和转录组学的研究表明，存在于多种水果、蔬菜中的黄酮类物质是乳腺癌细胞强有力的凋亡诱导剂，它对细胞凋亡及代谢相关基因和蛋白的表达有显著影响。研究大豆异黄酮对阿尔茨海默病（alzheimers disease，AD）转基因小鼠的影响，将小鼠全脑匀浆制备成蛋白质样品，采用蛋白质组学技术进行二维凝胶电泳和图像分析，对比两组蛋白质点的差异，发现数个差异表达的蛋白质在大豆异黄酮补充组脑组织的表达变化与其在 AD 及其他神经退行性疾病中的变化相反，提示大豆异黄酮可影响 AD 发病相关蛋白质的表达。

（4）蛋白质生物标志物研究　蛋白质组学技术有助于从分子水平上发现可特异反映人体营养状况和疾病状态的生物学标志物。生物标志物是特定生物状态的可测量指标，特别是与疾病及其发展阶段有关的标志物。由于生物标志物可有多种形式，因此需要采用多种不同的技术来识别和监测它们在不同疾病状况或疾病进展中的功能。尽管这一领域被广泛关注，但目前发现的生物标志物和临床应用相对较少，这主要是由于缺乏对生物标志物的整体性研究。连接生物标志物发现及其验证的"管道"存在缺陷，但蛋白质组学技术的进步使候选生物标志物的发现、鉴定、验证、分析、优化及商业化的过程变得大为顺畅。基于蛋白质组的二维凝胶电泳和 MS 的策略被称为"无偏"或"以发现为目的"的方法，通过这两种方法，未知蛋白质可以通过使用参考蛋白质来分析和鉴定。也可以通过从生物样本（如血浆、体液或组织）中筛选数百个候选生物标志物，通过病例组与对照组的蛋白质表达丰度差异来定量和鉴定，随后还需要对结果进行验证以评估候选生物标志物的特异性，最后是涉及临床试验或队列研究的大规模验证。Linke 等比较了视黄醇缺乏组和充足组大鼠血浆蛋白质组的变化，发现视黄醇缺乏大鼠血浆中有三种分子质量在 10000~20000 的蛋白质含量下降，从而揭示这三种血浆蛋白质可能是视黄醇缺乏的潜在生物学标志物。Addona 等采用 HPLC-MS/MS、准确的包合物质量筛选及稳定同位素稀释多重反应监测质谱发现了 121 种心血管生物标志物蛋白，其中超过 100 种是新发现的生物标志物。

（5）生物调控过程及机制　传统的技术方法只能研究单一蛋白质在细胞生物活动中的作用，利用蛋白质组学的方法可以研究细胞各种生物学过程及机制。最常用的方法是 2D-PAGE-MS，这项技术已经被用来研究葡萄糖和脂肪酸代谢途径的变化、氧化应激与抗氧化防御机制。通过蛋白质组学分析研究了共轭亚油酸（CLA）的两种结构相似的异构体在糖异生、糖酵解和酮体生成中调节多种酶的变化对动脉粥样硬化发生的影响，研究发现 $trans$10-cis12-CLA 在 ApoE 敲除小鼠中表现出促动脉粥样硬化作用和诱导胰岛素抵抗，cis9-$trans$11-CLA 具有抗动脉粥样硬化和诱导热休克蛋白 70 表达的作用。另一项研究发现食用鱼油、$trans$10、cis12-CLA 后，长链酰辅酶 A 硫酯水解酶（用于肝脏脂肪酸 β-氧化）和嗜脂肪素（用于肝脏脂质积累和甘油三酯合成）具有差异表达。通过蛋白质组学方法，研究发现槲皮素对 F344 大鼠结肠糖酵解和线粒体脂肪酸分解过程中细胞能量代谢有显著影响，并引发大肠癌。

（6）营养相关疾病的诊断与防治　肥胖、糖尿病、脂肪肝等营养相关慢性疾病已经成为导致人类死亡的主要原因。近年来，研究者们利用营养蛋白质组学技术检测了慢性病患者差异性表达蛋白，并分析了宏量营养素的摄入量和构成比、食物和能量限制及生物节律改变对相关基因蛋白质表达的影响，为营养相关慢性疾病的诊断和防治寻找分子靶点。有学者运用二维液相色谱串联质谱联合免疫学方法对Ⅱ型糖尿病早期患者唾液的蛋白质组进行检测，发现Ⅱ型糖尿病患者的唾液蛋白质与正常人有明显差异，这为糖尿病患者的诊断和监测提供了重要依据。Dissmore 用不同浓度番茄红素分别处理 MCF-7 乳腺癌细胞和 MCF-10 正常乳腺细胞，处理后不同时间提取蛋白质，采用二维差异凝胶电泳技术（two-dimensional differential gelelectrophoresis，DIGE）和质谱技术进行图像分析，结果显示番茄红素对乳腺癌细胞的抑制作用呈剂量效应关系，番茄红素处理过的 MCF-7 细胞中有一簇蛋白质点受到调控，经质谱鉴定为细胞角蛋白-19，故认为番茄红素抗乳腺癌细胞增殖作用的相关机制是番茄红素以剂量依赖方式显著调控细胞角蛋白 19 的水平。Park 等发现以高脂诱导动脉粥样硬化（AS）饲料喂饲 C57BL/

6J 小鼠（对 AS 易感）和 C3H/HeJ（对 AS 不敏感）小鼠 8 周后，其肝脏蛋白质组有 30 种蛋白质表达出现明显差异；其中只在 C57BL/6J 小鼠发生变化的有碳脱水酶Ⅲ、衰老标记物蛋白 30 和硒结合蛋白 2 等 14 种蛋白质；而在两种小鼠均发生变化的有谷胱甘肽转硫酶、apoE 和伴侣素蛋白等 16 种蛋白质。上述研究结果提示，两种小鼠喂饲 AS 饲料后氧化应激蛋白和脂代谢相关蛋白质的表达存在明显差异，这可能是 C57BL/6J 和 C3H/HeJ 小鼠对 AS 易感性不同的原因。Evardsson 等给予 ob/ob 小鼠一种 α-过氧化物酶体增殖物激活受体（α-PPAR）激动剂 WY14643，干预后 1 周发现小鼠血浆甘油三酯、胰岛素和葡萄糖水平明显改变，肝脏蛋白质组图谱显示 WY14643 能上调至少 16 种蛋白质，其中 14 种蛋白质参与过氧化物酶体脂肪酸代谢。与消瘦小鼠比较，肥胖小鼠肝脏中参与脂肪酸氧化和脂肪生成的酶高表达；通过 WY14643 处理后，该蛋白质表达差异进一步增加。因为 WY14643 可使肥胖小鼠体内参与糖酵解、糖异生和氨基酸代谢的几种酶的表达恢复正常，接近消瘦小鼠体内的水平。

（7）在食品科学研究中的应用 蛋白质组技术为鉴定食品基质中的蛋白质、研究原料食品和加工食品中蛋白质与蛋白质之间及蛋白质与其他食品组分的相互作用提供了一个崭新的技术手段。Lametsch 运用蛋白质组学技术，通过比较猪死后 48h 肌肉样品 2-DE 蛋白质图谱的变化，在凝胶中分离得到了大约 1000 个蛋白质点。再通过计算机辅助图像分析，得到了猪肉在贮藏过程中发生改变的蛋白质。这些改变点有可能作为肉质评价的分子标志物。Iwahashi 应用 2-DE 技术研究番茄在热应激条件下所产生的差异蛋白质，发现蔗糖酶减少，因此可利用热应激效应来增加番茄的甜度。Koller 利用 2-DE 和 MS/MS 联用以及多维蛋白质鉴定技术分别对水稻的叶子、根和种子进行系统的蛋白质组学分析。在种子样品中鉴定了几种以前具有变应原性的蛋白质。Beyer 利用 2-DE 对提取的芝麻蛋白质进行分离，用 20 份对芝麻过敏患者的血清进行免疫标记，利用 Edman 测序法对选定蛋白质进行分析，鉴定出 4 种芝麻变态反应原，为免疫治疗奠定了基础。

5. 营养蛋白质组学的应用现状和前景

（1）营养蛋白质组学的应用现状 由于发育、代谢、信号转导、体内能量转换、神经活动等重要的生命现象均与蛋白质复合体的活动有关，因此人类一些重要组织和细胞功能蛋白质组的揭示，将会对生命科学的基础研究起重要的推动作用。另外，蛋白质组学也是发现新型生物标志物、药靶和药物的重要途径，成为生物医药及其相关产业发展的新生长点。美国国立卫生研究院（NIH）的《未来 15 年发展纲要》中提出要投入大量经费支持蛋白质组研究。欧共体将蛋白质组研究列为优先资助的领域。日本启动了"蛋白质 3000 计划"，在结构蛋白质组研究项目上已投入 7 亿美元。2001 年成立的国际人类蛋白质组组织（Human Proteome Organization，HUPO）提出了人类蛋白质组计划（Human Proteome Project，HPP），其中肝脏蛋白质组研究计划由中国军事医学科学院贺福初院士领衔。此外，中国科学院生物化学研究所、复旦大学与北京师范大学等单位也相继成立了蛋白质组研究中心。为协调国内研究，还成立了中国 HUPO 和蛋白质组专业委员会。企业与制药公司也纷纷斥巨资开展蛋白质组研究，独立完成人类基因组测序的 Celera 公司已宣布投资上亿美元于此领域；日内瓦蛋白质组公司与布鲁克质谱仪制造公司联合成立了国际上最大的蛋白质组研究中心。针对营养蛋白质组学的研究，国内多个大学、研究所围绕膳食中的营养素、植物化学物对组织、细胞功能调节、生物标志物筛选、调控机制等开展了大量研究，阐明了膳食营养因素对健康和疾病发生的调节机制。随着蛋白质组学技术的进一步发展，预期将进一步揭示新的营养物质作用机制，为健康维护和疾病治疗提供新的干预策略。

（2）营养蛋白质组学的应用前景 未来营养蛋白质组学的研究重点：①与人类健康相关的食物功能性成分的功能与安全性；②食物健康效应的分子机制；③基因表型对应用与人体健康的影响；④用于食品功效与危险性评价的生物学标志物；⑤与基因组学、转录组学、代谢组学等其他组学技术相结合，从分子水平了解营养素代谢过程及机制以寻找健康促进和疾病预防的新型生物标志物；⑥构建营养蛋白质组学数据库等。值得关注的是各种组学技术在营养学研究中的综合应用，所构成的营养系统生物学研究模式将成为未来应用科学最令人激动的新前沿。

第三节 营养代谢与代谢组学

营养学研究致力于通过合理的饮食习惯来预防疾病发生和保障人类健康。在大数据的时代背景下，我们使用先进的仪器设备搭建组学分析平台，利用生物信息手段全面系统地研究食物的营养成分与机体的相互作用，探索预防疾病和保障健康的分子机制，提高营养学研究的准确性，从而促进营养学个性化、精准化的长足发展。作为一门新兴技术，代谢组学为营养学的研究提供了新的方向和平台，致力于将基础和临床理论转化为优化健康的预防和治疗策略，从而改善健康状况。

一、引言

营养学是研究食物与机体之间的相互作用，以及食物营养成分（包括营养素、非营养素、抗营养素等）在机体里摄入、运输、消化、代谢状况，从而通过合理的饮食习惯来预防疾病发生和保障人类健康的一门科学。营养是维持身体健康的核心，因此营养筛查是我们判断自身身体状态的一个重要指标。而准确测量饮食暴露的个体是营养研究的最大挑战之一。传统膳食信息采集方法包括食物频率问卷（FFQ）、食物日记和24h回忆法在内得到的摄入量信息经常是不可靠的，可能会存在问卷设计不全面，志愿者漏报或回忆错误等问题。生物科技的不断发展提高了我们评估营养状况和监控疾病发生的能力。而膳食生物标志物能更客观准确地测量进食量，与传统方法联用效果更佳。目前，现存几种理想的生物标志物如24h尿中钠/氮含量可标志盐和蛋白质的摄入量；双标记水测定可代表能量消耗情况。膳食生物标志物可进一步应用于评估饮食与慢性病的关系，有助于临床症状出现之前提供相对有效的干预措施。生物标记物测量的准确性是有效评估营养状况对健康影响的前提条件。

科学合理的营养不仅是人类生长发育和维持正常生理功能的基础，也是从源头上防控代谢疾病的关键。随着美国"精准医学计划队列项目"的推进，精准营养（即个性化营养）也日益成为国际营养科学领域关注的热点和前沿。近年来，强大的"组学"技术为营养科学的发展开辟了新的道路，基因组学、转录组学、蛋白质组学、代谢组学和脂质组学的研究方法带来了营养建议的新前景：精准营养学。精准营养学是通过了解整个生命过程中一个人内外环境参数（包括遗传因素、饮食习惯、生活环境等因素）及个性特征数据，继而更全面动态地提供优化个人健康的预防和治疗建议。目前关于精准营养学的观点认为，这一学科可分三个阶段：一是基于人群常规指导的传统营养学；二是基于特定营养状况下表型信息的个性营养学；三是基于罕见或常见基因变异的基因型导向营养学。由于个人性别、年龄、体重、身体状况、生活方式、活动地域、肠道微生物等差异使得精准营养学非常复杂。随着生命科学的不断发展，营养学的研究变得越来越精细化，体内营养代谢的具体状况也得到越来越多的关注，营养代谢组学应运而生（图1-1）。

代谢组学作为继基因组学、转录组学和蛋白质组学后的延伸学科，在精准营养学的研究过程中具有更明显的优势。①据估计，人类含有约6500个离散的小分子代谢物。尽管随着时间的推移，新的更灵敏的测量技术逐渐揭示出更多的代谢物，但是代谢物仍远远小于人类含有的约25000个基因、100000

个转录本和1000000个蛋白质。②代谢物作为生化活性直接的信号，在各个生物体系中相对保守。代谢组学测定的是基因组、转录组和蛋白质组可变下游的化学表型，能够高准确地诠释生物体的生命活动。③代谢组学是一种精确的、非侵入性的方法，可以识别药物治疗中作用机制和可能的毒理作用，可以区分遗传、微生物和营养对机体代谢的影响。④代谢组学可以放大基因和蛋白质表达的微小变化，避免纷繁复杂的建库测序操作。因此，研究对象为小分子代谢物的代谢组学技术能够更准确地诠释生物体的生命活动。

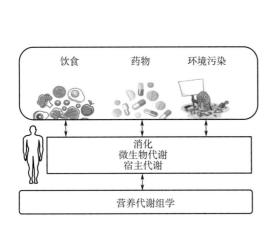

图1-1　营养代谢组学

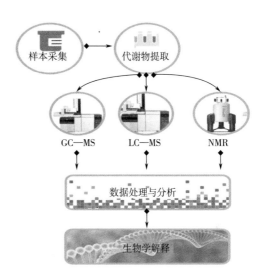

图1-2　代谢组学操作流程

目前，代谢组学的分析技术分为高通量检测技术和数据处理技术。代谢组是指某一生物或细胞所有的代谢物，而代谢组学则是机体应对内外界刺激所产生的小分子代谢物（相对分子质量小于1000）及其相关代谢途径的定性和定量分析，展现生物整体状况的新兴技术。代谢组学为营养学研究提供了新的思路和技术，可应用于食品中生物活性成分功能研究、营养素的代谢调控和代谢差异研究、营养流行病学研究，以及营养代谢疾病的诊断和干预机制研究等领域。相较于传统的营养研究方法，精准营养学搭建代谢组学分析平台，利用生物信息手段全面系统地探究与生命活动相关的代谢产物，掌握其代谢过程，进而研究机体的代谢图谱和调控机制，揭示机体代谢本质。事实上，代谢组学已被证明是可以评估个人生理健康动态的强大而公正的工具。本节将综述代谢组学操作流程（图1-2）以及代谢组学在营养代谢方面的应用。

二、代谢组学研究所涉及的临床标本

代谢组学分析常用的生物标本有组织、细胞、血（血浆、血清、全血、血片、红细胞膜等）、尿液和唾液等。临床上最容易获得的生物样本是唾液，它富含睾酮、雌二醇和游离皮质醇等激素。血浆、血清和尿液含有数百到数千种代谢产物，无需或几乎不破坏机体就能获得，因此它们是代谢组学研究的主要生物样本。而血浆和尿液揭示的代谢谱图特征不同：血液流经全身，与组织液进行物质交换，供给组织细胞氧气和营养物质，运走二氧化碳和代谢产物，其代谢组学分析能反映出代谢状态的整体状况；尿液，主要是生物体排出的代谢废物和毒素，其代谢组学分析对研究动物模型的器官毒性和药物代谢极其重要。一些非营养成分在尿液中保存的信息往往高于血液，同时脂溶性化合物只会出现在血浆中而不会出现在尿液中。在进行血液样本保存和处理时会有大量的小分子物质被释放出来，会对

代谢组学分析带来影响。另外，人类和动物粪便也是代谢组学研究样本的热点。脑脊液、精液、羊水、滑液、肠道分泌物等生物体液，酵母、细菌、肿瘤细胞等各种细胞以及完整组织也用于代谢组学研究。

三、代谢组学研究涉及的生物样品的采集与前处理

生物样品的采集与制备是进行代谢组学研究的第一步，也在一定程度上决定了实验结果的可靠性。

样本的采集要充分考虑其代表性，且应尽量避免生物样本个体差异对后续的检测分析结果产生的影响，同时在研究人类或动物组织样品时，还需要考虑年龄、性别、饮食、昼夜、地域及先天遗传等多种因素的影响。营养代谢组学研究通常会先进行动物干预实验，再经人群实验验证，以排除人群实验的众多干扰因素。鉴于我们的研究对象、采集方法和分析平台不同，所需样本提取和预处理的方法也各不相同。由于特定的提取条件往往只适合某些化合物，目前不存在一种普适性的标准方案，因此应根据不同的化合物选择不同的提取方法，并根据具体情况对提取方法加以优化。液液萃取方法能够获得较好反应代谢组分信息。前处理方法还包括有固相萃取（SPE）或固相微萃取（SPME）。但大多数这些新方法的建立往往是为特定的分析平台开发的。代谢产物通常是利用"相似相溶原则"，脱蛋白质后用水或有机溶剂（如甲醇、乙烷等）提取，把不同极性的物质分开，以便下一步分析。在大规模非靶向代谢组学研究中，为保证分析数据的精密度和准确度，通常需要制备质控（QC）样品，以监测分析方法的稳定性和可靠性。

前处理过程中尽可能保留样本完整的代谢组分信息是前处理的目标。

血样除了含有数以千计的低分子质量化合物外，还有大量的与小分子化合物紧密结合的蛋白质。因此，进行代谢组学实验前，有效地去除蛋白质，并破坏生物样品中蛋白质与代谢物之间的网络，从而获得更多的总代谢物以及其代谢物浓度，包括结合和游离的代谢物。

尿样是代谢组学研究中非常重要的一种生物基质，具有收集便捷无创的特点。更重要的是，机体一切必需的或者非必需的物质基本都能从尿中检测到，与其他生物样本相比，检测到的物质更为全面。尿样的处理方法相对于其他生物样本来说比较简单，只需要高速离心除去大的颗粒状物，再用纯水稀释，稀释比通常控制在1~10倍。为了保证样本的纯度，有时会采用柱进行洗脱。为提高低丰度的代谢物的检测，不需要进行稀释而直接进样。

粪便和组织样本前处理过程，先把样本糟碎、沉蛋白、高速离心，再根据实验需求相应的采取萃取方法进行处理。

四、代谢组学研究技术

早期用薄层色谱法（TLC）测定代谢产物。气相色谱（GC）的出现，特别是气相色谱与质谱联用技术（GC-MS），大大提升了我们对新陈代谢的理解。直到今天，GC-MS仍是一种重要且广泛使用的代谢产物检测方法。事实上，GC-MS早期常用于植物的代谢组学研究。植物是一个很好的选择，因为代谢组学和遗传学的结合使许多基因的代谢特性得以实现。Fiehn实验室使用基于GC-MS的马铃薯代谢组学研究沉默基因的代谢功能，展示代谢组学在基因型鉴定上的作用。核磁共振波谱（NMR）也被用于代谢组学，它能快速进行代谢组分析，有时也用于解决分子内结构稳定同位素位置问题。然而，最流行的代谢组学检测方法是以质谱技术为基础。鸟枪代谢组学，与NMR一样，可以快速检测和定量代谢物，无需进行色谱处理。通过色谱法与质谱法相结合的方法，实现复杂生物混合物的分离，可以进行更大范围的代谢组检测。不同色谱类型可对应于不同的代谢组覆盖率，如气相色谱（GC）、液相

色谱（LC）和毛细管电泳（CE）。GC-MS适合于易挥发和热稳定的代谢产物，也用于通过化学衍生法分析非挥发性代谢产物。毛细管电泳质谱法（CE-MS）适用于带电分子如小的有机酸、氨基酸和带电（磷酸化）糖。目前，液相色谱与质谱联用技术（LC-MS）可提高灵敏度、选择性和特异性（pg到fg分子水平），用于非挥发性和热不稳定的极性代谢产物分析，其前处理比较简单，是代谢组学上应用最广泛的技术。

NMR的优势是非选择性、高通量以及丰富的物质结构信息，而MS则拥有更高的分辨率和灵敏度，结果没有偏向性，能够检测出生物样品中低丰度的代谢物，且代谢物的分析范围很广，定量非常准确。

五、营养代谢组研究的模式识别技术

代谢组学的数据处理技术包括以模式识别分析为主的基础数据分析和更深层次的个性化数据分析。模式识别分析的目的是应用一系列的化学计量学和多元统计分析方法得到图谱的特征变量，它一般包括主成分分析（PCA）、偏最小二乘法判别分析（PLS-DA）和正交偏最小二乘法判别分析（OPLSDA）等。另外，数据深层次挖掘有助于我们找到关键代谢通路，如差异代谢物的京都基因与基因组百科全书（KEGG）分析和层次聚类分析等，通过对这些代谢和调控通路的分析可以更全面、系统地了解试验条件改变导致的生物学过程的改变、性状或疾病的发生机理和药物作用机制等生物学问题。

随着精准仪器分析技术的进步，我们获得的代谢组数据越来越精确和详细。采取一系列的数学和统计学方法最终可以帮助我们充分获取有用信息。对数据量进行简化后，明确体内代谢物来源和相关代谢途径，最终发现重要的生物标记物。通过代谢组学分析获得的营养代谢物大数据通常需要使用模式识别技术进行深度挖掘提取，对其中的信息进行挖掘，发现隐含在其中的有用信息。在各种疾病研究中模式识别技术已被普遍使用，如心血管疾病、高血压、多发性硬化、癌症等。一个合适的代谢组学数据分析方法可以挖掘出数据潜在的更真实、有价值的信息，对健康、疾病有关的生物节律的探索有着重要意义。

六、代谢物数据库

目前，研究人员正不断完善代谢组学现有的数据库，帮助科学研究者使用和理解人体内繁多的代谢物（表1-3），从而加快了营养代谢组学的研究。最经典的代谢物数据库包括METLIN、HMDB、ECMDB和YMDB等。METLIN数据库由美国斯克里普斯研究院开发，是一个非常全面的质谱和二级质谱数据库，这些二级质谱数据是在多个QTOF质谱检测平台得到的，包括SCIEX、Agilent、Bruker、Waters，包括了在不同的碰撞能、正负离子模式下得到的二级谱图。METLIN数据库包含了961829个物质，种类涵盖脂质、类固醇、植物代谢物、微生物代谢物、短肽、碳水化合物、外源药物/化合物、有毒物质等。HMDB是一个在线巨大的包括所有已知和推测的体内代谢物数据库。这个数据库发展的非常快，大概有4万种代谢物，包括有内源、外源、微生物代谢物质以及生物转化物质。ECMDB是另外一个在线数据库，包括2750种大肠杆菌代谢物，是具有代表性的人类肠道微生物代谢组。YMDB拥有1730种酿酒酵母（Saccharomyces cerevisae）的代谢物库。这些代谢物库为我们日常营养学应用中代谢组学研究提供了重要的价值。但是，代谢组学研究尚无功能完备数据库，现有的数据库主要用于各种生物样本中代谢物的结构鉴定，仍存在如下问题，如已鉴定或已知生物活性的代谢物种类却不多；数据库不够完善，所覆盖的小分子代谢物种类并不完整等。因此，建立和完善机体小分子代谢物的数据库至关重要。

表 1-3 代谢物数据库

数据库	代谢物	代谢物数量	网址
METLIN	内、外源、植物、微生物代谢、药和有毒物质	961829	https://metlin.scripps.edu
HMDB	内、外源、微生物代谢及生物转化物质	>40000	https://www.hmdb.ca
ECMDB	大肠杆菌代谢物	3261	https://www.ecmdb.ca
YMDB	酿酒酵母代谢物	16042	https://www.ymdb.ca

七、代谢组学在营养代谢上的应用

代谢组学在营养学领域的应用称为营养代谢组学，主要研究与营养密切相关的糖代谢、脂质代谢、氨基酸代谢等，为精准营养提供了新的思路和方法。与"精准医学"相比，"精准营养"更强调预测和预防，以改变饮食和生活方式为目标，在促进健康和延年益寿基础上，提升生活质量，从而惠及健康群众和慢性病人群。现今，营养科学研究主要以大数据、大队列和多组学为基础，对不同个体和亚人群的环境因素（包括营养和生活方式）、代谢表型特征、多组学生物标记物和疾病风险进行分型，然后对不同个体的营养和健康需求进行个性化服务。代谢组学可以监控机体摄食前后代谢产物的变化，筛选出对机体健康产生影响的物质，进而评价某种营养素或膳食模式的优劣。另外，代谢组学致力于将个人体内成千上万的物质联系起来，比较不同个体和不同群体之间的动态差异，追踪不同的健康状况和个体之间代谢物和生物途径的动态变化，以期实现精准医疗的目的。

食物能够提供给人体所必需的大多数营养物质，也能提供一些调节人体机能的活性成分，这些活性物质参与机体的代谢调控。通过干预研究的方法可以初步鉴定某些食物和饮料的生物标志物，如柑橘类水果、十字花科蔬菜、红肉、咖啡、茶、糖饮料和葡萄酒等。以柑橘果实为例，其生物标志物是脯氨酸甜菜碱，最初由 Atkinson 等提出并随后通过三个独立实验得到验证。因此，寻找习惯性摄入量的长期生物标志物是必需的。在另一项研究中谷物早餐和鸡蛋、火腿早餐也可以通过代谢组学的方法被区分开。摄入鸡蛋和火腿作为早餐后收集的尿液中的磷酸肌酸和肌酸、柠檬酸、赖氨酸浓度高，而摄入谷物早餐后赤藓糖浓度较高。另外，进食肉类后体内能够检测到肌酐、肌酸、肉碱、肌肽、牛磺酸、1-甲基组氨、3-甲基组氨及氧化三甲胺（TMAO）等特征性的代谢标记物。营养素如磷脂酰胆碱、肉碱和胆碱通过肠道细菌代谢产生三甲胺（TMA）。TMA 被门脉循环吸收和携带入肝，肝黄素代谢成 TMAO。TMAO 也被认为是食用鱼类的生物标记物。另外，通过利用代谢组学研究方法分析英国和瑞典人的尿液发现，瑞典人牛磺酸和三甲胺含量较高，这说明瑞典人喜欢吃鱼类等高蛋白食物。

在健康或不健康以及特殊条件（如不耐受或过敏）状况下，食品或代谢产物会影响健康。因此，代谢产物参考值的标准化将作为精确营养食品来源生物标志物的一个重要参考。但这类研究也存在着一定的限制性，例如鉴定的生物标记物特异性较弱，有时候在食用多种食物后能够被检测到。因为我们日常饮食中某些食物可能是其他食物生物标记物的前体物质。例如，一项涉及饮食干预的横断面研究中发现 23% 的生物标记物与以往研究相同。

食物能够为机体提供营养与能量，营养素缺乏或过量都会对机体代谢产生一定的影响。许多研究旨在准确地揭示饮食营养物质如何在体内进行代谢活动，以及阐明代谢产物饮食应激反应。一项研究比较分析了绝经前女性食用大豆异黄酮食物，使用代谢组学方法发现异黄酮能够显著地改变血浆中的脂蛋白、氨基酸和碳水化合物的代谢水平。有焦虑特质的人食用 14d 黑巧克力后，与压力相关的脯氨酸、甘氨酸和柠檬酸盐等代谢产物明显降低。长时间饮用红茶和绿茶，人体代谢产物发生变化，胰岛素活性有所增强，人体血糖浓度得到降低，从而有效预防糖尿病的发生。因此，结合代谢组学进行合理化膳食调整，能够有效的抵御和延缓疾病。

目前，当今社会正面临着营养缺乏与营养过剩的双重问题，营养相关代谢疾病的患病率逐年上升，如糖尿病、高血压、肥胖等，严重威胁着人类健康。代谢组学可以实现基于代谢表型差异进行的人群分类。基于基线代谢特征进行营养干预，其优点之一是可以针对不同人群提供精准营养方面的建议。例如，低度炎症是胰岛素抵抗发生发展的一个重要参考因素，在精确营养方面减轻炎症状态的营养策略是一个有效的干预方法。通过鉴定血浆脂蛋白和脂肪酸，心血管疾病生物标志物，胰岛素和空腹、餐后血糖水平，能够区分对一个特定营养干预治疗有反应和无反应的受试者。此外，在超重和肥胖青少年中开展的饮食干预研究结果表明患者代谢表型影响、$n-3$ 多不饱和脂肪酸、维生素 C、维生素 E 和多酚抗炎混合补充剂治疗胰岛素敏感性的效果。另外，代谢物组成成分如高水平的胰岛素抵抗和胆固醇能够有效地作为营养补充治疗效果的预测因子。

但是中外之间，南北地区之间，甚至人与人之间都存在差异，而现有的大样本的队列研究主要在西方人群中开展，在此基础上建立的膳食指南，是否适合中国人的特点就不清楚了。弄清中国人基因代谢特征与营养健康需求的关系，为建立符合中国人特点的膳食营养指南提供科学依据，这是中国营养科学家们的责任与目标。为此中国科学院上海生命科学研究院陈雁和林旭研究员致力于构建中国万人脂肪酸谱和矿物元素谱，从而为提出适合我国人群的营养素标准、组织膳食干预、建立基于国情的慢病防治体系提供理论基础和科学依据。

林旭研究员通过在前瞻性分子营养流行病学追踪队列中结合多组学的先进手段，目前已在中国人群中发现了多个与乳制品、碳水化合物、必需脂肪酸和红肉摄入、环境暴露相关的生物标记物；并确定了这些营养代谢标记对代谢综合征或Ⅱ型糖尿病发病的预测作用。与此同时，通过整合全基因组关联研究（GWAS）和多种营养代谢表型指标，发现并验证了 50 多个与肥胖、Ⅱ型糖尿病、高血压相关的基因位点；40 多个与铁、维生素 D、多种脂肪酸等营养代谢相关的基因位点。

另外，林旭团队建立了我国最大的Ⅱ型糖尿病全基因组数据库，发现和证实了 100 多个与肥胖、Ⅱ型糖尿病及营养代谢相关的易感基因位点，建立了具有国际先进水平的多组学营养流行病学队列追踪研究数据库。一项基于 3200 名中国老龄人口的研究，通过检测居民红细胞膜脂肪酸，建立了包括 28 种饱和、不饱和（单不饱和，多不饱和）和反式脂肪酸在内的亚洲最大的脂肪酸数据库，并在 $n-3$ 脂肪酸、反式脂肪酸与代谢性疾病关联研究方面取得重要成果。研究发现我国南、北方居民的 $n-3$ 多不饱和脂肪酸含量存在着显著的地区差异，南方高于北方；与最低组相比，二十二碳六烯酸（DHA）含量在最高四分位的个体，罹患代谢综合征的风险降低了 25%。而二十碳五烯酸（EPA）与代谢综合征之间却没有显著相关性。同时还追踪分析了 2005 年参加基线研究的京沪中老年居民红细胞膜脂肪酸水平与代谢性疾病的关系，发现高碳水化合物/脂肪摄入比例与多种体内合成的脂肪酸呈正相关；基线红细胞膜的 $16:1n-7$、$18:1n-7$、$16:1n-9$ 和 $18:1n-9$ 脂肪酸升高与 6 年后的代谢综合征的发病风险呈显著正相关；而基线红细胞膜的 $16:1n-7$ 和 $16:0$ 脂肪酸升高则与 6 年后Ⅱ型糖尿病的发病风险显著正相关。这不仅提示了 $16:1n-7$ 等体内脂肪酸可能是高碳水化合物摄入的分子标记，同时也为高碳水化合物膳食增加代谢性疾病的机制提供了一种可能的解释。另外，该团队通过 2 项随机双盲干预实验首次系统地评估了中国人群维生素 D 补充的量效关系及遗传和非遗传因素的影响，认为维生素 D 生物利用率在不同种族之间存在差异，以及不同基因型和其他因素对干预效能的影响程度也存在差异。我们和国外在黑人中的研究均提示：目前主要根据西方白人研究数据而制定的维生素 D 缺乏的诊断标准以及膳食推荐量不一定适用于中国人群。这些原创性的工作填补了大量中国人群或亚洲人群研究的空白，为今后在中国人群中开展代谢性疾病的精准预测、预防及营养干预提供了重要的科学依据。

八、营养代谢靶标研究进展

随着经济的飞速发展和居民膳食模式的巨大改变，近十几年间，肥胖，糖尿病、心脑血管疾病、恶性肿瘤、呼吸系统疾病等慢性非传染性疾病发病率逐年攀升，严重影响我国居民健康，带来巨大的经济和社会负担，已经成为我国重大公共卫生问题。越来越多的研究证据表明营养代谢失衡是各种慢性病发生发展的始动因素和关键环节，寻找和发现有价值的营养代谢标志物成为慢病营养防治研究的新热点。基因组学、转录组学、蛋白质组学和代谢组学等多组学技术的快速发展和广泛应用，推动了现代营养学进入精准营养时代。随着代谢组学技术在营养领域的应用，营养代谢组学新兴，大量新的营养代谢生物标志物被发现，成为慢病精准营养防治的新靶标。现有的营养代谢的靶标的研究可以分为两大类：膳食摄入评价的营养代谢生物标志物和疾病相关的营养代谢标志物。本章选取最新的有代表性的研究进展进行介绍，对于营养转化和应用技术创新提供依据。

1. 膳食评价的营养代谢生物标志物

营养流行病学的研究中，膳食/食物摄入的评价是其中重要的内容。如何准确的评价膳食/食物的摄入是开展营养流行病学膳食调查以及进行营养干预中重要的研究挑战。自报式的膳食问卷调查存在不可避免的误差偏倚，传统的通过评估机体营养素水平指标存在灵敏度和指标局限性的问题。代谢组学的研究极大地推动了膳食/食物摄入后机体特异性的生物标志物的发现。采用营养代谢组学方法成功鉴别出包括碳水化合物、脂肪、红肉、水果和茶在内的各种饮食的生物标志。膳食摄入的生物标志物在最近几篇综述中有比较详细的介绍，以下介绍其中几种有代表性的膳食/食物标志物。

（1）碳水化合物是日常膳食重要组成成分，全谷物和精制谷物摄入和健康和疾病的关系备受关注。此外，添加糖和含糖饮料的摄入与肥胖、脂肪肝、糖尿病及心血管疾病等慢性病关系也日益受到关注。全谷物和糖类摄入的生物标志物具有重要应用价值。烷基间苯二酚（ARs）是一类特殊的酚类，大量存在于小麦、黑麦等麦类的麸皮中，而在其他食物中含量较少，谷物中有45%~71%的烷基间苯二酚可以被人体吸收。几项人群喂养实验和流行病学研究提示血浆中的烷基间苯二酚的浓度可以作为全谷物/黑麦摄入的生物标志物；此外，AR同系物C17：0/C21：0可以用于鉴别不同类型的全谷物摄入，尿中的AR的主要代谢物3，5-二羟基苯甲酸（DHBA）和3-（3,5-二羟苯基）-丙酸（DHPPA）水平与血浆中的总AR相关，也与膳食纤维的摄入相关。尿果糖和蔗糖可用来反应机体糖摄入量的差异。

（2）除碳水化合物之外，除传统的膳食脂肪摄入标志物如红细胞中，血浆中单不饱和脂肪酸（MUFA），多不饱和脂肪酸（PUFA）和饱和脂肪酸（SFA）浓度外，最新的研究发现脂肪组织的PUFA与膳食的脂肪，特别是豆油酸和α-亚麻油酸的摄入关联性强。红肉摄入生物标志物有一些报道：如肌氨酸酐、牛磺酸、1-甲基组氨酸、3-甲基组氨酸等，这些代谢产物可以特异性地反应肉类的摄入，并从尿中排出。其他食物/膳食成分如咖啡因、可可、大蒜、柑橘类水果、酒等食物和饮料都有相关的代谢标志物。如血或尿中的白藜芦醇代谢产物可作为红酒的摄入生物标志物，尿中的S-烯丙基-L半胱氨酸亚砜可作为大蒜的摄入生物标志物，尿中的咖啡因代谢产物可以反映食品/饮料中咖啡因的摄入情况，尿液中的脯氨酸甜菜碱可以作为食用柑橘类的标志物。

2. 疾病相关的营养代谢标志物

在疾病的发生发展中，个体的代谢谱会发生相应的改变，与基因组学、转录组学、蛋白组学不同，代谢组学检测的是体内的代谢产物并进行定性定量分析，其与机体的生理病理状态联系更为紧密，因此，在疾病的发生发展及分型等生物标志物中更具价值。近十年间，代谢组学技术广泛应用于各种疾病生物标志物的研究中，发现了成千上万的潜在的生物标志物。本部分就肥胖糖尿病和心血管疾病营养代谢相关的生物标志物做相关的介绍。

（1）肥胖症、糖尿病 糖、脂肪、蛋白质三大供能营养素代谢异常与肥胖和糖尿病的发生密切相关，通过比对肥胖和/或糖尿病患者与正常人群的代谢谱的差异，发现了一系列与疾病发生和发展有密切关系的营养代谢的标志物，在最新的研究中有相关的综述。大量糖代谢产物包括葡萄糖、甘露糖、脱氧己糖（主要是脱氧葡萄糖）、糖醛酸、二糖（主要是麦芽糖）等代谢浓度在肥胖、胰岛素抵抗和糖尿病患者身上存在改变；肥胖和糖尿病患者的尿液和血液中乳酸有异常积累，血浆丙酮酸水平显著升高；肥胖和糖尿病进程中机体内氨基酸水平发生了变化，血清氨基酸的变化水平可以帮助预测糖尿病的发生。利用代谢组学技术进一步发现与肥胖、胰岛素抵抗糖尿病有很强的关联性如支链氨基酸、芳香族氨基酸和其他类型氨基酸如高瓜氨酸、丙氨酸和色氨酸。另有研究发现 2-氨基己二酸（2-AAA）水平较高的个体多年后发生糖尿病的风险更高。肥胖和糖尿病患者游离脂肪酸的相对浓度升高，糖尿病的代谢组学分析中发现链脂肪酸和花生四烯酸的平均浓度较低，而其他长链脂肪酸浓度较高，其中包括多不饱和脂肪酸（PUFA），如必需脂肪酸亚油酸和亚麻酸。

（2）心血管疾病传统的脂代谢紊乱 如胆固醇、甘油三酯、高密度脂蛋白、低密度脂蛋白等通过临床实验室生化检测和心血管疾病的关联早已被发现。代谢组学研究在心血管疾病中的应用发现了心血管疾病更多的代谢紊乱特征，如磷脂相关代谢通路受到抑制、氨基酸代谢增强、酰基肉碱类代谢通路激活、胆汁酸代谢减弱等。心血管疾病风险有关的代谢物主要有一些氨基酸如苯基丙氨酸，谷氨酸和一些脂类代谢产物，酰基肉毒碱和二羧基肉碱，肠道微生物在饮食中的脂质转化为三甲胺 N-氧化物、其他的与心血管疾病的风险因素如肥胖、胰岛素抵抗、糖尿病相关的支链氨基酸和芳香族氨基酸、神经酰胺与色氨酸也显示与心血管疾病的风险有关。与高血压相关的代谢标志物包括血浆棕榈酸、4-羟基马尿酸、甘油二酯 C16：0/C22：5 和 C16：0/C22：6，包尿苷、苯乙酰谷氨酰胺和丝氨酸等与血管脉搏波传导速度有关。

九、小结

目前，营养代谢组学的新兴使得大批新的营养代谢标志物得以发现，为营养研究转化和技术创新提供了新的靶标。现有的研究中也存在很多不足和局限，主要表现在以下几个方面。①代谢组学研究方法中本身存在的挑战，如何全面地识别代谢物，代谢组学数据的分析方法选择对于代谢组学结果的解释具有重要意义。②研究的标准化和规范化及研究结果的可重复性，代谢组学的结果容易受到多种因素的影响，研究结果的变异较大，代谢组学结果实际的临床预测价值值得商榷。③膳食/食物摄入的生物标志物可以提供更为客观的摄入的评估，具有重要的应用和转化价值。目前的膳食摄入的标志物仍需要更多的研究证据的支持，另外，目前的膳食标志物反应膳食摄入的长短需要进一步研究。疾病相关的营养代谢标志物的筛查目前大多比较在差异性代谢产物阶段，获得的差异性代谢产物对于疾病预测特异性和准确性需要结合更多的研究进行验证得到更有力的证据到转化阶段。

营养代谢组学通过改变以群体为对象导致的干预效果欠佳和食物资源浪费弊端为研究切入点，利用生物信息手段全面系统地研究遗传和环境因素对营养需求和健康的影响，以及遗传和环境因素的相互作用与疾病发生发展的关系和机理，从而为精准的营养评估诊断、精准的干预预防奠定基础，为促进健康和防控营养相关的重大疾病提供全新的策略。当然代谢组学在营养代谢的研究过程中仍存在一定问题。综上所述，本部分从不同角度阐述代谢组学在营养代谢研究方面的应用，强调代谢组学在营养学领域的重要性及其意义，以便将基础和临床理论转化为有效的、成功的精准营养干预。

第四节 营养遗传学与表观遗传学

营养相关疾病的发生、发展过程同时受到遗传和环境两方面的影响。常规检查只能通过临床体征和生化指标来判断疾病的发展情况，无法对疾病进行精准诊断和预测。随着营养遗传学和表观遗传学的成熟以及在临床应用的普及，对疾病相关途径的易感基因进行检查，能够准确的发现致病基因，真正做到精确诊断疾病。也可根据不同基因型对个体采取相应的干预措施，从而达到预防和延缓某些疾病发生的目的。

一、营养遗传学

1. 营养遗传学定义

营养遗传学是指研究遗传因素对营养素消化、吸收、分布、代谢和排泄以及生理功能的决定作用。即研究不同基因型如何对特定的营养物质产生不同的应答反应，也就是基因多态性对营养素吸收、代谢和利用的影响。针对不同基因型或变异人群，制定营养素需要量、供给量标准和膳食指南，或制定特殊膳食平衡计划，为促进健康、预防和控制营养相关疾病提供科学依据。

2. 营养遗传学研究内容

（1）基因多态性或变异对营养素消化、吸收、分布、代谢和排泄的影响及其对生理功能的影响。

（2）基因多态性对营养素需要量的影响。

（3）基因多态性对营养相关疾病发生发展和疾病严重程度的影响。

（4）基因对营养素作用导致营养相关疾病和先天代谢性缺陷的过程及机制。

（5）不同遗传背景下生命早期营养对成年后营养相关疾病发生的影响及机制。

（6）根据基因类型，制定相应的膳食干预方案；个体化营养素需要量；特殊膳食指南及营养素供给量；营养相关疾病患者的特殊食疗配方等。

3. 营养遗传学研究意义

一些营养代谢相关的基因突变将引起营养代谢的改变，导致不同个体对营养素吸收、代谢与利用的差异，并最终引起个体对营养素需要量的不同，所以要提倡制定个体化的DRIs。营养遗传学的研究进展也使得实施个体化营养成为可能，旨在探讨个体、群体水平上基因的变换和差异对饮食营养素吸收、代谢和功能的影响以及所对应的健康问题。因此，营养遗传学的研究，不仅可以弄清营养相关疾病的发病机制，而且有助于根据自身内在的基因特征来选择适宜自己的食物，同时针对不同遗传背景的人群制定更加详细的膳食营养素推荐摄入量，以达到更好地促进营养改善和防治相关疾病的目的。

4. 基因多态性对营养素吸收、代谢和利用的影响

（1）基因多态性对叶酸代谢的影响 叶酸在体内的活性形式是四氢叶酸，后者在N5、N10位置可与多种一碳基团自发结合成亚甲基四氢叶酸，在亚甲基四氢叶酸还原酶（methylenete trahydrofolate redu-case，MTHFR）的作用下生成5-甲基四氢叶酸，在依赖于维生素B_{12}的甲硫氨酸合成酶（methionine synthetase，MS）的催化下，5-甲基四氢叶酸去甲基而生成四氢叶酸，完成一次四氢叶酸的循环。严重的 MTHFR 或 MS 缺乏均可导致一种以血和尿中出现高同型半胱氨酸为特征的先天性代谢异常。

现已发现 MTHFR 基因具有多种突变类型，不同的突变类型对 MTHFR 的酶活性和热稳定性具有不同的影响，进而影响不同人群血中叶酸和同型半胱氨酸的水平。1995 年，Frosst 等首次发现了 MTHFR 基因的第 677 位的碱基发生了由 C→T 的突变，这是 MTHFR 最常见的突变。此突变出现的 CC、CT 和 TT 三种基因型产生了该酶的三个相应的表型：携带 CC 基因型者血中叶酸水平最高，同型半胱氨酸水平最低；携带 CT 基因型者血中叶酸水平较高，同型半胱氨酸水平较高；携带 TT 基因型者血中叶酸水平最低，同型半胱氨酸水平最高。因此，为使 TT 基因型人群的同型半胱氨酸代谢正常，建议他们比一般人群摄入更多的叶酸。1997 年，在一名卵巢癌患者体内首次确认了 1298A→C 的突变，导致编码后的谷氨酸被丙氨酸取代，从而使 MTHFR 酶活性减弱。另外叶酸代谢过程中的另一个关键酶甲硫氨酸合成酶还原酶（methionine synthetase reductase，MSR）存在 66A→G 突变，且这种基因突变与胎儿脊柱裂的发生有关。学者们还发现还原性叶酸载体（reduced folate carrier，RFC）的基因表达异常也会影响叶酸的正常代谢过程。RFC1 基因点突变同样可引起叶酸转运缺陷，进而导致与叶酸缺乏有关的出生缺陷的发生危险性增加。

随着对叶酸代谢途径中关键酶多态性研究的不断深入，研究基因多态性对营养素吸收、代谢和利用的影响显得更为重要，因为基因多态性既决定了个体对营养素需要量的不同，又决定了个体对营养素及营养相关疾病易感性的不同。因此，在制定膳食供给量时要充分考虑不同基因型对营养素吸收和代谢的影响，在治疗叶酸疾病时更应考虑个体基因差异对药物剂量的影响。

（2）维生素 D 受体基因多态性对钙代谢的影响　维生素 D 主要生物活性形式是 $1,25-(OH)_2-D_3$，后者具有维持体内钙磷动态平衡，调节骨代谢和促进多种组织细胞生长、分化等多种生物功能。这些功能的实现需要通过 $1,25-(OH)_2-D_3$ 与活化的细胞核内受体，即维生素 D 受体（vitamine D receptor，VDR）相结合，从而调节维生素 D 靶基因的转录水平来发挥作用。

VDR 基因存在多个多态性位点，有 4 个位点可通过限制性核酸内切酶方法进行识别。在基因型的标记中，一般将缺乏限制性核酸内切酶酶切位点的等位基因用大写字母标记，而含有酶切位点的等位基因用小写字母标记。因此，不能被限制性内切酶 BsmⅠ、ApaⅠ、TaqⅠ、FokⅠ识别者，标记为 B、A、T、F 基因型，相应的等位基因则被标记为 b、a、t、f 基因型。

FokⅠ变异一直被认为是一个具有功能性的候选基因，ff 基因型能表达全长 VDR 蛋白，FF 基因型表达的 VDR 蛋白较短，为了研究这两种不同长度的 VDR 蛋白在功能上是否有差异，进行了植物血凝素刺激外周血中单核细胞生长实验。由于外周血单核细胞来自不同基因型的个体（FF 和 ff 基因型），其表达 VDR 蛋白的活性可通过 $1,25-(OH)_2-D_3$ 抑制单核细胞生长过程进行检测。FF 基因型的 $1,25-(OH)_2-D_3$ 的半数有效量（ED50）比 ff 基因型明显低，表明 FF 基因型有更强的功能活性。COS-7、HeLa 和成纤维细胞系中进行的转染实验表明，F 型比 f 型等位基因有更高的转录活性，F 型与转录因子ⅡB 相互作用的效率更高。研究表明，在 VDR 转录起始位点的 FokⅠ酶切多态性与钙吸收有显著的相关性，FF 纯合子基因型钙的吸收比 ff 纯合子基因型平均高 41.5%，比 Ff 杂合子基因型高 17%。FokⅠ变异产生的不同 VDR 基因型也能影响尿钙的排泄，肾结石患者中携带 F 等位基因的频率显著高于携带 f 等位基因者，FF 基因型个体尿钙排出量高于 Ff 基因型，两个基因型尿钙排出量显著高于 ff 基因型。另外，VDRFokⅠ多态性在骨量形成中发挥重要作用，携带有 ff 基因型的美籍墨西哥妇女和美籍高加索妇女比携带 FF 基因型者骨量低 11%~12%。

VDR 基因变异与骨质疏松、骨性关节炎、结核病、乳腺癌、前列腺癌、甲状旁腺激素分泌亢进，糖尿病等有相关性，体外实验表明，足量的钙可以抑制结肠癌细胞的生长，而人群流行病学研究发现高钙饮食可能增加前列腺癌的危险性，提示补钙对于有些人是有益的，而对其他人可能是有害的。识别不同基因型，对不同个体要有针对性地进行补钙，也可根据不同基因型采取相应的干预措施，从而达到预防和延缓某些疾病发生的目的。

随着基因多态性研究的深入，基因多态性对胆固醇代谢、铁代谢的影响以及与乳糖不耐症的关系也逐渐清晰。DNA结构在不同种类的生物体内存在很大差异，正是这种差异导致了生物物种的多样性和不同生物之间形态学特征和生物学特征的巨大差异。所以我们应该了解不同种族、不同人群某种基因型的分布，区分人群中的有利基因和不利基因，这有助于及早发现代谢异常的患者，针对不同基因型人群应采取不同的膳食干预计划，采取相应的预防和治疗措施，将有助于控制相关疾病的发生。

5. 肥胖的营养遗传学

肥胖是由能量摄入和总能量消耗之间的不平衡导致的多因素疾病，与许多代谢途径的改变有关。尽管肥胖与能量失衡有关，但它也可能与多种代谢和内分泌失调有关。对肥胖的易感性在一定程度上是由遗传因素决定的，但"致肥"环境通常是表型表达的必要条件。基因表达是影响肥胖风险和发育的关键因素。动物实验和人类研究已经发现一些基因和NPs与肥胖表型相关，比较重要的包括FTO基因、INSIG2基因、MC4R基因以及APO-A家族基因。

FTO基因位于16号染色体上。采用GWAS技术分析撒丁岛6148人的362129个与肥胖相关的snp发现，FTO基因的数个SNP与BMI、臀围和体重有关，SNPrs9930506次等位基因G的纯合子携带者比A等位基因的纯合子携带者的BMI高1.3个单位。一项含129例病态肥胖患者的横断面研究分析了rs9939609FTO基因多态性与体重、心血管危险因素和血清脂肪因子水平的关系，突变型（A等位基因）组的BMI、脂肪质量、体重、C反应蛋白和瘦素水平均高于野生型（TT）组，提示FTO基因多态性rs9939609与携带A等位基因的病态肥胖患者的以上指标独立相关。一项包含357名罗马尼亚肥胖儿童的前瞻性研究分析了FTO基因rs9939609和rs17817449与体成分以及生物标志物的关系。研究发现SNPrs9939609与肥胖显著相关，AA基因型携带者患肥胖症的风险比AT+TT基因型携带者高两倍多。SNPrs17817449的GG等位基因携带者体重、BMI、腰围、臀围、总胆固醇、甘油三酯、脂联素和空腹血糖值高于其他基因型。而且FTOrs9939609/rs17817449联合变异型基因型（AA/GG）也与多种肥胖指标以及血脂水平异常相关。一项基于40项研究数据的大规模分析探讨了FTO的SNPrs9939609、饮食摄入量与BMI之间的关系。SNPrs9939609的次等位基因A与白种人、亚洲人及所有参与者的BMI升高显著相关，但与非裔美国人无相关性。该等位基因与饮食中较高的蛋白质摄入相关，在调整BMI后仍显著相关。在一个来自埃及的病例中的对照研究发现FTOrs9939609是代谢综合征的基因危险因素，AA基因携带者的HDL-C显著低于TT基因携带者，但是在包含528名有一定活动量的白种人中，虽然危险的纯合子（AA）携带者显示较高的三因素膳食调查的认知约束，但不同的FTOrs9939609等位基因携带者之间，BMI、腰围、腰臀比没有差异。此外，FTO基因多态性与黑素皮质激素-4受体（MC4R）基因的SNPrs17782313的共同作用，影响饮食摄入量和BMI。但是，FTO对BMI的影响大于MC4R。

胰岛素诱导基因2（INSIG2）位于2号染色体上。一项纳入1058个非西班牙裔白人儿童的前瞻性研究探讨了3个INSIG2的SNP（rs12464355，rs17047757，rs7566605）与超重和血脂异常的关系。SNPrs12464355和LDL水平升高相关，G等位基因是保护因素（低LDL）。SNPrs17047757与超重显著相关。但是，SNPrs7566605与超重或血脂水平无关。但是，一项包括672名马来西亚人的研究没有发现SNPrs7566605与肥胖或其他代谢指标之间的关系。另一项包括124名病态肥胖患者和253个对照也没有发现这种潜在的肥胖风险等位基因（CC基因型）与肥胖的关系。一项大型荟萃分析（meta分析）（包含34项研究，74345人）进一步探讨了一般人群研究中rs7566605次等位基因纯合子（CC基因型）与肥胖风险的关系，发现在儿童早期到中年期（4~40岁）rs7566605-年龄交互作用不显著。然而，CC

基因型携带者，虽然从出生到 6 个月体重-体长指数的增幅较低，但肥胖的风险随着年龄的增长将迅速增加。更复杂的是，rs7566605 与 MC4R 的 rs2229616 多态性相关。研究发现老年人中 INSIG2 次等位基因纯合子（CC）导致 BMI 增加，但 MC4R 保护基因型（GG）阻止了这种增加，老年 INSIG2—MC4R 的 CC-AA 基因型携带者特别容易肥胖。因此，中年和老年人在研究中所占比例会影响最终结论，这也进一步表明了遗传的复杂性以及与年龄等其他因素在基因表达和最终表型中的重要性。

MC4R 最常见的 SNP 是 V103I 多态性（rs2229616；G>A）的异亮氨酸的罕见突变（A 等位基因）。Agouti 相关蛋白（AGRP）是 MC4R 的内源性拮抗剂。与野生型受体相比，罕见的 I103 等位基因对 AGRP 的反应较弱。因此，通过 AGRP 拮抗 MC4R 所致的 V103I 减弱削弱了食欲信号，从而减低了肥胖风险。KORA 研究则分析了这种多态性与代谢综合征特征的关系。MC4RV103I 多态性与腰围和糖化血红蛋白的下降显著相关，与 HDL-c 的增加有相关的趋势，与血压没有关联。在 MC4R103I 携带者中，有三种或三种以上代谢综合征特征的个体显著降低。另一项涉及 29563 人的 Meta 分析评估了 MC4R 基因中 V103I 多态性与肥胖之间的关系，研究发现异亮氨酸等位基因携带比非携带者患肥胖症的风险低 18%。这项研究的局限性在于 22 个研究中，21 个为白种人，只有 1 个来自美国黑人。一项包括两个独立研究中国病例对照研究均发现非肥胖儿童的 I103 携带的频率高于肥胖儿童，虽然差异没有统计学意义，但这一趋势与其他人群研究相一致。基于 3631 个病例和 4082 个对照者的汇总分析显示 I103 等位基因携带者肥胖风险降低 31%，但这种关联仅有边缘统计学意义。在包括 6 个东亚研究的 meta 分析中，I103 携带者患肥胖症的风险也降低了 31%。在随后更新的包括更多研究的 meta 分析中，I103 等位基因携带者患肥胖症的风险降低了 21%。因此，所有研究均证实 rs2229616 多态性中存在异亮氨酸与肥胖风险降低有关。

载脂蛋白 A（APO-A）的编码基因是位于人类 11 号染色体长臂上的 15kb 的 DNA 片段中，最重要的等位基因 APO-A 基因变异有 APO-A1、APO-A2、APO-A4andAPO-A5。APO-A 与营养和心血管疾病相关，是研究最多的遗传变量之一。此外，在白人和亚洲人群中，该基因的变异个体之间以及人群之间的差异很大，是血浆动脉粥样硬化脂蛋白 a 浓度的主要决定因素。在包含了 3 个独立人群（弗雷明汉研究、降脂药物和饮食网络基因研究和波士顿-波多黎各研究，共 3462 人）的横断面研究中探讨了 APOA2-265t>C 多态性（rs5082）、食物摄入量和体质指数（BMI）之间的交互作用，并第一次观察到当饱和脂肪摄入量低时，APOA2-265t>CSNP 不影响 BMI；当饱和脂肪摄入量高时，该 SNP 与 BMI 和肥胖密切相关。此外，CC 基因型和 TT+TC 基因型携带者之间 BMI 差异的大小不同，仅在高饱和脂肪人群中，CC 基因型与高肥胖患病率显著相关。APO-A2-265t>C 多态性可以被视为一种节俭基因型，它在"致胖"（高饱和脂肪酸膳食）和"限制性"（低饱和脂肪酸膳食）环境中表达不同。另一项纳入 100 名正常体重和 100 名肥胖年轻人的研究分析了高脂肪饮食与 APO-A2（rs3813627 和 rs5082）和 APO-A5（rs662799 和 rs3135506）多态性的相互作用及其与肥胖和血脂异常的关系。通过对所有受试者的临床、生化和营养特性的基因型分析发现，APO-A2-265T/T 基因型携带者的多不饱和脂肪酸摄入量（$p=0.02$）高于 T/C+C/C 携带者（rs5082 多态性）。此外，与 T/T 基因型相比，APO-A5-1131T/C 多态性（rs662799）携带者降低了 HDL-C 水平，并增加了多不饱和脂肪酸的摄入量。APO-A556G/G 多态性（rs3135506）与高饱和脂肪酸摄入量以及总脂肪摄入量显著相关，增加了肥胖的发病风险。因此，APO-A 基因多态性与不同的脂肪摄入以及与肥胖风险有关。

Eny 探讨了感受甜味的 TAS1R2 基因多态性与饮食的关系，发现在糖的摄入方面，存在显著的 Ile191Val 与 BMI 的交互作用，和 Ile 纯合子等位基因比较，Val 携带者消费更少的糖。Pioltine 也发现 SNPrs9701796 的丝氨酸等位基因携带者的肥胖儿童青少年有高的腰臀比和巧克力摄入，而 SNPrs35874116 的亮氨酸等位基因携带者摄入膳食纤维较少。

6. 心血管疾病的营养遗传学

世界卫生组织将心血管疾病（CVDs）定义为：由心脏和血管疾患引起的，包括冠心病、中风、高血压、周围血管病变、风湿性心脏病、先天性心脏病和心力衰竭。心血管疾病是 21 世纪发病和死亡位居第一的疾病，这种情况会在今后几十年内保持不变。多年来，许多流行病学调查和干预研究使我们能够描述与 CVDs 风险增加的相关因素，包括可改变和不可改变的危险因素。大家所熟知可改变的饮食因素，比如水果或蔬菜可降低心血管风险发生事件。尽管取得了这些进展，但 CVDs 的临床特征和病理生理特征上存在的个体差异机制尚不清楚。遗传学在 CVDs 中起着非常重要的作用，因为大量的基因及其变异可能通过不同的途径影响 CVDs 的发病风险。遗传变异与环境、特殊的饮食摄入相关作用会影响 CVDs 的总体发病风险。

5,10-亚甲基四氢叶酸还原酶（MTHFR）基因位于 1 号染色体的短臂上。MTHFR 催化 5,10-亚甲基四氢叶酸（THF）还原为 5-甲基四氢叶酸，它是血清中叶酸的主要形式，也是高半胱氨酸甲基化为甲硫氨酸的底物。MTHFR 基因编码一个 77ku 的蛋白质，它是叶酸和同型半胱氨酸代谢的关键酶。该酶活性下降升高了具有致动脉粥样硬化和血栓前特性的氨基酸-同型半胱氨酸（HCY）血浆浓度，增加静脉或动脉血栓形成的风险，从而增加心血管风险。最常见的 MTHFR 多态性是碱基 677 中的胞嘧啶突变为胸腺嘧啶，导致该酶的第 222 个氨基酸（rs1801133）处丙氨酸被缬氨酸取代。TT 基因型多态性提高了该酶的热分解能力，降低了酶的活性并使血浆中同型半胱氨酸浓度升高。最近的一项研究招募了 208 名冠心病患者和 200 名健康对照分析了血清 HCY 水平、677C/TMTHFR 基因多态性与冠心病的关系。冠心病患者血清 HCY 水平明显高于对照组。MTHFR 的 CT 基因型和 TT 基因型的冠心病患者明显高于对照组。急性冠脉综合征亚型的 CT 和 TT 基因型的比例明显高于稳定的冠心病亚型。因此，血清 HCY 水平、MTHFRC677T 基因型与冠心病、急性冠脉综合征和有关。在包含 254 例冠心病患者和 250 例正常人的研究中，探讨了的同型半胱氨酸途径基因多态性［MTHFR 基因多态性（rs1801133，rs1801131），MTR 多态性（rs1805087），PON-1 多态性（rs662）和 CBS 多态性（rs5742905）］与同型半胱氨酸、叶酸和维生素 B_{12} 血浆水平的关系。Logistic 回归分析显示，MTHFR 基因多态性（rs1801133，rs1801131）和 MTR 多态性（rs1805087）与同型半胱氨酸水平有关，LMTHFR 多态性（rs1801133）和 MTR 多态性（rs1805087）与 CAD 有显著的相关性。因此，同型半胱氨酸代谢途径基因中多个基因多态性与较高水平的 HCY 和 CVDs 的易患性有关。

过氧化物酶体增殖物激活受体基因（PPAR）是一种由配体调控的转录因子，通过与启动子内的特异性反应元件（PPREs）结合来控制基因表达的。这些代谢物已经成为基因-饮食相互作用的关键调节因子，参与调节糖脂代谢、脂肪细胞分化和炎症反应。脂肪酸，特别是多不饱和脂肪酸（PUFAs）及其代谢物是 PPAR 的天然配体。与 CVDs 关系最密切是 PPAR-γ2，位于染色体的 3p25，主要表达于脂肪组织，参与脂肪细胞的分化和脂肪积累。PPAR-γ2 基因中研究最多是 Pro12Ala 基因多态性（rs1801282）。一项为期 2 年的地中海饮食干预研究分析了 Pro12Ala 多态性对高心血管高危人群肥胖的影响。该研究有三组营养干预组：两组为地中海式饮食、一组为常规低脂饮食。干预 2 年后，常规低脂饮食中 12Ala 等位基因携带者的腰围明显增加，两个地中海饮食组的 12Ala 携带者腰围无明显变化。这可能是地中海饮能够降低心血管风险人群的腰围，从而逆转了携带 PPAR-2γ 基因的 12Ala 等位基因的不良影响。这种多态性也与寿命有关。在 521 例患者中，12Ala 携带者 5 年后端粒长度低于 Pro/Pro 基因型，而地中海饮食能增加 Ala 携带者的端粒长度（$p < 0.001$）。此外，碳水化合物摄入减少以及单不饱和脂肪酸和多不饱和脂肪酸摄入的增加与 Ala 载体中的端粒延长显著相关。这些研究结果提示基因多态性不仅在调节糖脂代谢起作用，而且在维持基因端粒完整性方面也发挥了作用。

APO-A 家族基因编码血脂的关键调节因子。Aouizerat 在三个血脂异常人群和一个对照人群中分析了 APO-A5（-1131T>C）（rs662799）多态性的作用，发现中国人群中罕见的 C 等位基因频率高于西班牙和欧洲人群，罕见的 C 等位基因使血浆甘油三酯升高 21mg/dL，VLDL 胆固醇升高 8mg/dL，HDL 胆固醇降低 2mg/dL，因此 APO-A5 是血浆甘油三酯和脂蛋白胆固醇的重要决定因素，是 CVD 的潜在危险因素。日本的一项研究在小学生中探讨了 APO-A5 的-1131T>C 与血清甘油三酯升高和高密度脂蛋白胆固醇降低的关系，观察到罕见 C 等位基因的存在与血清甘油三酯水平显著相关。此外，携带 C 等位基因的儿童患高甘油三酯血症的风险比 T 等位基因携带者高 2 倍以上。因此，APO-A5 在脂代谢中的作用以及对冠心病的影响值得进一步研究。PUFAs 摄取能预防 CVDs 的发生。摄入 PUFA 对 HDL-C 浓度的影响受 HDL 的主要载脂蛋白-APO-A1 的调节。Framingham 后代研究观察到 APO-A1 基因（rs670）的多态性-75g>A 与女性 PUFA 摄入量之间的相互作用。当 PUFA 摄入量小于能量的 4% 时，最常见的 G 等位基因携带者的 HDL-C 浓度比 A 等位基因携带者高 14%。当 PUFA 摄入量大于 8% 时，A 等位基因携带者 HDL-C 浓度比 G/G 携带者高 13%。然而，摄入 PUFA 对男性 HDL-C 或 APO-A1 均无显著影响。因此，基因、饮食和性别三方面的交互作用与 APOA1-75g>A 多态性相关。

载脂蛋白 E（APO-E）是由 19 号染色体上的一个基因合成，与许多血浆蛋白有关。该基因具有常见的 SNP 变异，导致 112 和 158 位置上编码的氨基酸变化。三个最常见等位基因为 APO-E2、APO-E3 和 APO-E4，这三个等位基因构成了三个纯合子基因型：$\varepsilon2/2$，$\varepsilon3/3$ 和 $\varepsilon4/4$ 以及三个杂合子基因型：$\varepsilon3/2$，$\varepsilon4/3$ 和 $\varepsilon4/2$。正常基因型为 $\varepsilon3/\varepsilon3$（77%）。不同的 APO-E 表型与脂质代谢障碍有关，$\varepsilon4$ 携带者具有较高的低密度脂蛋白胆固醇（LDL-C）水平，$\varepsilon2$ 最低，因此 APO-E2 具有保护作用。槲皮素是一种天然存在多酚化合物，是植物来源的黄酮类糖苷的苷元形式。一项研究采用槲皮素（150mg/d）干预 93 名超重肥胖的患者，研究其对血压、脂质代谢、氧化应激指标、炎症和体成分的影响。槲皮素补充可以显著降低 APO-E4 亚群血清高密度脂蛋白（HDL）但对 APO-E3 亚群无明显作用。槲皮素补充还可以显著降低收缩压氧化型 LDL 水平和血清 TNFα 水平。这表明 APO-E 基因型可能是人类干预研究中影响槲皮素干预效果的重要决定因素。急性心肌梗死（AMI）的风险与 APO-E 基因型的关系取决于饱和脂肪酸（SFA）摄入。与 APO-E2 基因型携带者相比，摄入大量饱和脂肪酸（>10%）的 APO-E3 和 APO-E4 基因型携带者 AMI 风险显著增加，也支持了 APO-E2 这一亚型对 AMI 具有保护作用的这一假设。在另一个干预研究中，和 SFA 和 n-6PUFA 膳食比较，只有 APOESNPrs1064725 的 TT 纯合子携带者摄取 MUFA 膳食显著降低了总胆固醇水平最近一项基于 14 个研究的荟萃分析进一步明确了 APO-E 基因多态性与冠心病危险性的关系。APO-E2 等位基因携带者 CHD 的风险显著低于 $\varepsilon3$ 等位基因携带者，在白种人中，这一差异更为明显。$\varepsilon4$ 等位基因携带者 CHD 风险显著增加（$p<0.001$），尤其在蒙古人种中更为明显。总之，$\varepsilon4$ 增加了 CHD 风险，而 $\varepsilon2$ 降低了 CHD 风险。

肝脂肪酶基因（LIPC）位于 15 号染色体的长臂上，它是血浆 HDL 浓度和 LDL 亚类分布的重要决定因素。50% 以上的人类 HDL-C 的遗传变异可以归因于这个基因，大部分取决于 LIPC 启动子区域一个常见的基因多态性位点-514C>T（rs180588），等位基因变异（T）使得 ALIPC 的表达和活性降低。一项病例对照研究通过 LIPC 启动子 rs180588 基因分型来研究 LIPC 基因多态性-514C>T 多态性与冠心病的关系，以及该基因多态性与踝肱指数（ABI）的关系。ABI 是一个用于预测高心血管风险患者的动脉粥样硬化进展和并发症的指标。研究发现冠心病患者 T 等位基因频率高于对照组。甘油三酯低于 1.5g/L 的患者中，TT 纯合子携带者冠心病风险增加了 6.4 倍，但在高甘油三酯水平人群中无显著相关性。T 等位基因（杂合子和所有 T 携带者）与恶化的 ABI 指标具有显著的相关性。总之，在甘油三酯水平正常的情况下-514TLIPC 等位基因与冠心病有关，并且是恶化 ABI 的一个独立危险因素。一项在墨西哥实施的研究也发现 TT 基因型与甘油三酯、载脂蛋白 A1 和甘油三酯/HDL-C 升高显著相关。另外，该基因多态性与 II 型糖尿病、高甘油三酯血症和冠状动脉钙化的风险增加有关，这提示 LIPC-

514C>T 多态性与心血管指标和心血管危险因素有关，是潜在的亚临床动脉粥样硬化标志物。最近的病例对照研究分析了中国儿童和青少年 LIPC-514C>T 多态性、肥胖和血脂水平的关系。发现在男孩中，该基因的多态性（T 等位基因）与肥胖存在显著相关性，但在女孩中不存在这种关联。携带 T 等位基因的肥胖男孩具有更高的 LDL-C 水平，而且非肥胖女孩甘油三酯、总胆固醇和 LDL-C 也有升高。另外，在男孩中还观察到独立于肥胖的该基因 T 等位基因与总胆固醇和 HDL-C 的显著相关性。尽管这些研究的结果还存在争议，但均证实了 rs1800588LIPC 的多态性与血脂水平和心血管危险中的多态性肥胖、Ⅱ型糖尿病、动脉粥样硬化和冠状动脉等的恶化有关。

7. Ⅱ型糖尿病（T2DM）的营养遗传学

环境和基因相互作用影响 T2DM 的发生发展，这在全基因组水平上进一步阐明了这些相互作用有助于更准确地预测疾病风险，并有利于饮食推荐的发展。此外，需要进一步研究与 T2DM 相关表型影响最大的特定饮食因素以及这些饮食因素对表型变异的贡献程度。与 T2DM 表型相关的重要基因和 SNPs 包括 PPARγ、TCF7L2、FTO、SLC30A8 等。

PPARγ 中的脯氨酸被丙氨酸（Pro12Ala，rs1801282）取代与 T2DM 有关。PPARγ Ala12 变异可降低 T2DM 的风险，提高胰岛素敏感性呈正相关。特定性饮食因素，例如能够结合和上调 PPARγ 的不饱和脂肪酸，与基因和环境相互作用有关。研究发现，与 Pro12 纯合子比较，Ala12 携带者对不饱和脂肪的有益作用能够产生更好的应答，对总的和饱和脂肪所产生的葡萄糖稳态的不利影响更为不敏感。

低血糖负荷饮食降低 T2DM 发病风险与 TCF7L2 有关，与非风险携带者相比，TCF7L2 风险变异携带者可通过饮食调整降低其对 T2DM 的易感性。TCF7L2 rs12573128 与膳食脂肪摄入量之间的相互作用影响胰岛素敏感性和葡萄糖耐量。在护士健康研究中，1114 例 T2DM 和 1915 例对照进行 TCF7L2 基因分型（rs12255372），结果表明碳水化合物的质和量调节了 T2DM 的发病风险。因此，在胰岛素需求较高的情况下，归于 TCF7L2 变异引起的风险变化也随之增加。

FTO 基因与肥胖风险相关。然而，肥胖风险等位基因与 T2DM 之间的关联仍然存在争议。一项包括 3430 例 T2DM 病例和 3622 例对照的病例对照研究探讨了 FTO 基因与 T2DM 的关系是否被地中海饮食依从程度所调节。该研究发现了 FTO-rs9939609 携带者进行地中海饮食的基因-膳食的相互作用，当对地中海饮食的依从性较低时，该等位基因携带者具有较高的 T2DM 风险。当对地中海饮食的依从性很高时，这些关系就消失。另一项研究表明，携带 FTO rs9939609AA 基因型的 T2DM 患者增加脂肪摄入、减少膳食纤维摄入，但与 BMI 无关。

溶质载体家族 30（锌转运蛋白）成员 8（SLC30A8）编码的蛋白质是锌外排转运蛋白，参与细胞内囊泡中锌的积累，该基因仅在胰腺、特别是在朗格汉斯岛（islets of Langerhans）中高水平表达。在一项包含 14 个队列（评估 20 个与血糖特征和锌代谢相关的遗传变异与膳食锌摄入的相互作用）和 5 个队列（评估欧洲非糖尿病患者总锌摄入量与空腹血糖相互作用）的荟萃分析中，发现总锌摄入量显著降低空腹血糖水平。但是与膳食锌摄入量的关联并不显著。一项病例对照研究发现 SLC30A8rs13266634 的 C 等位基因增加了 T2DM 的发病风险，而高水平血浆锌降低了其发病几率。血浆锌浓度与 T2DM 的负相关性受 SLC30A8rs13266634 调节。基因组流行病学心脏和衰老研究队列（CHARGE）联盟的研究发现 SLC30A8 的 rs11558471 与镁摄入量和空腹血糖存在名义相互作用。SLC30A8rs13266634 与反式、顺式-β-胡萝卜素及 γ-生育酚三种营养素之间也存在着显著的相互作用。另外，在携带 CC 基因的代谢综合征患者中，rs13266634 与 n-3 脂肪酸摄取存在交互作用，在中心型肥胖中，也发现 rs13266634 多态性与含盐零食摄入有关。

脂联素基因多态性与碳水化合物摄入存在相互作用。日本人中常见脂联素 SNP276G>T 和 SNP45G>

T 的 T 等位基因与 T2DM 相关，而我国台湾患者中只有 SNP276G>T 与 T2DM 相关。因此，该 SNP 的易感性差异可能是不同环境因素（例如饮食）的结果。SNP276G>T 多态性与碳水化合物摄入量之间存在剂量-反应相互作用，而且 SNP276G>T 多态性与碳水化合物摄入量调节空腹血糖和糖化血红蛋白（HbA1C）之间也存在基因-营养相互作用。此外，n-3 多不饱和脂肪酸摄入量高的的脂联素 SNP45G>T 携带者更容易降低 T2DM 风险。

CLOCK 基因的失调和遗传变异与 T2DM 有关。一项研究探讨了 SNPrs1801260，rs3749474 和 rs4580704 与 3 种糖尿病相关性状之间的关联，35% 脂肪、22%MUFA、28% 脂肪和 12%MUFA 一年干预后发现低脂肪饮食与 rs1801260SNP（主要等位基因 TT）之间存在显著的基因-饮食相互作用，TT 纯合字携带者有较低的血浆胰岛素浓度、HOMA-IR 指数以及较高的 QUICKI 指数。另一项研究分析了隐花色素 1（光合酶样）（CRY1）rs2287161SNP 与 4 种糖尿病相关性状之间的相互作用。该研究发现，次要 C 等位基因纯合子携带者增加了碳水化合物摄入量，这与 HOMA-IR 指数和空腹胰岛素的显著增加以及 QUICKI 的减少有关。

其他易感基因还包括胰岛素受体底物 1（IRS1）、葡萄糖激酶调节蛋白（GCKR）、肠道脂肪酸结合蛋白 2（FABP2）、perilipin（PLIN）等基因。一项研究探讨了 IRS1 的 rs2943641 与 25-羟基维生素 D 水平之间的关系，与主要等位基因（rs2943641C）携带者相比，血中 25(OH)D 水平高的次要等位基因 rs2943641T 纯合子携带者女性具有较低的胰岛素抵抗和 T2DM 风险。包括 14 项队列研究的荟萃分析探讨了葡萄糖激酶调节蛋白（GCKR）rs780094 的基因与全谷物摄入的相互作用；该研究表明，与对照组比较，胰岛素升高相关的 rs780094 等位基因携带者更多的全谷物摄入与更少的空腹胰岛素降低相关。肠道脂肪酸结合蛋白 2（FABP2）Ala54Thr 多态性、脂肪摄入和胰岛素敏感性的关系也进行了研究，当饱和脂肪酸（SFAs）被单不饱和脂肪酸（MUFA）和碳水化合物替换，FABP2 多态性的 Thr54 等位基因携带者的胰岛素敏感性降低。另外还发现了 perilipin（PLIN）11482G>A、PLIN14995A>T 多态性与膳食脂肪、碳水化合物摄入之间的基因-饮食相互作用，这些基因-脂肪相互作用仅在 SFA 中观察到，而不存在于 MUFA 或 PUFA 中。另一项探讨基因-环境相互作用的研究是 CCAAT/增强子结合蛋白 α（CEBPA）rs12691SNP 和 6 种糖尿病相关性状，在用 4 种不同饮食干预 12 周后，与 G/G 纯合子相比，次要 A 等位基因的携带者葡萄糖耐量受损更为明显。

多种营养素与基因相互作用影响糖尿病的发生发展，其中比较重要的营养素包括生物活性物、维生素、氨基酸以及膳食脂肪。黄烷-3-醇，尤其是表没食子儿茶素没食子酸酯（EGCG）存在于许多水果、茶、可可和巧克力中，能改善胰岛素分泌功能以及葡萄糖毒性条件下 β 细胞的活力。这些作用部分通过增加胰岛素受体底物-2（IRS2）、蛋白激酶 B（Akt）、Foxo1 和胰十二指肠同源框 1（Pdx1）的表达来介导。EGCG 还通过调节 B 细胞 CLL/淋巴瘤 2 的 Bcl-2 表达来保护产生胰岛素的 β 细胞免受促炎细胞因子诱导的细胞毒性。此外，药理剂量（饮食中 1%）的 EGCG 通过降低肉毒碱棕榈酰转移酶 1（L-CPT1）和内质网应激标志物 Ddit3 以及其下游 Ppp1r15a 和 Cdkn1a 的表达水平改善了胰腺 β 细胞的胰岛素分泌并保留了肥胖 db/db 小鼠的胰岛形态。因此 EGCG 通过调节参与多种信号传导途径的基因的表达在糖尿病（DM）中发挥有益作用。柚皮苷和橙皮苷是柑橘类水果中两种主要的黄酮类化合物，具有抗 DM 的作用。饮食中添加橙皮苷或柚皮苷喂养小鼠 5 周后发挥抗高血糖作用，这与增加肝脏葡萄糖激酶（GK）和脂肪细胞葡萄糖转运蛋白 4（Glut4），激活脂肪和肝脏中的过氧化物酶增殖物激活受体（PPAR）γ 有关。花青素的抗糖尿病不仅仅来之其抗氧化作用。覆盆子花青素能够下调小鼠肝脏中糖异生酶的表达，上调肝脏中 PPARα、L-CPT1、Glut4 和顺乌头酸酶（Aco）的表达和白色脂肪组织（WAT）中 Glut4 的表达，从而改善 T2DM Ⅱ 型糖尿病小鼠的高血糖和胰岛素敏感性。槲皮素是最重要的膳食黄酮醇之一。在链脲佐菌素（STZ）诱导的糖尿病小鼠中，饮食中添加槲皮素持续 2 周可以降低血糖，提高血清胰岛素浓度。这些效应与肝脏和胰腺细胞增殖相关基因 Cdkn1a 的下调有关。

除了黄酮类外，三萜化合物也具有抗糖尿病的潜力，齐墩果酸是该家族中研究最广泛的化合物之一。齐墩果酸能够调节关键防御基因的表达而改善胰岛素反应和保护胰岛 β 细胞的功能和存活，其中核转录因子 E2 相关因子 2（Nrf2 或 Nfe2l2）具有非常重要的作用。黄连素是属原小檗碱类异喹啉生物碱的季铵盐，荟萃分析显示黄连素通过降低 T2DM 的高血糖和血脂异常来产生抗糖尿病作用。在 Zucker 糖尿病大鼠中，黄连素下调微小 RNA29-b（miR29-b）的表达，上调一个与细胞周期、媒介物和 NADPH 代谢有关的基因网络，并且恢复 Cyp7a1 和胰岛素样生长因子结合蛋白 1（Igfbp1）基因的表达。总之，饮食中的黄酮类化合物通过调控胰腺、肝脏、骨骼肌和 WAT 中参与各种细胞信号通路的不同基因的表达来发挥其抗糖尿病作用。这些基因调节营养素诱导的胰岛素释放，胰岛素敏感性和 β 细胞的增殖和生存。但是，迄今为止，仍然缺乏临床研究数据来支持黄酮类化合物的抗糖尿病作用。

维生素 D 调节约 250 个基因的表达，尤其是与参与免疫应答、趋化作用、细胞死亡和胰腺 β 细胞功能/表型的功能基团相关的基因，从而发挥其抗糖尿病作用。低浓度的维生素复合物（抗坏血酸，β-胡萝卜素和 α-生育酚）可以降低糖尿病患者烟酰胺腺嘌呤二核苷酸磷酸（NADPH）氧化酶亚基、超氧化物歧化酶和过氧化氢酶基因的表达。补充生物素能使小鼠体内的叉头盒 A2（Foxa2）、Pdx1、肝细胞的核因子 4α（Hnf-4α）、葡萄糖激酶（GK）、Cacna1d 和乙酰辅酶 α 羧化酶（Acac）的表达增加，这些发现为生物素促进胰岛素分泌和增加、胰岛功能的基因的表达提供有力支持。维生素 B_2 抑制了胰岛瘤细胞系（NIT-1）和小鼠胰岛的细胞因子诱导的 IL-6mRNA 表达增加。烟酰胺则通过增加 v-maf 禽类肌肉腱膜纤维肉瘤癌基因同源物 A（MafA）基因转录，来诱导 INS1-1β 细胞中的胰岛素基因表达。

除了对胰岛素分泌有影响外，氨基酸还影响胰岛细胞基因和蛋白的表达。mTOR 是细胞生长和增殖的关键调节因子，亮氨酸是激活 mTOR 靶点最有效的氨基酸。在胰岛素需求量增加（如胰岛素抵抗）的情况下，mTOR 的激活非常重要。支链氨基酸还通过激活胰腺 β 细胞中的 mTOR 调节蛋白合成。牛磺酸是人体内的一种条件必需氨基酸，参与葡萄糖稳态的调节。这一作用与胰岛素、磺酰脲类受体-1（Sur-1）、Glut-2、转化酶原和 Pdx1 基因表达增加有关。L-丙氨酸、L-谷氨酰胺能够依赖性调节 β 细胞信号转导、代谢和凋亡相关基因的表达，包括代谢关键基因，如 ATP 柠檬酸裂解酶和过氧化氢酶。此外，L-谷氨酰胺能够显著上调钙结合蛋白（钙调磷酸酶），钙调磷酸酶是活化 T 细胞核转录因子（Nfat）的一个关键激活剂，Nfat 的激活能够促进 β 细胞增殖和代谢酶基因的表达。

高脂饮食与 T2DM 的风险增加有关。高脂饮食能下调小鼠的谷胱甘肽过氧化物酶基因（Gpx1）。而且 Gpx1 调控 MafA 的表达，后者在胰岛素表达的调节中十分重要。因此，高脂饮食诱导的 Gpx1 表达下降可能在 T2DM 的发生中起重要作用。但是，不同品系的小鼠对高脂饮食应答不同。用高脂饮食喂养了 C57BL/6J 和 AKR/J 两种小鼠 12 周后分析基因表达谱。与 C57BL/6J 小鼠相比，高脂喂养的 AKR/J 小鼠的胰岛中有 202 个基因上调，270 个基因下调。进一步分析显示差异最大的基因与分泌蛋白、膜受体、细胞外基质蛋白和脂质代谢有关。用无碳水化合物的高脂饮食（CHFD）或正常 HFD 喂养的新西兰肥胖（NZO）小鼠，分析饮食依赖性全基因组基因表达模式，结果显示 NZO 小鼠喂养 HFD 后发生 T2DM，CHFD 喂养小鼠没有出现 T2DM。HFD 喂养小鼠的 1496 个基因上调，613 个基因下调，基因表达的变化主要与生长发育、细胞氧化还原反应相关基因、代谢相关的基因有关。小鼠喂养 HFD 或 CHFD 后，尤其是 HFD 喂养的老鼠，胰岛的氧化代谢能力增强，上调了氧化磷酸化（OXPHOS）代谢通路的基因，通过线粒体氧化增加了脂肪酸代谢通量。OXPHOS 是活性氧（ROS）的来源，活性氧的生成增加可以使线粒体和 β 细胞凋亡。

人群中有关饮食和基因相互作用与胰腺 β 细胞功能或胰岛素敏感性相关基因的研究不多。一项研究评估了 11 名健康的志愿者急性摄入初榨橄榄油后外周血单核细胞内的基因表达，这显示了与胰岛素抵抗相关的基因表达，如 ADAM17、ADRB2、LIAS、ALOX5AP、OGT 和 PPARBP 等在短时间内发生了变化。47 名代谢综合征患者分别食用了两种不同类型的碳水化合物（一种是黑麦面食，餐后胰岛素反应低；另一种是燕麦-小麦-马铃薯饮食，餐后胰岛素反应高）。在黑麦面食组，71 个基因的表达下降，一些基因与胰岛素信号有关。在燕麦-小麦-马铃薯饮食组中，62 个与应激、细胞因子-趋化因子介导的免疫和白细胞介素通路相关的基因表达上升。热量限制后体重减轻 5% 的肥胖男性中，外周血单核细胞中 385 个基因（158 个上调，227 个下调）的表达发生了改变，其中一些基因与胰岛素敏感性有关。

8. 肿瘤的营养遗传学

SNP 是评估饮食习惯和疾病预防关系的重要指标，它也影响环境毒物致癌以及化疗药物治疗效果，因此，在肿瘤的发生发展中起着重要作用。MTHFR 基因维持叶酸以及同型半胱氨酸血液稳态，该基因的 SNP 与代谢缺陷相关。基因多态性（677C-T）导致的 MTHFR 基因变异合成过量的 5-甲基 THF，从而增加了同型半胱氨酸浓度、降低了全基因组 DNA 甲基化。高同型半胱氨酸除了与心血管疾病相关，还能增加结肠癌的发病风险。

作为化学抗癌剂的天然植物化学物能和一些促癌/抑癌相关的特殊基因相互作用，天然植物化学物还能相互协同或者改变某些细胞通路从而发挥防治肿瘤的效果。P450 是一相解毒酶，在天然化合物的代谢中起重要作用，其中重要的 CYP 多态性（1A2，2D6，2C9 及 2C19）则影响其代谢过程。GSTP1 基因是二相解毒酶，有 10 个启动子多态性，同样影响植物化学的抗癌活性。大豆异黄酮、姜黄素、白藜芦醇、茶多酚等天然植物化学物能调节细胞修复能力、APE1/Ref-1 的氧化还原活性。这些 SNP，如 Thr232 多态性、APE1/Ref-1 的基因变异、肌萎缩侧索硬化中 Leu104Arg、Glu126Asp、Asp148Glu、Asp283Gly 和 Gly306Ala 等，打破了细胞内外刺激的平衡，导致氧化应激，从而诱发肿瘤。

表没食子儿茶素没食子酸酯（EGCG）是绿茶茶多酚的主要组成成分，它和雄激素受体（AR）配体结合域相互作用，调节转录活性。EGCG 处理抑制了突变 AR 热区（T877A）的转录活性，表现出和内源性突变 AR 相似的表达。AR 在前列腺癌发生发展中发挥着重要作用，是重要的药物靶标。在前列腺细胞系和动物模型中，EGCG 抑制了甲雌三烯醇酮（R1881）诱导的细胞生长。EGCG 还能够直接结合 TNF 受体相关因子（TRAF），影响 NFκB 信号通路调节的肿瘤的发生和进展。EGCG 和 TRAF6 的 Gln54、Gly55、Asp57Ile72、Cys73 和 Lys96 相互作用提示这些位点的突变是通过死亡受体介导了 EGCG 的凋亡作用。维生素 D 结合蛋白基因的 rs2282679A>C 多态性与血液维生素 D 水平有关，Zhu 的研究没有发现 rs2282679SNP 与结直肠癌的发病风险相关，但是在膳食摄入维生素 D、钙和牛乳高的人群中，C 等位基因的全死因死亡率更高。

DNA 损伤的积累和由此产生的基因组不稳定性是癌症的一个重要的启动事件。DNA 失配修复系统（mis-matchrepair，MMR）可以清除复制和重组过程中出现的错误核苷酸，保持 DNA 的保真度。在遗传性非息肉病性结直肠癌中，MMR 突变的发生率很高；但在卵巢癌中，生殖系 MMR 基因突变的发生率仅为 2%。因此，MMR 突变在各种肿瘤中的重要程度并不一样。

一些必需的营养物质（如胆碱、叶酸和姜黄素）的缺乏可能促进了细胞损伤。胆碱及其代谢物在维持细胞膜结构完整性、神经冲动传递、细胞信号和脂质运输以及代谢方面具有多重作用。胆碱缺乏导致 DNA 甲基化的改变和 MMR 相关的基因表达，增加了肿瘤的发病风险。在没有致癌剂处理的情况下，用无乙酰胆碱和甲氧基饲料喂养的大鼠全部发生了肝细胞结节，并且 51% 发生了肝细胞癌。血浆三甲胺 N-氧化物是肠道细菌产生的胆碱的一种氧化衍生物，它与直肠癌发病呈正相关。微生物组的调节作用说明胆碱和肿瘤关系的复杂性。鱼是胆碱的重要来源，也部分解释了鱼的摄入量与肿瘤发病风险之间的关系。

DNA 甲基化的表观遗传变化或 microRNA 的失调节也能导致 MMR 基因的缺陷。叶酸缺乏症可以通过碱基切除修复途径来诱导 DNA 的损伤，叶酸缺乏和碱基切除修复缺陷的相互作用可能加速结肠异常隐窝病灶的形成和肿瘤的发展。叶酸缺乏的野生型小鼠能显著增加致癌剂 1,2-二甲基联氨诱导的异常隐窝病灶的形成；但是，叶酸缺乏减少了 b-polhaplo 不足小鼠具有病灶形成，表明叶酸缺失对突变型小鼠具有保护作用。因此，叶酸在保护正常细胞中可能具有双重作用，但在异常或突变细胞中降低了细胞分裂和/或细胞凋亡的情况。

姜黄素（姜黄中的活性成分）是广泛应用于印度和东南亚国家的一种香料。姜黄素抑制了功能性 MMR 酶的缺失，导致了 DNA 修复能力缺陷的结肠细胞的生长，这可能是通过调节细胞分裂和诱导细胞凋亡来克服异常的修复过程。

大肠癌风险的增加也与 MMR 有关。核苷酸切除修复多态性和 MMR 研究发现，改变红肉和家禽摄入导致了结肠直肠癌风险的发生，变化仅出现在 XPDcodon（XPD）751 携带者中。而且不同的红肉与结直肠癌发病风险的关系也不一样，因此，食物的作用以及它们对肿瘤发生发展的影响需要个性化。

二、表观遗传学

表观遗传学是近年来发展起来的一个新的研究领域，对阐释环境因素与遗传因素交互作用对人类健康营养开辟了全新的视角。

1. 表观遗传学的定义

表观遗传学是指在基因的 DNA 序列没有发生改变的情况下，基因的功能发生了可遗传变化的一门遗传学分支学科。表观遗传学的实际意义包括研究染色质蛋白的构成，microRNAs 与基因组、蛋白质与 DNA 修饰之间的交互作用，来确定染色质局部区域的生物学状态，即表观遗传学通过修饰 DNA 核苷酸序列（如 DNA 甲基化），通过染色质重构系统（涉及组蛋白翻译后修饰）或通过非编码的 RNAS 机制，密切参与基因转录调控。

2. 表观遗传学的发生机制

生命早期营养、生长发育以及环境因素对健康的远期影响，有相当多的作用是通过表观遗传学的调控来实现的，并且与 DNA 序列改变的遗传学特性所不同的是，许多表观遗传方式的改变是可逆的，这为疾病治疗提供了新途径。因此，表观遗传学研究为疾病预防和早期治疗重心前移提供了崭新的思路和手段。目前已经认识到的表观遗传的发生机制主要有 DNA 甲基化、组蛋白修饰、染色质重塑和非编码 RNA。

（1）DNA 甲基化　DNA 甲基化过程是指在 DNA 甲基转移酶（methyl transferase，DNMT）的作用下，利用 S-腺苷甲硫氨酸（AdoMet）提供的甲基，在基因组 CpG 二核苷酸的胞嘧啶 5′碳位以共价键结合一个甲基基团，从而使胞嘧啶转变为 5′甲基胞嘧啶的过程。DNA 甲基化是已知最古老的基因抑制机制，广泛存在于细菌、植物和哺乳动物基因组中。在哺乳动物中，DNA 甲基化最常发生于后面紧邻鸟苷酸的胞嘧啶碱基，即 5′CpG3′二核苷酸的胞嘧啶，CpG 代表胞嘧啶（C）和鸟嘌呤（G）被一个磷酸隔开，后者在 DNA 中将两个相邻碱基连接在一起。胞嘧啶甲基化在基因组中呈不均匀分布。哺乳动物组织 DNA 所有 CpG 位点中的胞嘧啶约 70%发生甲基化，称为甲基化的 CpG 位点，大部分散在于重复序列之中。

表观遗传学为研究生命早期营养与脑发育的关系及其机制提供了新契机。近期研究表明，DNA 甲基化在神经系统突触可塑性和记忆形成中发挥着重要作用。DNA 甲基化与 DNMT 活性密切相关。在胚胎发育过程中，可检测到重新甲基化的 DNMT3a、DNMT3b 及维持甲基化的 DNMTl 的动态表达。来源于 DNMT1 纯合子的基因敲除鼠与正常大鼠的子代在胚胎期有 70% 会死亡，在 30% 的存活新生鼠中可以观察到大量神经元死亡、大脑皮层的明显退化、学习记忆能力下降。甲基化 CpG 结合蛋白 1（MBD1）基因敲除小鼠出现了海马齿状回神经障碍及学习记忆等功能的缺陷。以上研究结果提示，DNA 甲基化对维持神经系统正常功能具有重要的作用。

叶酸也称维生素 B_9，是必需的营养素，通过饮食获得。叶酸在叶菜类、谷物、豆类、乳制品和肉类中广泛存在。叶酸本身无生理功能，在体内经二氢叶酸还原酶作用被转化成活性形式的四氢叶酸，作为一碳单位的载体进入一碳循环。四氢叶酸经丝氨酸羟甲基转移酶（SHMT）的作用直接转化成 5,10-亚甲基四氢叶酸。5,10-亚甲基四氢叶酸在体内有三种代谢途径：①其在亚甲基四氢叶酸还原酶（MTHFR）的催化作用下形成 5-甲基四氢叶酸，5-甲基四氢叶酸在甲硫氨酸合成酶（MTR）及其辅酶维生素 B_{12} 的催化下提供一个甲基给同型半胱氨酸使之转化为甲硫氨酸，甲硫氨酸则在三磷酸腺苷（ATP）供能的情况下转化为 AdoMet；②在嘌呤的从头合成通路中，5,10-亚甲基四氢叶酸转化为 10-甲酰基四氢叶酸后，可为嘌呤的生物合成提供 2 个碳基团 C2 和 C8；③5,10-亚甲基四氢叶酸可以用作脱氧尿苷一磷酸（dUMP）转化为脱氧胸苷一磷酸（dTMP）的辅因子。由此可见，叶酸参与同型半胱氨酸重新甲基化、嘌呤从头合成、dTMP 的从头合成这三个主要代谢途径。叶酸参与的一碳代谢是非常精细、复杂的网络调控过程，叶酸缺乏、B 族维生素不足、影响细胞中叶酸蓄积和利用的遗传变异等因素都可影响此代谢过程。如胸苷酸合成率的降低可导致 dUMP 积累和增加尿嘧啶核苷酸错配入核 DNA，使 DNA 链断裂增加，引起 DNA 复制过程中错误发生率的增加。同样，同型半胱氨酸重新甲基化速率不足可导致血浆同型半胱氨酸升高，AdoMet 降低和 S-亚苯基半胱氨酸（AdoHey）升高，从而导致细胞 AdoMet/AdoHey 比值降低，这可能是判断细胞甲基化能力的指标。

另有研究表明，蛋氨酸、维生素 B_{12}、锌和胆碱均可影响 DNA 甲基化过程，但有关生命早期营养影响脑发育与可塑性的研究资料相当有限。有研究发现孕期限制蛋白质摄入可诱导基因的表观遗传调控，导致子代的表型改变。杜克大学开展的孕期叶酸营养状况与 DNA 甲基化的研究发现，发育可塑性由表观遗传介导，且对母体营养敏感。

（2）组蛋白修饰 核小体是染色质基本结构单位，由核心组蛋白八聚体（H2A、H2B、H3 和 H4 各两个拷贝）及缠绕其外周长度为 147bp 的 DNA 组成。组蛋白 H1 不参加核小体的组建，但起连接核小体的作用。核心组蛋白的 N 端尾部暴露在核小体表面并可发生共价修饰，从而对基因表达发挥调控作用。常见的组蛋白尾部修饰方式有：乙酰化、甲基化、磷酸化和泛素化等。

①组蛋白的乙酰化与去乙酰化。乙酰化（acetylation）是最早发现的、与转录有关的组蛋白修饰方式。组蛋白乙酰化是指在组蛋白乙酰基转移酶（histone acetyl transeferase，HAT）作用下，将乙酰基从乙酰辅酶 A 转移至组蛋白 N 端特定赖氨酸 ε-氨基上的过程。组蛋白末端乙酰化状态在组蛋白乙酰基转移酶和组蛋白去乙酰基酶（histone deacetylases，HDAC）的作用下保持动态平衡，并与染色质转录活性状态密切相关。乙酰化的染色质与转录激活相关，而去乙酰化（deacetylation）的染色质与转录抑制相关。

除了底物水平的调控，小分子代谢产物也被报道通过直接作为激活剂/抑制剂或影响 HDAC 本身的转录后修饰（post transcriptional modification，PTM）状态来调控 HDAC 的活性。例如，油酸诱导 cAMP/PKA 信号级联，导致 SIRT1 的 Scr-434 磷酸化和去乙酰化酶活性增加；在生理浓度下，几种生物学相关的游离长链脂肪酸在体外结合并可提高 SIRT6 对 H3K9Ac 底物的催化效率；Omega-3 脂肪酸可降低糖酵解和脂肪生成基因的表达，并可降低特定基因组位点的 H3 和 H4 乙酰化。

丁酸盐在 20 世纪 70 年代中期作为一种潜在的肿瘤代谢物出现，被证明可以诱导细胞周期阻滞，并在基因调控和细胞分化中发挥作用，但其机制尚不清楚。1977 年，丁酸钠（正丁酸钠）在 HeLa 细胞和 Friend 细胞中均能增加组蛋白对 H4 的乙酰化。从那以后，丁酸盐被证明可以抑制大多数 HDACs，除了Ⅲ类成员和 HDAC6 和 HDAC10。虽然丁酸的具体抑制机制尚不清楚，但它是一种 K_i 为 60m，半数抑制浓度 IC_{50} 为 $10\sim100mmol/L$ 的 HDACs 非竞争性抑制剂。近年来，丁酸盐作为植物多糖（纤维）肠道细菌发酵的产物，以及作为结肠癌表观遗传调控因子的作用越来越受到关注。短链脂肪酸，包括乙酸盐、丙酸盐和丁酸盐，是由大肠腔内的细菌产生的。丁酸盐是正常结肠细胞的主要能量来源，而乙酸盐和丙酸盐则主要输送到肌肉和肝脏。正常的结肠细胞将丁酸氧化成乙酰辅酶 A，作为 TCA 循环和 HATs 的底物，导致增殖基因的上调。然而在癌性结肠细胞中，Warburg 效应通过 TCA 循环将代谢从乙酰辅酶 A 氧化转移到糖酵解。因此，丁酸盐作为 HDAC 抑制剂发挥作用，增加了促凋亡基因组蛋白的乙酰化。在结肠癌小鼠模型中，丁酸盐已经被证明可以增加组蛋白乙酰化和驱动细胞凋亡，降低了肿瘤负担和肿瘤分级。虽然有证据表明乙酸盐对 HDAC 活性没有影响，但已发现丙酸盐和多酚代谢物对 HDAC 活性有抑制作用，但其作用远不及丁酸盐。

②组蛋白甲基化。组蛋白甲基化（histone methylation）是指主要发生在 H3 和 H4 组蛋白 N 端赖氨酸或精氨酸残基上的甲基化，由组蛋白甲基转移酶介导催化。作为一种组蛋白共价修饰，甲基化比任何其他的修饰更复杂。每个精氨酸残基上可能有多个甲基化位点，赖氨酸可以发生单、双或者三甲基化，精氨酸可以发生单或者双甲基化。组蛋白修饰并不是独立发生的，而是组合成所谓的修饰盒（即在特定的组蛋白尾部的邻近残基发生多个共价修饰，例如，H3K9me 和 H3S10ph、H4S1ph、H4R3me 和 H4K4ac）和反式组蛋白通路（不同组蛋白尾巴或核小体间的共价修饰组合）发生的。根据被修饰残基的位置不同，组蛋白甲基化可以促进或抑制基因转录。

叶酸、钴胺素、胆碱、甜菜碱、蛋氨酸等参与碳代谢和 SAdoMet 水平调控的营养素，特别是在生物体发育的关键时期，能合理地影响组蛋白修饰和 DNA 甲基化，但这些方面尚未被完全阐明。基本上，SAdoMet 是所有生物甲基化反应的通用甲基供体，包括组蛋白甲基化，其有效性直接受饮食影响。组蛋白甲基化与营养状况之间的因果关系已经在酵母和人体细胞中得到证实，叶酸和蛋氨酸缺乏与组蛋白甲基化的减少有关，主要是 H3K4 甲基化，并决定了基因表达的变化。由于营养环境对表观基因组的影响是胎儿发育的关键因素，有几项研究分析了妊娠期间补充甲基群的影响，但对组蛋白修饰的影响尚未明确。作者观察到妊娠期母体胆碱供应可改变胎鼠组蛋白，特别是 H3K9 二甲基化和 H3K27 三甲基化等特异性抑制标记上调，而与活性启动子相关的 H3K4 二甲基化水平在胆碱缺乏的大鼠体内升高。由于母体胆碱利用率对胎儿神经发生至关重要，Mehedint 等分析了胆碱缺乏对胎儿小鼠海马神经组细胞组蛋白编码的影响。研究人员评估了 C57BL/6 小鼠全脑组蛋白的整体甲基化水平的变化，并在体外模型中评估了神经祖细胞增殖和分化的变化。他们观察到母体胆碱缺乏在妊娠第 12~17d 可导致胎儿海马和培养的 NPCs 神经祖细胞中 H3K9me1 和 H3K9me2 基因沉默的表观遗传标记降低。此外，Bekdash 等观察到，妊娠期补充胆碱能够防止与乙醇暴露有关的大鼠神经元组蛋白改变。胎儿酒精暴露可降低活化标志物 H3K4me2、H3K4me3，抑制标志物 H3K9me2 水平升高，妊娠补充胆碱可使组蛋白甲基化水平正常化。妊娠胆碱对组蛋白修饰酶基因表达也有直接影响。

③组蛋白磷酸化。组蛋白磷酸化（histone phosphorylation）在多种细胞活动中发挥重要作用，对于减数分裂和有丝分裂中染色质凝集至关重要，还与真核基因转录激活、细胞凋亡以及 DNA 损伤、修复有关。组蛋白磷酸化位点位于 H3（H3S10、H3S28，S 代表丝氨酸）、H2B（H2BS14、H2BS33）、H2A（H2AS1、H2AT119，T 代表苏氨酸）、H2AX（H2AXS139）和 H4X（H4S1）等。其中，组蛋白 H3S10 磷酸化是研究最多、最清楚的一个。

④组蛋白泛素化。与乙酰化、甲基化和磷酸化相比，组蛋白泛素化是明显不同的转录后修饰，前

者修饰小的化学基团，而后者修饰多肽。泛素（ubiquitin, Ub）是含有 76 个氨基酸残基的多肽，分子质量约 815ku，泛素高度保守，存在于所有真核细胞内。待修饰的蛋白连接上泛素标记的过程称为泛素化。细胞内的结构性和调节性蛋白通过与泛素结合而被修饰，从而改变蛋白的半衰期、活性和细胞内分布特征等。

（3）染色质重塑　真核细胞的细胞核 DNA 分子在染色质形成过程中高度螺旋化，染色质成分以外的分子很难与 DNA 接触，这限制了以 DNA 为模板的基因转录、复制和修复等调节过程。因此，染色质结构改变是一种非常重要的细胞调控机制。染色质重塑通常指染色质结构的动态调整或重新塑造，所有能使染色质发生功能性变化的染色质修饰和重构都可以被称为染色质重塑。广义上重塑的途径包括：组蛋白共价修饰、DNA 分子甲基化、RNA 干扰以及 ATP 依赖的染色质重塑等。狭义上的染色质重塑是指依赖 ATP 的一种物理修饰，即由 ATP 依赖的染色质重塑复合物（ATP-dependent chromatin remodeling complex）通过 ATP 水解释放的能量改变组蛋白和 DNA 的结合状态，使转录因子较易于接近 DNA 的过程。染色质重塑复合物可介导一系列的反应，包括核小体的滑动、重塑、核小体置换以及核小体驱除。

最新研究发现，较早开始吸烟与较高的尼古丁依赖风险、心理健康问题和认知障碍有关。此外，在关键发育时期接触尼古丁或烟草烟雾与持久的表观遗传修饰和基因表达改变有关。这项研究检测了青少年接触尼古丁是否会改变成年海马依赖学习记忆，包括海马 DNA 甲基化的持续变化，以及膳食甲基供体胆碱是否会逆转和减轻这些变化。小鼠从出生后第 23d（青春期前）、第 38d（青春期晚期）或第 54d（成年）开始，长期服用尼古丁，持续 12d，然后在 30d 的时间内食用标准食物或添加胆碱的食物，然后对小鼠进行恐惧调节试验，解剖小鼠背海马进行全基因组甲基化并进行基因表达分析。尼古丁暴露开始于第 21 天或第 38 天，而不是第 54 天的小鼠，破坏了成年海马依赖恐惧的条件反射。补充胆碱可以改善这些缺陷。462 个基因在成年后暴露于尼古丁环境的小鼠的背海马体中显示出了启动子甲基化的改变，而补充胆碱可以逆转这种改变。基因网络分析显示，染色质重构基因是最丰富的一类，其甲基化被尼古丁改变，并被胆碱饮食补充逆转。两个关键的染色质重塑基因 Smarca2 和 Bahcc1 由于尼古丁的暴露而表现出甲基化和表达的负相关变化，但胆碱补充后正好相反。研究结果支持海马染色质重构基因表观遗传修饰在青少年尼古丁诱导的长期学习障碍中的作用，以及通过补充膳食胆碱来改善这些缺陷。

（4）RNA 干扰与非编码 RNA

①RNA 干扰。1998 年，Fire 等分别将正义 RNA、反义 RNA 以及双链 RNA 注入线虫后发现双链 RNA 能产生特异、高效的基因沉默，比任一单链单独使用所产生的基因沉默效果更好。而且，每个细胞只需几个双链分子就会产生强大的沉默效应并可以持续至子代，由此，人们提出了 RNA 干扰（RNA interference，RNAi）的概念。RNAi 意指将外源或内源性的双链 RNA（doublestrand RNA，dsRNA）导入细胞，引起与其同源的 mRNA 降解、翻译抑制，即抑制其相应靶基因表达的过程。

②微 RNA。微 RNA（microRNA，miRNA）为一类非编码小 RNA，由 Lee 等于 1993 年首次在线虫中发现，随后多个研究小组在线虫、果蝇和人类 Hela 细胞等多种真核细胞中发现近千个相似的小分子 RNA，统称为 miRNA。miRNA 是指一类分布广泛的、约 22 个核苷酸的非编码单链 RNA，通过负调控靶基因表达而介导基因沉默，从而发挥多种重要生物学功能，在基因功能研究、人类疾病防治及生物进化探索等方面具有重要意义。

近年来，研究发现在由胆碱和叶酸缺乏引起的非酒精性脂肪肝样肝损伤小鼠中观察到 miRNA 表达的改变，miRNA 也参与到了癌症的起始和进展机制中，缺乏叶酸、蛋氨酸和胆碱的饮食可诱导大鼠肝癌发生，可能与 miRNA 在肝脏表达谱的改变有关，经微阵列分析，Starlard 等在 C57BL/6J 和 DBA/2J 小鼠上的研究也支持了 miRNA 失调谱与甲基缺乏诱导肝癌发生有关的假说，并在缺乏甲基的小鼠肝脏中发现了 40 个上调和 34 个下调的 miRNA，这些 miRNA 影响细胞增殖、凋亡、脂质代谢、氧化应激、DNA 甲基化和炎症。此外，他们还发现 miRNA 谱的显著改变与甲基缺乏引起的肝脏疾病的进展有关。他们还对叶酸缺乏条件下人淋巴母细胞样细胞中 miRNA 谱的变化也进行了分析。这些细胞在叶酸缺乏的条件下生长时表现出了几种 miRNA 的表达改变，尤其是 hsa-miR-222 表达的上调，此发现在一项基于人群的口腔癌病例对照研究的个体体内得到了证实。

③长非编码 RNA。早在 20 世纪 90 年代初期，关于长非编码 RNA（longnoncoding RNA，lncRNA）的描述就已在 X 染色体失活和基因组印记的现象中出现了。在此后相当长的一段时间，lncRNA 则被认为是转录噪声或 RNA 聚合酶罕见的转录副产物。随着高通量核酸分析技术的出现、转录组研究的开展以及 ENCODE 项目的实施，在哺乳动物以及其他生物的转录组中发现了大量新的长非编码转录物，lncRNA 开始受到广泛关注，并逐渐成为表观遗传学研究的新热点。近期一项研究利用微阵列技术检测了小鼠心脏 58952 个 lncRNA 和 20145 个 miRNA 在高脂组和高脂-叶酸组中的表达情况，并识别了一组 lncRNA 和 miRNA，它们可能是与高脂肪饮食相关的肥胖相关的潜在生物标志物或药物靶点。结果表明，叶酸可改善肥胖小鼠心血管功能，促进炎症和细胞分化相关的 lncRNA 表达。

3. 营养与表观遗传学

表观基因组是环境修饰的重要靶点。环境毒素如重金属可影响 DNA 甲基化和染色质，雌激素源性和抗雄激素源性的毒素也可改变 DNA 甲基化，并且这些变化可向后代遗传。饮食也对 DNA 甲基化和基因组印记有深刻影响。叶酸和甲硫氨酸可提供甲基胞嘧啶的甲基供体即 S-腺苷甲硫氨酸，它们在正常生物合成中的缺乏会导致 IGF2 基因异常印记。研究发现，结直肠癌风险与食物中叶酸缺乏和甲基四氢叶酸还原酶的变异有关。

一碳代谢的功能是调节生物甲基化反应中甲基群的供应，包括 DNA 和组蛋白的甲基化反应。在特定位点甲基化成 DNA 序列和组蛋白尾是哺乳动物基因组调控基因表达的主要表观遗传学特征之一。一碳代谢中的酶依赖于多种维生素或营养素，这些维生素或营养素作为辅助因素或甲基受体或供体，其中叶酸、维生素 B_{12}、维生素 B_6、甜菜碱、胆碱和蛋氨酸起主要作用。这些维生素或营养素可对基因表达实时调控从而影响机体生理病理过程，还可以通过对基因的表观修饰改变机体的遗传特性，将其传递给后代，其摄入量的充裕与缺乏，会导致相关基因甲基化程度的过高和过低，造成基因表达的静默或过表达，可影响许多基因功能的表达，并导致不同的生长发育结果和不同的健康结局或疾病敏感性。有证据表明，一碳代谢营养物质与表观遗传现象之间存在严格的相互关系，也就是说基因组的表观遗传特征可能会受到一些环境因素的作用而改变，其中营养物质在分子水平上通过特定的营养干预影响调控途径，最终影响疾病预防和预后，因此营养物质在其中具有特殊的地位和利益。

4. 表观遗传学局限性及前景展望

表观遗传学调控是十分活跃的前沿研究领域，也已经取得了令人兴奋的突破性进展。因此，可以预见到，对不同细胞类型的表观遗传转变（如干细胞与分化细胞、静息细胞与增殖细胞）进行细致的分析将会揭示多能性干细胞的标志性特征。通过与疾病状态和肿瘤发生进行比较，将有助于判断细胞的分化过程中哪些染色体变化具有重要意义。例如，对正常细胞、肿瘤细胞或胚胎干细胞进行大规模、全染色体"表观遗传全貌"测定的研究，预期将会产生新原理和新机制，带来创新性疾病治疗手段并催生一个国际大联盟来共同实现整个人类表观基因组的绘制。试想，不同组蛋白修饰水平的物种差异性，例如，酿酒酵母和拟南芥中抑制性的组蛋白赖氨酸三甲基化水平明显偏低，很可能反映了这些生物强大的增殖和再生潜能，而多细胞生物系统则具有更受约束的发育程序。此外，RNA 干扰系统、组蛋白赖氨酸甲基化和 DNA 甲基化功能上的相互联系将继续为研究发育过程中细胞命运的复杂机制带来更多令人兴奋的惊喜。更多"奇妙"的通过修饰组蛋白和非组蛋白底物来催化表观遗传转变的酶活性将会被发现。上述机制诱导的染色体改变在很大程度上看上去是在扮演着一个环境信号过滤器的角色。因此，这些新的发现最终有可能通过对患者体内导致衰老、疾病和肿瘤的表观遗传特性进行重置，并用于改进治疗策略。

然而，仍有一些表观遗传学问题有待回答。例如，在相同的细胞核环境里，对于携带相同 DNA 序列的两条染色体，是什么将其中一条与他的等位基因相区分？表观遗传信息是如何被继承并传播的？细胞记忆的分子机制是什么？生殖细胞中存在使其基因组维持一种全能状态的某种表观遗传印记吗？相信随着科学的发展，遗传与表观遗传学能够解决上述问题。

总之，孟德尔描述的遗传学原理很可能主导了绝大多数的细胞发育和性状遗传。然而，这些法则有例外，有时会揭示出一些过去被忽视或不为人知的指导遗传的新原理和新机制，随着研究的不断深入，表观遗传学必将会对人类正常生长发育、健康维持、疾病发生及其防治的研究做出新贡献，也必将在其他领域展示出不可估量的作用和应用前景。

第五节 肠道微生物基因组学

一、微生物学的发展历程

微生物学研究的历史或许并不遥远，自从 17 世纪列文虎克发明了显微镜之后，微生物学的研究经历了三个黄金时期。第一个黄金时期大致始于 19 世纪中叶到 20 世纪初，并持续到了 20 世纪后半段。这一时期以"发现、培养微生物并阐明其意义"为根本特征，金黄色葡萄球菌、大肠杆菌、志贺氏菌、伊尔森氏鼠疫细菌以及我们熟知的益生菌——保加利亚乳杆菌等，就是在这个时期被发现的。微生物学的第二个黄金时期始于 20 世纪 40 年代，以"细菌遗传基础揭示"为根本特征。在这个时期，人类明确了遗传物质的组成和结构、噬菌体与细菌的相互作用原理、利用质粒和噬菌体进行转化和转导的方法等，分子生物学工具被大量使用，微生物本身的研究相对减少。而现在，我们处于微生物学的第三个黄金时期，以"揭示人体微生物组与健康的关系"为代表性研究方向，人类充分利用各种组学工具，正在全面揭示微生物组的奥秘。

二、肠道微生物与人体健康

人体微生物组是一个巨大而又复杂的微生物群落，它包括栖息在人体皮肤、口腔、胃肠道、呼吸和生殖系统等部位的各种微生物——细菌、病毒、真菌、古细菌、噬菌体和原生动物。在母体内的胎儿肠道内被认为是无菌的，但自我们出生时起我们的一生就注定与微生物为伴，微生物伴随着我们的生长发育直至衰老死亡，周身的微生物群落的数量和结构也在发生着变化。对不同年龄人群个体粪便微生物组研究显示，新生儿个体间粪便细菌谱变化较大，3 岁后趋同于成人肠道微生物组成并保持稳定。通过不同个体粪便微生物组功能基因比较，提示每个个体含有各自独特的肠道微生物，而且这些特征微生物 DNA 像指纹一样非常稳定，可以根据个体肠道微生物 DNA 的遗传特征进行个体身份鉴别。健康个体肠道菌群 5 年中约有 60% 菌株保持稳定，推测肠道中大多数菌群种类的稳定性可维持几十年。

肠道微生物可长期保持稳定，但同时也会受到饮食、环境、医疗措施和疾病状态等因素的影响。

在这些微生物中，细菌最为丰富。人体肠道中有多于人体细胞总数 10 倍的大约 100 万亿的细菌，其中至少有 1000 种不同的已知细菌，带有多于人体基因组 150 倍的微生物基因。如此庞大的肠道微生物组，在生理学、代谢组学和免疫学的研究中有巨大的潜力，在宿主健康与疾病中扮演着重要的角色，也在疾病的预防、干预和治疗中发挥着巨大的作用。目前的研究表明，肠道微生物组的组成、结构和功能改变与肠道慢性感染性疾病、全身代谢性疾病、免疫系统疾病及癌症等都存在着密切的关联。

三、肠道微生物宏基因组学

为了了解肠道微生物对人体健康的作用，通过肠道菌群精确反映人体的健康状况，人们需要揭示肠道全部微生物群落的结构组成。传统微生物研究方法依赖于对特定微生物的分离与培养，主要适用于含量仅为肠道细菌 10%～50% 的"易培养菌"，而约 70% 的肠道微生物用传统培养方法难以获得，这就限制了我们对肠道整体微生物组成的认识。随着高通量测序技术的出现和发展，加上生物信息学的进步而兴起的宏基因组学技术使得这一难题有望被解决。

1. 宏基因组学

宏基因组学（metagenomics）这一概念最早是在 1998 年由 Handelman 等提出的，是以微生物生态群落中所有微生物的基因组为研究对象，通过研究群落中物种组成和功能组成，以及同一个群体内不同微生物的相互作用，微生物群落和宿主之间的相互作用，对不同表型的样品进行比较分析来解释生物学现象的，在国内也被称为元基因组学、环境基因组学或生态基因组学等。宏基因组学研究对象包括环境中可培养和不可培养微生物的基因组，可直接从自然界获取微生物遗传信息，其研究的技术流程主要包括样本采集、基因组 DNA 提取、构建 DNA 文库、DNA 测序（16SrRNA 测序、全基因组测序）和生物信息学分析等环节。

2007 年，美国国立卫生研究院（national institutes of health，NIH）首先启动"人类微生物组计划"（human microbiome project，HMP），研究人类口腔、鼻咽、皮肤、肠道和阴道等 18 个部位的全部微生物基因组，以绘制出人体不同器官中微生物群落图谱，深入了解微生物分布情况以及微生物变异对健康和疾病的影响；随后欧盟启动人类肠道宏基因组学研究项目（metagenomics of the human intestinal tract，MetaHIT），重点研究人类肠道中微生物群落生态特征，为进一步探索其与人类健康与疾病关系提供理论依据；亚洲乳酸菌学会联盟也发起了"亚洲人肠道菌相与健康研究"计划，对亚洲的北京、首尔、新加坡等 12 个城市不同人群的肠道微生物组成展开系统研究；此外，*Science* 和 *Nature* 两大高水平期刊分别在 2012 年推出肠道微生物宏基因组学研究的专刊。近年来，关于肠道微生物宏基因组的研究正在迅猛发展。

需要说明的是：目前，大多数对哺乳动物肠道菌群的研究都是通过对粪便样本中的微生物群落的检测分析得出结果的，但目前还不能彻底阐明粪便样品中的微生物群落与肠道的微生物群落之间的关系。在人类中的一项研究表明，粪便和肠黏膜中的微生物群落在某些属（例如，双歧杆菌）上有很强的正相关，而其他研究揭示粪便和肠黏膜活检样品中微生物种群之间存在差异。

2. 宏基因组学研究平台

高通量测序（high‐through put sequencing）又被称为下一代测序（next generation sequencing，NGS），是相对于以双脱氧核苷酸末端终止法（Sanger 法）为代表的第一代测序技术而言的。它是目前基因组学研究中应用最广泛的测序技术，通过并行测序过程，能够同时对不同的 DNA 片段进行测序，然后基于序列相似性与参考微生物基因组数据库的比较提供准确的鉴定结果。它克服了第一代测序技术成本高、通量低以及测序速度慢的缺点，使肠道微生物宏基因组学的研究有了质的飞跃，它能够更加准确、深入地分析肠道微生物生态系统的微生物结构组成、基因功能、代谢途径以及膳食和营养等对肠道微生物的影响作用。目前，主流的高通量测序平台主要包括 454 公司的 GSFLX 测序平台、Illumina 公司的 Hiseq 和 Miseq 测序平台以及 LifeTechnologies 公司的 IontorrentPGM 和 Ionproton 测序平台。

与二代的平台相比，最近出现的第三代测序平台（Pacific Bioscence 和 Oxford Nanopore）也开始应用于基因组学的研究。第三代测序技术以单分子测序为主要特点，主要优点是具有更高通量、更长读取度、更高准确性、更短测序时间、更低成本等。相反，它的主要缺点是它相对于第二代平台具有更大的错误率。目前应用最多的还是二代测序平台。

不同的高通量平台针对其原始数据的类型及相应的错误率有不同的算法，也导致当今测序平台种类较多。但无论用于获取元数据的平台是什么，数据分析的复杂性都很高，所包含的生物信息资源也非常丰富。开发工具和计算技巧是进行任何宏基因组项目的基础，不过我们不仅要关注序列的读出，更多的应关注完整数据的解读、分析和联系。

3. 应用于宏基因组学分析的数据库和多变量统计学方法

随着高通量测序技术越来越成熟地应用于肠道微生物宏基因组学研究，研究者对测序产生的海量数据的分析以及对参比数据库的要求也越来越高。目前基于 16SrRNA 的数据库资源非常丰富，例如核糖体数据库工程（ribosomal database project，RDP），它提供 623174 条细菌和古生菌 rRNA 比对序列；Greengencs 能够提供标准比对格式的 16SrRNA 全长序列，另外还有 Silva 数据库；这些数据库在提供序列信息的同时还自带一些分析工具，便于研究者分析使用。而在肠道宏基因组功能基因分析和代谢通路分析方面的数据库也较为丰富，常用的例如基因本体数据库（gene ontology database，GO）能够涵盖基因的细胞组分、分子功能及生物学过程；京都基因与基因组百科全书（Kyoto encyclopedia of genes and genomes，KEEG）数据库能够对基因功能及信息进行系统分析，它整合了基因组、生物化学以及系统功能信息，帮助研究者将基因及表达信息作为一个整体进行研究，并被广泛用于生物体代谢分析和代谢网络分析。

因肠道微生物宏基因组学是对环境因素以及饮食结构等对肠道菌群、机体代谢以及转录水平的整体变化进行研究，所以产生的都是多变量的数据，如何寻找它们之间的相关性并且挖掘关键性的变化因素，需要借助多变量统计学方法。多变量统计学方法广泛应用于肠道微生物宏基因组学分析，例如在研究肠道菌群与宿主健康状态之间的相关性时，研究者利用"全微生物组关联分析"方法（microbiome-wide association study，MiWAS），以人体肠道微生物宏基因组为研究对象，研究不同机体中细菌种类或功能基因的差异与机体健康/疾病状态的差异间的相关性；Turnbaugh 等利用一种基于物种系统进化关系来比较微生物群落结构多样性的 UniFrac 分析方法计算了同一个体的不同时间点之间、双胞胎两个个体之间、双胞胎与母亲之间，以及与无关人群之间的菌群相似度；此外，研究者还常用主成分分析（principal component analysis，PCA）法来比较不同肠道菌群组成的差异，PCA 是基于线性模型的，不考虑环境因素的影响，在对样本无任何先知的情况下，无偏见的观察样本的内在结构，并发现一个或多个潜在变量的分析方法；Larsen 等利用 454 焦磷酸测序的方法研究了二型糖尿病患者与健康人群的肠道菌群组成，通过对测序数据的主成分分析发现在 PCA 图上，两类人群呈明显分开的趋势，说明其肠道菌群组成具有一定的差异。

四、高通量测序技术在肠道微生物宏基因组学中的应用

目前肠道微生物宏基因组学的研究可以从三个不同的角度来理解：一是从系统发育的角度来看，我们需要识别微生物的组成结构；另外，从功能角度研究不同的酶和代谢产物的角度，则需要识别功能基因；此外，还需将肠道微生物与人体代谢和遗传等结合起来。因此，下文将在高通量测序技术的基础上从这三个角度分别进行讲述。

1. 高通量测序技术在基于 16SrRNA 的肠道菌群结构分析中的应用

在肠道菌群结构分析中，高通量测序技术主要针对于细菌的 16SrRNA 基因，这是一种普遍存在于所有细菌染色体中的基因，在不同物种之间具有不同的高变序列，被称为细菌分类学上的"金标准"。根据进化速率的不同，16SrRNA 中包含 8 个高度保守的核苷酸区域和 9 个高度可变区。根据这些区域的对比差异可以反映物种不同的进化关系，一般两条 16SrRNA 基因差异小于 1% 的认为是同一个种（species），小于 5% 的认为是同一个属（genus），小于 10% 的认为是同一个科（family）；此外，研究者还可以根据序列差异（根据研究需要划分阈值一般为 1%，3%，5%）将 16SrRNA 聚类成分类操作单元（operational taxonomic unit，OTU），利用 OTU 的数目、各个 OTU 的序列数来分析估计物种多样性和丰度。

基于以上特点和优势，16SrRNA 基因可变区高通量测序的技术被广泛用于肠道微生物群落结构分析中。Turnbaugh 等采集了 31 对同卵双生和 23 对异卵双生的双胞胎以及其母亲的粪便样本，通过 Sanger 法对全长 16SrRNA 序列进行测序以及 454GSFLX 高通量测序仪对 16SrRNA 的 V2 和 V6 区进行了深度测序，并以此进行肠道微生物研究，分析环境、肥胖情况等对人体肠道微生物的影响；有 383 个基因丰富程度在肥胖和瘦个体肠道微生物组中存在显著差异，在肥胖个体中：273 个肠道微生物基因富集，另外 110 个大量减少；相比之下，在所有双生子对之间只有 49 个基因的丰度具有一致性。这些与肥胖相关的基因丰度不同也体现出了分类学上的差异：肥胖个体所富有的肠道微生物基因中，75% 来自于放线菌门，剩下的 25% 来自于硬壁菌门，瘦的个体所富有的肠道微生物基因中有 42% 来自于拟杆菌门。类似的，Arumugam 等通过 Illumina 测序技术对四个国家多个样本人群肠道微生物的研究将其聚类为 3 种类型，即拟杆菌型、普氏菌型及瘤胃球菌型，并认为不同类型在物种和功能组成上的差异与饮食等多种因素有关。

2. 高通量测序技术在基于肠道微生物宏基因组的功能基因分析中的应用

由于在肠道微生物宏基因组学领域的诸多研究表明，只分析肠道微生物的群落结构信息无法深入探究饮食结构和营养摄入是如何通过肠道微生物影响机体健康，因此，通过高通量测序技术分析肠道微生物宏基因组的功能基因显得非常必要。2010 年，深圳华大基因研究院对 124 个欧洲人的肠道菌群进行了研究，其中包括 25 个炎症性肠病（inflammatory bowel disease，IBD）患者和 99 个健康志愿者的肠道菌群样本，采用 Illumina 测序平台进行了测序，并对测序的序列进行了拼接、注释、功能基因的分类以及多态性分析等研究。结果表明，这些基因中有一部分基因存在于所有细菌中，主要参与碳循环、氨基酸代谢以及核酸和 ATP 的合成；还有一部分基因主要与细菌在肠道内的功能有关，如对宿主细胞和蛋白质的附着作用、肠上皮细胞糖脂代谢等。这些基因中的大部分具有我们未知的功能，并且通过对菌群结构分析表明人体肠道内包含约 1150 种常见菌群，其中大部分被人类肠道所共有，并且在每个个体的肠道中至少有 160 种这类菌群。

3. 基于高通量测序技术的肠道微生物宏基因组学与其他组学技术结合的多组学关联分析

然而到此为止也是不够的，有必要将肠道微生物宏基因组与人体基因组、表观基因组学、不同条件下的基因表达、转录组学，或与代谢概况、代谢组学等相结合。

Qin 等研究发现致肥胖饮食在肥胖发生之前能够重塑菌群，促进产生易诱发宿主肥胖的菌群代谢产物，宿主饮食与菌群的相互作用对宿主表观基因组有潜在影响，主要是宿主结肠上皮与肥胖相关的增强子。肥胖相关肠道菌群重新编程肠道表观基因组并改变结肠基因表达。Gavin 等的研究分析对比了新发病Ⅰ型糖尿病患者、高风险个体、低风险个体及健康人的肠道宏蛋白组，鉴定其菌群蛋白、宿主蛋白的差异，认为可利用宿主蛋白及菌群蛋白来区分新发病患者/高风险个体与低风险个体；与宿主蛋白相关（维持黏膜屏障、微绒毛黏附、胰腺外分泌功能的宿主蛋白）的菌群分类群在新发病的Ⅰ型糖尿病患者中缺失，提示肠道功能失调可能发生在糖尿病发病之前。

五、肠道微生物与饮食

饮食是人类与其微生物居住者之间关系的关键组成部分；肠道微生物也是饮食与人体健康之间的重要一环，与营养物质在人体内的吸收和代谢密切相关。膳食营养不仅对人体健康至关重要，而且对存在于人体肠道内的数万亿微生物的健康和生存也至关重要。肠道微生物将人体摄取的营养物质用于其基本的生理代谢过程，其代谢产物又可能对人的生理产生重要影响。对人和动物模型的研究正在解开这种复杂的关系，近几年来关于膳食、营养对肠道微生物结构以及代谢产物影响的研究众多。

三大宏量营养素与肠道微生物有着密切的关系。饮食中的碳水化合物中的膳食纤维中有一部分属于微生物可利用的碳水化合物（microbiota-accessible carbohydrate，MAC），MAC 为肠道细菌提供了关键能源，并与短链脂肪酸（SCFA）的产量相关。SCFA 是细菌发酵的主要终产物，是人类与其细菌共生体之间互利共生的极好例子。SCFA 的产生对宿主有益，因为 SCFA 既能从人体不可利用的碳水化合物中回收能量，又能作为有效调节分子对人体产生生理效应，调节能量平衡、脂质和碳水化合物代谢以及抑制炎症信号等一系列生理过程。SCFA 中的丁酸和丙酸，也作为 HDACs 抑制剂在表观遗传上影响宿主基因表达。因此，很容易理解为什么高纤维饮食被公认为对健康有益了。同样的，脂质对微生物群的影响也取决于脂质类型和来源。例如，与喂食高鱼油食物的小鼠相比，喂食等热量来自肉制品的富含长链饱和脂肪食物的小鼠表现出更大的胰岛素抵抗和脂肪组织炎症。膳食蛋白质也可以调节微生物组成和代谢物的产生，因为氨基酸提供肠道微生物必需的碳和氮。例如，虽然 SCFA 主要来自 MAC 发酵，但它们也是细菌代谢氨基酸的副产品。氨基酸代谢对总 SCFA 产量的相对贡献尚不清楚，但总蛋白和纤维摄入量是影响因素。除了主要的营养素外，肠道微生物群还调节各种微量营养素的合成和代谢输出，在此不做赘述。

膳食对于肠道菌群结构起到了一定的选择作用。婴幼儿肠道微生物群的构建最初是由许多围产期因素决定的，包括产妇的营养、免疫和微生物状况；分娩和早期喂养方式；抗生素使用；以及卫生保健和病原体暴露情况等。断乳后，肠道菌群的差异则是因各个国家和地区食物种类和饮食传统在的不同而造成的，并且短期内的饮食行为变化不能改变肠道菌群构成。西方饮食模式中富含高能量的动物源性食品和精加工的碳水化合物，而发展国家和地区的人们通常会食用更多富含复杂植物多糖的谷物和植物性食物。饮食中碳水化合物的种类和数量可能是造成不同地区儿童粪便微生物群落差异的原因之一，与健康的意大利儿童相比，布基纳法索（非洲国家）健康儿童的粪便中拟杆菌门（Bacteroidetes）所占比例更大，并特别富集了能够代谢膳食纤维和木聚糖的菌属［普雷沃氏菌属（*Prevotella*）

和木质素杆菌（*Xylanibacter*）]。这些大量的研究说明了饮食摄入在塑造肠道菌群和维持结肠健康中扮演着重要角色。

六、肠道微生物组学与营养干预

现代医学与公共卫生学一直致力于临床疾病的特异性诊断、预防和治疗方法的研究。然而，病患的个体化差异明显，因此病患的临床表现和疾病治疗方案存在很大的不同，因此，现有的诊断和治疗方法不适用于所有疾病。随着人类测序技术发展和人类基因组计划的开展，越来越多的研究重点和关注点转向了针对特定疾病或特定患者的精准医疗。对人类微生物组群的数量、种类和位置变化的研究和利用可以有利于推动精准医学、个性化诊疗的发展。

肠道微生物是生物体胃肠道功能的重要组成部分，参与调控宿主的多种代谢途径包括动物体的生理、生化、病理和药理的全过程。优势菌群能够帮助维持肠道微生物平衡，并在自身代谢过程中产生多种消化酶、有机酸、营养物质。食物能够满足机体正常生理和生化能量需求，是生长发育、免疫和组织修复以及自我调节的主要能量来源，也是肠道微生物的重要能量来源。大部分的营养吸收发生在小肠，但结肠中有大部分的细菌定植，因此，结肠被看作是"共同代谢"活动的主要场所，结肠中的菌群大大提高了机体从食物中获取能量的效率，并影响营养的合成、生物利用度（包括维生素和药物等）和功能。因此，个体营养代谢和生物利用度的差异可能是因为功能性微生物和宿主之间的相互作用不同。理解肠道微生物和饮食之间的关系有助于开发下一代治疗食物，应发展应用微生物改善健康的方法，并最终引领我们走向个性化的营养医学时代。

日常饮食与人体微生态息息相关，因此，微生物组学的研究在营养健康领域中的应用具有重要的现实意义。宿主的肠道接受微生物栖息，而微生物能发酵食物中的营养物质"间接服务"宿主，两者形成了互惠共生的栖息关系。肠道微生态在辅助营养吸收、参与机体代谢、调节机体免疫等方面都起着重要作用（图1-3），同时也会对中枢神经系统造成影响。人类的胃肠道包含一个高度复杂的生态系统，它孕育着各种各样的微生物，它们共同创造出了一个独特的环境，体现在肠道微生物的结构及其组成上：在细胞水平上，表现为它们在定植竞争中的增殖速度和能量物质利用率上；在宿主水平上，表现在宿主对菌群整体的适应性上。肠道微生物结构的多样性，是由相关细菌所代表的少数几个门为代表，是宿主对特定菌群的强烈选择。越来越多的研究表明，饮食习惯是导致微生物多样性的重要因素之一，最终影响人类健康。

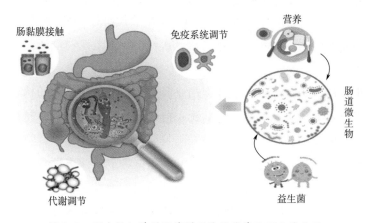

图1-3　微生物组学利用菌群开展的营养干预及其应用

目前，我们已经逐渐认识到菌落的调整了，尤其是肠道微生态的变化在疾病发生发展中，尤其是在代谢紊乱方面具有重要意义。例如硬壁菌门和拟杆菌门可通过增加能量代谢、调控脂肪代谢、改变内分泌功能、增加炎症反应等一切代谢机制对宿主健康进行调控。对比Ⅱ型糖尿病患者和健康志愿者的肠道微生物后发现，普通拟杆菌属和双歧杆菌属细菌较少地出现在Ⅱ型糖尿病患者的肠道中，而且Ⅱ型糖尿病组双歧杆菌数显著降低。

因此，人们可以很容易地利用益生元、益生菌、抗生素、粪便移植和饮食改变来操控微生物群，尤其是对于肥胖和不健康饮食等难以通过其他方法解决的问题，改变微生物群为我们提供了一个易于操作的解决方案。以益生菌、益生元和合生元为代表的营养制剂通过改善肠道微生态的典型作用被广泛应用于临床。实验和临床数据研究表明，这些膳食添加剂可以通过调整菌落丰度、控制肠道微生物的数目而改变体内代谢状况，从而达到治疗或者缓解疾病及其并发症的目的。

另外，膳食可能是改变肠道微生物最为重要的因素，通过膳食改变人体微生态菌落在慢性疾病的发生发展中的作用也引起了人们广泛的兴趣。毛螺菌属和普雷沃氏菌属与植物性膳食呈正相关，而瘤胃球菌属与链球菌属则与动物性膳食呈正相关并且与植物性膳食呈负相关。高脂饮食能够诱导肠道内产内毒素的革兰阴性菌数目增多以及保护肠屏障中双歧杆菌丰度的减少，从而促进氧化应激和增加肠道的通透性。膳食中含有的膳食纤维、多酚、低聚糖等物质能够通过调节肠道微生物的组成和丰度，通过调节肠道微生态改善宿主的生理状态。这些结果均表明膳食对肠道微生物影响的重要性。

在美国进行的一项人群营养状态相关的调查显示，生活在乡村的土著人罹患消化系统癌症患病率低于城市中生活的非裔美国人。这些差异产生的原因可能是乡村土著非洲人的日常膳食中含有更多不可消化的多糖成分。这些不能被消化的多糖被肠道微生物利用，最终产生短链脂肪酸，包括，乙酸、丙酸和丁酸。短链脂肪酸对于维持大肠的正常功能和结肠上皮细胞的形态和功能具有重要作用且具有促消化能力还可促进钠的吸收，并且丁酸可增加乳酸杆菌的产量从而减少大肠杆菌的数量。丙酸和丁酸能够抑制细胞内多数的组蛋白去乙酰化酶的活性，而去乙酰化酶可以进一步调节促炎因子，如 IL6 和 IL12；同时通过信号分子通路诱导 CD8⁻T 细胞分化为 CD8⁺T 细胞，这一系列肠道内的免疫反应使得结肠内炎症介质减少。与此相对应的，非裔美国人摄入的食物中含有大量动物蛋白和脂肪，这些脂肪进入人体后会产生更多的次级胆汁酸，以及生成更少的结肠短链脂肪酸，这使得他们罹患高结肠癌比例增高了。

饮食对代谢和慢性疾病有何种程度的影响以及膳食干预是如何改变肠道微生态的仍存在争议。目前存在两种观点，一种观点认为，移植人肠道微生物能够人源化无菌小鼠肠道，且证实饮食模式的改变可导致肠道微生物的明显改变，这一转变发生得很快。干预实验证实，肠道微生物群可在一天内被膳食改变。有专家认为，不良饮食习惯破坏了菌群的稳态。肠道微生物和饮食习惯相互作用，食物摄入组成的变化改变了肠道微生物及肠道代谢组。动物实验发现高脂饮食可促进 K-ras 突变小鼠小肠肿瘤的发生，而此过程与小鼠肥胖无关。肠道微生物组成受高脂饮食与 K-ras 突变影响，且与宿主抗菌功能下降相关。试验进一步分析表明，将摄入高脂饮食的小鼠的粪便移植到不摄入高脂饮食的 K-ras 突变的小鼠体内，会诱导小肠癌发生。综上所述，宿主的一系列生理过程可以通过肠道微生物的改变，引发结肠炎症，增加癌症发病风险。

与上一种结论恰恰相反，一些研究认为人群中不同饮食习惯的早期暴露能较大程度上影响肠道微生物。研究人员对美国同一市区环境的 15 位素食主义者和 6 位杂食者进行比较，来研究饮食对肠道微生物和宿主代谢的影响，发现了其独立于饮食影响、环境因素在塑造肠道微生物的组成中发挥着重要作用，进而调控免疫应答和代谢紊乱的进程，相关成果发表在消化系统的 *Gut* 杂志上。结果表明，虽然不同饮食方式的人群在血浆样品中检测出的代谢组差异很大，并且这种代谢差异与饮食习惯有相关性；

然而，其在这两种人群的肠道微生物组成上的差异却非常微弱。因此，作者认为，与各种人类民居文化相关的未知环境因素在塑造肠道微生物组成中与饮食发挥着同样重要的作用。

膳食及其对肠道微生物影响的研究，给研究人员提供了给予药物之外治疗的其他方法。

七、微生物组学结合精准营养防治慢性疾病

人体内与微生物相关的疾病包括菌群和消化道直接作用的疾病如结肠癌、结肠炎；以及以间接改变机体健康的作用形式出现，如代谢相关疾病如肥胖及糖尿病；免疫性疾病如类风湿关节炎等其他疾病。因此，利用微生物组学研究特殊营养物质对机体内菌群的调控，将精准营养与精准医疗的概念联合，对慢性疾病防治具有重要意义。

在人类常见的各种类型癌症中，结直肠癌是最常见的死亡原因之一，据统计，每年死于结直肠癌的人数达 60 多万，近年来发病率逐年升高。结直肠癌的发生发展和移肠道微生物等关系密切。有研究证明，与健康志愿者相比，患者肠道中厚壁菌门和梭杆菌门丰度高，而变形菌门丰度低。同一患者肠道中不同位置菌落分布也有差异，相对癌旁组织乳球菌属和梭菌属的丰度在原位肠癌组织中均明显增高，假单胞属和志贺氏杆菌属丰度却显著降低。这些菌群丰度为后续的特异性治疗有指导意义。关于微生态与慢性肠炎及肠癌之间关系的讨论十分激烈。有观点认为是某种关键性致病菌引发的一系列代谢反应导致了肿瘤的发生，另外一种观点认为产肠毒素脆弱类杆菌等驱动菌群能通过刺激肠道发生炎症反应而引发基因突变，产生致癌效应，此外使得外来细菌如链球菌属和梭菌属等在肠道定植过程中变得更加容易，从而改变肠道微生物的分布及丰度，肠道微环境的变化可能进一步促进肿瘤的发生和转移。在癌症患者肠道中丁酸盐、乙酸盐以及亚麻油酸等含量低，其中丁酸盐不仅为肠道上皮细胞供能、促进肠道吸收，而且发挥着抗炎和抗癌效应。非洲裔美国人结直肠癌较为高发，这其中主要原因之一可能就是非洲裔美国人群的肠内丁酸盐水平偏低。相反，胃肠道微生态改变导致了某些有害的物质的产生，如在肿瘤组织中活性氧水平常常升高，诱发 DNA、碱基修饰改变，脱氧核糖的损伤以及 DNA 链断裂等发生，从而提高了致癌的风险。

炎症性肠病伴随腹痛和水样便或出血性腹泻，严重的营养不良和代谢障碍，是一种慢性炎症性肠道疾病。微生态紊乱所引发的代谢改变是引起炎症性肠病的原因之一。研究发现，对肠道微生物失调的管理对于肠道微生物失调疾病包括炎症性肠病、复发性艰难梭菌感染、肠易激综合征可能是一个有前途的方法。正常情况下，肠道内菌群以一定的比例和顺序排列对肠道致病菌可构成稳定的生物学屏障，当内外源性致病菌侵入肠道，打破肠道微生态平衡时，肠道内正常菌群繁殖被抑制，益生菌（双歧杆菌、乳酸杆菌等）数量显著减少，可致使肠道内潜在致病菌敏感性增加。研究表明，金黄色葡萄球菌、沙门菌、梭状芽孢杆菌等多种细菌可黏附于肠上皮细胞进而破坏肠上皮细胞参与 IBD 的发生发展过程。

有研究发现结肠炎患者直肠中双歧杆菌数量约为正常对照组的 1/30，双歧杆菌优势菌群与正常对照组亦有明显不同。在患者回肠中分离出了一种能黏附并侵入肠上皮细胞的菌株，发现该菌株在患者肠黏膜中表达显著高于正常对照组，且该菌株进入肠腔后可感染巨噬细胞，可刺激巨噬细胞释放干扰素-7（IFN-7）和肿瘤坏死因子-α（TNF-α）等细胞因子，进一步加重炎症反应。另外，有学者发现在哺乳动物肠道中，特异菌群产生的刺激物对调节 Th 细胞反应起关键作用，诸如双歧杆菌、乳杆菌属等可促进肠道上皮内 Treg 细胞的发育，对实验动物肠道起保护作用；而分节丝状杆菌能够介导肠道固有层 Th1、Th2、Th17 以及调节性 T 细胞产生强烈的免疫反应，促进 IBD 的发生与发展。同时，宏基因组学分析得知患者肠道内部的柔嫩梭菌等原本应该高代谢丁酸的细菌，其丰度迅速降低，导致了肠道

内丁酸的分泌水平随之下降。因此，在该类患者的干预治疗中添加特殊营养素丁酸可以有效缓解炎症性肠病的脱水等并发症状。丁酸作为一种补充剂，对于维持正常的肠道内部的电解质平衡具有不容忽视的作用，它可以刺激肠道黏液的分泌，用于保护肠道内环境；同时提高肠道内肠壁的血流量和肠蠕动频率；还可增强肠道对电解质溶液如钠和水的吸收。另外，丁酸还可以通过阻止一系列信号分子通路如 NF-κB 激活（图 1-4）。

因此，含不饱和脂肪酸的微量营养素的添加可有效缓解癌症患者的并发症，并对特殊人群的癌症及肠炎慢性病防止有膳食指导的作用。

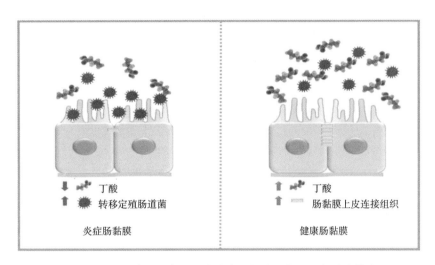

图 1-4　丁酸作为膳食干预对健康肠黏膜和炎症肠黏膜的影响

微生物组学研究证实，肥胖患者肠道微生态菌群也存在特征性。在肥胖小鼠肠道中拟杆菌门丰度偏低，而厚壁菌门丰度较高。若移植肥胖小鼠的肠道微生物到无菌小鼠体内，发现无菌小鼠患肥胖的几率也显著提高。西式高脂饮食可加剧肠道硬壁菌与拟杆菌的不平衡，进而通过改变基因表达与调节脂代谢途径，促进肥胖。

在人群调研和实验中，研究人员通过对肥胖孕妇的肠道微生物分析后发现，双歧杆菌和拟杆菌丰度均降低，而葡萄球菌和大肠杆菌丰度则升高。同时，对肥胖儿童的粪便样品进行荧光定 PCR 分析及生物信息学统计后发现，肥胖儿童肠道内肠杆菌属丰度偏高，脱硫弧菌属丰度偏低。在肥胖人群肠道内除了特异性的菌群偏移外，肠道内短链脂肪酸（short chain fattyacid，SCFA）水平也降低了。短链脂肪酸来源于肠道细菌分解的膳食纤维，如低聚果糖、大麦、淀粉、燕麦糠等物质，这些可作为一种信号分子与 G 蛋白偶联受体 41（G-protein-coupled receptors，Gpr41）和 Gpr43 结合。通常在肠道内皮细胞和免疫细胞中 Gpr 蛋白的表达量非常高。利用基因技术敲除小鼠 Gpr 基因，缺陷小鼠被观测到即使在正常饮食条件下也会肥胖，且缺陷 Gpr 基因的小鼠体内胰岛素抵抗比例也较高。而激活 Gpr43 的表达可以有效促进肠道高分泌胰高血糖素样肽-1（GLP-1）基因，通过激活下游靶点来提高胰岛素敏感性。

也有研究表明肥胖患者肠道内史氏甲烷短杆菌（*Methanobrevibacter smithii*）菌株异常增加，抑制禁食诱导脂肪细胞因子（fasting-induce dadipocyte factor，FIAF）生成和降低腺苷酸激活的蛋白激酶（AMP activated protein kinase，AMPK）活性，从而可促进肠道脂肪的吸收，增加甘油三酯在脂肪细胞中的积聚，加速肥胖进程。

这些肠道微生物改变均与日常饮食习惯有密切关系，通过饮食干预可调节微生物群落的丰度，利用微生物分解的下游化学因子刺激胃肠道内部相关的激素分泌、通过重塑肠屏障功能和缓解肠道的炎症反应来调控肠内脂肪代谢。

　　尽管肠道微生物仍有许多未知领域待科学家们去探索，但随着测序技术和微生物组学技术的发展，肠道微生物于人体健康进步发生的关系越来越紧密。因此，利用生物信息学技术确定疾病相关微生物的丰度和菌落异质性，结合不同添加营养素的膳食干预调控，将成为健康个体筛选慢性疾病病症的有力辅助工具。而对人体内部微生态中菌群的干预和饮食干预改变可能成为肿瘤、代谢性疾病的预防和治疗策略的重要环节。利用饮食结构以及精准营养去调节肠道微生物，可改善人体健康、预防疾病，这已然成为一种非常方便的方法。

第六节　生命早期营养

　　生命早期是指胎儿期、哺乳期和断乳后的一段时间（2 岁以内）。这一时期，细胞处于旺盛的分裂、增殖、分化状态，组织、器官开始形成，同时存在着快速的生长发育。上述活动都是在基因表达调控的程序化作用下有条不紊地进行的。这一时期有两个特点：一是对外界各种刺激比较敏感；二是外界刺激会产生记忆，而且这种记忆会持续到成年，并对成年后的一些疾病的发生和发展有重要影响。营养素作为一种外界刺激因子，对机体的刺激最早（胎儿期）、刺激频度最大（天天刺激）、刺激时间最长（终生），因此生命早期营养对成年后健康的影响，近年来格外引人注目。

　　关于生命早期生长发育和营养状况与后期心血管病、糖尿病等慢性非感染性疾病关系的研究始自 20 世纪 80 年代末，当时关注的仅仅是胎儿期，提出慢性非传染性疾病的胎儿编程（fetalprogramming）学说。在 20 世纪 90 年代，英国南安普敦大学流行病学家 David Barker 教授在多年研究的基础上提出了"成人疾病的胎儿起源（the fetal origins of adult disease，FOAD）"假说。FOAD 假说认为，胎儿宫内不良环境使其自身代谢和器官的组织结构发生适应性调节，导致机体组织和器官在代谢和结构上发生永久性改变，进而演变为成人期疾病。这一假说的形成始于 Barker 教授对 1944—1945 年荷兰饥荒时期的 2414 名孕妇的营养状况进行研究时发现，孕期营养缺乏的孕妇所生育的后代，成年后心血管疾病、糖代谢异常、高血压病、中心性肥胖和血脂异常等一系列代谢性疾病的发生率明显高于其他人群。FOAD 假说随后被世界范围内越来越多的研究证实。FOAD 假说的提出为人类慢性疾病的病因和干预研究打开了另一扇窗，并得到进一步的完善和升华，最终在 2003 年，国际上正式形成了"健康与疾病的发育起源（developmental origins for health and disease，DOHaD）"理论，明确指出，除遗传和环境因素，在发育过程的早期经历不利因素，将会增加成年后罹患肥胖、糖尿病、心血管疾病等慢性代谢性疾病的几率。

一、生命早期 1000 天

　　"生命早期 1000 天"被世界卫生组织定义为一个人生长发育的"机遇窗口期"，具体是指从受精卵着床到新生儿出生的 270 天，加上婴幼儿生后 1 年的 365 天和生后第 2 年的 365 天，这个阶段是身体的组织、器官、系统发育成熟的关键时期，影响着新生儿对宫内环境的记忆和出生后对外界环境的应对。宫内发育过程不仅包括细胞数量的增多、组织器官的分化还涉及各个系统的功能和代谢的成熟；出生后身长、体重增长，身体器官组织的发育变化、智力心理成熟等人体本身的发育过程，同时还伴随着肠道中微生态逐渐达到稳态和平衡。在这个窗口期内，不同的环境条件，对发育成熟过程中的个体遗传物质产生着不同的影响，优化生命早期的营养环境，是在为个体一生的健康奠定基础。

1. 营养程序化

一个生命的营养供给从受孕那一刻就开始了，母体怀孕前以及整个孕期的营养状况对于后代都会产生长远的影响，这也是"营养程序化（nutrition programming）"这一概念的核心含义。营养程序化最早由 Lucas 于 1988 年提出，其主要内容大致为：生命的早期也就是发育的敏感期或关键期对营养摄入不良所做出的适应性改变可被永久性编程，并对机体产生长期甚至终生影响。随后，科学家们根据这一理论进行实验研究，提出了"代谢编程"的新概念，发现机体在生命早期所遭遇的营养不良，导致了后续肥胖、糖尿病、高血压等慢性疾病的发生。可能是由于早期营养不良影响了肾脏、内分泌和腺体等组织的正常发育，而导致后续程序性的代谢异常。

2. 节俭基因表型和适应性反应

Hales 等在研究糖尿病时发现，胎儿和婴儿早期营养不良发生时，营养不良个体为提高在短期内存活率产生了一系列代谢适应，使其在短期内通过增加能量供应而受益，然而这些代谢适应被永久性编程为节俭基因，这些基因终身存在并引起胰岛素抵抗，这些变化决定了个体的易感性。就此，提出了"节俭基因表型"假说，该假说认为胎儿在发育过程中，如果遇到不利的生长环境如营养不良，胎儿将通过改变基因表达来适应环境，尽量使足够的营养满足大脑发育的需要，这就很可能通过降低身体其他组织器官对营养物质的利用，甚至消耗自身组织来实现。且这些表型改变经常会持续到出生后甚至个体的一生。机体面对不同环境因素的干扰，为了抵消部分不良影响，会做出适应性反应，包括：即刻的适应性反应（immediately adaptive response，IARs）和预测的适应性反应（predictive adaptive response，PARs）。胎儿在宫内发育过程中，如果遇到诸如营养不良等因素，IARs 往往能够起到尽量保护胎儿的作用。但胎儿 PARs 对健康的影响往往要取决于胎儿出生后所面临的环境。如果出生后的环境和宫内不良因素的方向一致，则 PARs 是一种保护性的适应，使得新生个体提前就已经做好了应对外界环境的有利准备；但如果出生后的环境和宫内不良因素的方向不同甚至完全相反，则 PARs 就可能成为风险因素，使得个体生后更容易出现某些慢性疾病。例如在大饥荒时期孕育的胎儿，PARs 使得胎儿做好了出生后继续面临食不果腹、营养缺乏的环境，如果胎儿出生后遇到的环境仍然是食物匮乏，那么这个 PARs 是合适的，新生命能够相对较好适应从有限的食物资源中获得营养维持生命的情况；但如果胎儿出生后遇到的是食物充足的环境，那么这一在宫内形成的 PARs 则不适合，过度的营养吸收能力很可能成为该个体罹患慢性疾病的重要危险因素。

这一概念的提出也在一定程度上解释了我国 20 世纪 50 年代以前出生的一代人中，目前患肥胖和高脂血疾病的人数巨大这一现象。其原因可能是由于当时经济条件限制，孕妇得不到充足的营养，导致胎儿在母体内出现节俭表型和适应性反应，以适应贫乏的环境，使个体得以存活。而之后，随着经济水平的提高，人们的物质生活水平也有了较大改善，不仅不缺乏营养，而且大部分人可能营养过剩。此时，这些节俭表型就显得不适应环境了，进而引起肥胖、高脂血等代谢性疾病的发生。

二、生命早期营养对远期健康的影响

1. 生命早期营养与肥胖

肥胖目前在全世界呈流行趋势。在过去的几十年里，超重和肥胖人群的数量在世界范围内已达到惊人的水平，目前全球范围内约 40% 的成年人肥胖或者超重。超重和肥胖的患病率不仅在发达国家增加，在发展中国家也迅速增加，肥胖及其相关疾病已成为全球性的重大公共卫生问题。肥胖既是一个独立的疾病，又是 II 型糖尿病、心血管病、高血压、中风和多种癌症的危险因素，被世界卫生组织列为导致疾病负担的十大危险因素之一。

生命早期的营养环境对个体肥胖的发生风险有重要作用。研究证实，孕妇营养不足（包括整体营养不足以及个别营养素缺乏）、孕妇超重或肥胖、妊娠期体重增加过多、妊娠期糖尿病和吸烟等，都对个体的肥胖风险具有重要影响。孕产妇产前营养过剩，包括产妇孕前超重和妊娠期体重增加过多一直被认为与婴儿出生体重过高或儿童期超重密切相关。大量事实证明，母亲的 BMI 和婴儿出生体重或未来儿童肥胖风险呈正相关。这其中一些影响是由孕期过量的增重导致的，如 2015 年我国一项大型研究表明，相比于孕期体重正常的母亲，怀孕前超重或肥胖或者孕期增重过多的母亲所生出的孩子，3~6岁时超重的风险增加了一倍。过量的孕期增重也会对母亲产生影响，即使是怀孕前体重不足或平均体重的女性，孕期增重过多的话在怀孕后超重的风险也会相比增加三倍，这也使得个体妇女之后再怀孕时很可能仍处于超重或肥胖状态。孕前体重过重的女性患妊娠期糖尿病的风险也会有所增加，并且会有更高的剖宫产率，这些都会导致所产胎儿在儿童期超重的风险增高。此外，患有妊娠糖尿病的超重和肥胖女性分娩大于胎龄儿的风险分别增至 2.8 倍和 5.5 倍，而大于胎龄儿本身也是儿童期肥胖的独立危险因素。

母乳喂养是所有人类婴儿出生后几个月内最理想的唯一营养来源，在优化婴儿生长发育和健康方面存在诸多益处。当前，虽然全球母乳喂养的开始时间和持续时间都有所改善，但一些情况下，高收入国家的母乳喂养持续时间仍然偏短；而在低收入和中等收入国家，也只有 37% 的半岁以下儿童是纯母乳喂养。在这些情况下，缺乏母乳喂养、使用不适当的母乳代用品以及在过早或不适当地添加辅食，都会导致严重的后果。母乳喂养的婴儿在出生后几个月内的生长轨迹会有所不同，通常会体重增加较少，身体脂肪百分比低于配方喂养的同龄儿，而且增重更慢，尤其是在三个月大之后。由于在出生后第一年体重迅速和/或过度增加是肥胖风险的主要预测指标，母乳喂养就成为了降低肥胖风险的第一个主要可控因素。绝大多数研究表明，母乳喂养和不同年龄段的肥胖风险之间都存在一定程度的负相关关系。

2. 生命早期营养与Ⅱ型糖尿病

随着糖尿病在各人口大国中的患病率和死亡率逐渐上升，糖尿病的患病人数和死亡人数在全球均呈上升趋势，而我国是全球糖尿病患者人数最多的国家。

胰岛素抵抗本为孕期的一个正常过程，尤其是妊娠晚期对胰岛素敏感度的下降达到 45%~80%，胎盘因子、雌激素、孕酮具有抗胰岛素作用，孕期体内抗胰岛素样物质增多，但妊娠糖尿病（GDM）的母亲不能适应该变化，胎儿处于高血糖、高胰岛素血症的宫内环境，可抑制胎儿发育或因促进蛋白、脂肪合成、抑制脂解作用而导致的过度发育，而这些代谢异常发生于生命的早期，生命早期对代谢异常易感性高，出生后容易发生胰岛素抵抗，进而易使个体患Ⅱ型糖尿病。也就是说，如果孕妇患有妊娠期糖尿病，或者糖耐量降低，将会导致后代患Ⅱ型糖尿病风险增高。宫内营养不良可能通过"节约基因表型"、代谢酶功能损害、激素轴等途径对胎儿造成影响，虽然目前该作用的影响机制尚未完全明确，但国内外已有大量研究证明了这一趋势。出生体重可以作为胎儿宫内生长发育的评价指标，这一指标与成年期的慢性疾病，包括Ⅱ型糖尿病存在密切关联。低出生体重儿成年后会更容易出现糖耐量降低的情况，Ⅱ型糖尿病风险升高，这一观点已被广泛接受；而高出生体重儿，即巨大儿也是个体患Ⅱ型糖尿病一个可能的危险因素，因此，出生体重与成年期Ⅱ型糖尿病的总体患病率基本上呈"U"形关系。

母乳喂养可以减少婴儿胰岛素抵抗和代谢综合征的发生率，而配方乳粉则有相反作用，婴儿配方乳粉的喂养通常加速了婴儿早期追赶生长的过程。有研究认为母乳中含有大量的长链不饱和脂肪酸，可以促进内皮细胞一氧化氮的合成并抑制炎性因子肿瘤坏死因子等，减少胰岛素抵抗的产生。给予不饱和脂肪酸饮食喂养的婴儿，胰岛素敏感性明显优于未给予不饱和脂肪酸饮食喂养的婴儿。这些都说明母乳喂养有助于提高胰岛素敏感性。此外，母乳喂养可以降低子代在青少年时期发生 T2DM 的风险，可能还由于母乳喂养具有预调节儿童期体重的作用。相较于婴儿配方乳粉，母乳更容易让孩子产生饱足感，不管是从短期还是长期来看，母乳喂养儿童肥胖的可能性都要更低，因而患 T2DM 的风险也比较低。

3. 生命早期营养与过敏性疾病

免疫系统的形成始于胎儿时期，而过敏性疾病是一种免疫系统疾病，其潜在发病机制是复杂和多层面的。经过多年的研究，人们逐步认识到过敏性疾病与遗传因素有关，此外，越来越多的证据显示其他一些因素也会影响成年期过敏性疾病的发生，如微生物、生活方式、饮食习惯和环境污染等。生命早期是一个特殊的时期，该时期的营养状况与成年期许多疾病有关，研究发现母亲孕期和哺乳期的营养膳食状况、婴幼儿时期的营养膳食状况与成年期过敏性疾病的发生有着密切的联系。

日常生活中摄入的食物多种多样，孕期很多食物的摄入都被证实过与后代过敏症的发生之间的关系。鱼类富含 $n-3$ 多不饱和脂肪酸、硒和维生素 D 等能够对免疫功能起到调节作用的营养素，孕期多摄入鱼类是否可以作为预防后代过敏的饮食策略还尚不完全清楚，但研究显示怀孕期间的母亲多摄入鱼类（每周 1~3 次）有利于预防后代过敏性疾病的发生。诸多研究发现，食用有些蔬菜水果可减少过敏症发生，但另外一些蔬菜水果可增加过敏症发生。值得注意的是，孕期绿色和黄色蔬果的摄入有利于减少早期儿童湿疹，叶类蔬菜和一些水果（如苹果）有利于降低个体儿童期患气喘哮喘的风险，而芹菜和柑橘类与增加过敏原敏感性有关，此外，有研究发现，孕期饮用大量果汁可增加儿童过敏性鼻炎的发病率。有些研究显示孕期乳制品的摄入与儿童气喘、哮喘、湿疹、过敏原敏感性等无关。而有些研究发现，孕期较高的乳制品摄入与减少婴儿湿疹、2~3 岁气喘发生有关联。过去的 10~15 年里，关于孕期是应该避免还是摄入蛋类和坚果类的争论从未停止，这是因为蛋类和坚果类被认为是有潜在可能致敏性的食物。在此之前，有些回顾性研究发现，孕期吃较多的花生是儿童花生过敏的危险因素。但是由于这些是回顾性研究，而且这些参加研究的家庭具有食物（牛乳/蛋类）过敏史，可能存在"反向因果"现象及回忆偏倚。在美国进行的大型人群前瞻性观察性研究，探索了围孕期花生和坚果的摄入量与儿童花生坚果过敏症的关系，结果发现花生和坚果较高的摄入量（每周至少 5 次）有利于降低后代花生坚果过敏症的发生风险。

除了膳食中最常见的鱼、蔬菜和水果、乳制品、蛋类和坚果等，$n-3$ 多不饱和脂肪酸、益生元、抗氧化物质、叶酸、维生素 D 等与过敏性疾病的关系也备受关注。$n-3$ 多不饱和脂肪酸不仅具有抗炎作用、免疫调节功能，而且在促进婴幼儿视网膜、大脑和神经系统发育等诸多方面发挥着作用。此外，$n-3$ 多不饱和脂肪酸与过敏症的发生也存在一定的联系。许多研究发现 $n-3$ 多不饱和脂肪酸可预防过敏症的发生，流行病学调查显示近年来过敏症发生率的增高与 $n-3$ 多不饱和脂肪酸摄入量减少呈现同步趋势，此外诸多研究发现过敏症发病风险增加与孕期鱼类摄入量减少有关，在孕中、晚期补充 $n-3$ 多不饱和脂肪酸可以降低过敏原敏感度及后代过敏症的发生率，例如孕期母亲补充 $n-3$ 长链多不饱和脂肪酸有利于减少儿童蛋类过敏症和过敏性湿疹的发生率。肠道菌群以及菌群的遗传物质（"微生物组"）是免疫系统正常发展的重要影响因素。肠道菌群不仅对于维持肠道屏障功能有着重要作用，还对肠道内炎症反应过程有影响。有诸多研究探索了孕期补充益生菌与后代过敏症发生的关系。2001 年 kalliomki 的研究小组进行了益生菌预防过敏的第一项临床研究。他们招募了 159 名怀孕妇女，她们有个人或家族过敏史（孩子或丈夫有过敏症状）。参与者被随机分配，在分娩前 2~4 周一部分参与者接受鼠李糖乳酸杆菌（*Lactobacillus rhamnosus GG*）干预，另一部分使用安慰剂。分娩后婴儿或哺乳母亲在前 6 个月仍进行此干预。2 年内儿童湿疹患病率是这项研究的主要结局指标。与安慰剂组的儿童相比，在益生菌组中湿疹的发病率降低到一半（23%）。然而，通过皮肤点刺试验和 IgE 浓度的分析发现，益生菌干预对特应性致敏没有预防作用。从该项研究之后，使用益生菌预防过敏的研究不断出现。根据现有证据，世界过敏组织（WAO）建议可能产下过敏婴儿的产妇孕期使用益生菌可降低儿童过敏的风险。关于孕期补充抗氧化物质与后代过敏症疾病发生的关系，诸多研究结果之间存在严重分歧。有研究发现，脐带血中较低水平的硒浓度与后代气喘有关，但是也有队列研究结果显示母亲孕期摄入硒与后代过敏症的发生没有明显联系。一些单独的观察性研究表明，孕期母体提高维生素 E、维生素 C、锌、镁、铜等营养素的摄入，对早期儿童湿疹、气喘和哮喘的发展有保护作用。而有些研究发现，孕期需要摄入高剂量的维生素 E 和锌才似乎能够预防儿童气喘的发生。孕妇补充叶酸的时间对儿童过敏疾病的结果是至关重要的。Hollingsworth 等研究发现，母体叶酸补充剂通过改变 DNA 甲基化可改变后代的免疫基因表达，从而影响了与之相关的过敏表型的发展，特别是对后代过敏性呼吸系统疾病的发生率增加有着显著作用。在怀孕期间，胎儿的维生素 D 水平是由母亲的维生素 D 水平和 25(OH)D 穿过胎盘的能力决定的。有观察性研究发现孕妇在怀孕期间摄入的维生素 D 量与儿童湿疹、气喘、哮喘、过敏性鼻炎和/或过敏反应等疾病的发生率呈现显著的负相关。

与研究母亲孕期饮食对后代过敏症的项目数量相比，只有少数研究调查了哺乳期间母亲饮食对儿童过敏疾病发展的影响。众所周知，母乳成分会被母亲的饮食所改变。因此，哺乳期母体营养与后代过敏性疾病的发生有着密切的关系，研究哺乳期母亲饮食与后代过敏性疾病发生之间的关系有着很重要的临床意义。作为一种免疫调节营养因子，*n*-3 多不饱和脂肪酸会因母体饮食影响而在母乳中呈现不同的浓度。研究发现，当有过敏史的母亲以含有较高水平的 *n*-3 长链多不饱和脂肪酸的乳汁喂养后代，这些儿童的哮喘发病率较低，该研究还发现，当无过敏史的母亲以含有较高水平的 *n*-3 长链多不饱和脂肪酸的乳汁喂养后代，这些儿童的哮喘发病率更低。另有研究发现，哺乳期 1 个月时的母乳中维生素 C 的浓度与婴儿在出生后第一年患过敏性湿疹的风险降低有关，有趣的是，母亲从饮食中摄取的维生素 C 比维生素 C 补充剂更能决定母乳中维生素 C 的浓度。母乳中的维生素 D 浓度与母体维生素 D 水平有关，这取决于女性暴露于紫外线的程度和从食物及补充剂中获取的维生素 D 的水平。由于每个哺乳期妇女的饮食和环境暴露不一样，因此，可能有免疫调节功能的营养成分在不同的母亲乳汁中含量会有所不同，这就导致了在研究母乳成分和母乳喂养对后代过敏性疾病的影响时存在一定的困难。

婴幼儿的喂养方式及添加辅食的时间对于过敏性疾病的发生也有着非常重要的意义。母乳含有大量的抗炎营养素、免疫调节营养素、激素和生长因子，这些物质不仅对促进免疫系统的成熟有着重要的作用，而且可促进婴儿形成食物耐受能力。随着对肠道微生物群的关注，母乳低聚糖进入人们的视野，研究发现母乳是低聚糖的一个重要来源，它能够促进婴儿肠道内有利细菌的定植。多项观察性研究对开始加入辅食的"理想时间"与婴儿过敏性疾病发生之间的关系进行了探索。尽管有些队列研究显示开始添加辅食的时间与过敏性疾病的发生存在相关性，但是另外一些研究则发现在 4 个月前添加任何辅食都会引起婴儿患湿疹和食物过敏的风险增加。最近 Grimshaw 等进行的一项巢式病例对照研究发现，在 2 岁之前被诊断为食物过敏的婴儿中有 35% 的婴儿添加辅食的时间早于 16 周龄。

4. 生命早期营养与成年期心血管疾病

生命早期营养不良可增加心血管疾病死亡率、发病率，还可使心血管疾病生物危险因素的危险度增加。研究发现，低出生体重和婴儿期低体重的群体在成人期冠心病的发生率高，且这种相关性并不依赖胎龄大小和成年后生活方式而单独存在。Barker 等对 1935—1943 年间在 Preston 出生的 449 名 46~

54 岁男性和女性的出生体重、胎盘重量和成人高血压之间的相关性进行研究，发现收缩压和舒张压与胎盘重量、出生体重相关。随着胎盘重量的降低和出生体重的增加，收缩压呈明显上升，血压最高的人群是出生体重最轻而胎盘重量大者。该研究第一次表明宫内环境对成人血压有重要影响。Sheila 等也发现，宫内发育迟缓的 7 岁儿童收缩压和舒张压均较同龄正常出生体重儿童高。并且随着年龄增加，收缩压与出生体重的相关性逐渐增大。该研究同时发现，出生时腹围小者血清总胆固醇浓度、低密度脂蛋白胆固醇浓度及 APOB 浓度升高。可见成年期血清胆固醇浓度升高与妊娠末期发育迟缓有关。此时胚胎发育不良对肝脏发育产生不利影响，而肝脏发育障碍可永久性改变 LDL 胆固醇代谢。我国的张晓铭等对 3198 名研究对象组成的队列进行随访，成功随访了 936 名，结果显示低出生体重可增加儿童期及成年期女性罹患高血压的风险。还有研究表明，有低出生体重史的成人血浆中 APOB 浓度升高，APOB/APOA1 比值增高。这二者被认为是动脉粥样硬化形成的最敏感的预报指标，可能提示低出生体重与成人动脉粥样硬化有关。血清甘油三酯也被发现与出生体重呈负相关。有研究证明，脑卒中的危险度与低出生体重（相同头围胎儿比较）相关，且胚胎发育迟缓与血压持续升高以及血浆纤维蛋白原浓度升高有关，而这两个因素又是中风的危险因素。脑卒中的危险度随儿童期身高的加速增长而增加。有关血浆纤维蛋白原浓度与出生体重相关性的研究结构尚无统一结果，但现有证据表明，随着出生体重的升高，血浆纤维蛋白原的浓度也很可能升高，而血浆纤维蛋白原的浓度升高是冠心病的危险因素。

　　早产儿在出生时各器官尚未发育成熟，生活能力较弱，大部分也会出现不同程度的营养缺失，表现为早产儿宫外生长迟缓。研究发现此类儿童青春期 BMI 明显低于正常值，但其收缩压和舒张压都明显升高，并伴随血糖升高和高密度脂蛋白降低。这个发现提示早产儿宫外生长迟缓对其成年期心血管功能有潜在的威胁。

　　出生体重较低的儿童，在儿童期和青春期都会出现一定程度的赶上生长。有研究发现，出生时体格较小的儿童，在儿童期会出现一段快速增长期，部分可在 7 岁前后追赶至正常水平，但是儿童期 BMI 增长的速度与成年期高血压、冠状动脉粥样硬化心脏病发病率呈正相关。另有研究发现，小于胎龄儿在出生后分别采用标准饮食配方和营养素加强配方，后者在 6~8 岁时舒张压和平均动脉压都高于前者。

5. 生命早期营养与神经精神疾病

　　研究显示，生命早期的一系列不良营养摄入导致的肥胖及糖尿病影响着老年痴呆症的发生发展。生命早期多种营养状况可导致儿童期肥胖，儿童期的肥胖不仅可以延续到成年，而且还会导致成年后心血管病、糖尿病等多种疾病发生的风险增加。研究显示，6~7 岁后的 BMI 和青春晚期及成年期 BMI 之间呈正相关。6~7 岁开始肥胖者持续到成年的概率为 50%，青春期肥胖者则有 70%~80% 发展为成年肥胖。从肥胖程度上看，肥胖程度越重，其发展为成人肥胖的概率在各个年龄阶段均增大。已有多项研究证实，中年肥胖显著提高老年痴呆的风险。首次出版的《英国医学杂志》网络版发表的一项基于人口的为期 27 年的纵向研究的结果显示，中年肥胖与未来发生痴呆的风险增高相关联，研究人员确定了中年肥胖对发生痴呆风险的预示值，随访者在 1964—1973 年间的年龄都在 40~45 岁，至 1994 年 713 例参试者（6.9%）在 1994 年 1 月~2003 年 4 月间被确诊为痴呆；与正常体重者的痴呆风险相比，肥胖者的痴呆风险增加了 74%。根据瑞典双胞胎统计所提供的双胞胎数据（SATSA），研究人员对≥65 岁的双胞胎进行了研究，排除了教育状况、糖尿病或血管疾病等其他因素后发现与 BMI 正常的人相比，中年时期超重或肥胖的人在晚年患上痴呆症、阿尔茨海默病或血管性痴呆的风险要高出正常人的 80%。研究者指出，中年期超重或肥胖与老年期痴呆之间的关系可能与遗传因素和早期环境因素有关。

　　孤独症谱系障碍（autism spectrum disorders，ASD）是由遗传因素和环境因素相互作用影响的一种神经系统发育异常疾病，约 15% 的 ASD 患儿是由于单基因病（如脆性 X 综合征）导致的，但是其余的病因尚未被明确，目前，孤独症谱系障碍认为是一种起源于儿童童年早期（3岁以内）的广泛性发育障碍。ASD 和癫痫经常在同一个体内共存，因此 ASD 发病的一个假说是神经系统的发育缺陷，这导致了大脑的不同区域的兴奋/抑制回路的功能失调，从而破坏了机体兴奋/抑制（E/I）的平衡。大量研究表明 ASD 的发生和母亲的既往病史、妊娠年龄、分娩方式、妊娠期感染、妊娠期营养缺乏有关。以往的观点认为母亲的妊娠年龄和 ASD 的发生相关，最近的研究表明父亲年龄和父母年龄的差异也会影响ASD 的发生，当父亲的年龄在 50 岁以上时，后代 ASD 的风险明显增加（RR=1.66）。剖腹产出生的婴儿在日后被诊断为 ASD 相比顺产要高出近 20%，但是这种关联程度在同胞间进行对照时不强，这提示ASD 的发生也和遗传有关。母亲孕期感染可以通过直接途径（风疹病毒感染）和间接途径（炎症、免疫）两条途径影响婴儿神经系统的发育，从而增高 ASD 的风险。除了病原体感染可以激活和影响母亲妊娠时的免疫系统，妊娠期母亲的精神压力、肥胖程度、对有毒物质的暴露均可影响免疫系统，进而对神经系统的发育产生影响，甚至产生 ASD。妊娠期的母亲白介素-6（interleukin-6，IL-6）水平与新生儿大脑发育和出生后出现精神疾病的表型和行为是相关的，因此母体炎症水平和宫内条件会影响子代对一些疾病的易感性。同时，Careaga. M 提出了母体的免疫应答是接触感染后与大脑发育和后代行为发育之间关键联系，妊娠期间的感染会提高后代患 ASD 的风险。此外，在雾霾频发、空气严重污染的今天，一项研究指出刚出生的小鼠在出后 21d 内暴露于 $250\sim300\mu g/m^3$ 柴油机废气的空气时，和对照组相比，可表现出 ASD 的特征性的行为表现，因此，需要迫切地关注孕期环境污染对 ASD 发生发展的影响。

三、生命早期营养影响后代慢性疾病风险的可能机制

当前关于生命早期营养影响后代生长发育以及疾病发生风险的机制依然还不确定，有研究者认为，生命早期营养通过影响基因的表达，引起表型的改变，进而改变后代短期或长期的生长发育轨迹和疾病的易感性。遗传和表遗传是当前研究者关注的重点：遗传物质的改变（基因突变和损伤）会改变基因序列，影响基因的表达；表观遗传（DNA 甲基化、组蛋白修饰、非编码 RNA）不会引起基因序列的改变，但是基因表达的重要调控机制之一。下文将从遗传和表遗传两个方面介绍生命早期营养对后代生长发育和疾病发生风险影响的可能机制。

1. 生命早期营养对遗传的影响

生命早期是生长发育的关键期，该时期内胚胎细胞以及其他组织细胞的增殖分化十分活跃，对外界环境因素的刺激十分敏感，后代的 DNA 从胚胎发育期就经受着多种多样的突变的威胁，比如点突变、碱基修饰、染色体改变（断裂、重排、丢失和获得）。营养作为重要的环境因素，一方面可以调控后代细胞增殖、分化、机体生长发育以及某些致病基因的表达；另一方面，营养素还可以影响胎儿基因组的结构和稳定性，造成染色体和 DNA 结构不稳定和（或）结构改变（染色体分离、断裂，基因突变），从而产生不良的健康结局。

碳水化合物在胃肠道被吸收消化成葡萄糖，能够刺激脂肪组织、肝脏和胰岛 β 细胞中脂肪合成酶系和糖酵解酶基因的转录，长期摄入高碳水化合物的膳食，会引起脂肪堆积和肥胖，葡萄糖调控肝脏细胞中 L-丙酮酸激酶（L-PK）和 S14 基因的表达可能是重要的分子机制，L-PK 基因编码 L-丙酮酸激酶是葡萄糖降解途中的关键酶；S14 基因与脂肪合成酶基因表达具有明确的相关性，在脂肪代谢方面发挥着重要的作用。研究发现 L-丙酮酸激酶（L-PK）和 S14 基因均含有对葡萄糖做出特异性应答反应的元件（葡萄糖反应元件），当机体葡萄糖摄入增多，刺激 L-PK 基因表达上调，引起脂肪合成增

加，可能会导致过多的脂肪在体内聚集，增加超重和肥胖的发生风险。

膳食脂肪也能调控基因的表达，实际上，膳食脂肪对基因表达的调控作用是通过分解生成的脂肪酸来实现的，与基因表达调控关系最为密切的是多不饱和脂肪酸（PUFA），PUFA能抑制升脂基因的转录，同时又能诱导编码脂质氧化和生热蛋白的基因进行转录，调节机体代谢水平。

除了宏量元素外，微量营养素如维生素A、维生素D、铁等也能对基因表达进行调控。营养素通过对相关基因表达的调控，一方面可以发挥其正常的整理功能，维持机体的生命活动；另一方面，也可以通过对基因的调控，来影响疾病的发生。妊娠期，胚胎及胎儿的细胞处于快速增殖分化阶段，DNA的复制、转录和翻译过程十分活跃，此时外界不良环境（营养不良/失衡）刺激母体，引起宫内环境的变化，造成胚胎及胎儿基因表达异常，影响生长发育甚至对以后的健康造成影响；出生至2周岁，是生命早期1000d窗口期的第二个阶段，母乳和膳食是该阶段婴幼儿的营养来源；母亲的营养状况以及膳食营养结构可间接或直接地影响婴幼儿的健康，营养素对婴幼儿基因表达的调控可能是该效应的重要机制。

2. 生命早期营养对表遗传的影响

表遗传修饰的改变是机体对环境刺激因子做出的适应性的应答反应，以便机体更好地适应当前的环境变化，当然，也包括营养环境。表遗传修饰的主要形式有DNA甲基化、组蛋白修饰以及非编码RNA等。

DNA甲基化是研究最多也是最为成熟的表遗传修饰形式，大量研究表明生命早期营养包括宏量营养素和微量营养素，这些均会影响后代生长发育、代谢调节相关基因的甲基化模式。在对荷兰饥荒队列的研究中发现，生命早期母体暴露于饥荒或营养不良中，子代印记基因IGF2与母体未发生暴露的个体相比，甲基化水平降低，而印记基因在胎儿的生长和行为发育中起着至关重要的作用；动物研究发现，怀孕大鼠孕期限制蛋白质的摄入可引起子代细胞增殖分化相关基因的甲基化模式的改变；四氢叶酸是天然叶酸的活性形式，参与一碳单位转移酶的构成，是一碳单位的载体，可以携带一碳单位基团，在体内参与嘌呤和嘧啶核酸的合成，在细胞增殖和分化中发挥作用，同时也参与机体的某些甲基化反应；哺乳类动物的一碳代谢高度依赖于膳食中的甲基供体和辅酶因子，人群研究表明极度叶酸缺乏可导致DNA低甲基化；母亲在围孕期补充叶酸（400μg/d）会增加幼儿印记基因IGF2的表达；此外，其他影响基因甲基化模式异常的营养素还包括维生素B_{12}、维生素B_2、维生素B_6、胆碱、甜菜碱等。

营养或膳食因素也可以改变组蛋白修饰，导致染色体结构变化，影响基因转录。动物实验表明，限制怀孕大鼠膳食蛋白质的摄入，其子代肝脏糖皮质激素受体（GR）启动子中H3K9和H4K9的乙酰化水平与H3K4的甲基化水平会增加；脂肪酸丁酸盐可促进蛋白乙酰化，从而促进基因的表达；怀孕大鼠血糖水平过高可引起肝脏胰岛素样生长因子-1（IGF-1）基因组蛋白甲基化修饰异常，IGF-1表达水平改变最终可引起个体成年期对胰岛素抵抗的易感性增加。

非编码RNA几乎参与了人体所有的生物学过程，包括个体发育、细胞增殖和分化、细胞周期调控，以及包括脂肪代谢和葡萄糖稳态在内的能量代谢，膳食营养素的摄入如蛋白质、酒精等均可改变非编码RNA的表达；孕期母体营养不良会引起子代非编码RNA表达的改变，对以后胰岛素抵抗产生重要影响。

DNA甲基化、组蛋白质修饰和非编码RNA并非各自独立而是相互联系的，一方面，某些非编码RNA的表达受到DNA甲基化和染色体修饰的调控，另一方面，非编码RNA也会影响甲基化机制和组蛋白修饰相关蛋白的表达。生命早期营养通过上述复杂的表遗传修饰机制，不仅对后代短期的生长发育造成影响，也会影响其成年期疾病发生特别是慢性非传染性疾病的易感性。

3. 生命早期营养对肠道微生态的影响

人体肠道菌群稳态的建立是一个长期的、动态的过程。多种因素均会影响到婴儿肠道菌群的构成和演变。人体肠道内有数量超过 10^{14} 个微生物，大概有 1000 多种，根据其复杂的种类与特性分为：共生菌（与宿主共生关系，多为专性厌氧菌，是肠道的优势菌群，如双歧杆菌、类杆菌和消化球菌等，具有营养及免疫调节作用）、双向菌（肠道非优势菌群，如肠球菌、肠杆菌，在肠道微生态平衡时是无害的，在生态失衡时，就会致病）、抗生菌（多为过路菌，长期定植的机会少，生态平衡时这些菌数量少，不会致病；生态失衡时数量超出正常水平，可导致疾病，如变形杆菌、假单胞菌等）。肠道菌群在人体消化、免疫、维生素和酶的合成等方面的作用逐渐受到重视。它们为宿主提供其本身不具备的酶和生化代谢通路，与宿主自身基因组一起在外界环境作用下影响着机体的功能。

研究发现，肠道菌群与肥胖、糖尿病、心脑血管疾病、炎症性肠炎、胃肠道癌症和自身免疫性疾病等具有一定的相关性。肠道菌群受到多种因素的影响，如饮食、药物、益生菌、卫生条件、年龄、性别、基因型、地域等，各个因素可以独立发挥作用，也可能会发生交互作用，共同影响肠道菌群的构成。IanA. Myles 等研究发现，摄入西方饮食模式（高热能、高 $n6：n3$ 脂肪酸比值、高碳水化合物）的母鼠与低脂饮食的母鼠所生的子代肠道菌群相比较，毛螺旋菌和梭菌数量增加，而西方饮食模式组的子代菌群多样性要少于低脂饮食组。另一项研究表明，$n-3$ 多不饱和脂肪酸组的子代菌群的颤杆菌、梭菌目、乳球菌属、真杆菌属等明显增加，而毛螺旋菌科、氏菌属却减少。此外，一项在日本猕猴中进行的研究发现，在孕期高脂饮食会降低后代肠道中的非致病性弯曲杆菌属的丰度。D L Gibson 等研究显示，孕期 $n-3$ 多不饱和脂肪酸和 $n-6$ 多不饱和脂肪酸饮食均会使得在子代肠道菌群占优势的肠杆菌和双歧杆菌的数量减少，同时，与免疫系统有关的梭状芽孢杆菌属和丝状细菌数量减少。比较特别的是富含 $n-3$ 多不饱和脂肪酸的鱼油增加了拟杆菌门的数量，富含 $n-6$ 多不饱和脂肪酸的红花籽油增加了厚壁菌门的数量。

另有研究表明，给 Wistar 大鼠在孕期和哺乳期饲喂高蛋白饮食和高纤维饮食，发现只是母乳里面寡糖的含量会发生变化，而母乳中的蛋白质和脂肪含量并没有发生变化。母乳中寡糖成分的改变与肠道菌群的改变有关系，与对照组相比较，高纤维饮食组的孕鼠和其子代的肠道中双歧杆菌的量有所增加。肥胖母亲的母乳与正常体重母亲的母乳菌种不同且菌种丰富度较低。

母乳喂养儿的肠道微生物群与配方乳喂养的婴儿不同，这表明了喂养方式的不同对婴儿微生物群会造成影响。双歧杆菌是健康母乳喂养儿中典型的肠道微生物，并提示母乳中存在双杆菌。尽管之前人们一直认为母乳是无菌的，但随着技术和认识的发展，目前已经能从母乳中鉴定出 50 个属的 200 个物种，包括葡萄球菌（*Staphylococci*）、链球菌（*Streptococci*）、棒状杆菌（*Corynebacteria*）、乳杆菌（*Lactobacillus*）和双歧杆菌（*Bifidobacteria*）。在哺乳期间母乳成分（包括微生物组）会发生变化。在初乳样品中，魏斯氏菌属（*Weissella*）和明串珠菌属（*Leuconostoc*）占主导地位，而韦永氏球菌属（*Veillonella*）、纤毛菌属（*Leptotrichia*）和普氏菌属（*Prevotella*）在 1~6 个月的母乳样本中比较多。

婴儿的肠道菌群组成随着辅食添加而改变。有研究发现，随着辅食的添加双歧杆菌、肠杆菌科（*Enterobacteriacae*）、艰难梭菌（*Clostridium difficile*）和产气荚膜梭菌（*C. perfringens*）物种的比例有所下降。有趣的是，添加辅食对纯母乳喂养儿的肠道菌群的影响比非纯母乳喂养儿要小。一般来说，添加辅食会增加物种的多样性。因此，随着辅食添加时间的延长儿童肠道菌群的构成开始类似于成人的微生物群了。

四、生命早期的合理营养

做好生命早期的合理营养，无疑是为一生的健康打好基础。在生命早期的不同阶段，特殊的生理特点决定了个体不同的营养需求。

1. 备孕期合理营养

虽然生命早期 1000 天从受精卵着床开始，但是孕育胚胎的母体是否做好了生理准备，也直接关系着受精卵着床后的早期发育。因此，生命早期的合理营养规划应该从备孕期开始。

备孕期准妈妈需调整孕前体重至适宜水平；常吃含铁丰富的食物，选用碘盐，孕前三个月补充叶酸（400μg/d），持续整个孕期；禁烟酒，保持健康的生活方式。肥胖或过于消瘦的备孕妇女应尽量调整 BMI 至理想范围（18.5~23.9kg/m²）。BMI 过低者应适当增加食物量，每天可有 1~2 次加餐，规律运动。肥胖者要改变不良饮食习惯，减慢进食速度，避免过量进食，减少高能量、高脂肪、高糖食物的摄入，多选择低血糖指数、富含膳食纤维的食物，增加运动，保持每天 30~90min 的中等强度运动。

2. 孕期合理营养

孕期合理营养，首先要做到食物多样，膳食均衡，根据孕期体重科学控制孕期不同阶段的体重增长，避免增重过多或过少。孕妇的身体状况和饮食习惯以及胎儿的生长状况制定饮食计划，定期测量孕妇体重，监测血糖，适当摄入微量元素，使孕妇的微量元素在正常水平。孕期血容量将增加 40%~50%，故而应保证水的充足供给，满足体内的血液总容量增加十分必要。此外，适量饮水还可减少体内水分潴留，减少妊娠水肿的发生。妊娠期身体发生一系列生理变化，蛋白质需要量增加，孕妇不仅要维持自身，满足胎儿发育的需要，还要在妊娠全过程储留蛋白，以补偿分娩消耗、产后失血与乳腺分泌。当蛋白质摄入不足或是比例不恰当时，就不能满足胎儿组织合成和快速生长的需要，胎儿宫内发育迟缓的发生率增高，容易发生流产、早产、死产或畸胎。孕期低蛋白饮食会影响后代基因型，增加后代患 II 型糖尿病的风险。胎儿脑细胞在孕 12~20 周时增生速度极快，是脑细胞生长的第一个高峰。此时胎儿脑细胞对母体代谢异常敏感，如蛋白质供给不足，直接影响胎儿脑细胞的发育，致脑细胞数目减少，分化迟滞。同时，孕妇摄入蛋白质不足，会引发妊娠高血压综合征、妊娠贫血和营养不良性水肿，同时也会对胎儿的发育不利。孕期要保证碳水化合物，为保证胎儿脑组织对葡萄糖的需要，预防酮症酸中毒对胎儿的危害，每天必须摄取至少 130g 碳水化合物，早孕反应明显时，无需强迫进食。孕早期胎儿生长相对缓慢，孕妇应继续保持孕前平衡膳食，无需额外增加食物摄入量，应选择清淡、易消化、增加食欲的食物、不偏食。孕中期之后平均每日应较非妊娠状态增加热能摄入 837kJ，适量摄入鱼、禽、蛋、乳、瘦肉，补充适量维生素和微量元素。适量身体活动，维持妊娠期适宜体重。胎盘组织血管形成的过程引起大量氧化应激，而胎盘中富含的抗氧化酶需要在特定矿物质下发挥抗氧化作用，如谷胱甘肽过氧化物酶（硒）和超氧化物歧化酶（铜、锌和锰），故而后者对保护胚胎和胎盘免受氧应激至关重要。缺乏足够的抗氧化矿物质可导致胎盘血管的减少，限制了血液流向胎儿，导致缺氧和缺血，并可能导致先兆子痫和胎儿生长不良。有研究表明，缺乏维生素 A 与早产儿视网膜病、支气管肺发育不良、贫血、颅内出血及早产儿死亡等均有一定相关性。妊娠期维生素 A 的缺乏可导致子代先天性心脏病的发病与肛门直肠的畸形，但维生素 A 补充过多也会增加畸形和死产的风险。维生素 D 缺乏会引起全身性钙、磷代谢失常，早产，新生儿出生体重异常，骨骼发育及神经系统发育异常。维生素 E 缺乏可引起胎儿肝脏、脑功能发育异常。另外，孕妇缺乏维生素 E 会增加自然流产、宫死胎内、新生儿先天性心脏病、心包积液等发生风险。孕期叶酸的缺乏主要引起子代的神经管畸形，补充叶酸可减少畸形。维生素 B_{12} 是孕妇和胎儿神经和脑功能正常发育的必需营养素。缺少维生素 B_{12} 容易导致孕妇早产和婴儿出生时体重偏低，认知发育也可能会受到影响。钙缺乏会影响牙胚的发育、佝偻病、母亲骨软化病等，钙摄入过多会导致胎盘钙化，营养不能供给导致死胎。富含膳食纤维的饮食可以改善妊娠期间人体肠道功能并且促进消化。膳食中富含膳食纤维的孕妇不易患妊娠期糖尿病。妊娠期糖尿病对宫内胎儿的影响主要是巨大胎儿，胎儿生长受限，易流产和早产，出现胎儿畸形等。孕期缺乏微量营养素钙、铁、锌、碘等易导致先心病，影响神经系统发育。

3. 0~6 月龄婴儿合理营养

0~180 天是生长发育的第一个高峰，生命早期 1000 天是第二个重要阶段。对营养及能量的需求高于其他时期。婴儿的消化器官及排泄器官尚未成熟，功能不健全，对食物的消化吸收能力及废物的排泄能力仍较低。3 个月以下的婴儿唾液淀粉酶含量不足，因此不宜喂食淀粉类食物。出生后 3~4 个月唾液分泌增加，5~6 个月明显增加。4~6 个月是味觉可塑的窗口期。婴儿胃容量小，易溢乳，平滑肌发育不完善，易扩张，分泌消化酶少，易消化不良。肠道长，利于营养吸收。胆汁分泌少，胰腺分泌酶少，活性低，所以这一时期喂养母乳是最佳选择。

0~6 月龄婴儿喂养注意以下几点。①产后尽早开乳，坚持新生儿第一口食物是母乳，坚持 6 月龄内纯母乳喂养。②顺应喂养，建立良好的生活规律。③尽量母乳喂养，实在母乳分泌不足，建议使用婴儿配方乳。④婴儿出生数日开始补充维生素 D，不需要补钙。⑤检测体格指标，保持健康生长。母乳是同源性蛋白，乳清蛋白含量高，钠适中，钙镁铁易吸收，渗透压接近血清，维生素不易破坏，不饱和脂肪酸比例适当。但是，某些情况下不能进行母乳喂养：婴儿患病（人乳喂养儿发生牛乳蛋白质过敏、苯丙酮尿症等）；母亲患病（母亲接受化疗、放射治疗、患活动期肺结核且未经有效治疗、患乙型肝炎且新生儿出生时未接种乙肝疫苗及乙肝免疫球蛋白、HIV 感染、乳房上有疱疹、吸毒等）；母亲因各种原因摄入药物和化学物质；经专业人员指导和各种努力后，乳汁分泌仍不足。

母乳分泌不足，可部分母乳喂养。母乳与配方乳或其他乳类同时喂养婴儿为部分母乳喂养，其中母乳与配方乳同时喂养的方法有下列两种。补授法："缺多少补多少"。代授法：一般用于 6 月龄以后无法坚持母乳喂养的情况，可逐渐减少母乳喂养的次数，用配方乳替代母乳。配方乳喂养：①因新生婴儿胃容量较小，生后 3 个月内可不定时喂养。②3 个月后婴儿可建立自己的进食规律，此时应开始定时喂养，每 3~4h 一次，约 6 次/d。③允许每次乳量有波动，避免采取不当方法刻板要求婴儿摄入固定的乳量。

出生后两周开始补充维生素 D，配方粉喂养的婴儿通过合乎国家标准的配方食品，能获得足量的维生素 D、维生素 K_1，不需要再额外补充。婴儿期缺乏维生素 D 可增加随后患 I 型糖尿病的风险。纯母乳喂养的婴儿不需要补钙。母亲不贫血则不需要补铁。若 6 个月之前给予铁补充，每日的量是 1mg/kg·d，一直补充到 6 月以后婴儿可以开始添加其他辅食为止。对不缺铁的婴儿补充铁，可能造成潜在的危险。

晚期早产儿、早期足月儿、极低出生体重儿的喂养。鼓励出生后 1h 开始喂养。如果新生儿和母亲分开，母亲应该在分娩后 1h 开始挤乳喂养，3h/次。即使没有分开，新生儿可能无法掌握吸吮（早产儿常见），应该挤乳并且用勺子、滴管等喂养。按需喂养。若距离上次喂养 4h 后没有表现出饥饿，应该主动喂养。一天喂养 8~12 次。每次喂养后，可能需要少量额外喂养（挤出的母乳、捐赠母乳、配方牛乳第一天喂养 5~10mL，之后每天喂养 10~30mL）。早产儿中新生儿黄疸常见，应增加喂养，如果乳汁不够，可补充含水解酪蛋白的配方牛乳。早产儿缺铁现象常见，注意补铁。

特殊患儿的喂养。高苯丙氨酸血症喂养以乳类饮食为主。根据血苯丙氨酸浓度（Phe）随时调整饮食。对牛乳蛋白过敏的婴儿，应回避牛乳蛋白，同时给予低过敏原性配方替代治疗，以提供生长所需的能量及营养。母亲回避饮食期间应注意补充钙剂。严重牛乳蛋白质过敏患儿，母亲饮食回避无效时，可考虑直接采用深度水解蛋白配方或氨基酸配方替代。

4.6～12月龄婴儿合理营养

适宜的营养喂养关系到婴儿近期的生长发育及远期的健康。此时期的婴儿咀嚼食物能力差，婴儿食管和胃壁的黏膜和肌层均较薄，自主神经调节功能差，易发生溢乳和呕吐。肠道固定性差，易发生肠套叠。新生儿出生时已有乳糖酶和蔗糖酶，可产生肠激酶和肽酶，有利于乳糖、蔗糖、蛋白质的消化吸收。新生儿出生时胰腺发育尚不成熟，胰脂酶出生时量少，1～9个月增加20倍，故6～12月龄婴儿消化脂肪能力逐渐增强。10个月时肝脏重量较出生时增加一倍。但肝细胞分化不全，肝功能较差，胆汁分泌较少。

婴儿生长发育迅速，不仅蛋白质的量按每单位体重计大于成人，而且需要更多优质蛋白质，婴儿比成人所需必需氨基酸的比例更大。6个月的婴儿对必需氨基酸的需要量比成人多5～10倍。8种必需氨基酸+组氨酸、半胱氨酸、酪氨酸以及牛磺酸。婴儿在6个月后添加辅食，仍以乳类食品为主，推荐的脂肪摄入量占总能量的30%～40%。碳水化合物：占总能量的30%～60%。人乳喂养的婴儿平均每日摄入量约12g/kg（供能比约37%），人工喂养儿略高（40%～50%）；4个月以后的婴儿能较好地消化淀粉食品。若碳水化合物过多，易在肠内经细菌发酵、产酸、产气并刺激肠蠕动引起腹泻。矿物质：易缺乏的矿物质和微量元素主要有钙、铁、锌。此外，内陆地区甚至部分沿海地区的碘缺乏病也较为常见。母乳中的维生素尤其是水溶性维生素含量受乳母的膳食和营养状态影响较大。

此时期应继续母乳喂养，满6月龄起添加辅食；从富铁的泥糊状食物开始，逐步添加达到食物多样；提倡顺应喂养，鼓励但不强迫进食；辅食不加调味品，尽量减少婴儿糖和盐的摄入；注意饮食卫生和安全进食；定期监测体格指标，追求健康生长。添加辅食的顺序及原则是：首先添加谷类食物（如婴儿营养米粉）；其次添加蔬菜汁（蔬菜泥）和水果汁（水果泥）及动物性食物，如蛋羹、鱼、禽畜肉泥（松）等。动物性食物添加的顺序为：蛋黄泥、鱼泥（净骨和刺）、全蛋（如蒸蛋羹）、肉末。

因为母子任何一方的疾病以及其他原因不能进行母乳喂养时，用好的配方乳品是解决问题的重要方法。婴儿配方乳粉一般按容积1:4，即1平匙乳粉加4平匙水。参照母乳成分和模式对牛乳的组成进行调整，配制成适合婴儿生理特点并能满足婴儿生长发育所需的制品。婴儿配方乳粉的基本要求是：增加脱盐乳清粉以降低牛乳或其他动物乳汁中酪蛋白含量和比例，使其接近母乳（母乳中乳清蛋白:酪蛋白为8:2）。

添加与母乳同型的活性顺式亚油酸，增加适量 α-亚麻酸，使其接近母乳中的含量和比例。FAD/WHO建议：提供600mg/kg体重的亚油酸，50mg/kg体重亚麻酸，60mg/kg体重的花生四烯酸，20～40mg/kg体重的DHA，建议配方乳 n-6 多不饱和脂肪酸与 n-3 多不饱和脂肪酸的比例范围为（5:1）～（10:1）。α-乳糖与 β-乳糖按4:6的比例添加，适当加入可溶性多糖，以提高乳糖含量至母乳水平（7%），对少部分乳糖不耐受的婴儿应尽可能减少乳糖的含量，以适应其乳糖酶的缺陷情况。减少矿物质总量，脱去牛乳中部分钙、磷、钠盐，调整钙/磷比例至（1.3:1）～（1.5:1）增加铁、锌等矿物质。配方乳中通常强化了维生素A、维生素D及适量的其他维生素，以促进婴儿生长发育及佝偻病的预防。在婴儿配方乳粉中强化牛磺酸、核酸、肉碱等婴儿生长发育必需而体内合成有限的营养物质。对牛乳蛋白质过敏的婴儿，可用大豆蛋白作为蛋白质来生产配方乳粉以避免过敏症的发生。

5.1～2岁幼儿合理营养

1～2岁幼儿生长发育速度较前减慢，智能发育较前突出，活动范围增加，肌肉组织发育加速，消化系统发育不全，胃容量小，牙齿已经萌出，但仍未出齐。此阶段幼儿每日能量需求大约男童 4604kJ，女童 4395kJ。需要注意科学喂养，保证幼儿有足够的营养摄入。鼓励母乳喂养到 2 岁。多吃含铁丰富的食物，保证钙的摄入，多晒太阳。养成良好的饮食习惯，顺应喂养，不强迫进食，合理布置就餐环境，营造融洽的喂养氛围，有意识的训练幼儿自主进食的技能。定时定性定量形成规则喂养，饮食要种类丰富、营养均衡、并引导幼儿自己使用餐具。避免高糖高盐膳食，减少加工食品，少喝果汁。

五、展望

目前，国内外的许多专家学者逐渐认识到生命早期营养的重要性，相关的研究报道逐年增加。但是，有几个重要问题一直没能得到很好的解决。

一是尚无具有说服力的前瞻性队列研究。目前生命早期营养的研究主要局限于动物实验，人群研究资料较少，主要是围绕世界范围内几次大规模的饥荒展开的历史性队列研究，研究内容单一。这主要是因为在人群研究中需要随访十几年甚至几十年才能观察到生命早期营养对成年健康的影响。

二是机制研究不够深入。目前的动物和人群研究，尚停留在揭示现象阶段，对生命早期营养影响成年健康的作用机制缺乏系统、细致、深入的探讨。

三是跨代继承问题尚未定论。母代和父代在生命早期经历的营养环境，除了影响自身成年后的健康，对子代健康有何影响？母代和父代哪一方对子代健康影响更大，两者之间是否存在交互作用？生命早期营养的跨代遗传继承是通过何种机制实现的？这些问题都有待于进一步研究。

四是缺乏针对单独营养素的研究。现有研究主要关注的是能量缺乏、蛋白质缺乏和高脂膳食，但是每种营养素在生命早期营养影响成年健康的过程中分别发挥何种作用，尚有待研究。

五是研究的实际指导意义有待提升。生命早期营养的研究尚处于理论研究阶段，对其实际应用价值缺乏足够的认识。传统的观点认为，成年慢性病的防控主要是通过改善生活方式来实现。该领域的研究结果提示，要想有效预防慢性病的发生、发展，不仅要关注成年后的生活方式，对生命早期的营养状况也应高度重视。

参考文献

［1］Elliott，R. and T. J. Ong，Nutritional genomics［J］. Bmj，2002，324（7351）：p. 1438-42.

［2］National Academies of Sciences，Engineering，and Medicine；Health and Medicine Division；Food and Nutrition Board；Food Forum. Nutrigenomics and the Future of Nutrition：Proceedings of a Workshop［M］. Washington（DC）：National Academies Press（US），2018.

［3］van Ommen B，van den Broek T，de Hoogh I，et al. Systems biology of personalized nutrition［J］. Nutr Rev. 2017，75（8）：579-599.

［4］de Toro-Martín J，Arsenault BJ，Després JP，et al. Precision Nutrition：A Review of Personalized Nutritional Approaches for the Prevention and Management of Metabolic Syndrome［J］. Nutrients. 2017，9（8）. pii：E913.

［5］Rodríguez-Cruz M，Serna DS. Nutrigenomics of ω-3 fatty acids：Regulators of the master transcription factors［J］. Nutrition. 2017，41：90-96.

［6］Ramos-Lopez O，Milagro FI，Allayee H，et al. Guide for Current Nutrigenetic，Nutrigenomic，and Nutriepigenetic Approaches for Precision Nutrition Involving the Prevention and Management of Chronic Diseases Associated with Obesity［J］. J Nutrigenet Nutrigenomics. 2017，10（1-2）：43-62.

［7］Braicu C, Mehterov N, Vladimirov B, et al. Nutrigenomics in cancer: Revisiting the effects of natural compounds ［J］. Semin Cancer Biol. 2017, 46: 84-106.

［8］Bailey LB, Stover PJ, McNulty H, et al. Biomarkers of Nutrition for Development-Folate Review ［J］. J Nutr. 2015, 145 (7): 1636S-1680S.

［9］Pandey A, Mann M. Proteomics to study genes and genomics ［J］. Nature, 2000, 405 (6788): 837-846.

［10］Özdemir V, Kolker E. Precision Nutrition 4. 0: A Big Data and Ethics Foresight Analysis——Convergence of Agrigenomics, Nutrigenomics, Nutriproteomics, and Nutrimetabolomics ［J］. OMICS. 2016; 20 (2): 69-75.

［11］MCDONALD, A, GLUSMAN, G, and PRICE, N D. Personalized nutrition through big data ［J］. Nature Biotechnology, 2016, 34 (2): 152-154.

［12］KIPNIS, V, MIDTHUNE, D, FREEDMAN, L, et al. Bias in dietary-report instruments and its implications for nutritional epidemiology ［J］. Public Health Nutrition, 2002, 5 (6a): 915-923.

［13］ZAMBONI, N, SAGHATELIAN, A, and PATTI, G J. Defining the metabolome: Size, flux, and regulation ［J］. Molecular Cell, 2015, 58 (4): 699-706.

［14］NICHOLSON, J K, CONNELLY, J, LINDON, J C, et al. Metabonomics: A platform for studying drug toxicity and gene function ［J］. Nature Reviews Drug Discovery, 2002, 1 (2): 153-161.

［15］WECKWERTH, W, LOUREIRO, M E, WENZEL, K, et al. Differential metabolic networks unravel the effects of silent plant phenotypes ［J］. Proceedings of the National Academy of Sciences of the United States of America, 2004, 101 (20): 7809-7814.

［16］SOGA, T, OHASHI, Y, UENO, Y, et al. Quantitative metabolome analysis using capillary electrophoresis mass spectrometry ［J］. Journal of Proteome Research, 2003, 2 (5): 488-494.

［17］DAGHIR - WOJTKOWIAK, E, WICZLING, P, WASZCZUK - JANKOWSKA, M, et al. Multilevel pharmacokinetics-driven modeling of metabolomics data ［J］. Metabolomics, 2017, 13 (3).

［18］GUIJAS, C, MONTENEGRO-BURKE, J R, DOMINGO-ALMENARA, X, et al. Metlin: A technology platform for identifying knowns and unknowns ［J］. Anal Chem, 2018, 90 (5): 3156-3164.

［19］HESKETH, J. Personalised nutrition: How far has nutrigenomics progressed? ［J］. Eur J Clin Nutr, 2013, 67 (5): 430-5.

［20］RADJURSOGA, M, KARLSSON, G B, LINDQVIST, H M, et al. Metabolic profiles from two different breakfast meals characterized by (1) h NMR-based metabolomics ［J］. Food Chem, 2017, 231: 267-274.

［21］Fan J, Krautkramer KA, Feldman JL, et al. Metabolic regulation of histone post - translational modifications ［J］. ACS Chem Biol, 2015, 10 (1): 95-108.

［22］Gitik M, Holliday ED, Leung M. Choline ameliorates adult learning deficits and reverses epigenetic modification of chromatin remodeling factors related to adolescent nicotine exposure ［J］. Neurobiol Learn Mem, 2018, 155: 239-248.

［23］Ma F, Li W, Tang R. Long Non-Coding RNA Expression Profiling in Obesity Mice with Folic AcidSupplement ［J］. Cell Physiol Biochem, 2017, 42 (1): 416-426.

［24］SNYDER, A, PAMER, E, and WOLCHOK, J. Could microbial therapy boost cancer immunotherapy? ［J］. Science, 2015, 350 (6264): 1031-1032.

［25］DE FILIPPIS, F, PELLEGRINI, N, VANNINI, L, et al. High-level adherence to a mediterranean diet beneficially impacts the gut microbiota and associated metabolome ［J］. Gut, 2016, 65 (11): 1812-1821.

［26］Barko P C, McMichael M A, Swanson K S, et al. The Gastrointestinal Microbiome: A Review ［J］. J Vet Intern Med, 2018, 32 (1): 9-25.

［27］叶雷，闫亚丽，陈庆森，等. 高通量测序技术在肠道微生物宏基因组学研究中的应用 ［J］. 中国食品学报，2016 (07): 216-223.

［28］Garrido-Cardenas J A, Manzano-Agugliaro F. The metagenomics worldwide research ［J］. Curr Genet, 2017, 63

（5）：819-829.

［29］ DeSantis T Z, Hugenholtz P, Larsen N, et al. Greengenes, a chimera-checked 16S rRNA gene database and workbench compatible with ARB ［J］. Appl Environ Microbiol, 2006, 72 （7）：5069-5072.

［30］ Pruesse E, Quast C, Knittel K, et al. SILVA：a comprehensive online resource for quality checked and aligned ribosomal RNA sequence data compatible with ARB ［J］. Nucleic Acids Res, 2007, 35 （21）：7188-7196.

［31］ Qin Y, Roberts J D, Grimm S A, et al. An obesity-associated gut microbiome reprograms the intestinal epigenome and leads to altered colonic gene expression ［J］. Genome Biol, 2018, 19 （1）：7.

［32］ Collins S M. The Intestinal Microbiota in the Irritable Bowel Syndrome ［J］. Int Rev Neurobiol, 2016, 131：247-261.

［33］ Lopetuso L R, Petito V, Graziani C, et al. Gut Microbiota in Health, Diverticular Disease, Irritable Bowel Syndrome, and Inflammatory Bowel Diseases：Time for Microbial Marker of Gastrointestinal Disorders ［J］. Dig Dis, 2018, 36 （1）：56-65.

［34］ Vatanen T, Franzosa E A, Schwager R, et al. The human gut microbiome in early-onset type 1 diabetes from the TEDDY study ［J］. Nature, 2018, 562 （7728）：589-594.

［35］ Erny D, Hrabe D A A, Jaitin D, et al. Host microbiota constantly control maturation and function of microglia in the CNS ［J］. Nat Neurosci, 2015, 18 （7）：965-977.

［36］ Thaiss C A, Zmora N, Levy M, et al. The microbiome and innate immunity ［J］. Nature, 2016, 535 （7610）：65-74.

［37］ Honda K, Littman D R. The microbiota in adaptive immune homeostasis and disease ［J］. Nature, 2016, 535 （7610）：75-84.

［38］ 黄林芳, 肖欣悦, 张烜. 微生物在炎性关节病及人类风湿性疾病中的作用 ［J］. 中华临床免疫和变态反应杂志, 2016 （02）：154-158.

［39］ Medina M, Izquierdo E, Ennahar S, et al. Differential immunomodulatory properties of Bifidobacterium logum strains：relevance to probiotic selection and clinical applications ［J］. Clin Exp Immunol, 2007, 150 （3）：531-538.

第二章　营养转化的生物工程基础

第一节　基因工程

一、基因工程概述

1. 基因工程的概念

基因工程（genetic engineering），又称基因拼接技术和 DNA 重组技术，是以分子遗传学为理论基础，以分子生物学和微生物学的现代方法为手段，将不同来源的 DNA 片段（基因或基因的一部分），按预先设计的蓝图，在体外构建杂种 DNA 分子，然后将其导入特定的受体细胞中，以改变生物原有的遗传特性，获得新品种，生产新产品的技术；或是研究基因的结构和功能，揭示生命活动规律的活动。

基因工程是 20 世纪 70 年代初发展起来的一门新兴科学，第一个重组 DNA 分子是由 Paul Berg 在 1972 年通过将来自猴病毒 SV40 与 λ 噬菌体 DNA 连接而制备的。通过基因重组技术可以将新 DNA 随机插入，或者靶向基因组的特定部分，甚至还可用于去除或"敲除"基因。由此而引发了当今世界各国所瞩目的生物技术。基因工程是用人工的方法把不同生物的遗传物质（基因）分离出来，在体外进行剪切、拼接、重组，形成基因重组体，然后再把重组体引入宿主细胞或个体中以得到高效表达，最终获得人们所需要的基因产物的工程技术（图 2-1）。

由图 2-1 可知，基因工程的基本过程就是利用重组 DNA（recombinant DNA）技术，在体外通过人工"剪切（cut）"和"拼接（splice）"等方法，对生物的基因进行改造和重新组

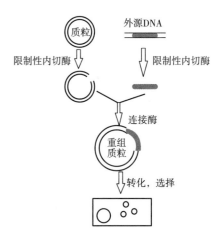

图 2-1　DNA 重组技术基本过程

合，然后导入受体细胞内进行增殖，并使重组基因在受体内表达，产生出人类需要的基因产物的过程。

基因工程作为生物技术的核心内容，已成为现代高新技术的标志之一。当今以基因工程为核心的生物技术（生物工程）已成为世界高技术革命浪潮的重要组成部分。这是一场正在蓬勃发展的高技术革命，不仅推动着工业革命的进程，而且正以前所未有的新型技术冲击着人们的原有观念。作为这场革命的重要组成部分的生物技术，基因工程技术正受到世界各国政府和社会各界的重视，形成了全球性的"生物技术热"。各国政府竞相制定发展计划、投入巨额资金、实行优惠政策、促进生物技术的发展。以生物技术产品为开发对象的公司、企业，在世界各国如雨后春笋般地建立起来，一个新兴的高技术生物产业已经形成。

当代人类社会所面临人口的增加、食品的短缺、资源的匮乏、环境污染的加剧、疑难病的诊断和治疗等重大问题，都在不同程度上依赖于生物技术的发展和应用加以解决。生物技术的发展已在世界

范围内给医学带来了一场革命性的变化，给农业带来了新的绿色革命，使轻工、食品、环保、海洋、能源开发等有关领域得到了前所未有的发展。

2. 基因工程的理论基础

基因工程技术是建立在分子生物学和分子遗传学理论发展基础之上的。

首先，不同基因具有相同的物质基础。自然界中所有生物的基因都是由一定的核苷酸序列组成的，并且所有生物的 DNA 的基本结构都是一样的。因此，不同生物的基因或 DNA 片段相互之间是可以重组交换的。

其次，基因是可切割和转移的。可以在 DNA 分子上采用一定的方法将基因切割下来，并且转移至另外一个 DNA 分子之中，而这个基因仍然保持着相同的结构和功能。因此，保证了基因工程能够对基因进行操作而不影响基因的功能。

第三，多肽与基因之间存在对应关系，并且有着相同的遗传密码。一般情况下，1 条多肽由一个相对应的基因编码，基因中三个碱基对应一个氨基酸，除极少数氨基酸外，这种对应关系在生物界是通用的，因此重组 DNA 分子不论导入什么生物细胞中，都能得到原样的氨基酸序列。

最后，基因携带的信息是可以遗传的。基因工程技术得到的转基因生物能够保持该基因的功能，并能稳定地传递到下一代。

3. 基因工程的主要内容

基因工程的操作需要经过"切""接""贴"和"检查修复"等过程，只是各种操作的"工具"不同，被操作的对象是肉眼难以直接观察的核酸分子。

基因工程的操作过程一般分 4 个步骤（图 2-1）。第一步，在供体细胞中用限制性内切酶切割基因，以分离出含有特定的基因片段或人工合成目的基因并制备运送载体（质粒、病毒或噬菌体）；第二步，把获得的目的基因与制备好的运送载体用 DNA 连接酶连接组成重组体；第三步，把重组体引入宿主细胞；第四步，筛选、鉴定出含有外源目的基因的菌体或个体。

基因工程是改变生物体遗传特性的一个强有力的手段，采用工程设计的原理进行实验设计和实验操作，最终可使受体生物获得新的、可预见的遗传特性。借助这一手段，人们可以打破物种间遗传物质交换的屏障，将来自不同种属、不同门类，甚至不同界的生物遗传物质转移到受体生物的细胞中。

4. 基因工程的发展概况

近几十年，由于分子生物学、分子遗传学研究的发展和影响，再加上生物化学发展的基础，基因分子生物学取得了前所未有的进步。因此，在生物化学、分子生物学和分子遗传学等学科领域的研究成果基础上逐步诞生了基因工程。基因工程的发展经历了前期的准备阶段、基因工程的诞生、基因工程的快速发展等几个阶段。

（1）基因工程的前期准备阶段　1944 年，美国微生物学家 Avery 等通过细菌转化研究证明 DNA 是基因载体，明确了基因的分子载体是 DNA 而不是蛋白质，即是遗传的物质基础。1953 年，Watson 和 Crick 建立了 DNA 分子的双螺旋结构模型，解决了基因的自我复制和遗传信息的传递问题。1958—1971 年前后的中心法则、操纵子学说以及三联密码子揭示了基因遗传信息的流向和表达。所有这些研究成果为基因工程的诞生提供了理论上的准备。

20 世纪 60 年代末 70 年代初，限制性核酸内切酶和 DNA 连接酶等被发现和使用。这两项技术是非常重要的基因操作技术，使 DNA 分子进行体外切割和连接成为可能。20 世纪 70 年代前后，基因克隆载体的发现、外源基因对大肠杆菌的转化、质粒 DNA 的提取技术、琼脂糖凝胶电泳技术以及杂交技术的发现，为开展 DNA 重组技术奠定了技术基础。

（2）基因工程的诞生 1972 年，Berg 等首次用限制性内切酶 *Eco*RI 切割病毒 SV40 DNA 和 λ 噬菌体 DNA，经过连接，组成重组 DNA 分子。1973 年，Cohen 将伤寒沙门氏菌抗链霉素质粒与大肠杆菌抗四环素质粒在体外重组，获得异源的重组质粒 DNA，并把重组质粒导入大肠杆菌中，建立了抗四环素和抗链霉素的大肠杆菌克隆体，这一研究标志着基因工程的出现。

1980 年，人们首次通过显微注射培育出世界第一个转基因动物——转基因小鼠，1983 年美国和法国的科学家在世界上第一次进行了抗除草剂转基因烟草的田间实验。经过几十年的发展，基因工程技术已走出实验室，成为一个巨大的朝阳产业，在农业、医药、食品、环保等领域做出了极大贡献。

（3）基因工程的快速发展阶段 近三十多年是基因工程快速发展的阶段。在基因工程基础研究方面，开发了大量的基因操作技术，开发了多种供转化的原核生物和动物、植物细胞载体，并获得了大量转基因生物。基因工程基础研究的进展，推动了基因工程应用的迅速发展。生物技术药简称生物药，大类分为重组蛋白质药物或重组多肽药物、重组 DNA 药以及干细胞治疗药等。2017 年中国创新药实现井喷，创下 10 年之最。预测 2022 年全球生物药市场将达 3260 亿美元。Frost&Sullivan 预测中国 2021 年将达 3269 亿元市场规模，迅疾发展的生物药无疑将成为最具前景和投资价值的科技领域。美国市场调研机构 EvaluatePharma 预测 2018 年最畅销与销售额增长最大的 10 大畅销药全为生物药，单抗类竟有 8 种，其中包括 2015 年美国批准的首个 PD-1 抗体药物 Keytrude。

在农业上，基因工程发展速度势头强劲。国际农业生物技术应用服务组织的统计数据显示，2017 年全球转基因作物种植面积达到 1.898 亿公顷。2017 年全球共有 24 个国家和地区种植转基因作物，种植面积较 2016 年增长 3%，是 1996 年 112 倍。

科学技术是一把双刃剑，应用得当会给人类社会带来福音，应用不当就会对人类自身或生存环境造成危害。基因工程也不例外，在开展基因工程应用的同时，特别要注意其潜在的危险性，切实加强安全管理。

二、DNA 分子的提取与检测技术

1. 天然 DNA 的分类与存在形式

DNA 分子的提取技术是基因操作的第一步。天然 DNA 分子包括染色体 DNA、病毒和噬菌体 DNA、质粒 DNA、线粒体 DNA 和叶绿体 DNA 等。这些 DNA 分子可以从不同的生物体中提取。

（1）染色体 DNA 生物体的遗传信息主要存储于染色体 DNA 中，含量最丰富。染色体 DNA 是基因工程中分离目的基因的主要材料，原核生物和真核生物中的染色体 DNA 分子质量大的能达到 106ku，小的也有 1000 ku。

（2）病毒和噬菌体 DNA 病毒和噬菌体 DNA 能在相应的原核生物和真核生物宿主细胞内大量增殖和表达。这类 DNA 可以在体外被包装，用于构建基因克隆载体，能容纳较大片段的外源 DNA 片段。同时，病毒载体可用于原核生物和真核生物体内基因表达调控，加上病毒和噬菌体 DNA 也编码了一些结构基因，因此，可作为分离目的基因和基因表达调控因子的材料。

（3）质粒 DNA 质粒是独立于染色体分子之外，游离于细胞质中，能自主复制的环状分子，因此也被称为染色体外遗传物质。它是基因工程应用最为广泛的载体工具。质粒 DNA 分子大小范围从 1 kb 到几百 kb。在基因工程操作中，主要作为克隆载体和表达载体使用。

（4）线粒体和叶绿体 DNA 线粒体和叶绿体是真核生物所特有的细胞器，它们含有染色体以外的遗传物质，分别与呼吸作用和光合作用相关。这些 DNA 主要是用于分离目的基因的材料。

2. DNA 的提取

根据生物体的种类、生理结构、DNA 分子的存在状态以及 DNA 分子的含量不同，结合不同的实验目的，需要采用不同的 DNA 提取方法。DNA 的提取方法有多种，物理方法有玻璃珠法、超声波法等，化学方法有异硫氰酸胍法、碱裂解法等。上述 DNA 提取方法，都有相同的基本分离步骤，主要包括生物材料的准备、细胞裂解、DNA 的分离和纯化。

（1）材料的准备 通常 DNA 提取要选用 DNA 含量丰富、杂质含量小的材料或组织。如从大肠杆菌中提取质粒 DNA，应把菌液培养至对数生长期后期，这样 DNA 得率和纯度都比较高。提取植物 DNA 时，总的原则就是尽量选取幼嫩的部位，最好能够暗培养 1~2h，也可以选取黄化幼苗，这样的材料不仅 DNA 含量高，而且还能减少淀粉和糖分对提取 DNA 的干扰。

（2）裂解细胞 细胞裂解的好坏直接关系到能否提取到 DNA 以及 DNA 的得率和质量。如果细胞没有裂解，那么 DNA 就不会被释放出来，也提取不到 DNA。如果细胞裂解不完全，则对应提取 DNA 的得率就低。如果细胞裂解过于激烈，则可能出现 DNA 链的断裂，DNA 的完整性就低。细胞裂解的方法需要根据生物种类而定。对细胞结构简单的原核生物来说，使用的方法主要有溶菌酶处理、超声波处理、NaOH、SDS 处理等方法。对细胞结构较为复杂的真核生物，如动物、植物材料，由于组织结构较为复杂，因此必须先将其破碎，然后使用裂解原核生物细胞的方法裂解细胞，真核生物组织破碎的方法有液氮冻结结合研磨，或用匀浆器、研钵直接粉碎等方法。

（3）分离和纯化 DNA 细胞裂解后，DNA 被释放出来，此时需要将 DNA 和其他物质分离开来，并且要对提取的 DNA 进行纯化。纯化 DNA 主要操作目的就是去除蛋白质和其他杂质，通常是向裂解液中加入蛋白变性剂，使蛋白质变性沉淀，通过离心将蛋白质和其他杂质除去，然后将 DNA 分子聚集沉降，离心除去溶液，最终得到 DNA 分子。

一般情况下，提取总 DNA 只需在细胞裂解液中加入适量的酚/氯仿/异戊醇或氯仿/异戊醇等有机溶液，可使 DNA 与蛋白质分开，然后用乙醇或异丙醇处理含有 DNA 的水相，使 DNA 分子沉降，离心获得 DNA。DNA 获得后可利用酚/氯仿抽提，70% 乙醇洗涤等方法需要进行纯化。另外，为了去除 RNA 杂质，通常采用 RNase 来水解 RNA。

提取叶绿体或线粒体等细胞器的 DNA 以及病毒和噬菌体的 DNA，则必须先从细胞裂解液中分离出完整的细胞器、病毒和噬菌体，去除其他 DNA 的污染，然后根据以上的策略得到所需要的 DNA。提取质粒 DNA 时，为了去除宿主细胞中染色体 DNA，首先应调节细胞裂解液的 pH 达到 12.6，使所有 DNA 都变性沉淀，随后再调节 pH 至中性，使质粒 DNA 复性后被从沉淀物中释放出来。

3. DNA 的检测——凝胶电泳技术

DNA 分子提取纯化后，需要通过电泳技术来检测其数量和质量。琼脂糖和聚丙烯酰胺凝胶电泳技术，已经发展成为了一种分析鉴定 DNA 分子的重要实验手段。琼脂糖或聚丙烯酰胺凝胶电泳是基因操作的核心技术之一，它能够用于分离、鉴定和纯化 DNA 片段。该技术操作简单而迅速，已经成为目前许多通用的分子生物学研究方法，如 DNA 重组、DNA 核苷酸序列分析、DNA 限制性内切酶分析及限制性酶切作图等的技术基础。

（1）凝胶电泳基本原理 当一种分子被放置在电场中时，由于本身带有一定的电荷，它们就会以一定的速度向相反的电极移动，电泳分子在电场作用下的迁移速度，称作电泳的迁移率。迁移率与电场的强度和电泳分子本身所携带的净电荷数成正比。根据分子大小的不同、构型或形状的差异，以及所带的净电荷的多寡，便可以通过电泳将蛋白质或核酸分子混合物中的各种成分彼此分离开来。

在生理条件下，DNA 分子糖-磷酸骨架中的磷酸基团是呈离子化状态的，DNA 和 RNA 的多核苷酸链被称作多聚阴离子。因此，当核酸分子被放置在电场当中时，它们就会向正电极的方向迁移。由于糖–磷酸骨架在结构上的重复性质，相同数量的双链 DNA 几乎具有等量的净电荷，它们能以同样的速度向正电极方向迁移。在一定的电场强度和凝胶浓度条件下，DNA 分子的迁移率随着 DNA 片段长度的增加而减少。这就是应用凝胶电泳技术分离 DNA 片段的基本原理。实验者能够通过同已知分子质量的标准 DNA 片段的迁移位置进行比较，测定出总共迁移的 DNA 片段的分子质量。

（2）凝胶电泳的分辨能力　凝胶的分辨能力同凝胶的类型和浓度有关，如表 2-1 所示，琼脂糖凝胶分辨 DNA 片段的范围为 0.2~50 kb，而聚丙烯酰胺凝胶的分辨能力要高一些，能够分辨较小分子质量的 DNA 片段，其分辨范围为 1~1000bp。

表 2-1　　　　　　　　　　琼脂糖及聚丙烯酰胺凝胶分辨 DNA 片段的能力

琼脂糖及浓度/%	分离 DNA 片段的范围/bp	聚丙烯酰胺及浓度/%	分离 DNA 片段的范围/bp
0.3	1000~5000	4.0	100~1000
0.7	100~20000	10.0	25~500
1.4	300~6000	20.0	1~50

凝胶浓度的高低影响凝胶介质孔隙的大小，浓度越高，孔隙越小，其分辨能力也就越强，反之，浓度降低，孔隙就增大，其分辨能力也就随之减弱。例如，20% 的聚丙烯酰胺的分辨力可达 1~6 bp DNA 小片段，而要分离 1000 bp 的大 DNA 片段，则要用 3% 的聚丙烯酰胺的凝胶。2% 的琼脂糖凝胶可分辨小到 300 bp 的双链 DNA 分子，而对于较大片段的 DNA，则要用低至 0.3%~1.0% 的琼脂糖凝胶分辨。分辨 50~1000kb 或更大分子 DNA 片段则需采用脉冲场凝胶电泳。

（3）凝胶电泳的显色　观察凝胶中 DNA 的最简便、最常用的方法就是利用荧光染料溴化乙锭（ethidium bromide，EB）进行染色。溴化乙锭是一种具有扁平分子的核酸染料，在高离子强度下，大约每 2.5 个碱基插入一个溴化乙锭分子。在 DNA–溴化乙锭复合物中，DNA 吸收 254 nm 处的紫外辐射并传递给染料，而结合的染料分子本身吸收 302 nm 和 399 nm 的光辐射。因此，吸收的能量可在可见光谱红橙区的 590 nm 处重新被发射出来。因此将核酸分子染色之后，将电泳标本放置在紫外光下观察，便可以十分敏感而方便地检测出凝胶介质中 DNA 的谱带部位，即使每条 DNA 带中仅含有 0.05μg 的微量 DNA，也可以被清晰地显现出来。在适当的染色体条件下，荧光的强度是同 DNA 片段的大小或数量成正比的。在包含有几种 DNA 片段的电泳谱带中，每一条带的荧光强度是随着从最大的 DNA 片段到最小的 DNA 片段方向逐渐降低的。溴化乙锭具有一定的毒性，市场上有比其毒性更低的替代品出售。

三、基因工程载体

目的基因或 DNA 片段一般是不容易进入受体细胞的，即使采用物理或化学的方法使其进入受体细胞，也不容易在受体细胞中维持。克隆需要一个合适的载体，将目的基因运送到细胞中并进行复制与扩增。这种以扩增外源 DNA 为目的载体的过程，称为克隆载体（cloning vector）。作为克隆载体的基本要求如下所述。

（1）载体在细胞中必须能够进行独立、稳定的自主复制。因此，载体应是一个独立的复制子（replicon），具有复制起始序列，可在细胞中进行有效扩增。

（2）载体必须具有若干限制性内切酶的单一切割位点，便于外源 DNA 的插入。并且由于这些酶切位点位于载体复制的非必需区，故插入适当大小外源 DNA 片段后载体仍然能够进行正常的复制。

（3）载体必须具有可供选择的遗传标记，例如，具有耐受抗生素的抗性基因，便于对阳性克隆的鉴别和筛选。

（4）载体 DNA 须易于生长和操作。

到目前为止，基因工程中使用的载体基本上均来自于微生物，主要包括质粒载体、λ 噬菌体载体、柯斯质粒载体、M13 噬菌体载体等。

1. 质粒载体

（1）质粒载体的定义　质粒（plasmid）是能自主复制的双链环状 DNA 分子，在细菌中能独立于染色体之外而存在（图 2-2）。每个质粒都含有一段 DNA 复制起始位点的序列，它帮助质粒 DNA 在宿主细胞中复制。质粒广泛存在于多种细菌的细胞中，在一些蓝藻、真菌和绿藻细胞中也发现质粒的存在。一般情况下，质粒在宿主细胞中是以超螺旋共价闭合环形存在的。当两条多核苷酸链中有一条保持着完整的环形结构，而另一条出现缺口时，质粒就成为开环 DNA 分子。当质粒 DNA 分子经过适当的核酸内切酶切割后，双链渐裂而形成线性分子。这是环形双链 DNA 分子的 3 种不同构型。

质粒的大小差异很大，小的不到 1kb，大的超过 500kb。质粒的存在非常普遍，几乎所有的细菌株系都含有质粒。质粒按照作用被分为多种类型，如携带帮助其自身从一个细胞转入另一个细胞的信息的质粒，即 F 质粒；表达对一种抗生素抗性的质粒，即 R 质粒；携带参与或控制一些不同寻常的代谢途径基因的质粒，即降解质粒。

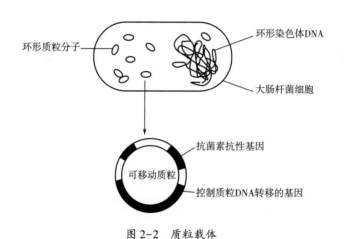

图 2-2　质粒载体

（2）质粒的命名　通常用一个小写的 p 来代表质粒，而用一些英文缩写或数字来对这个质粒进行描述。以 pBR322 为例，BR 代表研究出这个质粒的研究者 Bolivar 和 Rogigerus，322 是与这两个科学家有关的数字编号。

有些质粒在每个宿主细胞中可以有 10~100 个拷贝，称为高拷贝数质粒；另一些质粒在每个细胞中有 1~4 个拷贝，为低拷贝数质粒。在一个细菌细胞中，质粒最多可以占到细菌总 DNA 的 0.1%~5%。高拷贝质粒通常在松弛控制下进行复制，而低拷贝的质粒则常常是在严紧控制下复制的。高拷贝质粒 DNA 复制启动是由质粒编码基因合成的功能蛋白质调节的，与在宿主细胞周期开始时合成不稳定蛋白质控制的复制起始蛋白质无关。因此，当用蛋白质合成抑制剂氯霉素处理宿主细胞时，在染色体 DNA 复制受阻的情况下，松弛的质粒仍可继续扩增，而低拷贝质粒受宿主细胞不稳定的蛋白质控制，与宿主细胞染色体同步进行。

有些质粒的复制起始点较特异，只能在特定的宿主细胞中复制，称为窄宿主范围质粒；还有些质粒的复制起始点不太特异，可以在许多种细菌细胞中复制，称为广宿主范围质粒。

　　作为一种自主性自我复制的遗传因子，质粒具有携带外源DNA、成为克隆载体的潜在可能性，但质粒要变成克隆载体，需要对它进行遗传改造。一种理想的用作克隆载体的质粒必须满足以下几个要求。

　　① 具有复制起点。构建的质粒载体应该在转化的受体细胞中能进行有效的复制，并且具有较多的拷贝数。

　　② 质粒载体的相对分子质量应尽可能小。质粒转化受体细胞同质粒DNA分子大小相关，小分子质粒的转化率较高。实验证明，质粒大于15 kb时，其将外源DNA转入大肠杆菌的效率就大大降低。另外，低分子质量的质粒往往含有较高的拷贝数，这有利于质粒DNA的制备。

　　③ 应该有用来克隆外源DNA的单一的限制性内切酶识别位点。这种单一的限制性内切酶位点数量要尽可能多，质粒载体中，一个小的区域或位点内含有连续多个的单一限制性内切酶，被称为多克隆位点。一方面多克隆位点便于基因的克隆和重组载体的构建，另一方面不影响质粒的复制。

　　④ 应该有一个或多个选择标记基因。一个理想的质粒克隆载体最好有两种标记基因，以便为宿主细胞提供容易检测的表型性状作为选择记号。在选择标记基因区内有合适的克隆位点，当外源DNA插入后使得标记基因失活，成为选择重组的依据。

　　2. 载体质粒的选择标记

　　一般来说绝大多数的质粒载体都是使用抗生素抗性基因作为选择标记，这些选择标记主要包括四环素抗性、氨苄青霉素抗性、链霉素抗性及卡那霉素抗性等。这些选择抗性一方面由于许多质粒本身就含有抗生素抗性基因的R因子，另一方面是由于抗生素抗性标记使得基因克隆更易于操作，便于选择，所以在构建质粒载体时加入（表2-2）。

　　3. 质粒载体的种类

　　（1）高拷贝数质粒载体　除了一些特殊用途的克隆载体，一般情况下的克隆实验仅仅是为了分离得到大量高纯度的DNA片段，因此在选择分子质量小、高拷贝数的质粒，如ColE1、pMB1，它们在没有蛋白质合成的情况下仍能继续复制。

　　（2）低拷贝质粒载体　低拷贝数的质粒载体在一些情况下有特定的用途。因为有些克隆的编码基因用高拷贝数质粒载体时，其产物含量过高会严重干扰宿主细胞的正常新陈代谢。因此选用低拷贝数质粒载体时，可使克隆基因的表达在严谨的控制下，从而使蛋白质产物对宿主细胞的毒害作用降低到最低。

　　（3）失控型质粒载体　一些克隆基因表达的蛋白质会导致细胞死亡，因此，不能选择高拷贝数质粒载体。而低克隆质粒载体的拷贝数太少，不能满足实验的需求。因此，解决的办法是使用失控型质粒载体。pBEUI和pBEU2在30℃下，每个细胞中只有适量的拷贝数，当培养温度超过35℃时，质粒的复制失去控制，每个细胞的拷贝数持续上升。在高温下，细胞的生长和蛋白质合成可正常持续2~3 h，当克隆基因产物超过常量导致细胞死亡时，质粒DNA分子质量的积累已经满足了实验的要求。

表2-2	若干抗生素的作用机制	
抗生素基因	作用方式	抗性机制
氨苄青霉素（Amp）	是一种青霉素的衍生物，通过干扰细菌胞壁的合成而杀死生长的细胞	氨苄青霉素抗性基因编码一种周质酶，即β-内酰胺酶，可特异性地切割氨苄青霉素的β-内酰胺环，从而使之失去杀菌的效力

续表

抗生素基因	作用方式	抗性机制
氯霉素（Cm）	是一种抑菌剂，通过同核糖体50S亚基的结合作用，干扰细胞蛋白质的合成，并阻止肽键的形成	氯霉素抗性基因编码的乙酰转移酶，特异性的使氯霉素乙酰化而失活
卡那霉素（Kan）	是一种杀菌剂，通过同70S核糖体的结合作用，导致mRNA发生错读	卡那霉素的抗性基因编码的氨基糖苷磷酸转移酶可对卡那霉素进行修饰，从而阻止其同核糖体之间发生相互作用
链霉素（Sm）	是一种杀菌剂，通过同核糖体30S亚基的结合作用，导致mRNA发生错译	链霉素抗性基因编码一种特异性酶，可对链霉素进行修饰，从而抑制其同核糖体30S亚基的结合
四环素（Tet）	是一种抑菌剂，通过同核糖体30S亚基之间的结合作用，阻止细菌蛋白质的合成	四环素抗性基因编码一种特异性的蛋白质，可对细菌的膜结构进行修饰，从而阻止四环素通过细胞膜从培养基中转运到细胞内

（4）插入失活型质粒载体　在基因克隆时，选择插入失活型质粒载体，将外源DNA片段插入在会导致选择标记基因（如抗生素抗性基因）失活的位点，就可以通过抗生素抗性的筛选，大幅度提高阳性重组子的几率（图2-3）。

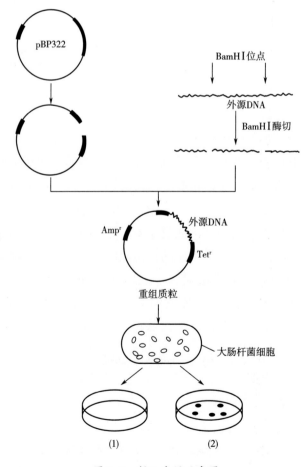

图2-3　插入失活示意图

（1）含Tet平板　（2）含Amp平板上长出的Amp^r、Tet^{r}转化子

（5）正选择的质粒载体　根据遗传学的正选择原理，正选择质粒载体只有在外源基因插入后，质粒DNA分子的宿主细胞才能在正常的培养条件下进行选择。如pLX 100，在质粒载体所带有的木糖异构酶基因序列中，带有连续的Hind I、Pst I、BamH I 和 Xho I 的单一限制性酶切位点，而且是在lac启动子控制之下。带有pLX 100质粒的大肠杆菌无法在含木糖的培养基中生长，只有当外源DNA片段插入到它的单一酶切位点时，其转化子才能在该培养基中生长。

①质粒载体pBR322。pBR322是目前研究最多、使用最广泛的质粒载体之一。pBR322大小为4363 bp，含有两个抗生素抗性基因（抗氨苄青霉素和抗四环素）；还有单一的BamH I、Hind I 和 Sal I 的识别位点，这3个位点都在四环素抗性基因内；另一个单一的Pst I 识别位点在氨苄青霉素抗性基因内。pBR322带有一个复制起始位点，它可以保证这个质粒只在大肠杆菌中行使复制功能（图2-4）。在大肠杆菌里，pBR322以高拷贝数存在。

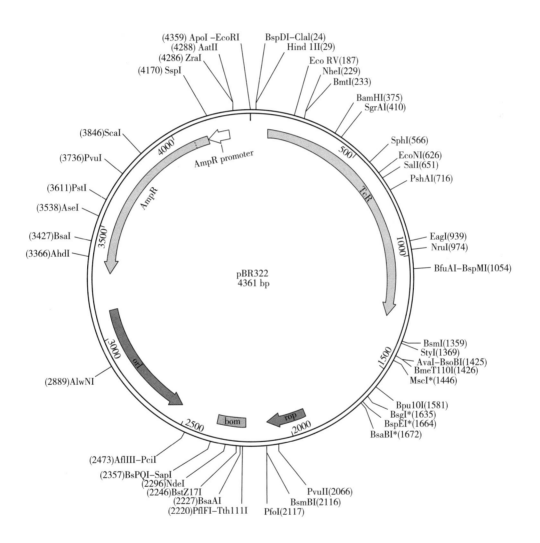

图2-4　质粒载体pBP322

pBR322质粒载体有3个优点。其一就是具有较小的分子质量，不仅易于自身的纯化，而且即使克隆了一段大小为6 kb的外源DNA，其重组体分子的大小仍然能满足实验的需要。其二，该质粒具有两种抗生素抗性基因可作为转化子的选择标记。EcoR V、Nhe I、BamH I、Sph I、Sal I、Xam Ⅲ 和 Nru I 位点插入外源基因会导致四环素抗性基因失活，在 Pst I、Sca I 位点插入外源DNA会导致氨苄青霉素抗性基因失活，这种插入失活效应为基因克隆重组子的选择提供了方便。其三，该质粒具有较高的拷贝数，而且经过氯霉素处理之后，每个细胞中可累积 1000~3000 个拷贝，这使重组体 DNA 的制备变得极其方便。

②质粒载体 pUC19。pBR322 使用广泛，但它带的单一克隆位点较少，筛选程序还较费时间，因此，人们就在 pBR322 的基础上发展了其他的一些质粒克隆载体。如质粒 pUC19。此类载体被取名为 pUC，因为它是由美国加利福尼亚大学（University of California）的科学家首先构建的。

pUC19 长 2686 bp，带有 pBR322 的复制起始位点，一个氨苄青霉素抗性基因和一个大肠杆菌乳糖操纵子半乳糖苷酶基因（lacZ′）的调节片段，一个调节 lacZ′ 基因表达的阻遏蛋白（repressor）的基因 lacI，还有多个单克隆位点，另外，pUC19 的筛选过程相对来说比较简单。

与 pBR322 相比，pUC19 有 3 方面的优点。第一，具有更小的分子质量和更高的拷贝数；第二，pUC19 适用于组织化学方法检测重组体，由于其含有大肠杆菌操纵子的 lacZ 基因所编码的 α-肽链可参与 α-互补作用，可用 X-gal 显色的组织化学方法一步实现对重组转化子的鉴定；第三，具有多克隆位点 MCS 区，这个区域由连续 10 个单一限制内切酶位点，为基因的克隆和重组提供极大的方便（图 2-5）。

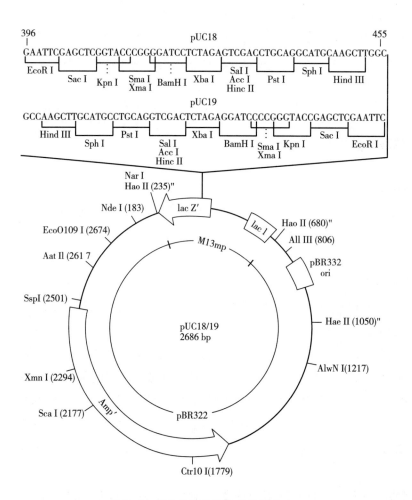

图 2-5 pUC 质粒结构与多克隆位点

③酵母质粒载体。酵母质粒载体既可以在大肠杆菌中复制，又可以在酵母系统中复制，故此类载体又称穿梭载体（shuttle vector）。

选择酵母载体必须慎重考虑以下因素：大肠杆菌和酵母均有适当的遗传标志；结合实际需要，考虑在酵母中的复制方式；在酵母和大肠杆菌中的拷贝数；要有简单易行的筛选插入物的方式。

根据转化细胞中的复制机制，可将酵母质粒载体分为两个基本类型即整合载体和自我复制载体。

整合型酵母载体包含一个酵母 URA3 标志基因和大肠杆菌的复制和报告基因，由于质粒 DNA 与酵母基因组 DNA 之间发生同源重组，在转化的细胞中可检测到质粒的整合复制。整合载体中的 YIp 载体（yeast integrating plasmid）其转化效率较低，而且不稳定，目前使用得较少。

自我复制型酵母载体因在酵母中有自我复制的能力而得名。属于这类载体的有 YRp，YEp 和 YCp。其中 YEp 在遗传学方面序列稳定，应用较多。应用酵母人工染色体构建的载体是 pYAC，该质粒不仅可直接克隆大片段 DNA，而且可在连接反应后，直接利用线性 DNA 转化细胞，并按标准方法筛选。

酿酒酵母作为基因克隆寄主的应用，包括调节表达的序列（RNA 聚合酶识别位点及核糖体识别位点）的克隆载体应用，是十分有效的。某些自身复制型质粒（如大肠杆菌质粒）使酵母细胞核中也能获得高拷贝。要在酵母中最大限度表达基因，需要特异的启动子（乙醇脱氢酶、同工酶 1、磷酸甘油激酶、酸性磷酸酶和 α 因子等基因的启动子）。通过重组 DNA 技术，还可以利用酿酒酵母生产医用的外源蛋白。用酵母生物技术方法得到的第一种医用产品是乙型肝炎疫苗，其他类似产品包括人小肠三叶因子、胰岛素和水蛭素。

酿酒酵母作为表达系统有其优缺点。在理论上，酵母生产外源蛋白的最佳表达盒（ex-pression box）包括有效的启动子序列（可为诱导性或组成性）、目的蛋白 cDNA 和转录终止序列。应注意产生蛋白的性质，因为这将决定产物是在胞内表达还是向外分泌。使用酿酒酵母表达系统还要考虑：启动子和终止子的选择；表达盒的稳定性；外源蛋白的累积部位；产量的高低。

四、基因工程的基本技术

1. 目的基因的获得与序列分析

（1）目的基因的定义与结构　基因工程是把分离到的或合成的基因经过改造，插入载体中并导入到宿主细胞内，使其扩增和表达，从而获得大量基因产物，或者令生物表现出新的性状。目的基因的分离是基因工程操作的第一步。

通常把插入到载体内的非自身的 DNA 片段称为"外源基因"（foreign gene）。目的基因（objective gene），又称靶基因（target gene），是指根据基因工程的目的而设计所需要的某些 DNA 分子的片段，它含有一种或几种遗传信息的全套密码。

一般来说，一个具有功能的基因包括基因的启动子区域、编码区和转录终止区。不同类型的生物，其基因的结构有所差别。原核生物的基因组成包括启动子区域、基因编码区域、SD 序列区和转录、翻译终止区。其中 SD 序列与原核生物基因的翻译有关，基因编码区没有内含子。真核生物的基因包括启动子区域、基因编码区域、翻译终止区，其中编码区包括内含子和外显子，蛋白质的序列由外显子的序列决定。因此，在基因工程具体操作过程中，要针对具体来源的基因结构进行分析，进行有针对性的实验。

（2）目的基因的制备方法　目前采用的分离、合成目的基因的方法有多种，从染色体 DNA 中分离，通过 mRNA 合成 cDNA 和化学合成等方法制备。

①目的基因的直接分离法

a. 限制性内切酶酶切法。用限制性内切酶酶切法分离基因的前提就是对目的基因所在载体或基因组上的位置、酶切位点十分清楚，如果在基因组上，则基因组必须比较小。这是一种非常简单而实用的分离目的基因的方法。该方法直接用限制性内切酶从载体上或基因组上将所需要的基因或基因片段切割下来，然后通过凝胶电泳，把 DNA 片段分离开来并回收。

b. 物理化学法。所谓物理化学法分离基因，就是利用核酸 DNA 双螺旋之间存在着碱基 G 和碱基 C 配对、碱基 A 和碱基 T 配对的这一特性，从生物基因组分离目的基因的方法。

常用的物理化学法分离基因的主要方法有密度梯度离心法、单链酶法和分子杂交法。

②基因文库筛选法。基因文库（gene library）是指在一种载体群体中，随机地收集着某一生物 DNA 的各种克隆片段，理想地包含着该物种的全部遗传信息。因此，基因文库是人工构建的某一生物基因的"活期储蓄所"，根据构建方法的不同，分为基因组文库、cDNA 文库等。根据基因库的含量，又分为全库和特异性的库，全库含有某一生物的全部遗传信息，而特异性的库是不完整的，如差示库。将通过构建基因文库来筛选所需克隆的方法称为鸟枪法。

a. 基因组文库法。高等生物染色体基因组结构复杂，分子庞大，而单个基因却只占染色体 DNA 的很小一部分。若要从巨大染色体基因组中分离某一目的基因，通常需经过两个步骤：首先构建一个基因组文库，然后根据目的基因的性质或序列从文库中将其筛选出来。

所谓基因组文库是指生物染色体基因组各 DNA 片段的克隆总体。文库中的每一个克隆只含基因组中某一特定的 DNA 片段。一个理想的基因文库应包括该生物染色体基因组全部遗传信息（即全部 DNA 序列）。

基因文库构建的简单步骤（图 2-6）：

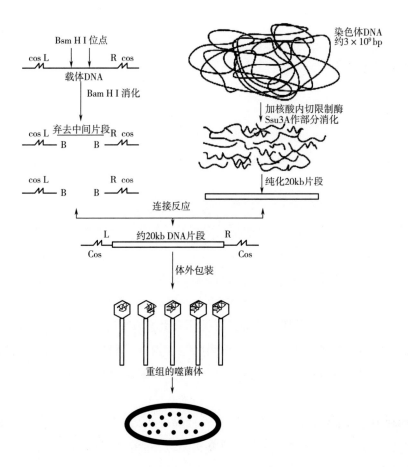

图 2-6 基因组文库构建的主要步骤示意图

从组织或细胞提取基因组 DNA。

用限制性酶部分水解或机械剪切成适当长度的 DNA 片段，经分级分离选出一定大小合适克隆的 DNA 片段。

选择容载量较大的克隆载体，通常采用 λ 噬菌体或柯斯质粒载体，在适当位点将载体切开。

将基因组 DNA 片段与载体进行体外连接。

重组体 DNA 直接转化细菌或用体外包装的重组噬菌体颗粒感染敏感细菌细胞。最后得到携带重组 DNA 的细菌群体或噬菌体群体即构成基因文库。

b. cDNA 文库法。所谓 cDNA 文库是指生物体全部 mRNA 的 cDNA 克隆总体。cDNA 文库中的每一个克隆只含一种 mRNA 信息。

如上所述由于真核生物基因组十分庞大，因此要求构建基因文库的库容量要足够大，才能筛选到某一目的基因。但基于这样一个事实，即细胞中的 mRNA 分子数要比基因组的基因数小得多（通常大约仅有 15% 基因被表达），因此，若由 mRNA 逆转录为 cDNA，那么所构建的 cDNA 文库的库容量相应比基因组文库小。

构建 cDNA 文库的主要步骤（图 2-7）：

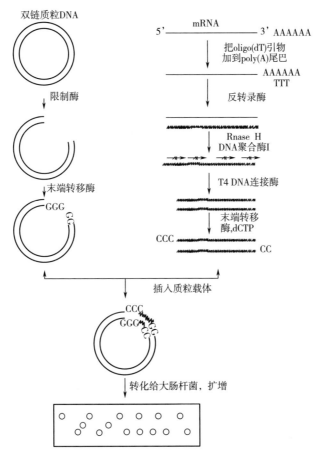

图 2-7　cDNA 文库构建的主要步骤

从生物体或细胞中提取 mRNA。

利用逆转录酶以寡聚（dT）或随机寡聚核苷酸为引物合成 cDNA 的第一条链。

利用 DNA 聚合酶 I，以 cDNA 第一条链作为模板，用适当引物合成 cDNA 第二条链。常用 RNA 酶 H 在杂交分子的 mRNA 链上造成切口和缺口，产生一系列 RNA 引物；或是除去杂交分子的 mRNA 后，加入随机引物，即可合成第二条链。

cDNA 与载体的体外连接。

噬菌体的体外包装及感染或质粒的转化。由于 cDNA 不含基因的启动子和内含子，因而序列比基因短，其克隆载体可选用质粒或病毒载体。cDNA 文库对克隆和表达真核生物基因更加重要。因为真核生物的基因含有内含子，在原核生物细胞中不能被表达，但筛选到的 cDNA 克隆只要附上原核生物的调节和控制序列，就能在原核细胞内表达。此外，cDNA 还代表了基因组表达的遗传信息。

③聚合酶链式反应法（PCR）。穆利斯发明了聚合酶链式反应（polymerase chain reaction，PCR），这是一种在体外快速扩增特定 DNA 序列的新技术。在 PCR 技术发明之前，人们为了得到某一特定 DNA 序列，按传统方法需将目的基因插入到载体中，再将此重组 DNA 导入到宿主细胞中，经过筛选和鉴定等操作获得目的基因的克隆。而 PCR 技术只需数小时，就可在体外将该特定基因扩增百万倍，从而免除基因重组和分子克隆等一系列烦琐的操作。

a. PCR 扩增技术原理：如果 DNA 片段两端的序列是已知的，那么采用聚合酶链式反应（PCR）就可很容易将此 DNA 片段扩增出来。进行 PCR 需要合成一对寡聚核苷酸作为引物，它们各自与所要扩增的靶 DNA 片段的末端互补。引物与模板 DNA 相结合并可沿模板 DNA 延伸，以扩增靶 DNA 序列。

PCR 由 3 个基本反应组成。变性（denaturation）：加热，模板 DNA 经热变性，双链被解开，成为两条单链。退火（annealing）：使温度下降，寡核苷酸引物即与模板 DNA 中所要扩增序列两端的碱基配对。延伸（extension）：在适宜条件下，引物 3′端向前延伸，合成与模板碱基序列完全互补的 DNA 链。

这样，变性、退火和延伸可构成一个循环，新合成的 DNA 链又可作为模板进行下一个循环的复制。重复变性、退火和延伸三步操作，DNA 片段呈 2 的指数增长，在 1~2h 内重复 25~30 次循环，扩增的 DNA 片段拷贝数可增加至 106~107 倍。

b. PCR 的反应体系：一个完整的 PCR 应具备以下条件：要有与被分离目的基因 DNA 双链两端序列相互补的 DNA 引物（约 20 个碱基左右）；具有热稳定性的酶，如 TaqDNA 聚合酶；dNTP；作为模板的目的 DNA 序列；反应缓冲液。一般 PCR 可扩增出 100~5000bp 的目的基因。

c. PCR 技术的应用：PCR 技术具有十分广泛的用途：可用于 DNA 的扩增和克隆，制备单链或双链 DNA 探针；也可用于定点突变和 DNA 测序。在临床医学上可用于检测病原体，诊断遗传病，以及对癌基因的分析确定。用于法医学检验，以鉴别个体和判定亲缘关系。当用多对引物进行 PCR 时，可得到针对个体的特定条带图谱，即指纹图谱（DNA finger-printing）。从案发现场采集到的痕量血液、体液、毛发、皮屑等，经 PCR 得到指纹图谱即可用来指证嫌犯。DNA 指纹图谱还能确定个体间的血缘关系。

由于 PCR 技术操作简单、实用性强、灵敏度高，并可自动化操作，因此在分子生物学、基因工程研究，以及临床医学、法医和检疫等实践领域得到日益广泛的应用。

d. PCR 反应的其他种类：反向 PCR（inverse PCR）特别适用于扩增已知序列两端的未知序列。如果在目的基因一端有一段已知序列，我们就可以用此法来克隆此基因的未知序列。其具体做法是选择一个在已知序列中没有、而在其两侧都存在的限制性内切酶位点，用相应的限制性内切酶酶解后，将酶切的片段在连接酶的作用下环化，使得已知序列位于环状分子上。根据已知序列的两端序列设计两个引物，以环状分子为模板进行 PCR，就可以扩增出已知序列两侧的未知序列（图 2-8）。

反转录 PCR，（reverse transcription-PCR，RT-PCR）法。它是一种酶促合成法，即以 mRNA 为模板，在反转录酶的作用下，以 4 种脱氧核苷三磷酸为材料合成 DNA（cDNA），然后以 cDNA 链为模板进行的 PCR（图 2-9）。

锚定 PCR（anchored PCR）：特别适合于扩增那些只知道一端序列的目的 DNA。例如，对于一端序列已知、一端序列未知的 DNA 片段，可以通过 DNA 末端转移酶给未知序列的另一端加上一段多聚 dG 的尾巴，然后分别用多聚 dC 和已知的序列作为引物进行 PCR 扩增（图 2-10）。

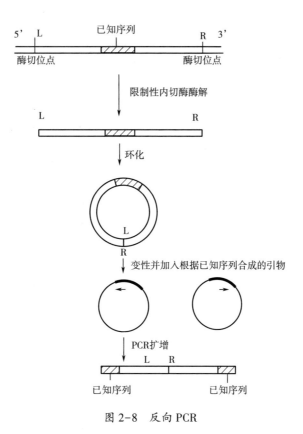

图 2-8　反向 PCR

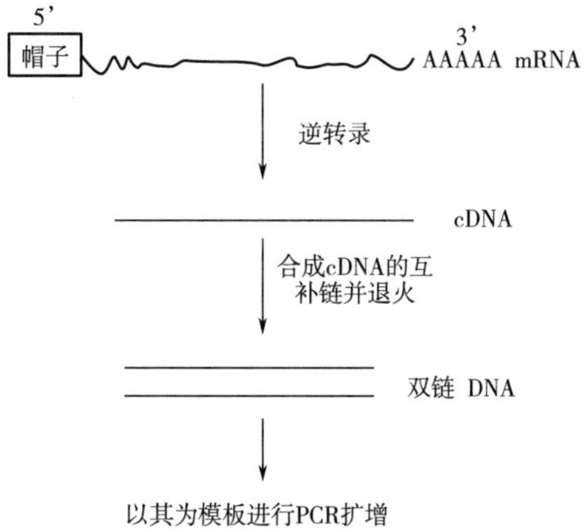

图 2-9　反转录 PCR

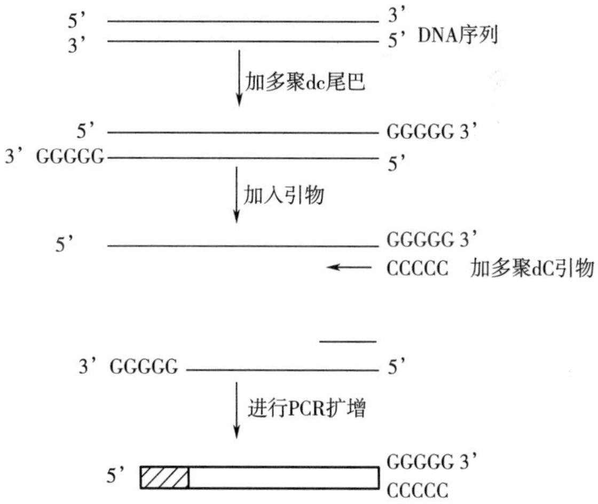

图 2-10　锚定 PCR

④基因的化学合成法。如果已知某种基因的核苷酸序列或根据某种多肽链的氨基酸序列，可推导出相应编码基因的核苷酸序列，再利用 DNA 合成仪通过化学原理合成目的基因。

2. 目的基因的分离方法

随着分子生物学研究的发展和基因工程研究的深入，已经有一大批基因得到了分离和应用，如食品中的酶制剂基因、蛋白质合成相关基因、脂肪酸代谢相关基因、果实抗衰老基因等。生物体内的基因数目很大，直接分离这些基因不是很容易，需要采用一定的策略，并结合前面介绍的基因分离方法来克隆相应的目的基因。下面介绍几种主要的基因克隆策略。

（1）序列克隆——根据已知基因的序列克隆基因

①PCR 扩增克隆。当已知目的基因的序列时，通常采用 PCR 的方法来克隆基因。

基本原理和方法如下：利用已知目的基因的序列，设计并合成一对寡核苷酸引物，提取所含分离基因的染色体 DNA 或 RNA（需要在逆转录酶的作用下合成 cDNA 的第 1 条链），然后，通过 PCR 反应来扩增特定的 DNA 片段。扩增的片段经过纯化后，被连接到合适的载体上，用酶切分析和序列分析测定所得到的重组子，并与已知基因的序列进行比较、鉴定，随后可将 DNA 用于基因的表达。

此方法简便快速，已被广泛应用于各种分子生物学实验中。利用此法分离植物基因时，引物的设计往往以该基因的两末端序列为依据。但许多基因两末端不具保守序列，或两末端虽具有保守序列却不适宜被设计为 PCR 引物。在这种情况下，可以从基因内部寻找保守序列并设计引物，通过 PCR 扩增出基因的部分序列，再以此序列标记探针筛选基因组 DNA 或 cDNA 文库获得完整基因。

②根据种间序列同源性克隆基因。生物的种属之间，基因编码序列的同源性高于非编码区的序列。首先获得某一物种亲缘关系相近物种的某基因序列，其次构建目的物种的 cDNA 文库或基因组文库，然后以已知基因（或部分序列）为探针来筛选目的基因的克隆。如利用酵母乙酰乳酸合成酶的基因，已从烟草和拟南芥中克隆出抗除草剂的乙酰合成酶基因。

在已知亲缘关系相近物种的基因序列的前提下，也可以根据该物种的 DNA 序列来设计引物对目标物种进行 PCR 扩增，以获得目的基因。

根据种间序列同源性克隆基因，已经被广泛地应用到各种有亲缘关系物种之中同源蛋白质的寻找，并且高效地发现了多种同源蛋白质。

（2）功能克隆——根据基因的产物蛋白质克隆基因　利用此方法分离基因时，首先应根据已知的生化缺陷或特征确认与该功能有关的蛋白质，再分离纯化这一蛋白并制备相应抗体；或测定其氨基酸序列，推测可能的 mRNA 序列，根据 mRNA 序列设计相应的核苷酸探针或寡核苷酸引物，利用抗体或核苷酸探针筛选基因组 DNA 文库或 cDNA 文库，也可利用寡核苷酸引物对基因组 DNA 或 cDNA 进行 PCR 扩增。通过对阳性克隆或 PCR 扩增产物的序列分析来鉴定分离目的基因。利用这种方法已经分离到第 1 个自交不亲和的 s 基因和植物的 Poly（A）合酶基因等。

这种方法的局限性在于大多数基因的产物至今仍不清楚，即使知道了也不能纯化足够量的蛋白质供氨基酸测序或制备抗体用。同时，由于在真核生物中，蛋白质的表达过程的调控相当复杂，可变剪接、移码、U 碱基修饰等都严重地影响了基因序列推测的准确性。

（3）作图克隆——根据连锁图谱定位基因来克隆基因　克隆连锁图谱定位的基因可采用作图克隆的策略。作图克隆是从连锁标记出发，通过大片段克隆（BAC 或 YAC 文库）的染色体步移到达靶基因。对于基因组较小、重复序列较少的植物，如拟南芥，在遗传图谱和物理图谱已构建好的情况下非常适合。但对于含高度重复序列、基因组较大的植物，则染色体步移很难进行。此外，染色体步移是基于物理图谱的，而标记克隆间距离是通过计算彼此间的染色体重复与交换的频率而获得的，是遗传距离，它们之间总存在一定差异，这种差异在遗传标记越少时越大。

（4）表型差异克隆——利用表型差异或组织器官特异表达产生的差异来克隆基因　如果可以在同种生物之间发现明显的表达差异，即使不了解它们的基因产物，也没有对它们进行基因定位，还是可以利用这些表达差异来进行基因克隆。

（5）cDNA 微阵列和基因芯片　cDNA 微阵列和基因芯片是用 Reverse Northern 杂交来检测基因表达差异的技术。它把代表不同待检测基因的 cDNA 或特异的寡聚核苷酸固定在固相支持物上，并与来自不同细胞、组织或同一细胞不同状态下的 DNA 探针或 cDNA 探针进行杂交，然后用特殊的检测系统对每个杂交点进行定量分析。杂交信号的有无或强弱反映了其所代表的基因在不同细胞、组织或器官中的表达状况。这样就可以以定量的方式同时对大量基因的表达差异进行对比分析。

cDNA 微阵列和基因芯片技术有着明显的优越性，它们解决了上述几种方法所面临的富集与扣除之间的矛盾，目前已经在文库筛选、转录调控、植物抗逆性研究等领域得到了越来越广泛的应用，并获得了巨大成功。然而，对基因序列信息的依赖使该方法只能用于研究较深入的少数物种。此外，成本过高，灵敏度低以及点在玻璃片上的微阵列不能重复使用等问题也是目前限制该方法广泛应用的主要因素。

3. DNA 序列测定

DNA 序列测定是在高分辨率变性聚丙烯酰胺凝胶电泳技术的基础上建立起来的，可分离相差仅 1 个碱基的 300~500bp 的核酸分子。常用的 DNA 序列测定方法有如下几种。

（1）双脱氧末端终止法　其原理为四个反应管中，在 DNA 聚合酶催化下，以单链 DNA 为模板，加入单引物、四种 dNTP，以及 4 管中分别加入双脱氧核糖核苷酸 ddA、ddT、ddG、ddC。双脱氧核苷酸（ddNTP）的 5′-端-OH 是正常的，而其 3′-端-OH 则没有，因此，能与引物延伸链的 3 端连接，而不能连接其后继核苷酸，于是引物链的延伸至此结束，经过变性聚丙烯酰胺凝胶电泳后，根据电泳图谱即可拼出所测 DNA 序列。

操作步骤如下。

①测序 DNA 模板制备。测序可分为单链测序与双链测序，对于未知序列可采用单链测序，而对于已知 DNA 序列可采用双链测序。但不管单链测序还是双链测序，其测序反应都一样。其中，单链模板可通过将待测 DNA 片段克隆到噬菌体 M13 中或通过不对称的 PCR 制备；双链模板可通过将待测 DNA 片段克隆到质粒 DNA 中或通过 PCR 扩增制备。所得模板 DNA 应通过纯化处理才能用于后续测序反应。

②测序引物的设计。测序所用引物一般采用通用引物，也可根据已有序列设计引物，引物一般有 15~30 个碱基，应遵循一般引物设计原则：G+C 含量为 45%~55%；3′-端最好以 A 或 C 结尾，不要以 T 结尾；引物长度以 15~30bp 为宜；引物本身不能形成二级结构。

③四种测序反应液的制备。测序反应液组成：反应缓冲液、DNA 聚合酶、$MgCl_2$、引物、纯水、四种 dNTP，分别在四个反应管中加入一种相应 ddNTP。

标记物：测序反应的标记物有核素和荧光染料。标记载体有引物、dNTP、ddNTP。现在应用较多的是将荧光染料标记于引物或 ddNTP 上，因核素对环境的污染而逐渐应用得比较少。但也可以不进行标记而采用银染系统检测。

④延伸反应。引物在 DNA 聚合酶的催化下，按碱基互补原则逐步在引物的 3′-端加上四种脱氧核糖核苷酸，四个反应管中的 dNTP 随机地与 ddNTP 竞争结合位点，于是引物延伸链随机终止在各个可能位点，在电泳图谱上形成一系列相差一个核苷酸的单链 DNA 梯带。

⑤电泳与读序。反应产物与甲酰胺混合，并高温加热变性后，于变性聚丙烯酰胺凝胶电泳。

注：对于没有标记的测序反应，电泳完成后可用银染将 DNA 标记、拍照、读序。对于用核素标记的测序反应，按核素操作规程拍照。对于用荧光染料标记的测序反应，现有一些商业生物技术公司开发的测序仪可在电泳过程中进行检测。

末端终止法如图 2-11 所示。

（2）化学裂解法　化学裂解法（chemical cleavage method）是由美国哈佛大学的 A. M. Maxam 教授和 W. Gilbert 教授发明的，因此也叫 Maxam-Gilbert 法。它的原理是用一些特殊的化学试剂，分别作用于末端具有放射性标记的 DNA 序列中四种不同的碱基。这些碱基经过处理后，在核苷酸序列中形成的糖苷键连接变弱，因此很容易从 DNA 链上脱落下来，丢失了碱基的核苷酸链再经适当处理，就可在缺失碱基处断裂。在进行这些反应时，要将反应条件控制在每条 DNA 链上，相同的碱基位置都能断开，

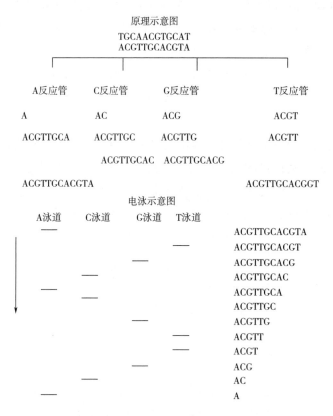

图 2-11 双脱氧末端终止法测定 DNA 序列的原理示意图

因此经过处理，将产生一系列长短不等的 DNA 片段。经过凝胶电泳按大小将其分离，放射自显影，根据 X 光片上所出现的条带，可直接读出 DNA 分子的核苷酸序列。

（3）杂交测序　杂交测序是以基因芯片为基础的一种测序方法，将一段 DNA 片段分解为一系列相差一个碱基的八聚体，将这些八聚体做成基因芯片与待测 DNA 杂交，根据杂交结果拼凑出所测 DNA 序列。

4. 目的基因与载体的连接

通过不同的途径获取了目的基因，选择或构建适当的基因载体之后，基因工程的下一步工作是将目的基因与载体连接在一起，即 DNA 的体外重组。基因重组是基因工程的核心。所谓基因重组（gene recombination），就是利用限制性内切酶和其他一些酶类，切割和修饰载体 DNA 和目的基因，并将两者连接起来的过程。

任何基因或 DNA 片段的克隆方案都由 4 个部分组成：①DNA 片段的产生，也就是目的基因的制取；②外源基因 DNA 与载体的连接反应（主要有黏末端连接、平末端连接、同聚物加尾连接和人工接头连接 4 种）；③将重组体 DNA 导入合适的宿主细胞，根据所用载体与宿主细胞的不同，选用转化、转染、转导等不同途径；④通过选择或筛选，找到含有理想重组体的受体（宿主）细胞。

基因重组是靠 T4DNA 连接酶将适当切割的 DNA 即目的基因与其载体共价连接的过程。认真设计构建的重组体分子是目的基因正确表达的前提。除表达载体的一般标准外，还需要考虑用适当的启动子、增强子等调节序列和终止序列，将外源编码基因置于启动子的转录起始点下游，并审视阅读框架是否正确，这些对表达融合蛋白至关重要。如果研究目的是对某一基因的上游序列进行调控机能分析，则需要考虑适当的报告基因，如 car 基因、lacZ 基因、卢珠蛋白基因等，将可能具有调控机能的目的基因置于报告基因的上游适当位置。如果考虑目的基因可能有增强子样作用（enhancer-like function），还应在报告基因下游适当部位设计插入位点。最后，通过限制性核酸内切酶的适当切割、同聚物接尾和人工接头（linker）的运用，实现目的基因与载体的巧妙连接。通常连接的形式有亚克隆、黏性末端连接、平端连接、人工接头连接、同聚物加尾连接等。

（1）亚克隆 这是分子克隆中常用的操作技术之一。把 DNA 片段从某一类型的载体上无性繁殖到另一类型载体，如从重组的 γ 噬菌体克隆到质粒，或从某种质粒克隆到另一种质粒，这种过程称为亚克隆（sub-cloning）。

当靶片段末端的限制性内切酶位点与另一载体的限制性内切酶位点相同或者相匹配时，靶 DNA 片段和载体都不必用酶修饰便可被连接起来。但是，当靶片段的末端与载体并不匹配时，必须改变其中一个或两个片段的末端形式以便使之连接。通常改变末端形式的方法有 3 种。凹端补平使用 Klenow 片段部分补平 3′凹端，将不匹配的 3′凹端转换为黏性末端；或者完全补平，产生平端 DNA 分子，可与任何其他平端 DNA 相连接。3′突端切除用 S1 核酸酶、绿豆核酸酶或大肠杆菌 DNA 聚合酶 I Klenow 片段处理，切除 3′突出端。平端加上合成接头是自相互补的两个化学合成的寡核苷酸的等摩尔混合物，这两个寡聚体可形成带一个或多个限制性酶切位点的平端双链体。因此，在平端 DNA 加接头可为其亚克隆操作增加一个或多个限制性酶切位点。目前，有各种各样的合成接头提供，可将靶 DNA 和载体的末端转换成理想的形式。

（2）黏性末端连接 黏性末端连接（cohesive end ligation）是指具有相同黏性末端的两个双链 DNA 分子在 DNA 连接酶的作用下，连接成为一个杂合双链 DNA（图 2-12）。黏性末端可由识别回文序列的内切酶所产生，或是用末端转移酶来制备。凡是识别回文序列的内切酶切割 DNA 产生的末端都是黏性末端，只有用同一种酶切割产生的相同黏性末端才能通过末端单链的碱基配对并在 DNA 连接酶的作用下进行连接。

黏性末端连接法是最常用的 DNA 连接方法，酶切片段基本不需作什么处理就可以用于连接，既经济又省时。由于大多数限制性内切酶都可以产生黏性末端，操作方便。另外，通过黏性末端连接的重组体，其外源片段很容易回收，只要用原来的酶切割重组体就可以了。

另外，也可以通过双酶切来获得黏性末端，并可进行定向重组连接（图 2-13）。

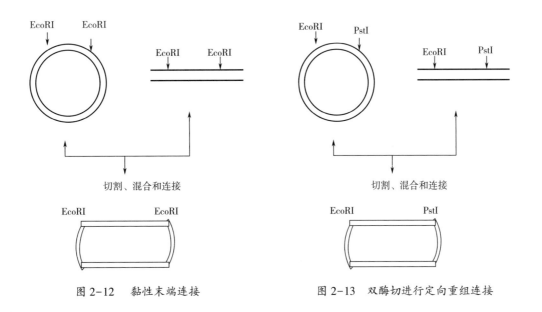

图 2-12 黏性末端连接   图 2-13 双酶切进行定向重组连接

（3）平末端连接 平末端连接（blunt end ligation）是指在 T4 DNA 连接酶的作用下（可加入适量的 RNA 连接酶），将两个具有平末端的双链 DNA 分子连接成杂种 DNA 分子的过程。平末端连接的效率比黏性末端连接的效率低得多，所以通常在连接反应体系中要适量添加促进大分子凝聚的凝聚剂，以提高平末端 DNA 连接的效率。常用的是 PEG8000，加入后，可以起到两个作用：一是可将平末端连接的效率提高 1~3 个数量级；二是改变连接产物的分布，抑制分子内的连接，促进分子间的连接，得到的连接产物主要是重组体。平末端连接的不利之处是连接效率低，需要大量的连接酶，有时为了提高连接效率，通常要补加 RNA 连接酶。连接后，原有的限制性内切酶的切点要消失，所以不易回收插入的外源 DNA 片段。

（4）人工接头连接　人工接头是人工合成的具有特定限制性内切酶识别和切割序列的双股平端 DNA 短序列，将其接在目的基因片段和载体 DNA 上，使它们具有新的内切酶位点，应用相应的内切酶切割，就可以分别得到互补的黏性末端，如图 2-14 所示。

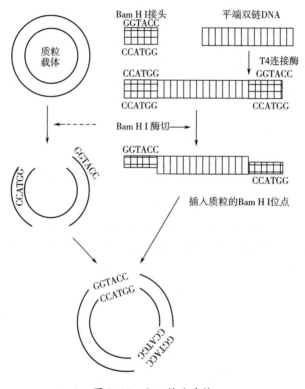

图 2-14　人工接头连接

（5）同聚物加尾连接　所谓同聚物加尾（homopolymer tails joining）连接就是利用末端转移酶在载体及外源双链 DNA 的 3′-端各加上一段寡聚核苷酸，制成人工黏性末端的，外源 DNA 和载体 DNA 分子要分别加上不同的寡聚核苷酸，如 dA（dG）和 dT（dC），然后在 DNA 连接酶的作用下，连接成为重组的 DNA。这种方法可适用于任何来源的 DNA 片段，但方法较繁，需要 λ 核酸外切酶、S1 核酶、末端转移酶等协同作用（图 2-15）。

同聚物接尾法实际上是一种人工黏性末端连接法，具有很多优点：①首先不易自身环化，这是因为同一种 DNA 的两端的尾巴是相同的，所以不存在自身环化；②因为载体和外源片段的末端是互补的黏性末端，所以连接效率较高；③用任何一种方法制备的 DNA 都可以用这种方法进行连接，所以是一种通用的体外重组的方法。

5. 重组 DNA 向受体的转化

在目的基因与载体连接成重组 DNA 以后，下面的重要工作主要是将其导入受体细胞进行扩增和筛选，达到大量的重组分子，这就是外源基因的无性繁殖，即克隆（cloning）。

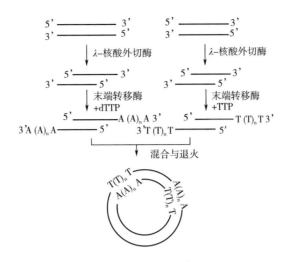

图 2-15　同聚物尾连接法

由于外源基因与载体构成的重组 DNA 分子性质不同、宿主细胞不同，将重组 DNA 导入宿主细胞的具体方法也不相同。重组 DNA 导入受体细胞的方法，大体上可划分为以下 7 种。①转化（transformation）：它是将重组质粒导入受体细菌细胞，使受体菌遗传性状发生改变的方法；②转染（transfection）：它是将携带外源基因的病毒感染受体细胞的方法（其中又分磷酸钙沉淀法与体外包装法）；③微注射技术（microinjection）：它是将外源基因直接注射到真核细胞内的方法；④电转化法（electrotranformation）；⑤微弹技术（microneblast technique，也叫高速粒子轰击法 microprojector 或基因枪技术 geneblaster technique）；⑥脂质体介导法（liposome mediated gene transfer）；⑦其他方法：很多高效的新颖的导入方法，如加速冷冻法、碳化硅纤维介导法等正在研究并逐渐达到实用水平。受体细胞也叫宿主细胞，分为原核受体细胞（最主要是大肠杆菌）、真核受体细胞（最主要是酵母）、动物细胞和昆虫细胞（其实也是真核受体细胞）。宿主细胞必须具备使外源 DNA 进行复制的能力，并且还能够表达重组体所带有的表型特征，以便于转化细胞的选择和筛选。

将常用的重组 DNA 导入受体细胞方法介绍如下。

（1）转化反应　如果外源 DNA 以重组质粒载体的形式存在，则可通过转化导入原核细胞。需用氯化钙处理宿主细胞，使细胞变得易于吸收外源 DNA，这种细胞称为感受态细胞。大肠杆菌转化程序：一般先用一定浓度冰冷的 $CaCl_2$ 溶液处理对数期的大肠杆菌细胞，然后加入外源 DNA 并短暂给予 42℃ 热休克处理约 90s，使感受态细胞有效吸收外源 DNA。一般转化效率可达到每微克 DNA 转化 $10^7 \sim 10^8$ 个细胞。

（2）磷酸钙沉淀法　核酸以磷酸钙-DNA 共沉淀物的形成出现时，可使 DNA 黏附在细胞表面，利于细胞吞入摄取，或通过细胞膜脂相收缩时裂开的空隙进入细胞内。把外源基因与 λ 噬菌体 DNA 的重组子导入大肠杆菌和哺乳动物细胞，简称磷酸钙沉淀法。

（3）体外包装转染法　所谓转染，是指未经包装的病毒 DNA 导致的基因转移的现象。体外包装是将重组 DNA 分子与 λ 的头部、尾部以及有关包装蛋白混合，从而组装成完整具有感染力的 λ 噬菌体粒子。将重组子噬菌体包装成噬菌体颗粒，使其能够感染细菌，并在宿主菌体内扩增和表达外源基因。

（4）共转化　基因工程中将两个以上的基因同时导入感受态真核细胞的方法，称作共转化（co-transformation），也称共转染。将目的基因表达载体 DNA 和标记基因表达载体 DNA 混合后共同转移到靶细胞中，分别使用标记基因与目的基因对应的选择剂进行两次筛选，最后可得到复合转导的转化子。在磷酸钙沉淀物中，两种物理上毫无联系的 DNA 分子混合物往往能侵染同一个细胞，因此任何待研究的基因都可与标记基因在整合到染色体上之前自动发生成串连接，转染前的体外连接并无必要。用此法导入的外源基因可整合在基因组的不同位置上。但在这种情况下，不一定需要载体在细胞中帮忙。共转染方法特别适用于对目的基因不带有可选择标记性状情况的研究。

（5）电转化法　电转化（electro-transformation），也有人将其称作高压电穿孔法（high-voltage electroporation，简称电穿孔法 electro-poration）。电穿孔（electroporation）法是把宿主细胞与外源 DNA 混合并置于电击槽中。在高压电脉冲作用下，细胞膜被瞬时击穿并出现微孔，外源 DNA 通过微孔进入细胞。电穿孔法十分成功地用于哺乳动物细胞和植物细胞中，而且也可用于通常不能进行转化的细菌。大肠杆菌应用电穿孔法也可提高转化率。

（6）基因枪法　基因枪法（gene gun）又称局速微型子弹射击法（high-velocity micro-projectiles）、微弹射击法（microprojectile bombardment），最早由 Sanford 等在 1984 年发明，Klein 等 1987 年首次报道了应用该技术实现外源基因在洋葱表皮细胞瞬时表达。其原理是将 DNA 吸附在微型子弹的表面，再通过放电或机械加速，使子弹射入完整的细胞或组织内。基本做法是先将外源 DNA 溶液与钨（tungsten）、金等金属微粒（直径 0.5~5μm）共同保温，使 DNA 吸附于金属颗粒表面，然后放电加速金属颗粒，使之以 400m/s 的速度直接喷射受体细胞，外源遗传物质随金属颗粒进入细胞内部。现有各种新设计的弹药枪（化学推进剂动力）、电子枪（以放电为动力）或高压气体（氮气、氢气、氦气）等用于粒子轰击细胞的新工具上，这些新工具具有很大的应用潜力，今后更有效的电子枪将会取代弹药枪。

（7）微注射技术法　微注射技术被称为直接显微注射法（direct microinjection），一般是用微吸管吸取供体 DNA 溶液，在显微镜下准确地插入受体细胞核中，并将 DNA 注射进去的方法。此法常用于转基因动物的研究。以培养转基因鼠为例，先对供体雌鼠注射怀孕母马的血清和人的绒毛膜促性腺激素，使其超量排卵。然后，在这些雌鼠进行交配后把它们处死，小心地从输卵管中取出受精卵，随后将外源基因注射进受精卵中。在哺乳动物中，精子进入卵细胞的 1h 内，精前核（male pronucleus）和卵细胞的核都是分开的。等到卵细胞核完成减数分裂，成为卵前核（female pronucleus）时，核融合才开始。DNA 微注射要在精前核注射时才有效。精前核比卵前核更大，在显微镜下可以找到处于精前核状态下的受精卵。

具体操作时，将平皿放置在显微注射仪上，移动载物台，把视野移到受精卵液滴处。注射时，先将显微操纵仪慢慢移动固定受精卵用的微吸管，同时使注射器缓慢减压，吸引目标受精卵并使之固定，再用另一侧显微操纵仪移动微注射针，对准精前核迅速刺入，并导入目的基因（图 2-16）。注入的液体量通常为每个卵不超过 10pL。熟练的操作者每小时可注射 200 个细胞。

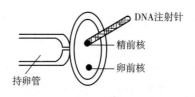

图 2-16　DNA 显微注射技术

（8）脂质体介导法　脂质体也称人工细胞膜，是由脂质双分子层组成的，磷脂分子在水中可自动生成闭合的双层膜，从而形成一种囊状物被称为脂质小体，最初人们只是运用脂质体模拟膜的构造及其功能，从而发现了膜的融合及内吞作用。脂质体用于基因载体始于 20 世纪 70 年代末期，通常是将基因包裹在脂质体内并转移至受体细胞获得表达的。脂质体是由脂质双分子层组成的环形封闭囊泡，无毒、无免疫原性。脂质体介导基因的转染率受脂质体的组成及理化性质的影响。根据需要可制备出不同大小（0.03~0.05μm）、不同电荷、不同流动性及对 pH 敏感和热敏感的脂质体，可用归巢装置（homing devices）（如抗体、糖脂）连接形成靶向脂质体，将其携带的基因特异性地转入靶细胞。目前应用的脂质体有 lipofectin 和用去污剂透析或反相蒸发制备的负电荷脂质体。在体外，脂质体作为基因载体可将基因转化到细菌、真菌、植物原生质和动物细胞中。在动物体内可将基因转入肝细胞、血管内皮细胞、神经组织和肺。外源基因在体内体外均可被瞬时表达或稳定表达。

（9）转化酵母　对酵母转化常用乙酸锂方法。Elbele 等对转化酵母的乙酸锂方法进行简化，使之简单而有效，每份样品仅需 2~3min 的处理时间。酵母处于任何生长期都可被转化。本法也适用于粟酒裂殖酵母。

（10）植物细胞转化技术　植物细胞转化技术是指将重组 DNA 通过生物、物理、化学等方法导入植物细胞以获得转基因植株的技术。近年来，植物细胞转化技术得到了迅猛的发展，建立了各种转入系统，如以土壤农杆菌（*Agrobacterium tumifaciens*）的 Ti 质粒和发根农杆菌（*Ag. rhizogenes*）的 Ri 质粒为载体的转化系统，以聚乙二醇（PEG）介导的原生质体化学导入法、电击法、基因枪法、花粉管通道法等的 DNA 直接转移方法。下面将目前应用广泛、效果较好的几种方法加以介绍。

①重组 DNA 载体转化法。重组 DNA 载体转化法简称载体法，即以载体为媒介的基因转移，就是将目的基因连接于某一载体 DNA 上，然后通过宿主感染受体植物而将外源基因转入植物细胞的方法，这是目前最常用的一种方法。以土壤农杆菌 Ti 质粒转化法为例，载体为 Ti 质粒，宿主为土壤农杆菌，通过土壤农杆菌感染受体植物，将 Ti 质粒上的目的基因转入植物细胞。目前的载体法按载体种类不同，分为以土壤农杆菌 Ti 质粒和 Ri 质粒介导的转化法以及植物 DNA 病毒等介导的转化法。按操作方法的不同，又可分为创伤植株感染法、原生质体共培养法和叶盘法等。

a. 根癌农杆菌介导的基因转移技术及应用。1983 年 1 月，比利时 Gent 大学的 M. V. Montagu、J. Sehell 和美国 Monsanto 公司的 R. Frally 报道了将根癌农杆菌中脱毒的 Ti 质粒转移到了植物基因组中的技术，从此标志着植物遗传工程的开始。目前绝大多数双子叶植物的转基因技术都是通过该技术来完成的。

根癌农杆菌是使受感染植物形成冠瘿瘤的病原因子。冠瘿瘤的形成是由于根癌农杆菌含有一种大的 Ti 质粒，它是一组控制植物激素（生长素、细胞分裂素）基因从根癌农杆菌转移并整合到植物细胞基因组的结果。Ti 质粒中能够转移的部分称为 T-DNA（transer-DNA）。切除 T-DNA 区的植物激素合成基因，插入目的基因，可使根癌农杆菌丧失诱导细胞恶性增殖的能力，从而构建有效的植物转化系统。

根癌农杆菌介导的基因转移技术是目前应用最广泛、最成功的转基因技术。该方法简单易行，受体范围广，在具备组织培养条件的实验室即可进行。由根癌农杆菌介导的外源基因，绝大多数的表达稳定性都较好。基因转移的成功率在很大程度上受敏感植物细胞的调节，一般来说，在双子叶植物中的转化率大大高于在单子叶植物中的转化率，对于某些单子叶植物不能形成愈伤组织，使基因转移难以实现。到目前为止，根癌农杆菌介导的基因转移获得成功的蔬菜有萝卜、芜菁、芥菜、甘蓝、黄瓜、南瓜、番茄、莴苣、豌豆、马铃薯、甜椒、辣椒、芹菜、石刁柏等，水果有苹果、李子、葡萄、核桃、草莓、猕猴桃等，花卉有矮牵牛、菊花、康乃馨等。

b. 病毒衍生载体转化。病毒衍生载体是最近新出现的一种用于植物转化的载体。与 Ti 质粒衍生的载体相比，这类载体比较小，便于在实验室中进行操作，而且这类载体只要与植物细胞共培养就可以较高效率感染植物细胞，并在植物细胞中高水平地表达外源基因。但是病毒衍生载体的容量有限，而且至今还没有确定的证据表明植物病毒是否可以整合进植物细胞的基因组中。有人认为多数植物病毒难以在植物种子中保存，也就是说，转入的外源基因稳定遗传的可能性不大，因此目前植物病毒衍生的载体还得不到广泛应用，但是它仍然是在植物转化方面研究的一个重要领域。

目前最常用来构建载体的植物病毒是烟草花叶病毒（TMV）。在构建 TMV 载体时，可以将外源基因置于外壳蛋白基因启动子的调控之下，这种载体可以通过系统侵染感染植物并高效表达外源基因。例如有人曾用这一方法在植物中高效表达了一种具有抗 HIV 潜力的核糖体失活蛋白（ribosome inactivating protein，RIP）α-天花粉蛋白（α-trichosanthin）。

c. 载体转化具体方法。创伤植株感染法。创伤植株感染法是指把新鲜培养的根瘤土壤农杆菌接种在植物的伤口部位，从而诱发肿瘤形成的方法，此方法的关键是必须在植株上形成新的伤口，并使用活力强的细菌培养物。造成伤口的方法有很多，如刀切、针刺和切除植株幼嫩枝的顶部。吴乃虎等利用 onc+ 质粒载体和 onc- 质粒载体实现了外源基因的转移。

d. 原生质体共培养法。原生质体共培养法是指将刚刚再生出的新细胞的原生质体与农杆菌作短暂的共同培养，以促使植物细胞发生转化的方法。应用这种方法转化植物细胞，可以根据特定的抗生素抗性或植物激素自养性快速地鉴定出来，其转化频率可高达 5%，由于转化似乎是从单细胞或双细胞阶段发生的，因此转化愈伤组织绝大部分从一开始就是单克隆的，在大多数情况下无需附加进行单细胞克隆这一步。此法的优点在于可以从同转化细胞产生出一批遗传上同一的转基因植物体。它的缺点是只有活性非常高的健康的原生质体才能共培养转化，因此该法适用于为数不多的几种植物。

e. 叶盘法。叶盘法（leaf disc transformation）是一种简单易行的植物细胞转化、选择与再生的方法。此法 1985 年由 R. B. Horsch 等发明，它也是目前植物转基因应用最广泛的方法。

具体的做法是先将植物材料如番茄叶子表面消毒，再用消毒过的不锈钢打孔器在叶上打出直径 1~1.5cm 的圆片，即叶盘（leaf disc），将叶盘放在农杆菌培养液中浸泡 2~3min，取出，然后用滤纸吸干，叶盘背面向下在铺有灭菌滤纸的培养基上共培养 2d，使农杆菌继续侵染叶盘细胞，以提高转化率。2d 后，将叶盘转移到含有适当抗生素的培养基上培养，经过 1~2 周后，叶盘周围会长出愈伤组织，然后将愈伤组织转移到生芽培养基（shooting medium）上，进行筛选与再生，接着再转移到生根培养基（rooting medium）上诱导生根，使之发育成完整植株，最后将小植株移栽到土壤中。通过对幼苗进一步检测（如胭脂碱检测法、Southern 印迹法、Northern 印迹法、Western 印迹法等）可以确定植株细胞基因组中是否含有外源基因及外源基因的表达情况。

叶盘法的优点是操作简便，适用性广。对于那些能被农杆菌感染并能从离体叶盘形成愈伤、再生成完整植株的各种植物都适用，尤其是双子叶植物转化效果好。此法具有良好的重复性，便于大量常规地培养转化植株，此法已成为双子叶植物外源基因导入的主要手段。目前，用这种方法所得的转化体，其外源基因能稳定地遗传和表达，并按照孟德尔遗传规律的方式分离。

②植物细胞外源基因的直接转化法。直接转化法又称 DNA 直接导入法，是指不需要载体，而利用物理的方法、化学的方法将外源基因导入受体植物细胞的技术。此法可克服载体法的寄生局限性，在单子叶植物的基因转移中显示了广阔的前景，下面将近些年发展起来的方法做个介绍。

a. 电击法（electroporation）。电击法是将植物细胞首先酶解去壁，获得原生质体，并与外源基因混合置于电击仪的样品小室中，然后在一定的电压下进行短时间（微秒或者毫秒）直流电脉冲，电击后的原生质体被移至培养基中培养、筛选并诱导新植株的分化。迄今为止，利用该技术转入植物细胞并获得表达的基因有 Ti 质粒的 T-DNA、cat 基因、npt II 基因等；禾谷类作物原生质体再生植株方面已有很大突破，如水稻原生质体相继在法国、日本和中国的多个实验室获得再生植株，玉米原生质体再生植株也已在中国和美国相继取得成功；这对利用电击法进行基因转移的研究工作无疑是很大的推动。

b. 基因枪法。该法的优点是转化受体可以是原生质体、单细胞或组织块，避免了只用原生质体作受体而引起的再生困难；另外，由于喷射面广，转化频率高，操作迅速、简单，因此该法具有广阔的应用前景。目前已成功地将外源 DNA 送入洋葱的表皮细胞及玉米盾片、水稻、玉米、小麦、烟草、大豆、木薯等作物的组织中，并得到了很好的表达。但基因枪法仍存在着转化效率低、外源基因向植物中插入不够精确和稳定性不高等缺点。随着基因枪性能以及轰击条件的不断完善，该技术的应用效果将得到进一步提高，应用前景也越来越广阔。

c. 激光微束穿孔法。激光是一种很强的单色电磁辐射，一定波长的激光束经聚焦后到达细胞膜表面时，其直径大小为 $0.5 \sim 0.7 \mu m$，这种直径很小但能量很高的激光微束可引起膜的可逆性穿孔，因此，可利用激光的这种效应对细胞进行遗传操作。激光微束穿孔法的具体做法是在荧光显微镜下找到适当的细胞，然后用激光光源替代荧光光源，聚焦后发生激光微束脉冲，细胞壁被击穿，DNA 分子随之进入细胞的方法。1987 年 Weber 等利用这一技术将外源 DNA 分子导入原生质体、花粉及完整生活细胞内的叶绿体中，黄大全等也利用这一技术将 GVS 基因引入水稻并使其获得表达。由于激光孔径小，这一技术为开展线粒体、叶绿体的遗传工程及细胞质遗传的研究提供了有效的手段。

d. 细菌圆球体融合法。细菌圆球体是指去除了细胞壁的细菌细胞。细菌圆球体与脂质体类似，可以通过与原生质体融合及吞噬作用，将外源遗传物质引入植物细胞。利用细菌圆球体转移基因的优点是不需游离和纯化的质粒 DNA，且细菌染色体 DNA 的存在可作为一种附加的植物内切酶底物，使载体 DNA 能保持足够长的时间以使其能被整合到核内，导致确定的转化。

e. 多聚物介导法。聚乙二醇（PEG）、多聚赖氨酸等是常采用的协助基因转移的多聚物，其中尤以 PEG 研究最多。PEG 介导的转化原理是 PEG 和二价阳离子（如 Ca^{2+}、Mg^{2+}、Mn^{2+} 等）及 DNA 在原生质体表面形成沉淀颗粒，通过原生质体的内吞作用而吸收外源 DNA 多聚物还常与其他方法如电击法、脂质体介导法、细菌圆球体融合法结合使用，以协助外源基因的转移。该方法简单易行，由于原生质体容易吸收外源 DNA，使基因转移较容易；缺点是受体仍需要去除细胞壁的原生质体。目前，利用该技术成功地获得的转基因作物有草莓、莴苣、甘蓝、油菜、玉米、水稻、大豆、烟草等。

f. 花粉管通道法。此法是将外源 DNA 涂于授粉的柱头上，然后外源 DNA 沿花粉管通道或传递组织通过珠心进入胚囊，来转化尚不具备正常细胞壁的卵、合子及早期的胚胎细胞的方法。这一方法简单易行，一般育种工作者易于掌握，且能避免体细胞变异等问题，故被国内外广泛采用。有人报道采用花粉管通道法可将 npt Ⅱ 基因转入水稻，并能证明该基因已整合到水稻基因组上。为提高转化效率、简化操作程序及避免组织培养的困难，新的方法还在不断涌现，如直接注射法、脂质体法、超声波法、气枪法、涡流法、花粉介导法等。

五、重组体的筛选与外源基因的鉴定

所谓遗传学方法（genetic selection）主要是根据受体细胞接受了重组 DNA 分子后所发生的遗传表型的变化直接选择重组体的方法。遗传表型的变化包括抗药性、缺陷基因的功能互补表型及噬菌斑的变化等。这些表型的变化，有些是载体提供的表型特征，有些则是插入序列提供的表型特征。选择的方法主要是根据平板上可见的表型变化，用于选择的平板包括普通抗生素平板、插入失活抗生素平板、插入表达抗生素平板、显色平板等，由于这些方法都是直接从平板上筛选的，所以又称为平板筛选法。

1. 插入失活筛选法

从原理上讲，当外源基因（或 DNA 片段）插入到某一基因内的位点后，使这个基因丧失了原有的功能叫插入失活（insertional inactivation）。

根据抗生素抗性基因插入失活原理而设计的插入失活法是重组体常用的筛选方法。如非重组的

pBR322 质粒 DNA 上的四环素和氨苄青霉素抗性基因都是正常的，表型为 AprTcr。带有这种质粒的受体菌可以在加有四环素和氨苄青霉素的双抗性平板上生长。但是，如果在该质粒的四环素抗性基因内插入外源片段，就会造成四环素抗性基因失活，变成 AprTcs，携带这种质粒的宿主菌可以在氨苄青霉素的平板上生长，而不能在四环素抗性平板上生长（图 2-17）。

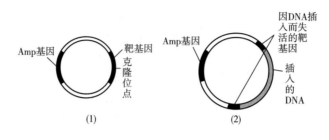

图 2-17　插入失活的原理

（1）未重组的质粒 DNA　　（2）重组的质粒

2. 蓝白斑筛选法

根据抗生素抗性基因插入失活原理而设计的插入失活法需要进行菌落平板的影印复制，才能够将所需的重组体挑选出来，大大增加了筛选的工作量。后来，人们设计了以 β-半乳糖苷酶的产生作为颜色筛选标记的载体，简化了筛选程序，提高了灵敏度。这类载体系统包括 M13 噬菌体、pUC 质粒系统、pEGM 质粒系统。它们的共同特点是载体上携带一段细菌的 lacZ 基因，它编码 β-半乳糖苷酶的一段 146 个氨基酸的 α-肽，载体转化的受体菌为 lacZΔM15 基因型。这样，载体同宿主通过互补，具有完整的 β-半乳糖苷酶的活性。如果在载体的 lacZ 基因中插入外源 DNA，造成 lacZ 基因失活，不能合成 α-肽，失去同宿主的互补，便不能形成有功能的 β-半乳糖苷酶，失去分解 X-gal 的能力。在 X-gal 平板上，含阳性重组体的细菌为白色菌落（质粒载体）或无色噬菌斑（M13 噬菌体载体）；非重组体转化的细菌为蓝色菌落或蓝色噬菌斑。

显色反应筛选方法比较简单，但是 β-半乳糖苷酶的合成需要诱导。实验中起诱导作用的是安慰诱导物——IPTG（异丙基硫代-β-D-半乳糖苷），作用底物是 X-gal（5-溴-4-氯-3-吲哚-β-D-半乳糖苷）。显色反应筛选法通常是将 X-gal 和 IPTG 混合后，涂布在固体平板的表面。

3. 聚合酶链式反应法

聚合酶链反应（polymerase chain reaction，PCR）是一种体外扩增特定 DNA 序列的新技术，这种 DNA 的体外扩增是通过同 DNA 双链互补的两个引物在 DNA 聚合酶的作用下，进行引物延伸来完成的。在反应系统中，需要有：①模板（含有特定序列的 DNA 分子）；②两个寡聚核苷酸引物，这两个引物可同双链 DNA 分子的互补链杂交，并且位于靶 DNA 欲扩增区的两侧；③耐热 DNA 聚合酶；④4 种脱氧核糖单核苷酸。然后经过不同温度的循环进行 DNA 扩增（图 2-18）。这一技术是 Kary Mullis 在 1985 年发明的，并于 1993 年获得诺贝尔化学奖。

PCR 应用十分广泛，并且可通过菌液 PCR 进行重组克隆的快速筛选。基本方法是从抗性平板上挑取单菌落接种至 250μL 的 LB 培养基中的，经 200r/min 振荡培养 8h 以后，取 1μL 菌液进行裂解制备模板进行 PCR 筛选。

4. 核酸杂交筛选法

核酸杂交又称分子杂交（molecular hybridization），是鉴定和筛选重组体的一种方法。原理是：两条具有碱基互补序列的 DNA 分子变性后，在溶液中一起进行复性时，可以形成杂种双链 DNA 分子。同

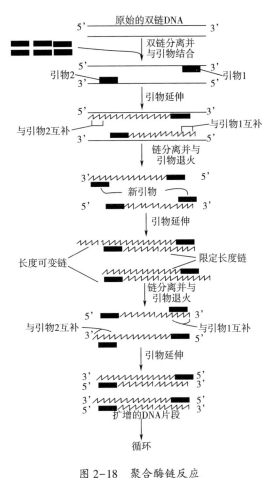

图 2-18 聚合酶链反应

样，一条 DNA 链与之具有互补碱基序列的 RNA 链在一起复性时，也能形成双链结构（DNA-RNA 杂交体）。杂交包括下列过程：①DNA 的"熔解"，即变性，目的是使双螺旋解开成为单链，这可将 DNA 溶液的温度升高超过 T_m 值（解链温度）即可；②退火，即 DNA 的复性，将加热过的 DNA 溶液缓慢冷却即可发生。

杂交的双方是待测的核苷酸序列及探针。待测核酸序列可以是克隆的基因片段，也可以是未经克隆的基因组 DNA 或是细胞总 RNA。核酸杂交方法的两个特点是高度特异性及高度灵敏性。

（1）菌落杂交　在大量筛选重组的细菌细胞时，需要从中寻找出为数极少的含有目的序列的细胞。另外．在利用插入失活、显色反应等手段得到含重组质粒的细菌细胞后，还需要证明这些重组质粒是否含所需要的目的序列。若将所得菌落逐个扩大培养，提取质粒 DNA，然后用 Southern 杂交法固然可以鉴定重组质粒，不仅工作量大，又耗费财力，用菌落杂交（colony hybridization）（图 2-19），就方便得多。

首先要将转化的受体菌在合适的琼脂平板上制成单菌落，然后将菌落复制到硝酸纤维素滤膜上，保留主平板，将硝酸纤维素滤膜上的菌落进行原位溶菌、原位释放 DNA、原位进行 DNA 变性、中和洗涤后进行原位固定，然后，同特异的探针进行杂交，通过放射自显影后，有杂交信号的即为重组体，对照主平板则可将重组体选择出来。

（2）Southern 杂交　Southern 杂交（Southern hybridization）是 1975 年 Southern 建立起来的一种杂交方法，属固相-液相杂交。该法的主要特点是利用可毛细现象将 DNA 转移到固体支持物上，称为 Southern 转移或 Southern 印迹（Southern blotting）。它首先用合适的限制性内切酶将 DNA 切割后，进行电泳分离，利用干燥的吸水纸产生毛细作用，使液体经过凝胶，从而使 DNA 片段由液流携带而从凝胶

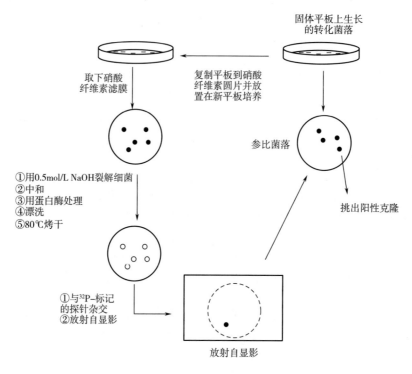

图 2-19　菌落杂交的基本过程

资料来源：Old & Primrose, 1980.

转移并结合在固体支持物表面，然后进行杂交。

（3）Northern 杂交　Northern 杂交（Northern hybridization）是分析 RNA 的一种方法，它的基本原理是将 RNA 样品通过变性琼脂糖凝胶电泳进行分离，再将样品转移到尼龙膜等固相膜载体上，用放射性同位素标记的 DNA 或 RNA 特异探针对固定于膜上的 mRNA 进行杂交，洗膜去除非特异性杂交信号，经放射自显影，对杂交信号进行分析。将杂交的 mRNA 分子在电泳中的迁移位置与标准分子质量的分子进行比较，即可知道细胞中特定的基因转录产物的大小，对杂交信号的强弱比较，可以知道该基因表达 mRNA 的强弱。这一技术应用十分广泛，常用于基因表达调控、基因结构与功能、遗传变异及病理研究。主要用来检测外源基因在受体细胞中是否能转录成 RNA。

Northern 印迹的原理同 Southern 印迹。但有两点不同：其一是转移的对象不同，Northern 印迹是将 RNA 变性及电泳分离后，将其转移到固相支持物上的过程。其二，虽然 RNA 电泳前不需向 DNA 那样进行酶切，但也需要变性。不过变性方法是不同的，它不能用碱变性，因为碱变性会导致 RNA 的水解。Northern 杂交与 Southern 杂交的主要区别是在变性剂存在的条件下，用琼脂糖进行电泳分离 RNA。变性剂的作用是防止 RNA 的二级结构发夹环的形成，以保持其单链线性状态。

六、反义基因技术

1. 反义基因技术的概念

反义基因技术的基础是根据核酸杂交原理设计针对特定靶序列的反义核酸。从而抑制特定基因的表达，包括反义 RNA、反义 DNA 及核酶（ribozyme），它们通过人工合成和生物合成获得。

（1）反义 RNA　根据反义 RNA 的作用机制可将其分为 3 类：Ⅰ类反义 RNA 直接作用于靶 mRNA 的 SD 序列和（或）部分编码区，直接抑制翻译，或与靶 mRNA 结合形成双链 RNA，从而易被 RNA 酶

Ⅲ降解；Ⅱ类反义 RNA 与 mRNA 的非编码区结合，引起 mRNA 构象变化，抑制翻译；Ⅲ类反义 RNA 则直接抑制靶 mRNA 的转录。

（2）反义 DNA　反义 DNA 是指一段能与特定的 DNA 或 RNA 以碱基互补配对的方式结合，并阻止其转录和翻译的短核酸片段。主要指反义寡核苷酸。

（3）核酶　核酶是具有酶活性的 RNA，主要参加 RNA 的加工与成熟。天然核酶可分为 4 类：①异体催化剪切型，如 RnaseP；②自体催化的剪切型，如植物类病毒、拟病毒和卫星 RNA；③第一组内含子自我剪接型，如四膜虫人核 26s rRNA；④第二组内含子自我剪接型。

2. 反义基因技术的原理

反义 RNA 是通过靶 RNA 进行碱基配对结合的方式参与有关基因表达调控的基因技术。目前推测的反义 RNA 作用方式有：与 mRNA 结合形成的二聚体阻断了核糖核蛋白质同 mRNA 的结合，从而达到了阻断翻译的目的，与 mRNA 的结合阻断了 mRNA 向细胞质的运输，与 mRNA 的结合使得 mRNA 易被酶识别而易被降解。目前尚不清楚是否还有其他的作用方式存在。

反义 RNA 基因抑制作用的基本原理　常见的获得反义 RNA 的方法与基因工程方法相同。首先，以 mRNA 为模板合成互补配对的一条 DNA 链。然后以合成的互补 DNA 为模板合成互补配对的另一条 DNA 链，此双链 DNA 片段就是目的基因片段。将目的基因片段反向插入适当的载体中。然后将重组载体导入细胞，当重组载体基因表达时，由于是反向插入。因此，启动子引导的不是目的基因的转录，而是与目的基因互补配对的反义基因的转录，从而得到反义 RNA。在实际应用中，构建的反义基因常常只是目的基因的 5′端与 3′端的部分互补碱基配对序列，但长度一般至少要大于 50bp。

3. 反义基因技术的应用

反义基因技术因为是相对比较成熟的技术，利用反义基因技术人为地控制生物体内某些基因的表达是植物基因工程中有巨大应用前景的研究。世界上第一个基因工程商业化园艺产品，就是利用反义基因技术将反义 PG 基因转入番茄而得到耐贮运的番茄。以反义 PG 番茄为例，介绍其培育过程。

（1）通过一定的方法（如反转录方法、化学合成方法或者筛选基因文库等方法）得到目的基因 PG。

（2）构建反义 PG 基因重组子，即将 PG 基因反向构建到适宜的载体上，如农杆菌 Ti 质粒。或者需要通过一个中间载体如大肠杆菌质粒再转移到农杆菌 Ti 质粒上。利用载体本身所带的抗生素基因对构建后的重组子进行筛选，然后进一步鉴定。

（3）利用携带反义 PG 基因的农杆菌 Ti 质粒，通过叶盘法进行转化番茄子叶或者下胚轴。

（4）被转化的番茄子叶或者下胚轴在含有一定浓度的抗生素培养基上培养，经历愈伤组织形成、发芽、生根等过程，逐渐形成一颗完整植株。

（5）对再生植株进行鉴定，如点杂交、Southern 杂交、Northern 杂交和性状观察等，检测外源基因是否已经转录、翻译和表达等。

（6）对正确表达目的基因的植株进行选育，获得纯合体后代，通过安全评价程序，进行田间释放、中试和商业化生产。

美国 Colgene 公司研制的转 PG 基因番茄 FLAVAR. SAVRTM 在美因通过美国药物与食品管理局认可，在 1994 年 5 月 21 日推向市场，成为第一个商业化的转基因食品。利用反义基因技术得到的反义 PG 番茄具有许多明显的经济价值，如果实硬度较大、耐贮运，同时果实采后的贮藏期可延长 1 倍，可大大减少因过熟和腐烂所造成的损失。可以说，反义基因技术为食品生物技术的发展开辟了广阔的应用前景。

七、RNA 沉默

RNA 沉默技术是最近发展起来的基因调控技术，它特异性强、效率很高，已逐渐成为基因功能分析和作物改良的重要手段。

1. RNA 沉默的发现

1990 年，由 Napol 和 Stuitje 分别领导的研究小组发现超量表达查耳酮合成酶基因的矮牵牛植株出现共抑制现象。1992 年，Romano 和 Maciano 发现在粗糙脉孢菌中由于转基因的超量表达而出现的目的基因沉默现象。1998 年，Fire 第一次证明了 RNA 沉默是由双链 RNA 引起的，并第一次提出 RNA 干扰的概念（RNAi）。除了转基因能导致目的基因的沉默外，研究发现病毒载体也能诱导目的基因的 RNA 发生特异性的降解。动物、植物和微生物中的 RNA 沉默都具有相同的机制。

2. RNA 沉默的种类

基因沉默是生物体中一种普遍存在的现象，它可以用来调节生物体中基因时间和空间上的表达，是生物体的一种防卫系统，用来抵抗外源核酸的入侵。基因沉默可以发生在 DNA（转录水平的基因沉默，TGS）和 RNA（转录后基因沉默，PTGS）水平，TGS 发生在细胞核，PTGS 发生在细胞质中。RNA 沉默在不同的生物体中的叫法也不相同，在植物体中被称为转录后基因沉默 PTGS，在动物中称为 RNA 干扰（RNAi），在微生物中被称为 RNA 消除（quenling）。研究表明 DNA 沉默往往与目的基因启动子的甲基化密切相关，RNA 沉默则由目的基因的 mRNA 特异性降解引起。植物体中诱导 RNA 沉默的外部因素有转基因和病毒诱导。与传统的转基因技术相比，病毒诱导的基因沉默（virus-induced genesilencing，VIGS）是一种瞬时表达体系，能在较短的时间里取得良好的效果，目前被广泛地用来研究植物基因的功能。

3. RNA 沉默的原理

不同类型的 RNA 沉默有一个共同点就是形成双链 RNA，在双链 RNA 的基础，对目标基因 RNA 降解。双链 RNA 在 Dicer 作用下产生小的干扰 RNA（smallinterfere RNA，siRNA），该 RNA 大小为 21~25 个核苷酸，它是 RNA 基因沉默的代表性特征，目前在所有类型的 RNA 基因沉默中都发现了这种小 RNA 的存在。Dicer 除了催化产生 siRNA 外，还能产生 stRNA（small temporal RNA），它在对生物体的基因调控方面具有重要的作用。siRNA 的前体是双链的 RNA，stRNA 的前体是单链颈环结构的 RNA。上述产生的 siRNA 在生物体内与特定的蛋白质结合形成 RNA 诱导的基因沉默复合体（RNA-induced silencingcomplex，RISC），带有 siRNA 的 RISC 能特异性地识别细胞质中的目的基因的单链 mRNA，造成目的基因的 mRNA 的特异性的降解，从而导致了目的基因在 RNA 水平的沉默。有研究发现，植物体内还可以 siRNA 为模板，通过一定的途径合成双链 RNA，实现了沉默信号的扩大，siRNA 可能还可以和目的基因的启动子区域结合，通过甲基化而导致目的基因在 DNA 水平的沉默，这种由甲基化引起的 DNA 沉默可以稳定遗传。病毒诱导基因沉默的机制如图 2-20 所示。

4. 实现 RNA 沉默的方法

通过形成 dsRNA 能引发同源 mRNA 的降解从而阻断目的基因的表达，dsRNA 能通过以下几种方法在植物体内实现。

（1）直接注射法　将 dsRNA 或含内含子的发夹结构 RNA（ihpRNA）表达载体通过显微注射直接导入植物体内，诱导 RNAi 的产生。

（2）农杆菌介导法　将带有植物外源基因序列或发夹结构 RNA 的 T-DNA 质粒通过农杆菌介导整

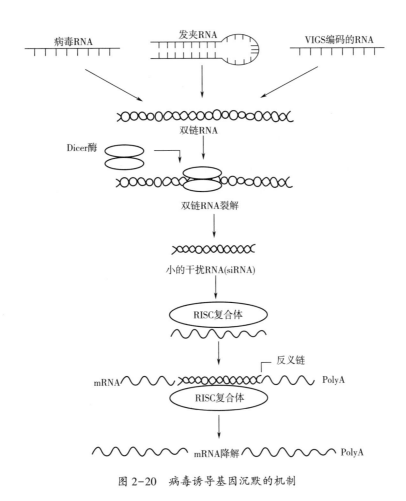

图 2-20　病毒诱导基因沉默的机制

合到植物基因组上，引发植物产生 RNAi。

（3）病毒诱导的基因沉默　将目标基因片段整合到病毒基因序列中，通过农杆菌介导转化感染植物，病毒在植物体内作用，使得植物中的目的基因沉默。

以上每种 RNAi 技术在沉默效率和应用范围方面都有其优缺点，如直接注射法和病毒诱导的基因沉默能快速鉴定生物体内基因的功能，但是诱导的沉默只是瞬时的，并不能长期保持。而农杆菌介导表达 ihpRNA 的方法由于能在各种植物体内诱导 RNAi，并且能够在植物体中稳定遗传，性状也很稳定，且诱导目的基因沉默的效率达到 90%~100%，所以具有广泛的适用性，但是由于需要复杂的遗传转化体系，需要花费较长的时间和需提供一定的实验场所。

5. 病毒诱导的基因沉默的优点

病毒诱导的基因沉默技术和传统的转基因技术相比，在鉴定基因的功能方面具有以下优势。

（1）它比反义 RNA 技术和同源抑制效率要高，能使目标基因表达降低到极低水平，甚至完全剔除。

（2）VIGS 操作简单，进行农杆菌的侵染就能取得良好的效果。

（3）节省时间，一般 2~3 周就有比较明显的效果。而转基因技术需要获得转基因植株，需要完成复杂的传代鉴定工作。

（4）现在开发的病毒载体能应用于单子叶植物和双子叶植物，运用范围广。而有些植物（如向日葵）建立理想的遗传转化体系有很大的难度。

（5）有些基因的功能研究不能通过转基因的方法进行，因为它可能导致植物的死亡。而由于 VIGS 是个瞬时表达体系，它不会受此影响。

（6）植物的很多基因由大的基因家族组成。对于设计好的目的基因片段，VIGS 能特异地沉默单个或多个基因，能解决基因家族的冗余性问题。

6. RNA 沉默技术的应用

（1）用于目的基因的功能分析　通过抑制目的基因在植物体中表达后的表型分析，可以了解基因在植物生理过程中的作用。

（2）用于功能基因组学研究　目前在烟草中采用 VIGS 筛选了 5000 个基因，发现 100 个与烟草的细胞死亡有关，进一步研究发现，其中有 10 个与烟草的抗病性有直接的关系，另外 90 个基因与细胞的死亡没有直接关系。Lu 等利用马铃薯病毒 PVX 建立了一个文库，进行 VIGS 高通量筛选，从 4992 个 cDNA 克隆中获得了一个新的热激蛋白基因 HSP90。耶鲁大学把 Gateway 高通量克隆载体运用与 TRV 病毒载体有机结合创造了一个新的载体，该载体可以用于表达序列标签（EST）的功能鉴定。

（3）用于作物的品质改良　有人通过基因沉默技术对棉籽油的成分进行改良，提高了棉花籽油中硬脂酸与油酸的比例。另外病毒诱导的基因沉默技术已经被用于番茄果实采后处理，从而延长番茄的贮藏寿命和货架期。

八、基因工程在营养学中的应用

随着分子生物学理论与实验技术在生命科学领域各个学科的渗透及应用，许多新兴学科诞生。分子营养学（molecular nutrition）就是营养学与现代分子生物学原理和技术有机结合而产生的一门新兴边缘学科，它在阐述营养素与基因如何相互作用的同时，在营养相关疾病发生发展方面取得了许多重要进展。

1. 分子营养学定义

分子营养学主要是研究营养素与基因之间的相互作用。一方面研究营养素对基因表达的调控作用；另一方面研究遗传因素对营养素消化、吸收、分布、代谢和排泄的影响。在此基础上，探讨二者相互作用对生物体表型特征（如营养充足、营养缺乏、营养相关疾病、先天代谢性缺陷）影响的规律，从而针对不同基因型及其变异、营养素对基因表达的特异调节，制订出营养素需要量、供给量标准和膳食指南，或制定特殊膳食平衡计划，为促进健康，预防和控制营养缺乏病、营养相关疾病和先天代谢性缺陷提供真实、可靠的科学依据。

2. 分子营养学在营养科学研究中的应用

分子营养学主要包括以下研究内容：营养素对基因表达的调控作用及调节机制，从而对营养素的生理功能进行更全面、更深入的认识；遗传变异或基因多态性对营养素消化、吸收、分布、代谢和排泄的影响；营养素与基因相互作用导致营养缺乏病、营养相关疾病和先天代谢性缺陷的机制及膳食干预研究；现代分子生物学技术在营养学中的应用。

（1）营养素与基因转录、蛋白质表达　在基因转录和蛋白质表达中，转录因子与 DNA 识别序列的交互作用是由该转录因子数量及其对 DNA 序列的亲和力决定的。一方面，营养素可以调节转录因子的数量，如固醇蛋白（SREBP）的合成受到胆固醇和多不饱和脂肪酸的调控。SREBP 是由结合在内质网膜上的前体蛋白质合成的。当内质网膜上胆固醇和多不饱和脂肪酸浓度高时，成熟 SREBP 的释放速度降低；而随着内质网胆固醇和多不饱和脂肪酸的耗尽，成熟 SREBP 的释放速度加快。此外，多不饱和脂肪酸也能通过减少肝脏固醇蛋白-1（SREBP-1）的 mRNA 数量抑制肝脏 SREBP-1 前体的合成。

另一方面，通过配体激活，营养素可以增强转录因子对 DNA 序列的亲和性。过氧化物酶体增殖物激活受体（PPAR）家族的 α、β、$\gamma1$ 和 $\gamma2$ 四个亚型通过 $n-6$ 和 $n-3$ 多不饱和脂肪酸共轭型亚麻酸、前列腺素、白细胞三烯类、脂肪酸的氧化物等配体的激活作用，增强了转录子对 DNA 序列的亲和性，使其在有关细胞分化、脂类和能量代谢炎症反应、动脉粥样硬化斑块的形成和癌症发生的基因调控中起到决定性的作用。此外，膳食中营养成分还可通过调节细胞的氧化还原状态影响核内因子与 DNA 的结合活性。如维生素 E 或者还原型谷胱甘肽等抗氧化剂可通过防止某些转录因子与 DNA 结合结构域中游离巯基的氧化而增强转录因子对 DNA 的结合活性。

（2）膳食营养素推荐摄入量与基因多态性　传统的膳食推荐营养模式假定了一个正态分布和均一的人群，但实际上不同人群或同一人群不同个体间的基因都存在差异，从而影响了个体或者特定人群的营养需要量。携带血色素沉着症基因的杂合子人群，长期摄入富含铁或强化铁的食品，具有潜在的不良影响。由于基因多态性对营养素内稳态平衡的潜在影响，对于不同人群基因多态性的研究将有助于制定对营养缺乏或者过量易感的特定亚人群的特殊膳食指南。

例如，钙的吸收与维生素 D 受体等位基因存在连锁关系。由于基因变异，不同基因型的骨质疏松患者由于钙的摄入量不同，其吸收存在差异。经过 Krall 等研究，在钙摄入量低于 300mg/d，具有 BB 等位基因的绝经妇女的钙的吸收量明显低于具有 bb 等位基因的绝经妇女，当钙的摄入量为 1500mg/d，两种基因型的绝经妇女钙的吸收基本相似。这是由于低钙摄入时的钙吸收主要是通过 $1,25-(OH)_2-D$ 介导的主动运输，$1,25-(OH)_2-D$ 受体缺陷可能会影响低钙吸收时 $1,25-(OH)_2-D$ 介导的钙吸收正常增加。因此，可以推断 bb 基因型妇女更适合于低钙饮食，其钙的吸收效率高于 BB 基因型妇女；机体对低钙摄入量的适应能力是遗传因素决定的。

因此，如果与营养相关的基因存在多态性，就会影响不同个体对营养素的吸收代谢和利用，造成营养素需求和耐受的差异性。借助于基因多态性的研究，不同基因型人群的推荐摄入量将被制定得更加合理化、个性化。

（3）营养素与多基因病　随着医学技术的提高及流行病学和分子生物学的不断研究，各种膳食营养素与许多多基因病，如肥胖、动脉粥样硬化性心血管病、糖尿病、骨质疏松症及癌症的关系进一步被阐明，从而为其预防和治疗提供了新的思路。

①动脉粥样硬化性疾病。受膳食因素影响的动脉粥样硬化性疾病（CVD）危险因素包括高胆固醇血症、血浆高密度脂蛋白（HDL）浓度降低、血浆甘油三酯浓度升高、肥胖及糖尿病。这些危险因素大多通过流行病学病理学等传统医学研究方法得到。而通过分子营养学的研究，很多新的与 CVD 有关的危险因素被发现。同型半胱氨酸对血管内皮有毒性作用，可增加血小板黏附性并促进凝血因子的改变，导致 CVD。膳食中叶酸和维生素 B_{12} 缺乏导致同型半胱氨酸无法重新甲基化为蛋氨酸，维生素 B_6 摄入不足影响胱硫醚 β-合成酶将同型半胱氨酸转硫化为半胱氨酸。同时，5,10-次甲基四氢叶酸还原酶（MT-FR）突变也会导致高同型半胱氨酸血症。分子营养学研究还表明，膳食中的抗氧化剂（包括维生素 C、维生素 E、β-胡萝卜素等）通过抑制脂蛋白氧化和血管细胞氧化损伤的作用，延缓动脉粥样硬化和血栓的形成过程机制。

②癌症。在癌症研究中，早期的流行病学研究表明膳食营养素与癌症的发生发展有很高的相关性，如低脂肪、高膳食纤维与大肠腺瘤复发有关系，多种纤维素和矿物质补充剂与食道癌有关等。分子营养学在流行病学的基础上，通过分子生物学相关技术正初步阐明膳食营养素调节致癌作用和抗癌作用的机制。例如，膳食纤维可以通过结肠细菌发酵产生短链脂肪酸，主要包括乙酸盐、丙酸盐和丁酸盐。其中，丁酸盐作为最好的能量来源具有抗癌作用，可以阻止结肠肿瘤细胞系的生长，诱导肿瘤细胞分化和凋亡，并促进肠黏膜的生长。在分子水平上，丁酸盐可以抑制组蛋白脱乙酰化酶，导致组蛋白的高度乙酰化，增加 DNA 与控制基因表达的因子接触。此外，丁酸盐可调节转运蛋

白与特异 DNA 序列的结合，从而控制基因的表达。蔬菜和水果中的生物活性成分，如胡萝卜素、抗坏血酸和生育酚等可以诱导解毒酶类，阻止亚硝胺形成，为肿瘤因子的形成提供底物，改变激素代谢，发挥抗氧化作用。

③肥胖。肥胖症是多因素疾病，常与遗传、内分泌、运动等有关。人体能量摄入超过能量消耗时，易引起单纯性肥胖症。因多食摄入高能量，过剩的能量以甘油三酯形式储存于脂肪组织，可形成单纯性肥胖症。目前研究表明遗传因素对肥胖影响显著。多种设计的肥胖人群研究发现，通过基因转录造成的体质或者体脂遗传性占 24%~70%。这种遗传影响可呈现由几个基因引起的基因多态性。基因表现型的不同完全取决于个人的年龄和性别。另外，基因仅增加个体对肥胖的易感性，各种促进肥胖的环境因素对基因表达的影响也是必需的，例如过量的饮食及较少的体育锻炼等。但对于几种罕见的孟德尔式遗传病，如 Badet-Biedl 等综合征和 Prader-Willi 综合征，研究表明基因可导致直接肥胖。

3. mRNA 差异显示技术的应用

mRNA 差显技术近年来应用较为广泛，是 1992 年由 Liang 和 Pardee 以研究与癌症发生有关的基因为目的，创立了一种鉴定与克隆哺乳动物正常生理状态与异常状态细胞之间差异表达的基因的方法。众所周知，缺乏任何一种营养素生物体都无法正常完成其生命活动。当某一种营养物质摄入过少时，动物会表现出一定的缺乏病症，如碘摄入量不足引发人的"大脖子"病；微量元素缺乏引起的发育不良等，在分子水平上就表现为某个或某些基因表达的开启、关闭或表达量的变化。营养素缺乏引起的疾病往往遍布许多器官或组织，利用 mRNA 差显技术，可通过对营养缺乏型动物与正常动物的 mRNA 进行比对，对相互之间表达有差异的 cDNA 进行序列测定，并与基因序列数据库中的序列作同源比较，若所获得的差异片段为新的基因片段，可对这些基因进行深入研究，揭示某种营养素缺乏引起疾病的分子机制。Wang（1996）利用 mRNA 差显技术对缺铜 6 周的雄性 Sprague-Dauley 大鼠（SD 大鼠）肝脏 mRNA 与正常大鼠肝脏 mRNA 进行了比较，发现有 10 个 cDNA 片段差异表达，其中 1 个在铜缺乏大鼠肝脏组织中的表达量是对照组的 121 倍，对该片段进行克隆测序，发现该基因是一新的未知基因。

4. 转基因技术的应用

随着分子生物学技术，特别是基因重组技术的发展，人们可按自己的意愿实现目的基因在体外的克隆重组或人工合成。将人工分离和修饰过的基因导入生物体基因组中，由于导入基因的表达，引起生物体性状的可遗传修饰，这一技术称之为转基因技术。人们常说的"遗传工程""基因工程""遗传转化"均为转基因的同义词。经转基因技术修饰的生物体常被称为"遗传修饰过的生物体"。利用转基因技术所培育的整合有目的基因并能稳定遗传和表达的动物，就是转基因动物。通过生长素基因、多产基因、促卵素基因、高泌乳量基因、瘦肉型基因、角蛋白基因、抗寄生虫基因、抗病毒基因等基因转移，可能培育成生长周期短，产仔、生蛋多和泌乳量高，生产的肉类、皮毛品质与加工性能好，并具抗病性的动物，并已在牛、羊、猪、鸡、鱼等动物中取得一定成果。

综上所述，近几十年来随着分子生物学的迅猛发展，生命科学的研究逐渐从过去描述性的宏观层次，延伸到微观领域，从本质上探寻生命的意义，为人类造福。分子生物学与营养学的结合，相互渗透相互应用，该领域的成果将对营养与膳食的认识产生革命性变化，同时根据营养素调节基因表达机制的研究，能开发出治疗慢性病的生物工程药物，以及为人类提供更充沛、优质的营养素。

第二节 酶工程

酶作为生物催化剂在食品工业中应用广泛。酶的应用可以改进食品的加工方法、加工条件，降低成本并提高食品质量，还可改善食品风味、颜色，食品保鲜等。然而，天然酶的特性常常不能很好地满足酶学研究和工业化应用的要求，如稳定性差、催化效率低或缺乏有应用价值的催化功能等。例如在实际应用中，可能需要酶蛋白具备长期稳定性和活性、能适用于水及非水相环境、能接受不同底物甚至是自然界不存在的合成底物等。因此对天然酶性质的改造十分必要。酶工程是蛋白质工程的重要组成部分，利用化学修饰或分子生物学技术，将酶氨基酸序列中的残基进行突变，以改善蛋白质的性质和功能，达到特定的应用需求。例如原本不耐热的酶，经过酶工程改造后成为耐热的酶。酶工程技术在农业以及食品工业上有着广泛的应用。目前已知的酶制剂有 5000 多种，与传统的化学法加工食品相比，酶转化技术具有明显的优越性。首先，酶催化反应具有高效性和高度专一性，成本低，副产物少；其次，酶反应条件温和，可以避免营养成分被破坏和损耗，易操作，能耗低；酶催化转化还有一个优势就是绿色环保，环境污染小。

酶工程改造技术分为理性设计和定向进化。理性设计是根据对酶蛋白的结构、功能、催化反应机制等详细信息的分析，对重要的氨基酸残基进行精确设计和突变，包括取代、插入或缺失等，以达到改变酶蛋白相关特性的目的。理性设计作为酶工程的经典方法，已应用在优化酶的催化活性、稳定性，改造底物特异性、辅酶特异性，以及改变酶的表达量等方面（图 2-21）。

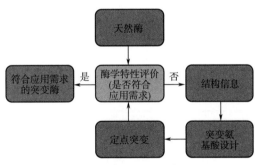

图 2-21 酶的理性设计流程

理性设计对酶的性能提升是基于我们对酶结构与功能关系的认知，虽然有很多理性改造成功的例子，仍有很多对酶的改造以失败告终。首先，结构生物信息匮乏，自然界大多数酶的结构并未被解析；其次，即便酶的三维结构已被解析，由于蛋白质结构的复杂性、对酶的结构功能关系以及催化机制了解的局限性也会影响理性设计的成功率，合理设计十分困难。在这种情况下，定向进化方法应运而生。定向进化方法的实质是达尔文进化论在分子水平上的延伸和应用。在自然条件下，蛋白质进化大多是由于某些点突变或修饰的积累并在自然选择的条件下产生的，蛋白质性质或功能的改变通常需要相当长的时间。在实验室里，通过各种诱变手段快速累积突变，并辅助以高通量的定向筛选，可以大大加速蛋白质的进化过程。随着定向进化方法的发展，他被广泛应用于改善蛋白质性能，如改进蛋白质稳定性、半衰期、免疫原性、开发酶的新底物特异性等（图 2-22）。随着代谢工程的发展，定向进化方法还成功被应用于代谢途径以及宿主细胞基因组的改造，在代谢工程和合成生物学领域发挥了重要作用。

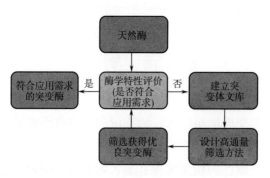

图 2-22　酶的定向进化流程

定向进化方法的两个最关键的环节是构建目的基因的突变体文库和建立突变体文库的高通量筛选方法。常用的构建突变体文库的方法有易错 PCR 法、DNA 改组（DNA shuffling）法、饱和突变法等，下面对各种方法进行简要介绍。

一、易错 PCR 法

易错 PCR 是通过提高 PCR 过程中的出错频率来引入突变的方法（图 2-23）。通常所用的包括以下手段。

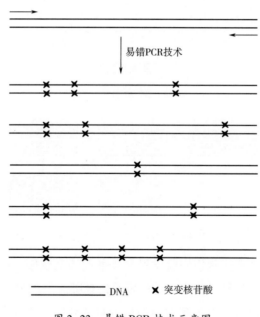

图 2-23　易错 PCR 技术示意图

（1）高浓度 $MgCl_2$（7mmol/L）。

（2）加入 $MnCl_2$，提高 PCR 过程错误率。

（3）改变加入四种脱氧核苷酸的比例，增加突变率。

（4）加入脱氧核苷酸类似物，如 8-oxo-dGTP 或者 dITP。

另外，由于易错 PCR 本质是提高 PCR 过程的错误率，因此均采用出错率较高的 Taq DNA 聚合酶来进行突变文库的构建。易错 PCR 技术通过综合上述各种手段，构建了突变率符合需要的突变文库，可用于进行后续研究。

二、DNA 改组

DNA 改组是将同源基因序列在体外进行重组的文库构建技术（图 2-24）。该技术实施流程包括以下几点。

（1）将具有序列同源性的多个母本基因混合，用 DNaseI 进行片段化。

（2）通过电泳收集适当大小的片段。

（3）将收集到的小片段混合物进行 PCR 重新组装，在 PCR 过程中，来自不同母本基因的片段的高同源序列区域会发生退火互补，从而被组装在一起。

（4）加入目的基因两端引物进行 PCR，获得全长基因文库，并进行克隆。

DNA 改组突变文库中含有一系列由不同母本基因片段进行重新组装的嵌合突变基因，因此可用于筛选能够集不同母本蛋白优良特性或取得更好特性的突变蛋白。目前 DNA 改组是用得最广的同源基因重组突变文库构建方法。

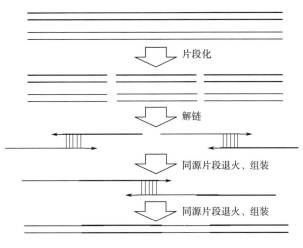

图 2-24　DNA 改组流程

三、饱和突变法

饱和突变文库是理性设计和定向进化技术的结合。当把突变位点固定在蛋白序列上的某些氨基酸位点时，我们可以对底物结合口袋、催化机制等进行研究，深入挖掘蛋白的结构功能关系。饱和突变即在一个或多个固定的氨基酸位点上引入所有的可能突变的氨基酸残基，构建突变文库（图 2-25）。在同一个基因上同时进行多个氨基酸位点的饱和突变时，可采用下面方法进行。

（1）将需要突变的氨基酸位点密码子设为随机密码子（如-NNN-，N 代表等物质的量浓度混合的 A、T、C 和 G），并置于引物中部，引物两端序列与突变密码子两端区域互补。

（2）用两个带有随机密码子的引物进行扩增，即得到含有两个位点饱和突变的 DNA 片段。

（3）如需要同时进行两个以上位点的饱和突变，可通过 PCR 获得两段以上的带有饱和突变的 DNA 片段，将它们进行

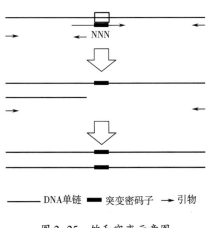

—— DNA单链　■ 突变密码子　→ 引物

图 2-25　饱和突变示意图

overlap PCR，可获得带有突变的全长序列的基因突变文库。

饱和突变兼具理性设计和定向进化方法的优势，被广泛用于改造酶的热稳定性、底物特异性和立体选择性等。多氨基酸位点同时进行饱和突变对酶学特性的改造效果显著。

突变文库的高通量筛选方法是获得优良突变体的关键。对不同的酶活性来说，高通量筛选方法不同，需要根据具体的酶进行特异性的设计。下面介绍下常见的高通量筛选手段以及它们的通量。

四、流式细胞分选法

流式细胞分选是一种超高通量的筛选方式，该技术以高能量激光照射高速流动状态下发荧光的单细胞或微粒，测量其产生的散射光和发射荧光的强度，最快将特定荧光强度的细胞或微粒分选出来。可以同时进行多种荧光分选，正负筛选同时进行（图 2-26）。流式细胞分选法精确度高（99%以上），速度快。先进的流式细胞仪的分选速度可达 25000 个细胞/s 以上，比传统的分选速度提高了很多倍。其局限在于只能对荧光信号进行筛选，因此对酶反应设计荧光检测方法，即可加成流式细胞分选这种超高通量的筛选方法，极大地提高了获得优良突变体的几率。

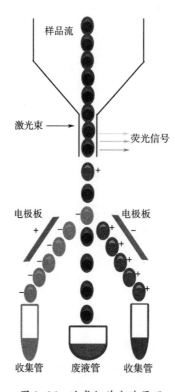

图 2-26　流式细胞分选原理

五、营养缺陷型筛选方法

营养缺陷型菌株指因丧失了某些生长必需的营养化合物的合成能力，而不能在基本培养基中正常生长，必须补充一种或多种营养物质才能生长的菌株。当针对酶的特定产物设计构建出营养缺陷型菌株时，该菌株的生长将依赖于酶催化合成的产物，因此，可以用生长速度来筛选酶的活性（图 2-27）。这种筛选方式的通量不亚于流式细胞分选法，是一种优选的高通量筛选技术。其局限在于缺乏对各种不同化合物设计构建营养缺陷型的常规方法。

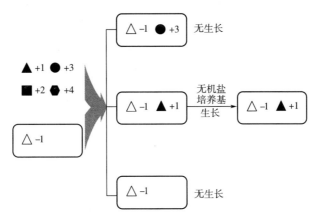

图 2-27 营养缺陷型菌株筛选示意图

六、琼脂平板筛选

对琼脂平板上的突变体文库中各个突变体菌落进行筛选,依据菌落生长、菌落颜色、底物消耗形成的透明圈等特征来对菌落中表达的酶的性质进行筛选,如淀粉酶的筛选可以根据菌落长成后水解淀粉的能力,加入碘液观察透明圈的方法来进行筛选;底物或产物有生长抑制的可以通过菌落的生长情况来进行筛选。琼脂平板筛选法的通量相对高,直径 9cm 的平板可以筛选几百到一千个大肠杆菌菌落,通过生长筛选时则筛选通量更高。

七、96 孔板筛选

96 孔板筛选虽然相比前几种方法通量低,但却是应用最广最常规的高通量筛选方法。当检测方法中无法加成荧光、无法获得营养缺陷型菌株或者无法设计琼脂平板筛选的酶很多都能够通过 96 孔板解决筛选问题。在一个孔里可以完成单个突变体的培养、制酶、反应和检测(图 2-28)。96 孔板可以用酶标仪来快速读取光吸收、荧光、化学发光等值,用以进行高通量筛选。

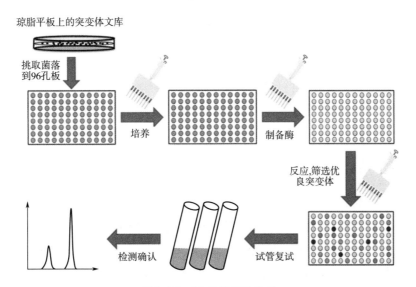

图 2-28 96 孔板筛选流程

综上所述，酶工程技术包括理性设计和定向进化两大手段，经典的理性设计方法对酶的结构和催化机制信息要求较多。而定向进化方法则弥补了理性设计方法的不足之处，对这些信息缺乏的酶也能进行改造，其筛选通量决定了定向进化的成功率，因此高通量筛选方法的设计是定向进化方法的重要内容。

第三节　细胞工程

一、概述

1. 细胞工程简介

细胞工程是在细胞学的研究基础上发展起来的、在细胞水平上进行操作的综合性的科学技术。它以生物的细胞、组织或器官为研究对象，按照人类的需要和意愿，应用现代细胞生物学、遗传学、发育生物学和分子生物学等学科的理论和方法，有目的地对细胞的生物学和遗传学特性进行改造，以获得新的生物物种、生物品种或某种生物细胞的产品。其主要操作对象为细胞或组织，基本技术为细胞和组织培养。

细胞工程的内容涉及范围很广，按生物类型可以分为动物细胞工程、植物细胞工程和微生物细胞工程，后者通常也被称为微生物工程，作为生物工程的重要内容之一，与细胞工程并列。按照实验操作对象可以分为细胞与组织培养、细胞融合、细胞拆合（细胞重组）、染色体工程、胚胎工程、转基因生物和干细胞技术（组织工程）等。

细胞工程主要应用于植物组织的快繁与脱毒、具优良或特殊生物学性状动植物新物种的开发和培育、重要植物次级代谢产物以及生物医药产品的研发和生产。干细胞技术则为组织器官损伤的修复和退行性疾病的治疗带来了新的希望。

2. 细胞的工程的基本原理

人类之所以能够对动物、植物细胞的组织及个体进行操作，主要基于细胞的全能性能、细胞分化与脱分化理论。

（1）细胞的全能性理论　细胞全能性（cell totipotency）指分化细胞保留着全部的核基因组，具有发育成完整个体的潜能和特性。1902年，Haberlandt提出了细胞全能性学说，此学说认为，植物体的每一个细胞都含有整个植株的全部遗传信息，都有分化成完整植株的潜在能力。1958年，Steward等用胡萝卜韧皮部组织经诱导成功获得了再生植株，这首次验证了植物细胞的全能性。而动物体细胞核的全能性，则到1996年才被证实。那年，Wilmut等将羊乳腺细胞的细胞核移植到去核的羊卵细胞中，成功获得了克隆羊"多莉"，为揭示动物体细胞核的全能性做出了巨大的贡献。

（2）细胞分化、脱分化与再分化

①细胞分化（cell differentiation）。在个体发育中，由一种相同类型的细胞经过分裂后逐渐在形态、结构和功能上形成稳定性差异，从而产生出的不同细胞类型和群体的过程称为细胞分化。

细胞分化是多细胞生物个体形态发生的基础，是由基因决定和调节的。有研究证明，分化细胞基因组中所表达的基因分为两类，即持家（housekeeping gene）基因和组织特异性基因（tissue specific gene）。前者在所有分化细胞中均有表达，其产物是维持细胞基本生命活动所必需的，如编码组蛋白基因、糖酵解酶基因等；而后者仅在不同类型的细胞中才被表达，其产物赋予各种类型细胞特异的形态结构与功能，如胰岛素基因、红细胞血红蛋白基因等。由此可见，细胞分化的实质是组织特异性基因在时间和空间上的差异表达（differential expression）。

②细胞的脱分化与再分化。脱分化（dedifferentiation）又称去分化，是指一个经过分裂和分化后高度成熟的细胞再转化为分生状态，并形成未分化的细胞团或愈伤组织（callus）的现象。细胞团或愈伤组织在特定条件的诱导下，可再次开始新的分化发育进程，最终形成各种组织、器官或胚状体等，即为再分化（redifferentiation）。

应用这一理论，不仅可大规模快速繁殖植物个体，而且经脱分化的植物细胞还可用于大规模培养生产具有重要意义的次级代谢产物（表2-3）。

表 2-3 细胞脱分化与再分化比较

内 容	脱 分 化	再 分 化
过程	细胞→愈伤组织	愈伤组织→幼苗
形成特点	排列疏松、高度液泡化的薄壁细胞	有根、芽
需要条件	离体、适宜的营养、生长素和细胞分裂素	光照、离体、适宜的营养、生长素和细胞分裂素

3. 细胞工程的基本技术

（1）细胞培养（cell culture） 细胞培养是指将离体的细胞、组织或器官置于人工配制的培养基中，在一定的条件下进行培养并诱导其生长为完整植株的技术，是细胞工程的最基本的技术。由于植物细胞与动物细胞在细胞全能性潜能上的巨大差异，故而二者的培养技术也有很大的区别。植物细胞不仅可以进行器官、组织、胚胎、细胞、原生质体等的离体培养，而且还能利用植物外植体（explant）诱导愈伤组织（callus），后者可以进行驯化建立细胞系或进行组织育苗快繁，是常见的用于植物快速繁殖的组培技术。

动物细胞的全能性潜能很弱，通过细胞或组织培养无法获得完整的个体，仅干细胞培养可获得某些组织或器。目前，主要通过离体动物细胞或组织的培养以获得有治疗作用的细胞或具药物价值的产物。细胞培养的主要步骤如下所述。

①取材及除菌。除了淋巴细胞可直接抽取以外，植物细胞在取材之后、动物材料在取材之前均需对其表面进行严格的清洗和消毒；必要时需借助某些特定的酶对材料进行预处理，以得到分散生长的细胞。

②配制培养基。根据各类细胞的特点，配制不同的培养基并对其进行灭菌或除菌。

③接种。在无菌环境下，将生物材料接种于培养基中。

④培养。将接种后的培养基置于培养室或培养箱中，根据不同细胞的需要提供所需的最佳培养条件，如温度、湿度、光照、氧和二氧化碳等。当细胞达到一定生物量时及时收获或传代。

（2）细胞融合技术（cell fusion techniques） 两个或多个细胞相互接触后，细胞膜发生分子重排、细胞合并、染色体等遗传物质重组的过程称为细胞融合，是细胞工程的重要的基本技术。细胞融合可以分为生物个体在自然状态下发生的自发融合以及人工操作的人工融合。多数情况下，细胞融合指的是人工诱导融合。人工诱导（artificial induction）的细胞融合过程主要有选择合适的亲本细胞（parent cells）、原生质体（protoplast）的制备、融合的诱导和杂合细胞（hybrid cell）的筛选等步骤。

①亲本细胞的选择。根据细胞融合之目的，综合考虑亲本细胞的来源、生理、生化特征，便于杂

种细胞的获取、筛选、分析和培养等选择亲本细胞。

②原生质体的制备及其融合的诱导。虽然动物、植物细胞的融合过程和原理相似，但是，植物细胞具有细胞壁，需要去除以后才能进行细胞融合。

原生质体融合诱导的方法主要有生物方法、化学方法和物理方法。聚乙二醇（polyethylene glycol，PEG）介导的化学诱导法成本低、操作简单、融合效率高、融合过程不受物种限制，是目前最常用的细胞融合方法之一。其缺点是过程烦琐、PEG 本身对细胞有一定的毒性（图 2-29）。

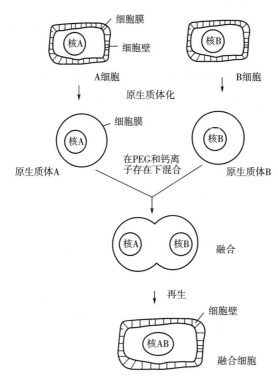

图 2-29 聚乙二醇（PEG）法诱导原生质体融合示意图

③杂合细胞的筛选。人工诱导细胞融合可产生两亲本细胞相互融合的杂种细胞、亲本细胞的自体融合（automixis）细胞和没有发生融合的细胞等多种细胞。因此需要采用合适的筛选方案，将两亲本细胞相互融合的杂种细胞从融合体系中筛选出来，排除其他不需要的细胞。按照融合细胞的选择性可将筛选方法分为非选择性及选择性筛选。

非选择性筛选是根据融合细胞的形态特征和物理特性与亲本细胞的差异筛选杂合细胞的方法，包括形态、大小、颜色、标记差异、密度和电泳迁移速率等。可采用显微操作、离心或荧光标记细胞结合流式细胞技术（flow cytometry）筛选杂合细胞。

选择性筛选是指改变培养基的成分，利用亲本细胞和杂合细胞的生理特性，如基因缺陷、药物抗性、温度敏感性、生长特性等作为选择性标记，对杂种细胞进行筛选的方法。常用的有基因互补选择（gene complementation selection）、营养缺陷型互补选择（nutritional deficiency selection）、药物抗性互补选择（drug resistance selection）、温度敏感差异选择（temperature sensitivity selection）以及生长特异性选择（growth specificity selection）等。

（3）细胞拆合技术　也有人将细胞拆合技术称为细胞重组（cell reconstruction）。它是指从活体细胞分离出细胞器或其他细胞组分，在体外一定的条件下，将不同来源的细胞器及其组分进行重组，形成有生物活性的细胞或细胞器的技术。细胞重组的方式有三种，一是由胞质体与完整细胞重组形成胞质杂种（cybrid）；二是微细胞与完整细胞重组形成微细胞异核体（heterocaryon）；三是由胞质体与核体（karyoplast）重新组合形成重组细胞。这种胞质体与核体的重组亦称为核移植技术（nuclear transplantation），它通过显微操作，将细胞核和细胞质分离，再将细胞核移植到另一个去核的细胞中，或者经两个细胞的细胞核进行交换，以达到创造无性杂交生物的技术。

其中微细胞（microcell）是指由一条或几条染色体和少量细胞质，由完整质膜包裹而成的核质体。胞质体（cytoplast）为除去细胞核后由膜包裹的无核细胞。核体（karyoplast）是与细胞质分离得到的细胞核，带有少量细胞质并有质膜包裹。

细胞重组技术是随着核-质关系的研究而逐步发展起来的，是实现动物克隆的理论与技术基础。1952年，Briggs和King创立了核移植的方法以来，半个世纪过去了，细胞重组技术逐渐成熟，也已广泛用于动物的育种，其中最引人注目的便是Wilmut等用成年绵羊乳腺细胞的细胞核克隆出绵羊"多莉羊"的报道。我国著名的发育生物学家童第周曾用核移植的方法成功创造了鲤鱼鲫鱼核质杂交鱼。

（4）干细胞技术

①干细胞及其分类。干细胞是一类具有自我更新和分化潜能的细胞。根据其发育阶段可分为胚胎干细胞（embryonic stem cell）和成体干细胞，按分化潜能的大小，可将干细胞分为全能性干细胞（totipetent stem cell）、多能性干细胞（multipotent stem cell）和定向干细胞（commited stem cell）三种类型。

全能性干细胞。具有形成完整个体的分化潜能。胚胎干细胞即为全能性干细胞，具有与早期胚胎细胞相似的形态特征和很强的分化能力，可以无限增殖并分化成为全身多种细胞类型，并进一步形成机体所有的组织器官。

多能性干细胞。是分布在成体组织中的尚未分化的、具有自我更新潜能的干细胞，但却失去了发育成完整个体的能力，在组织和系统的修复和再生中起着关键作用。例如，骨髓多能造血干细胞可分化出12种血细胞。

定向干细胞。也称专能、偏能或单能性干细胞，只能向一种类型或者密切相关的两种类型的细胞分化，如上皮组织及底层的干细胞、肌肉中的成肌细胞等。

最新研究发现，成体干细胞可以横向分化为其他类型的细胞组织，为干细胞的应用提供了理论依据。

②干细胞技术（stem cell technology）。干细胞技术，也可称为组织工程（tissue engineering）。是指利用干细胞无限增殖和多向分化的潜能，将细胞接种在生物活性材料构成的聚合物骨架上，通过体外培养干细胞，诱导干细胞定向分化，最终用于疾病治疗或组织修复。其核心是由种子细胞和生物活性材料构成的三维空间复合体。它包含种子细胞的获取与扩培、细胞的诱导分化和工程组织分化状态的维持等三个步骤。采用该技术已经成功地在体外培养了人工软骨、皮肤等多种组织。

4. 细胞工程发展大事记

细胞工程学的历史较为悠久，其发展可以追溯到19世纪细胞培养的建立。自那时至今，经过无数先驱者和科技工作者的不懈努力，该领域取得了飞速的发展（表2-4~表2-6）。

表 2-4 动物细胞培养的早期进展

年 份	贡 献 者	事 件
1885	W. Roux	从鸡胚中分离了部分髓板置于温热的盐水中，使其成活了数日，建立了组织培养的原则
1892	H. Driesch	将海胆的数个胚胎置于试管中振荡，以分离细胞做进一步的培养

续表

年份	贡献者	事件
1902年	Haberlandt	提出了细胞全能学说,认为植物的体细胞可以不断分割,直至单个细胞
1907	R. Q. Harrison	分离了胚胎青蛙的神经管片段,并将其在体外成功地培养成新的细胞,最早创立了动物组织培养技术
1930	C. Lindberg and A. Carrel	创造了使活体器官能够生存于体外的灌注泵,这是动物器官移植的关键一步,并激发了器官体外生长的概念(体外器官生长)
1938	H. Spermann	在他的《胚胎发育与诱导》一书中,提出了他的胚胎诱导理论,认为早期胚胎细胞具有高度分化潜力,将胚胎的细胞核移植到去核卵母细胞中可以发育为新的胚胎。他是利用两栖动物胚胎进行体细胞核移植的先驱者,这是克隆的第一步
1952	Briggs and Kings	将非洲豹蛙囊胚的细胞核移植到去核的卵母细胞中,获得了非洲豹蛙的胚胎克隆后代,证实了 Spermann 的伟大设想

表 2-5　　　　　　　　　　　　植物细胞培养的早期进展

年份	贡献者	事件
1934—1939	R. Gautheret A. C. Nobecourt and P. R. White	发现了植物培养领域里的两类重要物质,即植物生长素和B族维生素,为植物培养方法和培养基的组成做出了重要的贡献。现在所用的培养方法和培养基的配方都是这三位学者所创立的方法和技术的演变。三位学者一起被誉为植物组织培养的奠基人
1954	D. Miller	发现了细胞分裂素可以刺激细胞的分裂
1957	E. K. Skoog and C. Miller	提出了植物器官形成的激素控制器官形成的概念,指出改变培养基中生长素和细胞分裂素的比例,可以控制器官的分化
1958	F. C. Steward and Reinert	用胡萝卜皮的韧皮部组织体外诱导培养,获得了再生植株,使得第一次人工体外细胞胚培养得以实现,也将 Haberlandt 的假设变为现实,是植物组织培养的重大突破和新的里程碑

表 2-6　　　　　　　　　　　　细胞工程快速发展时期大事记

年份	贡献者	事件
1960	G. Morel	建立了利用茎尖离体快速无性繁殖兰花的方法,不仅繁殖系数高,而且能脱除植物病毒
1962	P. B. Capstick	率先进行了仓鼠肾细胞的大规模悬浮培养,从而提供了动物细胞大规模培养的基本方法
1963	E. McCulloch	在鼠的骨髓中发现有能自我更新的细胞存在
1970	J. P. Power	证实了硝酸钠可以诱导原生质的融合
1972	P. S. Carison	采用 Power 的方法对 Nicotiana glauca 和 N. langsdorffii 进行原生质体融合,获得了世界上第一株属间杂交植物
1974	Jaenish and Mintz	在世界上首次获得 AV40DNA 转基因小鼠

续表

年 份	贡 献 者	事 件
1975	C. Milstein and G. Koehler	创建了杂交瘤细胞技术，获得了世界上第一株单克隆抗体。因此获得了诺贝尔医学和生理学奖
1981	M. J. Evans M. Kaufmann and Q. R. Martin	从小鼠的囊胚中分离得到了小鼠胚胎干细胞
1983	R. L. Brinster and R. D. Palmiter	将大鼠的生长激素基因转入小鼠，产出了生长速度极快的超级小白鼠（硕鼠），创造了首个"转基因小鼠"
1988	J. Thomson	对于干细胞的研究不仅局限于老鼠，还包括猴子
1996	I. Wilmut	采用体细胞核克隆出了绵羊"多莉"
1998	M. Shamblott and J. Thomson	报道发现了人类原始生殖干细胞

二、植物细胞工程

1. 概述

植物细胞工程是一门以植物组织与细胞的离体操作为基础的实验性学科，其理论依据为细胞全能性学说。它以植物组织细胞为基本单位，在离体条件下对其进行培养、繁殖或精细操作，使细胞的某些生物学特性按人们的意愿发生改变，从而达到改良品种、创造新物种或加速繁殖植物个体，以获得大量具经济价值的产物之目的。

植物细胞工程的主要内容包括植物组织培养、器官、细胞培养技术、原生质体融合与培养以及细胞遗传操作技术等。

2. 植物组织培养（plant tissue culture）

植物组织培养是植物细胞工程最基本的实验技术，是指将离体植物器官、组织、细胞原生质体于适当的条件下进行培养，并诱导其成长为完整植株的技术，常用于组织的快速繁殖。主要包括实验材料的准备、愈伤组织（callus）的诱导和继代培养（subculture）以及愈伤组织的分化与再生等过程。

（1）实验材料的准备

①培养基的配制与灭菌。

②外植体的选择和除菌。

（2）愈伤组织的诱导和继代培养

将外植体（explant）表面消毒切成小段，插入/平放在固体培养基上，或者浸没在液体培养基中，诱导产生愈伤组织，待愈伤组织生长一段时间之后，将其转移到新的培养基上。

（3）愈伤组织的分化与再生

将愈伤组织移植于含适量细胞分裂素、不含或仅有少量生长素的培养基中，使有更多的胚状体（embryoid）形成。光照是本阶段的必备条件。人工培养出来的小苗应适时移在户外。

3. 植物细胞培养

植物细胞培养是在离体条件下，对植物单个细胞或小细胞团在人工培养基中进行培养并使其增值的技术。

植物单细胞的培养是指从外植体、愈伤组织、群体细胞或细胞团中分离得到单细胞，然后在一定条件下对其进行培养的过程。主要是为了观察培养细胞个体的发育规律，为大规模培养奠定基础。主要过程有单细胞的制备和单细胞的培养。单细胞的制备有机械法、酶解法和愈伤组织诱导法；通常采用平板培养法（cell plating culture）、看护培养法（nurse culture）和悬浮培养法（cell suspension culture）对单细胞进行培养。

悬浮培养法不仅能提供大量分散性好且较为均匀的细胞，用于细胞的基础研究，而且得到的培养细胞生长速度快、可不断增殖、适用于大规模培养和工业化生产次级代谢产物。

悬浮培养法具有操作简单、重复性好、群体大等优点，被广泛用于突变体筛选、遗传转化和次生代谢产物生产等领域（表2-7）。

表2-7 植物单细胞培养方法与特点

培养方法	培养基	特点
看护培养	固体培养基	适用于活跃生长的愈伤组织的培养
微室培养	固体培养基 液体培养基	培养基用量少，可通过显微镜观察生长、分裂、分化及发育情况，有利于对单个细胞特性及其生长发育的跟踪研究
平板培养	固体培养基	操作简单，培养效果好，易于观察由单细胞生成的细胞团
条件培养	条件培养基	由条件培养基提供单细胞生长繁殖所需的条件，具看护培养和平板培养的特点，在植物单细胞培养中经常采用

4. 植物原生质体培养和体细胞杂交

（1）植物原生质体培养（protoplasm culture） 原生质体培养是指将植物原生质体在适宜条件下进行培养，使其再生细胞壁，进而细胞持续性分裂形成细胞团，进一步生长形成愈伤组织或胚状体，最后分化或发育成完整植株的过程。植物原生质体是指去除细胞壁后裸露的有活力的球形细胞团，在离体培养条件下能够再生完整植株的最小单位，与其起源细胞一样具有全能性。包括原生质体分离、原生质体培养和再生。体细胞杂交、杂种细胞产生愈伤组织及再生植株等。

自1971年，Nagata和Takebe首次从烟草叶肉组织的原生质体中诱导出再生植株，目前已从300多种植物中获得了由原生质体培养成的植株。

原生质体培养的主要目的是通过原生质体的融合，克服远缘杂交的障碍，实现体细胞杂交，产生杂交后代。

（2）体细胞杂交（somatic hybridization） 体细胞杂交是指将不同来源的体细胞融合并使之分化再生、形成新品种的技术。通常采用化学诱导法（PEG）或者电诱导法使制备好的原生质体融合在一起，建立有效的选择体系，从中筛选出所需的杂种细胞，然后将其于适宜的培养基和培养条件下生长、分裂、分化和再生。该技术可以实现超远缘种间、属间甚至科间、目间染色体的合并。

植物体细胞杂交的研究起始于20世纪60年代大量制备原生质体技术建立之后。第一个成功的例子是在1972年，Carlson等在烟草属中的粉蓝烟草［*N. clauca*（2*n*=24）］和郎氏烟草［*N. langsdorffii*（2*n*

=18）〕两个种间进行体细胞杂交，获得了具有双亲染色体组（24+18=42）杂种植株。1978 年，Melchers 等首次将番茄与马铃薯的体细胞杂交成功。近年来，已有许多科目间体细胞杂交成功获得的杂种植株，如烟草与马铃薯、胡萝卜与羊角芹、雀麦与苜蓿等。

体细胞杂交另外一个重要的价值是创造细胞质杂种。农作物的许多形状由细胞质控制，如细胞质雄性不育、除草剂抗性等。但是有性杂交种，雄配子所携带的细胞质较少，难以产生细胞质杂种。而在体细胞杂交中，双亲的细胞质都有一定的贡献，因此有可能通过细胞质融合获得细胞核、叶绿体、线粒体基因组的不同组合，这在育种上有着重大意义。

5. 体外单倍体诱导与单倍体育种（haploid induction and haploid breeding in vitro）

体外单倍体诱导通常是指利用离体培养花药或小包子的方法，诱导形成单倍体植株。目前，花药和花粉培养是人工诱导单倍体最行之有效的途径（图 2-30）。

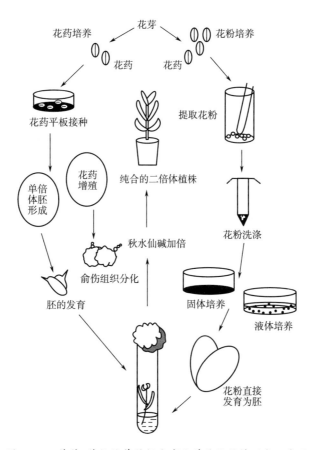

图 2-30　花药/花粉培养雄核发育和单倍体植株形成示意图

（1）植物的花药培养　花药（anther）是植物花的雄性器官，由两种结构组成，外部是体细胞构成的花药壁（anther wall），内部是雄性细胞构成的花粉粒（pollen grain）。花药的体细胞是二倍体细胞，性细胞是单倍体细胞。

花药培养（anther culture）是指将成熟的或未成熟的花药从母体植株上取下，使其在体外无菌条件下生长发育的技术。根据培养基中植物激素的构成不同，花药再生植株的产生方式有二，即器官再生（organ regeneration）和胚状体再生（embryoid regeneration）。前者是指花粉在诱导培养基上先形成愈伤组织后再分化形成器官；后者是从花药中的花粉细胞长出胚状体再发育成单倍体植株，这一途径具有数量多、速度快、结构完整以及再生率高等优点。

花药培养既不需要进行游离花粉的处理，又无需特殊的培养方法，比花粉培养方便快捷，是单倍体培养的主要手段。

（2）植物的花粉培养　花粉培养（pollen culture）是指将花粉从花药中分离，以单个花粉粒作为外植体进行离体培养的技术。花粉细胞是单倍体细胞，通过花粉培养可以获得单倍体植株用于育种，或获得单倍体无性系细胞用于转基因研究等。

目前，大多学者认为，不论细胞本身有几个染色体组，只要细胞中含有正常体细胞一半的染色体数，即具有配子（gamete）染色体数的个体叫单倍体（haploid）。单倍体只有一套染色体，染色体上的每个基因都能显示相应的性状，无论它发生显性突变（dominant mutation）或隐性突变（recessive muta-tion），在当代即能表现出来，便于及时识别和早期选择。因此，单倍体是研究基因或者基因剂量效应（gene dosage effect）、进行染色体遗传分析的理想材料。通过人工方法使单倍体加倍可以获得纯合二倍体，在育种上有极高的利用价值。它在缩短育种年限、提高选育效率、创造植物新类型等方面具有极大的优越性。

6. 转基因植物

转基因植物是指将外源基因转入到植物的细胞或组织以获得具有新的遗传性状的植物，主要用于改进植物的品质、缩短发育周期、创造出用常规育种方法难以得到的新型优良品种。

1983 年，世界首例转基因植物培养成功，标志着人类用转基因技术改良农作物的开始。1986 年，转基因农作物获得批准，进入田间试验，1994 年，美国 Calgene 公司培育的延熟转基因番茄被批准商品化生产，2000 年，全世界转基因农作物的种植面积大约 1120 万 hm^2。据不完全统计，至 2016 年，转基因研究至少在 35 科、120 种中获得成功，所涉及的性状有抗虫、抗病毒、抗真菌、抗逆境、品质改良以及对生长发育的调控以提高产量潜力等。另外，已有数十种药用蛋白质或者多肽在植物中成功被表达，其中有细胞因子、抗表皮生长因子单克隆抗体。

（1）植物转基因技术　植物转基因技术包括目的基因的克隆，外源基因的导入以及转基因植物的再生。植物基因的导入可采用生物学方法和非生物学方法。

①生物学方法。在生物学方法中应用最多者为农杆菌（Agrobacterium）介导的基因转移。根瘤农杆菌（Agrobacterium tumefacien）细胞中含有 Ti-质粒，其中有一段 T-DNA，农杆菌通过侵染植物伤口进入细胞后，可将 T-DNA 插入到植物基因组（genome）中。人们将目的基因（target gene）插入到经过改造的 T-DNA 区，借助农杆菌的感染实现外源基因向植物细胞的转移（transfer）与整合（integration），然后通过细胞核组织培养技术，再生出转基因植株。

②非生物学方法。非生物学方法包括化学介导法、电击、显微注射、脂质体、超声波、基因枪等介导的基因转移。其中，基因枪法（particle bombardment）较为常用。它是利用基因枪的火药爆炸或高压气体加速，将包裹了 DNA 的直径为 1~4μm 球状金粉/钨粉颗粒，直接送入完整的植物组织和细胞中，整合到植物细胞的染色体基因组中，但整合方式目前尚不明确。这种方法主要优点是不会受到受体植物范围的限制，其载体质粒的构建相对简单。其缺陷是整合进植物基因组的外源基因常为多拷贝，可能会影响内源基因的表达，也可能发生共抑制（co-suppression），导致转入的外源基因沉默（gene silencing）。

（2）转基因植物的安全性　理论上，利用转基因技术可以将任何生物甚至人工合成的 DNA 转入植物，目前尚不能精确预测转基因的所有表型效应，转基因植物的可能后果也不明确。因此，转基因植物面临着环境释放安全性和食品安全性两方面的问题。前者主要是指转基因植物可能对生态环境产生危害，如转基因植物携带的目的基因和选择性标记是否会通过天然杂交而产生不可控的杂草问题。后者则指转基因植物作为食品或者加工成的食品对人畜是否安全，长期食用是否会产生不利的影响，如过敏反应、毒害对抗生素产生耐药等。

三、动物细胞工程

1. 概述

动物细胞工程（animal cell engineering）是以动物细胞、细胞组成成分、早期胚胎为研究对象，基于分子生物学和细胞生物学的原理和方法，对其进行培养、操作加工或改造，使其按照人的意图发生结构或功能等生物学特性的改变，获得人类所需的生物产品、制品、细胞系或创造新的动物品种。

动物细胞工程的研究内容主要有以下几个方面：动物细胞培养、动物细胞融合和单克隆抗体制备、动物细胞核移植、干细胞工程、动物克隆和胚胎操作、生物反应器等。在细胞水平的动物细胞工程操作技术主要包括：细胞培养、细胞融合技术、细胞基因重组技术和细胞改造等，用于按照人类意图获得改造的细胞或工程细胞；干细胞水平的细胞工程操作技术主要包括：干细胞的分离培养、定向诱导分化、细胞重编辑等，产生机体各种功能细胞或组织的生物工程技术；胚胎水平的细胞工程技术主要包括：体外受精、胚胎收集、体外发育、胚胎嵌合、胚胎分割、胚胎移植等操作技术，广泛应用于畜牧生产、品种改良和濒危动物保护等领域。本部分主要介绍动物细胞培养、动物细胞融合和单克隆抗体制备、动物细胞核移植和干细胞生物工程的相关内容。

2. 动物细胞培养

动物细胞培养是指从动物机体内取出相关的组织，将其分散成单个细胞，然后放在合适的培养基中，让这些细胞生长和增殖的过程。动物细胞培养技术是动物细胞工程的核心和基础技术，为细胞结构和功能的研究、细胞改造创造了条件和基础。

动物细胞培养的过程主要包括选取合适的低龄动物，摘取动物器官和组织，经组织剪碎后，用胰蛋白酶处理成细胞悬浮液，制备单个细胞进行原代细胞培养和传代培养。

细胞培养根据离体细胞在培养器中是否贴壁生长，可以分为贴壁型和悬浮型。大多数细胞需要贴在支持物上生长，细胞在贴壁生长的过程中，随着细胞分裂，数量不断增加，最后形成一个单层，此时细胞间相互接触，细胞分裂和生长停止，数量不再增加，这种现象称之为细胞接触抑制。某些细胞如淋巴细胞、白细胞以及某些肿瘤细胞属于悬浮培养细胞，呈悬浮状态生长，在培养皿内不贴壁，容易传代培养，培养空间大。此外也有部分细胞处于悬浮及贴壁生长两种状态之间，称为半悬浮培养细胞。

体外培养的细胞生长过程一般分为三个阶段：原代培养期、传代期和衰退期。原代培养是指从机体取出后立即培养的细胞为原代细胞。一般培养的第 1 代细胞与传 10 代以内的细胞成为原代细胞培养。原代细胞与体内原组织形态结构和功能活动基本相似，细胞相互依存性强，原代培养期内，培养物中各种细胞成分混杂，细胞独立生存能力差。传代培养是原代细胞从培养瓶中去除，配制成细胞悬浮液，分装到两个或两个以上的培养瓶中继续培养，称为传代培养。传代培养期是细胞生命期中持续最长的时期，处于传代培育期的细胞增殖旺盛，可多次反复传代，直至细胞增殖速率变慢或不再增殖。经过传代培养可产生相对均质的细胞系。正常体细胞在体外传代 10~50 次后，细胞分裂能力逐渐减弱，甚至完全丧失，细胞便进入衰退期。处于衰退期的细胞最终表现为衰退死亡，不增殖进而衰退凋亡（图 2-31）。

一般的细胞生长过程，需要经过四个时期：延迟期、对数生长期、稳定期、衰退期。延迟期（latent phase）是指传代和再接种的时间，常用细胞生长曲线（cell growth curve）进行描述，即细胞密

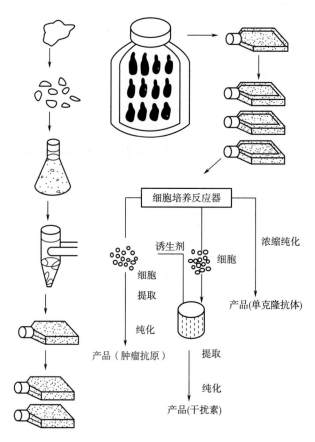

图 2-31　动物细胞大规模培养示意图

度随培养时间的变化曲线。

动物细胞的培养需要满足一定的培养条件，首先需要在无菌、无毒的环境内进行培养，在培养基中许添加一定量的抗生素并定期更换培养液。培养基从成分与体内所需营养物质基本相同，例如需要有糖、氨基酸、促生长因子、无机盐、微量元素等，与植物细胞培养不同，动物细胞培养还需加入血清、血浆等天然成分。培养的温度多以（36.5±0.5）℃，适宜的 pH 为 7.2~7.4。通常采用将细胞置于添加有培养基的培养皿、培养瓶内，将其置于含 95% 空气与 5% CO_2 的混合气体的培养箱中进行培养，CO_2 的主要作用是维持培养液的 pH。

3. 动物细胞融合及单克隆抗体制备

（1）动物细胞融合　动物细胞融合（animal cell fusion）指借助于生物的、化学的或物理的方法，通过改变细胞膜的结构进而改变其生物膜透性，使两个细胞或多个不同的细胞融合为一个细胞。

生物法介导细胞融合是利用生物因子如病毒作为融合剂诱导细胞融合。1962 年日本学者冈田发现仙台病毒能引起艾氏腹水瘤细胞融合形成多核细胞，此后英国的 Harris 和 Watkins 利用灭活病毒诱导细胞融合，开启了灭活病毒诱导动物细胞融合的进程，成功进行了人类细胞、动物细胞、鸟类和蛙类细胞之间的融合。目前已发现副流感型病毒、天花病毒、疱疹病毒等都能诱导细胞融合，但由于病毒较大的毒性，在应用上受到一定的限制。

除了生物因子病毒可诱导动物细胞融合之外，研究发现多种化学试剂如聚乙二醇（polyethyleneglycol，PEG）、甘油、脂质体、钙离子配合物、油酸盐等可也稳定诱导细胞融合，且融合效率比病毒诱导法高，由于化学法操作简单，融合效率高，化学法介导细胞融合逐渐成为实验室常规的细胞融合方法。

1980 年代起，以电融合技术为代表的物理法介导细胞融合技术开始得到应用，细胞的电融合技术（electro-fusion technique）是以细胞膜的可逆电解为基础，结合交流脉冲电压，通过细胞双向电泳来实现亲本细胞在空间上的充分接近，电融仪的交流脉冲信号发生电路产生的高频交流脉冲可使原生质体极化，通过细胞膜的可逆电解作用实现亲本细胞间的融合。

（2）单克隆抗体技术　单克隆抗体是由单个 B 淋巴细胞经过无性繁殖，形成基因型相同的细胞群，这一细胞群所产生的化学性质单一、特异性强的抗体。1975 年，Koehler 和 Milstein 建立了杂交瘤细胞技术，用经抗原免疫的小鼠脾细胞与能在体外培养中无限制生长的骨髓瘤细胞进行细胞融合，形成 B 细胞杂交瘤。这种杂交瘤细胞具有双亲细胞的特征，既像骨髓瘤细胞一样在体外培养中能无限地快速增殖，又能像脾淋巴细胞那样合成和分泌特异性的抗体。通过克隆化可得到来自单个杂交瘤细胞的单克隆系，即杂交瘤细胞系，它所产生的抗体是针对同一抗原决定簇的高度同质的抗体，即单克隆抗体（monoclonal antibody），简称单抗。与多抗相比，单抗纯度高，专一性强、重复性好、且能持续地无限量供应。

细胞融合后，杂交细胞通过在含有次黄嘌呤（hypoxanthine，H）、氨基蝶呤（aminopterin，A）和胸腺嘧啶核苷（thymidine，T）的培养基（HAT）中生长进行选择。在融合后的细胞群体里，尽管未融合的正常脾细胞和相互融合的脾细胞是 $HGPRT^+$，但不能连续培养，只能在培养基中存活几天，而未融合的 HGPRT-骨髓瘤细胞和相互融合的 HGPRT-骨髓瘤细胞不能在 HAT 培养基中存活，只有骨髓瘤细胞与脾细胞形成的杂交瘤细胞因得到分别来自亲本脾细胞的次黄嘌呤鸟嘌呤磷酸核糖转移酶（hypoxanthine guanine phosphoribosyl transferase，HGPRT）和亲本骨髓瘤细胞的连续继代特性。

与常规的多克隆抗体相比，单克隆抗体产量高，特异性强，灵敏度高，能够在体外批量、稳定地生产等优点，被广泛地应用于疾病的快速诊断、治疗和预防，在医学、农业、食品安全领域发挥着重要的作用。

4. 动物细胞核移植

动物细胞核移植是将动物的一个细胞的细胞核移入一个已经去掉细胞核的卵母细胞中，使其重组并发育成为一个新的胚胎，并最终发育为动物个体。动物细胞核移植可分为胚胎细胞核移植和体细胞核移植。由于动物胚胎细胞分化程度低，而体细胞分化程度较高，因此，体细胞核移植的难度要高于胚胎细胞核移植。

克隆动物即是用核移植方法得到的动物。体细胞核移植的过程首先从供体中取体细胞并进行增殖，同时采集卵母细胞，去除卵母细胞中的核后，将供体细胞注入去核卵母细胞使两细胞融合，供体细胞进入受体卵母细胞内后构建重组胚胎，通过物理或化学方法激活，使其完成细胞分裂和发育过程。完成胚胎培养后，将胚胎移植入代孕母体内，使之发育成为新个体。克隆属于无性繁殖，产生新个体的性别、遗传性状与供核亲本一致（图 2-32）。

动物细胞核移植技术在畜牧业领域中可以加速家畜遗传改良过程，促进优质畜群的繁育，对于濒危动物的保护也具有非常重要的作用。此外，在医学研究领域，通过动物细胞核移植技术，可以深入了解胚胎发育及疾病发展过程，通过克隆动物的组织、器官做移植供体等。

5. 干细胞生物工程

干细胞（stem cells）是一类未分化的细胞或原始细胞，是具有自我复制能力的多潜能细胞。在一定条件下，干细胞可以诱导分化成多种功能细胞。干细胞在形态上通常呈圆形或椭圆形，细胞体积小，核大，具有较高的端粒酶活性，干细胞可分为胚胎干细胞和成体干细胞。

干细胞生物工程是利用干细胞在一定条件下进行分化，形成任何类型的组织和器官，进行器官移

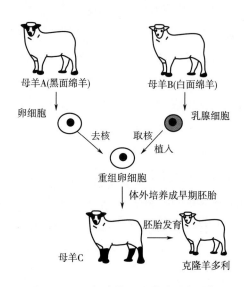

图 2-32　用核移植方法克隆动物图解

植和疾病治疗。1967 年，Donnall Thomas 完成了世界第一例骨髓干细胞移植，开创了干细胞治疗的新纪元。2006 年，日本学者 Shinya Yamanaka 报道了诱导人体表皮细胞使之具有胚胎干细胞特征的方法，诱导出的干细胞可转变为心脏和神经细胞，为人类疾病的新型治疗提供了非常重要的创新方法。由于干细胞具有分化为多种功能细胞的特性，其在发育调控、基因治疗、器官移植及人类医学等领域显现出重要的科学意义和应用前景。

第四节　发酵工程

发酵工程是现代生物技术的重要组成部分之一，是一门将微生物学、生物化学和化学工程学的基本原理有机结合，利用微生物的代谢、转化功能，获得有用物质的工程技术。发酵工程的内容包括上游的微生物菌种选育与培养技术以及下游的发酵产物提取精制技术，其应用范围遍及轻工食品、化工能源、医药卫生、农林牧渔、环境保护等各个领域，是提高我国生物制造水平、缓解环境压力、提高农产品附加值以及传统发酵产品国际竞争力的关键技术。

一、发酵和发酵工程的概念

1. 发酵的定义

发酵一般泛指利用微生物制造工业原料或产品的过程。由微生物（细菌、酵母等）、有机物（主要是碳水化合物）、培养基等在一定的温度和 pH 等条件下进行。发酵（fermentation）最初来源于拉丁语"发泡"（fervere），是指酵母作用于果汁或发芽谷物产生 CO_2 的现象。巴斯德研究了酒精发酵的生理意义，认为发酵是酵母在无氧状态下的呼吸过程。生物化学上将发酵定义为"微生物在无氧时的代谢过程"。目前，人们把利用微生物在有氧或无氧条件下的生命活动来制备微生物菌体或其代谢产物的过程统称为发酵。

2. 发酵工程的定义

发酵工程是利用微生物的生命活动来获得微生物菌体或其代谢产物的过程，是利用微生物进行大规模生产的技术，是微生物与工程学相结合的以产品生产为导向的一门应用学科。而现代发酵工程是将传统发酵技术与基因工程、酶工程、细胞工程等新技术结合，利用 DNA 重组、原生质体融合、分子改造和修饰等手段来改变微生物，利用细胞固定化及酶固定化等技术，突破了底物和原料的限制，实现了机械化智能生产，提高了原料的利用率并增加收益。

3. 发酵工程的发展简史

（1）自然发酵阶段（—1900 年） 考古发掘证实我国在龙山文化（距今 4000—4200 年）已有酒器出现。3000 年前，中国已有用长霉的豆腐治疗皮肤病的记载，埃及和中亚两河流域在公元前 40—30 世纪就已开始酿酒，烘制面包。这个阶段发酵只处于低水平的应用阶段，人们普遍认为各种发酵产物是自然产生的。

（2）微生物纯种培养技术阶段（1905—1940 年） 1680 年，荷兰人列文·虎克发明了显微镜；1857 年，法国人巴斯德证明了发酵的原理，并随之发明了著名的巴氏消毒法；1872 年，布雷菲尔德创建了霉菌的分离与纯种分离技术；1878 年，汉逊建立了啤酒酵母的纯培养法；1872 年，柯赫创建了细菌的分离和纯培养技术，由此奠定了微生物的分离及纯培养技术的基础，使发酵技术从天然发酵转变为纯种培养发酵。该阶段的主要产品包括乙醇、甘油、丙酮、丁醇、乳酸、柠檬酸、淀粉酶和蛋白酶等，此阶段称为发酵工程的第一个里程碑——以微生物的纯种培养技术为主要特征。

（3）通气搅拌液态深层发酵技术阶段（1940—1950 年） 由于第二次世界大战对青霉素的大量需求，迫使人们对发酵技术进行深入研究，逐步采用液体深层发酵替代原先的固体或液体浅盘发酵进行生产。随后，链霉素、金霉素等抗生素相继问世，抗生素工业迅速崛起。此时期称为发酵工程的第二个里程碑——以微生物液体深层发酵技术为主要特征。它大大促进了发酵工业的发展，使有机酸、维生素、激素等都可以用发酵法大规模生产。

（4）人工诱变育种与代谢调控技术阶段（1950—1960 年） 1957 年，日本采用营养缺陷型及类似物抗性突变株实现了赖氨酸、苏氨酸等的工业化生产，如今 20 种氨基酸都可以用发酵法生产。此阶段称为发酵工程的第三个里程碑——以微生物代谢调控发酵技术为主要特征。随后氨基酸工业、有机酸工业、酶制剂及其应用工业、核苷酸及其相关产物工业、多糖工业等相继发展起来，形成了一个较完整的、利用微生物发酵的工业化生产体系。

（5）发酵原料的转变阶段（1960—1970 年） 从 20 世纪 60 年代到 70 年代末期，发酵工业得到了迅速的发展，这一时期微生物发酵原料发生了转变，特别是单细胞蛋白发酵工业的兴起，使发酵原料由过去单一性碳水化合物向非碳水化合物过渡。从过去仅仅依靠农产品的状况，过渡到从工厂、矿业资源中。

（6）基因工程技术阶段（1970 年—） 1953 年，Watson 和 Crick 发现了 DNA 双螺旋结构，1973 年，HerberBoyer 和 StanleyCohen 首次在实验室进行了基因转移，由此开拓了以基因工程为中心的生物工程时代。随着基因工程技术快速发展，大量引入到发酵工业中，使发酵工业产生革命性的变化。体外 DNA 重组技术应用与微生物育种，就可以按照预定的蓝图选育菌种来生产所需要的产物，提高产品的产量和质量，降低成本。

4. 发酵工程的特征和类型

（1）发酵产物的类型

①根据发酵形式。

a. 固态发酵：指利用自然底物做碳源及能源，或利用惰性底物做固体支持物，其体系无水或接近于无水的任何发酵过程。其主要特点是原料成本低、工艺相对简单、发酵过程中不需要严格执行无菌操作等。

b. 液态发酵：反应体系中始终有游离水的流动，水是培养基中主要组分；微生物从溶解水中吸收营养物，营养物浓度始终不存在梯度。液态发酵具有菌体生长速度快、生产周期短、能有效降低菌种污染率等特点。

②根据微生物对氧的需求

a. 好氧发酵：有液体表面培养发酵、在多孔或颗粒状固体培养基表面上发酵和通氧深层发酵几种方法。

b. 厌氧发酵：主要采用不通氧的深层发酵。

c. 其他分类方式：根据工艺流程可分为连续发酵、分批发酵和流加发酵三种；根据发酵产物可分为酒精发酵、有机酸发酵、氨基酸发酵、抗生素发酵等。

（2）发酵工程的组成

①以微生物细胞作为最终产品的发酵过程。这是以获得具有某种用途的菌体为目的的发酵。如用于酒类产品制作的酵母发酵或动物饲料的微生物菌体蛋白，依赖虫蛹而生存的冬虫夏草菌等。

②以微生物代谢体系中的酶为产品的发酵过程。由于微生物具有种类多、产酶品种多、生产容易和成本低等特点，目前工业应用的酶大多来自微生物发酵。

③利用微生物对某种物质进行特定转化的发酵过程。这类发酵是利用微生物细胞的一种或多种酶，把一种化合物转变成结构相关的更有经济价值的产物。如利用菌体将乙醇转化为乙酸的乙酸发酵。

④以微生物代谢产物为产品的发酵过程。微生物代谢产物的种类很多，如医药产业的抗生素、食品行业的氨基酸、农业领域的杀虫剂、轻工领域的有机酸以及其他产业的离子载体、抗代谢剂等。

⑤利用现代生物技术的工程细胞发酵。主要是利用生物工程技术所获得的细胞进行培养的新型发酵，如利用基因工程菌生产胰岛素、干扰素等。

（3）发酵工程的特点 发酵工程是利用微生物的生命活动来获得微生物菌体或其代谢产物的过程，是利用微生物进行大规模生产的技术，其基本特征如下所述。

①发酵过程以生命体的自动调节方式进行，数十个反应过程能够在发酵设备中一次完成。

②发酵过程一般在常温常压下进行的生物化学反应，条件温和，能耗少，设备较简单。

③发酵反应原料通常以糖蜜、淀粉等碳水化合物为主，可以是农副产品、工业废水或可再生资源（如植物秸秆、木屑等），原料要求比较粗放。

④发酵过程容易生产复杂的高分子化合物，能高度选择性地在复杂化合物的特定部位进行氧化、还原、官能团引入或去除等。

⑤发酵过程需要防止杂菌污染，大多情况下设备需要进行严格的冲洗、灭菌和空气过滤等。

5. 发酵工程的发展趋势

随着基因组学、蛋白质组学等生物技术的飞速发展，发酵工程作为生物技术的一个重要分支，已经渗透到农业、食品、医药、化学品能源、材料等许多领域，发酵工程技术水平逐年提高，部分生产技术属于世界领先水平。《中国工业生物技术白皮书暨中国生物工业投资分析报告2017》显示，我国在发酵产品方面具有量产优势，发酵产品产量稳居世界首位，2016年，我国主要发酵产品产量达到2629万 t，比上一年增长8.4%，年总产值首次超过3000亿元，同时，2016年主要出口产品出口量408万 t，同比增长18.6%。柠檬酸、味精、山梨醇、酵母等产品生产技术工艺已经达到国际先进水平，但是影响产业发展的核心技术水平与国外仍具有一定的差距。发酵菌种的性能、发酵工艺条件和发酵设备是决定发酵产业工业化生产水平的三个主要因素，因此利用遗传工程等先进技术改良菌种、固定化发酵技术、高效节能发酵设备的研制以及自动化智能化的过程控制技术将是发酵工程主要的发展方向。随着生物技术等科技的飞速发展，作为工业生物技术核心的发酵工程在社会经济中将发挥越来越重要的作用。

二、发酵工程原理

1. 发酵原料的制备

凡是能被生物细胞利用并转化成所需的代谢产物或菌体的物料，都可作为发酵工业的生产原料。

（1）原料的选择

①原料选择的依据。发酵生产用原料种类很多，凡粮谷类、薯类、农产品加工副产物、野生植物、非粮食生物质等富含淀粉和可发酵性糖的物质，均可作为发酵原料。采用不同的原料来生产，不仅关系着生产率的高低，而且也影响产品的质量，因此如何选择原料将是保证生产的一个重要环节。在选择发酵生产用原料应考虑到下列条件。

a. 应因地制宜，资源丰富，便于运输，价格低廉。

b. 可发酵物质含量高，蛋白质含量适中，无不愉快气味和有害物质。

c. 原料新鲜，无霉变虫蛀，无杂质。

d. 易于保藏，不易腐烂。

②原料中的主要化学成分

a. 碳水化合物一般是指淀粉、淀粉水解糖、糖蜜、有机酸、低碳醇、脂质、烃类。这些物质转化得到的可发酵性糖都可以发酵生产产品，同时也是微生物的营养及能源，因此碳水化合物含量越高，生成的产物也就越多。

b. 蛋白质原料中的蛋白质，经微生物蛋白酶的作用生成氨基酸，成为发酵过程中微生物繁殖的重要营养成分。需要指出的是，并非原料中蛋白质含量越高越好，蛋白质含量过高，发酵基质容易感染杂菌。

c. 脂肪原料中一般仅含有少量脂肪类化合物，在发酵过程中几乎都能被微生物利用生成高级脂肪酸酯类，但是原料中过量的脂肪会导致发酵过程中生酸快，升酸幅度大，以致严重影响产品正常发酵。

d. 灰分原料中含有磷、硫、镁、钾、钙等灰分元素，它们不仅是构成菌体细胞和辅酶的成分，此外还有调节细胞渗透压的作用。

e. 其他如粮谷类原料中单宁、果胶，野生植物中的植物碱，发芽马铃薯中的龙葵素等，这些物质有些是对发酵有利的，有些是对发酵不利的有害物质，要尽量避免将其带入发酵过程中。

（2）淀粉质原料制备可发酵性糖技术 可发酵性糖主要包括有蔗糖、葡萄糖、麦芽糖、果糖和半乳糖等。谷物或薯类中主要是淀粉 $(C_6H_{10}O_5)_n$，酵母不能直接发酵，必需水解成可发酵的糖类才能被酵母发酵。常见的淀粉水解方法有酸水解法、酶水解法和酸酶结合法。淀粉质原料预处理通常包括蒸煮（液化）、糖化等处理。

①淀粉质原料的蒸煮

a. 蒸煮的目的：使植物组织和细胞破裂，淀粉由颗粒变成溶解状态的糊液；对原料进行灭菌。

b. 蒸煮物料发生的物理和化学变化

淀粉糊化：淀粉的糊化是指淀粉受热后，淀粉颗粒膨胀，晶体结构消失，互相接触变成糊状液体，即使停止搅拌，淀粉也不会再沉淀的现象。

不同淀粉种类的糊化差异性：不同品种淀粉糊化特性存在很大差异，且淀粉溶解度、透明度、糊化温度、糊黏度、黏度稳定性、抗剪切力能力、凝胶形成能力、凝沉性等特性均会直接影响淀粉糊化用途。

②淀粉质原料的糖化

a. 酸解法制备可发酵性糖：酸解法又称酸糖化法。它是以酸（无机酸或有机酸）为催化剂，在高温高压下将淀粉水解转化为葡萄糖的方法。

用酸解法生产可发酵型糖，具有生产方便、设备要求简单、水解时间短、设备生产能力大等优点。但是该方法对淀粉原料要求较严格，而且要求设备耐腐蚀、耐高温、耐高压。

b. 酶解法制备可发酵性糖：酶解法是用专一性很强的淀粉酶及糖化酶将淀粉水解为葡萄糖的工艺。

液化利用 α-淀粉酶将淀粉液化转化为糊精及低聚糖，使淀粉的可溶性增加。由高分子状态（淀粉颗粒）转变为较低分子状态（糊精），同时淀粉的黏度降低，由半固态变为溶液态。糖化利用糖化酶将糊精及低聚糖进一步水解转化为葡萄糖。

酶法制备可发酵性糖反应条件较温和，且酶的专一性强，副反应少；该方法可在较高淀粉乳浓度下水解，而且可采用粗原料。缺点是反应时间较长，需要的设备较多；易引起糖液过滤困难。

c. 酸酶结合法制备可发酵性糖：酸酶结合水解法是集中酸法和酶解法制糖的优点而采用的结合生产工艺。根据原料淀粉性质可采用酸酶水解法或酶酸水解法。酸酶法是先将淀粉酸水解成糊精或低聚糖，然后再用糖化酶将其水解成葡萄糖的工艺。

（3）非淀粉质原料制备可发酵性糖技术　木质纤维素制备可发酵性糖。纤维素（cellulose）是由葡萄糖组成的大分子多糖。不溶于水及一般有机溶剂。是植物细胞壁的主要成分。纤维素是自然界中分布最广、含量最多的一种多糖，占植物界碳含量的50%以上。棉花的纤维素含量接近100%，为天然的最纯纤维素来源。一般木材中，纤维素占40%～50%，还有10%～30%的半纤维素和20%～30%的木质素

木质纤维素是天然木材经过化学处理得到的有机纤维，外观为棉絮状，呈白色或灰白色。纤维微观结构是带状弯曲的，凹凸不平的，多孔的，交叉处是扁平的，有良好的韧性、分散性和化学稳定性，吸水能力强，有非常优秀的增稠抗裂性能。

水解木质纤维素酶使纤维素和半纤维素分解成为单糖和低聚糖，再通过化学或生物化学法制取乙醇、木糖、木糖醇、糠醛、乙酰丙酸等产品。

①纤维素质原料常规预处理方法。常规的预处理的方法主要有物理法，化学法，物理-化学法和微生物法。

②超低浓度酸预处理。超低酸水解（≤0.1%）是稀酸水解的一种新型工艺，具有酸浓度非常低，对反应器材质要求相对较低，而且酸液不需要回收，同时水解液中生成的抑制物较少等特点。

③电解水预处理法研究发现纯水在高温条件下会电离使反应液形成一定的酸性，热水在一定压力下可以穿透生物质细胞表皮结构，水解纤维素，去除半纤维素。其中水的 pH 受反应温度的影响。如当温度为200℃时，pH 大约为5.0。由于纯水具有特殊的高介电常数，可使离子化半纤维素游离并且分解。采用电解水预处理的好处是不需要有额外的化学试剂的使用。同时采用控制电解水的 pH 的预处理方法相对于酸预处理来说可以很大程度地减少水解得到的寡糖降解成的副产物，避免水解得到的寡糖在高温条件下生成乙醛、糠醛等物质。

④无机盐、缓冲液预处理技术。金属无机盐的添加加速碳水化合物的降解，一是添加无机盐降低

溶液的 pH，另外无机盐的添加会影响水的结构，或者盐本身是碳水化合物降解的一种催化剂。

（4）糖蜜制备可发酵性糖　糖蜜是糖厂产糖的副产物，又称糖浆。是制糖工业将压榨出的甘蔗、甜菜、柑橘、玉米糖等的汁液，经加热、中和、沉淀、过滤、浓缩、结晶等工序制糖后所剩下的浓稠液体。根据原料和组成糖蜜可分为甘蔗糖蜜、甜菜糖蜜和高级糖蜜等。甘蔗糖蜜中含有 30%～36% 的蔗糖和 20% 转化糖。甜菜糖蜜含蔗糖 5%，转化糖 1%。高级糖蜜是指甘蔗榨汁（糖浆）加入适量的硫酸或用酵母转化酶处理，制成转化糖，该糖蜜由于提高了溶解度，可使糖浓度提高 70%～85%。

糖蜜前处理程序包括稀释、酸化、灭菌及澄清等过程。主要处理方法有加酸通风沉淀法、加热加酸沉淀法、添加絮凝剂澄清处理法三种方法。

2. 发酵微生物

发酵工业是利用微生物的生长和代谢活动生产各种有用的物质，能用于发酵生产的微生物即为工业微生物。一个菌种能否满足工业生产的需要，是否有工业生产价值是极为重要的，优良的生产菌种应该具备如下基本特征：原料廉价、生产迅速、目的产物产量高；易于控制培养条件，酶活性高，发酵周期较短；抗杂菌和噬菌体的能力强；菌种遗传性能稳定，不易变异和退化；菌体不是病原菌，不产生任何有害的生物活性物质和毒素，保证安全生产。

（1）工业生产常用微生物菌种　自然界微生物资源非常丰富，已发现的仅占总数的 1%～5%，而在工业生产中被利用的仅有数百种。发酵工业生产中有的是直接利用微生物的菌体细胞，有的则利用其代谢产物或转化机能。除广泛应用细菌、放线菌、酵母和霉菌外，随着发酵工程技术自身的发展以及基因工程等生物技术快速渗入发酵过程，病毒、藻类等其他微生物和基因工程菌也正在逐步地应用于工业生产，成为生产菌。

①细菌。细菌属于真细菌纲，是自然界中分布最广、数量最多、与人类关系最为密切的一类微生物，也是发酵工业中使用最多的一种单细胞生物。细菌可以由革兰染色法区别为革兰阳性菌和革兰阴性菌，一般结构包括细胞壁、细胞膜、细胞质、核质体及内含物，特殊结构是某些细菌所特有的，如荚膜、鞭毛、芽孢等，它们在细菌的分类定中有重要的意义。

发酵工业中常用的细菌大多是杆菌，如工业上利用乙酸菌（*Acetobacter*）生产乙酸；利用乳酸菌（*Lactobacteriaceae*）生产乳酸，还可以利用大肠杆菌制取天冬氨酸、苏氨酸和缬氨酸；利用枯草芽孢杆菌（*B. subtilis*）产生大量淀粉酶和蛋白酶；利用棒状杆菌（*Corynebacterium*）、短杆菌（*Brevibacterium*）进行工业生产氨基酸和核酸等。

②酵母。酵母（yeast）是一群属于真菌的单细胞微生物，可分为两类，一类能产生子囊孢子，称为真酵母；另一类不能生成子囊孢子，称为类酵母。酵母除了广泛用于面包及酒精制造外，还应用在石油脱蜡、单细胞蛋白制造、酶制剂生产以及糖化饲料、猪血饲料发酵等许多方面。

饮料酒生产中酵母能把葡萄糖发酵成乙醇，酵母乙醇发酵过程除了乙醇之外也产高级醇和香味物质。常用酵母是酿酒酵母（*Saccharomyces cerevisiae Hansen*）及其变种椭圆酿酒酵母（*Saccharomy cescerevisiae Hansenvat. ellipsoideus*）、卡尔斯伯酵母（*Saccharomy cescarsbergrnsis Hansen*）等菌种；这些菌种各厂自己驯化育种，出现了啤酒专用低温酵母、黄酒和清酒发酵用耐酒精酵母、高浓度糖料发酵的耐渗酵母，发酵速度快的酒精发酵酵母，葡萄酒发酵酵母等。

③放线菌。放线菌是由不同长短的纤细菌丝所形成的单细胞微生物，因菌落呈放射状而得名。放线菌作为土壤微生物而普遍存在，是抗生素的主要生产菌。除抗生素外，放线菌在甾体激素生物合成和酶制剂生产中也有广泛应用。也可用于石油脱蜡及污水净化中脱氰等。

④霉菌。霉菌与人类日常生活密切相关。除了用于传统的酿酒、制酱油外，近代广泛用于发酵工

业和酶制剂工业。工业上常用的霉菌，有子囊菌纲（*Ascomycetes*）的红曲霉（*Monascus*）状菌纲（*Phycomycetes*）的毛霉（*Mucor*）、根霉（*Rhizopus*）和犁头霉（*Absidia*），以及半知菌纲（*Deuteromycetes*）的曲霉（*Aspergillus*）及青霉（*Penicillum*）等。将这些菌接种到谷物或者谷物皮中培养，成为含有淀粉酶类、果胶酶类和蛋白酶类，对谷物具有很强的糖化分解能力的曲。

（2）工业用微生物菌种的分离筛选 微生物菌种的分离和筛选是将一个混杂着各种微生物的样品通过分离技术区分开，并按照实际要求和菌株的特性采取迅速、准确、有效的方法对他们进行分离、筛选，进而得到所需微生物的过程。

①微生物纯种分离技术。微生物纯种分离技术不仅适用于从各种菌源样品中分离新种，也适用于实验室或生产用菌的分离纯化和育种过程中优良菌种的筛选。菌种分离的流程：标本采集、标本材料的预处理、富集培养、纯种分离、发酵性能测试等。纯种分离方法有平板划线分离法、简单平板分离法、稀释分离法、涂布分离法、毛细管分离法和小滴分离法。

②菌种的筛选。在分离获得单菌落菌株的基础上，进一步筛选目的产物合成能力相对较高的菌株。筛选一般通过初筛、复筛即在平板上通过指示剂、显示剂或底物等的生化反应定性分离，在经过常规生产性能测试。如透明圈法，在平板培养基中加入溶解性较差的底物，使培养基混浊。能分解底物的微生物便会在菌落周围产生透明圈，圈的大小初步反应该菌株利用底物的能力。该法在分离水解酶产生菌时采用较多，如脂肪酶、淀粉酶、蛋白酶、核酸酶产生菌都会在含有底物的选择性培养基平板上形成肉眼可见的透明圈。

（3）工业微生物菌种的选育 菌种选育是应用微生物遗传和变异理论，用人工方法（或自然）造成变异，再经过筛选以得到人们所需菌种的过程。菌种选育的方向是选育耐高温、生长快、代谢旺、产量高、质量好、无毒性的优良菌株。菌种选育的方法主要有自然选育、诱变选育、抗噬菌体菌种选育、杂交育种、原生质体融合技术、基因工程技术等。

①自然选育。不经人工处理，利用微生物自然突变进不经人工处理，利用微生物自然突变进行菌种选育的过程。自然突变有两个原因，多因素低剂量的诱变效应和互变异构效应。多因素低剂量的诱变效应是由一些原因不详的低剂量诱变因素引起的长期综合效应，如各种短波辐射、自然界中的一些低浓度诱变物质以及微生物自身代谢活动中所产生的一些诱变物质。互变异构效应是四种碱基第六位上的酮基或氨基的瞬间变构，会引起碱基的错配。自然诱变会发生两种截然不同的结果，一是菌种退化导致产物产量或质量下降；另外一种是对生产有益的突变。

②诱变育种。诱变育种是用物理或化学的诱变剂使诱变对象内的遗传物质（DNA）的分子结构发生改变，引起性状变异并通过筛选获得符合要求的变异菌株的一种育种方法。常用的诱变剂有三种，物理诱变剂（紫外线、X 射线等）、化学诱变剂（硫酸二乙酯 DES）、亚硝基（NTG）等和生物诱变剂（如噬菌体）。诱变育种包括诱变和筛选两部分，关键是确定出发菌株，确定诱变剂、诱变剂量以及合理的使用方法。

③杂交育种。杂交育种是将不同菌株的遗传物质进行交换、重组，使不同菌株的优良性状集中在重组体中克服长期诱变引起的活力下降等缺陷。通过杂交还可以扩大变异范围，改变产品的产量和质量，创造出新品种。杂交育种具有定向育种的性质。

④原生质体融合。原生质体融合是将两个亲本的细胞去掉细胞壁，获得原生质体，将两亲本的原生质体在高渗条件下混合，由聚乙二醇（PEG）作为助溶剂，使它们互相凝集，发生细胞质融合，两亲本基因组由接触到交换，从而实现遗传重组。原生质体融合技术包括：原生质体制备、原生质体融合、原生质体再生和融合子筛选等步骤。

⑤基因工程育种。基因工程育种是将外源 DNA 通过体外重组后，导入受体细胞，使其在受体细胞

中复制、转录、表达的技术。基因工程菌产生的主要程序包括：目的基因的克隆、DNA 重组体的体外构建、重组 DNA 导入宿主细胞以及基因工程菌的选择。

（4）工业微生物菌种的保藏　菌种的保藏方法很多，其基本原理是根据微生物的生理生化特性，人为地创造条件，使微生物处于代谢不活泼，生长繁殖受到抑制的休眠状态，以减少菌种的变异。一般可以通过降低培养基营养成分、低温、干燥和缺氧等方法，达到防止突变、保持纯种的目的。

菌种保藏的方法很多，一种好的保藏方法除了能长期保持菌种原有的优良性状不改变外，还应简便、经济，以便在生产上能广泛使用。酵母一般采用定期移植斜面低温保藏法，也可采用石蜡油封保藏法；霉菌采用斜面保藏法和沙土管保藏法；一般细菌采用冷冻干燥保藏法，放线菌可用沙土或冷冻保藏法保藏，短期可采用斜面保藏。

3. 发酵工艺条件的控制

（1）温度对发酵的影响及调控机制　微生物生长和产物的形成都是一系列酶促反应的结果，因此，温度因影响酶的活性从而影响微生物的生长和繁殖。在一定范围内，随着温度的升高，酶促反应速率也增加，但有一个最适的温度，超过这个温度，酶的催化活力就下降。此外，温度还通过影响发酵液性质来间接影响发酵过程。首先温度影响细胞中酶的活性，从而影响代谢调节途径，造成产物变化；其次温度影响发酵液的黏度、基质和氧的溶解度和传递速率，进而影响发酵动力学特征和产物的生物合成。

一般将发酵过程中产生的，能引起发酵液温度变化的净热量称为发酵热（$Q_{发酵}$）。在发酵过程中，既有产生热能的因素，也有散失热能的因素，产生热能的因素有生物热（$Q_{生物}$）和搅拌热（$Q_{搅拌}$），散热的因素有蒸发热（$Q_{蒸发}$）和辐射热（$Q_{辐射}$）等，$Q_{发酵} = Q_{生物} + Q_{搅拌} - Q_{蒸发} - Q_{辐射}$，它是发酵温度变化的主要因素。

发酵最适温度是指即适合菌体的生长，又适合代谢产物合成的温度，是一个相对的概念，它随着菌种、培养基成分、培养条件和菌体生长阶段而改变。不同微生物最适发酵温度不同，即使同一微生物在不同发酵阶段下，其最适温度也不同。由于温度对微生物的生长和繁殖有重要影响，发酵过程中必须根据微生物菌体的特性，选择和控制最适温度。

（2）pH 对发酵的影响及调控机制　和温度一样，发酵液的 pH 也通过影响酶的活性而对微生物的生命活动产生重要的影响。不同种类的微生物对 pH 的要求不同，大多数细菌的最适生长 pH 为 6.5~7.5，霉菌一般为 pH 4.0~5.8，酵母为 pH 3.8~6.0。

发酵过程中 pH 变化决定于微生物的种类、培养基的组成、培养条件以及微生物利用培养基中的营养物质进行的代谢反应。如果培养基中碳、氮比不当，碳源过多，溶解氧不足、致使有机酸大量积累，会导致 pH 的下降；而相反地如果培养基中碳、氮比不当、氮源过多，氨基氮释放，则会导致 pH 的升高。也就是凡是导致酸性物质的生成或碱性物质消耗的代谢过程，都会引起 pH 的下降，这些物质被称为生理酸性物质；凡是导致碱性物质的生成或酸性物质消耗的代谢过程，都会引起 pH 的升高，这些物质被称为生理碱性物质。

pH 对微生物生长和代谢产物的合成都有极大的影响，因此，为了使微生物能在最适的范围内生长、繁殖和发酵，首先应根据不同微生物的特性，不仅在原始培养基中要控制适当的 pH，而且整个发酵过程中，必须随时检测 pH 的变化情况，然后根据发酵过程中的变化规律，选用适当的方法对 pH 进行适当的调节和控制。

（3）氧对发酵的影响及调控机制　工业发酵使用的菌种多属好氧菌，而有些微生物生物发酵过程属于厌氧过程，但该微生物的生长过程则为需氧过程。生产总如何保证氧的供给，以满足生产菌对氧的需求，是稳定和提高产量，降低成本的关键之一。

溶氧是需氧发酵控制的主要参数之一，微生物只能利用溶解在发酵液中的氧才能进行正常的生长繁殖和代谢活动。溶解氧含量大小对菌体生长和产物的性质及产量都会产生不同程度的影响，生产中一般通过不断通气和搅拌来保证溶解氧的含量，一般来讲，发酵初期，菌体大量繁殖，氧气消耗大，此时需氧量大于供氧量，溶氧浓度下降；发酵中后期，菌体繁殖已到一定程度，溶氧浓度变化较小；发酵后期，菌体衰亡，呼吸强度减弱，溶氧浓度逐步上升。

（4）二氧化碳对发酵的影响及调控机制　CO_2是微生物在生长繁殖过程中的代谢产物，也是某些合成代谢的基质，对微生物生长和发酵具有刺激或抑制作用。如环状芽孢杆菌等的发芽孢子在开始生长（并非孢子发芽）时，就需要CO_2，并将此现象称为二氧化碳现象。CO_2还是大肠杆菌和链孢霉变株的生长因子，有时需含30% CO_2的气体，菌体才能生长。

CO_2在发酵液中的浓度变化不像溶解氧那样有一定的规律可循，它的大小受培养基性质、菌种、工艺等多种因素影响。CO_2浓度可通过提高发酵罐罐压的方法来实现，增加罐压，可提高发酵液中的CO_2浓度；提高通气量和搅拌速度，也可以调节CO_2浓度，降低通气量和搅拌速度，有利于增加CO_2在发酵液中的浓度。CO_2产生还与发酵工艺密切相关，如在青霉素发酵中，补糖会增加排气中CO_2的浓度和降低培养液的 pH，所以生产中常用排气中的CO_2含量变化可作为控制补糖量的参考。

（5）泡沫对发酵的影响及调控机制　在好氧发酵过程中，由于通气和搅拌，产生泡沫，是空气溶于发酵液和产生CO_2的结果。一般来讲，泡沫随通气量和搅拌速度的增加而增加；其次，培养基的物理化学性质对泡沫的形成也有一定的影响，如培养基中有蛋白质类物质存在，发酵液黏度大，产生的泡沫量大而持久。糖类物质本身起泡能力较弱，但浓度较高的糖类增加了培养基的黏度，可以起到稳定泡沫的作用。

发酵过程产生少量的泡沫是正常现象，但过多的泡沫会给发酵带来很多副作用。如发酵罐的装料系数减少，降低了发酵产率；泡沫过多会导致出现溢罐，从而造成浪费和污染；泡沫影响微生物的均一分布，导致菌体自溶甚至影响整体发酵效率。

发酵过程的消泡方法主要包括机械消泡法和化学消泡法。机械消泡是采用机械强烈振动或压力变化而使泡沫破裂。化学消泡是采用个各种化学消泡剂进行消泡的方法，也是目前发酵工业应用最广泛的消泡方法，常用的化学消泡剂包括玉米油、豆油、米糠油、棉籽油、鱼油等。

三、发酵设备

发酵设备是制造和加工发酵食品的关键设备，其功能要求：①适宜微生物生长和形成产物；②具有良好的传递性能，能实现动量、质量、热量的良好传递；③能量消耗低，能在低消耗下（包括原料消耗、能量消耗、人工消耗）获得较高的产量；④结构简单，操作方便，易于控制；⑤便于杀菌和清洗，能维持不同程度的无菌度。

此外，随着发酵食品产量的不断提高，发酵设备的大型化、连续化及发酵过程的自动化和智能化控制技术也已广泛地应用于发酵设备中，涌现出了许多新型发酵设备。

1. 发酵设备的分类

发酵设备的种类繁多。根据发酵用培养基的状况，发酵设备可分为固态发酵设备和液态发酵设备；根据微生物类型，发酵设备可分为嫌气发酵设备和好气发酵设备；根据发酵过程所使用的生物体分为微生物反应器、酶反应器和细胞反应器，在食品加工领域微生物反应器为主流设备。

2. 固态发酵设备

固态发酵（solid state fermentation，SSF），是基于一种由高含量的固体、低含水量的液体及适当浓度的气体组成的三相环境，在该环境下，微生物可以正常繁殖并利用周围的固体基质作为营养或填充物，改善固体基质特性，提高固体基质利用价值，生产高值产品。固态发酵技术因具有原料来源广、能耗低、排放低、发酵结束后回收环节少，成本低等优点，受到了关注，积极针对能量传递、发酵过程参数检测困难等问题开展研究，人们研制出了一些应用于固态发酵的设备。目前，常见的固态发酵设备主要有：浅盘发酵设备、流化床发酵设备、转鼓式固态发酵设备、圆盘式固态发酵设备。

3. 液态发酵设备

传统的发酵设备均是依据液态发酵理论和实践研究开发的，因此，液态发酵设备的研发系统性较好，发展得最为成熟，因此，在发酵工业中的应用也非常广泛。

（1）嫌气发酵设备　嫌气发酵设备，即发酵时，不需要氧气参加来完成的发酵过程。当前生产酒精、白酒、啤酒等发酵产品时，均可使用嫌气发酵设备。根据生产的连续性，嫌气发酵设备可分为间歇式发酵设备和连续式发酵设备。

（2）好气发酵设备　好气发酵设备，又称通风发酵设备，即发酵时，需要将空气或氧气不断通入发酵液中，以供微生物呼吸作用的设备。好气发酵设备主要应用于酵母发酵罐、氨基酸发酵罐、酶制剂发酵罐、抗生素发酵罐等。高效发酵设备要求设计简单、不易染菌、单位体积的生产能力高，代谢热易排出，操作简单，易于放大。此外，衡量通风发酵设备的主要性能指标是体积溶氧速率（体积溶氧系数）和体积溶氧功耗。一般要求通风发酵设备体积溶氧速率在 $1.0 \sim 10 kg/(m^3 \cdot h)$，或体积溶氧系数在 $100 \sim 1000 L/h$，单位溶氧功耗应为 $0.5 \sim 5.0 (kW \cdot h)/kg\ O_2$。目前，在工业生产中发展得最为成熟的通风发酵设备主要有机械搅拌式、自吸式和通风搅拌式。

四、重要发酵工程产业

在目前能源、资源紧张，人口、粮食及污染问题日益严重的情况下，发酵工程作为现代生物技术的重要组成部分之一，得到越来越广泛的应用：①医药工业，用于生产抗生素、维生素等常用药物和人胰岛素、乙肝疫苗、干扰素、透明质酸等新药；②食品工业，用于微生物蛋白、氨基酸、新糖源、饮料、酒类和一些食品添加剂（柠檬酸、乳酸、天然色素）的生产；③能源工业，通过微生物发酵，可将绿色植物的秸秆、木屑以及工农业生产中的纤维素、半纤维素、木质素等废弃物转化为液体或气体燃料（酒精或沼气），还可利用微生物采油、产氢以及制成微生物电池；④化学工业，用于生产可降解的生物塑料、化工原料（乙醇、丙酮、丁醇、癸二酸等）和一些生物表面活性剂及生物凝集剂；⑤冶金工业，微生物可用于黄金开采和铜、铀等金属的浸提；⑥农业，用于生物固氮和生产生物杀虫剂及微生物饲料，为农业和畜牧业的增产发挥了巨大作用；⑦环境保护，可用微生物来净化有毒的高分子化合物，降解海上浮油，削除有毒气体和恶臭物质以及处理有机废水、废渣等。本部分重点介绍氨基酸的生产和饮料酒的生产。

（一）氨基酸的生产

氨基酸是构成生物体蛋白质，并同生命活动有关的最基本物质，它在有机体内具有特殊的生理功能，是生物体不可缺少的营养成分之一，因此，氨基酸的生产和应用受到了人们的重视。氨基酸生产方法主要有抽提法、化学合成法、微生物发酵法和酶法。到目前为止，60%以上的氨基酸采用微生物发酵法进行生产，其中产量最大的是谷氨酸，其次是赖氨酸，下面以谷氨酸的生产为例。

1. 菌种

谷氨酸发酵是典型的代谢控制发酵，谷氨酸的大量积累不是由于生物合成途径的特异，而是建立在对微生物代谢的抑制上的。谷氨酸产生菌主要是棒状类细菌，代表菌株除 1956 年日本木下等发现的谷氨酸棒杆菌（*Corynebacterium ghoamiens*），还有黄色短杆菌（*Brevibacteriumflavu*）、乳糖发酵短杆菌（*Bma. lactofermentum*）、嗜氨小杆菌（*Microbaterium ammoniaphilmn*）和硫殖短杆菌（*Brevithiogenitalis*）。

2. 原料

发酵法生产谷氨酸的原料分为粮食原料和非粮原料两大类。粮食原料主要指各种谷类和薯类淀粉。非粮原料主要指甘蔗糖蜜或甜菜糖蜜、乙酸、乙醇和正烷烃（液体石蜡）等。

3. 培养基

谷氨酸生产培养基都包括碳源、氮源、无机盐、生长因子、水等成分。发酵培养基的成分与配比是决定氨基酸产生菌生长、代谢的主要因素，与氨基酸的产率、转化率及收率的关系密切。

（1）碳源氨基酸发酵中可采用淀粉水解糖、糖蜜、乙酸、乙醇、烷烃等多种碳源。根据微生物菌种的性质、氨基酸种类和发酵工艺方法，选择碳源种类和浓度。

（2）氮源氨基酸发酵培养基常选用铵盐、尿素、氨水等为无机氮源。氨基酸发酵时，不仅菌体生长和氨基酸合成需要氮源，而且氮源还用来调节发酵液的 pH，因此谷氨酸生产时碳氮比一般控制在 100∶（15~21）。

（3）无机盐发酵培基中通常需要加入硫、磷、钙、镁、钾等无机盐类。其中磷酸盐浓度对于氨基酸发酵的影响极为显著、而镁、钾等离子是许多酶的激活剂、对菌体的生长和氨基酸的积累有重要的作用。

（4）生长因子含硫水溶性维生素，是 B 族维生素的一种，又称维生素 H 或辅酶 R。生物素影响细胞膜的通透性和代谢途径，它的浓度与微生物菌体的生长和氨基酸的合成关系密切，在发酵过程中要严格控制其浓度。

4. 发酵条件控制

（1）pH 对氨基酸发酵的影响及控制　谷氨酸生产菌的最适 pH 一般是中型或微碱性 pH7.0~8.0 条件下累计谷氨酸，发酵前期的 pH 以 7.5 左右为宜，中后期以 7.2 左右对提高谷氨酸产量有利。生产上控制 pH 的方法一般有两种，流加尿素和流加氨水。

（2）温度对氨基酸发酵的影响　谷氨酸发酵前期应采取菌体生长最适温度为 30~32℃。对数生长期维持温度 30~32℃。谷氨酸合成的最适温度为 34~37℃。催化谷氨酸合成的谷氨酸脱氢酶的最适温度在 32~36℃，在发酵中、后期需要维持最适的产酸温度，以利谷氨酸合成。

（3）溶解氧对氨基酸发酵的影响　谷氨酸生产菌是兼性好氧菌，有氧、无氧的条件下都能生长，只是代谢产物不同。谷氨酸发酵过程中，通风必须适度，过大菌体生长慢，过小产物由谷氨酸变为乳酸。应在长菌期间低风量，产酸期间高风量，发酵成熟期低风量，在发酵过程中应根据具体情况对氧过程进行控制。

（4）泡沫对氨基酸发酵的影响　发酵过程中通常产生大量的泡沫，可采用豆油、玉米油等天然油脂或环氧丙烯、环氧乙烯聚醚类等化学消泡剂进行消泡、并控制消泡剂的用量和加入的时间与方法，否则影响菌体的代谢和产物的提取。

5. 氨基酸的分离提取

氨基酸的分离和纯化又称为氨基酸发酵液的后处理或下游工程，是氨基酸工业生产中的一个重要组成部分，它决定着氨基酸产品的质量、安全性及收率和成本。谷氨酸的提取法有等电点法离子交换法、直接浓缩法、电渗析法等，国内通常采用等电点法提取谷氨酸。

（二）饮料酒的生产

凡酒精度大于0.5%（vol）的酒精饮料均可称之为饮料酒，包括各种发酵酒、蒸馏酒和配制酒。发酵酒是以粮谷、水果、乳类等为主要原料，经发酵或部分发酵酿制而成的饮料酒，包括啤酒、葡萄酒、黄酒。蒸馏酒是以粮谷、薯类、水果、乳类为主要原料，经发酵、蒸馏、勾兑而成的饮料酒，如中国白酒。配制酒是以发酵酒、蒸馏酒或食用酒精为酒基，加入可食用或药食两用的辅料或食品添加剂，进行调配、混合或再加工制成的、已改变原酒基风格的饮料酒。以中国传统白酒为例。

白酒是用谷物、薯类或糖分等为原料，经糖化发酵、蒸馏、陈酿和勾兑制成的蒸馏酒，它澄清透明，具有独特的芳香和风味。中国白酒生产历史悠久，工艺独特，它与国外的白兰地（Brandy）、威士忌（Whisky）、伏特加（Vodka）、朗姆酒（Rum）和金酒（Gin）并列为世界六大蒸馏酒，许多名白酒在国际上享有盛誉。

1. 白酒的种类和风味物质成分

（1）白酒的种类　白酒有多种分类方法。如按生产中所用糖化发酵剂不同，分为大曲白酒、小曲白酒、麸曲白酒等；按香型不同分为浓香型白酒，酱香型白酒，清香型白酒，米香型白酒等；按酒度高低分为高度白酒［酒度41%~65%（vol）］和低度白酒［40%（vol）以下］两类。

（2）白酒风味物质成分　白酒由乙醇、水和微量成分组成，主要成分是乙醇和水，微量成分总量不超过2%。微量成分虽不足2%，但十分重要，它是使白酒呈香呈味、形成白酒特有风格的物质，由于这些物质的含量和比例不同，构成了白酒不同的香型和风格。浓香型白酒主要香味成分是己酸乙酯和适量的丁酸乙酯及其他酯类，有机酸类、高级醇及醛类等为助香成分。酱香型白酒的香味成分较复杂，其主要呈味物质是高沸点羰基化合物和酚类化合物如4-乙基愈创木酚、香兰醛和4-乙基酚等，有机酸类、酯类、醇类等为助香成分。清香型白酒主要香味成分是乙酸乙酯和乳酸乙酯，还含有较多的高级醇、乙酸及双乙酰等。

2. 大曲白酒生产

大曲白酒主要以高粱为原料，大曲为糖化发酵剂，经固态发酵、蒸馏、储存（陈酿）和勾兑而制成。它是中国蒸馏酒的代表，产量约占白酒的20%。

（1）大曲及其制作　大曲是以小麦或大麦和豌豆等为原料，经破碎、加水拌料、压成砖块状的曲坯后，再在人工控制的温度和湿度下培养、风干而制成。

根据制曲过程中控制曲坯最高温度的不同，可将大曲分为高温大曲、偏高温大曲和中温大曲三大类。高温大曲制曲最高品温达60℃以上；偏高温大曲制曲最高品温50~60℃；中温大曲制曲最高品温50℃以下。高温大曲主要用于生产酱香型大曲酒，如茅台酒。中温大曲主要用于生产清香型大曲酒，如汾酒。浓香型大曲酒以往大多采用中温或偏低的制曲温。

（2）大曲中的主要微生物及其作用　大曲中的微生物非常复杂，种类繁多，并随制曲工艺不同而异。总的来说有霉菌、酵母和细菌三大类。

①中温大曲中的主要微生物。酵母主要为酵母属、汉逊酵母属，还有假丝酵母属和拟内孢霉属等。酵母属菌主要起酒精发酵作用；汉逊酵母属的多数种能产生香味。

霉菌主要有根霉属、毛霉属、曲霉属（黄曲霉、米曲霉、黑曲霉等）、红曲霉属（*Monascus*）、犁头霉属和白地霉等。霉菌主要起分解蛋白质和糖化作用。

细菌主要有乳酸杆小乳链球菌、乙酸杆菌属（Acetobacter）、芽孢杆菌属以及产气杆菌属（Aerobacter）等。大曲中的细菌多具有分解蛋白质和产酸能力，有利于酯的形成。

中温大曲因制曲最高品温在50℃以下，故其中微生物的种类和数量要比高温曲得多，成曲糖化力和发酵力也较高，但液化力和蛋白质分解力较弱。

②高温大曲中的主要微生物。细菌主要是一些耐热性的细菌，多数为芽孢杆菌属细菌如枯草芽孢杆菌、地衣芽孢杆菌、凝结芽孢杆菌等。此外，还有葡萄球菌（Staphylococcus）、微球菌等。

霉菌常见的有曲霉属、毛霉属、红曲霉属、地霉属（Geotrichum）、青霉属、拟青霉属（Paecilomyces）和犁头霉属等。

酵母因不耐热，故在高温大曲中相对来说数量和种类都比较少。主要有酵母属、汉逊酵母属、假丝酵母属等。

高温大曲因制曲品温较高，其中微生物主要为上述细菌和霉菌，因此，成曲糖化力和发酵力较低，但液化力较高，蛋白质分解力较强，产酒较香。大曲中因含有多种有益微生物及其所产生的多种酶类，是一种含有多菌种的混合粗酶制剂，所以在酿酒发酵过程中就能形成种类繁多的代谢产物，组成了各种风味成分，使白酒呈现特有风味。

（3）大曲白酒的生产　大曲白酒生产采用固态配醅发酵工艺，是一种典型的边糖化边发酵（俗称双边发酵）工艺，大曲既是糖化剂又是发酵剂，并采用固态蒸馏的工艺。它不同于国外的白兰地、威士忌等蒸馏酒的生产，它们一般采用液态发酵和液态蒸馏的生产工艺。

大曲白酒生产方法有续渣法和清渣法两类。续渣法是大曲酒和麸曲酒生产中应用最为广泛的酿造方法，它是将粉碎后的生原料（称为渣子）与酒醅（或称母糟）混合后在甑桶内同时进行盖料和蒸酒（称为混烧），凉冷后加入大曲继续发酵，如此不断反复。浓香型白酒和酱香型白酒生产均采用此法。清渣法是将原辅料单独清蒸后不配酒醅进行清渣发酵，成熟的酒醅单独蒸酒。清香型白酒的生产主要采用此工艺。

3. 小曲白酒生产

小曲白酒是以大米、高粱、玉米等为原料，小曲为糖化发酵剂，采用固态或半固态发酵，再经蒸馏并勾兑而成，是我国主要的蒸馏酒品种之一，尤其在我国南部、西部地区较为普遍。

（1）小曲

① 小曲分类小曲也称酒药、白药、酒饼等，是用米粉或米糠为原料，添加或不添加中草药，自然培养或接种曲母，或接种纯粹根霉和酵母，然后培养而成。因为呈颗粒状或饼状，习惯称之为小曲。

小曲的种类和名称很多。按主要原料分为粮曲（全部为米粉）和糠曲（全部或多量为米糠）；按是否添加中草药可分为药小曲和无药白曲；按用途可分为甜酒曲与白酒曲；按形状分为酒曲丸、酒曲饼及散曲等；按产地分为四川邛崃曲、汕头糠曲、桂林酒曲丸、厦门白曲、绍兴酒药等。另外还有用纯种根霉和酵母制造的纯种无药小曲、纯种根霉麸皮散曲、浓缩甜酒药等。

② 小曲中的主要微生物纯种培养制成的小曲中主要微生物是根霉和酵母。自然培养制成的小曲微生物种类比较复杂，主要有霉菌、酵母和细菌三大类群。

（2）小曲白酒生产　小曲白酒的生产分为固态发酵法和半固态发酵法两种，后者又可分为先培菌糖化后发酵和糖化边发酵两种典型的传统工艺。先培菌糖化后发酵工艺。此工艺特点是采用药小曲为糖化发酵剂，前期固态培菌糖化，后期半固态发酵，再经蒸馏、陈酿和勾兑而成的。边糖化边发酵的半固态发酵法，是我国南方各省酿制米酒和豉味玉水烧酒的传统工艺。

第五节 代谢工程

微生物的代谢途径与植物和动物的代谢途径相比相对简单，但可能是最强大、最高效、与人类日常生产生活关系最密切的生物化学途径。通过微生物的代谢网络，可以将葡萄糖、生物质等廉价的原料转化成可产生众多与人类生活密切相关的大宗化学品和精细化学品等，广泛用于化工、食品、医药等领域。

早期的微生物发酵技术是通过发酵获得微生物天然的代谢产物，而提升发酵能力的主要手段是从自然界筛选高产菌株或通过诱变育种和高效筛选技术来提高微生物发酵能力。通过传统育种的手段获得高产菌株往往需要耗费大量时间，而且结果难以预期。由于大部分微生物的发酵产物都是多种代谢物的混合物，因此目标产物的产率通常比较低而下游的分离成本则非常高。基因工程和酶工程的发展，使得人类不再受限于自然变异和筛选，有目的地对微生物代谢途径中特定酶反应进行遗传改造成为可能，可以大幅度地提升菌株的生产性能，推动了微生物产业的发展。

由于微生物的代谢往往涉及微生物整个代谢网络中多个酶反应的协同作用，改造单一（或几个）酶反应在提高微生物发酵能力时起到的作用非常有限。从微生物发酵制造的角度看，丰富多样的代谢途径却是细胞高效生产目标产物的负担，这些途径额外消耗细胞代谢的能量，和产物竞争各种代谢物前体和辅助因子。如果能够设计或改造微生物代谢网络，使它们仅仅执行细胞生长和生产单一目标产物的目的，必然会大大提高微生物发酵生产的能力。

代谢工程是一种理解并利用代谢过程的方法，其目的是优化或改变生物细胞中的代谢网络和表达调控网络，提高目的代谢产物的产量或合成新的化合物。代谢工程策略对代谢途径进行理性设计，通过引入新的酶基因或过表达、敲除或精细调控途径上的关键酶可以创造新的细胞，从而高效地转化原料合成目标产品。利用代谢工程原理，可以在天然宿主中优化天然的代谢途径，也可以转移或改变天然的途径到新宿主中，或者从头创造一个新的合成途径，利用这些策略可以提高目的产物的合成效率，甚至从无到有合成细胞原来不能合成的物质。

在本节，将讲述利用代谢工程提高目的产物合成的主要策略。通过代谢途径的设计和改造，使其不限于天然的代谢途径；通过对微生物细胞代谢网络的优化，可以优化底物利用、前体供应、扩大途径通量、改善辅因子平衡等，从而有效地提高微生物细胞合成目的产物合成，实现底物到产物的高效转化。

一、生物合成途径的设计与改造

随着基因组学、蛋白质组学和生物信息学的发展，越来越多的功能基因和代谢途径被挖掘发现，这些基因和途径是构建生物合成途径的重要资源。通过在底盘细胞中引入外源基因可以使生物合成原来不能合成的新产品。通过基因网络重构和细胞工厂改造，2013 年 J. D. Keasling 在酿酒酵母中实现了抗疟疾药物青蒿素的前体青蒿酸的合成，2015 年 Galanie 等将来源于植物、哺乳动物和细菌的十几个基因引入酵母中实现了鸦片类药物的人工合成，这些是合成生物学和代谢工程的成功范例。在代谢工程中，可以将完整的外源合成途径转移到合适的宿主细胞（如大肠杆菌或酵母等）中，或者从头构建全新的合成途径，从而实现目的产物的合成。

1. 外源合成途径的引入

微生物中有丰富的代谢途径，某些产物的合成只在特定的微生物中进行，由于野生菌株产量不高或者生产强度低等原因，通过代谢工程手段，可以将完整的代谢途径可以转移到有遗传操作系统、易于操作的其他微生物中实现目的产物的高效合成。下面以 2-苯乙醇为例说明将外源的代谢途径转移到新宿主细胞中的代谢工程改造，实现了从 L-苯丙氨酸高效转化为 2-苯乙醇。

2-苯乙醇（2-phenylethanol，2-PE），是芳香族化合物中最重要的香料品种之一，具有淡雅、细腻而持久的玫瑰花香气，被广泛的应用于香水、化妆品以及食品工业。2-PE 主要是通过化学方法合成的，价格约为 5 美元/kg，但是由于其存在一些很难去除的副产物，使其在食品、化妆品领域的应用受到限制。通过植物提取获得的 2-PE 价格昂贵（1000 美元/kg），由于植物中 2-PE 浓度极低，因此通过植物提取获得的 2-PE 不能够满足市场需求。欧盟和美国 FDA 将生物合成的 2-PE 认定为"天然"，促使 2-PE 的生物合成技术逐步发展。

多种酵母具有从头合成 2-PE 的能力，如马克斯克鲁维酵母（*Kluyveromyces marxianus*）发酵 5d，可产生 0.4g/L 的 2-PE，发酵毕赤酵母（*Pichia fermentans*）发酵 16 h，可获得 0.05g/L 的 2-PE。在酵母中，葡萄糖经糖酵解生成的磷酸烯醇式丙酮酸（PEP）和磷酸戊糖途径生成的 4-磷酸赤藓糖（E4P），在 2-酮-3-脱氧-D-阿拉伯庚酮糖酸-7-磷酸合酶的作用下形成莽草酸，莽草酸经过脱水、脱羧等步骤生成 L-苯丙氨酸，L-苯丙氨酸经艾氏途径（Ehrlich pathway）产生 2-PE。首先氨基转移酶（tyrosine aminotransferase，EC：2.6.1.57）催化下 L-苯丙氨酸生成苯丙酮酸，苯丙酮酸在苯丙酮酸脱羧酶（phenylpyruvate decarboxylase，PPDC，EC：4.1.1.43）作用下合成苯乙醛，苯乙醛在苯乙醇脱氢酶（aryl-alcohol dehydrogenase，EC：1.1.1.90）的催化下生成 2-PE。由于从头合成 2-PE 的代谢途径长，支路较多，2-PE 的产量一般都很低。同时利用酵母发酵产 2-PE 存在生产周期长、底物转化率低等问题。

在大肠杆菌中由于缺失苯丙酮酸脱羧酶不能合成 2-PE，通过将酵母 Ehrlich 途径上的苯丙酮酸脱羧酶和脱氢酶引入大肠杆菌，在大肠杆菌中构建 L-苯丙氨酸到 2-PE 的合成途径，实现从 L-苯丙氨酸经过 Ehrlich 途径三步反应转化生成 2-PE。利用重组菌可以实现将 96% 的 L-苯丙氨酸（40mmol/L）转化为 2-PE。同时，植物如玫瑰、康乃馨、风信子、苹果、香蕉等植物可以利用 L-苯丙氨酸在苯乙醛合成酶（phenylacetaldehyde synthase，PAAS）的催化下形成苯乙醛，再经过苯乙醛还原酶还原合成 2-PE。研究人员将玫瑰来源的 PAAS 与醇脱氢酶引入大肠杆菌中，构建新的 2-PE 合成途径，通过生物转化获得了 0.34 g/L 2-PE。利用代谢工程将酵母来源或植物来源的 2-PE 合成途径引入大肠杆菌中，实现了从 L-苯丙氨酸到 2-PE 的合成。微生物合成 2-苯乙醇生产成本较低，周期短，产品产量高。

2. 生物合成途径的从头设计

某些化学物的合成代谢途径长、调控复杂，对天然途径的改进有时产物转化难以得到大幅度的提升。代谢工程可以理性设计从底物到产物全新的合成途径，将不同来源的酶反应引入新宿主构建人工全新合成代谢途径，实现底物到产物的转化。下面以代谢工程改造 *N*-乙酰神经氨酸及其衍生物的合成为例，阐述生物合成途径的从头设计。

N-乙酰神经氨酸（*N*-acetyl-D-neuraminic acid，Neu5Ac）是唾液酸家族中最有代表性的一族，在治疗流感、神经性疾病、炎症和肿瘤等方面具有重要的医药价值，同时，*N*-乙酰神经氨酸可以促进神经突触的发育，对婴幼儿脑部发育非常重要，因此也被用于婴幼儿乳粉添加剂。无论是药用前景还是作为食品添加剂，*N*-乙酰神经氨酸都具有较高的市场价值。但 *N*-乙酰神经氨酸的来源有限，过去从天然物质（比如燕窝、牛奶或者禽蛋）中提取产量低、纯度也极低。化学合成法步骤繁多，过程复杂困

难。酶法合成 Neu5Ac，需要 ATP 作为激活剂，成本高。现有生产方法产量低，成本高，难以规模化扩大，导致 N-乙酰神经氨酸的生产力水平低下，难以满足将来市场大规模的需求。

细菌中 Neu5Ac 的代谢途径已经研究清楚。编码 Neu5Ac 代谢相关的基因簇编码 nan 在上百种细菌中都有 Neu5Ac 转运蛋白（NanT），是唾液酸转运蛋白，负责 Neu5Ac 的摄取。Neu5Ac 醛缩酶（又称裂解酶）（NanA）催化 Neu5Ac 的合成和裂解双向反应。NanA 裂解 Neu5Ac 生成 ManNAc 和丙酮酸。ManNAc 进一步在 ManNAc 激酶（ManNAc kinase，NanK）作用下磷酸化，然后 ManNAc-6-差向异构酶（ManNAc-6-phosphate epimerase，NanE）作用下异构化生成 GlcNAc-6-P，随后进入氨基糖代谢途径。

随着大肠杆菌全基因组测序的完成以及对大肠杆菌代谢网络的系统认识，研究人员可以对大肠杆菌的 Neu5Ac 代谢网络进行改造。2009 年，Brody 等报道通过代谢工程改造大肠杆菌，从葡萄糖 6 磷酸到经七步反应到 N-乙酰神经氨酸。通过过表达合成途径中的葡萄糖胺合成酶（glmS）、Neu5Ac 合成酶（EC 4.1.3.19，neuB）和 UDP-GlcNAc 2-差向异构酶（neuC），构建了从葡萄糖到 Neu5Ac 的合成途径，并敲除 Neu5Ac 转运蛋白（NanT）Neu5Ac 以及 Neu5Ac 醛缩酶（NanA）阻断 Neu5Ac 分解代谢，构建的工程菌株经过 98h 培养，Neu5Ac 产量达到 1.5g。由于代谢途径较长、细胞内调控复杂，对已有途径的代谢改造对 Neu5Ac 产量提高有限。

Lin 等对 Neu5Ac 代谢途径进行理性设计和改造，以 N-乙酰葡萄糖胺（GlcNAc）为底物，设计了通过两步反应合成 Neu5Ac 的代谢途径。首先利用 N-乙酰葡萄糖胺-2-异构酶（AGE，EC5.1.3.8）催化 GlcNAc 异构生成 N-乙酰甘露糖胺（ManNAc），然后 N-乙酰神经氨酸醛缩酶（NanA，EC4.1.3.3）催化 ManNAc 和丙酮酸生成 Neu5Ac。通过跨种属组合协同表达来源于 Anabaena sp. PCC7120 的 N-乙酰葡萄糖胺-2-异构酶（AGE）和 E.coli 来源的 N-乙酰神经氨酸醛缩酶（NanA）基因，在大肠杆菌内人工构建从 N-乙酰葡萄糖胺到 Neu5Ac 的全新合成途径，通过敲除 Neu5Ac 转运蛋白、阻断中间产物分解代谢途径，最后获得了的工程菌株采用全细胞催化法以 GlcNAc 和丙酮酸为底物生成 74.2 g/L 的 Neu5Ac，生产强度 6.2 g Neu5Ac/L/h。工程菌可以重复使用至少五次，且生产强度不低于 6 g/L/h。通过构建 Neu5Ac 全新合成途径，采用全细胞生物法催化低廉的原料（N-乙酰葡萄糖胺）生产高附加值的 N-乙酰神经氨酸，实现 N-乙酰神经氨酸的经济高效生产，为工业化生产和应用奠定基础。

当全新的合成途径得到验证，可以将该途径继续延伸，如与已有的其他途径进行连接，获得相关的产物。比如，Neu5Ac 是聚唾液酸和唾液酸寡糖的前体，因此全新的 Neu5Ac 合成模块可以用于提高聚唾液酸和唾液酸寡糖的合成。此外，还可以利用化学修饰的底物进行转化获得产物的衍生物。比如用化学修饰 GlcNAc 获得 GlcNAc 类似物，利用合成 Neu5Ac 的细胞工厂，可以获得 11 种 Neu5Ac 衍生物。对于底物类似物的转化，由于酶对不同底物的酶活力不同，进一步通过酶工程和蛋白质工程改造目标酶，可以提高从底物到产物衍生物的转化。

二、代谢工程提高底物到产物转化的策略

在微生物宿主中引入外源代谢途径或创造一个新的合成途径，可以实现非天然化合物的合成。但是仅仅引入新的途径，往往很难实现目的产物的高效合成。对代谢网络和底盘进行系统的代谢改造，是进一步提高产物合成的关键。在这个部分，我们讨论提高产物合成的代谢工程策略，比如提高前体供应、发现关键酶减少瓶颈效应，合成途径通量最大化，平衡途径以减少有毒中间产物或副产物，阻断竞争代谢途径，辅因子平衡等。此外，在微生物底盘上的改造包括增强细胞对底物的摄取，减少底物产物的降解，改善产物运输等。

1. 增强前体供应

强化前体供应是构建高效细胞工厂的一个重要方面。许多外源代谢合成途径需要利用宿主细胞的代谢产物作为前体物质，当外源合成途径引入到宿主细胞，不可避免要与细胞自身代谢网络竞争前体物质，宿主内源的代谢往往无法为合成途径提供足够的前体，从而限制了合成途径的效率。因此，通过元件的替换和表达强度的精细调控等方法增强前体的供应，是提高目的产物合成的重要策略。

甲羟戊酸（MVA）途径和2-甲基-D-赤藓糖醇-4-磷酸（MEP）途径是两条天然存在的萜类化合物前体——异戊烯基焦磷酸/二甲基烯丙基焦磷酸（IPP/DMAPP）合成途径。MVA途径以乙酰辅酶A为前体，MEP途径以丙酮酸和三磷酸甘油醛（G_3P）为前体。大肠杆菌自身不能合成萜类化学物，但是存在MEP途径，用于某些必需的细胞结构成分的合成。在大肠杆菌引入外源萜类合成途径，基于MEP合成萜类化合物前体的途径往往受前体（丙酮酸和G_3P）不平衡的限制。通过敲除磷酸葡萄糖异构酶（PGI）将EMP途径流量切到ED/PP途径，在敲除pgi基因菌株基础上过表达eda基因，调节gnd基因表达强弱，来调整ED和PP途径的通量，从而提高G_3P/Pyr的供应和平衡，缓解了由G_3P/Pyr前体供应不平衡引起的瓶颈；进一步提高MEP途径利用G_3P/Pyr为底物的第一步反应的酶DXS的表达，促进G_3P/Pyr进入MEP途径，这些提高前体G_3P/Py供应和平衡的策略显著提高了萜类化合物的合成。

2. 途径限速酶的确定，减少代谢途径瓶颈

外源途径在宿主细胞中的表达时，由于异源蛋白表达水平或酶活力存在差异，如果途径中的某一步反应的总酶活力较低，成为限制途径通量的瓶颈，往往导致外源途径合成产物效率低下，因此鉴定途径的限速步骤显得非常的重要。一旦途径的瓶颈得到鉴定，有一些策略可以用于减少途径瓶颈效应，比如提高限速酶的表达、筛选不同来源的酶对关键酶进行替换、或者利用蛋白质工程设计改造获得高酶活力的关键酶。

Neu5Ac合成途径中限速酶的确定。在利用AGE和NanA组成的外源途径合成Neu5Ac的例子中，由于AGE和NanA催化的是双向可逆反应，AGE和NanA在大肠杆菌中的比例将影响代谢平衡。通过调节AGE和NanA表达比例，发现NanA是途径的限速酶。通过增强NanA的表达水平，降低了瓶颈效应，使Neu5Ac的合成提高了9倍。在聚唾液代谢途径中，从Neu5Ac合成聚唾液的代谢途径包括Neu5Ac-7-O（或9-O）-乙酰转移酶（NeuD），CMP-Neu5Ac合成酶（NeuA）和α-Neu5Ac-α-2,8-唾液酸转移酶（NeuS），过表达聚唾液酸合成途径的关键酶NeuD，使聚唾液的产量提高了三倍。

3. 阻断竞争代谢途径

Neu5Ac转运蛋白（NanT），是唾液酸转运蛋白，负责Neu5Ac的摄取。敲除NanT基因可阻断Neu5Ac运输进入细胞内。Neu5Ac合成的中间产物ManNAc在ManNAc激酶（ManNAc kinase，NanK）作用下磷酸化，然后经ManNAc-6-差向异构酶（ManNAc-6-phosphate epimerase，NanE）异构化生成GlcNAc-6-P。为了减少中间产物的流失，敲除NanK基因阻断ManNAc的竞争代谢支路，从而优化代谢流，以提高Neu5Ac的产量。由于编码NanT、NanK和NanE的基因形成一个基因簇nanTEK，因此，敲除nanTEK基因实现nanT基因和nanK基因的共敲除。△nanTEK与野生型菌株相比，Neu5Ac产量提高了3倍，达到173.8mmol/L。

敲除nanTEK基因可以显著提高这个系统的效率，主要原因在于：①敲除了nanK和nanE，ManNAc的竞争代谢支路被阻断，因此更多的ManNAc流向Neu5Ac合成途径；②敲除了nanT基因，Neu5Ac转运进入细胞的途径被阻断，Neu5Ac不断运出细胞，有利于平衡向Neu5A合成方向进行。

4. 平衡途径使产物合成途径通量最大化

将外源途径引入新宿主中，需要组装大量的重组蛋白进行表达，但其最终功能不是以获得较高的蛋白表达水平为目标，其最终目的尽量使产物合成通量最大化。过表达外源酶往往会造成代谢中间产物的积累，容易引起代谢不平衡，给细胞造成代谢负担，导致生长延缓或者影响产物合成。因此，需要协调代谢途径的平衡，达到合成途径通量最大，从而使底物高效地转化成目标产物。

下面这个例子是将酵母的 MVA 途径引入大肠杆菌，通过优化 MVA 途径调节途径平衡，减少中间有毒产物的积累使途径平衡，从而提高萜类化合物的合成效率。将 MVA 途径引入大肠杆菌，为萜类化合物合成提供前体 IPP/DMAPP、是许多萜类化合物合成采用的代谢工程策略。MVA 途径在引入大肠杆菌时，通常被分为两个合成模块：MVA 上游途径实现将乙酰辅酶 A 转化为 MVA，下游途径利用 MVA 合成 DMAPP。上游途径包括来自粪链球菌（*Enterococcus faecalis*）的两个酶 MvaE 和 MvaS，下游途径包括分别来自酿酒酵母（*Saccharomyces cerevisiae*）和甲烷八叠球菌属（*Methanosarcina mazei*）的 MVK、PMK、MVD 和 IDI。利用稀有密码子下调上游途径关键酶 MvaE 的表达，进一步降低上游质粒的拷贝数，下调上游途径，减少中间产物 MVA 的积累；此外，通过增强下游途径 MVK 的表达，并且将下游途径整合到染色体上，通过协同上下游途径关键酶表达，实现了 MVA 上下游途径的平衡，减少了中间代谢产物 MVA 的积累对细胞的毒性，并且由于上下游途径的平衡，使 MVA 途径能高效地转化底物乙酰辅酶 A 生成 DMAPP，促进了萜类化合物如番茄红素、异戊二烯等的合成。

5. 辅因子供应和平衡

代谢途径中有许多酶催化反应需要辅因子的参与，目标产物的合成途径可能涉及多个辅因子或共底物，辅因子供应不足和辅因子不平衡等问题常常成为高效生物合成的重要瓶颈。辅因子是一类小分子，在催化反应起到质子、电子传递，作为酶反应的活性基团的作用。主要包括 ATP/ADP/AMP、FAD、NADH/NAD$^+$、NADPH/NADP$^+$、乙酰辅酶 A、α-酮戊二酸等。在细胞为基础的生物转化过程常包含大量复杂的反应且需要特异性辅因子。在酶促反应过程中辅因子也发生相应的改变，如氧化型的 NAD(P)$^+$ 变为还原型的 NAD(P)H 等。辅因子存在于细胞内的浓度不会很高。因此，在某一条特定的代谢途径中，往往会大量的消耗某一种辅因子产生另一种辅因子，这样辅因子的供给不足或不平衡，往往会成为影响生物转化的限制因素。改造辅因子的供应和平衡，是代谢工程的重要策略，它不仅可以减低辅因子的外源供给从而降低成本，并且改善辅因子供应和平衡有利于推动反应进行，从而提高底物到产物转化的效率。

通过中心代谢途径来改变微生物细胞内辅因子的供应是解决代谢途径中辅因子供应不足的重要策略之一。大肠杆菌的中心代谢途径是合成多种辅因子的重要途径，其中磷酸戊糖途径（PP 途径）和糖酵解（EMP 途径）分别是合成 NADPH 和 NADH 的主要代谢通路；三羧酸循环（TCA）可同时生成 NADH 和 NADPH；好氧条件下丙酮酸脱氢酶复合物（PDH）将丙酮酸转化为乙酰辅酶 A 和 NADH。通过 PP 途径、乙醛酸支路、丙酮酸代谢途径的改造可以调节 NAD(P)H 的供应，从而影响产物的转化。比如，磷酸戊糖途径是合成 NADPH 的主要代谢途径，通过中心代谢途径碳通量的重新分配，使更多碳通量流向 PP 途径，是增强胞内 NADPH 生成的重要策略。磷酸葡萄糖异构酶（PGI）催化葡萄糖-6-磷酸进入 EMP，敲除 pgi 基因阻断葡萄糖-6-磷酸进入 EMP 途径，从而使更多的葡萄糖-6-磷酸进入 PP 途径，增加 PP 途径的碳通量，从而提高 NADPH 的供应。敲除大肠杆菌 pgi 基因，使 NADPH 依赖型的化合物无色花青素和儿茶素的生物转化率分别提高 4 倍和 2 倍。通过 PP 途径关键酶的过表达增强 PP 途径通量也是提高 NADPH 的代谢工程手段之一。葡萄糖-6-磷酸脱氢酶和 6-磷酸葡萄糖酸脱氢酶是 PP 途径还原 NADP$^+$ 合成 NADPH 的关键酶，葡萄糖-6-磷酸脱氢酶基因（*zwf*）和 6-磷酸葡萄糖酸脱氢酶基因

（gnd）的过表达可有效地提高 PP 途径的通量和胞内 NADPH 的水平。通过增强 PP 途径使 NADPH 供应增强，促进了 PHB 的合成，使 PHB 产量提高了 41%。调节中心代谢途径 TCA 循环的 sdhABCD，gltA 和 sucAB 基因表达，改善 ATP 和 NADH 供应，使大肠杆菌中 β-胡萝卜素产量相应提高了 25%~39%。Dittrich 等在联产乙酸异戊酯和琥珀酸的大肠杆菌代谢改造中，通过中心代谢改造平衡还原力（NADH/NAD$^+$），使酯和琥珀酸产量分别提高了 36% 和 700%。因此，通过中心代谢途径改造优化辅因子供应和平衡，是实现产物高效合成的重要策略。

中心代谢途径提供了产物合成所需的众多前体，通过初级代谢网络的设计和重构，通过敲除自身代谢反应，将目标产物合成途径的反应"嵌入"中心代谢途径，使原来的前体转变为辅因子，并通过中心代谢途径实现循环，是利用中心代谢途径进行辅因子循环的一种代谢工程策略。2-OG 依赖型双加氧酶（2-oxoglutarate dependent dioxygenase）是一大类酶，催化 C-H 键活化反应，包括羟基化、脱烷基化、去饱和、环氧化、差向异构化、卤化、环化和扩环等反应。2-OG 依赖型双加氧酶反应需要亚铁和 2-OG 作为辅因子，2-OG 在反应中接受一个氧原子，生成琥珀酸和 CO_2。在细胞中，这类酶的催化效率与 2-OG 的代谢密切相关。2-OG 依赖型的青霉素扩环酶（DAOCS）可催化青霉素 G 生成 G-7-ADCA，反应需要 α-酮戊二酸作为共底物。通过在大肠杆菌中过表达 DAOCS-H7，替代三羧酸循环（TCA Cycle）中 α-酮戊二酸脱氢酶，重构了初级代谢中的 TCA 循环，将 DAOCS 催化反应的共底物 α-酮戊二酸变成反应的辅因子，通过 TCA 循环实现再生；重构的 TCA 循环，依赖 DAOCS 反应，同时推动 DAOCS 反应生成 G-7-ADCA。在此基础上，通过减少乙酸积累、敲除宿主自身 β-内酰胺酶减少底物和产物降解等手段进一步提高合成反应效率。在组合了以上代谢工程手段之后，G-7-ADCA 的产量从（2.50 ± 0.79）mmol/L（0.89 ± 0.28 g/L）提高到（29.01 ± 1.27）mmol/L［（10.31 ± 0.46）g/L］，全细胞催化效率提高了 11 倍。该研究工作通过重构初级代谢 TCA，将其与生物合成反应偶联，将共底物 α-酮戊二酸变成反应的辅因子，通过 TCA 循环实现再生，实现高效的生物转化。该策略在 α-酮戊二酸依赖型加氧酶类以及其他与 TCA 循环有关联的酶反应中具有广泛的借鉴意义。

设计利用酶反应对辅因子供应和循环进行改造，是辅因子代谢工程改造最普遍也最重要的策略。氧化还原反应是生物化学转化中最普遍也是最重要的反应。在众多的多步还原力平衡的催化途径中，辅因子的再生主要是通过合成途径偶联一个辅因子合成酶来实现。比如通过共表达甲酸脱氢酶（FDH）或者葡萄糖脱氢酶（GDH）在体系中添加甲酸和葡萄糖做为牺牲底物（sacrificial cosubstrate），通过甲酸（葡萄糖）脱氢酶的作用下生成二氧化碳（葡萄糖酸），同时合成 NAD(P)H 作为辅因子的供体。由于这种方法在辅因子再生的同时，引入了共底物如葡萄糖，同时生成副产物葡萄糖酸，对目的产物的分离可能造成的影响也是需要考虑的。

近年来，研究人员开发了通过联合几个氧化还原反应来实现还原力自平衡的系统，在这系统中无需添加额外的牺牲底物或辅因子。利用醇氧化反应、丙氨酸依赖的转氨反应以及丙氨酸脱氢酶实现了还原力自平衡的从醇到相应胺的转化，系统无需添加转氨酶的辅因子磷酸吡哆醛和醇脱氢酶的辅因子 NAD$^+$ 就可以推动反应完成。Mutti 等利用醇脱氢酶（ADH）和胺脱氢酶（AmDH）设计了一个还原力自平衡的从醇到胺的合成系统。该还原力自平衡系统具有很高的原子利用效率，辅因子自平衡，氮源从铵来，同时产生的唯一副产物是水，因此是一个非常洁净的系统。

某些代谢途径中往往涉及不止一个辅因子，除还原力之外，还有其他辅因子参与到途径中。如从苯丙酮酸合成苯乙醇的代谢途径需要共底物 α-酮戊二酸（2-oxoglutarate）和还原力［NAD(P)H］的参与，α-酮戊二酸的供应不足和还原力［NAD(P)H］平衡问题是限制苯乙醇产量进一步提高的重要瓶颈。针对辅因子供应和循环问题，研究人员以大肠杆菌为底盘，通过在合成系统中利用谷氨酸脱氢酶设计一个"桥梁"，使得 NAD(P)H 和 α-酮戊二酸同时得到再生循环，从而构建了辅因子自平衡

（self-sufficient system）的细胞工厂，无需外源添加任何辅因子，细胞催化效率提高近 4 倍，实现了苯丙氨酸高效转化生成具有玫瑰香的苯乙醇。通过进一步移除合成系统中的氨，催化系统能以苯丙酮酸为唯一底物该效合成苯乙醇，同时只有水和 CO_2 作为副产物，从而建立了一个高效、干净的生物催化系统。该辅因子自平衡系统对氨基酸到相应的醇的合成具有普遍的适用性，提供一种解决辅因子/还原力不平衡的新途径。

利用代谢工程，不仅可以实现在天然宿主中优化天然的代谢途径、转移和改变天然的代谢途径到新宿主中，还可以根据已知酶反应创造出一个全新的合成途径，通过各种代谢工程策略可以实现底物到产物的高效转化，实现各种化合物的高效合成。随着酶工程和蛋白质工程技术的发展，改造已知的酶创建新的反应，或从头工程化创造酶从而创建新反应，利用这些新反应可以构建全新的代谢合成途径将可能进一步拓展代谢工程的范围。同时随着合成生物学的发展，以及各种基因编辑工具的出现，为代谢工程改造提供了丰富的工具和手段，这些都将推动了代谢工程的长足发展，实现目的化合物的绿色高效合成。

第六节　生物传感器技术

生物传感器（Biosensor）是以生物活性材料（包括酶、微生物、蛋白质、DNA、抗体、抗原、组织、全细胞等）作为核心分子识别元件，与适当的理化换能器（如光、热、声波、电化学、半导体、压电晶体等）、信号放大装置有机组合起来的分析工具或系统。生物传感器是由生物、化学、物理、医学、电子、工程技术等多种学科互相交叉渗透融合一门高新技术，具有选择性好、灵敏度高、分析速度快、成本低、高通量、可在复杂体系中连续监测，体现出高度自动化、微型化与集成化的特点。

生物传感器源于 20 世纪 60 年代，1967 年，S. J. Updike 等把葡萄糖氧化酶（GOD）固定成膜后与氧电极组合在一起，制成葡萄糖酶电极，开启了生物传感器时代，此后生物传感器的研究迅速发展，例如，美国黄泉仪器公司（YSI）于 1975 年研制成功葡萄糖测定仪、同年 C. Divis 用完整的活细胞取代纯酶制作传感器，1983 年，B. Liedberg 利用表面等离子共振（surface plasmon resonance，SPR）方法，开发了无需标记的实时检测生物亲和反应的 SPR 生物传感器，此后商业化的 SPR 设备 BIAcore 在瑞典 Pharmacia 公司问世。随后，细胞传感器、组织切片传感器、免疫传感器也陆续问世。据统计，1984—1990 年期间与生物传感器相关的论文和专利数量分别为 3000 篇及 200 项，到 1997 年这个数字增长了 1 倍，而 1998—2004 年，发表论文和申请专利的数量分别达到了 6000 篇和 1100 项。随着生物技术、微电子、材料等学科的快速发展，生物传感器不再局限于生物反应的电化学过程，基于光效应、热效应、场效应和质量变化等信息的新型生物传感器得到了快速发展，此外微流控芯片、基于碳纳米管、石墨烯等先进纳米材料的生物传感器、单细胞传感器的出现使得生物传感器在灵敏度、特异性、操作稳定性等方面得到了长足的进步，生物传感器的研究正朝着微型化、低成本、智能化、集成高效化的方向稳步推进。

与生物传感器的基础性研究相同步，生物传感器产业也在快速增长，商业化的生物传感器包括酶电极生化分析、生化需氧量（biochemical oxygen demand，BOD）分析、葡萄糖分析、SPR 分析仪、生物芯片等产品陆续问世。在医药领域，DNA 芯片、蛋白质芯片等产品在基因诊疗领域发挥着重要作用，由于数量庞大的糖尿病患者的存在，葡萄糖分析传感器产品目前仍是医药领域传感器中最为主要的产品。在农业领域，土壤营养成分、湿度、氮素含量分析的传感器产品的份额也在快速增长。在环境监测、食品工业领域，生物传感器产品也发挥着十分重要的作用。

一、生物传感器的基本原理及分类

1. 生物传感器的组成及工作原理

生物传感器主要由生物传感元件、换能器以及信号放大体系组成。生物传感元件又称为生物识别元件、生物敏感元件，包括酶、抗体、微生物、核酸、细胞、组织、受体、拟生物体等生物物质，生物传感元件识别靶分子（待测对象），是可以引起某种物理变化或化学变化的主要功能元件，是生物传感器选择性分析测定的基础。换能器又称为传感器（sensor），其作用是将生物活性表达的各种生物的、化学的物理的信息（如电化学、光学、热量、磁性、重量等）转变成电信号，再经过信号读取设备的转换和放大过程，最终实现对靶分子定性或定量的分析检测。

生物传感器的构建过程中，需将生物传感元件与换能器进行良好的组合，一般需要将生物传感元件进行固定，元件的固定方法主要有凝胶包埋、吸附法、夹心法、共价键合法、交联法、微胶囊法、成膜等技术。传感元件经固定化后，具备了可重复多次使用、成本低的特点，其特异性、敏感度和反应速度均优于化学传感器。由于生物传感器的传感元件是基于生物活性物质，其稳定性、与待测分子的亲和力，以及换能器、信号放大体系的精密度，在很大程度上会影响传感器检测结果的稳定性、灵敏度和响应速度。

2. 生物传感器的分类

生物传感器的分类方法有很多种，一般国际上主要根据构成生物传感器的两种主要部分，可分别按生物传感元件或换能器类型进行分类，此外也有根据生物传感器的特性进行分类命名，比如根据待测对象与传感元件的相互作用方式进行分类，可以分为生物亲和型生物传感器、代谢性或催化型生物传感器。以下主要介绍根据生物传感元件和换能器的类型进行分类的方法。

根据生物传感器中传感元件的类型可以分为：酶传感器（enzyme sensor）、微生物传感器（microbial sensor）、免疫传感器（immuno sensor）、组织传感器（tissue sensor）、细胞传感器（organelle sensor）、核酸传感器（DNA/RNA sensor）、分子印迹生物传感器（molecular imprinted biosensor）等。

根据换能器的类型可以分为：光生物传感器（optical biosensor）、热生物传感器（calorimetric biosensor）、声波生物传感器（acoustic wave biosensor）、电导/阻抗生物传感器（conductive/impedance biosensor）、电化学生物传感器（electrochemical biosensor）、半导体生物传感器（semiconduct biosensor）、悬臂梁生物传感器（cantilever biosensor）等。

随着精密加工、微电子及新型纳米材料技术的出现，生物传感器正朝着集成化、微型化方向发展，由此衍生出新型的生物传感器-生物芯片。生物芯片根据其功能可分为：芯片实验室（lab on chip）、分析生物芯片（analytical biochip）、生物计算机芯片（biocomputer），其中分析生物芯片包括：DNA芯片、蛋白质芯片、多肽芯片等，生物计算机芯片包括：蛋白质计算机芯片、DNA计算机芯片等。

3. 酶生物传感器

酶是由生物体产生的具有催化能力的蛋白质，根据酶的催化反应类型，将酶分为六大类：氧化还原酶类、转移酶类、水解酶类、裂合酶类、异构酶类、合成酶类，每一大类酶又可根据作用底物的性质分为若干亚类和次亚类。酶的催化效率极高，每分钟每个酶分子转化 $10^3 \sim 10^6$ 个底物分子，酶可以降低生化反应的活化能，使活化分子数大大增加，以分子比为基础，其催化效率是其他催化试剂的 $10^7 \sim 10^{13}$ 倍，此外，酶只改变反应速度而不改变反应的平衡点，即酶加速达到平衡而不改变平衡的位置，参加生化反应前后酶无变化，因此，可重复使用。酶具有高度专一性，一种酶只能作用与某一种或一类物质（底物）。然而，酶是蛋白质，遇到高温、酸碱容易失活，因此酶催化一般在温和条件下进行。

酶的催化能力只局限在它的某个特定区域，即酶的活性中心，许多酶需要辅助因子（co-factor）才能行使催化功能，辅助因子包括金属离子和有机化合物，它们构成酶的辅酶（co-enzyme）或辅基（prosthetic group），与酶蛋白组成全酶（holoenzyme）。影响酶促反应的因素除了酶和底物的性质之外，还有酶的抑制剂、温度、pH、酶的活性和底物浓度等。

酶生物传感器基于酶所具有的高度专一性、高效的催化能力及可重复使用的优点，将酶固定后（固定化酶膜）作为传感元件和信号换能器（电极）组装而成。当固定化酶发生酶促生化反应时，产生的电活性物质由换能器对其响应，从而产生电信号加以检测。根据输出信号方式的不同，酶生物传感器可以分为电流型和电位型两类。电流型酶生物传感器采用氧电极、燃料电池型电极、H_2O_2电极等，将电极反应所得的电流来确定反应物质的浓度。电位型酶生物传感器通过测定与催化反应有关的各种离子浓度来进行分析，一般采用NH_3电极、CO_2电极、H_2电极等。

1967年，Updike和Hicks研制出世界上第一种生物传感器，即为检测葡萄糖的酶生物传感器，用于定量检测血清中的葡萄糖含量，此后酶生物传感器得到了迅速的发展，本文以检测葡萄糖的酶生物传感器为例，介绍酶生物传感器的工作原理及检测方法。

葡萄糖酶传感器，首先将葡萄糖氧化酶固定成膜形成敏感膜，传感器的电化学敏感元件是Pb阳电极和Pt阴性电极，中间为碱性溶液，在Pt电极表面覆盖透氧的PVDF膜，形成封闭式氧电极，再包上一层葡萄糖氧化酶膜，即组装形成葡萄糖酶传感器。当传感器接触待测溶液时，由于酶的催化作用，葡萄糖受催化后产生耗氧，由于氧气量的减少，电极的还原电流减小，因此通过电流值的变化就可以确定葡萄糖的浓度。此外，也可以通过H_2O_2检测的方法来进行氧化电流的检测。

除了葡萄糖生物传感器外，多种基于酶的生物传感器商品也已问世并得到了广泛的使用，用于麦芽糖、半乳糖、乙醇、酚、尿酸、丙酮酸、L-氨基酸、D-氨基酸、尿素、胆固醇、中性脂、肌酸、硝酸根离子、汞离子等指标的分析检测。

第一代的酶生物传感器大多以氧为中继体进行电催化，存在着稳定性、酶易失活、干扰信号大、检测范围窄等缺陷，目前的酶生物传感器为介体型酶生物传感器，通过含有电子媒介体的化学修饰层，促进电子传递，从而获得宽线性检测范围，在噪声、背景电流以及干扰信号方面得到了显著提升。酶生物传感器的构建虽然简单，但也同时存在诸多难点，如高活性酶的筛选、酶的有效固定、敏感膜的高效制备等，在解决上述难点的基础上，酶生物传感器的性能将得到进一步的提升。

4. 微生物传感器

微生物细胞作为一个独立的生命系统，具有各种生理机能，其体内含有丰富的复合酶及能量产生系统，微生物在生长过程中同时具有氧气（O_2）消耗和新陈代谢机能（包括同化和异化作用）。在不损害微生物的机能的前提下，通过将微生物进行固定，与换能器进行组合可制备微生物传感器，与一般的酶电极相比，微生物传感器具有下列优点。

①微生物体内含有多种酶，适合需要多种复合酶协同生化分析；

②直接利用微生物体内的多种酶，克服了酶提取、制备困难等缺陷；

③易于培养，稳定性及使用寿命长；

④制备成本低、可长期重复使用。

自1975年Divies研制成功世界上第一个微生物传感器以来，微生物传感器的研制得到了快速发展，微生物传感器主要由固定化微生物、换能器和信号放大、输出装置组成，利用固定化微生物代谢消耗溶液中的溶解氧或产生电化活性物质的原理实现待测物质的定性或定量分析。目前，微生物传感器基于工作原理划分主要有两种类型，分别为呼吸活性型微生物传感器以及代谢活性型微生物传感器。根据换能器的类型，微生物传感器还可划分为：电化学微生物传感器、光微生物传感器、热敏电阻型微生物传感器、压电微生物传感器、染料电池型微生物传感器等。

呼吸活性型微生物传感器基于微生物呼吸活性物质为基础测定被测物，是由需氧型微生物固定化膜和 O_2 电极或 CO_2 电极组合而成。以检测生物化学耗氧量（BOD）的微生物传感器简述其工作过程：传感器放置于含有有机化合物的被测溶液中，固定化微生物膜摄取有机物后，微生物的呼吸加强，扩散到 O_2 电极表面的氧量减少，导致电流减少。当有机物由待测液向微生物固定膜扩散速度达到恒定时，微生物的耗氧量达到恒定，此时电产生恒定电流，从而通过电流值间接测定有机物浓度。

代谢活性型微生物传感器是通过固定化的厌氧微生物分解异化待测有机物而产生各种代谢生成物，这些代谢生成物可与电极发生电化学反应产生电流或电位的变化，将微生物固定化膜与离子选择性电极相结合后即构成代谢活性微生物传感器，若代谢产物是氢、甲酸或各种还原型辅酶等，可用电流法测定。若代谢产物是二氧化碳、有机酸等，则可用电位法测定，根据测定的电流或电位便可实现待测有机物能读的测定。

微生物传感器构建的关键在于微生物类型的选择及其固定化。目前应用于微生物传感器的微生物主要有：假单胞菌、活性淤泥菌、丝孢酵母、枯草芽孢杆菌、硝化菌、大肠杆菌等。常见的微生物固定方法主要包括：吸附法、交联法、包埋法等。吸附法主要是利用载体与微生物细胞之间的物理吸附或静电作用，将微生物固定于硝酸纤维素膜、滤纸、尼龙网膜或离子交换树脂膜上，该方法对微生物无毒害，操作方便，但也存在吸附量不高、易泄露、不稳定等缺陷。共价交联法是通过交联试剂（氨基硅烷、戊二醛等）将微生物细胞以共价键结合到载体上，由于使用的交联剂对微生物细胞具有毒害作用，该类方法也受到一定的限制。包埋法是最常用的固定方法，其主要将微生物细胞通过包埋材料包埋于立体网状结构中，常用的包埋材料有聚丙烯酰胺凝胶、琼脂、骨胶原、海藻酸钙凝胶等，该方法操作简单，微生物细胞不易流失，成膜的稳定性高，但不适合用于大分子底物的测定。

微生物传感器自诞生以来，在发酵工业领域、生物工程领域、环境监测领域以及医学领域发挥着重要的作用。目前微生物传感器已应用于各类碳水化合物、甲酸、硝酸盐、氨基酸、含氮化合物的测定，以及致癌物质筛选、酶活性鉴定、生化需氧量、有害离子 CN^-、Ag^+、Cu^{2+} 的监测，随着对新型微生物种类筛选、固定化技术、新型材料技术的发展，微生物传感器的发展也面临巨大的机遇。

5. 免疫传感器

免疫传感器是将高灵敏的传感元件与特异性免疫反应结合起来，用于检测抗原抗体反应的生物传感器。免疫传感器的核心在于抗原抗体之间的特异性识别与结合，因此相比于其他类型的生物传感器，其具有高度特异性和较高的灵敏度，能从样品中检测出微摩尔、皮摩尔级浓度的化合物。

作为免疫传感器的核心分子识别元件，抗体分子的研究近年来发展迅猛，已经从传统的多克隆、单克隆抗体，发展至以单链抗体、噬菌体展示抗体、单域重链抗体、抗独特型抗体等为代表的基因工程抗体领域。相比于传统抗体制备必须经历动物免疫、细胞融合、阳性克隆筛选等复杂程序，基因工程抗体以其可定向改造、淘选方便等优点已成为目前研究的热点。除此以外，近年来包括我国在内的众多学者已经开始着眼于不以免疫球蛋白为主体组成结构的新型抗体研究，例如基于指数富集配体系统进化（SELEX）技术的核酸适配体、基于分子印迹聚合体技术的人工抗体以及基于脂质运载蛋白家族的抗体类似物等都取得了可喜的进展，为传统抗体的替代性研究提供了扎实的理论和方法学基础。纵观抗体的发展动态，可以看出新型抗体具有分子质量小、结构简单、可自我进化、制备快捷的特点及发展趋势。例如，单克隆抗体、单链抗体、单域重链抗体的分子质量逐渐减少，分别为150ku、30~50ku、15~20ku，以脂质运载蛋白为骨架蛋白的抗体类似物为18~20 ku，而核酸适配体则仅为一小段核酸序列。

免疫传感器根据抗体（抗原）是否标记可以分为非标记免疫传感器和标记免疫传感器。根据信号转换过程可分为直接型免疫传感器和间接型免疫传感器。根据换能器的类型还可分为：电化学免疫传感器、光学免疫传感器、质量检测免疫传感器和热量检测免疫传感器。

（1）电化学免疫传感器　电化学免疫传感器是将免疫分析与电化学传感技术结合起来而构建的生物传感器，主要应用于痕量、超痕量抗原（抗体）的分析。电化学免疫传感器的工作原理和传感器的免疫分析相似，均属于固相免疫分析，即把抗原（抗体）固定在固相支持表面，用以检测溶液中的待测抗体（抗原）。根据检测信号的不同，电化学免疫传感器可以分为：电流型免疫传感器、电位型免疫传感器、电容型免疫传感器和电导性免疫传感器。

电流型免疫传感器是测定恒定电位下通过电极的电流信号来检测抗体或抗原的免疫生物传感器，待测物通过氧化还原反应在电极上产生电流与电极表面待测物的浓度成正比，根据是否进行酶标记，其又可细分为非酶标记电流型免疫传感器和酶标记电流型免疫传感器。

电位型免疫传感器是基于通过测量电位变化来衡量免疫反应的生物传感器，膜电位的变化值与待测抗原（抗体）之间存在对应关系，根据是否进行酶标记，电位型免疫传感器可分为直接型电位免疫传感器和酶标记电位型免疫传感器。直接型电位免疫传感器利用抗原（抗体）在溶液中两性解离从而自身带电的特性，将抗原（抗体）固定在电极或膜表面，当加入抗体（抗原）与之结合形成抗原抗体复合物时，膜电荷密度将发生改变，从而引起膜的 Donnan 电位和离子迁移的变化，导致膜电位的变化，进而达到抗体（抗原）的监测。酶标记电位型免疫传感器通过将抗原（抗体）进行酶（辣根过氧化物酶、葡萄糖氧化酶、碱性磷酸酶、脲酶等）标记，催化氧化还原反应，产生电活性物质，通过电位的变化来进行检测。

电容型免疫传感器是基于物质在电极表面的吸附以及电极表面电荷的改变会对双电层电容产生影响的原理，其不需要进行抗体（抗原）标记，当蛋白质类的物质吸附到膜电极表面时，双电层厚度增大，介电常数减少，从而使双电层电容降低，电容型免疫传感器具有制备简单、灵敏度高的特点。

电导型免疫传感器是利用抗原抗体免疫反应引起溶液或薄膜的电导发生改变，从而实现对待测物的定性或定量分析的方法。电导型免疫传感器通常使用酶作为标记物，催化底物发生反应，导致离子种类或离子浓度发生变化，从而使得溶液导电率发生改变，该方法虽然构建简单、操作方便，但是容易受到样品离子强度以及缓冲液的影响，产生非特异性反应。

（2）光学免疫传感器　光学免疫传感器是将免疫识别元件固定在传感器上，通过与光学器件的光的相互作用，产生变化的光学信号，通过检测变化的光学信号来检测抗原抗体之间的免疫反应，其工作原理为：在低折射率（RI）介质表面固定抗原（抗体），在低 RI 界面的下方放置高 RI 介质（玻璃棱）。当入射光速穿过高 RI 介质射向两介质界面时，光会折射入低 RI 介质，当入射光角度超过一定范围（临界角度）时，光线两介质面除便会全部向内反射回来，同时在低 RI 介质表面产生高频电磁场，称为消失波或损失波，样品中的抗体（抗原）若能与低 RI 介质表面的固定抗原（抗体）相结合，则会与消失波相作用，使反射光的强度或极化光相位发生变化，变化值与样品中的抗体（抗原）浓度成正比。目前光学免疫传感器的类型主要有：夹层光纤免疫传感器、位移光纤免疫传感器、光栅免疫传感器和表面等离子体共振（surface plasmon resonance，SPR）免疫传感器。

SPR 免疫传感器目前已有商业化的产品，例如法玛西亚公司出产的 SPR 分析设备 Biacore1000、Biacore2000、BiacoreA100、BiacoreTM 4000 等，对生物分子的相互作用分析起到了巨大的推动作用。SPR

是一种物理光学现象,是由入射光的电磁波在金属和电介质交界形成影响电磁波传播的谐振波,光在棱镜与金属膜表面上发生全反射现象时,会形成消失波进入到光疏介质中,而在介质中又存在一定的等离子波。当两波相遇时可能会发生共振。当消逝波与表面等离子波发生共振时,检测到的反射光强会大幅度地减弱。能量从光子转移到表面等离子,入射光的大部分能量被表面等离子波吸收,使反射光的能量急剧减少。电子吸收光能量,从而使反射光强在一定角度时大大减弱,其中是反射光完全消失的角就是 SPR 角。SPR 角随金表面折射率变化而变化,而折射率的变化又与金表面结合的分子质量成正比。因此可以通过对生物反应过程中 SPR 角的动态变化获取生物分子之间相互作用的特异信号。SPR 免疫传感器具有无需标记,并且样品使用量少,能够实现直接、实时、在线监测生物相互作用等特点。

(3)质量检测免疫传感器 质量检测免疫传感器可分为压电免疫传感器和声波免疫传感器。压电免疫传感器是在晶体(如石英晶体)的表面包被抗原(抗体),待测样品中若有对应的抗体(抗原),则与之发生特异性的结合,从而增加了晶体的质量,从而生成振荡频率,振荡的变化与待测抗体(抗原)的浓度成正比,常用的压电晶体免疫传感器主要为石英晶体微天平(quartzcrystal microbalance,QCM)。

声波免疫传感器的原理是当交流电压通过交叉的金属电极(IDT)时,在距离第一金属电极几毫米远的第二金属电极受到感应,当待测样品中存在与电极上固定的免疫识别元件相结合的抗原(抗体)时,会减慢声波的传播速度,速度变化与待测物中抗原(抗体)的浓度成正比。

(4)热量检测免疫传感器 将抗原或抗体固定在包埋了热敏换能器(热敏电阻)的柱上,样品中的抗体或抗原于之发生反应后引起酶促反应,可产生热量,然后通过热敏电阻等元件检测出来从而形成热量检测免疫传感器。热量检测免疫传感器目前已经应用于血糖、胆固醇、重金属离子 Hg^{2+}、Cu^{2+}、Ag^+ 等的检测。

6. 细胞传感器

细胞传感器是以固定或非固定的活细胞作为生物传感元件,结合电极或其他换能器组合而成的一类生物传感器。当活细胞分子与分子识别元件特异性结合后,产生的信息通过换能器转换为可定量和可处理的信号,从而达到分析检测待测物。细胞传感器具有高度选择性和敏感性,响应迅速,可以检测多种已知或未知的物质、连续监测和分析细胞在外界刺激下的生理功能、探求细胞的功能、状态和基本生命活动,以及评估被分析物的功能。1976 年,Neher 等采用微电极膜片钳技术,实现了细胞内离子通道的检测,膜通道的时间分辨能力达到了 0.01ms,开启了采用微电极监测细胞表面动态化学过程的时代,极大地促进了细胞传感器的研究。随着场效应管、半导体微细加工技术、光寻址电位传感器、光学传感器以及基因技术的快速发展,细胞传感器不仅在种类上得到了极大的丰富,在性能上也得到了显著地提升。目前,已开发出可以监测细胞内外环境(细胞内自由离子浓度、代谢物)、监测细胞电生理行为、细胞力学行为的细胞传感器,已广泛应用于环境监测、药物筛选、新药开发、食品安全、基础神经元研究等多个领域,基于换能器及信号体系的不同,细胞传感器目前主要分为以下几个类型:

①基于微电极的细胞传感器;

②基于半导体器件的细胞传感器;

③基于光纤检测的细胞传感器;

④基于 SPR 的细胞传感器;

⑤基于微悬臂的细胞传感器;

⑥基于 QCM 的细胞传感器。

构建细胞传感器的关键在于细胞的固定，研究表明生物组织在自然状态下，细胞与细胞之间的间距在 10~20nm，若不经过特殊处理，细胞与培养基底之间的距离大于 40nm，细胞与固定器件的耦合情况将直接影响测量信号的大小和灵敏度，因此改变基底的表面粗糙度、制备特殊细胞固定结构（神经井或尖桩篱栅）以及对表面进行周期性清洗，对于保证细胞的吸附和降低器件表面的腐蚀具有重要的作用。

细胞传感器是目前生物传感器的研究热点之一，但是目前大多处在实验室研究阶段，要真正走向市场实现规模化应用，还需解决许多关键问题，如：信噪比偏高、有效微电极偏少、细胞培养及固定技术、细胞与传感器的有效耦合等，随着纳米技术、材料科学、微电子学、基因工程技术、光电子等学科的发展，细胞传感器在便携性、集成化、微型化和智能化方面将会得到显著改进。

二、生物传感器的应用

生物产业是 21 世纪的朝阳产业，生物传感器是生物技术支撑的关键设备之一，生物传感器产品以其灵敏度高、成本低、特异性强以及高度自动化和集成化的特点已成为生物技术经济中重要的产业链。2003 年全球生物传感器的销售额达到 73 亿美元，2018 年全球市场总值已达 114 亿美元，全球已有近 200 家规模型企业开发生产了生物传感器产品，仅手持式血糖仪这个产品，我国的年销售额已近 10 亿美元。作为一门集生物、化学、电子、医学、物理等多种学科交叉的高新技术，生物传感器近年来得到了蓬勃发展，在医药领域、食品工业、临床检验、环境监测等方面得到了广泛的应用。

1. 医学领域的应用

生物传感器在医学领域发挥着十分重要的作用，在基础临床医学研究、预防医学、临床诊断领域都有广泛的应用，不仅可以动态监测人体血糖、血脂、血压、血液酸碱度，而且还能检测酶活性、蛋白质等生化指标。随着基因工程技术以及新型纳米材料技术的高速发展，生物传感器在基因检测、药物分析、新药筛选等方面也起到了非常重要的作用。

在医学诊断方面，已有采用光纤生物传感器开展血氧饱和度、氧分压、二氧化碳分压等生化指标的运用。此外，多种用于检测血液、尿液、体液中的肿瘤标记物的生物传感器也已开发成功，并投入到了实际应用。

随着"人类基因组计划"的开展，为运用基因分析来预测及诊断人类的各种疾病提供了新的方向，DNA/RNA 传感器、芯片为疾病的诊断开辟了新的途径。通过构建高通量的 DNA/RNA 芯片，分析基因表达谱，可以高效、快速、广谱地进行疾病诊断和药物筛选。

生物传感器在癌症药物的研制方面也发挥着重要的作用。将癌症患者的癌细胞取出培养，然后运用生物传感器准确地测试癌症细胞对各种药物的反应，从而筛查出最为有效的致癌药物。

2. 食品工业领域的应用

生物传感器在食品工业中的应用主要包括发酵工业、食品成分分析、食品有毒有害物及鲜度分析。酶生物传感器在食品成分分析中发挥着极其重要的作用。例如，酶电极生物传感器已应用到酒类、果汁、蜂蜜、果酱中葡萄糖、果糖、麦芽糖、乙醇等成分的分析。我国的味精企业是应用酶生物传感器最早及普及面最广的行业，通过生物传感器快速测定发酵罐中谷氨酸、L-乳酸、葡萄糖等成分的变化，通过生物传感器的使用，提高原料的使用率，减轻废液的排放，显著地提高了行业的经济效益。

此外，生物传感器在食品添加剂的分析检测中也被应用广泛，例如，运用酶生物传感器，测定食品中的亚硫酸盐含量、饮料、甜品中的甜味素以及色素和乳化剂等添加剂。

在发酵工业中，微生物传感器是一种广泛使用的分析工具。微生物传感器可以测量发酵工业中的原材料和代谢产物，如甲酸、醇类、乳酸、谷氨酸等。此外，微生物传感器还以其可以实现菌体浓度连续、在线测定的特点在发酵液中细胞数目的测定中发挥着重要作用。

在食品安全领域，生物传感器也发挥着举足轻重的作用。免疫传感器、细胞传感器、光学生物传感器在农兽药残留分析、生物毒素分析、食源性致病微生物的快速检测领域都发挥着十分重要的作用。

3. 环境监测领域的应用

生物传感器在环境污染物的连续、快速、监测领域也占有一席之地，例如在水环境监测、大气环境监测、重金属污染方面都有一定程度的应用。

生化需氧量（BOD）是衡量水体中有机物污染程度的最常用测定指标。常规的 BOD 检测方法需要进行较长时间的微生物培养期，操作复杂且不适合现场监测。基于微生物传感器的 BOD 检测产品则可实现低成本、快速、实时在线地检测工业废水中 BOD 指标，目前国内外已有多种商业化的分析 BOD 的生物传感器产品问世。此外，采用漆酶传感器还能用来测定水体中的酚类和表面活性剂的浓度，用硫化物杆菌制成的硫化物传感器可以对工业废水、生活废水中的硫化物进行快速测定。

二氧化硫（SO_2）是酸雨形成的主要原因之一，传统的检测方法较为复杂。然而，通过将亚细胞脂类固定在硝酸纤维素膜上，与氧电极一起制成安培型生物传感器，可以在 10min 内对 SO_2 形成的酸雨样品进行测定。此外，用于测定大气中的 CO_2、NO_2 的生物传感器也得到了应用。

通过筛选对金属离子具备特异活性的氧化酶，与电极耦合后可以制备用于重金属检测的酶生物传感器。例如通过将氧化酶用戊二醛固定在膜的表面，然后将膜放置在溶液氧电极上，可以测到 Hg^+ 和 Ag^+ 金属离子。采用嗜冷杆菌微生物传感器还实现了对环境中 Zn^{2+}、Cr^{6+}、Cd^{2+}、Pb^{2+}、Co^{2+} 等重金属离子的检测。

第七节　合成生物科技

生物学起源于观察和描述，随着时间的推移，人们对生物认知的深入，遗传学、细胞学、进化生物学的规律逐步被人类发现。到了 20 世纪，DNA 双螺旋结构的解析、中心法则的发现和分子生物学的发展，人类对于生命的认识逐步进入基因、蛋白的分子水平。进入 21 世纪，测序成本的逐步降低，多种生物的基因组被测序，通过对基因组和相关组学信息的分析让人们对于生物体组成和生命运动规律的认识达到了前所未有的深度和精度。近年来，DNA 合成成本的逐步降低，研究者以"读取"的组学信息为基础开始尝试"书写"DNA 信息，并取得了一定的成功。

2000 年 1 月《自然》杂志连续发表了两篇文章，第一篇是 Colins 团队开发的双稳态开关，它是由两个调控基因分别与彼此的启动子相连组成的，并将一个绿色荧光蛋白（GFP）编码基因用于报告其中一个启动子的启动情况。结果显示，这样的基因通路可以通过添加两种不同的诱导物拨动基因表达开关控制 GFP 基因表达，第一次在大肠杆菌中实现类似电路开关的功能。第二篇是 Elowitz 和 Liebler 模拟了自然界存在的生物钟的设计，使用三种转录抑制因子系统在大肠杆菌中构建了一个三个操纵子循环打开的基因表达震荡网络，通过该系统实现了 GFP 基因的交替打开或者关闭，使细胞能在发光状态和非发光状态之间转换。随后，多种基因转录表达的基因元件在工程化和模块化思想的指导下被开发出来，如启动子、核糖体结合位点、小调控 RNA，均被用来构建具有特定功能的元件，通过对这些元件的理性组装可以用来实现基因表达调控、蛋白质功能优化、代谢物合成及细胞间的通讯等功能。由此逐步发展形成了合成生物学的基本概念：将工程学思想策略与现代生物学、系统科学及合成科学的融合，形成了以采用标准化表征的生物学部件，在理性设计指导下，重组乃至从头合成新的、具有特定功能的人造生命。其研究内容可以大体分为 3 个层次：一是利用已知功能的天然生物模体（motif）或模块（module）构建成新型调控网络并表现出新功能；二是采用从头合成（de novo synthesis）的方法，人工合成基因组 DNA；第三个层次则是在前两个研究领域得到充分发展之后，创建完整的全新生物系统乃至人工生命体（artificial life）。由于合成生物学涵盖的内容极其广泛，本文将主要对高价值化合物的生物合成中常用的合成生物学技术进行介绍。

近年来，研究者开始探索利用微生物合成替代某些化学合成，并取得了一定的进展。多种类型生物基化合物如燃料（短链烷、支链醇）、生物塑料（1,3-2-氨基丙烷、6-氨基己酸）、以及多种的天然产物（芳香醇、青蒿酸）等被广泛的应用于食品、制药、医疗、化工等领域中，显示出了发展巨大前景。但是，生命体代谢途径众多，调控机制复杂精密，大量高价值化合物在细胞内的积累量较低，这些都给生物基化合物的应用带来了巨大的挑战。通过运用合成生物技术手段将简单、可靠、质量可控的元件利用工程化思想组装成具有功能的通路，并通过一系列技术对基因的转录、翻译、蛋白质降解等过程的干预，实现基因表达水平的精确调控，在生物基化合物合成优化中起到了非常关键的作用。本节将重点对基因表达调控方法、DNA 组装方法和基因敲除方法进行介绍。

一、基因的表达调控

基因通路的构建和组装是实现高效生物合成的第一步，实现生物合成在经济上的可行性还需要提高目标产物的合成浓度（titer）、合成速度（productivity）和转化率（yield）。多种合成生物学工具的出现使研究者可以根据需要精确地对 DNA 转录、翻译过程进行调控。具体工具包括启动子、核糖体结合位点（ribosomal binding site，RBS）、终止子、转录因子等。

1. 启动子（promoter）

启动子决定了下游基因转录的强度，在原核生物中主要是受到-10 和-35 区控制的，通过对上述区域 DNA 序列的改变可以影响下游基因的转录强度。作为表达调控优化的中最常见的一种策略，这种策略被广泛的应用于代谢工程改造中。在大肠杆菌中，这种策略被成功应用于生物合成紫色杆菌素（violacein）的过程。紫百合素是以 L-色氨酸为底物，经过 VioA、VioB、VioE、VioD、VioC 的催化作用合成的。通过构建 5 种具有不同启动强度的 T7 启动子突变体来表达上述 5 种酶，共构建了 3125 个组合，最终获得的最优表达组合紫百合素产量比出发菌株提高了 63 倍。在谷氨酸棒状杆菌中，通过使用组成型强启动子 tuf 表达四氢嘧啶编码基因簇 ectABCD，大大提高了谷氨酸棒状杆菌合成四氢嘧啶的水平。

2. 核糖体结合位点（RBS）

RBS 是核糖体与 mRNA 结合的位点，因此，RBS 的序列影响了核糖体与 mRNA 的结合进而影响翻译效率，因此，RBS 被广泛的应用于基因表达水平的调节。多种 RBS 预测软件也为理性设计提供了工具，如 RBS calculator，RBS designer 和 UTR designer。其中，RBS library calculator 工具可以根据需要产生一组表达强度差异达到 10000 倍的 RBS 文库用于基因的表达。使用这种工具，73 个不同 RBS 用于优化 β-胡萝卜素合成基因（crtEBI）的表达。通过筛选，获得了一组 β-胡萝卜素合成能力最优的组合。不同于 RBS 计算工具，还有一种基于实践经验数据设计的 RBS 计算工具 EMOPEC（empirical model and oligos for protein expression changes）。它可以实现大肠杆菌中任意基因表达水平的控制，并且能够保证实际表达水平与预测结果的差异在 2 倍以内。这些软件为正向代谢工程提供了有力工具，能够更容易的设计和控制基因的表达水平。Henke 等通过调节 RBS 强度，RBS 与起始密码子之间的距离优化 crtW、crtZ 了表达水平，提高了谷氨酸棒状杆菌的虾青素合成水平，同样的蛋白质表达水平优化方法也被应用于谷氨酸棒状杆菌合成丁二胺的研究中。

3. RNA 调控

RNA 也是一种强大的基因表达调控工具，RNA 可以与 DNA、RNA、蛋白和代谢物相互作用，进而调控 mRNA 转录、翻译和降解过程进而影响蛋白表达水平，包括小分子调控 RNA（sRNA）、RNA 干扰（RNAi）和小分子转录激活 RNA（STARs）等。sRNA 是一种高效的基因表达弱化工具。sRNA 包括两个部分，一个是 MicC 骨架，用于募集 Hfp 蛋白，另一个是结合序列用于特异性的结合与目标基因的翻译起始区，进而诱发 mRNA 的降解阻断基因的表达。通过对 sRNA 靶定位点的设计可以实现理性下调目标基因的表达水平。sRNA 技术提供了一个快速、简洁、模块化、多基因同时表达调控的方案，因此，广泛的应用于大肠杆菌生物合成 L-酪氨酸、苯酚、和 1，3-二氨基丙烷的研究中。在 1，3-二氨基丙烷合成中，测试了 128 个针对糖酵解、TCA 循环、转录因子、转运蛋白和细胞分裂蛋白的 sRNA，筛选获得了 11 个对于产物合成有效的 sRNA；Dokyun 等使用合成 sRNA 对 14 个不同大肠杆菌菌株中 csrA、ppc、pgi、tyrR 的 4 个候选基因进行组合沉默，从中筛选出一株可以高效合成 L-酪氨酸的菌株。同时 sRNA 方法也被应用于谷氨酸棒杆菌中，由于谷氨酸棒杆菌遗传操作相对困难，sRNA 技术为谷氨酸棒杆菌提供了一种快速进行基因敲除的工具。

RNA 沉默技术同样可以用于基因表达的调控，实现 RNA 基因沉默的关键是 RNA 诱导沉默复合体（RNA induced silencing complex，RISC）蛋白的组装。RISC 通过小干扰 RNA（small interfering RNA，siRNA）引导结合目标 mRNA。利用 RISC 的核酸酶功能，切割与 siRNA 中反义链互补结合 mRNA 的两端，进而诱发宿主细胞针对这些 mRNA 的降解反应。在酿酒酵母的代谢工程改造中，通过表达带有颈环结构的 RNA（可以被切割为 siRNA），通过对 ade3 基因的沉默提高了的衣康酸的合成。

同时，RNA 也可被用于上调基因表达。STARs 技术主要是通过过表达 RNA 使其与目标基因 mRNA 上游的终止子序列互补，破坏颈环结构引发基因翻译，使基因的表达水平提高了 94 倍。然而，STARs 的应用由于无法激活基因组中基因的表达受到限制，但是作为一种正交性较好的元件可用于逻辑门和基因电路的合成。

4. CRISPRi

规律间隔成簇短回文重复序列（CRISPR）是细菌和古细菌在长期演化过程中形成的一种适应性免疫防御系统，可用来对抗入侵的病毒及外源 DNA。在细菌及古细菌中，CRISPR 系统共分成 3 类，其中 Ⅰ类和Ⅲ类需要多种 CRISPR 相关蛋白（Cas 蛋白）共同发挥作用，而Ⅱ类系统只需要一种 Cas 蛋白即可，这为其能够广泛应用提供了便利条件。CRISPR/Cas9 通过将入侵噬菌体和质粒 DNA 的片段整合到 CRISPR 中，并利用相应的 CRISPRRNAs（crRNAs）来指导同源序列的降解，从而提供免疫性。目前，在基因组定向编辑方面，运用最广泛的是源自于生脓链球菌（*Streptococcushyogenes*）的 Type Ⅱ CRISPR/Cas9 系统。该系统的工作原理是 CRISPR RNA（crRNA）通过碱基配对与反式作用 CRISPR RNA（tracrRNA）结合形成 tracrRNA/crRNA 复合物，此复合物引导核酸酶 Cas9 蛋白在与 crRNA 配对的基因组序列靶位点剪切双链 DNA，形成双链缺口。通过对于 Cas9 结合的 crRNA 和 trancrRNA 的改造得到了 sgRNA（single-guide RNA），其具有与 tracrRNA/crRNA 复合物类似的活力，但是使用更加方便。通过将表达 sgRNA 的原件与表达 Cas9 的原件相连接，得到可以同时表达两者的质粒，将其转染细胞，便能够对目的基因进行定点切割。

基于 CRISPR/Cas9 的基因组编辑技术广泛的应用于大肠杆菌、枯草芽孢杆菌、链霉菌等。同时，利用 CRISPR/Cas9 特异结合目标 DNA 的性质也可用于基因表达沉默，即 CRISPRi。通过对 Cas9 蛋白氨基酸突变获得 dCas9，使其失去 DNA 切割能力，同时保留 DNA 结合能力，通过 sgRNA 设计，可以使dCas9 结合于目标基因点转录起始区进而抑制目标基因的转录起始。Cleto 等，利用 CRISPRi 技术对谷氨酸棒杆菌中 pyk，pck 和 pgi 基因的沉默提高了丝氨酸和谷氨酸产量。

二、DNA 组装方法

基于限制性内切酶和 DNA 连接酶的 DNA 组装技术开启了 20 世纪 70 年代的生物技术革命，并对生命科学的发展产生了深远的影响。然而，随着合成生物学的发展，对 DNA 组装提出了高通量、多片段、大片段甚至基因组组装的要求，传统的组装方法已经无法满足这种需求。近年来，DNA 组装技术有了长足的发展，开发了多种策略，根据其基本原理可以分为基于限制性内切酶的组装策略和基于重叠片段的组装策略。

1. 基于限制性内切酶的组装策略

（1）BioBrick　BioBrick 连接标准是由 Tom Knight 在 2003 年提出，并在 iGEM 中一直使用的一种连接方法。它是一种基于同尾酶的连接方法，同尾酶是指识别不同的 DNA 序列但是能够产生相同黏性末端的一组限制性内切酶，比如 XbaI 和 SpeI，它们均产生 5′-CTAG 的黏性末端，因此通过 XbaI 和 SpeI 切割产生的位点可以互补配对，但连接成功后该位点不能再被 XbaI 和 SpeI 切割。利用这种组装方法可以实现多种元件像"乐高砖块"一样标准化组装成基因通路的"房子"。但是这种连接方法也存在一些无法避免的问题，首先是待连接 DNA 分子不能包含这些酶切位点；其次，使用 XbaI 和 SpeI 连接后会产生一个 8bp 的痕迹序列，可能对于蛋白的转录和翻译造成影响。为解决这一问题，Anderson 等开发了一种新的标准化组装方法 BglBrick。采用 BglⅡ 和 BamHI 替代 XbaI 和 SpeI，其切割末端连接后产生的6bp 痕迹序列可以编码对大多数融合蛋白无影响的"甘氨酸-丝氨酸"可以用于融合蛋白的构建。

（2）Golden Gate　Golden Gate 组装技术是基于非同源重组的代表性技术，它利用了 ⅡS 型限制性内切酶识别位点和切割位点不同的特点，因此可以根据需要设计切割产生的黏性末端，设计特异的突出序列同时实现多个片段的无痕组装。首先，扩增目的片段，在两端加上 BsaI 识别序列，同时在识别序列内侧加上不同的 4nt 突出部分，相邻片段衔接处的 4nt 反向互补配对，然后将片段分别插入酶切前的中间载体，因此，一共可以设计 256 种不同的黏性末端。利用 E. coli 富集含有不同目的片段的中间载体，将这些载体与最终的载体（含有 2 个相邻的 BsaI 酶切位点）混合，加入 BsaI 和 DNA 连接酶，同时进行酶切和酶连组装多达 9 个 DNA 片段。

张莎莎等利用 Goden Gate 基本原理实现了基于引物的短片段 RBS 和长片段编码基因的多片段同时组装，建立了一个番茄红素合成表达盒文库，并通过产生色素水平筛选获得合成通量最高的基因表达组合，表现出了利用 Golden Gate 进行多基因表达优化的巨大潜力。

2. 基于重叠片段的组装策略

（1）Gibson　Gibson 组装最早是由 Gibson 等在 2009 年提出。该技术使用线性化的载体和 PCR 片段作为 DNA 原料，在 DNA 片段两端加上与载体互补的重叠片段，其长度通常为 20~40 bp。将载体和插入片段 DNA 分子首先在 T5 DNA 外切酶作用下发生 5′末端单链降解，暴露的 3′单链末端发生互补；接着在 Phusion DNA 聚合酶作用下补齐 DNA 双链分子；最后在 Taq 连接酶的作用下实现 DNA 分子拼接。该方法的主要优势是这 3 种酶均可以在同一温度下很好的发挥功能，可以一步完成多片段的组装，同时摆脱了限制性内切酶对于连接的限制。通常该方法可组装不超过 6 个片段。2010 年，Gibson 等使用 Gibson 组装方法人工合成了 1.08 Mb 的丝状支原体基因组并转入去核的山羊支原体，新移植的细胞表现出了丝状支原体的性状。Venter 研究组对 Gibson 方法进行优化，先用 PCR 合成出一系列丝状支原体基因组片段，每个 DNA 片段长 1.4 kb，然后每 5 个分成一组利用 Gibson 组装技术将其连接成 7 kb 的单片段，再将其拼接为将 25 个 24 kb 的片段和一个线性化载体，最后组装成完整的基因组。作者只保留了必需基因，将 1.08 Mb 的基因组缩短到了含有 473 个基因的 531 kb。2017 年，Esvelt 等将 Gibson 组装技术与 CRISPR/Cas9 技术结合构建了一个 PAM 质粒文库，用于评估鉴定来自不同物种的一系列不同的 Cas9 蛋白的活性，体现了该方法在体外组装技术中的广泛应用。

（2）聚合酶环形延伸克隆（cirular polymerase extension cloning，CPEC） 2009 年，杜克大学 Quan 和 Tian 建立的聚合酶环形延伸克隆（CPEC），其基本原理基于重叠延伸 PCR（overlapextension-PCR，OE-PCR）。首先利用 PCR 技术在参加重组的片段两侧分别加上 20~25 bp 的同源末端，将多个重组片段在一个体系中退火后形成重叠端。以此作为引物，聚合酶环形延伸，形成一个含有缺口的环状中间体。转化大肠杆菌感受态细胞，利用大肠杆菌自身的修复系统使其形成完整的环状质粒。该方法简便高效，既可用于单片段的克隆，也可用于多片段与载体的组装。2011 年，该研究组将 CPEC 方法用于多基因共表达表达文库的构建，体现了该方法高效、准确、便捷的特点。2010 年，埃默里大学 Anton 和 Ichiro 对于 CPEC 方法进行了优化，克隆载体不需要线性化，而是在环化反应后使用甲基化敏感的 DpnI 对产物进行酶切，去除未发生连接的初始模板，而保留了发生 DNA 重组的新质粒。此种改进很大程度上简化了操作步骤，提高了此法的可操作性。

（3）序列和连接酶非依赖克隆（sequence and ligase-independent cloning，SLIC） SLIC 主要利用 T4 DNA 聚合酶独特性能，在缺乏 dNTP 时，DNA 聚合酶表现出外切酶活性，当添加入 dCTP 后，可终止 DNA 聚合酶的外切酶活性，使其停在某一位置，产生独特的互补末端，从而进行片段间的衔接。形成含有缺口的环状中间体，直接转化细胞。利用大肠杆菌自身的修复系统使其形成完整的环状质粒。SLIC 不受 DNA 序列的限制，能将任意序列的几个 DNA 片段连接到一起，而且不需要连接反应，即可在体外完成重组。但是，这种方法虽然一次可组装超过 10 个片段，但需要很长的 DNA 重叠区，如组装 4 个片段需要至少 40 bp 长的重叠区。Schmid 等利用 SLIC 改进版用于上文提及的转录激活样效应子核酶（TALENs）的重构，相比 Golden Gate 方法，组装的数目与效率都有所提高，同时满足了 TALENs 高通量建库筛选的要求。

除上述介绍的几种策略外，还有多种与上述方法原理类似的衍生和优化方法，如基于 II 型限制性内切酶的 ePathBrock、SEVA；以及基于重叠片段的 SliCE、MODAL、PaperClip、Ligase cycling reaction 等，由于篇幅有限不在此赘述。各种 DNA 重组方法的出现极大的丰富了科研人员的研究手段，使多片段、高通量的精确克隆成为可能。

三、基因组编辑方法

基因编辑（genome editing）即根据需要对基因组 DNA 序列的改变。在合成生物学研究中，基因编辑是构建异源合成途径、切断竞争性代谢途径、改变细胞生理特性的基本操作手段。传统的定点重组酶系统如 λ-Red 重组、Cre/lox 和 Flp/FRT 等能够实现对基因组的编辑，然而，这些方法存在诸多不足，如重组效率低，筛选过程复杂，存在不利突变的可能性等。近年来出现的锌指核酸酶（zinc-finger nucleases，ZFN）、转录激活因子样效应生物核酸酶（transcription activator-likeeffector nucleases，TALEN）和成簇的规律间隔的短回文重复序列（clustered regularly interspaced short palindromic repeats，

CRISPR) /Cas9 系统使得人们能够高效、便捷且廉价地对基因组进行精确编辑。

从原理上来看，这些基因编辑方法存在着一些共同点。首先是构建一个基因组特定位点识别能力的核酸内切酶，与特定序列结合后核酸内切酶催化产生双链缺口（double strand break，DSB）。双链断裂后启动细胞的修复功能，最简单的方法是非同源末端接合（nonhomologous end joining，NHEJ），其中细胞基本上磨平断裂 DNA 的两端，再将其彼此拉近，这往往产生移码。另一种方法是同源定向修复（homology-directed repair，HDR）。细胞试图利用另一条染色体上对应的 DNA 序列或提供特定的外源模板，对断裂位点进行编辑。

1. 锌指核酸酶技术

锌指核酸酶（ZFN）是一个异源二聚体融合蛋白，包含 DNA 识别结构域锌指结构和一个 DNA 切割的 FokI 核酸内切酶结构域。锌指蛋白 ZFP 是转录调节因子中的一种常见的蛋白模块，它具有 DNA 的结合能力，不同的 ZFP 具有类似的 Cys2、His2 或 Cys4 结构框架，ZFP 结合 DNA 的特异性与框架外特定氨基酸的变异有关。不同的 ZFP 具有不同的 DNA 识别能力，也可以根据需要设计不同的 DNA 结合的蛋白。在 ZF Tools（https：//www.scripps.edu/barbas/zfdesign/zfdesignhome.php）数据库中还可以根据锌指蛋白氨基酸预测其结合的 DNA。FokI 是一种非特异的核酸内切酶，需要形成二聚体状态才能发挥功能。将人工构建的锌指蛋白与改造后的 FokI 限制性内切酶融合，就得到锌指核酸酶，它能靶向切割特定序列，产生 DSB。每对 ZFNs 的结合序列的间隔区域通常为 5~7bp，以确保 FokI 二聚体的形成。一般采用模块组装法和寡聚文库工程化筛选构建法来构建 ZFN，ZFNs 的构建需要花费的时间长，工作量也较大，目前只有少数实验室在运用这一技术平台。

2. 类转录激活因子核酸酶技术

类转录激活因子核酸酶技术是基于 TALE（transcription activat-or-like effector）结构域的基因编辑技术。TALE 是植物病原体黄单胞菌分泌的一类效应蛋白因子，其 DNA 结合结构域由一系列结构重复而成，每个重复结构包括 33~35 个氨基酸，且只能识别 1 个碱基。通过改变该重复单元中第 12 和 13 位的氨基酸，赋予其结合不同 DNA 的能力通过不同的串联组合，研究人员可靶定他们想要的任何序列。与 ZFN 技术类似，TALE 识别结构域 FokI 核酸内切酶结构域融合表达，当两个 FokI 单体形成二聚体后即可发挥 DNA 切割功能。TALENS 技术很好地解决了 ZFN 技术存在的构建困难、成本高及周期长等问题。但是 TALEN 技术也并非完美无缺，由于针对不同靶点，每次都需构建新的 TALE array，工作程序烦琐。

3. CRISPR/Cas9 基因敲除技术

CRISPR/Cas9 是继"锌指核酸内切酶（ZFN）""类转录激活因子效应物核酸酶（TALEN）"之后出现的第 3 代"基因组定点编辑技术"。与前两代技术相比，成本低、制作简便、快捷高效的优点，使其迅速风靡于世界各地的实验室，成为科研、医疗等领域的有效工具。

CRISPR/Cas9 再 sgRNA 引导下识别基因组上的前间隔序列邻近基序（PAM）序列（S. hyogenes Cas9 识别序列为 NGG），并与 PAM 序列的 5′端 20 个核苷酸序列互补配对，然后，Cas9 蛋白在 PAM 序列上游 5′端第 3 个碱基处切割形成 DSB，再通过 NHEG 和 HDR 修复双链断裂实现基因编辑。由于 PAM 序列结构简单（5′-NGG-3′），几乎可以在所有的基因中找到大量靶点，并且该技术具有准确、高效、简便的特点，因此被广泛的使用。Jiang 等使用 CRISPR 技术对谷氨酸棒状中 γ-谷酰基激酶（ProB）第 149 为氨基酸进行饱和突变，解除了产物 L-脯氨酸对 ProB 的反馈抑制，从而提高了 L-脯氨酸的产量。CRISPR-Cas9 系统已经成功应用于植物、细菌，如大肠杆菌、酵母、果蝇、鱼类及哺乳动物如人类、小鼠、斑马细胞等物种的基因组编辑，是目前最高效的基因组编辑系统。

可以看出，合成生物学为微生物生物合成提供了大量便捷、准确、高效的工具，特别是精确的基因表达调控元件、高通量的 DNA 组装技术和便捷的基因组编辑技术，极大地缩短了"设计-构建-测试"的时间，将生物基化合物研究推向了一个崭新的阶段。相信未来会有更多的合成生物技术应用于生物基化学品的优化中，促进有机物合成从基于石油化学合成向基于可再生资源的生物合成的转变。

参考文献

［1］POPOVA B, SCHUBERT S, BULLA I, et al. A robust and versatile method of combinatorial chemical synthesis of gene libraries via hierarchical assembly of partially randomized modules ［J］. PloS one, 2015, 10 (9)：e0136778.

［2］LIU Y, CAO Y, WANG T, et al. Detection of 12 common food-borne bacterial pathogens by TaqMan real-time PCR using a single set of reaction conditions ［J］. Frontiers in Microbiology, 2019.

［3］Ness, J. W., M, Giver, L., Bueno, M., et al. DNA shuffling of subgenomic sequences of subtilisin ［J］. Nature Biotechnology. 1999, 17：893-896.

［4］Christians F. C., Scapozza, L., Crameri, A., et al. Directed evolution of thymidine kinase for AZT phosphorylation using DNA family shuffling ［J］. Nature Biotechnology. 1999, 17：259-264.

［5］Miyazaki, K., Wintrode, P. L., Grayling, R. A., et al. Directed evolution study of temperature adaptation in a psychrophilic enzyme ［J］. Journal of Molecular Biology. 2000, 297：1015-1026.

［6］Morawski, B., Quan, S. & Arnold, F. H. Functional expression and stabilization of horseradish peroxidase by directed evolution in Saccharomyces cerevisiae ［J］. Biotechnology and Bioengineering. 2001, 76：99-107.

［7］Whittle, E. & Shanklin, J. Engineering Delta (9) -16：0-acyl carrier protein (ACP) desaturase specificity based on combinatorial saturation mutagenesis and logical redesign of the castor Delta (9) -18：0-ACP desaturase ［J］. Journal of Biological Chemistry. 2001, 276：21500-21505.

［8］Woo, M. A., et al. A whole-cell surface plasmon resonance sensor based on a leucine auxotroph of Escherichia coli displaying a gold-binding protein：Usefulness for diagnosis of maple syrup urine disease ［J］. Analytical Chemistry. 2016, 88：2871-2876.

［9］Chen, W., et al. Promiscuous enzymatic activity-aided multiple-pathway network design for metabolic flux rearrangement in hydroxytyrosol biosynthesis ［J］. Nature Communications. 2019, 10：960.

［10］余龙江. 细胞工程原理与技术 ［M］. 北京：高等教育出版社, 2017.

［11］安利国, 杨桂文. 细胞工程 3 版 ［M］. 北京：科学出版社, 2016.

［12］贺小贤. 现代生物技术与生物工程导论 ［M］. 北京：科学出版社, 2016.

［13］陆兆新. 现代食品生物技术 2 版 ［M］. 北京：中国农业出版社, 2015.

［14］李春. 生物工程与技术导论 ［M］. 北京：化学工业出版社, 2015.

［15］陶兴无. 生物工程概论 2 版 ［M］. 北京：化学工业出版社, 2015.

［16］崔建云. 食品加工机械与设备 ［M］. 北京：中国轻工业出版社, 2016.

［17］Galanie S, Thodey K, Trenchard IJ, et al, Smolke CD：Complete biosynthesis of opioids in yeast ［J］. Science (New York, NY) 2015, 349：1095-1100.

［18］Xu P, Hua D. Ma C：Microbial transformation of propenylbenzenes for natural flavour production ［J］. Trends in Biotechnology. 2007, 25：571-576.

［19］Vimr ER, Kalivoda KA, Deszo EL. Steenbergen SM：Diversity of microbial sialic acid metabolism ［J］. Microbiology and molecular biology reviews. 2004, 68：132-153.

［20］Lin BX, Qiao Y, Shi B, et al. Polysialic acid biosynthesis and production in Escherichia coli：current state and perspectives ［J］. Appl Microbiol Biotechnol. 2016, 100：1-8.

［21］de Carvalho CC. Whole cell biocatalysts：essential workers from Nature to the industry［J］. Microb Biotechnol. 2017，10：250-263.

［22］Li C，Ying LQ，Zhang SS，et al. Modification of targets related to the Entner-Doudoroff/pentose phosphate pathway route for methyl-D-erythritol 4-phosphate-dependent carotenoid biosynthesis in Escherichia coli［J］. Microb Cell Fact. 2015，14：117.

［23］Lim S-J，Jung Y-M，Shin H-D，Lee Y-H. Amplification of the NADPH-related genes zwf and gnd for the oddball biosynthesis of PHB in an E. coli transformant harboring a cloned phbCAB operon［J］. Journal of Bioscience and Bioengineering. 2002，93：543-549.

［24］Lin B，Fan K，Zhao J，et al. Reconstitution of TCA cycle with DAOCS to engineer Escherichia coli into an efficient whole cell catalyst of penicillin G［J］. Proc Natl Acad Sci U S A. 2015，112：9855-9859.

［25］Klatte S，Wendisch VF. Role of L-alanine for redox self-sufficient amination of alcohols［J］. Microb Cell Fact. 2015，14：9.

［26］张先恩. 生物传感器［M］. 北京：化学工业出版社，2006.

［27］Gardner，T. S.，C. R. Cantor，and J. J. Collins. Construction of a genetic toggle switch in Escherichia coli［J］. Nature，2000，403（6767）：p. 339-42.

［28］Elowitz，M. B. and S. Leibler，A synthetic oscillatory network of transcriptional regulators［J］. Nature，2000，403（6767）：p. 335-8.

［29］赵国屏. 合成生物学. 开启生命科学"会聚"研究新时代［J］. 中国科学院院刊，2018，33（11）：p. 1135-1149.

［30］Chae，T. U.，et al.. Metabolic engineering of Escherichia coli for the production of 1，3-diaminopropane，a three carbon diamine［J］. Scientific Reports，2015. 5.

［31］Turk，S. C. H. J.，et al.. Metabolic Engineering toward Sustainable Production of Nylon-6［J］. Acs Synthetic Biology，2016，5（1）：p. 65-73.

［32］Bonde，M. T.，et al.，Predictable tuning of protein expression in bacteria［J］. Nat Methods，2016，13（3）：p. 233-6.

［33］Jansen，R.，et al.. Identification of genes that are associated with DNA repeats in prokaryotes［J］. Mol Microbiol，2002，43（6）：p. 1565-75.

［34］Zhang，S.，et al.. A novel approach for metabolic pathway optimization：Oligo-linker mediated assembly（OLMA）method［J］. J Biol Eng，2015，9：p. 23.

［35］Li，M. Z. and S. J. Elledge，Harnessing homologous recombination in vitro to generate recombinant DNA via SLIC［J］. Nat Methods，2007，4（3）：p. 251-6.

第三章　营养产品制造关键技术

第一节　微细化技术

一、微细化技术概述

微细化是利用机械力克服固体物料内部凝聚力使之破碎成达到一定粒度的过程，是食品加工对原料预处理的基本操作之一。微细化有利于不同物料的均匀混合；便于原料颗粒内的成分进行分离；提高物料的流动性，可实现流态化操作；提高物料的工艺性能。

根据被微细化物料和成品粒度的大小，可分成粗粉碎、中粉碎、微粉碎和超微粉碎等 4 种。粗粉碎的原料粒度在 40~1500mm，成品颗粒粒度为 5~50mm；中粉碎的原料粒度在 10~100mm，成品颗粒粒度为 5~10mm；微粉碎原料粒度在 5~10mm，成品颗粒粒度在 100μm 以下；超微粉碎的原料粒度在 0.5~5mm，成品颗粒粒度在 10~25μm 以下。

二、超微粉碎技术

超微粉碎技术是指将直径为 5mm 以下的物料颗粒粉碎至 10~25μm 以下的过程。超微粉碎技术是 21 世纪的十大科学技术之一。因此，将超微粉碎技术用于功能食品（功能因子）的生产中具有巨大的优势。运用超微粉碎技术对功能食品原料进行处理，从中分离、提取功能因子，可以最大限度地保留其活性，提高其稳定性。微粉具有独特的物理和化学性质，如良好的溶解性、溶解速率、分散度、吸附性和化学活性，同时具有优良的营养、功能特性。超微粉碎加工技术操作工艺简单、产品附加值高、适用范围广，是食品加工业的一种新技术、新思路，对于传统工艺的改进，新产品的开发，尤其是营养功能食品的开发将产生巨大推动作用。

目前，超微粉碎技术主要有化学粉碎法和机械粉碎法。

1. 化学粉碎法

化学法主要有气相化学反应法、沉淀法、化学还原法、喷雾热解法、模板合成法和微乳液法等，在功能性食品中常用的是微乳液法。化学法产量低、加工成本高、应用范围较窄，但对于难溶于水的活性成分有很好的增容效果，所以常用于液态营养功能食品的加工中。

微乳液技术是一种全新的技术，它是由 Hoar 和 Schulman 1943 年发现的，并于 1959 年将油-水-表面活性剂-助表面活性剂形成的均相体系正式定名为微乳液（microemulsion）。根据表面活性剂性质和微乳液组成的不同，微乳液可呈现为水包油和油包水两种类型。微乳液是热力学稳定体系，具有超低的界面张力，其小球的粒径小于 10nm。

植物油是人们通过膳食摄入不饱和脂肪酸、微量元素、维生素 E 等活性物质最好的载体，微乳能解决这些功能因子存在的气味差、水溶性差、易被氧化、利用率低和不稳定等缺点。江和源等利用植物油为油相制备了含茶黄素的微乳，提高了茶黄素的稳定性和生物利用度。

在微乳形成过程中因乳化剂用量大而增加微乳体系的毒性，因此研制出"绿色"乳化剂是微乳在食品领域中进行应用的关键。

2. 机械超微粉碎法

机械超微粉碎可分为干法粉碎和湿法粉碎。根据粉碎过程中产生粉碎力的原理不同，干法粉碎有气流式、高频振动式、旋转球（棒）磨式、冲击式和自磨式等形式。湿法粉碎主要有搅拌磨、胶体磨、均质机、动态高压微射流和超声微乳化等，另外还有冷冻粉碎技术。机械粉碎成本低、产量大，是制备超微粉体的主要手段，现已大规模应用于功能性食品加工中。

（1）气流式超微粉碎技术　气流式超微粉碎的基本原理是利用空气、蒸汽或其他气体通过一定压力的喷嘴喷射产生高度的湍流和能量转换流，物料颗粒在这高能气流作用下悬浮输送着，相互之间发生剧烈的冲击、碰撞和摩擦作用，加上高速喷射气流对颗粒的剪切冲击作用，使得物料颗粒间得到充足的研磨而粉碎成超微粒子，同时进行均匀混合。由于粉碎的物料大多熔点较低或者不耐热，故通常同时使用空气。被压缩的空气在粉碎室中膨胀，产生的冷却效应与粉碎时产生的热效应相互抵消。

气流式超微粉碎具有以下几方面特点：粉碎比大，成品平均粒径在 $5\mu m$ 以下；粉碎设备结构紧凑，磨损小且维修容易，但动力消耗大；在粉碎过程设备有一定的分级作用，可保证成品粒度的均匀性；压缩空气膨胀时会吸收很多能量，产生制冷作用，适合于热敏性物料进行超微粉碎；易实现多单元联合操作；易实现无菌操作，卫生条件好。因此气流式超微粉碎技术特别适合于营养功能食品的加工。

气流式超微粉碎过程是在专用的气流式超微粉碎机上完成的。目前气流式超微粉碎机的基本类型主要有环形喷射式、圆盘式、对喷式、超音速式和流化床逆向喷射式等类型。

（2）高频振动式超微粉技术　高频振动式超微粉碎的原理是利用棒形或球形的磨介作高频振动而产生的冲击、摩擦、剪切等作用力来实现对物料进行粉碎。振动磨的效率和粉磨速度比普通磨要高，但能耗却比普通球磨机低数倍。

（3）旋转球（棒）磨式超微粉碎技术　常规球磨机是主要的细磨加工设备，它主要靠冲击进行破碎，所以当物料粒度大于 $20\mu m$ 时，球磨机的效果很好。而当物料粒度小于 $20\mu m$ 时，就存在效率低、耗能大、加工时间长等缺点。搅拌球磨机是利用研磨介质对物料的摩擦和少量的冲击实现物料粉碎的，它主要由搅拌器、筒体、传动装置和机架组成，是超微粉碎机中能量利用率最高的。

（4）冲击式超微粉碎技术　冲击式粉碎机是利用转子围绕水平轴或垂直轴高速旋转对物料产生强烈冲击、碰撞和剪切等作用力对物料进行超微粉碎。具有结构简单、粉碎能力强、运转稳定、能耗低的特点，适合于中等硬度物料粉碎。

（5）胶体磨　胶体磨主要由两个表面组成，一个固定表面和一个旋转表面，两个表面间隙可微调。当物料通过间隙时，转动体高速旋转，与固定体之间产生很大的速度梯度，物料受到强烈的剪切而被粉碎。胶体磨是一种较理想的超微粉碎设备，可使物料的粒度达到 $2\sim50\mu m$。

（6）动态高压微射流技术　动态高压微射流（dynamic high pressure microfluidization，DHPM）是一种集输送、混合、超微粉碎、加压、膨化等多种单元操作于一体的新兴动态高压均质技术，可以起到超微细化、乳化和均一的效果，进而对物料理化性质产生影响。目前国内外对于该技术在营养功能食品加工中的研究已成为热点。

（7）超声微乳化技术　超声波在处理物料时，会产生空化效应，从而使物料震碎；同时，超声在液体中传播时会产生剧烈的扰动作用，使颗粒产生很大的速度，发生碰撞而击碎液体中的固体颗粒或生物组织。超声波粉碎机就是根据超声波这些特性设计的。

3. 超微粉碎技术在营养功能食品中的应用

超微粉碎作为一种加工新技术被广泛应用于食品加工中。食用及药用动植物原料的活性成分主要存在于细胞内，采用超微粉碎技术可使物料细胞破壁，并极大增加活性成分的渗出、促进人体对其吸收利用和改善物料加工性能。超微粉碎技术在营养功能食品中的应用主要是以下两方面。

一方面是营养功能食品基料的加工。营养功能食品基料是生产营养功能食品的关键，如功能性碳水化合物（膳食纤维、真菌多糖和功能性低聚糖等）、功能性油脂（多不饱和脂肪酸、复合脂质、脂肪替代品等）、活性肽、活性蛋白、微量活性元素、维生素、植物活性成分和乳酸菌。等超微粉碎技术在部分营养功能食品基料的生产上发挥重要的作用。

膳食纤维经过超微粉碎处理，不仅可以改善其口感，更重要的是可增加水溶性膳食纤维的量。人的口腔对一定大小和形状颗粒的感知程度有一阈值，一般当粒度小于 $10\mu m$ 时就不会感觉有颗粒感。水溶性膳食纤维对人体生理健康有很多作用，增加膳食纤维的摄入是一项提高人体健康的有效措施。而自然界99%的膳食纤维属于非水溶性膳食纤维。对膳食纤维进行超微粉碎处理，使水溶性膳食纤维的量增加，从而更好地发挥膳食纤维的生理功能。超微粉碎可使大豆豆皮膳食纤维与阳离子的交换能力大大增强，且随颗粒粒度减小，交换能力增强；吸水膨胀率与吸油率也大大增大。刘成梅等对经动态高压微射流技术处理后的麦麸膳食纤维的物化特性进行了研究，研究表明，麦麸膳食纤维的持水力、膨胀率、结合水力都有不同程度的提高，悬浮溶液的表观黏度增大，可溶性膳食纤维含量增加。

花粉的主要营养成分在它的细胞内，花粉具有坚硬的细胞壁，且抗酸、碱、腐蚀等，故花粉颗粒的消化率较低，大大限制了花粉的深层开发和利用。赵霖等研究发现松花粉经高速气流粉碎破壁后，气囊从花粉主体颗粒上破碎、分离，花粉颗粒主体相对富集。花粉破壁后在容器中的流体特性丧失，黏性很强，已完全不能飞散。此法生产速度快，破壁后的花粉营养成分无破坏，易包装、存放和运输。

另一方面是活性成分的提取。细胞经破壁后，胞内有效成分可充分暴露出来，使细胞内的有效成分直接接触到提取用的溶剂，缩短提取时间，提高了溶出度。董彦莉等采用常规粉碎和超微粉碎技术提取黄芪多糖并测定纯度，结果显示，普通粉碎提取的黄芪粗多糖纯度为92.4%，而超微粉碎提取黄芪粗多糖纯度为95.9%，超微粉碎技术所提取的黄芪粗多糖纯度比普通粉碎技术高3.5%。超微粉碎组黄芪多糖溶出度为8.84%，普通常规粉碎组为5.61%，超微粉碎组的黄芪溶出度比普通粉碎组黄芪多糖溶出度高3.23%。可见采用超微粉碎技术处理能够提高黄芪粗多糖的提取量、纯度及黄芪多糖的溶出度，从而增强黄芪药效的发挥。张福君等研究表明灵芝经超微粉碎后三萜类成分的溶出增加了。

三、冷冻粉碎技术

冷冻粉碎技术是利用冷冻与粉碎两种技术相结合，利用物料在低温状态下的"低温脆性"，即物料随着温度的降低，其硬度和脆性增加，而塑性及韧性降低，在一定温度下，用一个很小的力就能将其粉碎。冷冻粉碎突破了常规粉碎工艺的局限性。冷冻粉碎不但能保持粉碎产品的色、香、味及活性物质的性质不变，而且在保证产品微细程度方面具有无法比拟的优势，因冷冻粉碎能最大程度地保存原有营养物质分子结构、成分及活性，所以提高了人体对各种营养成分和微量元素的吸收。

与常温粉碎相比，冷冻粉碎具有以下几方面的优点：可以粉碎常温下难以粉碎的物料，如水分，油脂和糖类含量较高物料；可保持产品色、香、味及有效营养成分；可以制成比常温粉粒体流动性更好，粒度分布更理想的产品；不会发生常温粉碎时因发热，氧化等造成的变质现象；粉碎时不会发生气味逸出，粉尘爆炸、噪声等。

由于冷冻粉碎可以粉碎常温粉碎难以粉碎的物质，如含水分或油分多的食品。在处理过程中原料处于低温状态和惰性介质中有效地抑制了芳香成分的挥发和物质的氧化变质，因此特别适用于配制配方食品和营养功能性食品。

冷冻粉碎可以将水产品和畜产品制成营养价值高的营养功能食品，而且能保证原有的风味。日本岩谷产业公司利用它在世界上有名的"液氮冻结粉碎设备"，成功地将甲鱼加工成100%保持原风味的超微粉末。还可以将一些下脚料作为资源回收利用，制成营养强化剂。为了改善风味可以与水果蔬菜和香辛料一起进行冷冻粉碎。

藻类营养丰富，富含人体自身不能合成的多种氨基酸和碘、钙、锌等多种微量元素。目前对藻类主要是通过烘烤加工成各类休闲食品，产品中的营养成分损失很大，失去了天然食品的原有营养成分、风味和活性物质。冷冻粉碎不仅能最大程度地保存藻类的分子结构和生理活性及营养成分，提高人体的吸收率，而且便于运输、贮藏和食用，从而提高了食用价值和应用价值。

膳食纤维是一种重要的功能性食品基料。冷冻粉碎能使富含纤维的韧性物料进入"低温脆性"，从而使常温下难以粉碎的物料变得容易粉碎。蔬菜粉是蔬菜深加工的新型产品，可以作为食品的添加剂来调节食品的营养成分。目前，加工的蔬菜粉多为干粉，加工方法主要是采用热风干燥技术，工艺复杂、能耗较大，而且营养成分的流失较为严重。国外比较流行的是冷冻干燥技术，加工出的蔬菜粉很好地保持了蔬菜原有的营养和色泽。但由于其成本太高导致造价过高，因而难以在复合工程食品中大量应用。根据冷冻粉碎加工的特点，提出一种全新的蔬菜粉加工技术，该技术与传统的热风烘干相比，其特点是很好地保持了蔬菜中原有的营养成分；与冷冻干燥技术相比，大大降低了成本，因此有着十分广泛的应用前景。

第二节 分离纯化技术

一、分离纯化的定义及重要性

分离纯化过程是通过物理、化学、生物等手段，将某混合物系分离纯化成一个或一类产物的过程。通俗地讲，就是将某种或某类物质从复杂的混合物中分离出来，通过提纯技术使其以相对纯的形式存在。实际上分离纯化只是一个相对的概念，人们不可能将一种物质百分之百地分离纯化。被分离纯化的混合物可以是原料、反应产物、中间体、天然产物、生物下游产物或废物料等。如中药、生物活性物质、植物活性成分的分离纯化等，要将这些混合物分离，必须采用一定的手段。在工业中通过适当的技术手段与装备，耗费一定的能量来实现混合物的分离过程，研究实现这一分离纯化过程的科学技术称为分离纯化技术。通常，分离纯化过程贯穿在整个生产工艺过程中，是获得最终产品的重要手段，且分离纯化设备和分离费用在总费用中占有相当大的比重。所以，在功能因子的研究和生产过程中，分离纯化方法的选择和优化、新型分离设备的研制开发具有极重要的意义。

分离纯化技术在工业、农业、医药、食品等生产中具有重要作用，与人们的日常生活息息相关。例如从矿石中冶炼各种金属，从海水中提取食盐和制造淡水，工业废水的处理，中药有效成分及保健成分的提取，从发酵液中分离提取各种抗生素、食用酒精、味精等，都离不开分离纯化技术。同时，由于采用了有效的分离技术，能够提纯和分离较纯的物质，分离技术也在不断地促进其他学科的发展。如由于各种色谱技术、超离心技术和电泳技术的发展和应用，使生物化学等生命科学得到了迅猛的发展。同时由于人类成功分离、破译了生物的遗传密码，促进了遗传工程的发展。另外，随着现代工业和科学技术的发展，产品的质量要求不断提高，对分离技术的要求也越来越高，从而也促进了分离纯化技术的不断提高。产品质量的提高，主要借助于分离纯化技术的进步和应用范围的扩大，这就促使分离纯化过程的效率和选择性都得到了明显的提高。例如应用现代分离技术可以把人和水稻等生物的遗传物质提取出来，并且能将基因准确地定位。

获得纯的、组分单一的功能因子并阐明功能因子的结构、量效、构效和功能因子的稳态化保持是研发功能食品的前提。因此，只有合理的利用或开发功能因子的提取技术和分离纯化技术，才能在实际的生产中有效地、有目的地开发出具有真正特殊功效的功能食品。

二、营养成分的提取技术

1. 超临界流体提取技术

超临界流体提取（supercritical fluid extraction，SFE）技术是一种以超临界流体代替常规有机溶剂，利用超临界流体提取分离有效成分的新技术，它可以通过改变压力或温度来调节超临界流体的溶解能力，进而实现对不同的成分的提取分离。

（1）超临界流体提取的原理 超临界流体提取技术利用超临界流体（supercritical fluid，SF）在超临界状态下具有气、液两相的双重特点，既具有与气体相当的高扩散系数和低黏度，又具有与液体相近的密度和对物质良好的溶解能力；超临界流体能将物料中的某些成分提取出来，并且超临界流体的密度和介电常数随着密闭体系压力的增加而增加，利用程序升压可将不同极性的成分分步提取。提取后改变体系温度或压力使超临界流体变成气体（气态）逸出，从而达到植物功能成分提取和分离的目的。能用作超临界流体的物质有二氧化碳、三氟甲烷、六氟化硫、乙烯、氮气、氢气等。

（2）超临界流体提取的特点 超临界流体提取技术将提取与分离合二为一，不存在物料的相变过程，不需要高温加热，不必回收溶剂。操作方便，大大缩短了工艺流程，节约能耗，降低成本。常用的超临界流体为中，CO_2 的临界点低（$T_c = 31.26℃$，$P_c = 7.4MPa$），设备技术易于满足，化学性质稳定，廉价易得，是最常用的超临界流体。另外，非极性的超临界 CO_2 流体仅对非极性和弱极性物质有较高的萃取能力。其最大的优势是提取温度低，可以防止热敏性成分的氧化，几乎能保留产品中的全部有效成分，无有机溶剂残留，产品纯度高。

2. 超声波提取技术

超声波（ultrasonic）是指频率为 $2×10^4 \sim 1×10^7$ Hz 的声波。超声波提取（ultrasonic extraction，UE）技术是指利用超声波的空化效应、机械振动作用、热效应等加速天然物质中有效成分溶出的提取方法。空化效应是超声波与液体相互作用而产生的一种特有的物理现象。在超声波与液体介质作用的过程中会产生瞬时的高温高压，并伴随强烈的冲击波和高速射流，破坏天然物质的细胞壁，这不但提高了溶剂进入细胞的速度，同时也促进细胞内有效成分快速向溶剂溶解；机械振动作用是指由超声波发生器发出高频的振荡信号，这种振荡信号通过换能器转换成高频的机械振动传播到液体介质中；热效应即介质通过吸收超声波产生的机械振动，将超声能转换为热能，从而使组织内部的温度瞬间升高，利于有效成分的溶出。除此之外，超声波的击碎、乳化、扩散等次级效应也都有利于有效成分的转移。

（1）超声波提取的原理 超声波提取的主要动力是空化效应。液体中存在一些真空或含有少量气体的小泡，当一定频率的大量超声波作用在液体时，尺寸适宜的小泡能产生共振现象，它们在声波的稀疏阶段迅速胀大，在声波的压缩阶段又被绝热压缩，直至溃灭。小泡在溃灭过程中，能够产生高温和高压冲击波，这种强烈的冲击波能使物料破碎，且能导致植物细胞壁破裂，从而加速细胞内有效成分的释放、扩散及溶解。超声波提取过程中，会引起介质质点交替的压缩与伸张，产生机械效应，包括骚动效应和溶剂与植物组织之间的摩擦。这种骚动效应可使蛋白质变性，细胞组织变形；由于溶剂和植物组织获得的加速度不同，即溶剂分子的速度远大于植物组织的速度，从而使它们之间产生摩擦，这种摩擦能引起两碳原子之间的键断开，使生物分子解聚、植物中的有效成分溶解于溶剂之中。此外，超声波提取还有热效应、击碎、乳化、扩散等许多次级效应，均有利于植物中有效成分的溶出。

（2）超声波提取的特点　超声波提取技术是植物功能成分的提取彻底改变传统提取工艺的新方法，与常规的煎煮法、水蒸气蒸馏法、溶剂浸提法相比，该法具有以下特点：①速度快，超声波强化提取较传统提取方法时间大大缩短，通常在 24~40min 即可获得用传统提取方法提取数小时才能获得的产率；②提取率高，超声波所具有的空化效应、机械振动作用、热效应等使天然物质中的有效成分提取更为充分，提取率比传统工艺显著提高；③提取温度低，超声提取的最佳温度一般在 40~60℃，对热不稳定、易水解或氧化的有效成分具有保护作用，同时也能大大减少能耗；④节约溶剂，超声波提取技术与一般的提取方法相比，可以减少溶剂的使用量，节约溶剂；⑤应用广泛，超声提取法不受成分极性、分子质量大小的限制，适用于绝大多数有效成分的提取。

3. 微波提取技术

微波提取（microwave-assisted extraction，MAE）是利用不同组分吸收微波能力的差异使基体物质的某些区域或提取体系中的某些组分被选择性加热，使得被提取物质从基体或体系中分离进入到介电常数较小、微波吸收能力相对较差的提取剂中，从而获得较高产率的一种新型提取方法。微波提取技术在化学合成、中药生产、食品等领域中已被广泛的研究与应用。

（1）微波提取的原理　微波（microwave）是指频率范围在 $3.0×10^2~3.0×10^5$ MHz，波长极短（0.001~1.000m）的电磁波。微波具有良好的穿透能力和穿透的选择性，可以穿透塑料，但对金属具有的反射性，不能穿透，可用金属作屏蔽装置；微波只对极性分子进行选择性加热，分子极性越强，选择性越高；微波在振荡周期极短的高频电场内与物质进行相互作用，很强的内热效应和极高的频率可使溶剂与溶质分子同时无热阻、无热惯性地被加热，加热速度比常规加热方式快 10~100 倍，并且因其加热的热惯性极小，而使过程易于控制。微波对生物具有非生物效应，可使微生物体内的蛋白质和生理活性物质发生质变，而丧失生物活性或死亡。

在快速振动的微波电磁场中，被辐射的极性物质分子吸收电磁能，以每秒数十亿次的高速振动产生热能。微波辐射可使植物细胞内的水分子等极性物质吸收微波能，产生大量热量，使细胞内温度迅速上升，水汽化产生的压力将细胞膜和细胞壁冲破，形成微小的孔洞，进一步加热也导致细胞因水分减少而收缩，表面出现裂纹，使胞外溶剂进入细胞内，溶解并释放出胞内产物。

（2）微波提取的优点　微波提取技术用于植物功能成分的提取上，具有选择性高、重现性好、省时节能、提取率高、不会破坏所提成分的生物活性与化学结构等优点。①加热迅速，微波萃取是一种"体加热"过程，即内外同时加热，因此加热均匀，热效率较高。②选择性加热，由于微波可对萃取物质中的不同组分进行选择性加热，因此可使目标组分与基体直接分离开来，从而可提高萃取效率和产品纯度。③高效节能，微波加热时，主要是物料吸收微波能，金属材料只能反射而不能吸收微波。与传统的溶剂提取法相比，可节省 50%~90% 的时间。④易于控制，控制微波功率即可实现立即加热和终止的操作，而应用人机界面和 PLC 可实现工艺过程的自动化控制。⑤安全环保，微波萃取过程中，无有害气体排放，不产生余热和粉尘污染。⑥微波加热过程中除产生热效应外，还可伴随产生生物效应（非热效应）。由于生物体内的水分是极性分子，在微波的交变电磁场作用下可引起强烈的极性震荡，导致细胞分子间氢键松弛，细胞膜结构破裂，加速了溶剂分子对基体的渗透和待提取成分的溶剂化。

4. 加压液体萃取技术

加压液体萃取技术（pressurized liquid extraction，PLE）是近年来发展起来的新技术，是在较高的温度（50~200℃）和压力（6.9~20.7MPa）下用有机溶剂萃取固体或半固体的自动化方法。该方法的优点是有机溶剂用量少、快速、基质影响小、回收率高和重现性好。

（1）加压液体萃取技术的原理　该法使用常规溶剂、利用提高温度和增加压力来提高提取的效率，从而加快提取的速度、降低提取剂的用量。提高温度和增加压力对提取的作用包括：提高被提物的溶解能力；降低或减弱样品基质与被提物之间的作用力；加快被提物从基质中解析并快速进入溶剂；降低溶剂黏度有利于溶剂分子向基质中扩散；增加压力还能使溶剂的沸点升高，确保溶剂在提取过程中一直保持液态。另外，在加压下，可将溶剂迅速加到萃取池和收集瓶。

（2）加压液体萃取技术的优点　与传统方法相比，快速溶剂提取具有以下特点：①溶剂用量少，10g样品仅需15mL溶剂；速度快，提取一次仅需15min左右；②基体影响小，含不同基体的样品可使用相同的提取条件；③应用广，能用常规溶剂提取的都可用该法提取；④选择性好，提取效率高；⑤使用方便、安全性好，自动化程度高。

5. 生物酶解提取技术

生物酶解技术（enzymatic hydrolysis technology，EHT）是基于酶解作用能选择性地破坏植物细胞壁，从而使植物细胞内的成分更容易溶解、扩散的原理而应用于功能因子提取的新技术，具有成分浸出率高、减少热敏成分降解、成本低廉、无需特殊设备就能完成等优势，且有大规模工业化生产的潜力。该技术已经广泛用于多糖、生物碱、黄酮、皂苷、蛋白质、有机酸、多肽等功能因子的提取中。

（1）生物酶解提取技术的原理　酶的作用具有高度专一性、极强的催化活性以及作用条件温和等特点。20世纪中叶，酶化学与多学科的相互渗透得到了迅速发展，在医药与食品领域发挥作用，国内外学者将蛋白酶等应用到动物药以及水产品的加工与生产中，使蛋白质水解成人体容易吸收的肽类与氨基酸，并取得了丰硕的成果。植物材料中大多营养成分存在于细胞内，少量存在于细胞间隙。植物细胞壁主要是由纤维素、半纤维素、果胶质等大分子组成，植物中功能因子渗透到溶液中，必须穿透植物细胞壁的障碍。新鲜原材料经干燥后，组织内的水分蒸发，细胞逐渐萎缩。这时，在细胞液泡中溶解的活性成分等物质呈结晶或无定形状态沉积于细胞内，使细胞形成空腔，细胞质膜的半透性丧失，导致了细胞内的成分溶出有障碍。生物酶解提取技术是在传统提取方法的基础上，利用酶反应所具有的极高催化活性和高度专一性等特点，选择相应生物酶的，将细胞壁的组成成分纤维素、半纤维素、果胶质等水解，从而使植物细胞内有效成分更容易溶解、扩散的一种提取方法。

（2）生物酶解提取技术的优点　生物酶解提取技术比起传统溶剂提取方法，具有下列显著优点。①较大幅度提高了营养成分的浸出率。②减少对热敏性成分的破坏，对活性成分影响小。③生物酶可降解淀粉、果胶、半纤维素、木质素等植物中高聚物成分，便于小分子功能因子提取液的滤过，使其液体制剂质量更稳定。④生物酶解法用于功能因子的提取分离，操作简便、耗能低、降低生产成本，并具备大规模生产的可行性。

三、营养成分的精制技术

1. 萃取

萃取（extraction）指利用化合物在两种互不相溶（或微溶）的溶剂中溶解度或分配系数的不同，使化合物从一种溶剂内转移到另外一种溶剂中。经过反复多次萃取，将绝大部分的化合物提取出来的方法。萃取方法在石油化工、医药行业、食品、农业等方面都有非常广泛的应用。

（1）萃取的基本原理　利用化合物在两种互不相溶（或微溶）的溶剂中溶解度或分配系数的不同，使化合物从一种溶剂内转移到另外一种溶剂中。经过反复多次萃取，将绝大部分的化合物提取出来。萃取时如果各成分在两相溶剂中分配系数相差越大，则分离效率越高，如果在水提取液中的有效成分是亲脂性的物质，一般多用亲脂性有机溶剂，如苯、氯仿或乙醚进行两相萃取，如果有效成分是偏于亲水性的物质，则其在亲脂性溶剂中难溶解，这就需要改用弱亲脂性的溶剂，例如乙酸乙酯、丁醇等。还可以在氯仿、乙醚中加入适量乙醇或甲醇以增大其亲水性。提取黄酮类成分时，多用乙酸乙脂和水的两相萃取。分配定律是萃取方法理论的主要依据，物质对不同的溶剂有着不同的溶解度。同时，在两种互不相溶的溶剂中，加入某种可溶性的物质时，它能分别溶解于两种溶剂中，实验证明，在一定温度下，该化合物与此两种溶剂不发生分解、电解、缔合和溶剂化等作用时，此化合物在两液层中的比值是一个定值。不论所加物质的量是多少，都是如此。用公式表示，如式（3-1）所示

$$c_A / c_B = K \qquad\qquad (3-1)$$

式中　c_A，c_B——一种化合物在两种互不相溶的溶剂中的浓度；

　　　　K——一个常数，称为"分配系数"。

（2）萃取法的优点　在营养素的提纯、生产过程中，萃取法与其他方法相比有明显的优点：①操作可连续化、速度快、生产周期短；②因为其原理和操作都比较简单，对热敏物质的破坏少；③采用多级萃取时，溶质浓缩倍数大、纯度高。

2. 沉淀法

利用加入试剂或改变条件使功能活性成分或杂质生成不溶性颗粒而沉降。沉淀法（即溶解度法）操作简便，成本低廉，不仅用于实验室中，也用于某些生产目的的制备过程，是分离纯化生物大分子，特别是制备蛋白质和酶时最常用的方法。通过沉淀，将目的生物大分子转入固相沉淀或留在液相，而与杂质得到初步的分离。

（1）沉淀法的原理　此方法的基本原理是根据不同物质在溶剂中的溶解度不同而达到分离的目的，不同溶解度的产生是由于溶质分子之间及溶质与溶剂分子之间亲和力的差异而引起的，溶解度的大小与溶质和溶剂的化学性质及结构有关，溶剂组分的改变或加入某些沉淀剂以及改变溶液的 pH、离子强度和极性都会使溶质的溶解度产生明显的改变。最常用的几种沉淀方法如下所述。①中性盐沉淀（盐析法）：多用于各种蛋白质和酶的分离纯化。②有机溶剂沉淀：多用于蛋白质和酶、多糖、核酸以及生物小分子的分离纯化。③选择性沉淀（热变性沉淀和酸碱变性沉淀）：多用于除去某些不耐热的和在一定 pH 下易变性的杂蛋白。④等电点沉淀：用于氨基酸、蛋白质及其他两性物质的沉淀，但此法单独应用较少，多与其他方法结合使用。⑤有机聚合物沉淀：是发展较快的一种新方法，主要使用聚乙二醇（polyethyene glycol，PEG）作为沉淀剂。

（2）沉淀法的优点　本方法的优点是：①操作条件温和，不易引起变性，有稳定酶与蛋白质结构的作用；②分离效果好，沉淀效能高，使用很少量的中性盐或 PEG 即可以沉淀相当多的生物大分子；

③沉淀后有机聚合物容易去除；④价格便宜，废液不污染环境。

3. 超滤法

超滤法是以压力为推动力，依靠膜的选择透过性进行物质的分离纯化的方法，它是一种新型的膜分离技术，在所有膜分离手段如微滤、超滤、反渗透、渗透、电渗析及气体膜分离中，超滤的应用最为广泛，也最为成熟。自1977年Heatherball等利用超滤进行苹果汁的澄清研究以来，该项技术获得了迅速发展。目前，超滤技术在果蔬汁饮料加工、茶饮料加工、乳品加工及中药成分提取与精制过程中应用广泛。

（1）超滤法原理　超滤是一种以膜两侧的压力差为动力，利用膜孔在常温下对溶液进行分离的膜技术。运用于大分子与小分子溶液的分离，一般过滤范围在$0.002 \sim 0.200 \mu m$。因滤孔呈锥形，上小下大，所以只要能从上面进入超滤膜孔的物质必能通过，不会堵塞。超滤的原理是以压力或浓度为驱动力，依据功能半透膜的物理化学性能，进行固液分离或将大分子溶质与小分子溶质进行分离。通常将其用于溶液中大小分子、胶体、悬浮液、蛋白质、微粒、有机物、细菌和其他微生物等与溶剂的分离。

（2）超滤法优点　超滤法具有比普通分离方法更突出的优点，由于在分离时，料液既被加热，又不发生相变化，功能活性成分不会散失或破坏，容易保持活性成分的原有功能。同时，超滤法浓缩和纯化可在一个步骤内完成，且设备易放大，可以分批或连续操作。

4. 结晶

结晶是溶质呈晶态从溶液中析出的过程。由于初析出的结晶多少总会带一些杂质，因此需要反复结晶才能得到较纯的产品。从比较不纯的结晶再通过结晶作用精制得到较纯的结晶，这一过程叫重结晶。晶体内部有规律的结构，规定了晶体的形成必须是相同的离子或分子，才可能按一定距离周期性地定向排列而成，所以能形成晶体的物质是比较纯的。早在5000多年前，人们已开始利用太阳能蒸浓海水制取食盐。现在结晶已发展成为从不纯的溶液里制取纯净固体产品的经济而有效的操作了。许多化工产品（如染料、涂料、医药品及各种盐类等）都可用结晶法制取，得到的晶体产品不仅有一定纯度，而且外形美观，便于包装、运输、储存和应用。

（1）结晶的原理　溶质从溶液中析出的过程，可分为晶核生成（成核）和晶体生长两个阶段，两个阶段的推动力都是溶液的过饱和度（结晶溶液中溶质的浓度超过其饱和溶解度之值）。晶核的生成有三种形式：即初级均相成核、初级非均相成核及二次成核。在高过饱和度下，溶液自发地生成晶核的过程，称为初级均相成核；溶液在外来物（如大气中的微尘）的诱导下生成晶核的过程，称为初级非均相成核；而在含有溶质晶体的溶液中的成核过程，称为二次成核。二次成核也属于非均相成核过程，它是在晶体之间或晶体与其他固体（器壁、搅拌器等）碰撞时所产生的微小晶粒的诱导下发生的。对结晶操作的要求是制取纯净而又有一定粒度分布的晶体。晶体产品的粒度及其分布，主要取决于晶核生成速率（单位时间内单位体积溶液中产生的晶核数）、晶体生长速率（单位时间内晶体某线性尺寸的增加量）及晶体在结晶器中的平均停留时间。溶液的过饱和度，与晶核生成速率和晶体生长速率都有关系，因此对结晶产品的粒度及其分布有重要影响。在低过饱和度的溶液中，晶体生长速率与晶核生成速率之比值较大，因此所得晶体较大，晶形也较完整，但结晶速率很慢。在工业结晶器内，过饱和度通常控制在介稳区内，此时结晶器具有较高的生产能力，又可得到一定大小的晶体产品。晶体在溶液中形成的过程称为结晶。结晶的方法一般有两种：一种是蒸发溶剂法，另一种是冷却热饱和溶液法。

（2）结晶的优点　结晶法的优点有以下几点。①产量高，产物纯度也高。②操作简单，功能活性成分不会散失或破坏。③对于能够形成单晶的功能因子，能直接通过单晶衍射仪确定其平面结构及立体构型。

5. 色谱法

色谱法（chromatography）又称色谱分析、色谱分析法、层析法，是一种分离和分析方法，在分析化学、有机化学、生物化学等领域有着非常广泛的应用。色谱法利用不同物质在不同相态的选择性分配，以流动相对固定相中的混合物进行洗脱，混合物中不同的物质会以不同的速度沿固定相移动，最终达到分离的效果。色谱法起源于20世纪初，1905年俄国植物学家米哈伊尔·茨维特用碳酸钙填充竖立的玻璃管，以石油醚洗脱植物色素的提取液，经过一段时间洗脱之后，植物色素在碳酸钙柱中实现分离，由一条色带分散为数条平行的色带。由于这一实验将混合的植物色素分离为不同的色带，因此茨维特将这种方法命名为 chromatography，这个单词最终被英语等拼音语言接受，成为色谱法的名称。我们通常将柱色谱法、薄层色谱法、纸色谱法称为经典色谱法。1952年，马丁和詹姆斯提出用气体作为流动相进行色谱分离的想法，他们用硅藻土吸附的硅酮油作为固定相，用氮气作为流动相分离了若干种小分子质量挥发性有机酸，代表着气相色谱法（GC）的兴起。1960年代，为了分离蛋白质、核酸等不易汽化的大分子物质，气相色谱的理论和方法被重新引入经典液相色谱。1960年末科克兰、哈伯、荷瓦斯、莒黑斯、里普斯克等开发了世界上第一台高效液相色谱仪，开启了高效液相色谱的时代。高效液相色谱使用粒径更细的固定相填充色谱柱，提高色谱柱的塔板数，以高压驱动流动相，使得经典液相色谱需要数日乃至数月完成的分离工作得以在几个小时甚至几十分钟内完成。之后，又出现了如毛细管电泳、色谱-光谱联用技术、三维色谱等许多新的技术和方法，都在功能因子的分离中起到了重大的推动作用。

（1）色谱法的分类　目前主要有两种分类方法：一种是按照流动相和固定相的状态及操作分类。

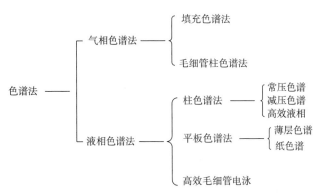

第二种分类是根据物质的分离机制，又可以分为吸附色谱、分配色谱、离子交换色谱、凝胶色谱、亲和色谱等类别。

（2）色谱法的原理

①吸附色谱。吸附色谱利用固定相吸附中心对物质分子吸附能力的差异实现对混合物的分离，吸附色谱的色谱过程是流动相分子与物质分子竞争固定相吸附中心的过程。在实际操作过程中，有三种吸附方式。物理吸附，又称表面吸附，是因构成溶液的分子（含溶质及溶剂）与吸附剂表面分子的分子间里的相互作用所引起的。化学吸附，产生化学反应。酸性物质与 Al_2O_3 发生化学反应；碱性物质与硅胶发生化学反应；Al_2O_3 容易发生结构的异构化，应尽量避免。半化学吸附，介于物理吸附和化学吸附之间，以氢键的形式产生吸附，如聚酰胺对黄酮类、醌类等化合物之间的氢键吸附。

②分配色谱。分配色谱利用固定相与流动相之间对待分离组分溶解度的差异来实现分离。分配色谱的固定相一般为液相的溶剂，依靠涂布、键合、吸附等手段分布于色谱柱或者担体表面。分配色谱过程本质上是组分分子在固定相和流动相之间不断达到溶解平衡的过程。液液分配色谱用载体主要有硅胶、硅藻土及纤维素等。通常，分离水溶性成分或极性较大的成分如生物碱、苷类、糖类、有机酸

等化合物时，固定相多采用强极性溶剂，如水、缓冲溶液等，流动相则采用氯仿、乙酸乙酯、丁醇等弱极性有机溶剂，称之为正相色谱；但当分离脂溶性化合物时，如高级脂肪酸、油脂、游离甾体等时，则两相可以颠倒，固定相可以用石蜡油，而流动相则用水或甲醇等强极性溶剂，故称之为反相分配色谱。

③离子交换色谱。离子交换色谱是利用被分离组分与固定相之间发生离子交换的能力差异来实现分离的。离子交换色谱的固定相一般为离子交换树脂，树脂分子结构中存在许多可以电离的活性中心，待分离组分中的离子会与这些活性中心发生离子交换，形成离子交换平衡，从而在流动相与固定相之间形成分配。固定相的固有离子与待分离组分中的离子之间相互争夺固定相中的离子交换中心，并随着流动相的运动而运动，最终实现分离。

④凝胶色谱。凝胶色谱的原理比较特殊，类似于分子筛。待分离组分在进入凝胶色谱后，会依据分子质量的不同，进入或者不进入固定相凝胶的孔隙中，不能进入凝胶孔隙的分子会很快随流动相洗脱，而能够进入凝胶孔隙的分子则需要更长时间的冲洗才能够流出固定相，从而实现了根据分子质量差异对各组分的分离。调整固定相使用的凝胶的交联度可以调整凝胶孔隙的大小；改变流动相的溶剂组成会改变固定相凝胶的溶胀状态，进而改变孔隙的大小，获得不同的分离效果。根据分离的对象是水溶性的化合物还是有机溶剂可溶物，凝胶色谱又可分为凝胶过滤色谱和凝胶渗透色谱。凝胶的种类主要有聚丙烯酰胺凝胶、交联葡聚糖凝胶、琼脂糖凝胶等。

⑤亲和色谱。亲和色谱是利用偶联了亲和配基的亲和吸附介质为固定相来亲和吸附目标产物，使目标产物得到分离纯化的液相色谱法。亲和色谱已经广泛应用于生物分子的分离和纯化，如结合蛋白、酶、抑制剂、抗原、抗体、激素、激素受体、糖蛋白、核酸及多糖类等。

（3）色谱法的发展方向　色谱法是分析化学中应用最广泛发展最迅速的研究领域，新技术新方法层出不穷。

①新固定相的研究。固定相和流动相是色谱法的主角，新固定相的研究不断扩展着色谱法的应用领域，如手性固定相使色谱法能够分离和测定手性化合物；反相固定相（ODS）没有死吸附，可以最大限度地分离特定的功能性成分。

②检测方法的研究。检测方法也是色谱学研究的热点之一，人们不断更新检测器的灵敏度，使色谱分析能够更灵敏地进行分析。人们还将其他光谱的技术引入色谱，如进行色谱-质谱连用、色谱-红外光谱连用、色谱-紫外连用等，在分离化合物的同时即行测定化合物的结构。色谱检测器的发展还伴随着数据处理技术的发展，检测获得的数据随即进行计算处理，使试验者获得更多信息。

③专家系统。专家系统是色谱学与信息技术结合的产物，由于应用色谱法进行分析要根据研究内容选择不同的流动相、固定相、预处理方法以及其他条件，因此需要大量的实践经验，色谱专家系统是模拟色谱专家的思维方式为色谱使用者提供帮助的程序，专家系统的知识库中存储了大量色谱专家的实践经验，可以为使用者提供关于色谱柱系统选择、样品处理方式、色谱分离条件选择、定性和定量结果解析等帮助。

④色谱新方法。色谱新方法也是色谱研究热点之一。高效毛细管电泳法是目前研究最多的色谱新方法，这种方法没有流动相和固定相的区分，而是依靠外加电场的驱动令带电离子在毛细管中沿电场方向移动，由于离子的带电状况、质量、形态等的差异使不同离子相互分离。高速逆流色谱也是比较热门的一种色谱新方法。它是一种连续高效的液-液分配色谱分离技术，它不用任何固态的支撑物或载体。它利用两相溶剂体系在高速旋转的螺旋管内建立起一种特殊的单向性流体动力学平衡，当其中一相作为固定相，另一相作为流动相，在连续洗脱的过程中能保留大量固定相。

第三节 营养强化技术

一、概述

1. 食品营养强化概述

食品营养强化与食品营养强化剂 食品应有良好的色、香、味、形态和质地等感官性状，更应有一定的营养价值。人类的营养需要是多方面的。但是，几乎没有一种完整的天然食品能满足人体所需各种营养素的需要，而且食品在烹调、加工、储存等过程中往往有部分营养素损失。因此，为了满足人类的营养需要，维持和提高人们的健康水平，向食品进行营养强化是营养科学和食品工业发展的必然。根据营养需要，结合食品的营养和质构特点，向该食品中添加一种或多种营养素，以提高食品营养价值的方法称为食品营养强化，或简称食品强化。这种经过强化处理的食品称为强化食品。为了增加食品的营养成分（价值）而加入到食品中的天然的和人工合成的营养素或其他营养成分，称为营养强化剂。

食品营养强化根据目的的不同，大体可分为以下4类。

①弥补食品在正常加工、储存时造成的营养素损失，如向出粉率低的面粉中添加维生素等。

②在一定的地域范围内，有相当规模的人群出现某些营养素摄入水平低或缺乏的情况，通过强化可以改善其摄入水平低或缺乏导致的健康状况，如我国北方地区由于地球化学的原因，出现大面积硒摄入水平低，通过食品中强化硒达到改善硒营养的目的。

③某些人群由于饮食习惯和（或）其他原因可能出现某些营养素摄入量水平低或缺乏，通过强化可以改善其摄入水平低或缺乏导致的健康影响，如长期以谷类食物为主食的人群，可能出现赖氨酸的不足，通过向谷类食品中添加赖氨酸，达到改善健康的目的。

④补充和调整特殊膳食用食品中营养素和（或）其他营养成分的含量，如婴幼儿配方乳粉需要尽可能满足婴幼儿全面的营养需要，而加入各种营养素。

此外，具有营养和（或）生理功能的其他食物成分如功能因子强化也属于营养强化，即向食品中添加原来不含的某种或某些功能因子，使强化后的食品成为具有一定生理调节功能的保健食品，如向谷类食品中添加膳食纤维。

营养强化剂主要包括必需氨基酸、必需脂肪酸、维生素、矿物质和功能因子5类。此外也可包括用于营养强化的天然食物及其制品。《食品安全国家标准 食品营养强化剂使用标准》（GB 14880—2012）规定了食品营养强化的主要目的、使用营养强化剂的要求、可强化食品类别的选择要求以及营养强化剂的使用规定。

2. 食品营养强化的意义和作用

（1）弥补天然食物的营养缺陷 天然食品中几乎没有一种是营养俱全的，即几乎没有一种完整的天然食品能满足人体的全部营养需要。例如，以米、面为主食的地区，除了可能有多种维生素缺乏外，人们对其蛋白质的质和量均感不足，特别是赖氨酸等必需氨基酸的不足更严重影响其营养价值。新鲜果蔬含有丰富的维生素 C，但其蛋白质和能源物质欠缺。至于那些含有丰富优质蛋白质的乳、肉、禽、蛋等食物，其维生素含量则多不能满足人类的需要，特别是它们缺乏维生素 C。

对于居住不同地区的人，由于地球化学的关系，天然食物中缺乏的营养素不同。内地及山区的食物易缺碘，有的地区缺锌，还有的地区缺硒。这些地区的居民常可因此患有不同的营养缺乏病。因此，如果能根据各地的营养调查，有针对性地进行食品强化、增补天然食物缺少的营养素，便可大大提高食品的营养价值，改善人们的营养和健康水平。

（2）补充食品在加工、储存及运输过程中营养素的损失　许多食品在消费之前往往需要加工（工厂化生产或家庭烹调）、储存及运输，在这一系列过程中，由于机械的、化学的、生物的因素均会引起食品部分营养素的损失，有时甚至造成某种或某些营养素的大量损失。例如，在碾米和小麦磨粉时有多种维生素的损失，而且加工精度越高，这种损失越大，甚至造成大部分维生素的大量损失。又如在果蔬的加工过程中，如制造水果、蔬菜罐头时，很多水溶性和热敏性维生素均有损失。此外，用小麦面粉烤制面包时，其中赖氨酸损失约 10%，当用小麦粉烤制饼干时，其赖氨酸的损失更大，甚至可高达 50%以上，与此同时，蛋氨酸和色氨酸也有重大损失。新鲜果蔬含有丰富的维生素，由于其本身存在的氧化酶系统的作用，如抗坏血酸氧化酶、过氧化物酶、多酚氧化酶、细胞色素氧化酶等，因此，在水果蔬菜储存、运输过程中可造成果蔬中的维生素 C 不同程度的破坏。果汁饮料若存放在冰箱中，7 天后维生素 C 可减少 10%~20%，能渗透氧的容器尚可促进饮料中维生素 C 的降解。据报道，将橘汁饮料装在聚乙烯容器中，于室温下存放二年，其维生素也可全部损失，若用纸质容器盛装，2 个月后维生素便可全部损失。

因此，为了弥补营养素在食品加工、储存等过程中的损失，满足人体的营养需要，在有如上述各食品中适当增补一些营养素是很有意义的。

（3）简化膳食处理、方便摄食　由于天然的单一食物仅含有人体所需的部分营养素，不能全面满足人体的营养需要，因此，人们为了获得全面的营养需要就必须同时进食多种食物。例如，我国饮食以谷类为主，谷类能满足机体能量需要，但其蛋白质不仅含量低，而且质量差，维生素和矿物质也不足，必须混食肉类、豆类、水果、蔬菜等。这在膳食的处理上是比较烦琐的。如果还采取一家一户的家庭烹饪，它不但浪费时间，而且还消耗精力。为了适应现代化生活的变化，满足人们的营养和嗜好要求，现已有许多方便食品与快餐食品等涌现。其中，有的盒饭从营养需要出发，将不同的食物予以搭配，供人们进食，非常方便。

婴儿的膳食处理更加繁杂。即使母乳喂养的婴儿，在 6 个月以后，也需按不同月龄增加辅助食品，如肝酱、蛋黄、肉末、米粥或面片、菜泥、菜汤和果泥等，用于补充其维生素等的不足。由于辅助食品原料的购买及制作均较麻烦，且易疏忽，从而影响婴儿的生长、发育和身体健康。若采用强化食品，例如在乳制品中强化维生素 A、维生素 C、维生素 D、维生素 B_1、维生素 B_2、维生素 B_6、维生素 B_{12} 及烟酸等制成调制乳粉供给婴儿食用，不仅可以满足婴儿的营养需要，而且可大大简化摄食手续。

此外，对于某些特殊人群，例如对行军作战的军事人员，他们在战斗进行时不可能自己"埋锅做饭"，而且由于军事活动体力消耗大、营养要求高，所以，食物既要进食简便，又要营养全面，因此各国的军粮采用强化食品的比例很高，特别是在战时，大多是强化食品。对于从事地质勘探和极地探险等工作的人们也大多食用强化食品。

（4）适应不同人群生理及职业的需要　对于不同年龄、性别、工作性质，以及处于不同生理、病理状况的人来说，他们所需营养的情况是不同的，对食品进行不同的营养强化可分别满足他们的营养需要。婴儿是人一生中生长、发育最快的时期，1 岁婴儿的体质量为出生时的 3 倍，这就需要有充分的营养素供应。婴儿以母乳喂养最好，一旦母乳喂养有问题，则需要有适当的"代乳食品"。此外，随着孩子的长大，不论是以人乳或牛乳喂养都不能完全满足孩子生长、发育的需要，这时就有必要给予其辅助食品，或给予其营养强化食品。

例如人乳化配方乳粉就是以牛乳为主要原料，以类似人乳的营养素组成为目标、通过添加和提取出某些成分，使其组成成分不仅在数量上，而且在质量上都接近母乳，更适合于婴儿的喂养。这除了需要按人乳成分改变牛乳的乳清蛋白和酪蛋白的比例、降低矿物质含量外，尚需增加不饱和脂肪酸、乳糖或可溶性多糖的含量，并应适当增加维生素等微量营养成分。至于孕妇、乳母，由于其特殊的营养需要，除应全面增加高质量膳食的供应外，尚需注意对她们最易缺乏的钙和铁等的强化。

不同职业的人群对营养素的需要可有不同。例如对钢铁厂高温作业的人，在增补维生素 A（2000 IU/d）、维生素 B_2（0.5mg/d）、维生素 C（50mg/d）后，其血清中维生素 A、维生素 B_2 和维生素 C 的含量增加，营养情况大为改善，从而疲劳减轻，工作能力增强。对于接触铅的作业人员，由于铅可由消化道和呼吸道进入人体内引起慢性或急性铅中毒，如果给以大量维生素 C 强化的食品，可显著减少铅中毒的发生。对于接触苯的作业人员则应供给用维生素 C 和铁强化的食品，以减轻苯中毒和防止贫血。

（5）防病、保健及其他　从预防医学的角度看，食品营养强化对预防和减少营养缺乏病，特别是对某些地方性营养缺乏病具有重要的意义。例如对缺碘地区的人采取食盐加碘可大大降低当地甲状腺肿的发病率（下降率可达 40%~95%），用维生素 B_1 防治食米地区的脚气病，用维生素 C 防治坏血病等早已人所共知。

近年来对谷类制品强化赖氨酸的营养效果颇引人注意。据报道，小麦粉用 0.25% L-赖氨酸盐酸盐强化后营养价值提高 128%，大米用 0.05% L-赖氨酸盐酸盐强化后营养价值提高 44%。日本必需氨基酸协会从 1984 年开始在全国许多地区的小学午餐中供给小学生 L-赖氨酸强化面包，一年后检查他们的身高、体质量。结果表明，L-赖氨酸强化组的孩子比全国同龄孩子平均身高增加 5.7cm，平均体质量增加 4.4 kg。我国广西壮族自治区南宁市妇幼保健院采用强化赖氨酸防治儿童营养不良症，效果显著。一个小孩从小用米糊人工喂养，5.5 个月时身高仅 59cm，体重只有 4.1kg，其皮肤干燥，表情呆板，且易患呼吸道感染疾病；而当在米糊中强化赖氨酸 20 d 后体质量增至 4.5kg，身高达 61cm，30d 后体质量 5kg，身高 62cm，食欲好转，活泼可爱，且这 1 个月内未曾患病。

此外，某些食品强化剂尚可提高食品的感官质量和改善食品的保藏性能。例如 β-胡萝卜素和核黄素既具有维生素的作用，又可作为食品着色剂使用，达到改善食品色泽的目的。维生素 C 和维生素 E 在食品中还具有良好的抗氧化性能，在食品加工中可作为抗氧化剂使用。此外，当它们在肉制品中和亚硝酸盐并用时还具有阻止亚硝胺生成的作用。

3. 食品营养强化的基本原则

营养强化食品的功能和优点是多方面的，但其强化过程必须从营养、卫生及经济效益等方面全面考虑，并需适合各国的具体情况。进行食品营养强化时应遵循的基本原则归纳起来有以下几个方面。

（1）有明确的针对性　进行食品营养强化前必须对本国（本地区）的食物种类及人们的营养状况作全面细致的调查研究，从中分析缺少哪种营养成分，然后根据本国、本地区人们摄食的食物种类和数量选择需要进行强化的食品（载体）以及强化剂的种类和数量。一般来说，强化的营养素应是在相当数量的人群中，其摄入量大大低于营养推荐量。例如，日本多以大米为主食，其膳食中缺少维生素 B_1，他们根据其所缺少的数量在大米中增补。我国南方也多以大米为主食，而且由于生活水平的提高，人们多喜食精米，致使有的地区脚气病流行。因此，除了提倡食用标准米以防止脚气病外，在有条件的地方也可考虑对精米进行适当的维生素强化。对于地区性营养缺乏症和职业病等患者的强化食品更应仔细调查，针对所需的营养素选择好适当的载体进行强化。

（2）符合营养学原理　人体所需各种营养素在数量之间有一定的比例关系。因此，所强化的营养素除了考虑其生物利用率之外，还应注意保持各营养素之间的平衡。食品强化的主要目的是改善天然食物存在的营养素不平衡关系，即通过加入其所缺少的营养素，使之达到平衡，适应人体需要。强化的剂量应适当，如若不当，不但无益，甚至反而会造成某些新的不平衡，产生某些不良影响。这些平衡关系大致有：必需氨基酸之间的平衡，生热营养素之间的平衡，维生素 B_1、维生素 B_2、烟酸与热能之间的平衡，钙、磷平衡，不同饱和度和结构的脂肪酸平衡等。在强化营养素时，还应该考虑强化的和载体本身含有的营养素之间的协同和拮抗作用。

强化食品时，应熟知各种营养素的推荐摄入量（RNI 或 RDA）和最大耐受量（UL）的范围。

（3）符合国家的卫生标准　食品营养强化剂的卫生和质量应符合国家标准，同时还应严格进行卫生管理，切忌滥用，特别是对于那些人工合成的衍生物来说更应通过一定的卫生评价方可使用。

人们在食品中经常使用的营养强化剂有 10 余种。其强化剂量各国多根据本国人民摄食情况以及每日膳食中营养素供给量标准确定。由于营养素为人体所必需，往往易于注意到其不足或缺乏的危害，而忽视过多时对机体产生的不良作用。如水溶性维生素因易溶于水，且有一定的肾阈，过多的量可随尿排出，难以在组织中大量积累。但是，脂溶性维生素则不同，它们可在体内积累，若用量过大则可使机体发生中毒性反应。生理剂量为健康人所需剂量或者用于预防缺乏症的剂量；药理剂量则是用于治疗缺乏症的剂量，一般约为生理剂量的 10 倍；中毒剂量则是可引起不良反应或中毒症状的剂量，它通常为生理剂量的 100 倍。但是，像儿童引起血钙过高时维生素 D 的剂量仅比生理剂量高约 3 倍。因此，理论上强化剂使用的剂量应是人群摄入该强化食品最大量膳食中该强化营养素量在人体最大耐受量（UL）范围内。为此我国的规定是，根据每天可能摄入该食品的量，使营养素达到推荐摄入量（RNI 或 RDA）的 1/3~1/2 为依据。

（4）易被机体吸收利用　食品强化用的营养素应尽量选取那些易于吸收、利用的强化剂。例如，可作为钙强化用的强化剂很多，有氯化钙、碳酸钙、硫酸钙、磷酸钙、磷酸二氢钙、柠檬酸钙、葡萄糖酸钙和乳酸钙等。其中人体对乳酸钙的吸收最好。在强化时，尽量避免使用那些难溶、也难吸收的物质如植酸钙、草酸钙等。此外，钙强化剂的颗粒大小与机体的吸收、利用性能密切相关。胶体碳酸钙颗粒小（粒径 0.03~0.05μm），可与水组成均匀的乳浊液。其吸收利用比轻质碳酸钙（粒径 5μm）和重质碳酸钙（粒径 30~50μm）好。

在钙强化时尚可使用某些含钙的天然物质，如骨粉及蛋壳粉。它们分别由脱胶骨和鸡蛋壳制成，生物有效性很高。通常，骨粉含钙 30% 左右，其钙的生物有效性为 83%；蛋壳粉含钙约 38%，其生物有效性为 82%。

此外利用营养素之间的协同原理，也是提高强化营养素吸收利用的有效途径，如同时强化钙和维生素 D 可促进钙的利用，同时强化维生素和微量元素可促进微量元素的利用等。

（5）稳定性高　食品营养强化剂如多种维生素和氨基酸均易因光、热和氧化等作用而破坏。在食品的加工、储存等过程中遭受损失。这除了可考虑适当增加强化剂量外，更重要的是应努力提高它们的稳定性、改善加工工艺和强化的方法。

（6）保持食品原有的色、香、味等感官性状　食品大多有其美好的色、香、味等感官性状。而食品营养强化剂也多具有本身特有的色、香、味。在强化食品时不应损害食品的原有感官性状而致使消费者不能接受。例如，用蛋氨酸强化食品时很容易产生异味，各国实际应用甚少。当用大豆粉强化食品时易产生豆腥味，故多采用大豆浓缩蛋白或分离蛋白。此外，维生素 B_2 和类胡萝卜素呈黄色，铁剂呈黑色，维生素 C 味酸，维生素 B_1 即使有少量破坏也可产生异味，至于鱼肝油则更有一股令人难以耐受的腥臭味。上述这些物质如若强化不当则可引起人们不悦。

然而，如果根据不同强化剂的特点，选择好强化对象（载体食品）与之配合，不但无不良影响，而且还可提高食品的感官质量和商品价值。例如，人们可用β-胡萝卜素对奶油、人造奶油、干酪、冰淇淋、糖果、饮料等进行着色。这既有营养强化作用，又可改善食品色泽，提高感官质量。铁盐呈黑色，若用于酱或酱油的强化时，因这些食品本身就有一定的颜色和味道，在一定的强化剂量范围内，可以完全不致使人们产生不快的感觉。至于用维生素C强化果汁饮料可无不良影响，而将其用于肉制品的生产，还可起到发色助剂，即帮助肉制品发色的作用。同时，也不得以营养强化来掩盖食品的质量缺陷。

（7）经济合理、有利推广　食品营养强化的目的主要是提高人们的营养和健康水平。通常，食品的营养强化需要增加一定的成本，但应注意价格不能过高，否则不易推广，起不到应有的作用。要使营养强化食品经济上合理和便于推广，科学地选择载体食品是关键。

食品营养强化时，必须选择大众都用得着、买得起的食品作为载体食品。也就是说载体食品最好是本地区人群膳食中占相当大比例的食品、消费量大的食品、适于强化的食品、在加工和贮藏中变化较小的食品。

二、食品营养强化剂

食品营养强化剂主要是氨基酸及含氮化合物、维生素、矿物质三类。此外，近些年来尚增加有某些脂肪酸和膳食纤维对食品的营养强化，现扼要介绍如下。

1. 氨基酸及含氮化合物

氨基酸是蛋白质的基本组成单位，尤其是必需氨基酸则更应是食品营养强化剂的重要组成部分。至于氨基酸以外的含氮化合物可有很多，例如核苷酸和一些维生素均含氮，此处主要介绍牛磺酸。

（1）氨基酸　作为食品营养强化用的氨基酸，实际应用最多的主要是人们食物最易缺乏的一些限制性氨基酸。有如赖氨酸、蛋氨酸、苏氨酸、色氨酸等。由于食品营养强化剂中有不少是人工化学合成品，对于这些人工化学合成的氨基酸制剂，则多为L-型氨基酸。

赖氨酸是应用最多的氨基酸强化剂。这不仅因为它是人体必需氨基酸，而且还是谷物食品如大米小麦、玉米等中的第一限制氨基酸。其含量仅为肉、鱼等动物蛋白质含量的1/3。这对广大以谷物为主食，且动物性蛋白质食品尚不富裕的人们来说，确有进行营养强化的必要。但是，赖氨酸很不稳定，因而作为食品营养强化用的多是赖氨酸的衍生物，有如L-赖氨酸盐酸盐、L-赖氨酸-L-天冬氨酸盐和L-赖氨酸-L-谷氨酸盐等，它们主要用于谷物食品的营养强化。

蛋氨酸是花生、大豆等的第一限制氨基酸。它多用于这类食品加工时的营养强化。组氨酸则多用于婴幼儿食品的营养强化。至于某些非必需氨基酸也可用于食品的营养强化。例如L-丙氨酸除可作食品强化用外，尚可作为增味剂应用。

（2）牛磺酸　牛磺酸又称作牛胆酸（$H_2N—CH_2—CH_2—SO_3H$），因首先从牛胆中提取而得名。其化学名为α-氨基乙磺酸。它既可从外界摄取，也可在体内由蛋氨酸或半胱氨酸的中间代谢产物磺基丙氨酸脱酸形成，并在体内游离存在。其作用主要是促进大脑生长发育，维护视觉功能，有利脂肪消化吸收等，尤其对婴幼儿的正常生长发育，特别是智力发育有益。

人乳可保证婴儿对牛磺酸的需要，但它在人乳中的含量随婴儿出生后的天数而下降。此外，尽管它可在人体内合成，但婴儿体内磺基丙氨酸脱羧酶活性低，合成速度受限，而牛乳中的牛磺酸含量又很低（用牛乳制成的婴幼儿配方食品中几乎不含牛磺酸），故很有必要进行强化。作为食品营养强化剂的牛磺酸系由人工合成，主要用于婴幼儿食品，特别是乳制品之中。

此外，我国尚许可将 5′-腺苷酸、5′-胞苷酸、5′-尿苷酸以及 5′-肌苷酸二钠、5′-鸟苷酸二钠等作为营养强化剂用于婴幼儿配方乳粉，而后者尚可作为增味剂使用。

2. 维生素

作为食品营养强化用的维生素种类繁多，不仅每一种维生素均可有其用于食品营养强化的品种，而且即使对一种维生素来说还可有不同的制剂。这主要是在具体进行食品的营养强化时，为了提高其稳定性和适应食品加工工艺的需要。对于所使用的维生素衍生物尚应按食品卫生标准进行一定的折算，现将常用品种简介如下。

（1）水溶性维生素

①维生素 C。即抗坏血酸，是最不稳定的维生素之一，在食品加工过程中极易破坏而失去活性。实际应用时多使用其衍生物如抗坏血酸钠、抗坏血酸钾、抗坏血酸钙等，而所使用的抗坏血酸磷酸酯镁、抗坏血酸棕榈酸酯和抗坏血酸硬脂酸酯等的稳定性更可大大提高，有的甚至尚可作为高温加工食品的营养强化。例如，抗坏血酸磷酸酯镁经 200℃、15min 处理后的存留率为 90%，生物效应基本不变，而普通维生素 C 可完全丧失活性。

②硫胺素。硫胺素也不稳定。用于食品营养强化的品种多是其衍生物如盐酸硫胺素和硝酸硫胺素等，日本尚许可使用硫胺素鲸蜡硫酸盐、硫胺素硫氰酸盐、硫胺素萘-1,5-二磺酸盐、硫胺素月桂基磺酸盐等。上述硫胺素衍生物的水溶性比硫胺素小，不易流失，且更稳定。它们主要用于谷类食品尤其是婴幼儿食品的营养强化。

③核黄素。用于食品营养强化的核黄素品种，既可由发酵法生产，也可由化学合成，或进一步生产 5′-磷酸核黄素应用。1998 年 FAO/WHO 食品添加剂专家委员会（JECFA）对来自遗传上改性枯草芽孢杆菌生产的核黄素进行评价后，认为也可应用于食品营养强化，其每日最大容许摄入量（ADI）与核黄素和 5′-磷酸核黄素同为 0~5mg/kg。本品同样主要应用于谷类食品和婴幼儿食品。此外，本品尚可作为着色剂应用。

④烟酸。烟酸稳定性好，通常用于食品营养强化的品种即为人工合成的烟酸和烟酰胺，美国尚许可使用烟酰抗坏血酸酯。本品也主要用于谷物食品和婴幼儿食品的营养强化。此外，因其具有促进亚硝酸盐对肉制品的发色作用，故尚可作为发色助剂使用。

⑤维生素 B_6 和维生素 B_{12}。用于维生素 B_6 营养强化的品种主要是人工合成的盐酸吡哆醇或 5′-磷酸吡哆醇。而作为维生素 B_{12} 营养强化用的则通常是氰钴胺或羟钴胺。它们主要用于婴幼儿食品的营养强化。

⑥叶酸。在食物中含量甚微，且生物利用率低，易于缺乏，尤其对于孕妇、乳母和婴幼儿更易缺乏，故对乳母、孕妇专用食品和婴幼儿食品等有必要进行一定的营养强化。此外，对于泛酸、生物素、胆碱、肌醇及 L-肉碱等也常用于婴幼儿食品等的营养强化。

（2）脂溶性维生素

①维生素 A。用于营养强化的维生素 A，既可以将天然物中高单位维生素 A 油皂化后经分子蒸馏、浓缩、精制而成，也可以用化学法合成。常用的品种多为维生素 A 油。这多是将鱼肝油经真空蒸馏等精制而成。也可将视黄醇与乙酸或棕榈酸制成维生素 A 乙酸酯、或维生素 A 棕榈酸酯后再添加精制植物油予以应用。它们主要用于油脂如色拉油、人造奶油、乳和乳制品等的营养强化。此外，维生素 A 的营养强化尚可将兼具着色作用的 β-胡萝卜素应用，其强化量则按 1μg β-胡萝卜素 = 0.167 μg 视黄醇计算。

②维生素 D。利用维生素 D 来防治儿童佝偻病的发生具有很重要的作用。我国即曾以此取得明显成效。1987 年 7 月 1 日起北京市供应维生素 A、维生素 D 强化乳，20 年间使北京市儿童佝偻病的发病率从过去的 25.1%降到 0.5%。作为维生素 D 强化剂应用的主要是维生素 D_2 和维生素 D_3。前者由麦角甾醇经紫外线照射转化制得；后者则是由 7-脱氢胆固醇经紫外线照射制得。后者的活性比前者稍大。

③维生素 E。用于维生素 E 的强化剂品种有多种，它既可有人工合成的 DL-α-生育酚，也可由食用植物油制品经真空蒸馏所得 D-α-生育酚浓缩物，以及由上述制品进一步乙酸化制成的 DL-α-乙酸生育酚和 D-α-乙酸生育酚等应用。其强化量以 D-α-生育酚计，且通常以毫克数表示。1mg 维生素 E=1IU（国际单位）维生素 E。但不同维生素 E 强化剂品种的生物活性不同，应予以换算。

1mg DL-α-乙酸生育酚=1IU　　　　1 mg DL-α-生育酚=1.1IU

1mg D-α-乙酸生育酚=1.36IU　　　　1 mg D-α-生育酚=1.49IU

此外，尚可使用 D-α-生育酚琥珀酸酯进行维生素 E 强化，1mg D-α-生育酚琥珀酸酯=1.21IU。

维生素 E 具有很好的抗氧化作用，故本品亦可作抗氧化剂应用。

④维生素 K。维生素 K 通常很少缺乏。但人乳中维生素 K 含量偏低（约 $2\mu g/L$），且哺乳婴儿胃肠功能不全，故可应用植物甲萘醌对婴幼儿食品进行适当的营养强化。

3. 矿物质

矿物质强化剂品种很多，这既包括含不同矿物元素强化剂的品种，也包括含相同矿物元素的不同矿物质强化剂品种。尤其是后者的品种数更多。例如，仅我国批准许可使用的钙和铁强化剂品种就已有 30 多种。

对于不同矿物质强化剂，一方面应根据实际需要予以应用，另一方面则应根据所需强化的矿物元素选取一定的强化品种应用。这既要考虑所用强化剂品种有较高的矿物元素含量，还应考虑其生物有效性，即可被机体吸收、利用的比例较高。例如，血红素铁比非血红素铁的吸收率高 2~3 倍。此外，作为食品添加剂来说尚应注意选择好其载体食品且不影响食品的色、香、味，经济合理。

（1）钙　钙强化剂品种有无机钙盐和有机钙化合物。我国许可使用的一些钙强化剂品种及其元素钙含量如表 3-1 所示。此外，尚可使用骨粉、蛋壳粉等制品对食品进行一定的钙强化。

表 3-1　　　　　　　　　　钙强化剂品种、含钙量及吸收率

名称	元素钙含量/%	名称	元素钙含量/%
活性钙	48	柠檬酸钙	21.08（30）*
生物碳酸钙	38~39	葡萄糖酸钙	8.9（27）*
碳酸钙	40	L-苏糖酸钙	13
氯化钙	36	甘氨酸钙	21
磷酸氢钙	23.2（39）*	天冬氨酸钙	23
乙酸钙	22.7	柠檬酸、苹果酸钙	19~26
乳酸钙	13（32）*	乙酸钙	22.7（23）*

*括号中的值为钙的参考吸收率。

资料来源：引自凌关庭"营养强化剂及其进展"《粮食与油脂》，2000 年第 1-4 期。

活性钙系由牡蛎壳经高温煅烧后制成，主要成分为氢氧化钙和氧化钙，碱性太强，有刺激性，且不一定有特别的活性。生物碳酸钙也由牡蛎壳制成，其主要成分为碳酸钙。通常认为无机物钙含量较高，而有机钙如氨基酸钙等的钙吸收利用率较高。近年根据用同位素钙标记的研究表明，不同离子化程度的钙盐，其吸收率差异不大。例如，有人用乙酸钙、乳酸钙、葡萄糖酸钙、柠檬酸钙、碳酸钙等按元素钙 500mg/d 分别给健康男性成人服用，结果表明其吸收程度相似。然而有如维生素 D 等可提高钙的吸收利用率，酪蛋白磷酸肽等也可促进钙的吸收。钙强化剂主要应用于谷类食品及婴幼儿食品等。

在强化钙时，应注意强化剂中重金属元素的含量，要严格控制在安全的范围内。生物钙、活性钙是用牡蛎壳加工的钙盐，由于近海污染日益严重，容易被重金属污染，应注意检测原料的重金属含量。骨钙是用动物骨头加工而成，由于动物体内很大部分重金属沉积于骨骼中，也容易引起重金属超标。另外，骨头来源及成分复杂，使骨钙质量难以控制。

（2）铁 铁强化剂的品种，除了通常的硫酸亚铁和乳酸亚铁等无机和有机铁强化剂外，也还可使用还原铁和电解铁等元素铁（表3-2）。

通常，二价铁比三价铁易于吸收，故铁强化剂多使用亚铁盐。又由于机体对血红素铁的吸收（40%）远比非血红素铁（5%~10%）好。故我国近年来已研制并批准许可使用氯化高铁血红素和铁卟啉等品种以供食品的铁营养强化。许多研究表明，乙二胺四乙酸铁钠的吸收明显高于其他非血红素铁（平均吸收率为硫酸亚铁的 2 倍），受膳食因素影响也较小。

铁盐用于食品营养强化时，有几个问题应该注意：①稳定性硫酸亚铁属于离子型化合物，溶解于水后解离出的亚铁离子极不稳定，在食品加工过程中大部分被氧化为三价离子，吸收率降低，失去营养强化作用，因此硫酸亚铁已逐渐被淘汰，葡萄糖酸亚铁、乳酸亚铁、柠檬酸亚铁等小分子化合物的稳定性也较差，卟啉铁和血红素铁稳定性好、吸收好，但价格很高，一般食品企业无法接受；②气味大多数铁盐都有一种特殊的"铁锈味"，对食品的口感影响较大，有的铁盐本身就有"铁锈味"，如乳酸亚铁，有的铁盐经加工后产生"铁锈味"，如硫酸亚铁、葡萄糖酸亚铁等，这种"铁锈味"会严重影响强化食品的可口性，特别是生产供婴幼儿食用的食品时一定要避免使用这种铁盐；③色泽一些铁盐的颜色较深，如柠檬酸铁铵、柠檬酸铁、富马酸亚铁、葡萄糖酸亚铁、血红素铁等，其颜色多为棕色、红褐色等，在使用时应考虑对食品色泽的影响，特别是应用干混工艺添加时，其深颜色颗粒物常常会引起消费者误解，认为食品中含有异物而遭到质量投诉。另外，由于亚铁离子经加工后很容易氧化成为三价离子，其颜色呈微棕色，对食品的色泽也会产生一定影响。

表 3-2 各种铁强化剂的相对生物效价

铁强化剂	含铁量/%	相对生物效价	铁强化剂	含铁量/%	相对生物效价
硫酸亚铁	20	100	乳酸亚铁	19.39	
碳酸亚铁	35	2	琥珀酸亚铁	35%	92
富马酸亚铁（延胡索酸亚铁）	32.9	95	氯化高铁血红素		
葡萄糖酸亚铁	12.5	97	铁卟啉		460
焦磷酸铁钠	16	14	乙二胺四乙酸铁钠	13.5	240
柠檬酸铁	16.9	73	还原铁	96	37
柠檬酸亚铁	22.3		电解铁	97	

续表

铁强化剂	含铁量/%	相对生物效价	铁强化剂	含铁量/%	相对生物效价
柠檬酸铁胺	14.5	107	酒石酸亚铁	25.2	77
			甘氨酸亚铁	28.5	217

资料来源：引自凌关庭"营养强化剂及其进展"《粮食与油脂》，2000年第1-4期和于波"铁营养强化剂的应用状况"《营养强化剂及特种营养食品专业委员会2004年年会论文集》。

实际应用时应注意对铁强化剂的选择，这除了有如铁含量高，吸收利用好以外，还应注意其对食品感官质量有无影响，这通常应选择好一定的载体食品与之配合。

（3）锌　锌强化剂的品种也很多。我国现已批准许可使用的品种有硫酸锌、氯化锌、氧化锌、乙酸锌、乳酸锌、柠檬酸锌、葡萄糖酸锌和甘氨酸锌等8种，其中，葡萄糖酸锌和甘氨酸锌生物利用率最高，为硫酸锌的1.6~2倍。它们主要应用于婴幼儿食品及乳制品等。

（4）碘和硒　利用食盐加碘来防治我国乃至全球缺碘性地方性甲状腺肿确已收到显著成效。作为碘强化剂的品种主要是用人工化学合成的碘化钾与碘酸钾。此外，我国尚许可使用由海带等海藻提制的海藻碘。碘强化剂除广泛应用于食盐外，尚可应用于婴幼儿食品等。

硒强化剂除化学合成的亚硒酸钠和硒酸钠外，我国尚许可使用富硒酵母、硒化卡拉胶和硒蛋白。这主要是将无机硒化物通过一定的方法将其与有机物结合，用以获取有机硒化物。例如富硒酵母即是以添加亚硒酸钠的糖蜜等为原料经啤酒酵母发酵后制成。通常，有机硒化物的毒性比无机硒化物低，且有更好的生物有效性和生理增益作用。硒强化剂主要在缺硒地区使用，且多应用于谷类及其制品、乳制品等。富硒酵母等有机硒尚可做成片、粒或胶囊等应用。

（5）其他　我国尚许可使用硫酸铜、硫酸镁、硫酸锰以及葡萄糖酸钾、氟化钠等营养强化剂，前者多应用于婴幼儿配方食品，而氟化钠则仅在缺氟地区的食盐中使用。

4. 脂肪酸

用于食品营养强化的脂肪酸为多不饱和脂肪酸。它们主要是亚油酸、α-亚麻酸和花生四烯酸等。亚油酸和α-亚麻酸是机体必需脂肪酸，而花生四烯酸等多不饱和脂肪酸并非机体必需脂肪酸。它们可由亚油酸和α-亚麻酸在体内转化而成。但是，将其对食品进行营养强化可减少机体对亚油酸和α-亚麻酸的需要，尤其是对婴幼儿来说，其生理功能不全，转化不足，故有必要进行一定的营养强化。

（1）亚油酸（$C18:2$，$n-6$）　亚油酸是许多植物油的组成成分，作为食品营养强化用的亚油酸可由天然物分离所得，也可通过微生物发酵制成。美国对其有严格的质量标准。因亚油酸为多不饱和脂肪酸，易被空气氧化，应予注意。本品多应用于婴幼儿食品，尤其是婴幼儿配方乳粉中。

（2）α-亚麻酸（$C18:3$，$n-3$）　α-亚麻酸在体内可转化为其他$n-3$多不饱和脂肪酸。某些含油的植物种子如月见草和黑加仑种子中可有一定量存在，亚麻子中含量最高。我国已批准许可使用α-亚麻酸作为食品营养强化剂应用于调和油、乳及乳制品，以及强化α-亚麻酸饮料中。

（3）花生四烯酸（$C20:3$，$n-6$）　花生四烯酸在体内可由γ-亚麻酸在羧基端延长，并进一步径去饱和转化而来。在许多植物种子如花生等中多有存在。作为食品营养强化用的亦可由微生物发酵制得。花生四烯酸（AA）对婴儿的神经系统尤其是大脑发育至关重要，同时还具有促进生物体内脂肪代谢，降低血脂、血糖、胆固醇的作用，对预防心脑血管疾病具有重要意义。我国现已许可将花生四烯酸作为婴幼儿配方乳粉的营养强化剂。

（4）DHA和EPA　DHA（$C22:6$，$n-3$）和EPA（$C20:5$，$n-3$）可由机体的另一种必需脂肪酸

亚麻酸（α-亚麻酸 C18∶3，n-3）转化而来。DHA 和 EPA 富含于海产动物脂肪中，目前市场上销售的都是 DHA 和 EPA 的混合物。研究证明 DHA 与婴儿的视觉和神经发育有关，EPA 对于降低血甘油三酯的作用比较明显。对于婴幼儿食用的食品，应选择 DHA 含量较高的产品，而 EPA 含量较高的产品更适用于中老年人食用的食品。DHA 和 EPA 产自深海鱼油，有明显的"腥味"，而海藻油也富含 DHA 和 EPA，且无"腥味"，因此可根据需要选用。

（5）共轭亚油酸（CLA）　研究表明共轭亚油酸具有抗癌作用、减肥作用、调节免疫功能的作用、防止动脉硬化等作用。天然 CLA 主要是 9c，11t-CLA，存在于反刍动物牛、羊等的肉和乳中，一般食品中含量甚少，因此可通过强化来满足人体需要。

5. 膳食纤维

现已公认，膳食纤维具有有益于人体健康的多种作用，有如防止肥胖、预防便秘，以及防止心血管病和降低结肠癌的发病率等，并被认为是第七类营养素。因此有必要对食品进行一定的营养强化。

用于食品强化的膳食纤维可由多种不同的植物原料制成。例如，人们可由米糠、麸皮等制成含有一定量膳食纤维的米糠粉和麸皮粉，也可由某些蔬菜、水果制成不同的膳食纤维应用。美国 1997 年正式批准将糖用甜菜在水提取糖后制成甜菜纤维作为食品添加剂应用。它既可作为食品营养强化（营养素、膳食增补）用，也可作为抗结、分散、增稠、稳定和填充剂等应用。其总纤维含量不低于 70%，可溶性纤维不低于 20%，主要应用于焙烤制品和乳制品等。

第四节　营养素稳态化技术

一、营养素稳态化技术的概念

营养素稳态化技术就是利用食品加工中的相关稳态化技术，有效防止食品中营养素的损失、衰减和劣变等情况的发生，同时采用一些物性修饰技术使营养素在食品体系内保持稳定的状态，包括乳化、均质技术、微胶囊技术、改性技术以及能够防止食品氧化、吸湿、霉变等因环境因素引起食品品质劣变的各种技术。

本节分别就食品加工中保持营养素稳态化的相关技术进行介绍，并分别介绍了宏量营养素适应食品体系稳态化需要而进行的改性修饰技术，以及食品体系稳态化保持技术。

二、食品加工中稳态化技术介绍

（一）均质技术

食品组成复杂，但产品要求高度均一和稳定。食品的均匀度不仅要求分散相分布均匀，而且还要求分散相微粒细化并能够保持一定的乳化稳定性。通过均质可以将食品原料的浆、汁、液以及添加物充分细化、混合，从而大大提高食品的均匀度和细度，防止或减少液状食品中营养素的分层，提高产品稳定性。

高压均质是一种适用于流体物料的连续化非热加工技术。物料在高压均质处理过程中首先达到预设压力，然后经过均质阀作用，最后从出料口流出。物料高速通过均质阀狭窄缝隙时受到剧烈的剪切、碰撞、空穴、湍流、涡旋、加热等多种效应，颗粒粗大、不均一的乳浊液或悬浮液被加工成非常细微、稳定的乳浊液（图3-1）。

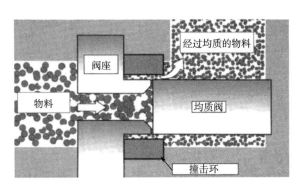

图3-1 高压均质作用原理示意图

资料来源：刘伟等：高压均质在食品加工中的研究进展。

工作原理：高压均质机主要由高压泵、均质阀、传动装置等构成，如图所示高压均质机的工作原理，工作时由柱塞泵将液体物料以高压低流速的状态输送至密闭的均质阀区（一级高压均质阀和二级低压均质阀），液体物料在高压作用下迅速通过均质阀中狭窄的间隙时，物料的流速迅速地增加，而压力也同样地减低。物料同时受到高速剪切、高频震荡、空穴现象和对流撞击等机械力作用和相应的热效应，可诱导物料大分子的物理、化学及结构性质发生改变，最终达到均质的作用。

高压均质技术，是蛋白质物理改性中的一种，此技术通过加压来改变蛋白质的物理性质，从而改善蛋白质的功能特性、提高营养价值。高压均质处理能够改变溶液中蛋白的立体结构，并根据蛋白体系、应用压力、处理温度和受压时间的不同，导致蛋白变性、聚集或凝胶。均质会降低分散液中的液滴粒径，增加液滴的数量，改变体系内部的流变特性，从而影响到整个体系的稳定性。在酸性乳饮料中酪蛋白的下沉速度与其粒子半径成正比。半径越小，其下沉速度越慢，饮料的稳定时间也就越长。均质可使乳蛋白粒子明显变小，从而使酸性乳饮料的稳定性大大提高。均质处理是乳状液制备过程中必不可少的关键步骤。通过均质处理能破碎乳状液中的脂肪球，使它们较小的脂肪球相对均一地分散在乳状液中，形成相对较稳定的乳状液。

高压均质还常用于食品工业中（如牛乳、奶油、冰淇淋等乳状液）主要起到提高这些产品的乳化稳定性、质构、滋味和风味等。姜梅等研究发现高压均质可改变蛋白质分子构象，提高乳状液的分散性及稳定性。高压均质还可以通过减小蛋白质-油脂乳液的粒径、改性蛋白质，提高其氧化稳定性、抑制液滴乳化和聚结。

（二）乳化技术

乳化是两种不易混溶液体（如水和油）在表面活性剂（乳化剂）作用下，将其中一种以极微小液滴状或小球状均匀分散于另一种液体中的过程。除了自发性进行的混合（如微乳液），该过程一般需要通过高速剪切、均质、机械振荡或超声波粉碎进行能量输入，促进微小液滴的形成。根据热力学第二定律，乳状液是非自发形成的，因此，乳化体系通常是热力学不稳定体系，它们常常会发生絮凝、聚结或乳状液的分层。温度、pH、离子强度、蛋白质/油、油相的体积分数等是影响乳状液物理稳定性的主要因素。

目前食品工业中应用比较广泛的乳化技术包括以下几种。

1. 微乳液/纳米乳液技术

微乳液/纳米乳液通常定义为两种含有适量的表面活性剂和助表面活性剂的不互溶液体所形成的热力学稳定、各向同性、外观透明的分散体系，粒径在 10~100nm。乳液的形成不需要外加功，是在体系内各种成分达到匹配时自发形成的。乳液分散体稳定性较好，不易发生聚合或分离的现象，又兼具有高黏性或凝胶状特性，乳化技术能够很好的解决了添加剂溶解性不足的问题，丰隽莉等以 Tween80 为表面活性剂，正丁醇为助表面活性剂，开展了维生素 E 微乳液的研究。最终制备的维生素 E 微乳液平均粒径为 10nm 以下，稳定性好，包埋后维生素 E 损失随时间变化很小，具有较高的对维生素 E 的包封率。微乳化技术会以其能使食品中不溶成分溶解，难溶物质溶解度增大，从而使得食品中的营养成分充分溶解，增加其营养作用等优点，将会对食品工业的发展起到重要的推动作用。

2. 皮克林（Pickring）乳化技术

皮克林乳化技术是指利用较小尺寸粒子（纳米级或微米级颗粒）本身特性就能起到稳定乳液的作用，而可用来代替传统乳化的一种新型乳化技术。由固体颗粒吸附于油/水界面来稳定液滴所形成的乳液被称为皮克林乳液，所用乳化剂被称为颗粒乳化剂。皮克林乳化的目的是为了提高乳化体系的稳定性，防止乳液在温度、储存等外界条件改变时发生分层或破乳。与传统表面活性剂不同，固体颗粒对乳状液的稳定机制是分散的固体颗粒吸附于油/水界面形成了物理屏障，从而阻止乳液液滴之间的聚集，减缓乳液分层。在食品领域，黄油、人造奶油、冰淇淋等食品都是全部或部分通过脂肪晶体粒子在油水界面形成立体屏障阻止液滴的聚集来保持稳定。皮克林乳液稳定性的主要影响因素有固体颗粒的表面润湿性、粒度和浓度等，此外还会受到乳液、分散介质等因素的影响。

Dmitry 在研究纤维素作为 Pickering 乳液的两亲性颗粒乳化剂时，用超声乳化的方法制备了纤维素溶液的分散液。形成的纤维素分子有很好的流动性，从而更易在油水界面形成封装涂层。未来应针对食源性乳化粒子的筛选、乳化制备技术以及稳定性评价等方面加大皮克林乳化技术在食品加工领域中的开发力度，促进绿色、健康、安全的食品乳化技术发展。

3. 高剪切分散乳化技术

高剪切分散乳化（high shear dispersing emulsifier，HSDE）技术是近几年迅速发展的一种新型纳米、微米的均质化技术，广泛的应用到食品、化工药物研究等诸多领域。高剪切分散乳化机通过转子高速旋转所产生的高圆周线速度和高频机械效应带来的强劲功能，使物料在定、转子狭窄的间隙中受到强烈的机械及液力剪切、离心挤压、液层摩擦、撞击撕裂和湍流等综合作用，从而使不相溶的固相、液相、气相在相应成熟工艺和适量添加剂的共同作用下，瞬间均匀精细地分散乳化，经过高频的循环往复，最终得到稳定的高品质产品。

HSDE 技术在食品行业中对提高产品品质有显著作用，在食品加工过程中起着重要的作用。研究表明此技术能够使果蔬汁具有均匀的相态，有效抑制果蔬汁分层。HSDE 技术能够保证蛋黄与蛋清的充分混合均匀，防止蛋液分层，有效防止在加热过程中蛋清可能提前变性。

4. 膜乳化技术

膜乳化技术是一种深度控制微粒产品的新技术，膜乳化时设计膜孔尺寸、膜厚度、膜形状及操作参数等即可生产出特定需要尺寸的乳状液和其他固体微粒。膜乳化作为一种新型的乳状液制备技术，可以制备各种类型粒径的单分散乳状液。膜乳化过程所需能耗较低，条件温和，在食品乳状液、药物释系控统、单分散微球（囊）的制备等诸多领域有着广泛的应用。

相比机械动能输入式的高速剪切式乳化方式，膜乳化具有操作简单，低能耗，较少的乳化剂用量，较窄的分散相粒径分布范围的优点。现在，膜乳化技术已经有了广泛的应用范围，其范围已经从简单的食品中涂抹的软质食品到生产复杂的胶状集合物。

(三) 微胶囊技术

1. 定义及特征参数

微胶囊技术是指利用天然或合成高分子材料，将分散的固体、液体、气体物质包裹起来，形成具有半透性或密封性囊膜的微小粒子的技术。包裹的过程即为微胶囊化，形成的微小粒子称为微胶囊。微胶囊由包裹材料和被包裹材料组成。微胶囊内被包裹的材料称作芯材、核心物质、囊心物、活性物、芯、内相、核或填充物。包囊材料可称作壁材、囊壁、囊膜、载体、囊壳、涂层、保护膜或被膜等。

在配料丰富的食品体系中，某些成分间的直接接触会加速不良反应的进程，如某些金属离子的存在会加速脂肪的氧化腐败，也可能影响食品的风味系统。同时某些矿物质、维生素等，因带明显的异味或色泽而会影响被添加食品的品质。微胶囊技术可使易发生作用的配料相互隔离开，并能掩盖它们所带的不良风味与色泽，改善它在食品工业中的使用特性。对于不稳定的敏感性物料，经微胶囊化后可免受环境中湿度、氧气、化学成分、光紫外线等不良因素的干扰，提高贮藏加工时的稳定性并延长产品的货架寿命。

微胶囊稳态化的特征参数包括产品的粒径大小、粒度分布、外形、储存稳定性及其他参数等。稳态化产品的常规理化性质，如水分含量、溶解性、表面油含量、包埋率、表面形态、粒度分布等性质，可以利用电子扫描显微镜、激光纳米粒度测定仪等对稳态化产品的表面形态、粒度分布等进行研究，并评价稳态化产品的质量。

2. 微胶囊稳态化的方法

微胶囊稳态化方法大致可分为化学法、物理机械法和物理化学法，具体有多种，如喷雾干燥法、喷雾冻凝法、空气悬浮法等。其中，有一部分仍停留在发明专利上，没有形成工业化规模生产，部分已应用于医药化工、化学工业上（表3-3）。

表 3-3　　　　　　　　　　　　　　　　　微胶囊制备的方法

类型	微胶囊制备方法
化学法	分子包含法（Molecular inclusion）
	界面聚合法（Interfacial polymerization）
	水相分离（aqueous phase separation）
物理化学法	有机相分离（Organic phase separation）
	复凝聚法（Coacervation）
	脂质体包埋法（Liposome entrapment）
	喷雾干燥法（Spray Drying）
	喷雾冷冻法（Spray Chilling）
	喷雾冷却法（Spray Cooling）

续表

类型	微胶囊制备方法	
物理法	流化床法（Fluidized coating）	
	共结晶法（Cocrystallization）	
	冷冻干燥法（Freeze drying）	
	挤出法（Extrusion）	
	多项离心挤出法（Multioritic centrifugal extrusion）	

3. 营养素微胶囊稳态化的应用

微胶囊技术应用于食品工业，使许多传统的工艺过程得到简化，同时也使许多用通用技术手段无法解决的问题得到了解决，极大的推动了食品工业由低级初加工向高级深加工产业的转变。经微胶囊化后，可改变物质的色泽、形状、质量、体积、溶解性、反应性、耐热性和贮藏性等性质，同时也可以解决加工工艺导致营养素的流失、不稳定等问题（表3-4）。

表3-4 食品工业中营养性组分的微囊化研究

营养素	壁材	微胶囊化技术	特点
鱼油	大豆分离蛋白/葡萄糖乳糖	喷雾干燥	氧化稳定性增强
	蛋白（酪蛋白、乳清蛋白、大豆分离蛋白）与糖类（葡萄糖、低聚果糖）美拉德反应产物	喷雾干燥	氧化稳定性增强
	辛烯基琥珀酸酯化淀粉/阿拉伯树胶/甜菜果胶/酪蛋白酸钠分别与葡萄糖浆的复配物	喷雾干燥	酪蛋白与葡萄糖浆复配物微胶囊氧化稳定性更高
	羟丙基-β-环糊精	流化床喷雾造粒涂布法	微胶囊氧化稳定性较低
	酪蛋白、乳清蛋白分别与环糊精、麦芽糊精的复配物	喷雾干燥	酪蛋白、环糊精复配物微胶囊氧化稳定性较强
β-胡萝卜素	淀粉	喷雾干燥	保留率高
	麦芽糊精/阿拉伯胶	喷雾干燥	稳定性显著提高
	明胶/阿拉伯胶	复合凝聚	包封率高
	麦芽糊精/葡萄糖/半乳糖/乳糖	喷雾干燥	氧化稳定性增强
	明胶/水解大豆蛋白/麦芽糊精/黄原胶	喷雾干燥	储存稳定性增强
	β-环糊精	冷冻干燥	稳定性增强

续表

营养素	壁材	微胶囊化技术	特点
番茄红素	环糊精	冷冻干燥	贮藏稳定性增强
	明胶/蔗糖	喷雾干燥	提高稳定性和保留率
叶黄素	多孔淀粉/明胶	喷雾干燥	增强光/热/氧的稳定性
	明胶/阿拉伯胶	复合凝胶	增强光/热/湿度稳定性
虾青素	壳聚糖	多重乳化剂蒸发法	抑制贮藏期间色素的异构化和降解
辣椒红素	淀粉/明胶	喷雾干燥	良好的贮藏稳定性和热稳定性
	食用胶	喷雾干燥	提高包封率
	环糊精/β-环糊精	离心/蒸发	增强稳定性

三、营养素改性稳态化技术

(一)蛋白质改性稳态化技术

蛋白质的结构与功能性质密切相关,主要包括氨基酸序列、排列顺序、空间构象、分子质量大小、电荷分布及分子内和分子间相互作用。蛋白质改性的原理是通过改变蛋白质分子的基本结构来影响其功能特性,通过物理、化学和生物等手段,改变蛋白质分子三维空间结构、功能基团位置以及物理化学性质,从而改善和提高蛋白质功能特性,以适应现今食品制造多元化的生产需求。当前研究采用蛋白质分析检测,通过检测等电点、溶解性等特性,对影响活性蛋白的稳定性及加工适用性的因素如温度、氨基酸组成、脱酰胺、二硫键错配等进行研究,对氨基化改性、乙酰化改性、二硫键修饰、磷酸化改性、聚乙二醇修饰等活性蛋白物性修饰技术进行研究,获得高活性蛋白稳态化及加工适用性工艺参数,提高活性蛋白的稳定性及加工适用性。蛋白质改性的方法主要包括酶法改性、蛋白化学改性和物理改性。

1. 酶法改性

蛋白酶改性具有反应条件温和、速度快、进行完全、副产品少和专一性强等特点,是当今研究蛋白质改性最为重要的改性技术之一。对蛋白质的有限酶解能够改善其功能性质溶解性,乳化性和起泡性。通过酶部分降解乳清蛋白的多肽骨架,能够增加其分子内或分子间交联或连接特殊功能基团,进而改变蛋白质的功能性质。

酶解处理蛋白后,能降低蛋白分子质量,同时使蛋白分子的紧实结构打开,释放包埋在分子结构内部的疏水基团和巯基基团,使蛋白结构变得伸展,分子构象的柔韧性或流动性更强。Zhao 等发现花生分离蛋白经过碱性蛋白酶预处理后发现蛋白的水溶性和热稳定性等功能性质有一定明显改善。

研究还报道了酶解程度 DH 的高低与酶解改性后蛋白功能特性的关系。Kong 等采用碱性蛋白酶对于小麦蛋白进行改性修饰,结果发现低酶解程度(DH<5%)的酶解产物水溶性和乳化能力与未酶解样品相比得到了显著提高。

2. 蛋白质化学改性

化学改性是通过化学试剂作用于蛋白质，使部分肽键断裂或者引入各种功能基团，利用蛋白侧链基团的化学活性，选择地将某些基团转化为衍生物，从而起到改善其各项功能特性，如溶解性、表面性质、吸水性、凝胶性及热稳定性等的过程。针对乳清蛋白的赖氨酸残基的 ε-NH2 和天冬氨酸的 ω-COOH 进行化学改性，可以改善蛋白的溶解度、表面性质、吸水性、凝胶形成和热稳定性。

另外，在蛋白质分子中引入亲水性聚合物-非离子多糖链，蛋白质分子引入大分子多糖后，溶解性得到改善，更能在油水界面充分发挥两亲性质，蛋白的疏水性侧链伸展到油相，多糖的亲水性侧链伸展到水相，特别是多糖分子的多分枝结构决定了接枝物分子空间位阻作用增强，能有效抑制乳液液滴间的聚集和絮凝，帮助蛋白质分子紧密地吸附在油/水界面上，提高乳液的稳定性。KekeXu 和 Ping Yao 研究了酸溶性大豆蛋白经过与葡聚糖糖基化接枝后稳定乳状液的能力，实验发现产物疏水性增加，乳状液液滴间位阻斥力增加，乳状液抵御外界环境变化的能力提高，在包括热处理、pH 和离子强度等不良环境下，以及长时间的贮藏过程中的稳定性均明显增强。

3. 物理改性

蛋白质的物理改性是指通过加热、冷冻、加压声场、挤压等物理手段来改善蛋白质的功能特性、提高营养素稳定性的方法。物理改性一般只改变蛋白的高级结构，具有加工费用低、耗时少、无毒副作用、对蛋白营养价值破坏小的优点，缺点是改性范围窄。

通过适度热变性，与大分子聚合和质构化可改善蛋白质的功能性质。在 $40\sim45℃$ 处理能加强乳清蛋白的起泡性。这是因为乳清蛋白质分子部分被展开而导致疏水氨基酸残基的暴露，使其能在水气界面很好的定位。Jaynes 等的研究表明，火腿中加入部分热变性乳清蛋白浓缩物可提高制品的持水力、强度、黏度、弹性和咀嚼性。

非热加工技术（如超滤浓缩技术、冷冻干燥技术、高压均质技术等）由于没有加热过程，更加有利于蛋白质空间结构的保持，并使加工产品在理化性质方面具有多种优点，因此在蛋白质加工技术中被广泛引入，并迅速成为蛋白质加工技术研究领域的热点和前沿研究技术。

（二）油脂包埋和改性稳态化技术

1. 油脂包埋稳态化研究

对多不饱和脂肪酸实施稳态化的重要目的之一就是要使其能长时间地保存和运输，这就要求克服各种不良因素的影响，如光、热、氧气等。而稳态化的这种特性与其结构是有着直接关系的，如稳态化产品的包埋率与稳态化囊壁的多孔性与完整性直接相关，稳态化产品的流动性与稳态化的形状和表面结构有关，因此，可以说稳态化的结构也是决定稳态化质量好坏的重要指标。质量良好的稳态化产品超微结构应为球形或椭圆形，表面光滑，囊壁完整，产品粒度分布均匀，热稳定性好，对氧的通透性较低，以防止所包埋的芯材在储存过程中发生氧化。

采用微胶囊稳态化技术对藻油进行包埋，可以改变液体油脂加工使用过程中不方便的缺陷，同时又可以有效防止或延缓藻油的氧化变质的难题。AA 油稳态化产品被使用在配方乳粉中，要求其复原乳状液性能稳定，不受乳制品中添加的微量元素的影响，同时也要求采用的微胶囊制备的油稳态化产品具有抗有益金属离子破坏的作用。刘施琳确定微藻油微胶囊化的最佳包埋条件，在此条件下包埋率为 71.03%。扫描电镜和热重分析表明：藻油微胶囊化后形成新的形态，在一定程度上可保持藻油的稳定性。杨静研究了 AA 油稳态化产品的制备，以麦芽糊精为壁材，藻油为芯材，选择合适的乳化剂种类，确定最佳的乳化剂配比和用量，建立新的酸及有益金属离子存在的介质中，能形成稳定的型乳状液的乳化体系，并对乳化时间、温度及均质压力等乳化工艺参数进行确定。殷小梅等选用明胶与蔗糖混合作为壁材包埋鱼油，制备的鱼油微胶囊产品具有很高微胶囊化产率和效率，很好的储存稳定性。吴昊将富含 EPA 和 DHA 的鱼油进行微胶囊化，能有效防止其氧化变质，掩饰鱼油的腥味，提高可接受性。王小宁采用复凝聚法制备山核桃油微胶囊，制备的微胶囊在高温、强光照下包油率稳定，有利于进一步加工贮藏。

2. 油脂改性稳态化技术

为了适应食品工业对油脂物理化学性能和相关稳态化的要求，油脂改性技术顺势而生，目前油脂的改性技术主要分为油脂氢化技术、干法分提技术和酯交换技术。通过油脂改性，可以获得具备稳定性、可塑性、乳化性等不同物化特性的功能油脂。

（1）油脂氢化技术　油脂氢化是指油脂在催化剂作用下于一定的温度、压力、机械搅拌条件下，不饱和双键与氢发生加成反应，使油脂中的双键得到饱和的过程。

油脂氢化的目的主要是：①提高熔点，增加固体脂肪含量，在一定温度下，反式脂肪酸因其不饱和程度降低，使其熔点比相应顺式结构的脂肪酸高，固体脂肪含量也相应增加；②由于油脂中的不饱和双键经过加氢后，变为饱和脂肪酸，大大提高了油脂的抗氧化能力，并增加了油脂的热稳定性，改善油脂色泽、气味和滋味并防止回味；③改变油脂的塑性，得到适宜的物理化学性能，拓展用途。

研究报道反式脂肪酸的摄入与心血管疾病、动脉粥样硬化等密切相关，国家也出台相关政策要求食品包装必须标注反式脂肪酸的含量，这大大限制了氢化油脂的发展。

（2）干法分提技术　干法分提是基于不同类型的甘油三酯的熔点或在不同温度下互溶度的不同，通过油脂冷却结晶达到固-液分离的目的，是最简单和最经济的分提工艺。目前最为典型的应用是对棕榈油和乳脂的改性。分提后的产品中，棕榈液油可用作烹调油、调和油等使用，通过对棕榈油多级干法分提得到的高碘值液态油、高硬度硬脂及高质量的中间组分可用于类可可脂、代可可脂等。

（3）酯交换制备技术　酯交换反应主要通过改变油脂中甘油三酯结构与组分，选择性改变油脂的溶点，提高产品的稳定性与塑性，但反应过程中无反式脂肪酸的生成，因此，酯交换反应是目前油脂改性中的重要手段。

20 世纪 50 世纪年代，美国在食用油领域首次使用酯交换对猪油进行改性，改性后发现猪油的乳化性、酪化性以及稳定性均得到明显改善，随后酯交换技术广泛应用于其他各种原料油的改性以及各类专用油脂的制备。各国先后利用酯交换技术对米糠固脂、棕榈油、奶油等天然油脂进行改性为了扩大油脂在食品领域的应用范围或提高产品营养性，Ramli 等利用酯交换反应将油酸甲酯中的油酸转移至棕榈油中形成了富含油酸的棕榈油，Utai 等通过化学酯交换制备富含多不饱和脂肪酸的金枪鱼油等，Rodriguez 则将牛脂与葵花籽油通过化学酯交换制备起酥油，Ponmalakunneel 等由米糠油、棕榈油、棕榈硬脂制备零反式酸塑性脂肪，Roland 等利用 1,3-特异性脂肪酶改性棕榈油可以制备类可可脂或代可可脂。

（三）碳水化合物改性稳态化技术

淀粉包括直链淀粉和支链淀粉两类，天然淀粉用途虽广，但天然淀粉糊黏度不具热稳定性，抗剪力稳定性不够，冻融稳定性较差，淀粉不具冷水溶解性，尚不能满足工业上各种特定需要。淀粉改性即通过物理或化学或酶法处理后，改变淀粉天然性质，增加其性能或引进新特性，使之符合生产生活需要。根据相关文献，淀粉改性方法主要包括物理法、化学法、生物法以及复合法等。

通过对淀粉进行改性处理，能够增强其冻融稳定性。如生产挂面时，添加小麦淀粉磷酸酯，就能使面筋与淀粉、淀粉与淀粉之间更好结合，形成组织细密、黏弹性良好面团，提高产品的稳定性，改善产品质量；在木薯粉丝中添加小麦淀粉磷酸酯后，可增加粉丝韧性和抗力，提高成品率，且色泽增白增亮，耐煮不粘条，增加产品稳定性。另外，淀粉磷酸酯用于火腿肠等食品，增强冻融稳定性，可使火腿肠在低温冷藏时也无水分析出。

淀粉改性方法有以下四种。

1. 物理法

物理改性法主要是通过物理方式将原淀粉的结晶度和反应活性等进行改变，有效的增强淀粉的实际使用性能。目前物理处理的方法主要有超高压处理、微波处理、超声波处理、热液处理、超临界流体处理、挤压法处理等方法。

Sun 发现物理法改性后的高粱淀粉颗粒表面形成许多孔状结构，具有更高的热稳定性及剪切稳定性，溶解性能及溶胀性能更佳。还有研究以乳清蛋白 OSA 变性淀粉为复合乳化剂，通过超声均质法成功制备的乳清蛋白 OSA 变性淀粉纳米乳液，粒径在 40~80℃ 下能保持较好的稳定性。张静静研究发现变性淀粉（羟丙基木薯淀粉）的加入能够有效的改善鱼丸的质构、持水性和冻融稳定性等性质。

2. 化学法

化学法改性淀粉是采用添加化学试剂与原淀粉发生氧化、醚化、酯化等作用使淀粉分子结构发生改变，从而改变其性能。目前化学法改性淀粉的手段主要包括酸变性处理、交联处理、氧化处理、酯化处理等。

在酸处理过程中，引起淀粉分子中糖苷键水解，分子变小。经酸处理后淀粉糊液的透明性及热糊稳定性提高，凝胶能力增强，形成薄膜性能好。孙秀萍等研究了酸处理对玉米淀粉和马铃薯淀粉变性后都具有黏度下降，流动性好，热糊稳定性增加等特性。沈建福等酸解马铃薯淀粉后，特性黏度为原淀粉的 1 倍，热糊稳定性是原淀粉的 2 倍。

交联淀粉提高了糊化温度和黏度，冻融稳定性提高，抗剪切力比原淀粉糊稳定程度有很大提高，原淀粉糊黏度受剪切力影响降低很多，而经低度交联便能提高稳定性，交联淀粉的抗酸、碱稳定性也大大优于原淀粉。如羟丙基二淀粉硫酸酯，膨润性及透明度高，糊液对温度、酸及剪切力的稳定性好。乙酰化二淀粉硫酸酯，溶解度、膨润力、透明度均高于原淀粉，糊液冷冻稳定好，pH 变化时黏度稳定。研究发现，交联淀粉代替 5%~15% 小麦面粉，能改善面团的延展性、拉伸性。杜连起将玉米磷酸酯淀粉与高直链淀粉混合，制作出的粉丝黏连性降低，耐蒸煮性提高，咀嚼性和冻融性显著提高。李少华等通过往玉米饮料中添加羟丙基复合变性淀粉、羟丙基辛烯基琥珀酸酯化淀粉，发现对提高玉米饮料的稳定性有显著效果。

3. 生物法改性淀粉

生物法改性淀粉主要是利用酶处理淀粉，常用的酶有 α-淀粉酶、普鲁兰酶、糖化酶等。王苗苗等对比了原淀粉膜与普鲁兰酶改性淀粉膜的性能，结果表明，采用生物酶改性后的淀粉膜热稳定性增大，抗拉强度强，表面更平滑。曾洁等对交联淀粉采用酶解和发酵处理，发现随酶解程度的增大，交联淀粉的黏度下降，黏度稳定性逐渐提高。刘程玲等分析普鲁兰酶酶解处理红薯淀粉后，发现淀粉稳定性增强，高温下耐剪切力增强，硬度增大。

4. 复合法改性淀粉

复合法改性淀粉就是结合物理法、化学法、生物法等方法对原淀粉进行处理的一种新型改性方法。

赵力超等采用物理-化学复合法制备慈姑抗性淀粉后发现原淀粉的结晶结构被破坏，形成了新的连续的致密结构，其不透明度和持水力增加，稳定性增强。陈杭等以糯米淀粉为原料制备羟丙基糯米淀粉，并进行琥珀酸酯化处理后发现，羟丙基化极大地提高其冻融稳定性和冷藏稳定性，经琥珀酸酯化处理后的羟丙基糯米淀粉，其糊黏度、冻融稳定性、凝沉稳定性都明显提高。

四、营养素稳态化在产品中的应用

（一）营养素稳态化在婴幼儿配方乳粉中的应用

1. 不同工艺对营养素的稳定性

配方乳粉中微量营养素的稳定性受生产工艺影响较大。按照生产工艺划分，目前常用的配方乳粉生产工艺主要有干法工艺、湿法工艺以及干湿复合工艺。

（1）干法工艺 干法工艺主要工艺流程为：原辅料及包装材料验收—轨道紫外杀菌—配料（三维预混）—混合（绞笼干混）—包装及金属探测。干法工艺生产过程中主要关键控制点为预混和干混两部分。整个生产加工过程没有任何受热处理和水溶工序，因此可以保证微量营养素的含量不会发生明显热损失和离子交换降解。

干法工艺生产过程中，由于微量营养素的添加量极少，直接投料时难以混合均匀，且极易造成摄入过过量或不足的情况。梁洪武等对婴幼儿配方乳粉中花生四烯酸干法工艺进行了研究，通过分析保存时间和保存温度对花生四烯酸的影响，并确定了花生四烯酸算的最佳添加温度为75℃，并建立了花生四烯酸添加到婴幼儿配方乳粉中的配套干法工艺。

（2）湿法工艺 湿法工艺主要工艺流程为：原辅料验收—离心净乳—巴氏杀菌—降温储存—真空混合配料—高压均质—杀菌浓缩—喷雾干燥—流化床凉粉—包装。在生产加工前期，采用真空混料器进行循环往复交叉溶解配料，可以最大程度地提高微量营养素的溶解性和混合均匀性湿法工艺可使大多数微量营养素获得良好的混合均匀性，但部分热敏性营养素的损失率较高，可考虑在湿法工艺生产末端添加，以减少受热过程。

彭启华等研究发现高温杀菌阶段维生素 B_1、维生素 D 和叶黄素损失率高于其他工序。因此，工艺采用高温短时灭菌或者超高温瞬时灭菌，可极大的避免高温杀菌对维生素的流失。沈国辉等制定了DHA 微胶囊粉末喷雾干燥最佳工艺条件为均质压力为 40 MPa，均质 40~45℃，喷雾干燥进风温度170℃，出风温度 70℃。

（3）干湿复合工艺 采用干湿复合工艺进行营养强化剂的添加，可以充分结合湿法工艺和干法工艺的优点，最大程度保留了各营养强化剂在终产品中的种类和含量，便于生产管控。干湿复合工艺，最佳储存条件为常温储存（温度不超过 37℃，湿度不超过 75%），最佳包装形式为马口铁听包装；婴儿配方乳粉各营养素种类和含量在满足基础配方的同时，还应对维生素、矿物质、二十二碳六烯酸（DHA）以及花生四烯酸（ARA）进行补充和强化。

2. 环境因素与储存条件对营养素的稳定性

婴儿配方乳粉中各类营养物质在货架期内的衰减主要受氧气、水分、温度、光照等因素影响，不同营养素受外界因素的影响程度不同。添加抗氧化剂、微胶囊包埋技术、充氮或充包装等措施，可有效改善脂肪的氧化稳定性。因此乳粉的生产、包装、存放、运输等环节都应当控制温度。一般而言，样品 20℃ 储存 24 个月后，POV 在 10meq/kg 以下，可以较好的保持乳粉品质。

高春研究了影响婴幼儿配方乳粉中 K_1 稳定性的环境因素，发现日照会加快维生素 K_1 的破坏，温度升高稳定性也会降低，碱性条件加速维生素 K_1 的损失，黑暗和酸性环境条件对维生素 K_1 比较稳定，在15℃ 储存 30 个月后，乳粉中的维生素 K_1 含量仍然满足国标要求。研究发现黑暗日光灯下和酸性环境下婴幼儿配方乳粉中维生素 C 较为稳定，微量铜离子会对维生素 C 有较大损失。强光照射，高温环境和碱性环境对婴幼儿配方乳粉中维生素 B_1 影响很大，在水分较低，密封较好的环境下，婴幼儿配方乳粉中维生素 B_1 的货架期比较稳定。温度和光照是造成配方乳粉贮藏阶段维生素 D 稳定性下降的最主要因素，维生素 D 随温度升高，半衰期缩短。光照高温、强酸环境和抗氧化剂对叶黄素破坏性较强，营养素的添加量增大对叶黄素也有显著影响。

（二）营养素稳态化在液态乳剂产品中的应用

乳剂作为液体剂型特殊医学用途配方食品，是含有油相及水相的热力学不稳定体系，同时也是含有碳水化合物、蛋白质等丰富营养物质的中性体系，需要采用乳化、均质及灭菌工艺来保持体系货架期稳定。乳剂的稳态化研究，就是为了让乳剂体系稳定，能够使乳剂亲和保持均一稳定的状态，能在常温状态下较长时间保持。乳剂体系内各种营养成分之间互相影响、相互作用，乳化体系复杂，常见问题为乳化程度差、蛋白质易析出、脂肪易析出上浮等，这要求有特殊的制备工艺与技术来稳定营养制剂和营养成分。

1. 乳剂制备工艺对营养素稳态化的影响

乳剂中连续相为水相，分散相为油相，体系中分散相的稳定性是研制的瓶颈和关键点所在。对体系稳定性影响较大的是分散相粒径，粒径越小，体系的稳定性就越高。分散相粒径变小的过程一般通过两步实现，首先要经过高速剪切乳化，使分散相均匀地分布于连续相体系中，形成均相乳状液，然后进一步将均相乳状液通过高压均质处理，使乳状液中分散相粒子细化，粒径急剧变小，比表面积呈几个数量级的增加，有助于乳液的长期稳定。为了获得长达 12 个月甚至更长的保质期，乳剂必须经过灭菌工序处理，以达到商业无菌的目标，现有成熟的杀菌工艺一般为湿热杀菌，可以杀灭活菌及耐热型的芽孢，包括高温罐头式杀菌工艺或者超高温瞬时杀菌工艺。对于特殊医学用途配方食品，高温杀菌热处理过程中营养素的损失不容忽视，这需要在设计配方的时候考虑一定的冗余量，主要针对容易热损失的维生素，如维生素 C、维生素 E 等，同时需要重点关注体系的 pH，因为不同维生素在不同酸碱度体系中的稳定性差异较大，需要具体分析计算；此外，高温杀菌过程容易造成体系中蛋白质衍生，生成部分赖氨酸丙氨酸，一种蛋白质热损失及消化利用率降低的标志物，这可以作为评价和改进热杀菌过程参数的指标之一。

2. 乳剂配方对营养素稳态化的影响

由于分散相配方极其复杂，在生产过程中多种成分之间发生复杂的相互作用，包括蛋白质与碳水化合物之间的美拉德反应，矿物质与蛋白质相互作用产生的絮凝分层，矿物质与脂肪相互作用容易发生催化氧化，脂肪变性；矿物质与维生素相互作用造成维生素的衍生和损失；矿物质与表面活性剂相互作用，造成乳化体系的失稳；包装与内容物相互作用，引起包装中小分子物质的溶出与体系营养物质在包装内表面的吸附等。这些变化大部分不利于产品的品质和质量，需要在工艺研究中予以克服。

作为乳剂型特医食品的三大宏量营养素：蛋白质、油脂和碳水化合物，它们通过各种类型的化学和物理键作用对乳剂的构成和稳定发挥了重要影响。蛋白质和碳水化合物能够吸附在油水界面上，保护乳化液滴不被聚集，使液滴粒径减小从而提高体系稳定性。孙哲浩等研究蛋白质和碳水化合物交联，证实了碳水化合物与蛋白质交互作用对食品乳状液稳定性产生重要影响。蛋白质的结构差异会影响其乳化能力，乳化能力差则易引起蛋白质与油脂形成的 O/W 乳化体系失稳，影响乳剂品质。乳剂产品开发常用的蛋白质源为牛乳蛋白，包括乳清蛋白和酪蛋白钠，而酪蛋白钠除了营养价值极高外，还兼具增稠、乳化和高热稳定特性。

3. 评价乳剂稳态化指标

乳剂的黏度也是影响其稳定的重要因素，乳剂的黏度大，就会减少粒子之间的碰撞几率，乳剂相对稳定。随着剪切速率的增加，乳剂黏度一般会呈现先降低后平稳的趋势。乳剂黏度急剧下降是因为在剪切力的作用下，体系中的脂肪球聚集体发生形变乃至破碎，液滴定向排布阻力减小导致。根据 Stokes 公式，乳剂颗粒的沉降速度与连续相的黏度成反比。连续相黏度增加，颗粒在连续相中运动所受黏滞力增加，分散相液滴运动速度下降，因此乳状液分层、絮凝和聚结速度均下降，稳定性相对增加。

第五节　靶向营养技术

随着对运载体系研究的不断深入，为了增加负载物在体内作用的选择性，更好的发挥其效果，新型的刺激响应性载体应运而生。在药物递送领域，由于肿瘤组织或其他患病组织的特殊生理环境，常用到的刺激手段可分为物理刺激如温度、光、电、磁等，化学刺激包括 pH、离子强度、谷胱甘肽（GSH）等。另一方面主动靶向运载体系的引入极大的提高了运载体系对特定细胞的识别性，增强载药粒子在作用位点的富集。在营养素递送领域，由于营养素多经口服摄入，消化道特殊的生理环境也为营养素的靶向运输提供了条件。

一、胃肠道生理环境

胃肠道的生理环境如图 3-2 所示。

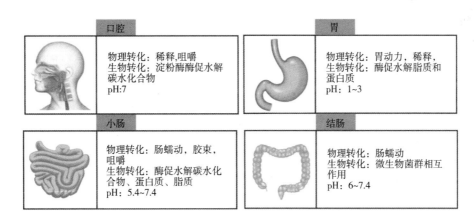

图 3-2　消化道内发生的生理和物理化学变化

1. 口腔

食物经摄食后在人口腔内发生的复杂过程，使得运载体系的组成、结构和性质也随之发生改变。在口腔内，食物被唾液稀释，同时口腔内的 pH、离子强度、温度等都将影响运载体系的性质。摄食后的咀嚼力，可以将食物破碎成碎片，消化酶又可以将其分解成更小的碎片。因此，在经历过口腔环境后，运载体系的特征与初始时会明显不同。有研究表明，不同油相的乳液在经过口腔后，其粒径会增大。

2. 胃

进入到胃环境后，递送载体将经历苛刻的物理化学和生理环境，其结构将进一步改变。事实上，高酸度（pH 1~3）可能导致胶体递送系统内一些组分的降解。此外，pH 和离子强度的变化（高达 100 mmol/L 左右，主要由 Na^+，K^+，Ca^{2+} 和 Cl^- 产生）可能导致可电离基团的电学性质发生变化。这对于以静电相互作用力为主导作用力的递送系统来讲，pH 和离子强度的变化可能对胶体输送系统的完整性、渗透性或聚集产生直接影响。同时，胃内的一些水解酶可能会水解递送载体的组成部分（如胃脂肪酶引发脂质消化，而胃蛋白酶引起蛋白质消化），而且存在于胃液中的表面活性物质（例如磷脂和蛋白质）可以吸附到递送系统的表面，改变它们的表面特征。在经历胃环境时，递送系统自身的性质也将影响其最终的特性。已经证实蛋白质稳定的纳米乳在胃内某些程度上易于出现聚结现象。然而，多层纳米乳液（通过蛋白质和多糖稳定）在胃环境中更加不稳定性，其表现出颗粒尺寸的大幅增加（表明广泛的液滴聚集）并且具有高的乳化现象。有研究表明，表面活性剂稳定的乳液在胃环境中能够稳定存在，以蛋白质为稳定剂的乳液在胃环境中容易聚集形成絮状物。

3. 小肠

离开胃进入小肠消化的食物通常称之为"食糜"。食糜与小肠内的消化液混合，一方面小肠消化液中的碳酸氢钠将食糜 pH 从高酸性增加至接近中性（通常在 pH 5.4~7.4），从而利于胰酶发挥其活性，同时胰酶可以进一步消化食糜中残留的营养素（蛋白质通过蛋白酶转化为肽或氨基酸，甘油三酯通过脂肪酶转化为单酰甘油或游离脂肪酸，淀粉通过淀粉酶转化为低聚糖或葡萄糖）；另一方面消化液中的胆酸盐和磷脂可以吸附在液滴表面，促进脂质乳化。除了碳酸氢钠外，肠液中还含有其他盐分，离子强度约为 140 mol/L，这也将影响递送系统中涉及的静电相互作用。

小肠是营养素吸收的主要部位。在肠液中形成的混合胶束将有助于增强亲脂性化合物的溶解、运输和吸收，同时所形成的混合胶束能够将所递送的组分通过黏液层送达肠细胞的表面，促进其吸收。在肠道消化期间，递送系统的行为取决于它们的组成。已有研究表明，在消化期间，稳定乳液的乳化剂所带的电荷显著影响乳液的粒径、电位以及表观形貌，进而影响游离脂肪酸的释放以及负载营养素的生物利用率。

4. 结肠

食物中的营养组分只有一小部分到达结肠，大部分摄入的食物在上胃肠道（即胃和小肠）中被分解和吸收。因此，只有由不易消化的成分（例如难消化的油或膳食纤维）组成的递送系统才能到达结肠而不被吸收。结肠具有接近中性的 pH 并含有多达 400 种活细菌，这些细菌能够分解上肠道中未被消化的各种食物成分。显而易见，结肠复合微生物生态系统对营养素的生物利用度也有显著影响。已有研究表明，微生物群与酚类化合物之间的相互作用可以增加酚类化合物的生物利用度，提高其健康益处。同时，在结肠处碳水化合物和蛋白质的主要发酵产物——短链脂肪酸，对人体健康有益。

二、靶向递送技术

药物及营养素的吸收是指药物或营养素从供给部位向血液循环系统转运的过程。药物或营养素吸收主要通过胃、小肠、大肠、直肠、皮肤、鼻黏膜和角膜等各部位的上皮细胞进行的，其中小肠的吸收最为重要。口服给药时，药物或营养素透过消化道的上皮细胞，进入门静脉或淋巴管，再转运至循环系统，这就是口服药物或营养素的吸收过程。根据营养素的消化吸收部位，结合消化道特殊的生理环境，可以设计出在特点位点释放负载物的靶向递送载体。

1. 胃靶向递送技术

设计在胃中靶向递送的载体，主要是针对一些药物分子。胃排空的快慢对药物在消化道中的吸收有一定影响。胃排空速率慢药物在胃中停留时间延长，与胃黏膜接触机会和面积最大，主要在胃中吸收的弱酸性药物吸收会增加，相反则可减少由于小肠表面积大，大多数药物的主要吸收部位在小肠，故胃排空加快，到达小肠部位所需的时间缩短，有利于药物的吸收，产生药效的时间也加快。

胃内滞留型控缓释制剂，是一类能延长药物在胃内滞留时间增加药物在胃或十二指肠吸收程度，降低毒副作用，稳定血药浓度，减少服药次数，提高临床疗效的新剂型。其主要优点为：对某些药物在胃肠道中的吸收有改善作用，比如可以避免碱不稳定的药物在肠道的弱碱性环境中失活；制成缓释制剂后可以延长药物在胃肠道中的释放和吸收的时间，提高药物生物利用度；有助于减小给药时的个体差异所。一般情况下，胃漂浮制剂可在胃内滞留 5~6h。一些药物或者营养素较为适合制备成胃内滞留型控缓释制剂，如在酸性条件下稳定或从胃部吸收的许多酸性药物；在肠道的弱碱性环境溶解度降低，可在在胃中溶解后以极高的分散度进入小肠中的药物；某些能与胃壁细胞膜上的特定受体结合而发挥药效的药物；在胃、十二指肠或小肠上端吸收的药物或营养素；小肠碱性环境下不稳定的药物等。

设计胃滞留剂型常用的方法有泡腾型胃漂浮制剂，非泡腾型胃漂浮制剂，膨胀型胃滞留制剂，黏附型胃滞留制剂等。泡腾型胃漂浮制剂中最常见是胃漂浮片，主要以碳酸盐和柠檬酸为制泡剂，以亲水性高分子材料为制剂基质，遇胃酸释放气泡，减小制剂密度，同时在周围形成凝胶层，使制剂可以浮起，药物逐渐释放，直至完全溶蚀。非泡腾型胃漂浮制剂口服后，辅料或基质在胃液中水化作用体积膨胀，使得制剂密度低于胃内容物而实现漂浮。该种剂型在进入胃中后需要一定的时间才能起漂，因此可以立即或短时间实现漂浮的非泡腾型胃漂浮制剂应运而生。研究人员将传统的剂型中引入气泡囊或轻质油制得的乳液凝胶，极大减小剂型的密度，使得其能在胃液中立即漂浮。膨胀型胃滞留制剂进入胃中并与胃液接触后体积膨胀或形态改变，使制剂无法通过幽门而滞留。这种制剂口服前大小同普通片剂相当，服用方便，口服后在胃中膨胀并滞留，带药物逐渐释放，制剂基质逐渐溶蚀变小后排入肠道。该种方法目前也被用于制备增强饱腹感的减肥产品。黏附型胃滞留给药系统基本机制是制剂基质通过静电吸附或者水化作用而结合于胃黏膜或上皮细胞的表面，达到胃滞留的目的。黏附型胃滞留制剂的设计关键是选择合适的黏附材料，需要具备无毒，良好的生物相容性和生物降解性，适宜的黏附力。较常用的可食用的黏附材料有海藻酸、羧甲基纤维素、西黄芪胶等。

2. 小肠靶向递送技术

小肠是人类和动物消化管道中的重要一环，从动物和人体内消化道的器官来看，因为小肠的长度长和表面积大，是重要的消化吸收场所。大多数药物或营养素也是通过小肠进行吸收，进入体循环，发挥其生理功效。理想的小肠靶向递送技术必须在指定时间内，在小肠处以持续无突释行为控制负载物的释放。在胃液环境中（pH 1.0~2.5）保持结构稳定，基本不释放负载物；当进入肠道环境中（pH 5.4~7.4）能在较短时间内释放出负载物。既要减少负载物在胃液中的渗漏（低 pH 下保持聚集状态），又必须避免药物在小肠上皮组织的沉积作用、防止负载物突释。根据胃肠道中 pH 环境的不同可设计出适合营养素递送的小肠靶向运载体系。

pK_a 在 3~10 的离子化聚合物是 pH 响应型体系理想的材料。像分子链上含有羧酸、磷酸和胺类物质的弱酸弱碱，pH 的变化会导致不同的离子状态的改变，从而导致可溶性聚合物构象的变化。pH 敏感性水凝胶是目前最为常用的小肠靶向药物或营养素载体，在药物或营养素控释、缓释领域有重要应用。pH 敏感性水凝胶是由聚电解质构成的，网络中含有大量可离子化的酸性或碱性基团。环境溶液中的 pH 变化可导致凝胶基团离子化或去离子化而形成内外离子浓度差，引发凝胶发生形变（收缩或溶胀）。根据水凝胶中 pH 敏感性基团的类型差异，可分为阴离子型、阳离子型和两性型 pH 敏感性水凝胶三类。阴离子型和阳离子型 pH 敏感性水凝胶的大分子链上分别含有羧基和氨基，两性型 pH 敏感性水凝胶的则同时含有可离子化的羧基和氨基基团。对于多糖材料，很多多糖是含有离子基团的，如壳聚糖、藻酸盐以及果胶等。研究发现，壳聚糖通过三聚磷酸盐（TPP）交联，可制备出包裹营养素的壳聚糖纳米/微米凝胶。该体系对营养素的释放过程受到环境中 pH 的影响。在酸性条件下，壳聚糖与交联剂相互作用增强，体系收缩；在 pH7.4 的 PBS 缓冲液下于，由于缓冲液中存在的离子能削弱壳聚糖与三聚磷酸盐之间的作用力，因此使负载物释放速率加快。当然，pH 响应型壳聚糖衍生物的种类就更是数不胜数了。羧甲基化的壳聚糖是一种拥有良好生物相容性的两亲性壳聚糖衍生物。戊二醛交联的羧甲基化壳聚糖拥有典型的两亲特性，其在等电点附近（pH2~4）体积收缩，反之，在远离等电点的情况下体积会迅速膨胀。基于这种状态下，载有蛋白的该水凝胶在 pH7.4 的缓冲液中，相对 pH1.2 的介质释放速率要快。藻酸盐典型的特性是与钙离子结合形成凝胶。钙离子存在于 G 嵌段的空隙中，形成一种有序的构象结构，被称为"蛋壳结构"。这种现象在果胶分子中同样存在。一价离子（Na^+、K^+）不能使藻酸盐形成凝胶网络，但是其他的二价和三价离子（Ba^{2+}、Sr^{2+}、Al^{3+}）是可以形成交联网络的。藻酸钙凝胶被广泛用于定点口服药物及营养素输运体系，药物或营养素从该体系中的释放过程依赖于介质中的 pH 以及药物或营养素的溶解性。一般来说，在藻酸盐凝胶体系当中，水溶性差的负载物在酸性 pH 下几乎不释放，这是由于酸性条件下，水凝胶的溶胀能力差所导致的。相反，在磷酸盐缓冲液及模拟肠液的 pH 条件可促进凝胶溶胀，这是由于磷酸根离子和钙离子结合的缘故，导致凝胶网络破裂，使负载物迅速释放。

3. 结肠靶向递送技术

与胃和小肠的内环境比较，结肠内环境具有以下生理特点：将人体肠道内的内容物转化为粪便，同时起到再次吸收水分和电解质的作用；生物酶浓度低和酶活性小，对于多肽和蛋白类活性功能因子在此部位不易被降解失活，可再次被人体吸收而发挥其活性功效；结肠液 pH 7.2 左右显中性、物质在此部位转运时间较长、结肠壁对物质的穿透阻力小，所以可以利用此特点再次对营养物质进行吸收；含有大量的活性益生菌，并且益生菌产生的酶类可以催化多种代谢反应，促进结肠对活性物质的吸收等特点。因此，未被上消化道降解吸收的物质可运输至结肠吸收利用，特别是一些多肽和蛋白类活性功能因子口服给药吸收的最佳部位。

口服结肠靶向是指将包埋物质成功地避免胃和小肠对其的降解破坏到达结肠释放，又由于结肠内环境温和，进而有效促进该类物质的吸收利用。

基于结肠靶向释药机制，最常见的结肠靶向制剂可分为以下三类：pH 敏感型递送载体、时滞型递送载体、酶触型递送载体。健康的生理环境中，末端回肠和结肠中的 pH 要高于胃肠道。利用在高 pH 环境下才溶解的聚合物包裹负载物，可使负载物在较低 pH 环境的胃、小肠部位不释放，从而实现结肠定位的目的。pH 敏感型结肠靶向递送载体对载体材料要求较高，当载体材料的降解 pH 范围较宽时，可能导致负载物在上消化道部分释放，降低负载物生物利用度等问题。时滞型结肠靶向释药系统是根据药物口服后经胃、小肠到达结肠所需时间为 5~6h 的特点，借助于难溶性辅料进行包衣或制成骨架片，利用控制释放技术使制剂在到达结肠前约 6h 中不释药，实现药物在结肠部位特异性释放的目的。一般药物制剂在胃中驻留时间差异很大，但在小肠的运转时间相对较稳定，平均约 3h，因此综合利用控制释放技术和 pH 依赖释药机制，使药物在 pH 较低的胃中不释放，而进入小肠后约 3h 脉冲释药，正好在回肠末段和结肠释药，从而弥补了 pH 依赖型给药的缺点，达到较好的效果。结肠细菌能产生许多独特的酶系，许多高分子材料在结肠被这些酶所降解，而这些高分子材料作为药物载体在胃、肠由于缺乏相应的酶而不能被降解，这就保证药物在胃肠不释放。可用于制作酶触型递送载体的材料是一类可被结肠酶特异性降解的高分子材料，如偶氮聚合物、天然多糖类等。相比较于其他两种结肠靶向递送载体，酶触型载体以其较强的特异性和精确性受到广大研究者的青睐。

第六节　营养素缓释技术

一、缓释技术

缓释技术是指在一个特定的体系内，采取某些措施来减小某种活性制剂的释放速度，从而在某段时间内，体系中的活性制剂可以维持有效浓度。此体系内的活性物质作用时间长、利用率高，使得缓释产品具有环保性、稳定性。近年来，缓释技术已广泛应用于医药、农药、化肥、食品、仓储等领域。

营养素补充剂的剂型目前以口服和注射为主。注射的优点是吸收迅速，主要应用于接受肠外营养支持的患者，缺点是必须考虑使用的安全性，因此应在医院里由护士使用，而不适合个人单独应用。口服营养素补充剂的应用非常广泛，是目前营养素补充剂最主要的补充方式，但也存在诸多缺点：血药浓度波动性大，容易出现峰-谷现象血药浓度达峰时，可能产生副作用，甚至中毒；在谷浓度时，低于最小有效浓度，则不能达到理想的补充效果；给药次数频繁，给药不方便，依从性不高。基于以上，营养素缓释制剂也就应运而生，它通过改善营养素的释放模式和通路提高营养素的疗效和安全性，成为普通营养素补充剂的替代产品。本节对营养素缓释制剂的特点、原理、类型及其制备工艺作一介绍。

二、营养素缓释制剂特点

营养素缓释制剂可以缓慢释放营养素，控制释药速率符合动力学过程。以释药量 Q 为纵坐标，时间为 t 为横坐标，释药速率常数为 K，其释药动力学过程如式（3-2）、式（3-3）、式（3-4）所示。

$$Q = K0t \text{（符合零级动力学过程）} \tag{3-2}$$

$$Q = K1/2t \text{（符合 Higuchi 动力学过程）} \tag{3-3}$$

$$Q = K1t \text{（符合一级动力学过程）} \tag{3-4}$$

营养素缓释制剂使营养素被吸收入血后也能维持长时间的血药浓度，典型的血药浓度经时曲线如图 3-3 所示。平稳的血药浓度能够避免"峰谷"现象，减小毒副作用。特别是对于一些需要长期补充营养素的营养素缺乏病患者或者慢性疾病患者，缓释制剂可明显减少服药次数，避免"峰谷效应"带来的毒副作用。

营养素缓释制剂缓慢释放的营养素与胃肠黏膜接触的浓度小，故可减少某些营养素对胃肠的刺激性，从而防止或减轻恶心、呕吐等不良反应，如口服铁盐常表现恶心、腹痛、大便习惯改变等不良反应，这主要与铁盐的局部浓度过高有关，采用不溶性骨架材料将硫酸亚铁与少量维生素 B_6 分散在骨架孔道中的骨架型制剂，营养素释放缓慢、局部浓度减少，从而不良反应明显降低。

此外，营养素缓释制剂还能够降低或掩盖某些营养素的不良气味或苦味；预防营养素发生化学降解（如氧化或水解），从而维持其活性状态等。以某些无机盐类强化某些食品时，常会引起食物中香味

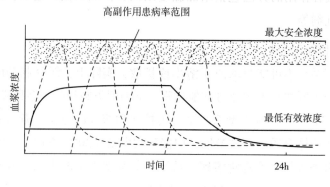

图 3-3　血浆浓度分布图

·······常规剂型　——缓释剂型

的劣变或产生其他形式的劣变。如将硫酸亚铁添加到面粉或焙烤制品用粉中时，它会催化氧化酸败的进行。但把硫酸亚铁制成微胶囊后，既可防止其与对氧敏感成分的接触，又可掩蔽其铁腥味，大大提高了产品的质量。富含不饱和脂肪酸的植物油如亚麻籽油、紫苏油等易氧化酸败，将其包埋在纳米乳液中或食品级水凝胶颗粒中，可有效提高不饱和脂肪酸的氧化稳定性，得到的制品在储存期内质量较稳定。同样，将天然的亲水性抗氧化剂茶多酚包埋于壳聚糖纳米颗粒控释膜中，再添加到高脂肪食品中，既可防止其与食品成分发生不良反应，又可通过持续释放到食品表面发挥抗氧化作用，从而延长高脂肪食品的货架期。

三、营养素缓释制剂原理

1. 溶出原理

由于营养素的释放受其溶出速度的限制，溶出速度慢的营养素显示出缓释的性质，通过减小营养素的溶解度、降低营养素的溶出速度，可使营养素缓慢释放，达到长效作用。具体方法有：与高分子化合物生成难溶性盐，如鞣酸为高分子化合物，与维生素 B_2 形成复合物，使维生素 B_2 的作用时间延长；控制粒子大小，营养素的表面积与溶出速度有关，故难溶性营养素的颗粒直径增加可使其吸收减慢；将营养素包埋于溶蚀性骨架中，将营养素溶于或混合于脂肪、蜡类等基质中，其释放速度与脂肪酸脂被水解的难易有关；将营养素包埋于亲水性胶体物质中，营养素以亲水胶体为骨架制成片剂，在体液中逐渐吸水膨胀，营养素逐渐扩散到表面而溶于体液中。

2. 扩散原理

营养素释放以扩散作用为主的有以下几种情况。

（1）水不溶性膜材包衣的制剂　由于包衣膜上没有微孔，营养素是通过聚合物材料的大分子链之间的自由空间进行扩散的，如乙基纤维素包制的微囊或小丸就属于这类制剂。

（2）包衣膜中含有部分水溶性聚合物　该类包衣膜溶于体液后可形成孔径范围在 $0.01 \sim 0.05\ \mu m$ 的微孔膜，生物大分子药物直径略小于该孔径，营养素的扩散往往受孔结构的几何性质和营养素在孔壁分配的影响。乙基纤维素与甲基纤维素混合组成的膜材，就具有这种性质，其中甲基纤维素属于水溶性聚合物。

（3）水不溶性骨架片　水不溶性骨架片中营养素释放是通过骨架中许多弯曲的孔道进行扩散的，一般来说，骨架孔隙越多，药物释放越快，孔道弯曲越大，分子扩散所经路程越长，释药量越少。

利用扩散原理达到缓释作用的方法包括增加黏度以减少扩散系数，包衣，制成微囊、不溶性骨架片、植入剂、药树脂、乳剂等。

3. 溶蚀、扩散与溶出结合模式

一个缓释制剂的释药系统不可能只取决于溶出或扩散，实际上，缓释制剂的释药模式可能是多种方式并存，其主要的释药机制往往大大超过其他过程。下面两类制剂就是多种模式结合进行释药的。

（1）溶胀型缓释骨架系统　这种类型系统是采用扩散和溶蚀的方法，营养素溶于聚合物中，聚合物为溶胀型的。此系统在液体介质中不被溶蚀，但能吸收大量（30%~90%）的液体介质，系统体积胀大，形状也可能改变，水进入骨架后药物溶解，从膨胀的骨架中扩散出来，其释药速度很大程度上取决于聚合物溶胀速率、营养素溶解度和骨架中可溶部分的大小。由于营养素释放前，聚合物必须先溶胀，这种系统通常可减小突释效应。

（2）生物溶蚀型缓释系统　这类系统的释药特性很复杂。某些骨架系统，不仅营养素可从骨架中扩散出来，而且骨架本身也处于溶解的过程。当聚合物溶解时，营养素扩散的路径长度改变，这一复杂性则形成移动界面扩散系统，此类系统的优点在于材料的生物溶蚀性能不会最后形成空骨架，缺点则是由于影响因素多，系统的释药动力学很难控制。当然，制备生物溶蚀型缓释制剂还有一种方法是通过化学键将营养素和聚合物直接结合。营养素通过水解或酶反应从聚合物中释放出来。此类系统载药量很高，而且释药速率较易控制。

4. 渗透压原理

利用渗透压原理制成的缓释制剂，能均匀恒速的释放营养素，比骨架型缓释制剂更为优越。现以口服片剂为例说明其原理和构造：片芯为水溶性营养素和水溶性聚合物或其他辅料制成，外面用水不溶性的聚合物例如乙酸纤维素、乙基纤维素或乙烯-乙酸乙烯共聚物等包衣，成为半渗透膜壳，水可渗进此膜，但营养素不能渗出此膜。一端壳顶用适当方式（例如，激光）开一细孔（如图

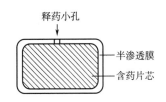

图3-4　渗透泵控释片纵切面示意图

3-4），当与水接触后，水即通过半渗透膜进入片芯，使营养素溶解成为饱和溶液，渗透压为4053~5066 kPa（体液渗透压为760 kPa），由于渗透压的差别，营养素由细孔持续流出，其量与渗透进来的水量相等，直到片芯内的营养素溶解殆尽为止。

此类系统一般有两种不同类型：第一种片芯内含有固体营养素与电解质，遇水即溶解，电解质可形成高渗透压；第二种系统中，营养素以溶液的形式存在于非渗透性弹性囊中，膜外周为电解质。两种类型系统的释药孔都可以是单孔或多孔。此类系统的优点在于传递体积较大，理论上，营养素的释放与营养素的性质无关，缺点是成本高，另外对溶液状态不稳定的营养素不适用。

四、营养素缓释制剂的类型和制备工艺

1. 膜控型缓释制剂

膜控型缓释制剂是指将一种或多种包衣材料对片剂的颗粒、片剂表面、胶囊的颗粒或小丸等进行包衣处理，以控制包埋物的溶出和扩散而制成延缓或控制药物释放速率、释放时间或释放部位的制剂。控制膜通常为一种半透膜或微孔膜，以膜两侧的浓度差作为释放的扩散推动力。

（1）膜控型缓释制剂的类型　膜控型缓释制剂主要分为以下几类。

①微孔膜包衣片。微孔膜包衣片通常是用渗透性较差的、胃肠道中不溶解的乙酸纤维素、乙基纤

维素、聚丙烯酸树脂等聚合物作为衣膜材料,在其包衣液中加入少量致孔剂如聚乙二醇类、聚乙烯吡咯烷酮、聚乙烯醇、十二烷基硫酸钠、糖和盐等水溶性的物质,或者加入一些水不溶性的粉末如滑石粉、二氧化硅等,甚至将营养素加在包衣膜内既作致孔剂又作速释部分,用这样的包衣液包在用普通方法制成的片剂上即成微孔膜包衣片。微孔膜包衣片在消化液环境中,膜上存在的致孔剂部分溶解或脱落,在包衣膜上形成无数微孔或弯曲的孔道,使衣膜具有通透性。胃肠道中的液体通过这些微孔渗入膜内,溶解片芯内的营养素到一定的程度,由于膜内外浓度差的作用,营养素分子便通过这些微孔向膜外扩散释放。在包衣膜内外渗透压的作用下营养素溶液持续释放,而水分又持续渗透进入膜内。包衣膜在胃肠道内不被破坏,最后由肠道排出体外。王宝华等制备氧化苦参碱速释丸芯后,以5%乙基纤维素的乙醇溶液为衣膜材料,以20%邻苯二甲酸二乙酯为增塑剂,以2%聚维酮K30(PVPK30)为致孔剂,所制备的氧化苦参碱微孔膜缓释剂在1h、4h、8h的体外释度分别在30%~33%,60%~66%,80%以上,且工艺稳定,重现性良好。高秀蓉等制备葛根素速释丸芯后,在丸芯表面包上一层薄膜衣控制其溶出速度。薄膜衣的成膜剂为3%的二乙酸纤维素,增塑剂为0.6%的邻苯二甲酸二乙酯,致孔剂为0.1%~0.2%的PEG 200,所得缓释制剂12h累积溶出度达80%以上,释药机制符合一级释药动力学方程。

②肠溶膜控释片。由于一些营养素易被胃酸破坏或在胃内降解,对胃有着较大的刺激性,或者营养素特异性作用于小肠部位的特点,因此,常选择将其做成肠溶缓释制剂。肠溶缓释制剂对胃酸有着较好的耐性,但是在肠液的碱性环境下会逐渐崩解从而缓慢释放营养素。邓雪等研究叶酸肠溶缓释片采用一定方法混合原辅料,筛选处方并制备叶酸肠溶缓释片,选用羟丙基甲基纤维素K15M、乳糖和硬脂酸镁的处方含量分别为1.75%、25%和0.6%为最佳处方,研制出缓释效果良好的叶酸缓释片。Shi等采用乙基纤维素包裹维生素D_2壳聚糖小丸制成肠溶型缓释微囊剂,维生素D_2的装载量达86%以上,能够有效控制维生素D_2在小肠中缓慢释放。

③膜控释微丸。微丸(小丸)是指直径约为1mm,一般不超过2.5mm的小球状口服剂型,一般装入空胶囊中、袋中使用。膜控释微丸主要由丸芯与缓释薄膜衣组成,包衣膜有亲水性薄膜衣、不溶性薄膜衣、微孔膜衣和肠溶衣。微丸是一种剂量分散型剂型,一个剂量往往由分散的多个单元组成,与单剂量由一个单元组成的剂型(如片剂)相比,具有局部刺激性小、生物利用度高、释药稳定、含药量大等特点。营养素自膜控释微丸内的释放可能为多种机制或几种机制的综合结果,包括营养素通过包衣膜的溶解/扩散、增塑剂通道释放机制、通过水性孔道的扩散以及渗透压驱动的释放。谢薇等制备复方维生素B_6缓释微丸胶囊,由含维生素B_6的微丸A、含碳酸钙的微丸B以及含叶酸和维生素B_{12}的微丸C混合灌装而成。该制剂具有缓释作用,且因其中含有的碳酸钙和叶酸不直接接触,故避免了化学反应的发生。

(2)膜控型缓释制剂的制备工艺 缓释包衣可以采用薄膜包衣常用的方法进行。

片剂可以用包衣锅滚转包衣法、空气悬浮流床包衣法和压制包衣法等方法进行缓释包衣。先将营养素制成片芯,再包上一层适当厚度的缓释膜。根据需要,可用不同浓度的同种包衣材料的溶液或不同包衣材料的溶液分别包上两层或多层厚度适宜膜,以控制制剂的释放性能。

小丸或颗粒等小剂量分散的剂型多采用空气悬浮流床包衣法,或于特定机器中,成型与包衣先后完成,也可用锅包法。为了延长制剂的释放时间,常将小丸或颗粒分成3~4批,分别包不同厚度的衣膜,或留出一批不包衣作为速释部分。然后把不同释放速率的小丸或颗粒按需要的比例压片或装入胶囊。此法工艺简单,设备不复杂,营养素释放具有综合作用,所以得到广泛应用。

包衣片剂的工艺操作主要有3步,即制备片芯、包衣液和片芯的包衣。

①片芯的制备。将主药和辅料粉碎(80~100目),混合均匀。湿法或干法制粒,干燥,过40目筛

整粒，加入助流剂混匀，压片即得。

②包衣液的制备。将聚合物溶于适宜的溶剂中，浓度通常为 2%~10%（聚合物一般不能速溶于溶剂中，需静置浸泡或搅拌一定时间后才能完全溶解），包衣液中可加适量增塑剂。

③包衣。将片芯置于包衣锅内，在适宜温度和压力下，将包衣液喷雾包于片芯上。包衣量通常用膜重代替膜厚进行控制，于包衣前取出一定数量的片剂称重（100~200 片），早包制过程中定时取出同数量的片剂再称重，然后计算包衣前后的重量差值，并计算出每片的包衣膜重量。或用千分尺直接测量包衣膜厚度，方法是测量包衣片和未包衣片厚度之差。

2. 骨架型缓释制剂

骨架型缓释制剂是指以一种或几种高分子材料制成的骨架上混合的活性物质，再通过技术手段制成不同形式的固体制剂。这样的制剂即使在水或体液中也可以保持或转变为其骨架结构，将活性物质以分子或晶体的状态均匀散布在骨架内，起到储库的作用。相比于膜控型缓释制剂，骨架型缓释制剂因没有衣膜的屏障作用，释药曲线不会发生时滞现象从而会提高药物在生物体内的利用度。同样地，因为骨架型缓释制剂没有储存过程中衣膜的愈合，所以有着更好的稳定性。一般根据骨架材料分为亲水凝胶骨架、溶蚀性骨架、不溶性骨架。

（1）骨架型缓释制剂的类型

①亲水凝胶骨架。亲水凝胶骨架材料是指遇水或消化液骨架膨胀，形成凝胶屏障而可以控制营养素溶出的物质，主要有天然胶类（如海藻酸钠、琼脂等）、纤维素衍生物类（如甲基纤维素、羟丙甲基纤维素等）、非纤维素多糖类（如壳多糖、半乳糖甘露聚糖等）以及乙烯聚合物和丙烯酸树脂类（如聚乙烯醇、聚羧乙烯等）。目前亲水凝胶骨架制剂已逐渐发展成为口服缓释制剂的一种主要类型。

亲水凝胶骨架中的营养素释放速度与营养素的性质有关，由于营养素的水溶性不同而有不同的释放机制。水溶性营养素释放速度取决于营养素通过凝胶层的扩散速度，其释放机制主要以营养素扩散和凝胶层的溶蚀为主，而水中溶解度小的营养素，释放速度由凝胶层的逐步溶蚀速度所决定。选择不同性能的材料（理化性质、用量、黏度、粒径等）及其营养素用量间的比例等可调节释放速度。侯侠等研制水溶性凝胶骨架型碳酸锂缓释片，考察羟丙甲基纤维素的不同黏度、用量等因素对碳酸锂释放的影响，确定了含骨架材料为 30% 的羟丙甲基纤维素 K_{15} 为优化的理想处方，体外实验具有明显的缓释效果。廉果等以羟丙甲基纤维素为缓释骨架，乙基纤维素为阻滞剂，乳糖为填充剂制备维生素 B_1 缓释片。当缓释片与水结合时，羟丙甲基纤维素逐步吸水形成释药骨架，乙基纤维素遇水形成阻滞层，乳糖迅速溶解，在缓释体系上形成释药小孔，三者相互影响，控制维生素 B_1 释放。Luo 等制备的羧甲基壳聚糖水凝胶可用于亲脂性营养素的递送，具有高包埋率，并在模拟胃肠条件下可实现持续释放。

②溶蚀性骨架。溶蚀性骨架制剂又称蜡质类骨架制剂，由不溶解，但可解蚀的惰性蜡质、脂肪酸及其酯类等物质为骨架材料制成。常用的骨架材料有蜂蜡、巴西棕榈蜡、硬脂醇、硬脂酸、氢化植物油、聚乙二醇、蓖麻蜡、聚乙二醇单硬脂酸酯、单硬脂酸甘油酯、甘油三酯等。溶蚀性骨架制剂具有以下优点：可避免胃肠局部营养素溶度过高，可减少刺激性；小的溶蚀性分散颗粒易于在胃肠黏膜上滞留从而延长了胃肠转运时间，提供了更持久的作用；受胃排空和食物的影响较小。

溶蚀性骨架制剂通过孔道扩散和骨架溶蚀来控制营养素的释放，释放速度受营养素理化性质的影响较小。溶蚀性骨架材料具有疏水性，不能被环境中的水分迅速凝胶化而不能使骨架内的营养素溶解、溶出，但可被胃肠液溶蚀，并逐步分散为的小颗粒，从而释放出其所含的营养素。骨架的溶蚀有表面溶蚀和整体溶蚀两种。表面溶蚀是指水分进入骨架的速率小于骨架溶蚀的速率，溶蚀仅发生在骨架表面，营养素的释放速率也仅受到骨架溶蚀的影响；整体溶蚀是指水分进入骨架的速率大于骨架溶蚀的速率，水分可以快速地浸润骨架，使整体发生溶蚀，此时就还需要考虑营养素的扩散对整个释放行为的影响。碘化钾在临床上用作补碘剂，方平飞等采用熔融法制粒，将碘化钾、骨架材料、硬脂酸镁和微粉硅胶在合适的工艺条件下制备成的碘化钾缓释片，在 8h 内以理想的释放曲线释放碘化钾。Wemuller 等用氢化棕榈脂包埋碘化钾、维生素 A 和焦磷酸铁后进行喷雾，添加进入本地食用盐中，经过 6 个月的储存后，三重强化盐表现出良好的稳定性和感官性状。

③不溶性骨架。不溶性骨架由不溶于水或水溶性极小的高分子聚合物或无毒塑料为骨架材料制成。常用的骨架材料有乙基纤维素、聚乙烯、聚丙烯、聚硅氧烷、乙烯-乙酸乙烯共聚物和聚甲基丙烯酸甲酯等。不溶性骨架制剂被胃肠液渗入骨架空隙后，营养素溶解并通过骨架中错综复杂的极细孔径的通道缓缓向外扩散而释放。释放速率主要受营养素的溶解度，骨架的孔隙率、孔径和弯曲程度的影响，而与胃肠蠕动、pH、消化液中的电解质、酶的关系较小。在营养素释放的整个过程中，骨架在胃肠道中不崩解，最终可随粪便排出体外。因此，难溶性营养素自骨架内释放速率很慢，一般只有水溶性营养素可考虑制成不溶性骨架制剂。维生素 C 为水溶性营养素，该类营养素在体内溶出快，吸收快，消除也快，故功效维持时间较短。为使其在体内缓慢释放以延长疗效，可以不同的高分子聚合物为阻滞剂，制备固体分散体，达到缓释目的。选择乙基纤维素为阻滞剂，乙基纤维素与维生素 C 以不同的比例，制备固体分散物，适当粉碎后过筛（20~40 目、40~80 目、80~100 目），再与淀粉、柠檬酸等组方压片，得到维生素 C 缓释制剂，并且发现不管阻滞剂占的比例多大，都具有延缓营养素释放的作用，阻滞剂的含量越大，缓释作用越强，且制剂颗粒越大，营养素溶出速率越慢。

(2) 骨架型缓释制剂的制备工艺　亲水性凝胶骨架片制备工艺与普通片差异不大，一般也采用湿颗粒法、干颗粒法和直接压片法。湿颗粒法一般系将营养素原料和聚合物粉末及其他辅料先进行混合，然后以适当的湿润剂或黏合剂制软材，挤压过筛制得湿颗粒，经干燥、整粒和加入助流剂压片。实验中常用的润湿剂主要有水、醇、一定比例的水与醇混合物，常用的黏合剂有一定浓度的羟丙基甲基纤维素（HPMC）水溶液或一定比例的水与醇溶液，有时也选用一定浓度的乙基纤维素，丙烯酸树脂醇溶液等。干颗粒法系将营养素与聚合物及其他辅料混合后，先制成薄片，再经粉碎制成一定粒度颗粒，整粒后加入助流剂压片。直接压片法即将营养素与聚合物及其他辅料混合后直接压片。由于营养素原料及辅料粉末的粒度较小，流动性不易达到要求，加上空气湿度对聚合物材料的影响较大，通常此法只用于实验研究。

不溶性骨架片的制备工艺很多，通常采用的是将营养素与不溶性骨架材料一起先制成颗粒，而后压制成片。例如将营养素溶于有机溶媒（如丙酮、乙醇、异丙醇和二氯甲烷等）为润湿剂制粒；将营养素溶于含骨架材料的溶液中，将溶媒蒸发后即得营养素在骨架材料中的固体分散体，粉碎制粒后压片；在营养素颗粒中加入一定量的骨架材料的粉粒，混合均匀后直接压片等。

溶蚀性骨架片的主要制法有 4 种：湿法制粒、水分散法、熔融法和热混合法。湿法制粒即采用普通制粒技术，先将营养素，蜡质材料等适当粉碎后，混合均匀，用适当溶剂（常用乙醇）制成软材后制粒，干燥后压片。水分散法即采用溶剂蒸发技术，将营养素与辅料的水溶液或分散体加入熔融的蜡质相中，然后将溶剂蒸发除去，干燥混合制成团块再颗粒化。熔融法采用熔融技术，即将营养素与辅料直接加入熔融的蜡质中，温度控制在略高于蜡质熔点即约90℃，熔融的物料铺开冷凝、固化、粉碎，或者倒入一旋转的盘中制成薄片，再磨碎过筛形成颗粒。热混合法即将营养素与十六醇在玻璃化温度60℃混合，团块用玉米朊醇溶液制粒。溶蚀性骨架制剂的这些常规制备技术均须加热，给工业制备带来了一定的限制。王秀丽等以蜡质氢化蓖麻油为骨架材料，研究了溶蚀性骨架片常规制备方法以外的 3 种不同制备方法：湿法制粒压片、干法制粒压片和全粉末压片工艺对氢化蓖麻油缓释骨架片中水溶性药物累积释放度的影响，发现如果选择合适的主药、助流剂和致孔剂，满足了流动性、均一性以及可压性的要求，并在规定的范围内进行释放、储存，则湿法制粒压片、干法制粒压片和全粉末压片均可适用于氢化蓖麻油骨架缓释片的制备。

3. 渗透泵型制剂

渗透泵缓释片是将水溶性物质与具有高渗透压的渗透活性物质或其他辅料压制成固体片芯，外包一层半渗透性的聚合物衣膜，用激光在片剂衣膜层顶部开一个或一个以上适宜大小的释放小孔制成。渗透泵片进入机体后，环境介质中的水分经半透性衣膜渗透进入片芯内，使片芯中的渗透活性物质和营养素溶解，片芯内形成渗透压很高的饱和溶液，从而与膜外形成巨大渗透压，使水分继续进入膜内，将营养素溶液从小孔泵出。渗透压为该类缓释制剂释放营养素的动力，可以均匀恒速的释放营养素。1975 年，Theeuwes 发表的有关渗透泵的基本理论，奠定了渗透泵制剂在缓释制剂中的特殊地位。目前开发的制剂以水溶性物质为主，这主要与渗透泵的释放原理有关，不适用于水中不稳定的物质。口服渗透泵是目前应用最广泛的渗透泵制剂，它可避免普通口服制剂血药浓度波动较大的现象，减少使用次数与全身不良反应，提高营养素的安全性和有效性，且释放速度受胃肠道可变因素（如蠕动、pH、为排空时间）及个体差异的影响较小。按照结构特点，可以将口服渗透泵制剂分为初级渗透泵和多室渗透泵。

（1）渗透泵型制剂的类型

①初级渗透泵。初级渗透泵又称单室渗透泵制剂，一般用于溶解度适中（50~300 g/L）的营养素，有片芯和包衣膜两部分组成，片芯中包含水溶性营养素和具有高渗透压的促渗透剂，包衣膜由高分子材料组成，包裹在片芯的表面，在衣膜上开一个或多个小孔。当该制剂置于含水的环境中时，由于包衣膜内外存在渗透压，使得营养素通过膜上的释药孔释放出来。

初级渗透泵制剂研究最多的是微孔渗透泵。微孔渗透泵的包衣膜无需打孔而是在包衣膜内加入致孔剂。致孔剂遇水溶解在衣膜表面形成许多微孔，营养素溶液利用渗透压差的作用通过小孔释放。由于包衣膜上形成的许多微孔，减缓了由于营养素从单个释药孔释放，局部浓度过高而引起的刺激或由单一释放孔堵塞引发的营养素突释，因此，微孔渗透泵相比较更为安全，副作用更小。此外，微孔渗透泵不必激光打孔，简化了制备工艺。吴晓丽等采用在包衣膜中加入致孔剂的方法制备苦参素微孔渗透泵片，相比于激光打孔的渗透泵片，节约了成本；验证了所得苦参素微孔渗透泵片的体外释放具明显零级释放特征，而且其释放主要受渗透压的影响。Xu 等将片芯中渗透压促进剂的比例、包衣液中PEG 400 的用量以及包衣膜厚度作为实验因素，优化丹酚酸 B 的微孔渗透泵片，使其在 12h 内零级释放丹酚酸 B。吴先闯等先用环糊精包合技术提高槲皮素的溶解度，再将其制备成单室渗透泵。渗透泵片芯处方中乳糖用量、氯化钠用量和聚氧乙烯 350 用量以及包衣膜处方的致孔剂聚乙二醇 4000 用量和包衣增重对释药行为有较大影响。优化后的槲皮素渗透泵片在 12h 内呈现良好的零级释放。Li 等报道了一种初级泡腾渗透泵片，以一定比例的碳酸氢钠、氯化钠和 HPMC 作为渗透剂，通过碳酸氢钠与酸性物质反应产生的气体作为推动力推动包埋物释放，可控制释放曲线接近零级释放，并适用于水不溶性物质。

②多室渗透泵。适用于难溶于水的营养素，一般片芯为双层片，由一柔性聚合物隔成两个室，一室内（A 室）含有营养素、促渗透剂，遇水后形成溶液或混悬液，另一室内（B 室）含有盐内或膨胀剂，片外再包以半透膜，在含有营养素的 A 室用激光打一释放孔。水分子渗透进入 B 室后物料溶解膨胀产生驱动压力，推动隔膜将上层药液顶出小孔。在释放过程中，A 室体积发生改变，这点与单室渗透泵不同。不过由于多室渗透泵制备工艺烦琐复杂，从而限制其广泛应用。梁静阁等在制备银杏内酯双层渗透泵过程中，以银杏内酯 A、银杏内酯 B 累积释放度为考察指标，以含药层 PEO N-750 用量、

PEG 4000用量、包衣增重为考察因素，采用星点设计－效应面法优化处方，制备的银杏内酯渗透泵，其中银杏内酯A和银杏内酯B能够实现同步释放，且14h累积释放率均达到了90%以上。

（2）渗透泵型制剂的制备工艺　对于初级渗透泵而言，其制备工艺与普通薄膜包衣片的制备工艺类似，将营养素与黏合剂、填充剂、促渗透剂等混合均匀后制粒，干燥，压成片芯后包衣，用激光或其他方法在包衣膜表面形成释药孔。

多室渗透泵制剂的片芯是双层片，一层是营养素与基质，另一层是提供营养素释放动力的促渗透聚合物。因此，在片芯的制备上较为复杂。首先要选择适当的基质，使营养素能够均匀地分散在基质中，基质必须具有足够的渗透压，使水分能够通过包衣膜进入膜内，同时基质在水分的作用下能够形成易于流动的状态，使营养素的混悬液轻易地被推出释药孔。阴离子水凝胶是目前应用最为广泛的基质，如甲基纤维素钠，其离子基团可以产生渗透压使水分透过包衣膜，同时，干燥的基质又可以同营养素一起采用常规压片方法压片。聚氧乙烯和羟丙基甲基纤维素等高分子材料用来制备促渗透聚合物层，这些物质遇水膨胀后提供营养素释放的动力，在促渗透聚合物层也可以加入一些无机盐，提高包衣膜内外的渗透压。在制备片芯时，采用特殊的压片机，首先含药层压片，最终形成双层片。将双层片用常规的包衣方法进行包衣，并用适当方法制备释药孔，制成多室渗透泵。

4. 双重缓释制剂

现在有很多的缓释制剂并不是采用单一的释放体系制备而成，而是多种释放体系结合，相互之间弥补不足，从而提高制剂的有效性和安全性。如许多营养素可以做成骨架型缓释制剂或膜控型缓释制剂，但是这些单一缓释制剂存在产品批次之间的营养素释放波动大，操作可控性相对较差等缺点，而骨架－膜控型双重缓释制剂可以有效的解决以上问题。

骨架－膜控双重缓释制剂一般有骨架型含药缓释微丸，膜控型缓释衣膜和含药速释层组成。其中含药速释层实现营养素的快速释放和快速起效，骨架型含药缓释微丸和膜控型缓释衣膜则可以使营养素平稳长效释放，并且可以通过控制包衣膜厚度或添加致孔剂来控制活性成分的释放速度，在微丸中添加骨架材料，可以控制活性成分的释放速度，同时能够使活性成分更好的包裹在内，不会出现外层膜破裂造成的药物突释情况，进而减少不良反应，增加安全性和有效性。徐颖娟等尝试采用骨架与膜衣相结合的方法控制水易溶性物质的释放速度。用RS PO和NE 30D与氯化钾压制成水不溶蚀性骨架片，再用RL100，RS100包衣制得氯化钾缓释片，结果发现体外缓释速度为第2h，4h，6h的溶出量分别为标示量的20%~40%，30%~60%，75%以上，体外缓释行为效果较好，符合零级释放。

第七节　微胶囊化加工制备技术

微胶囊技术（microencapsulation）是一种用成膜材料把固体或液体包覆，使之形成微小粒子的技术。得到的微小粒子叫微胶囊，一般粒子大小在微米或毫米范围，随着技术的进步，近年来已制备出纳米级的微胶囊。芯材物质被包裹后，就可使其免受外界的湿度、氧气、紫外线等因素的影响，即芯材被包覆而与外界环境隔离，它的大多数性质都能不受影响的被保留下来。其也是目前最常用的稳态化技术之一。

一、微胶囊的基本组成和作用

微胶囊的两个基本组分是内部的芯材和外部的囊壁。囊壁也称为壳、载体、或膜，是将芯材与环境隔开的材料，这种隔离是通过壁材的薄膜将芯材的小液滴分开实现的。胶囊的粒径范围从纳米到毫米，按照大小可分为三类，大胶囊（5000～50000μm），微胶囊（0.2～5000μm），纳米胶囊（<0.2μm）。根据结构又可以分为多种不同形式的微胶囊。在最简单形式的微胶囊中，芯材是球形的，并且被一层均一厚度的囊壁包围着；芯材也可以是不规则的，囊壁具有不均一的厚度。在同一个胶囊中，也可以镶嵌着几种不同类型的芯材或同一种芯材的很多个液滴存在于一个连续的囊壁中。芯材可以以任何一种物理状态存在，固体、液体、气体或是一种组合状态，如液体中悬浮固体、固体中分散固体、液体中分散液体或固体中分散液体。囊壁可以由具有相同或不同组分的材料构成，对于包埋食品物质来说，壁材通常采用可食用聚合物，如碳水化合物或蛋白质。

微胶囊具有改善和提高物质的性质及应用的能力。其主要作用有以下几个方面。

1. 改善物质的物理性质和应用范围

液体芯材经微胶囊化转变成细粉状固体物质，因其内部仍是液体相，故仍能保护良好的液相反应性。部分液体香料、液体调味品、酒类和油脂等，可经微胶囊化后转变成固体颗粒，以便于加工、贮藏与运输。微胶囊化后物料的质量有所增加，且可通过制成含有空气或空心胶囊而使体积增大。在食品加工上，这个特性有可能改善某些食品丰富配料之间的混合均匀性，缩小由于各成分间比例的差异而带来混合操作的困难。

2. 提高物质稳定性

微胶囊技术就是将芯材包裹于微囊内部，隔离了芯材与外环境的接触，从而避免了氧气、光照、温度等对它的影响，对芯材起到了保护作用。许多食品功能性成分对热、氧气、光（紫外线）、化学成分等敏感；某些不稳定的食品原辅料易挥发、氧化、变质；许多香精和香料精油化学性质不稳定，易挥发或被氧化；维生素A、维生素E、维生素D、维生素C，以及高度不饱和的油脂等很易氧化而失去功能，生产中又要求这些成分在食品中高度分散于易被氧化的环境中，微胶囊化就是解决这些矛盾的最好方法。对于这些不稳定的敏感性物料，经微胶囊化后可免受环境中湿度、氧气、化学成分、光（紫外线）等不良因素的干扰，提高了贮藏加工时的稳定性并延长产品的货架寿命。

3. 掩蔽气味和味道

微囊化还可以掩蔽某些物质特殊的不愉快气味和味道，如微囊化鱼油、大蒜油等，经过微囊化不仅能够对它们起到保护作用，同时还能掩蔽鱼油的腥味以及大蒜油的辛辣味。

4. 缓释控释

微囊化技术的另一重要特点是能够通过特定的靶向调节对芯材进行控制释放。如经过微囊化的香精香料或风味物质通过特定的释放开关（温度，pH等）直到食用时才释放出来，不仅增加了风味，同时减少了加工过程中挥发风味的损失，可以大大降低风味物质的使用量，不仅节约了成本，而且提高了附加值。

5. 减少药物毒副作用

可以将某些毒副作用较大的药物通过微囊化的方法进行包裹，并让其在肠胃中进行缓慢释放，从而降低对肠胃的刺激作用，减少了毒副作用。

在食品工业生产中，凡食品中的必要成分或需要添加的材料，如需要改变其性状并保持其特定性能，都可作为芯材，它们是开发和应用微胶囊化技术的目的物。主要包括：①各种脂肪或功能性油脂的微胶囊化；②香精、香料和风味料的微胶囊化；③微胶囊化防腐剂；④维生素、营养素类等物质；⑤微量元素及矿物营养成分；⑥酶制剂、微生物的微胶囊化；⑦酸性或碱性食品添加剂。

二、微胶囊化方法和材料

微胶囊化的基本步骤是先将芯材分散成微粒，后以管材包敷其上，最后固化定型。芯材为固态时，可用磨细后过筛的方法控制其粒度，或者制备成溶液，按液态芯材包埋；液态芯材可用均质、搅拌、超声震动等方法分散成小液滴，均匀分布在分散相中。微胶囊芯材和里材的种类繁多，性能各异，在材料和工艺选择上必须正确合理，才可能制备成功。食品工业的芯材主要是油脂类、调味品类、香精类、色素类、酸味剂类、营养强化剂类和生物活性材料类，可以是固体，也可以是液体；可能是亲油性的，也可能是亲水性的。

食品微胶囊的壁材首先要求安全无毒，可降解，因此常用天然高分子化合物做壁材。Finch 对众多壁材进行了分析，总结出具有食用价值的微胶囊壁材有：谷蛋白、清蛋白、明胶、骨胶原、阿拉伯树胶、黄蓍胶、角叉胶、黄原胶、琼脂、海藻酸盐、淀粉、壳聚糖、甲基纤维素、乙基纤维素、单棕榈酸甘油酯、双棕榈酸甘油酯、硬脂酸、单硬脂酸铝、单硬脂酸甘油酯、双硬脂酸甘油酯、三硬脂酸甘油酯、十四醇、十六醇、1、2-二羟基十八醇、氢化牛脂、石蜡、蜂蜡等。

三、部分壁材的性能

1. 碳水化合物

（1）环糊精　环糊精（CD）是最常用的食品微胶囊壁材之一，其结构是 α-1，4 连接的 D-吡喃葡萄糖环状聚糖，聚合度为 6、7、8 个葡萄糖单元的依次称为 α-CD、β-CD 和 γ-CD。β 环糊精的立体结构示，其分子结构形成了一个无还原基的闭合环形分子，中心部分为疏水基，而葡萄糖单体的氢原子朝向环糊精的空腔，可形成疏水性，能与有机分子形成包结络合物。α-、β-和 γ-环糊精的空腔直径分别是 47~53nm、60~65nm 和 75~83nm，要形成良好的络合物，必须使环糊精空腔壁与客体分子相互匹配，因此，不同大小的芯材分子应选择不同的环糊精。普通的环糊精在有机溶剂中几乎不能溶解，在水中的溶解度也很有限，而在环状结构体上引入甲基或羟脯氨基等，生成歧化环糊精，对提高溶解度很有帮助。

（2）麦芽糊精　麦芽糊精的物化指标中最重要的是 DE 值，DE 值小表明该麦芽糊精中所含大分子多糖的比例高，其疏水性比较强，DE 值大则亲水性较强，但吸水性也大，易结块。通常 DE 值为 15~20 的麦芽糊精不易潮解，而且制备的微胶囊化乳状液具有较低的黏度，便于操作和保证微胶囊化效果。当溶液中存在蛋白质和麦芽糊精时，蛋白质分子吸附在疏水物料表面，麦芽糊精分子则分散在连续相中，在喷雾干燥时，水分的蒸发使麦芽糊精覆盖在蛋白质膜的表面，能增加微胶囊膜的厚度、强度和致密度。DE 值小的麦芽糊精因含有较大分子多糖，这些大分子对蛋白质分子在疏水物料表面上的扩散阻力较大，所以产品的微胶囊化效率低。DE 值为 12 的麦芽糊精微胶囊化效率就最低，DE 值上升，小分子的糖不断增多，对蛋白质分子的扩散阻力不断减少，微胶囊化效率也不断上升。但必须注意，当 DE 值太大、糖分子过小时，虽然蛋白质界面膜可形成得很好，但该微胶囊膜的强度不够，在喷雾干燥时会产生很多裂缝，影响产品的微胶囊化效率。据研究，DE 值为 20 的麦芽糊精的包埋效率最高。

麦芽糊精用作微胶囊壁材的优缺点为：①麦芽糊精不易吸水，包埋的粉状产品不结块，可自由流动；②麦芽糊精水溶性好，遇水即可释放出所包埋的芯材物料；③麦芽糊精价格低廉；④麦芽糊精的成膜能力和保香效果随 DE 值的增加而提高；⑤麦芽糊精的乳化稳定性差，需与阿拉伯胶等混合使用。

（3）变性淀粉　变性淀粉是以植物淀粉经化学修饰而得到的具有不同理化性能的产品，如用环状双羧酸酐或辛烯基琥珀酸酐等烷基、烷烯基酸酐进行酯化反应，可得到的具有亲油性的变性淀粉，有良好的包埋性质，对易挥发成分的保留性很好。与阿拉伯胶相比，变性淀粉黏度要低得多，制备的乳状液更稳定，进料时的固形物浓度可以更真如用阿拉伯胶的固形物般限制在 35%，而用变形淀粉时固形物可达 50%，这可使香料的损失显著减少。

（4）糖类　蔗糖、麦芽糖和乳糖均可作为油脂的微胶囊化壁材，但是它们必须与其他的壁材成分复合使用。O/W 型乳状液中，界面膜上的蛋白质是完全水化的，在喷雾干燥时水分的蒸发会导致蛋白膜的收缩；当乳状液中含有乳糖时，乳糖会部分与蛋白质结合，在干燥时减少蛋白膜的收缩、增加产品表面稳定性。

2. 植物胶类

（1）阿拉伯胶　阿拉伯胶分子中含有自由的羧基，在 pH 为 3 以上的水溶液中都带负电荷，易溶于水，溶解度可达 50%，而且其水溶液黏度低。阿拉伯胶具有良好的附着力和成膜性，并具有乳化性能，而且耐酸性强，在 pH 为 3 时仍很稳定，是一种性能良好呈弱酸性天然阴离子高分子电解质，因此，很适于用作微胶囊壁材。

（2）琼脂　琼脂是红海藻多糖，其水溶液可形成具有一定强度的稳定凝胶。琼脂溶液在 32~39℃可以冻结，而生成的凝胶在 85℃以下不熔化。添加糊精和蔗糖可使琼脂的凝胶强度提高，而添加海藻酸钠和淀粉可使生成的凝胶强度下降。其他如添加 0.15% 的刺槐豆胶可使生成的凝胶强度增加 50%~200%，因此，琼脂在用作微胶囊壁材时，可根据不同需要选择添加剂。

（3）海藻酸钠　海藻酸钠易溶于冷水，在低浓度下也具有较高的黏度，而且易形成透明、高韧性的薄膜。当海藻酸钠在凝固浴中遇到 Ca^{2+}、Mg^+、Fe^{2+}、Zn^{2+} 以及其他金属离子时会转变成海藻酸盐沉淀，从水中析出；当遇到聚赖氨酸、聚精知酸等阳离子高聚物时也会从水中凝聚。海藻酸钠的这一特性经常被用于锐孔凝固浴法微胶囊的制备，形成的包囊无毒、有足够韧性强度并具有半透性。

（4）黄原胶　黄原胶与其他胶体具有协同作用，能稳定悬浮液和乳状液，具有良好的冻融稳定性。在粉末油脂微胶囊制备时，在壁材中添加黄原胶，无论是对微胶囊化的产率及效率、产品抗氧化性、芯材的保留率及乳状液稳定性，还是对产品的微观结构，都有非常有利的作用。

（5）卡拉胶　卡拉胶能与酪蛋白、大豆蛋白、乳清蛋白、明胶等发生协同作用，有利于提高微胶囊壁材的稳定性和致密性。

3. 蛋白质类

在大多数油脂的微胶囊化工艺中都要用蛋白质做壁材。蛋白质分子带有许多双亲基团，当蛋白质分子与油滴接触时能强烈地吸附在油滴上，疏水基吸附于油滴表面，而亲水基则深入水相。由于有些蛋白质分子如大豆蛋白分子呈棒状，其疏水基团不能完全暴露，只有在进行加热时，随着蛋白质分子轻度变性作用，蛋白分子才能逐渐展开。在吸附阶段，部分伸展开的蛋白质分子以卧式、环式和尾式吸附在油滴表面，随着蛋白质分子的逐渐展开，油滴表面形成了具有一定黏弹性的界面膜，在降低的同时，也有利于乳状液的形成与稳定。用蛋白质做壁材时，一般要考虑到蛋白质的等电点，如果乳液的 pH 接近蛋白质的等电点，必然发生蛋白溶解度降低、蛋白乳化性能下降，以及蛋白质之间的作用力增加，最终会降低蛋白质的成膜性。用于壁材的常用蛋白质有明胶、酪蛋白及其盐类等。

四、微胶囊的主要制备方法

微囊化的方法有很多种，主要有喷雾干燥技术、喷雾冷却（凝）技术、凝聚技术、冷冻干燥技术、流化床干燥技术、界面聚合技术、微波干燥技术、包接络合技术、锐孔-凝固浴技术等。下面介绍一些比较常用的微囊化方法。

1. 喷雾干燥技术

喷雾干燥是指在温度较高的气流中，将液体或浸膏雾化成微小的液滴进行瞬间干燥的方法，具有成本低、操作简便、产品品质好等优点。该方法适合于疏水物质，效果随疏水性增强而增强。利用喷雾干燥，仅需较短时间就能干燥产品，可有效抑制干燥过程中挥发性风味物质的损失，确保了产品的品质。该技术的不足主要是由于溶剂快速去除，囊壁上易有缝隙，致密性差，芯材有可能残存在微胶囊表面，因此存在被氧化的可能。此外，干燥挥发性物质时可能会造成损失。该方法是一种工业上常用方法，目前许多商品如乳粉、速溶咖啡及合成洗衣粉都是通过喷雾干燥制成的。虽喷雾干燥通常被认为是脱水过程，但其作为微胶囊化过程也是可行的，且是一种很实用制备微胶囊方法。

喷雾干燥法的一般制备工艺为：①壁材和芯材的制备；②芯材在壁材溶液中的乳化；③喷雾干燥；④产品分级造粒。芯材分散在壁材溶液当中，经均质乳化后形成粒径为 $0.1 \sim 10 \mu m$ 的分散相，壁材溶液为连续相，形成 O/W 型乳状液。在喷雾干燥过程中，因芯材粒径小而且是分散相，壁材是连续相且具有一定的黏度和表面张力，所以雾化后的雾滴表面全是壁材溶液，芯材颗粒则处于雾滴内部。雾滴表面水分蒸发后，壁材形成一种致密的玻璃体结构，不但芯材粒子难以通过，甚至连氧气分子的进入也受到阻碍，从而使芯材受到保护。喷雾干燥形成的微胶囊为平均粒径几十个微米的球形颗粒，而球形颗粒内部包藏着若干更小的芯材颗粒。在正常情况下，微胶囊表面没有裂纹或破损，也没有裸露的芯材。

喷雾干燥法的过程主要包括 3 个部分：原料预处理、均质乳化及喷雾干燥。预处理过程主要是将芯材（鱼油等脂溶性物质）与壁材（水溶性物质）溶液混合，加入乳化剂，搅拌分散，然后经均质后形成的 O/W（水包油）型乳化液，此乳液由泵送入喷雾干燥室，经雾化后形成微小球状颗粒。其中，壁材在遇热时可形成一种网状结构，起着筛分作用，水或其他溶剂等小分子物质因热蒸发而透过"网孔"被顺利移出，分子较大的芯材被滞留在"网"内，使微胶囊成型。尽管喷雾干燥过程处在高温下，但由于物料受热时间较短，一般为 $5 \sim 30s$，且在造粒过程中外层水分快速蒸发时，芯材温度可保持在 $100 ℃$ 以下。此外喷雾干燥产品通常粒度较小（一般小于 $100 \mu m$），溶解性也较好。

影响喷雾干燥微囊化的因素有以下几种。①壁材的选择与芯壁比。壁材应该具有良好的乳化性和成膜性，黏度小，不吸潮；芯壁比是影响微囊化效率的重要因素之一，所以应该根据实际需要以及芯材和壁材的性质进行合理的优化配比。②乳化工艺。壁材与芯材的混合液乳化后的粒径大小影响着微囊化的效率，乳液粒径越小则微囊化效率越高。③进出风口温度。在喷雾干燥的过程中，水汽首先从雾滴表面蒸发，在雾滴表面逐渐形成固定相，并且逐步形成壁膜，进一步使壁膜内所含壁材的溶液干燥后得到微胶囊产品。而当内部的溶液透过壁膜表面进行蒸发时壁膜上会出现孔洞，溶剂扩散通过壁膜的蒸发速率对形成孔洞有很大影响，因此当进风口温度过高或过低时蒸发速率就会很大或很小，都不利形成壁膜均匀的微胶囊。④喷雾方式。压力喷雾法由于喷嘴处压力差较大，摩擦强烈，因此不利于形成完整的微胶囊，而离心喷雾法能形成小雾滴并且小雾滴能借助自身的表面张力形成最小表面以包裹住芯材微粒，因此在喷雾干燥制备微胶囊过程中应多采用离心喷雾法。

文良奎等比较了喷雾干燥与冷冻干燥生产玉米肽的工艺，从理化特性的对比发现，这 2 种干燥方式得到的产品差异不大。但是，喷雾干燥设备简单，可连续进料，适合大规模的连续化生产。张桢采用喷雾干燥对罗非鱼加工副产物的美拉德反应产物进行干燥，发现喷雾干燥生产的水产品呈味肽具有良好的感官特性和营养价值，是生产水产品呈味基料的最佳干制方式。龚志强等发现，喷雾干燥所得的金枪鱼蛋白肽粉粒度均匀、水溶性好、气味芬芳。Ersus 等对紫萝卜色素提取物喷雾干燥微胶囊工艺进行了研究，当进口温度高于 160℃时则花色苷损失较多，20~21 DE 值的麦芽糊精作为壁材有较高的载量，在 4℃储存条件下微胶囊半衰期为 25℃条件下的 3 倍。刘云海等研究喷雾干燥法制备高包埋率微胶囊化花青素的壁材优化以及工艺条件，当花色苷∶壁材为 1∶4、麦芽糊精∶β-环糊精为 3∶1、阿拉伯胶比例为 10%、进口温度 120℃、出口温度 80℃时，其微胶囊化效果最好、包埋率高，且花色苷微胶囊化后，其稳定性有显著提高。Nayak 等研究了不同葡萄糖当量（DE）值的麦芽糊精对印度山竹花色苷进行微胶囊实验。结果表明，浓度为 5%的 21DE 麦芽糊精微胶囊抗氧化活性及花色苷含量最高，玻璃化转变温度为 44.59℃，SEM 结果显示，微胶囊粒径为 5~50μm。Sonja 等分别以虫胶-麦芽糊精的双层壁材对花色苷进行微胶囊化包埋，在模拟胃液中发现花色苷微胶囊的释放速率与其水结合能力呈明显负相关。水结合能力最高和最低的分别是花色苷-橘皮果胶复合物和花色苷-甜菜果胶复合物。果胶酯化程度越高，延缓花色苷释放能力越强。Yunia 等通过水解和酯化反应制备普通玉米淀粉和蜡质玉米淀粉的衍生物，以之为壁材包埋紫玉米花色苷，40℃条件下贮藏 30d 后，普通玉米淀粉衍生物制备的花色苷微胶囊包埋率和花色苷保存率都更高。Floirendo 等利用乳清分离蛋白和阿拉伯树胶为壁材，制备蓝莓花色苷微胶囊颗粒，发现阿拉伯树胶-花色苷微胶囊颗粒复水后其总花色苷含量较高，但 Fe^{3+} 还原能力下降。乙醇提取物的总花色苷含量最高，甲醇提取物抗氧化能力最强。模拟消化试验显示胃液消化过程中阿拉伯树胶-花色苷微胶囊的花色苷释放速率和抗氧化能力最强，乳清分离蛋白-花色苷微胶囊的花色苷释放速率稍慢，但在完成全部消化试验后显示出最好的抗氧化能力。

2. 喷雾冷却（凝）技术

喷雾冷法却和冷凝法是比较经济的包埋技术，经常应用于多种有机物或无机物如无机离子、酶、风味物质及其他功能性组分的包埋。喷雾冷却法和冷凝法是将芯材悬浮或分散于溶化状态的壁材中，必要时可以通过乳化处理后再加上由加热喷嘴向保持低温的干燥室内进行喷雾，使得壁材固化形成微胶囊的技术。这种微囊化方法是从喷雾干燥法发展起来的，其操作过程和喷雾干燥法相似。不同在于喷雾冷却法或冷凝法是将已经加热熔融的壁材迅速降温凝固得到微胶囊的，而喷雾干燥法是通过加热蒸发壁材中的溶液进行微囊化的。

喷雾冷却法使用高溶点（45~120℃）的油脂或蜡质作为壁材，其冷冻室温度可以是室温。而喷雾冷凝法使用较低溶点（32~43℃）的分馏油或氢化油为壁材。如果壁材的溶点在 32~43℃，则冷冻室需用冷却水冷却。喷雾冷却法制备的微囊其壁材具有疏水性，芯材的释放温度取决于壁材的熔点。

3. 凝聚技术

凝聚技术是指用水溶性壁材包埋脂溶性材料，通过改变外界条件，使芯材凝聚析出、分离、固化后形成微胶囊技术。通常分为单凝聚法和复凝聚法。单凝聚法是指使用一种壁材制备的凝聚技术，而复凝聚法则是指两种壁材制备的凝聚技术。复凝聚法的工艺是将壁材先溶解，加入芯材乳化，通过调节 pH 和温度等方法，使得带相反电荷的聚合物间发生静电作用使壁材溶解度降低，从而包裹在芯材周围，形成微胶囊。复凝聚法中最常用的是明胶与阿拉伯胶相分离作用。二者凝聚条件为：明胶和阿拉伯胶在水溶液中各自浓度低于 3%，pH 在 4.5 以下，反应体系温度高于明胶水溶液凝胶点，可先固定上述三个条件中某两个，再调节第三个条件使之形成胶囊。根据需调节参数不同，具体微胶囊方法包括：调节 pH 法、稀释法和调节温度法等。该技术具有载量高、对脂溶性芯材具有良好的延缓氧化及控制释放的功能。主要不足为工艺成本较高、能耗大、壳材料选择的局限性、固定化所用的固定剂多为醛类，在体内消耗过程会产生一定的毒性，因此限制了其在食品中的应用。

复合凝聚的过程一般包括三个步骤，其一是将被包裹物质在溶液中充分分散；其二是加入带有相反电荷的另一种溶液，然后调节体系的 pH，使得两种粒子带上相反电荷，同时调节两种粒子的数目，使得混合物中的离子在电学上恰好中和；其三是凝聚层的胶凝与固化。复合凝聚微胶囊的制备首先是将芯材分散在含有壁材的胶体溶液当中，通过机械剪切或均质形成一个稳定、分散的体系，体系中分散的微粒一般在 $2\mu m$ 以下，其中壁材的胶体溶液作为流动相，芯材微粒作为固定相，然后根据壁材性质改变体系条件（温度或 pH），当条件改变适当时，连续相发生相变，产生凝聚现象，同时由于体系有向自由能降低的方向发展的趋势，因此流动相形成的聚合物会在芯材微粒的表面聚集，从而将芯材包裹起来，当体系达到平衡时，芯材被完全包裹，形成微胶囊。复合凝聚微胶囊所用的壁材需要带相反电荷的高分子材料，常用的有明胶与阿拉伯胶（六偏磷酸钠，羧甲基纤维素，海藻酸盐等），海藻酸盐与聚赖氨酸，络蛋白与壳聚糖，乳清蛋白与阴离子多糖等。目前最为常用的是以明胶与阿拉伯胶作为复合凝聚的壁材组合。

余刚哲等以鳗骨油为原料，采用复凝聚法制备鱼油微胶囊，但微胶囊得率低，湿微胶囊干燥时间长，微胶囊化鱼油产品稳定性差。后又对现行复凝聚法进行改进，采取调整原料配比、预脱水及封孔处理等措施，降低原料及生产成本，提高微胶囊得率和稳定性。产品呈白色粉粒、无鱼腥味、含油量高（50%~60%），其在 pH 1.0~11.0 蒸馏水及人工胃液中不发生溶解、崩解现象，仍保持完整，这表明该微胶囊产品具有肠溶性，属于缓释型产品。吴克刚等采用复凝聚法先将鱼油微胶囊化，然后喷雾干燥，也成功制取稳定性良好含油量达 50%~60% 粉末鱼油。孙昱采用复凝聚法包埋二十二碳六烯酸（DHA），确定最佳壁材为明胶与阿拉伯胶，采用谷氨酰氨酶作为固化剂，并确定了最佳固化温度（10℃）及时间（12h）。利用谷氨酰氨酶固化得到的 DHA 微胶囊产品有轻微的腥味，固化效果不能完全替代戊二醛。刘盛楠通过复凝聚法制备了鱼油微胶囊，研究了五种不同壁材，最终确定阿拉伯胶与明胶为最优壁材，微胶囊包埋后其保留率高达 96.28%。董志俭等采用复凝聚法，使用明胶、桃胶为壁材，制备鱼油微胶囊，发现低温储存可以减慢氧化速率，在强酸碱条件下具有良好的氧化稳定性。

Jizomoto 等利用明胶-阿拉伯胶复合凝聚法制备脂溶性药物微胶囊，通过进行体外和体内试验，证明该微胶囊有很好的肠溶特性。Takenaka 等用明胶-阿拉伯胶复合凝聚法包埋药物新诺明，研究了微胶囊的壁厚和甲酸固化的用量对药物释放性能的影响。但是近几年，国内外利用复合凝聚技术进行微囊化的研究还大多集中在食品领域，而且主要是用于一些风味油脂，如梓檬油、薄荷油、丁香油以及脂溶性维生素、鱼油、益生菌等的微囊化研究。对于复合凝聚壁材的选择也有过不少的报道，如明胶-羧甲基纤维素，乳清蛋白-阿拉伯胶，明胶-壳聚糖等，但是研究的最多的还是明胶与阿拉伯胶组合。此外，万义玲等以海藻酸钠和壳聚糖为壁材，戊二酸为固定剂制备鱼油微胶囊；董志俭等以明胶和阿拉伯胶为壁材制备复合凝聚薄荷油微胶囊，郭虹等以辣椒油树脂为芯材，明胶与阿拉伯胶为壁材制备复合凝聚辣椒油树脂微胶囊；还有对薄荷油、梓檬油、丁香油、维生素、以及酶等进行复合凝聚微囊化的研究。

当然，复合凝聚技术在食品中的应用目前还存在一些问题。首先是生产成本的问题。由于复合凝聚的反应过程相对其他常用的微囊化技术来讲比较复杂，同时反应要求体系中物质浓度较低，因此能耗较大。固定化所用的固定剂多为酸类，因此产品在体内消化降解的过程中会产生一定的毒性，这就很大程度地限制了这些产品在食品中的应用。目前对于新型的无毒性固化剂正在进行大量的研究，但是还没有一种能够完全替代醛类同时又安全无毒的，可以在食品中使用的固化剂见于报道。

4. 冷冻干燥技术

冷冻干燥法是含有芯材的乳状液在冷冻状态下通过升华去除水分形成微胶囊的方法，其是在低温和真空状态下进行的，有利于保持芯材的理化特性和功能性，减少挥发性风味物质的损失和在高温下的氧化几率，适合于热敏性肽类营养素物质的加工。

靳挺等发现，冷冻干燥的龙头鱼海鲜呈味肽口感鲜美，具有自然、纯正的鱼香味，且在最大程度上防止了水解蛋白变性。但是，冷冻干燥的过程及时间较长，能耗较高，一次处理的物料较少，不适合大规模生产。刘维维等采用冷冻干燥法制备微藻中 DHA 粉末，外观呈乳白色，冻干后粒径为 211nm 且均匀细腻。

Mahdavee 等利用阿拉伯胶和 2 种不同水解度的麦芽糊精按照不同比例混合后制备壁材，与藏红花花色苷提取物混合后经冷冻包埋工艺获得微胶囊颗粒，35℃ 条件下贮藏 10 周，结合 pH 差示法和计算机视觉技术分析产品的理化特性，发现麦芽糊精：阿拉伯胶比例最高的壁材制备的微胶囊颗粒花色苷稳定性最好。Xiong 等研究表明，冷冻干燥花色苷葡聚糖凝胶微胶囊比红外干燥活性高 20%。

5. 流化床干燥技术

流化床干燥（又称空气悬浮法）是通过气流使湿物料与热空气接触，并使物料悬浮于气流之中，使流态化的物料颗粒与热空气充分碰撞与混合，从而脱除水分，达到干燥的技术。该法是最为古老的微囊化方法之一。空气悬浮法的原理为芯材物料在向上的热风作用下保持悬浮状态，热风的压力形成了气垫，使得芯材物料始终在气垫上沸腾翻滚，与热风进行充分接触。在包囊室内，壁材溶液被喷洒在循环流动的芯材微粒上，芯材颗粒变重下降，当下降到接近筛板的出风口时，因下层热风的温度比上层高，因此颗粒水分蒸发加快，颗粒干燥变轻，所以在风力作用下又重新上升，与壁材雾滴接触，然后又变重、下降、干燥，这样循环往复，直到芯材颗粒表面完全被壁材包裹，形成一层完整的壳，达到包埋效果。其优点是集成粒、混合、干燥等过程于一身，有利于改进产品外观、控制产品品质。空气悬浮法可以使壁材以溶剂、含乳化剂的水溶液或热熔物等形式进行包裹，通常只适合用于包裹固体的芯材物质，一般多用于香精香料以及脂溶性维生素等的微囊化。

程帆等研究了小麦蛋白酶解液在喷雾和流化床处理下的理化指标，发现喷雾干燥的成品得率小，但成品有效谷氨酰胺含量高；流化床干燥的成品得率大，有效谷氨酰胺的含量较低。孙旸等发现，经流化床干燥后的大豆肽可形成色泽纯净、均匀细致的颗粒。

6. 界面聚合技术

界面聚合法是将芯材乳化或分散在一个溶有壁材的连续相中，然后单体经聚合反应在芯材表面形成微胶囊。该法制备微胶囊的工艺简单，对反应单体的纯度要求不高，对原材料配比要求不严，反应速率快，效果好，可在常温下进行，温度控制操作简单，不需要昂贵复杂的设备。但所用单体必须具有较高的活性，才能进行缩聚反应。界面聚合法生产的微胶囊有很多，如微囊化甘油、医用润滑油、血红蛋白等。

7. 微波干燥技术

微波干燥能使被加热体本身成为发热体，各部位受热均匀，避免传统干燥方法产生由外向内形成的温度梯度，从而导致物料表面硬化结块的现象，其干燥速度快、时间短，可以减少营养素的色、香、味及营养成分的损失。目前的微波干燥方法主要有直接微波干燥、微波冷冻干燥和微波真空冷冻干燥，其中微波真空冷冻干燥尤其适合热敏性物料和厌氧物料，将微波干燥技术应用于调味品类营养素，可以有效地提高产品品质，促进其生产自动化、标准化。

Mohd 等利用微波辅助的微胶囊工艺，考察不同的阿拉伯胶、麦芽糊精及其 1：1 混合物等壁材对紫甘薯花色苷的包埋效果，结果表明混合物包埋效果最佳，水分含量和水分活度均最低，产品的色泽和粒子形态也较好。

8. 包接络合技术

包接络合技术又称分子包埋法，利用具有特殊分子结构的壁材进行包埋而成。如常用的 β-环糊精进行分子包埋取得了令人满意的效果。β-环糊精是由 7 个吡喃型葡萄糖分子以 1,4-糖苷键连接成环状化合物，其外形呈圆台状，亲水性基团分布在表面而形成亲水区，内部的中空部位则分布着疏水性基团（疏水中心），疏水中心可与许多物质形成包接络合物将外来分子置于中心部位而完成包埋过程。包接络合法的方法较简单，一般将 β-环糊精配制成饱和溶液，加入等物质的量的芯材，混合后充分搅拌 30min，即得到所需络合物。对一些溶解度大的芯材分子，其络合物在水中的溶解度也比较大，可加入有机溶剂促使析出沉淀，对不溶于水的固体芯材，需先用少量溶剂溶解后，再混入 β-环糊精的饱和溶液中。该方法具有成本低、包合物吸湿性低等优点，主要不足为制备条件较难控制、载量低。

苏阳等以 β-环糊精为壁材，利用包络结合法制备微胶囊，确定最优工艺为芯壁比 1：7，搅拌时间 2h，搅拌温度 45℃，乳化剂用量 0.3g/g 鱼油，此条件下包埋率为 90.75%。张忠等将藻油 DHA 作为芯材，利用制备的多孔淀粉包埋，优化结构后制备的 DHA 微胶囊包埋率达到 92.08%。

9. 锐孔-凝固浴技术

锐孔-凝固浴法是利用微孔装置将芯材和壁材混合加入凝固浴中凝聚固化来制备微胶囊的方法。锐孔-凝固浴法是将物理机械法和化学方法相结合的一种微囊化的方法。锐孔法可采用能溶于水或有机溶剂聚合物作壁材，其固化通常是采用加入固化剂或热凝聚来完成的，也可利用带有不同电荷聚合物络合来实现。该法具有制备方法简单、成本低等优点。主要不足为产品颗粒大。锐孔法主要应用于非水溶性的固体粉末以及疏水性液体的微囊化，如药物、维生素、矿物油、香料、黏合剂、催化剂等。锐孔法中经常使用的壁材有海藻酸钠、羧甲基纤维素、硫酸软骨素、透明质酸、明胶、酪蛋白、琼脂、腊以及硬化油脂等。同时还可以采用一些自交联的壁材如丙烯酰胺-丁基丙烯酰胺的共聚物、纤维蛋白原、甲基纤维素-脲醛树脂复合物等。

锐孔法制备微胶囊主要有三个阶段。第一阶段是将芯材溶解在聚合物的溶液中或分散在聚合物的溶融物当中，将此溶液或分散液加入与聚合物不相容的液体中，经搅拌、均质或超声使两相混合；第二阶段是通过加入交联剂，并在合适的温度下，经匀速搅拌使聚合物液滴固化；第三阶段是通过浮选、过滤或离心回收微胶囊，并用适当的溶剂洗漆去除残留的稳定剂等物质。

方承志等以海藻酸钠作微胶囊壁材，并添加特丁基对苯二酚（TBHQ）作抗氧化剂，用锐孔法把鱼油包埋起来，制成微胶囊化颗粒，其氧化稳定性良好，包埋率达 87.5% 以上，产品具有缓释性能。黄美鹅等采用锐孔凝固浴法制备鳕鱼微胶囊，通过正交试验确定最佳工艺条件：海藻酸钠浓度 1.5g/100mL，乳化剂 0.5g，制得微胶囊包埋率最高达 97.27%。

10. 乳状液技术

乳状液法是一种液体以液珠形式分散在另一种液体中，且两者不相溶，形成的具有一定稳定性的体系，一般由油相、水相和乳化剂构成。其具有稳定均一、利于开发液态产品的优势。缺点：对稳态化壁材乳化性有一定的要求，长期放置会发生破裂，不便于储存。

目前应用乳状液法来对营养素进行稳态化主要集中在对乳化剂以及乳化工艺上的优化。祝艳梅等采用高压均质技术制备 O/W 型乳液，能显著改善 DHA 水溶性，扩宽应用范围，并且研究表明乳状液可以延缓氧化。此外，分别添加 DHA 乳状液、DHA 油和 DHA 微胶囊于豆乳中，添加 DHA 乳状液的分散效果最好。李凯等使用 DHA 和二十碳四烯酸为芯材，研究了三种乳清蛋白壁材，制备得到粒径尺寸最小的乳状液。郑敏英等用食品级 Span 系列乳化剂和羧甲基纤维素钠制备鱼油乳状液，研究工艺参数对鱼油乳液稳定性的影响，确定了最佳工艺，制备得到的鱼油乳状液形态均一、呈现典型剪切变稀的流变学行为，同时鱼油具有一定的黏弹性。何镇宏等采用表面活性肽作为表面活性剂制备乳状液，在浊度、粒径、Zeta-电位和流变学角度等均优于 Tween80/丙三醇等其他表面活性制备的乳状液。

11. 挤压法

挤压法是一种比较新的微胶囊技术，其处理过程采用低温方式，因此特别适合包埋各种风味物质、香料等热敏感性物质。

挤压法是一种比较新的微胶囊技术，特别适用于包埋各种风味物质、香料、维生素 C 和色素等热敏感性物质，因为其处理过程采用低温方式。流程为先将芯材分散到熔融的碳水化合物中，然后将混合液装入密封容器，在压穿台上利用压力作用压迫混合液通过一组膜孔而呈丝状液，挤入吸水剂中。当丝状混合液与吸水剂接触后，液状的壁材会脱水、硬化，将芯材包裹在里面成为丝状固体，而后将丝状固体打碎并从液体中分离出来，干燥而制成。

五、微胶囊技术在营养食品工业中的应用

微胶囊在食品工业中的有广泛的应用前景，将把食品及原料微胶囊化可以把液态食品固体化，使用更方便，质量更可靠；食品添加剂和营养素的微胶囊化可使添加剂和营养素免受环境影响而变质，而且微胶囊的缓释功能使添加剂和营养素的效能发挥更充分。

1. 食品及原料的微胶囊

（1）粉末油脂　微胶囊化能够对油脂进行有效的保护，降低在保存过程中的氧化耗败，而且极大地提高了油脂的使用方便性，最广泛应用的粉木油脂是人们熟悉的咖啡伴侣，产品的保质期可达一年。此外，深海鱼油、小麦胚芽油、γ-亚麻酸、DHA、EPA 等含高度不饱和脂肪酸的油脂极易氧化变质，而且带有特殊程味或异味。通过微胶囊化使其成为固体粉末，不但能有效降低共氧化变质的可能，而且异味也得以掩蔽。

①核桃油的微胶囊（锐孔-凝固浴法）壁材为海藻酸钠，浓度为 1.5%，芯材为核桃油，与壁材的配比为 3.6∶1。乳化剂为单甘酯，浓度为 0.2%，乳化温度为 60~70℃，凝固浴 $CaCl_2$ 的浓度为 2%，包埋率为 86.3%。

②棕榈油的微胶囊（喷雾干燥法）壁材为麦芽糊精和酪蛋白酸钠，芯材∶壁材 = 35∶65，加水量为（相对于周形物倍数）1.2 倍，乳化剂用量（以固形物计）1.25%，单甘酯∶蔗糖酯 = 4.5∶1，酪蛋白酸钠最佳用量（以固形物计）4%，乳化温度 70~80℃，包埋率 98.05%，产品含水量 2.0%，溶解性和流动性能良好。

（2）粉末酒类　将酒类微胶囊化，去除酒中最大的组分——水，保留酒中有效成分——醇和酯，制成粉末状微胶囊形式，可以极大地降低酒类产品的贮藏和运输成本，只需在饮用前加水溶解复原即可，非常适合于作为旅行食品等。粉末酒类除饮用作用外，也可用作食品以及化妆品、饲料的原料，起到着香、矫味、防腐等作用。如酒心巧克力的含酒量仅为 1% 左右，而且巧克力表面容易起霜，降低了产品品质。使用粉末酒类不仅可使巧克力含酒量达到 5%，而且不起霜。在点心及面包中加入 1%~5% 的粉末酒，不仅能使烘烤后的蛋糕组织细腻，没有鸡蛋腥味，而且有较好的防腐性能。

利用喷雾冻凝法生产粉末酒的工艺过程是：在 18kg 原料酒中添加 5.7kg 明胶和 5.9kg 麦芽糊精，

升温至 35~40℃ 促使壁材均匀溶解、形成胶囊化初始溶液；在 -40℃ 以下喷雾冻结，并于冻结状态下进行真空干燥。原酒的酒精含量为 51.3%，成品的酒精含量为 44%。

（3）固体饮料 饮料中总固体的含量一般不超过 10%，饮料中的水占据了产品包装、运输的绝大部分，固体饮料则能克服这些缺点，而且可以被长期保存。市场上常见的果珍、雀巢柠檬茶、菊花晶、高乐高等都属于固体饮料。

2. 食品添加剂的微胶囊

（1）粉末香精 粉末香精已广泛用于固体饮料、固体汤料、快餐食品和休闲食品中，能起到减少香味损失，延长留香时间的作用。如焙烤制品在高温焙烤时香料易被破坏，形成微胶囊后香料的损失大为减少，如果制成多层壁膜的微胶囊，而且外层为非水溶性壁材，那么在烘烤的前期香料会受到保护，仅在到达高温时才破裂释放出香料，因此可减少香料的分解损失。糖果食品，特别是口香糖需要耐咀嚼，常使用含溶剂少的高浓度香料微胶囊。固体汤粉调味品中，使用微胶囊形式的固体香辛料可以把葱、蒜等的强刺激气味掩盖起来。

肉桂醛微胶囊喷雾干燥法的壁材为阿拉伯胶和麦芽糊精，两者的最佳质量配比为 1:1，乳化剂为单甘醋，最佳用量为 0.4%，最佳固形物质量分数为 40%；芯材与壁材的配比为 1mL:10g。最佳喷雾干燥条件为：进风温度 225℃，出风温度 82℃。

（2）番茄红素微胶囊（喷雾干燥法）熊糖和食用明胶为壁材，质量比为 9:1。壁材以 400mL 蒸馏水溶解，番茄红素用氯仿溶解，氯仿用量为 1g 番茄红素溶于 10mL 氯仿；均质 30min 在均质的同时将氯仿挥发掉，再将此乳化液溶于水，使其固形物含量为 10%~15%。喷雾干燥进风温度为 120~140℃，出风温度为 80~100℃。

（3）抗氧化剂的微胶囊

①尼泊金丙酯微胶囊（喷雾干燥法）壁材的最佳组合为：阿拉伯胶 25%，微孔淀粉 25%，玉米糖浆 50%；芯材与壁材比例为 55:45，均质压力 30MPa 时微胶囊喷雾干燥工艺条件为：进料温度 55~60℃，进风温度 180~190℃，出风温度 90℃ 左右，包埋率 74%。

②BHT 微胶囊（包接络合法）以 β-环糊精为壁材，以抗氧化剂 BHT 为芯材，芯材与壁材的最佳比例为 12:88；在 β-环糊精中加入少量水，使 β-环糊精形成均匀的棚状物，然后将溶于有机溶剂的 BHT 加入，进行超声波处理，最适处理时间为 30min，最后干燥得到产品。β-环糊精微胶囊 BHT 对提高油脂抗氧化能力有明显作用。

（4）甜味剂微胶囊（粉末床法）甜味剂微胶囊化后的吸湿性大为降低，而且微胶囊的缓释作用能使甜味持久。此外，阿斯巴甜是天冬氨酸与苯丙氨酸甲酯的二肽酯类化合物，在可乐等酸性饮料中不稳定，易于水解，在烘烤食品中应用也会因羰胺反应损失而使甜味减弱，制成微胶囊后稳定性可显著提高。将粒度为 20pm 的 500g 阿斯巴甜与 150g 聚乙烯吡咯烷酮混合，在 30℃ 的粉末床中流化，并在 10min 内喷入 250mL 水造粒，然后干燥 40min，将其中粒度在 50~350pm 部分顺粒进行涂层包理，徐县材料是熔点为 85℃ 的氧化蓖麻油，用量为 500g 颗粒喷涂 1400g 熔融的氧化蓖麻油。

（5）酸味剂微胶囊 酸味剂有增加风味，延长保质期的作用，但有时酸味剂会与食品中的某些成分发生化学作用，使食品的风味被损失，色素分解，淀粉食品的货架期缩短。茶叶中加入酸味剂后会与茶叶中的单宁起反应，并使茶叶褪色。将酸味剂制成微胶囊，使其与食品中其他成分隔离，对酸敏感的成分便可不受其影响，酸味剂的微胶囊通常使用氢化油脂、脂肪酸等蜡质材料为壁材，在食品加工的后期加入食品中，微胶囊受热熔化时才会被释放。

（6）防腐剂微胶囊 食品防腐剂微胶囊化可以达到缓释、延长防腐作用时间、减少对人毒性的目的。

如山梨酸的酸性对食品性能会有影响，而且长期暴露在空气中易于氧化变色。采用硬化油脂为壁材形成微胶囊后，既可避免山梨酸与食品直接接触，又可利用微胶囊的缓释作用，缓慢释放出防腐剂起到杀菌作用。又如乙醇在低 pH 条件下，即使量很低也有很好的防腐效果。例如，6%浓度的乙醇配合乳酸、磷酸等和一种天然物质，相互间的协同作用可以起到与 70%浓度乙醇或 3%浓度过氧化氮相同的防腐杀菌效果。将这些物质微胶类化，附在食品包装内，其极慢释放的蒸汽有很好的杀菌作用，而且对人体无任何毒害作用。

3. 营养强化剂的微胶囊

（1）大豆磷脂微胶囊（喷雾干燥法）　称取 100 粉末状大豆磷脂，加入 1000mL 温水搅拌乳化后，在 40℃水浴恒温下加入 100g 微孔淀粉在搅拌下进行吸附，然后缓慢加入 10%明胶溶液 400mL，定容至1500mL 充分混合均匀。喷雾干燥工艺条件为：进料温度 50~60℃，进风温度 160℃左右，出风温度90℃左右。

（2）薏苡仁微胶囊（锐孔—凝固浴法）　壁材：海藻酸钠，初始溶液的质量浓度为 10g/L。芯材：薏苡仁酯，芯材与壁材的质量之比为 0.6∶1，乳化剂在壁材与芯材乳化分散液中的质量浓度为单甘酯1g/L，蔗糖酯 0.5g/L。固化液：质量浓度为 10g/L 的 $CaCl_2$。芯材和壁材乳化液保持在 50~60℃，分散注入冷却的 $CaCl_2$ 固化液中形成微胶囊，并在 4℃左右的低温下固化 10min，筛分分离后用请水洗去胶囊表面的 $CaCl_2$ 残留，脱水后的微胶囊置于 45℃恒温箱中干燥至质量恒定。用该工艺条件制得的微胶囊产品，薏苡仁的包埋率达 81.8%。

（3）生产天然维生素 E 微胶囊（喷雾干燥法）　原料配比为：天然维生素 E30%~40%，壁材 55%~65%，乳化剂 4%~5%，稳定剂 0.5%~1.2%，芯材与壁材之比为 0.6∶1；最佳均质压力为 35~40MPa，最佳喷雾干燥条件为进料温度 50~60℃，进风温度 190℃，出风温度 75℃。壁材的配比为：明胶 32%，酪蛋白钠 16%，糊精 35%，乳糖 17%，产品包埋率为 95.4%。

（4）肠溶性双歧杆菌的微胶囊（空气悬浮干燥法）　与双歧杆菌具有生物相容性及肠溶性的壁材有丙烯酸聚合物，这类材料中甲基丙烯酸和甲基丙烯酸甲酯或乙酯的共聚物在改变聚合比例时，可得到不同溶解性能的囊衣材料。由于双歧杆菌微胶囊释放的部位在小肠，其 pH 在 6.5~8.0，这两个材料的比例以 1∶1 为好。将菌粉悬浮于由流化床产生的承载气流中，在包衣室中呈沸腾状，压缩空气通过气流环隙时造成的真空将囊液压出喷嘴，雾化形成的微液滴使菌粉润湿，待溶剂挥发后聚合物在菌粉表面形成囊衣，被包埋的颗粒随气流在干燥室反复循环，同时完成包囊和固化的过程。进气温度的控制以有机溶剂尽快挥发又不至于使菌体失活为原则，制得的双歧杆菌微胶囊具有肠溶性，可免胃酸破坏。

（5）植物甾醇酯微胶囊（喷雾干燥法）　壁材的配比为：明胶 30%，酪蛋白酸钠 18%，糊精35.5%，黄原胶 1%，乳糖 15.5%。原料配比为：植物甾醇酯 30%~40%，乳化剂 1%~2%，稳定剂0.5%~1.2%，壁材 58%~68%，芯材与壁材之比为 0.6∶1；最佳均质压力为 35~40MPa；喷雾干燥工艺条件为：进风温度 195℃，出风温度 75℃，进料温度为 55~65℃。性状分析表明，微胶囊型植物甾醇酯的水溶性、流动性、分散性及稳定性等性能指标良好。

（6）微量元素　微胶囊铁盐是重要的营养强化剂，主要使用硫酸亚铁、柠檬酸亚铁和富马酸亚铁。但是亚铁盐特别是硫酸亚铁异味非常严重，难以直接入口，而且硫酸亚铁对胃壁有较强的刺激作用，一般需要用硬化油脂包埋成微胶囊后食用。锌元素有提高味觉灵敏度，促进体内酶反应进行，帮助伤口愈合的作用，也有促进儿童生长发育、提高智力等作用，但锌盐有苦味和收敛作用，而且锌盐容易潮解，因此也需要包埋成微胶囊。

微胶囊在食品中还有很多其他应用，例如，微胶囊化对稳定维生素 C 有极佳的作用，如在食品含水量为 15%、温度 85~95℃条件下，维生素 C 微胶囊的保存率在 95% 以上，而在同样条件下对照组维生素 C 保存率仅 42%~49%。维生素 A、维生素 D 有令人不愉快的气味和味道，并在消化过程中易被胃液破坏，通常使用乙基纤维素或邻苯二甲酸乙酸纤维素酯这类不溶于酸的壁材制成肠溶微胶囊，以利入体对维生素 A、维生素 D 和钙质的吸收。在乳品产品中，把果汁等调味剂进行微胶囊化后再与乳粉等成分混合调配，可以避免蛋白质与有机酸等物质的接触，克服因为蛋白质的变性使乳粉结块等现象的发生；将维生素 C 和亚铁盐等先进行微胶囊化处理，制成维生素 C 亚铁补血乳粉，解决了维生素 C 和亚铁盐在储存的过程中极易被氧化变色等技术难题；将干酪生产中所用的微生物和酶制剂等微胶囊化，可以促进干酪的早熟，促使干酪风味化合物的形成。

参考文献

［1］ Hebishy E, Buffa M, Guamis B, et al. Physical and oxidative stability of whey protein oil-in-water emulsions produced by conventional and u-ltra high pressure homogenization：Effects of pressure and protein co-ncentration on emulsion characteristics ［J］. Innovative Food Science&E-merging Technologies, 2015, 32：79-90.

［2］ Fernandez-Avila C, Trujillo AJ. Ultra-High Pressure Homogenization improves oxidative stability and interfacial properties of soy protein isolate-stabilized emulsions ［J］. Food Chemistry, 2016, 209 (15)：104-113.

［3］ Fernández-ávila, C, Escriu R, Trujillo A J. Ultra-High Pressure Homogenization enhances physicochemical properties of soy protein isolate-stabilized emulsions ［J］. Food Research International, 2015, 75：357-366.

［4］ 姚翾, 陶宁萍, 王锡昌. 喷雾干燥法制取油脂微胶囊技术研究进展 ［J］. 现代食品科技, 2007 (12)：85-89.

［5］ 陈发河, 吴光斌, 陈志辉. 天然胡萝卜素 β-环糊精微胶囊制备工艺的研究 ［J］. 中国食品学报. 2006, 1：110-115.

［6］ Robert P, Carlsson RM, Romero N, et al. Stability of spray-dried encapsulated carotenoid pigments from rosa mosqueta (Rosa rubiginosa) oleoresin ［J］. Journal of the American Oil Chemists' Society. 2003, 80 (11)：1115-1120.

［7］ Kong XZ, Zhou HM, Qian HF. Enzymatic preparation and functional properties of wheat gluten hydrolysates ［J］. Food Chemistry. 2007, 101 (2)：615-620.

［8］ Klinkesorn U, H-Kittikun A, Chinachoti P, et al. Chemical transesterification of tuna oil to enriched omega-3 polyunsaturated fatty acids ［J］. Food Chemistry, 2004：415-421.

［9］ Rodriguez L, Castro E, Salinas M C, et al. Interesterifica-tion of tallow and-sunflower oil ［J］. J Am Oil Chem Soc, 2001, 78 (4)：431-436.

［10］ Roland D A, William N M, Thomas A F, et al. Production of cocoa butter like fats by the lipase-catalyzed interesterificatio-n of plam oil and hydrogenated soybean oil ［J］. JAOCS, 2003, 80 (12)：1193~1196.

［11］ 胡爱军. 变性淀粉特性及其在食品工业中应用 ［J］. 粮食与油脂, No. 170 (06)：5-8.

［12］ 陈肇锬. 小麦淀粉磷酸醋在食品中的系列应用研究 (一) ［J］. 粮食与饲料工业. 1995, (5)：41-43.

［13］ 邓凡, 李甘. 淀粉改性方法及应用研究 ［J］. 广东蚕业, 2017, 51 (3)：26-26.

［14］ DEETH H. Optimum thermal processing for extended shelf-life (ESL) milk ［J］. Foods, 2017 6 (11)：102-123.

［15］ Ersus S, Yurdagel U. Microencapsulation of anthocyanin pigments of black carrot (Daucus carota L.) by spray drier ［J］. Journal of Food Engineering, 2007, 80 (3)：805-812.

［16］ García-Tejeda Y V, Salinas-Moreno Y, Martínez-Bustos F. Acetylation of normal and waxy maize starches as encapsulating agents for maize anthocyanins microencapsulation ［J］. Food and Bioproducts Processing, 2015, 94：717-726.

［17］ Mohd Nawi N, Muhamad I I, Mohd Marsin A. The physicochemical properties of microwave - assisted encapsulated anthocyanins from Ipomoea batatas as affected by different wall materials [J]. Food science & nutrition, 2015, 3 (2): 91-99.

[18] 孔保华，郑冬梅. 鱼油微胶囊技术的研究 [J]. 食品工业科技，1999, 20 (5): 8-10.

[19] 黄美娥，江能文，唐小雨，等. 鳡鱼油微胶囊化工艺条件研究 [J]. 食品工业，2016, (7): 82-84.

[20] Jordheim M，Måge F，Andersen M. Anthocyanins in berries of Ribes including gooseberry cultivars with a high content of acylated pigments [J]. Journal of agricultural and food chemistry, 2007, 55 (14): 5529-5535.

[21] Yawadio R，Morita N. Color enhancing effect of carboxylic acids on anthocyanins [J]. Food Chemistry, 2007, 105 (1): 421-427.

[22] Bakowska A，Kucharska A Z，Oszmiański J. The effects of heating，UV irradiation，and storage on stability of the anthocyanin-polyphenol copigment complex [J]. Food chemistry, 2003, 81 (3): 349-355.

[23] Aditya，N. P.，Espinosa，Y. G.，& Norton，I. T. Encapsulation systems for the delivery of hydrophilic nutraceuticals: Food application [J]. Biotechnology Advances, 2017, 35 (4): 450-457.

[24] Chen，L.，Remondetto，G. E.，& Subirade，M. Food protein-based materials as nutraceutical delivery systems [J]. Trends in food science & technology, 2006, 17 (5): 272-283.

[25] Chen，L.，Tian，Z.，& Du，Y. Synthesis and pH sensitivity of carboxymethyl chitosan-based polyampholyte hydrogels for protein carrier matrices [J]. Biomaterials, 2004, 25 (17): 3725-3732.

[26] Lee，J. W.，Park，J. H.，& Robinson，J. R. Bioadhesive-Based Dosage Forms: The Next Generation [J]. Journal of pharmaceutical sciences, 2000, 89 (7): 850-866.

[27] Ozdal，T.，Sela，D. A.，Xiao，J.，Boyacioglu，D.，Chen，F.，& Capanoglu，E. The reciprocal interactions between polyphenols and gut microbiota and effects on bioaccessibility [J]. Nutrients, 2016, 8 (2): 78.

[28] Pinheiro，A. C.，Lad，M.，Silva，H. D.，et al. Unravelling the behaviour of curcumin nanoemulsions during in vitro digestion: effect of the surface charge [J]. Soft Matter, 2013, 9 (11): 3147-3154.

[29] Van Aken，G. A.，Bomhof，E.，Zoet，F. D.，et al. Differences in vitro gastric behaviour between homogenized milk and emulsions stabilised by Tween 80，whey protein，or whey protein and caseinate [J]. Food Hydrocolloids, 2011, 25 (4): 781-788.

[30] Zhang，R.，Zhang，Z.，Kumosani，T.，et al. Encapsulation of β-carotene in nanoemulsion-based delivery systems formed by spontaneous emulsification: influence of lipid composition on stability and bioaccessibility [J]. Food biophysics, 2016, 11 (2): 154-164.

[31] Keraliya R A，Patel C，Patel P，et al. Osmotic Drug Delivery System as a Part of Modified Release Dosage Form [J]. Isrn Pharmaceutics, 2015, 2012 (2): 528079.

[32] Liu F，Avena-Bustillos R J，Chiou B S，et al. Controlled-release of tea polyphenol from gelatin films incorporated with different ratios of free/nanoencapsulated tea polyphenols into fatty food simulants [J]. Food Hydrocolloids, 2017, 62: 212-221.

[33] Shi YS，Tan TW. Preparation of chitosan/ethylcellulose complex microcapsule and its application in controlled release of Vitamin D2 [J]，Biomaterials, 2002, 23: 4469-4473.

[34] 廉果，张洪，熊远果. 维生素 B_1 缓释片的制备工艺研究 [J]. 中国药师，2017 (3).

[35] 方平飞，唐富昌，赵绪元，等. 碘化钾骨架缓释片的工艺研究 [J]. 中南药学，2004, 2 (3): 156-159.

[36] Wemuller R，et al. Development，Stability，and Sensory Testing of Microcapsules Containing Iron，Iodine，and Vitamin A for Use in Food Fortification [J]. Journal of Food Science, 2006, 71 (2): 1.

[37] 颜耀东. 缓释控释制剂的设计与开发 [M]. 中国医药科技出版社，2006.

[38] Li X D，Pan W S，Nie S F，et al. Studies on controlled release effervescent osmotic pump tablets from Traditional Chinese Medicine Compound Recipe [J]. Journal of Controlled Release, 2004, 96 (3): 359-367.

第四章 营养制品工艺技术

第一节 液态制品工艺技术

一、引言

保鲜是食品加工的主要目标，以确保食品的安全和质量。受益于中国经济的高速增长，我国液态制品行业蓬勃发展，其涵盖领域主要包括乳及乳制品、果蔬汁、饮料、酒、调味品、食用油脂等，以其丰富的营养和良好的滋味、气味和口感深受消费者的喜爱。随着人们饮食习惯和方式的改变，消费者已经不仅满足于液态制品的安全卫生和较长的货架期，还对其色、香、味、营养及保健的需求日益增大。液态制品微生物的污染及繁殖是引发食品变质的重要因素。传统的热加工技术是通过热传导或热对流机制达到杀菌和钝化食品中酶活来实现延长货架期的目的。然而，传统热加工能效低、加热时间长，其所需要的高温会导致液态制品风味、色泽（如美拉德反应）的改变及热敏性物质如维生素、多酚、类胡萝卜素等的损失。因此，现代食品加工工艺技术除了要求保证食品卫生安全，延长货架期外，还要最大限度的保留液态制品的色、香、味、新鲜度、营养成分及功能性物质。

当前，传统的热加工技术日臻完善，新兴热加工技术被不断的发现和运用，它们具有环保、经济及最大限度保留液态制品品质的特点。如欧姆加热和微波加热是通过食品内部产生热量并迅速传递到食物外部的过程来完成的，具有加热速度快、受热均匀、食品完整性好、能量利用率高、加热范围广等优点。非热加工技术是一种相对新兴的技术，主要包括脉冲电场技术、高压技术、超声波技术、辐照技术、脉冲强光技术、臭氧技术、高压二氧化碳技术及膜技术等，具有杀菌温度低、节能、节水、排放少等优点，安全环保，已成为国际食品加工业中的新兴产业。

选择合理的加工方式，保留液态制品的营养特性和良好的流变学特征（黏稠性、流动性、透明度、均一性等）及延长货架期一直是食品领域研发的重点。在实际生产过程中，为了提高液态制品的可贮性、卫生安全性和品质，会根据不同产品的特点，科学组合不同的杀菌技术或食品防腐剂，以形成"栅栏效应"，达到降低工艺强度，提高抗菌杀菌效果。

二、新兴热加工技术

理想的热加工效果要求能最大限度保留液态制品的营养成分及感官品质，迅速而高效的杀菌达到产品的指标要求。欧姆加热、微波加热、射频加热和红外线加热是达到这一目的的新途径，其优点主要包括以下几方面。

- 快速加热，对产品的热损伤最小。
- 缩短处理时间，提高生产率。

- 能效高，降低运营成本。
- 减少营养物质的损失。
- 无需传热表面，减少加热表面结垢导致的能源消耗。
- 避免食物过度受热。
- 安全卫生。
- 易操作、维护。
- 环境友好。

（一）欧姆加热技术在液态制品加工中的应用

绝大多数食品含有可电离的酸或盐，具有一定的电阻特性。欧姆加热（ohmicheating）技术是将电流直接导入食品，通过食物本身的阻抗在内部产生热量，达到快速均匀的杀菌目的。欧姆加热起源于19世纪初，被用于处理液态食品及罐头的初步热加工并逐步得到了商业化的推广。然而，由于当时科技无法解决欧姆加热过程中电极材料的电化学腐蚀、金属迁移污染、温度调控等问题，该技术逐渐被遗忘。直到20世纪末，惰性电极材料（钛、铂等）的出现和欧姆加热控制系统的设计优化，使得欧姆加热才广泛应用于食品的灭酶、烫漂及解冻、灭菌、发酵等加工工艺。欧姆加热技术作为一种新兴的体积加热法，适用于处理黏度较高的液态制品和固液混合食品的商业无菌化处理，如肉汤、布丁、乳及乳制品、果汁及糖浆等；具有加热均匀迅速、无传热面、不受物料尺寸和形状的影响、热能效率高及环境友好等特点，同时还能较好地保持液态制品的感官特性和营养价值。

1. 影响欧姆加热技术的主要因素

（1）电导率　液态制品中含有可解离性酸、盐等物质而具有导电性，它是影响欧姆加热效果最重要的因素，电导率越大，欧姆加热速度就越快。电导率受温度、电压梯度、频率及电解质浓度的影响。通常，电导率随温度升高而升高。常温常压下，食品原料电导率在$0.01 \sim 10s/m$适于欧姆加热。当食品电导率低于$0.01s/m$或高于$10s/m$，食品会因为自身阻抗太大或太小不能被加热。因此，温度对电导率的影响是使用欧姆加热技术必须考虑的因素之一。此外，非导电性物质的存在及固液体间的电导率差异都会影响欧姆加热速率。例如，非导电性物质如蔗糖及固体颗粒的存在会降低果汁的电导率，而酸度的增加则会升高果汁的电导率。食品中非导电性物质如脂肪、蔗糖、空气等含量较高时，由于不能被加热需要靠热传导获取能量，欧姆加热时会造成局部过热影响食品品质。即使食品中固体颗粒和液体的电导率相同时，由于固体颗粒的水分含量比液体中的水分含量低，水分的热容较小，导致颗粒的受热升温速度要高于液体。随着淀粉糊化过程的进行，食品电导率会逐渐减小。因此，欧姆加热前采取一定的预处理措施，如除去物料中的非电解质、对颗粒食品进行预煮、调节液相和固相的电导率等，使食物液固两相的混合比保持一致，可解决加热过程中由于电导率变化引起的问题，保证加热效果及减少营养物质的损失。

（2）液态制品组分　液态制品的酸度、成分、总固体含量（颗粒的大小、形状、密度）和黏度都会影响欧姆加热速率。例如牛乳脂肪含量越高，欧姆加热速率越低。为了保证食品受热均匀、减少营养物质损失，通常要求：

①液态制品中颗粒直径不超过25mm；

②颗粒密度适中，防止过大或在黏度低的液体中沉降在加热器底部；或过小悬浮在液体表面；

③颗粒物含量在$20\% \sim 70\%$，具有多样的几何形状降低颗粒间的空隙度；

④黏度适中，使颗粒能均匀悬浮在液体中。例如淀粉在加热过程中会发生糊化和失水，影响流体

黏度，因此对含有淀粉的食品在加工前进行预糊化处理，防止其发生相变而影响液体黏度。

2. 欧姆加热技术对感官品质和营养成分的影响

（1）可溶性固形物含量及酸度　通常，欧姆加热不会影响液态制品的酸度和糖度。但是，采用欧姆加热处理果蔬泥时，由于电热效应会对细胞膜产生电穿孔效应，造成营养成分流失，无机离子渗透，会导致食品电阻率的下降。因此，液态制品的 pH 和可溶性固形物也会增加。

（2）蛋白质　加工设备表面形成结垢是传统热加工乳品（富含蛋白质）常遇到的问题，由此造成的能源消耗、产品损失、维修、清洗和加工停顿的成本较高。欧姆加热由于不需要热交换表面，减少了蛋白质结垢的产生。

（3）维生素　与传统热加工相比，欧姆加热不会提高饮料中维生素 C 的保留率。维生素 C 在欧姆加热中的降解符合一级动力学，且受液态制品中盐浓度、pH、功率的影响。欧姆加热能减少蔬菜泥中维生素 A 原——β-胡萝卜素的损失。

（4）风味物质及酚类化合物　与传统热加工相比，欧姆加热能提高饮料及蔬菜泥风味物质（柠檬烯、辛醛、癸醛、月桂烯、蒎烯）和酚类化合物的保留率，能较好地还原新鲜果汁的口感和风味。

（5）流变学性质　与传统热加工相比，欧姆加热更容易使淀粉发生预糊化。因此，若产品中含有淀粉，容易发生淀粉糊化，导致黏度增加。此外，液态制品受热失水会导致黏度增加。因此，对含淀粉等黏稠成分的产品在欧姆加热前要进行预糊化处理，而对易失水的颗粒产品在加工过程中注意保持液体黏度。

（二）微波加热和射频加热技术在液态制品加工中的应用

食品的介电特性是指处于电磁场中的物质与电磁波相互作用的能力。微波加热（microwave heating）和射频加热（radiofrequency heating）都属于介电加热，可利用高频电场的交互作用，使食品内的极性分子旋转震动摩擦与离子快速移动产热，达到快速均匀升温的目的。微波和射频杀菌的机制包括：穿透食品进行快速均匀加热，导致菌体蛋白变性死亡；诱导微生物细胞膜功能障碍、诱发细胞染色体突变、改变亚细胞排列顺序，最终失去正常生理功能死亡。

1. 影响微波和射频加热技术的主要因素

（1）频率　电磁波的穿透深度与食品的介电性质及频率相关。电磁波频率越低，穿透能力越高。微波和射频加热频率范围分别是 $3\times10^8 \sim 3\times10^{11}$ Hz 和 $3\times10^3 \sim 3\times10^9$ Hz，常见的用于食品加工的微波频率为 915 和 2450MHz；射频频率为 13.56MHz、27.12MHz、40.68MHz 和 150MHz。微波频率为 2450MHz 时，其穿透深度为 0.6~10cm。因射频的频率较微波频率更低，故射频波波长对食品的穿透深度要大于微波波长。因此，微波加热常用于处理乳及乳制品、蜂蜜、饮料和果泥；射频加热常用来处理固体和体积大的食品，如谷物和面粉，也有用于乳制品处理。

（2）食品组分　电磁波的产热效应受食品含水量、蛋白质和矿物质等的影响。食物含水量越高，介电常数和介电损耗因子越大，其吸收的电磁波能量越多，因此电磁波系统对水分含量在 20%~30% 的食品加热效果较好。热导率是温差一定时某种材料传递热的能力。由于穿透深度的关系，大块食品的中心通常加热不足，这就要靠热传导以弥补，否则电磁波加热的食品将出现温度差，减缓加热速率。因此，同样的电磁波环境下，含有蛋白质和无机盐的牛乳加热速度比纯水快。

（3）温度　温度对食品介电性质的影响依赖于食品水分和无机盐含量、电磁波频率，分两种情况：

①对于低无机盐的液态制品，其介电性质主要受水分的影响。当电磁波频率<2000MHz 时，温度升高，介电损失因子增大；当电磁波频率为 2000~10000MHz；温度升高，介电损失因子减小；

②对于富含无机盐的液态制品，当电磁波频率较低时，温度升高，介电损失因子增大，往往会导致"热失控"，甚至出现加热食品内部烧结的现象。

（4）食品参数　此外，其他影响电磁波加热的因素包括食品的密度、几何性质（大小、形状）、比热容、热导率及黏度等。通常密度小的物料含水量少，加热时需要的热量少，受热传导作用不明显；密度大的物料含水量大，加热时需要的热量多，受热传导作用大。体积小的比体积大的食品更容易被加热，形状越规则，受热越均匀。食品含水量较高，比热容一般较大。此外，某些食品成分的介电损耗因子较低，如牛乳脂肪，但由于其比热容小，在电磁场中仍能被很快地加热。食品黏度较大（如油脂），其介电常数和介电损耗因子比水更小。

（5）加工设备的性能　微波和射频加工设备及技术参数直接影响到食品的加热效果，包括磁控管的寿命、工作条件及冷热启动情况、炉腔的体积和材料、功率大小等。相同时间下，功率越大，加热速度越快，通常高温短时对保留食品的营养成分是最有利的。

2. 微波和射频加热技术在液态制品中的应用

（1）液态乳　与传统热处理相比，微波和射频加热杀菌可有效缩短加热时间，延长货架期，最大限度保留液态乳的色泽、风味和热敏性物质如乳清蛋白、β-乳球蛋白、维生素 B_1。然而，加热温度过高、时间过长，会导致游离脂肪酸的增加、反式脂肪酸的产生、产生氧化反应等。因此，优化微波和射频功率，选择合理的加热时间对杀灭液态乳细菌及保留液态奶品质非常重要。

（2）蜂蜜　微波加热处理蜂蜜可明显抑制储存期间酵母生长所引起的变质及淀粉酶活性，减少结晶和水分，同时不会影响蜂蜜的灰分、含氮化合物、pH、酸度和糖含量。微波加热功率越大，时间越长，蜂蜜产生的5-羟甲基糠醛越多。微波真空干燥得到的固态蜂蜜无明显梅拉德反应，颜色基本无变化，干燥前后果糖、葡萄糖、蔗糖及麦芽糖等的含量没有明显变化，其挥发性成分含量有微变，但不影响蜂蜜固有的风味。

（3）果汁　果汁中存在着各种微生物（细菌、霉菌和酵母等），采用微波加热（270~900W）可以有效杀灭苹果汁中的大肠杆菌。与鲜榨果泥相比，采用微波加热预处理果泥，可有效提高榨汁产量，贮藏后不影响果汁 pH、酸度计感官特征。微波预处理温度升高，有利于提高果汁中总酚、总黄酮和可溶性固形物含量，但果汁的浊度也会增加。与传统加热技术相比，微波加热可提高类胡萝卜素、维生素C、花青素及活性酚类物质含量，但不同的技术参数对其影响较大。

（4）其他　微波加热可杀菌，有利于维生素 C 和叶绿素的保存，钝化多酚氧化酶（PPO）和过氧化物酶（POD），抑制果酱、果汁发生酶促褐变，起到护色效果，且不影响果酱、果汁的酸度和黏度。微波冷冻干燥处理蔬菜即食汤时，调味品的加入，如食盐和蔗糖，有利于增加干燥速度，减少干燥时间。

（三）红外加热技术在液态制品加工中的应用

红外加热（infrared heating）是利用物料分子热运动的频率与红外辐射频率一致时，加剧食品中水和其他物质分子运动，以无接触方式传递热量使物料温度升高的一种技术。红外加热以电磁波形式传递热量，不被周围空气吸收，热损失少，具有传热速度快、均匀加热、热效率良好、控温容易、节能等优点。可分为近红外线（波长 0.75~1.4μm），用于食品快速检测；中红外线波长（波长 1.4~3μm），用于食品掺假检测；远红外线波长（波长 3~1000μm），用于食品的加热与干燥中。由于大部分食品主要在远红外波段的范围内进行辐射吸收，因此食品领域主要以远红外加热为主，用于干燥、烘焙、烫漂、解冻、油炸、杀菌等的加工。红外加热通过破坏微生物的细胞内成分可起到杀菌作用，如 DNA、RNA、核糖体、细胞膜和蛋白质。对于液态食品，由于红外辐射穿透能力较弱（通常只能加热到液面几毫米），液体表面先迅速升温，再通过热传导和热对流把能量均匀传送到液体内部。所以，红外加热的液态食品能迅速降温，可最大限度地保留液态食品内部的维生素和风味物质，适用于果汁、蜂蜜、乳、啤酒加工等领域。

1. 影响红外加热技术的主要因素

（1）微生物种类和生理阶段　微生物处于不同的生理状态对红外加热技术杀菌效果影响较大。孢子比营养细胞更耐红外辐射，处于稳定期的微生物比指数期的微生物更耐红外辐射。

（2）红外辐射参数及食品组分　红外辐射强度越大，时间越长，微生物的灭活效果越好。食品主要组分为碳水化合物、蛋白质、脂肪及水分等，其中碳水化合物对红外辐射吸收范围分别在 $3\mu m$ 和 $7\sim10\mu m$；蛋白质、多肽和氨基酸的吸收范围分别在 $3\sim4\mu m$ 和 $6\sim9\mu m$；脂肪的吸收范围分别在 $3\sim4\mu m$、$6\mu m$ 和 $9\sim10\mu m$；水对红外入射光吸收状况影响最广，在 $2\sim11\mu m$。因此，根据食品组分来选择合适的红外波段杀菌，不仅可以提高灭菌率，还可以尽量减少食品中的热敏性物质的损失。此外，由于红外的穿透能力较弱，选择合适的样品处理厚度对杀菌效果也至关重要。

2. 红外加热技术在液态制品中的应用

（1）果汁　与传统热加工相比，红外加热不能明显提高果汁维生素 C 的保存率。辐射温度越高，时间越长，果汁中维生素 C 的保存率越低。

（2）液态乳　红外加热可杀灭液态乳中的金黄色葡萄球菌，其灭菌效果受外灯管的温度、照射时间和液态乳体积的影响。此外，液态乳的浑浊度越高，红外线穿透能力越差。

（3）蜂蜜　未加工蜂蜜因含水量高，室温贮藏时酵母会发酵蜂蜜，产生酒精和二氧化碳影响蜂蜜品质。因此，常采用热处理杀灭酵母。与传统热加工相比，红外加热可在 $3\sim4min$ 内于 90℃ 下达到灭菌效果，同时保持适当的淀粉酶活性（DN ≥ 8）和水分含量（19.8%），避免羟甲基糠醛含量过高（≤ $40mg/kg$）。

（4）啤酒　为了延长货架期，啤酒生产过程中常采用巴氏杀菌或常温下微孔膜过滤的方式分离除去残留酵母和污染菌。然而，巴氏杀菌会破坏啤酒风味，微孔膜过滤除菌同时也会去除啤酒的芳香和味道物质等。采用近红外加热处理啤酒，能高效节能的灭菌，同时保留啤酒较好的感官品质。

三、非热加工技术

非热加工是指在常温下，不但能杀灭食品中微生物和钝酶，还能较好保持食品固有感观品质（质构、色泽、新鲜度和风味）及营养成分的新兴技术，是目前杀菌技术的发展趋势，主要有脉冲电场技术、高压技术、超声波技术、辐照技术、脉冲强光技术、臭氧技术、高压二氧化碳技术及膜技术等，其优点主要包括以下几点。

- 杀菌温度低。
- 环境污染小。
- 时间短、能效高，排放少。
- 减少营养物质的损失。
- 保鲜和维持原有风味。

（一）脉冲电场技术在液态制品加工中的应用

脉冲电场技术（pulsed electric field processing）作用原理是将食品置于两电极片间，在短时间（<1s）

内施加高强度电场（15~50kV/cm）达到杀灭微生物和钝酶，延长货架期的目的，多用于液态和半固态食品处理，如果汁、饮料、速食汤、乳及乳制品和液蛋等。脉冲电场处理过程中会使得产品温度上升，但因杀菌作用时间短，热量易扩散不会导致样品温度升高，有利于保留液态食品的风味、色泽、新鲜度和热敏性物质。目前大多数人接受的脉冲电场杀菌机制主要有电崩解和电穿孔理论。

电崩解：指在外加电场的作用下，微生物细胞膜产生孔洞放电，双层膜瓦解，产生不可逆破坏，导致微生物死亡。

电穿孔：指在外加电场作用下，细胞膜上的孔洞由疏水性变成亲水性，胞外溶液渗入量提高，导致微生物细胞膨胀破裂死亡。此外，脉冲电场技术还应用于食品干燥、解冻、果蔬保鲜、果蔬汁提取、胞内物质提取、酒类催陈和残留农药降解等领域。

1. 影响脉冲电场技术的主要因素

（1）脉冲电场参数 脉冲电场的强度、处理时间、脉冲波形、宽度、频率、样品温度、处理模式、导电度和流速等均会影响杀菌及钝酶效果。其中，电场强度和处理时间的影响最大。电场强度越大，处理时间越长，杀菌效果越好。当电场强度和脉冲数目相同时，杀菌效果与脉冲宽度呈正相关；当电场强度和处理时间相同时，杀菌效果与脉冲宽度呈负相关。脉冲频率和宽度增加，钝酶效果越好。食品加工中通常将食品预热至一定温度（50~60℃）再施以较低的脉冲电场处理，随后降温，节省能源的同时亦可达到最好的杀菌效果。通常所用的波形包括：按指数衰减的波形、方波波形、振荡双极波形，其杀菌效果为方波波形>按指数衰减的波形>振荡双极波形。脉冲频率、宽度和极性对液态制品的色泽、pH、总酸度、可溶性固形物、甲醛指数影响很小，但对黏度影响较大。

（2）微生物种类、数量和生理阶段 不同菌种对电场的敏感度差异很大，脉冲电场对无芽孢细菌和革兰阴性菌的杀灭效果更好。在其他条件相同情况下，脉冲电场处理后的菌种存活率为霉菌>乳酸菌>大肠杆菌>酵母。相较于稳定期，指数生长期的微生物由于处于分裂状态，对电场更为敏感。液态制品中初始微生物的数量与脉冲电场处理后微生物的存活率呈负相关。

（3）液态制品组分 脉冲电场杀菌效果依赖于液态制品的电导率、密度、黏度、pH和水分活度。通常，液态制品电导率越小，即离子强度越小，会产生较大的电场强度，杀菌效果较好。液态制品pH和水分活度越低，脉冲电场对其杀菌效果越好。液态制品含有的蛋白质、脂肪及黄原胶会吸收脉冲电场加工过程中产生的自由基，对微生物起到保护作用。

2. 脉冲电场技术对感官品质和营养成分的影响

（1）改变酶活性 脉冲电场处理液态制品通过钝化酶或改变酶结构，导致酶失活，抑制与品质相关的生化反应，延长货架期和贮藏质量。由于不同酶活性部位和结构差异，在相同的操作条件下，酶的失活程度各有不同。脉冲电场处理可有效钝化果汁中的果胶酯酶（PME）、多聚半乳糖醛酸酶（PG）、PPO、POD、脂氧合酶（LOX）、β-葡萄糖苷酶和氢过氧化物裂合酶，提高果汁的抗氧化性，保持新鲜度和色泽，且酶活性随着电场强度和脉冲数的增加而下降。脉冲电场处理也可有效钝化液态乳中的碱性磷酸酶（ALP）、蛋白酶及脂酶，防止异味物质如游离脂肪酸的产生，保持原有风味。

（2）对感官品质的影响 脉冲电场处理液态制品，可很好地保留食品原有的色泽和风味。与热加工相比，脉冲电场对果汁的挥发性物质、pH、酸度、可溶性固形物、黏度等几乎没有影响。此外，脉冲电场处理对液态乳的酸度、pH和色泽也无影响。

（3）对营养物质的影响 脉冲电场处理液态制品，参数适宜时，可最大限度地保留热敏性物质。脉冲电场处理可减少果汁、蔬菜汤和豆乳加工贮藏过程中维生素C的降解，提高类胡萝卜素和多酚含量，维持液态乳中水溶性维生素B_1、维生素B_2和脂溶性维生素D、维生素E的含量。

（二）高压加工技术在液态制品加工中的应用

高压加工技术（high pressure processing），又称超高压加工技术（ultrahigh-pressure processing），或高静水压加工技术（high hydrostatic pressure processing），起源于 1899 年美国化学家 Hite 证明牛乳和果蔬中的微生物对压力敏感，是指在 100~1000MPa 压力下，用媒介物（通常是液体介质，如水）对包装食品在常温或低温环境下进行处理，通过破坏微生物细胞膜和改变酶分子内部结构和活性部位的构象等作用达到杀菌和抑制酶活的目的。此外，高压处理仅破坏大分子的氢键、离子键和疏水键等非共价键，对蛋白质及维生素、色素和风味物质等小分子的共价键无破坏作用。与加热处理相比，高压处理后的食品蛋白质的变性及淀粉的糊化状态会有所不同，可获得新型物性的食品。因此，高压技术不仅能延长食品保鲜期，保证食品在储存期的安全卫生，还能较好的保留食品原有的质构、风味、色泽、新鲜度和营养品质，深受消费者喜爱。高压处理时液体产生的压力能瞬间均匀的地传递到整个物料（处理效果不受食品的形状、体积和几何尺寸等的影响），物料受压均匀，压力传递速度快，无压力梯度，能耗较低，是一项适用于热敏感性食品及芽孢不易生长高酸性食品加工技术，目前广泛应用于果蔬制品、肉制品、生鲜水产品、酒类、乳及乳制品、有效成分提取和蛋制品加工中。采用不同的高压生产工艺处理液态制品，对包装材料要求分两种：①间歇式生产采用复合软包装袋（盒），包装材料要求柔韧可变形、密封性好；②连续式生产采用适合无菌灌装系统的包装材料，如 PET、利乐包、玻璃瓶等。

1. 影响高压技术的主要因素

（1）高压技术参数　在一定压力下，灭菌效果与加压时间呈正相关，加压时间越长，灭菌效果越好。微生物种类不通或是同种微生物处于不同生长期，对压力敏感度也不同。通常，革兰阳性菌压力抗性>革兰阴性菌压力抗性；处于稳定期微生物压力抗性>处于指数生长期的微生物压力抗性。压力范围为 300~700MPa 时非芽孢微生物可被杀死，如酵母、霉菌、病毒和细菌的营养体。为避免高压处理过热影响食品品质，一般加压时间少于 10min。然而，某些芽孢类微生物可在 1000MPa 的压力下生存（如芽孢杆菌属和梭状芽孢杆菌属的芽孢），施加压力范围<300MPa，会促进芽孢发芽生长，导致食品腐败变质。为解决这一问题，通常结合控温方式或选择不同的加压方式来提高杀菌效果。①将高压容器内的食品预热到初始温度，使部分芽孢发芽后，再进行高压处理。在相同的压力下，温度越高，杀死同等数量的细菌所需时间越短。②大部分微生物低温下对压力敏感性（如细胞蛋白质更容易变性）增加。因此，在-20~-5℃的低温下进行高压处理，微生物细胞内冰晶析出，导致细胞膜结构更易损伤，提高高压灭菌效果。③相比于连续式加压方式，间歇式加压是杀死耐压芽孢的更有效的方法。采用间歇式加压方式处理易被芽孢杆菌污染的食品，第一次加压诱导芽孢发芽，第二次加压杀灭发芽而成的营养细胞。

（2）pH　物料 pH 会影响微生物的生命活性，酸性环境中高浓度的氢离子会引起微生物表面蛋白质和核酸水解，并破坏酶类活性。高压处理时，食品水分子解离，pH 降低，微生物抗压性降低，更容易被杀灭。

（3）组成成分　食品的组分不同，高压处理的条件也有差异。通常，蛋白质、脂类、碳水化合物对微生物在高压处理下有缓冲保护作用。300MPa 的压力处理可有效杀灭猪肉糜中的微生物，而杀灭橙汁中的酵母、霉菌，所需的压力低得多。此外，随着水分活度降低，高压技术杀灭食品微生物的效率也会减小。

2. 高压技术对感官品质和营养成分的影响

（1）高压技术对食品质构的影响　高压处理可导致细胞破裂和细胞壁聚合物变化，使得物料结构松散、皱缩，引起食品硬度、嫩度和流变学特性的变化。

（2）高压技术对风味、色泽和营养价值的影响 高压处理可保留食品的色泽和风味物质不受影响，例如提高番茄制品中番茄红素和类胡萝卜素的保留率，抑制蔬菜汤中叶绿素分解。由于高压处理对食品蛋白质共价键无破坏作用，可抑制非酶褐变反应。选择合适的操作参数，高压技术处理可有效钝化果汁中的 PPO 和 POD，抑制酶促褐变带来的色泽损失。高压处理能提高果汁中维生素 C 的保留率，提高果汁的抗氧化能力。

（三）超声波技术在液态制品中的应用

超声波技术（ultrasound processing）是一种特别适用于液态制品（果蔬汁、乳及乳制品、酱油、酒类等）的非热加工艺术。超声波是频率高于 20kHz 的声波，通过机械振动在媒介中传播，具有方向性好、功率高和穿透力强等优点，可分为两类：①频率为 5~10MHz、声强<1W/cm² 的超声波用于食品无损检测，分析食品的组分、硬度、成熟度、酸度、含量等，避免食品物理化学性质的改变；②频率为20~100kHz、声强为 10~1000W/cm² 的超声波，可辅助食品加工中的杀菌钝酶，对均质化、乳化、烹煮、切割、过滤、干燥、肉质嫩化、结晶、解冻、萃取、脱气消泡、发酵及表面清洁等食品加工程序有促进效果。与微波、辐射和脉冲电场技术相比，超声波技术对人体无伤害，对食品无损伤，是公认安全、无毒及环境友好的技术，能够在极短时间内杀灭微生物和抑制酶活，可有效减少食品的营养和热敏性功能物质的损失及不良风味的形成。超声波对液态制品的杀菌钝酶效力来源于超声处理过程中的空化效应和热效应。

空化效应：超声波杀菌效力主要由其产生的空化作用引起。液态制品中的微小气泡核在超声波作用下被激活，发生共振现象，气泡迅速膨胀后突然闭合产生强大冲击波，局部瞬间呈现 5000℃ 以上的高温及 50MPa 的压力，产生自由基如氢过氧化物等。空化作用产生的高温裂解效应、自由基氧化效应及机械剪切效应会使液态制品中某些细菌致死，病毒失活，某些微生物细胞壁或细胞膜结构被破坏、细胞膜脂过氧化、蛋白质变性（POD、LOX、PPO 失活）和核酸突变等，从而延长货架期。此外，超声波空化作用产生的由于这些局部热点所占区域体积极微小、产生时间短，因此散热速度极快，有助于保持液态制品原有的新鲜度和风味。

热效应：超声波在介质中传播时，介质分子产生剧烈振动，自身温度升高，由内生热。超声波强度越大，热效应越强。食品加工通常结合超声与其他灭菌技术使用来提高灭菌效果，特别是与热处理和压力处理等联合使用时，能降低酶的抗性，缩短灭菌钝酶时间，效果更好。

1. 影响超声波技术的主要因素

（1）超声波技术参数 在一定范围内，超声波能量大，处理时间越长，杀菌效果好。超声波能量超过一定值后，空化已经饱和，可产生无用的气泡，导致散射衰减增加，空化强度减小，灭菌效果有所降低。

（2）微生物种类 通常，微生物对超声波的抗性强弱分为以下几种情况：

● 球菌>杆菌；

● 小杆菌>大杆菌；

● 结核菌、细菌芽孢及霉菌菌丝体>酵母>细菌繁殖体；

● 革兰阳性细菌>革兰阴性细菌；

● 好氧菌>厌氧菌。

此外，一定的超声波工艺条件下，菌液浓度及容量越大，超声波灭菌效果越差。

（3）食物组分　当微生物被洗去附着的有机物后或物料中 Ca^{2+} 的存在、pH 的降低均能提高微生物对超声波处理的敏感度。食品某些成分（如蛋白质、脂肪等）可能会对微生物有保护和修复作用。

2. 超声波技术对液态制品感官品质和营养成分的影响

（1）果蔬汁饮料　适当工艺条件下，超声波能有效杀灭果蔬汁中的大肠杆菌和李斯特菌，钝化 PME、PPO、LOX 和 POD 活性，抑制酶促褐变，防止储存过程中产生浑浊和异味，而不影响其品质。此外，适宜的超声条件有利于功能性物质如花青素和多酚等的萃取，提高果蔬汁饮料的抗氧化性。由果汁悬浮物中完全分离的果胶微粒、纤维素、半纤维素、蛋白质及油脂等构成的混浊态是果汁的一个重要特性，其稳定性决定了混浊果汁中果肉微粒的均匀性、细度和口感。适当的超声处理能抑制 PME 活性，对果胶分子结构影响较小，有助于提高果蔬汁混浊度的稳定性。

（2）乳及乳制品　强度合适的超声波作用于液态乳，可增加益生菌细胞膜的通透性和选择性，促进酶的分泌和细胞代谢过程，缩短酸乳发酵时间，改善其流变学特性，维持优良的感官性能。超声波联合热处理作用乳及乳制品，能降低脂肪酶、蛋白酶、凝乳酶等的耐热性，抑制酶活，延长货架期和储存期的稳定性。

（3）酱油　同巴氏杀菌相比，适当工艺条件下的超声波处理酱油能缩短杀菌时间，贮藏期间酱油色泽清亮、鲜味突出，总酸值增高，黏稠度和氨基氮含量下降。

（四）辐照技术在液态制品中的应用

辐照技术（irradiation processing）是指利用一定剂量的波长极短的电离射线辐射食品，杀灭其中的寄生虫、微生物和病毒，延缓新鲜食物某些生理过程（发芽和成熟）的发展，达到延长贮藏期，提高和稳定食品品质（保留原有的色、香、味和营养成分；减少或避免添加人工防腐剂）效果的加工工艺。辐照处理时，射线穿透食物，能量被吸收，食物组分的原子和分子被离子化或激发，破坏微生物 DNA、蛋白质和酶结构而使其死亡。此外，食品中的水分子经辐照后会产生自由基和过氧化氢，易与大部分芳香族化合物、羧酸、酮、醛和硫醇等反应，若辐照工艺调控不当，则会破坏食品原有风味。经辐照处理过的食品，应在食品名称附近标明"辐照食品"。目前，辐照技术已获批用于约 50 种不同种类的食物（香料、香草、调味料、某些新鲜水果或干果和蔬菜、海产、肉类及肉类制品、家禽及蛋制品），至少已在 33 个国家进行商业推广。辐照射线一般包括 3 种类型：①γ 射线是由放射性核素钴–60 和铯–137 产生原子核能级跃迁退激时释放出的射线，波长<0.01nm，穿透深度达 30~40cm，适用于形状不规则的大体积食品辐照。目前，钴–60 是广泛用于食物辐照的放射性同位素。②X 射线是原子中的电子在能量相差悬殊的两个能级之间的跃迁而产生的粒子流，波长介于紫外线和 γ 射线（0.01~10nm），穿透深度达 30~40cm，适用于大包装食品辐照。③电子束利用电子枪阴极产生的电子在阴阳极间的高压（25~300kV）加速电场作用下被加速至很高的速度（0.3~0.7 倍光速），经透镜会聚作用后，形成密集的高速电子流，穿透深度有限，仅 6~8cm，适用于小包装食品或冷冻食品的杀菌，特别适用于对食品的表面杀菌处理。

1. 影响辐照技术的主要因素

（1）初始含菌量　食品的灭菌效果与初始含菌量相关。通常，初始含菌量越多，灭菌时需要的辐照剂量越大。因此，通过测定初始含菌量来选用适当的辐照剂量处理食品，不仅能提高杀菌效率，还能最大限度地保持食品的营养和风味。

（2）微生物种类　不同种类的微生物，其耐辐照的抗性差异较大，耐辐射性依次为病毒>芽孢菌>酵母>霉菌>革兰阳性菌>革兰阴性菌；由于细菌孢子水分含量较低，其耐辐射性强于营养体；处于指数期的微生物对辐照更敏感。

（3）温度 常温下，温度对辐照灭菌的效果因菌种而异，但影响不大。对蛋白质含量丰富的食品，低温环境下进行辐照处理，可降低产生的游离基活性，抑制食品成分的断裂和分解，避免食品被氧化，减少辐射味的产生。此外，低温有助于保留辐照处理后食品中的维生素。

（4）含水量 在相同的加工条件下，同种食品的含水量越低，需要的辐照剂量越高。辐照处理产生的游离基缺乏水的连续相而无法移动，辐射的间接作用降低，灭菌效果会减弱。

（5）含氧量 细菌在空气环境下的耐辐射性低于在真空或充氮环境下，因此，氧气的存在可增强辐照灭菌效果。然而，辐射处理使氧气电离转变为臭氧，对蛋白质、脂肪和维生素有氧化作用。因此，对于富含蛋白质、脂肪或维生素的食物（如乳及乳制品、果蔬汁等），应采用真空包装或真空充氮包装。

2. 辐照技术对液态制品感官品质和营养成分的影响

（1）果蔬汁饮料 适当工艺条件下，辐照技术能有效杀灭果蔬汁中的沙门氏菌、大肠杆菌、单核细胞增生李斯特氏菌等，保留果蔬汁中的抗氧化物质和风味，提高产品质量，延长保质期。辐射剂量过高，会破坏果蔬汁中的风味物质，加速褐变。通常，核黄素、烟酸和维生素 D 有较高的耐辐照性，但维生素 A、维生素 B_1、维生素 E 和维生素 K 则对辐照较敏感。

（2）酒类 新酿造的白酒或葡萄酒的陈化需要通过一定时间的储存，让酒中的醇、醛、酸等成分发生氧化及酯化反应，使其口感变得细腻、成熟和圆润，达到醇香增加，具有独特风味等目的。但是，自然陈酿期周期过长，既会使酒精挥发损失增大，又会增加染菌的风险。采用辐照处理可加速葡萄酒的陈酿和风味的成熟，增加总酸、风味物质（酯类、醛类、2,3-丁二醇）的含量，提高酒的品质和贮藏稳定性，有利于降低成本。

（五）脉冲强光技术在液态制品中的应用

脉冲强光技术（pulsed high-light processing）是利用氙气灯瞬时（数十至数百微秒）发出高强度、高重复频率（>1Hz）的脉冲光能量杀灭食品和包装上各类微生物，对食品的营养成分以及感官品质影响很小的新型非热杀菌技术。脉冲强光技术能发出由紫外线至近红外线区域的光谱（200~1100nm），类似于太阳光谱分布，但其光强度约为到达海平面处的太阳光强度的 $2×10^4$ 倍。由于脉冲强光穿透能力有限，其应用仅限于杀灭暴露在食品和包装材料表面及透明液体食品中的各类微生物。

脉冲强光主要通过两种机制杀灭微生物。

①光化学作用。紫外线波段（200~280nm）是脉冲强光灭活细菌的主要波段。当 DNA 被脉冲强光照射时会大量吸收紫外光，DNA 裂解，形成胸腺嘧啶二聚体。这种物质会阻碍 DNA 复制和细胞分裂，干扰微生物正常的新陈代谢，导致细胞死亡或孢子钝化。

②光热作用。当脉冲强光能量达到一定的水平，可见光和脉冲强光的近红外光会传递热量，使微生物细胞的局部表面温度迅速升高至 50~150℃，细胞壁破裂，细胞液挥发，导致微生物死亡。

此外，脉冲强光的穿透性和瞬时冲击会破坏微生物细胞壁及其他细胞成分，导致微生物死亡。

1. 影响脉冲强光技术的主要因素

（1）脉冲光强技术参数 在一定的范围内，杀菌效果随脉冲次数、照射时间、电场强度、脉冲能量的增强而增强。

（2）初始含菌量 食品的灭菌效果与初始含菌量相关。通常，初始含菌量越多，脉冲强光灭菌效果减弱。

（3）微生物种类　不同种类的微生物，对脉冲强光敏感性差异较大，对脉冲强光照射的抵抗力依次为真菌孢子>革兰阳性菌>革兰阴性菌。

2. 脉冲强光技术对液态制品感官品质和营养成分的影响

（1）果蔬汁　果蔬汁经脉冲强光照射后，维生素 C、核黄素、β-胡萝卜素有不同程度的损失，几乎不影响叶酸和维生素 E 的含量。脉冲强光处理采后果蔬可诱发类黄酮等抗氧化物质的生成，但果蔬汁经照射后类黄酮损失较大。因此，选择合理的脉冲强光照射参数及处理时间段非常重要。脉冲强光处理对果蔬汁的 pH、可溶性固形物、总酸、总糖含量及电导率均无显著性影响。此外，脉冲强光处理还可抑制或缓解褐变程度，有效降低褐变产物的生成，保留果蔬汁的新鲜度和色泽。

（2）液态乳　传统热加工下，富含还原糖和蛋白质的乳类易发生梅拉德反应，使其营养价值降低，但使用脉冲强光处理乳类可避免梅拉德反应的发生。紫外线照射易使液态乳中的脂肪氧化，产生臭味，蛋白质也容易变质产生变色等，但脉冲强光照射对其蛋白质和脂肪含量几乎没有影响。

（六）臭氧技术在液态制品中的应用

臭氧（O_3），又称三子氧，是一种强氧化剂，室温下为无色气体，但随着浓度升高逐渐变为淡蓝色并具有爆炸性，具有强氧化性、灭菌、脱色、除味的功能。按能量来源区分，臭氧的产生方法包括电晕放电法、紫外线法、电化学法和放射化学法，其目的都是使氧分子裂解为游离氧原子，再和氧分子结合形成臭氧。臭氧被认为是高效的广谱杀菌剂，对细菌、真菌、病毒、原生动物及芽孢等具有极强的杀灭力（如对大肠杆菌杀灭率为 100%、对金黄色葡萄球菌杀灭率为 99.9%、对绿脓杆菌杀灭率为 89.8%、对空气中的白色葡萄球菌杀灭率为 99.99%），同时多余的臭氧能被分快分解为氧气，不会对食品造成二次污染，杀菌速度快且安全无毒，被广泛用于饮用水、饮料和食用油的消毒、空气净化、食品加工、医疗卫生及水产养殖等领域。臭氧技术（ozone processing）通过两种途径杀灭微生物：臭氧的直接氧化作用和臭氧分解产生的羟自由基、超氧自由基的间接氧化作用，作用机制如下所述。

①氧化分解微生物内部降解葡萄糖所必须的酶，扰乱三羧酸循环，导致细胞生命活动所需的 ATP 供应中断，使其损伤和死亡。

②直接与微生物作用，破坏其细胞器、DNA、RNA 和蛋白质等大分子聚合物，改变微生物正常的新陈代谢诱导细胞死亡。

③透过细胞膜侵入内部，分解外膜脂蛋白和内部的脂多糖，改变细胞通透性而使其溶解死亡。

1. 影响臭氧技术的主要因素

（1）臭氧气泡尺寸、接触时间和浓度　臭氧杀灭液态制品中的微生物是通过气液接触反应完成的。当臭氧由气相到液相的传质效率速率越高，臭氧与液体混合越充分，臭氧利用率越高，对微生物杀灭效果越好。通常，臭氧和液体的混合性能取决于臭氧气泡尺寸和二者接触时间。一方面，臭氧气泡尺寸越小，与液体的接触面积越大，混合效果越好，微生物杀灭效果越强。气泡大小取决于设备扩散孔径尺寸、水的压力、表面张力和通气流量等因素。另一方面，臭氧气泡尺寸越小，其上升速度越慢，与液体的接触时间延长，提高臭氧利用率。臭氧在液体中的浓度高低对微生物的杀灭效果有显著影响。此外，在适宜的范围和条件下，通入臭氧气体浓度越高，液体中臭氧浓度越高，杀灭微生物的速度越快，作用效果越好。

（2）温度　在 0~30℃时，标准压力下臭氧在水中的溶解度比氧气大 13 倍。臭氧和其他气体一样，在水中的溶解度符合亨利定律。随着水温升高，臭氧在水中的溶解度降低、稳定性降低，分解速度加快，微生物杀灭效果逐渐变弱。因此，当通入的臭氧气体浓度越高，臭氧与液体混合越充分，温度越低，臭氧与液体的接触时间越长，对微生物的作用越强。

（3）pH 通常，臭氧在酸性条件下的溶解度大于碱性条件下的溶解度。随着溶液 pH 升高，臭氧在溶液中的溶解度降度，稳定性降低，分解速度加快，能参与杀菌的臭氧分子与自由基比例发生变化而导致杀菌效果变弱。如在 pH 4.93~9.16 的环境中，酸性条件下大肠杆菌杀灭速度要快于碱性条件。当 pH>6 时，溶液中的臭氧分解非常快；pH 在 3~6，随 pH 的降低，溶液中臭氧的稳定性增强；pH<2，溶液中臭氧的分解加快，臭氧稳定性变差。臭氧在不同的 pH 环境下起到杀菌作用的机制不同：①低 pH 条件下，臭氧分子稳定地溶解在液体，以直接氧化作用为主杀灭微生物；②在高 pH 条件下，溶液中存在的 OH^- 促进臭氧分解产生强氧化能力的 OH^-，以间接氧化作用为主杀灭微生物。

（4）其他 臭氧杀菌效果与有机物、无机物和悬浮物性质等因素有关。液态制品中的蛋白质、碳水化合物、脂肪等物质能与臭氧反应，导致臭氧杀菌作用减弱。例如果汁中的维生素 C、果肉及其他悬浮物的存在会对微生物产生保护效果，影响臭氧杀灭大肠杆菌的效果。因此，对这一类液态制品，需要延长臭氧处理时间和使用更高浓度的臭氧才能达到理想杀菌效果。

2. 臭氧技术对液态制品感官品质和营养成分的影响

臭氧处理对果汁的总酸度、pH、非酶褐变和可溶性固形物含量无显著性影响，但对色泽和透光率影响较大。它可以破坏果汁中色素类物质（如类胡萝卜素和花青素）的共轭双键，将其氧化成小分子的有机酸及醛酮类物质，使其失去发色能力，使果汁颜色变浅，透光率增大。此外，臭氧对维生素 C 的影响也较大。臭氧处理还可抑制果汁中 PPO 和 PME 等酶活，防止氧化褐变和浊度降低，具有护色效果。

（七）高压二氧化碳技术在液态制品加工中的应用

近年来，作为一种安全、经济且能保留热敏性物质的新型非热杀菌技术，高压二氧化碳技术（high pressure carbondioxide technology）在食品领域得到了极大的关注。高压二氧化碳技术是指将食品置于间歇式或连续式的处理器中，于 7~40MPa 的压力和 20~60℃ 条件下，利用 CO_2 分子效应形成高压、高酸和厌氧环境，达到杀菌及钝化酶活，延长产品货架期的目的，可用于液态制品（液态蛋、乳及乳制品、果蔬汁）、超临界流体萃取、食品速冻和膨化加工、果蔬保藏、鲜肉包装及食品褐变控制等。与传统热杀菌技术相比，高压二氧化碳可以较好的保留食品原有的营养、风味、色泽、质构和新鲜度等。实际生产中，常将高压二氧化碳技术与其他方式联合使用，如添加协同杀菌剂、结合多种杀菌方式等方法提高杀菌效果。

目前公认的高压二氧化碳杀菌机制大致分为 8 个步骤，但各步骤不是完全按顺序进行，而是相互关联同时发生：

①CO_2 溶解于微生物外部的介质中；

②非极性小分子 CO_2 与质膜具有较好的亲和性，可以很快透过并累积在细胞膜的磷脂双分子层，导致膜的渗透性增加；

③大量 CO_2 溶解进入细胞质，降低微生物胞内 pH；

④pH 降低导致细胞关键酶被钝化，抑制糖酵解、离子交换、蛋白转换、氨基酸和小分子肽运输等代谢活动；

⑤CO_2 和 HCO_3^- 直接对新陈代谢产生抑制作用；

⑥HCO_3^- 转变为 CO_3^-，与细胞内的钙镁等离子结合生成碳酸钙镁沉淀，钝化钙镁敏感蛋白，扰乱微生物细胞内的电解液平衡状态；

⑦CO_2累积到一定量后可显著提高溶液的溶解性，对微生物细胞或细胞膜组分形成"萃取"作用，进而破坏生物膜结构和代谢平衡；

⑧物理性损伤使细胞膜破裂。

1. 影响高压二氧化碳技术的主要因素

（1）温度、压力和处理时间　压力和温度是影响高压二氧化碳技术杀菌的主要影响因素，其次是处理时间。压力和温度决定了CO_2的物理状态（液态、气态或超临界状态）、黏度和扩散率，进而影响CO_2在液态制品中的溶解度。相较于气态CO_2，液态或超临界态CO_2杀菌效果更好，这是因为他们能够快速透过细胞膜进入内部破坏微生物正常的生理代谢。温度越高，CO_2的扩散率及微生物细胞膜的流动性增加，促进杀菌效果。此外，高压二氧化碳技术处理能提高孢子的热敏感性，因此可在低于其致死温度下达到灭菌效果。压力越高，CO_2对微生物的物理性损伤和渗透性增大，促进杀菌效果。然而，加压可使得某些孢子聚集成团，抵抗CO_2杀菌作用。采用循环压力处理可提高高压二氧化碳技术杀灭微生物和芽孢的效果。一般来说，当其他条件合适的情况下，处理时间越长杀菌效果越好。

（2）微生物种类和生理阶段　不同种类的微生物，对高压二氧化碳技术敏感性差异较大。由于革兰阴性菌细胞壁较革兰阳性菌更薄，因此，前者在高压二氧化碳技术处理过程更容易被杀灭。此外，处于稳定期的微生物有能力合成蛋白抵抗外界环境的不利因素，因此，比生长期和对数期的微生物抗性更强。

（3）液态制品组分　液态制品的水分活度和pH是影响高压二氧化碳技术杀菌效果的主要因素。水分活度越大，CO_2溶解性越好，高压二氧化碳技术杀菌效果越好。液态制品初始pH较低时，促进碳酸渗透到微生物细胞内部，提高高压二氧化碳的杀菌效果。其次，液态制品含有的脂肪、蔗糖及甘油等会抑制CO_2穿透细胞和抑制其溶解性，对微生物起到保护作用。

2. 高压二氧化碳技术对感官品质和营养成分的影响

（1）果蔬汁　果蔬汁中含有较多的热敏性物质，具有抗氧化功效，在传统的热杀菌过程通常损失较大。高压二氧化碳技术在达到杀菌目的同时，可提高果汁中维生素C、花青素、可溶性多酚及类胡萝卜素的保留率，延长其风味、色泽和新鲜度的保存时间。

（2）液态蛋和乳及乳制品　高压二氧化碳技术能很好地保留液态蛋及乳品中丰富的热敏性蛋白。此外，高压二氧化碳技术在有效杀菌的同时，还能防止液态乳发生褐变，防止异味物质产生。

（八）膜技术在液态制品加工中的应用

膜技术（membrane processing）是天然或人工合成的高分子薄膜以外界能量位差（如压力差、浓度差、电位差、温度差等）为推动力，通过膜的选择性分离实现料液不同组分的分离、纯化、浓缩的过程，除去液态制品中病菌、病毒、胶体等有害物质，延长货架期，同时透析对人体有益的无机盐，保留产品原有的风味、色、营养价值和热敏性功能性物质，可用于饮用水、果蔬汁、乳及乳制品、咖啡、茶、啤酒、粮油等的加工。膜技术具有选择过滤性，操作简单，是一种高效的分离过程；且分离过程不发生相的变化，无需加热，既节能又环保，被广泛应用于食品工业的各个领域。

根据孔径的不同，常用的膜技术主要有微滤、超滤、纳滤、反渗透和电渗析等。

①微滤。采用孔径在$0.1~1\mu m$的过滤膜，使用$0.1~0.3MPa$压力选择性分离分子质量>20ku的悬浮物、菌体及大分子胶体物质等。

②超滤。采用孔径约为$0.01\mu m$的过滤膜，使用大于$1MPa$压力选择性分离分子质量为$1~300ku$的粒子，截留蛋白质、多肽、菌体、胶体、悬浮物等。

③纳滤。采用孔径约为 0.5~1nm 的过滤膜，使用 1~4MPa 压力选择性分离分子质量为 80~1000u 的粒子。由于纳滤膜表面通常带有负电荷，溶液中带正电荷的离子会被膜面电荷吸引，带负电的离子则会被排斥而远离膜面，即发生道南效应。因此，纳滤膜能将小分子有机物与水、无机盐进行分离，达到同时脱盐和浓缩的效果。

④反渗透。采用孔径约为 0.1nm 的过滤膜，使用 4~10MPa 压力，只允许水透过而不允许其他物质透过半透膜，将溶质与溶剂分开，可有效去除溶解盐、胶体、菌体、病毒、内毒素和大部分有机物杂质，常用于海水淡化、水的软化及浓缩制备等。

⑤电渗析。它是在外加电场作用下，利用离子交换膜的选择透过性（即阳膜只允许阳离子透过，阴膜只允许阴离子透过），使溶液中阴、阳离子作定向迁移，从而实现液态制品的淡化、浓缩、精制或纯化的目的。

1. 影响膜技术的主要因素

（1）压力　膜通量与运行压力近似呈线性关系，压力越高，膜通量越高，膜的脱盐率也越高，有利于对污染物的截留，但也更容易造成膜的堵塞和污染。

（2）温度　温度增加，溶液黏度降低，分子流动性增加，传质效率加快，从而增大膜通量。但温度升高会导致膜对某些蛋白质吸附量增大，降低膜通量。此外，过高的温度会导致生物制品失去生理活性，破坏膜的化学结构和正常的性能。

（3）浓度　溶液浓度增加，其黏度、密度及扩散率会增加，导致渗透流速降低，膜通量降低。

2. 膜技术在食品领域中的应用

（1）饮用水　膜技术处理能去除水中的物质，包括有毒有机物和无机物、病毒、细菌、藻类、农药、金属物质，此外还能消除不良气味和颜色。

（2）乳及乳制品　膜技术处理可用于液态乳和乳糖浓缩、乳清蛋白分离、乳清脱盐及分离提取乳中的活性因子，同时去除微生物，延长货架期，不影响产品的风味、色泽和新鲜度。

（3）果蔬汁和饮料　传统热加工方式会导致果蔬汁和饮料原有的风味和色泽损失，采用膜技术对其进行澄清、脱酸、脱苦、浓缩、过滤、除菌和天然色素提取，不仅便捷经济，还能保持果蔬汁和饮料原有的品质、风味和抗氧化活性。

（4）酒类　膜技术处理酒类可以降低微生物数量，提高其抗冻性、稳定性和澄清度，保证产品的安全性，同时保留产品中的微量成分及香味物质。

第二节　半固态制品工艺技术

一、半固态制品的概念及特点

半固态制品一般是指形态介于固体制品与液体制品之间，质地均匀的呈泥糊状的一类制品。这一类制品同时具有固体制品的硬度、弹性以及液体制品的黏度的特点，黏稠度高、黏弹性好但其流动性较差。本书中主要聚焦半固态的食品展开阐述半固态制品，如米粥、米糊、肉糜、各类调味酱料、果酱、凝固型或者搅拌型酸乳等食品，其具有易咀嚼、易吞咽和易吸收等特点，同时还是高营养价值食品的常见形态。

二、半固态制品的发展

半固态制品拥有非常悠久的历史，在很早以前就有食品以半固态的形式出现，并且至今仍然广泛存在于人们的日常饮食当中。随着时间的推移以及越来越多样化的食品种类，"半固态食品"的说法慢慢形成和被诠释，逐渐广泛用于交流表述。

半固态食品的类型多种多样，如"酱"类食品就是典型代表，在公元 1578 年由李时珍所著的《本草纲目》中提及许多种类型的酱："（豆油法）用大豆三斗，水煮糜，以面二十四斤，拌罨成黄。每十斤，入盐八斤，井水四十斤，搅晒成油收取之；（大豆酱法）用豆炒磨成粉，一斗入面三斗和匀，切片罨黄，晒之。每十斤入盐五斤，井水淹过，晒成收之；（小豆酱法）用豆磨净，和面罨黄，次年再磨。每十斤，入盐五斤，以腊水淹过，晒成收之……"除了这些以外，其中还提到了豌豆酱、麸酱、甜面酱、小麦面酱还有大麦酱等多种酱类的制作方法。另外，在《本草纲目》中还介绍了酱的主治功能："酱汁灌入下部，治大便不通。灌耳中，治飞蛾、虫、蚁入耳。涂犬咬及汤、火伤灼未成疮者，有效……"，以及酱对人体还有一定的解毒功效。随着时间的推进，酱类食品的生产以及用途都逐渐得到了发展和完善，形成了今天的类型多样、口味多样、用途多样的重要半固态食品之一。

肉糜制品作为重要的一种半固态制品，最早是在熬制的白粥里面加入些许肉末，使两者均匀混合起来，形成了一种质地均一、形态呈现出黏糊状的半固态的肉粥，既能够为人体提供一种饱腹感，同时还能补充一定的营养以及能量。现在的肉糜半固态制品主要是指将肉斩拌成为 5~6mm 大小的肉末，经过一系列的调味和成型以及熟制等操作后，再将其灌装起来，制作成肉泥状的罐头等，多见于婴幼儿辅食添加。

糊状类食品也属于半固态食品中的一种，此类食品是以淀粉类物质为主要原料，经水和温度的调质，形成一种质地均一、形态呈现出黏糊状的半固态粥状，味美且营养丰富，如冲调类的藕粉、芝麻糊等。

凝固型和搅拌型酸乳也属于一种半固态食品。酸乳是很久以前游牧民族将生乳放入羊皮袋里，自然发酵而成，距今有 4000 多年的历史了。现代工业化酸乳加工实现了纯菌株直投方式，如凝固型酸乳是直接在容器中发酵而成的酸乳，并且直接以该容器装填方式进行销售，这属于先灌装再发酵的方式，目前在市面上大受欢迎的"老酸奶"就属于这种凝固型酸乳；而搅拌型酸乳则是以先发酵后灌装的形式，调配其他辅料，搅拌混合均匀后装入容器中，再经过冷却和后熟等一系列操作而制得的酸乳。

随着食品工业的逐渐发展，在近代食品工业史中，于 20 世纪 60 年代初期，出现了由苏联和美国宇航员食用的用铝管灌装的肉糜、果酱类等膏糊状的食物，但当时还是没有提出关于半固态食品的概念，更多的还是固态或者液态这两种相态。而某些食品在一些特定的情况下可以同时表现出固体的坚固性以及液体的流动性等特点，因此，很难认定它们应该为固态食品还是液态食品。随着食品工业的持续发展以及人们的需求不断提高，食品的形态也发生了一些演变，越来越多的食品便被消费者们归划为半固态食品这一类。近年来，因半固态食品食用方便、口感优良、营养丰富和适宜特殊生理障碍人群等特点，半固态食品更加受消费者们的追捧，其品种也越来越繁多。

三、半固态制品一般流变学性质

半固态制品是一种集固体食品与液体食品的特点于一身的特殊食品，它的生产与食用都与其流变学特性密切相关，而流变学性质作为半固态制品质量评价体系中的一个重要方面，研究其流变特性就显得尤为关键。我们通常说的半固态指的是食品在物理学中的相态属性。而流变学是属于力学的范畴，是研究物质在外力的作用下产生弹性变形以及流动的一门学科。随着现代食品工业的不断发展，国内外不少专家学者也越来越关注对食品流变学性质的研究。通过对食品的流变学特性的了解，就可以进一步地掌握食品的成分组成、内部结构以及分子形态等，为食品生产过程中的产品配方设计、加工工艺参数、设备选型投用、质量检测操作和包装运输贮藏等都提供了基础和依据。半固态的流变学特性研究还能探究产品在被咀嚼和吞咽过程中发生的形变和复原现象。

我们所研究的半固态食品一般是属于黏性食品或者黏弹性食品。黏性食品主要是指流体性质占主要特性的食品；而黏弹性食品主要是指既具有固体食品的弹性又具有液体食品的黏性这两种特质的食品。黏弹性食品一般都具有一定形状的组织或者网络结构，当其受到外力的作用时，会发生变形、屈服、断裂、流动等多种现象。

1. 剪切稀化流动（shearthinning）

剪切稀化现象一般是发生在假塑性流体当中，是指在食品工业中出现的一些高分子胶体溶液、乳化液还有悬浮液等，比如淀粉糊和番茄酱等都是假塑性流体。而假塑性流体又属于非牛顿流体的范畴，所谓非牛顿流体，就是指剪切应力与剪切速率之间的关系不满足如下等式：剪切应力＝黏度×剪切速率，并且流体的黏度不是恒定不变的，而是随着剪切速率的变化而变化的流体。

表观黏度随着剪切速率的增加而减小的现象就被称作剪切稀化流动，剪切稀化现象是一个可逆过程。对于假塑性流体中出现的剪切稀化现象可以用分子缠绕理论来加以解释：在静置着的流体中，其分子的排列是杂乱无序的，因此固形物之间非常容易发生缠绕，这就增加了固形物与流体之间的黏性阻力，所以当剪切速率较小时，流体就会表现出高黏度的性质；而随着剪切速率的逐渐增加，速度梯队由此变大，流体内受到的剪切力也就随之增大，之前纠缠联结在一起的分子链就会被断开从而发生解体或者变形，由此降低了流体的流动阻力，导致了表观黏度的降低，表现出剪切稀化现象。而当剪切速率持续增大直到达到了某一个固定值时，分子的组织排列就会逐渐趋向于定向排列，表观黏度也就逐渐趋向某一个固定值。

剪切稀化现象对于半固态食品的加工具有重要意义，可以借助这种现象来改进半固态食品物料的管道输送以及灌装工艺，可以大大减少能量的耗费，如将具有剪切稀化现象的半固态制品从一个地方运往其他地方的可行性措施是使用匹配的管道和泵即可，无须常规人员搬运。同时，半固态物料的主体黏度过高，所以不能使用常规方法如重力流动来进行输送，而是在该物料的浸没部分形成浆液的剪切稀化区，以此将附近的高黏度浆液逐渐带动起来，再实现流动的与未流动的自我冲搅，从而形成该剪切稀化料浆区，以便于输送转移及其他调配工序。

2. 剪切增稠流动（shearthickening）和胀容现象

半固态制品随着剪应力或是剪切速率的增大，表观黏度逐渐增大的现象称为剪切增稠流动，剪切增稠现象在胀塑性流体特性的半固态制品中发生，其剪切增稠现象可以用胀容现象来加以解释：具有剪切增稠现象的半固态胶体粒子一般是处于致密的充填状态中，水作为一种分散介质，填满在了致密的粒子间隙之中，当施加的应力比较小时，水具有一定的润滑作用，胶体糊的黏性阻力就比较小，半固态还能够正常流动。但当剧烈地搅动胶体糊时，原本致密排列的粒子的结构被打乱，形成了间隙较大的疏松排列结构。此时由于原来填充在致密粒子间隙中的水分无法再填满现在疏松粒子之间的间隙，粒子之间失去了原有的水的滑润作用，流体的黏性阻力就会突然急剧上升，以至于失去流动性。这种粒子在强烈的剪切作用下结构排列由致密变得疏松，外观体积增大的现象就称为胀容现象。

3. 触变性

当食品在被用力搅动、猛烈摇晃时，其黏性会变小，流动性会增加；但当停止外部剪切应力的施加，使食品静置一段时间后，其黏性又逐渐增大，又会变得不易流动的现象被称作食品的触变性。这也就是说，半固态食品的黏度不但与其剪切速率有关，剪切时间也会在一定程度上影响到食品的黏度。比如花生酱、芝麻酱等半固态食品，在瓶子中放置一段时间后不易倒出，这是因为此时食品的流动性很差，但如果将其用力摇晃或者搅动后就变得容易倾倒出来了，再重新将其长时间静置后流动性就又会减小，但是具有这种触变性特质的半固态食品的口感都比较丝滑细腻。

半固态食品的这种触变现象可以解释为当外部的剪切应力增加时，粒子间的结合受到了破坏，食品的流动阻力减小，这就表现为了食品的黏性减小。而当停止剪切应力的施加时，经过一段时间后，粒子间的结构又重新结合起来恢复了原样。同时，这也说明了当食品的网络结构被外部剪切应力破坏后，需要一段时间才能重新恢复，形成网络复原。

4. 应力松弛

所谓应力松弛是指当食品发生瞬时变形之后，在应变量不变的情况下，半固态食品内部的应力随着时间的增加而减小的过程。应力松弛是一种非常经典的静态流变试验方法，也是研究半固态食品黏弹性的重要方法之一。应力松弛是食品内部的黏性流动导致了能量的消耗，也就是说食品为了维持这种形变的状态，一些高分子链就在结构以及空间上进行了一些调整来适应这种形变。这种在结构和空间上的变化就包含了链段的移动，因此就产生了食品的黏性阻力，有一部分应力转化成了热量消耗散发到了环境之中，并且无法再转变回来维持原状，因此应力便下降了。

5. 蠕变

蠕变则恰恰是与应力松弛相反的一个过程。所谓蠕变是指当对黏弹性食品施加固定大小的应力时，食品的变形随着时间的变化而逐渐增加的现象。但应该注意的是，蠕变是以某一固定大小的应力为条件的。在现代食品加工中，蠕变现象也非常多，具有黏弹性的食品物料在蠕变的过程当中会表现出瞬时弹性变形、延迟变形和变形复原等现象。

四、半固态制品的稳定性

货架期是食品很重要的考量因素，而食品的稳定性对其具有更长的货架期至关重要。因半固态食品是介于固态和液态之间的一种特殊形态的食品，研究其稳定性对食品更好地贮藏具有非常重要的意义。对半固态制品来说，影响它稳定性的因素主要有温度、压力、粒径分布、物理或者机械作用等。

1. 温度

温度是影响半固态制品稳定性的一个重要因素。食品的黏度会随着体系温度的升高而逐渐下降，从而导致了整个食品体系稳定性的降低。这种现象的产生主要是因为食品在升温的过程中，分子的热运动逐渐加快了，分子之间的距离也渐渐增加了，食品的内部分子之间的结合变得不再紧密，结构也发生了一定程度上的破坏，这就使得分子之间的黏性阻力发生了下降，表现为表观黏度的下降。

2. 压力

压力是影响半固态制品稳定性的又一重要因素，具体表现为半固态制品的黏度随着压力的逐渐升高而增大，从而使食品体系的稳定性增强。这是因为压力的增加能够使食品内部的结构变得更加致密，粒子之间的结合也更加紧密了，从而提高了整个半固态食品体系的稳定性。

3. 粒径分布

在一定范围之内，食品粒子的粒径越大，半固态食品体系的稳定性就会越好。这主要是因为粒子聚集的粒径增大，使得食品内部的结构结合更加紧密了，使分子之间的相互作用力增大了，从而提高了食品体系的稳定性。

4. 物理或者机械作用

物理或者机械作用也能够影响到半固态食品体系的稳定性。由于半固态制品被施加一定大小的外力时，这种物理或者机械作用会使食品内部粒子之间的结合作用被破坏，结构也不再致密，从而使得食品的流动阻力下降了，并降低了食品的黏度，最终导致了半固态食品体系的稳定性下降。

五、半固态形成的方式

食品主要是由生物聚合物大分子、可溶性糖以及离子水溶液等构成。生物聚合物一般也被称作高分子，蛋白质、多糖和脂肪都是大分子聚合物。半固态制品的质构与蛋白质、多糖和脂类等生物聚合物大分子密切相关，这些物质可以有效地提高食品产品的黏度，促进网格结构的形成。

1. 淀粉的糊化

淀粉在现代食品加工中经常会被用作增稠剂或者胶凝剂。淀粉广泛存在于许多植物体之中，但食品工业中使用最多的依然还是玉米淀粉、小麦淀粉以及马铃薯淀粉，此外还有改性淀粉。淀粉表现为两种不同的聚合体，一种是线性聚合体的直链淀粉，而另外一种则是高度支链化了的支链淀粉。

淀粉在常温下是不溶于水的，但当水的温度升高至53℃以上时，淀粉的物理性质就会发生明显的变化。所谓淀粉的糊化就是说淀粉在高温条件下发生溶胀、分裂等现象并且形成均匀的糊状溶液的现象。生淀粉在水中加热，直到胶束结构完全分解，周围的水与淀粉分子形成的单分子混合在一起可形成溶液状态，由于淀粉分子是链状，彼此牵扯缠绕，最终形成了具有一定黏性的泥糊状半固态体系，这种现象被称为淀粉的糊化。淀粉糊化要求体系的温度需要达到某一个固定值，而不同类型的淀粉其糊化温度也是不同的，即使是同一种类型的淀粉，淀粉颗粒的大小不同，其糊化的温度也不一样。

当食品中的淀粉在水中被加热时，淀粉因受热而吸水可造成淀粉颗粒发生膨胀，最终导致淀粉发生糊化。而淀粉的糊化过程主要可以分为以下三个阶段：可逆吸水阶段、不可逆吸水阶段以及颗粒解体阶段。

（1）可逆吸水阶段　将淀粉放入常温下的水中它不会有任何变化，但当在水中搅动淀粉时，它会和周围的水一起形成不均匀的悬浊液，而如果此时停止搅动，淀粉就会逐渐形成团状，然后沉降在容器底部。在水中未加热的条件下，淀粉颗粒因吸收了水分而增加了体积分数，但这种情况下吸收的水分特别少，淀粉颗粒只是发生了很小程度上的膨胀，所以不会影响到结晶部分，这也就是说淀粉的基本性质并没有发生任何变化。所以在这个阶段，由于吸水而进入到颗粒内部的水分可以在淀粉干燥时将水分排出，恢复到之前的状态，所以这个阶段就被称作淀粉的可逆吸水阶段。

（2）不可逆吸水阶段　当淀粉在水中被加热时，水分子会进入到淀粉颗粒内的结晶部分，这个阶段就是淀粉的不可逆吸水阶段。由于整个体系的温度升高可使分子内部的化学键失去了一个相对稳定的状态，从而进一步造成化学键的断裂，而正是因为这个现象使淀粉颗粒内的结晶部分由致密结构转变成为了疏松结构，让淀粉颗粒大量的吸水，造成了淀粉颗粒的膨胀，最终导致了淀粉的体积分数急速增加，在这种情况下，其体积可以增加到原来的几十倍到一百倍。如果将处于这个阶段的淀粉进行干燥，淀粉的内部结构已经遭到了破坏，也就是说其基本性质发生了变化，所以淀粉内部的水分并不能被完全排出恢复到之前的状态，所以这个阶段就被称作淀粉的不可逆吸水阶段。

（3）颗粒解体阶段　当淀粉颗粒经过了不可逆吸水阶段后，很快就会进入颗粒的解体阶段。这是因为此时的淀粉仍然还处在一个持续加热的体系当中，所以淀粉颗粒仍然在进行着吸水膨胀过程。当淀粉颗粒的体积分数增加到一定程度时，就会出现淀粉颗粒的破碎，破碎后的淀粉分子向四周扩散，然后发生互相缠绕交联的现象，最终形成了一个网络结构的含水胶体。这就是淀粉糊化后的糊状液体。

2. 食品聚合物凝胶形成

所谓凝胶是指溶胶或溶液中的胶体粒子或高分子在一定条件下的互相联结，可形成空间网络结构，在结构空隙中充满了作为分散介质的液体这样一种特殊的分散体系，即形成了半固态制品。

（1）凝胶的分类　凝胶可以分为弹性凝胶和脆性凝胶。弹性凝胶是指由柔性的线性大分子物质形成的凝胶，它在吸收或者释放出液体时通常会发生体积的改变，这主要是因为组成凝胶的架构为柔性大分子，在吸收或者释放液体时，分子会有一定程度上的膨胀或者收缩，这种凝胶在进行干燥后会形成干胶，当重新吸收液体后又能重新膨胀起来恢复之前的状态，因为这个过程是可逆的，所以弹性凝胶又称为可逆凝胶。而脆性凝胶则是指在吸收或者失去分散介质时，状态不会发生改变，仍然保持现状的凝胶。

（2）凝胶点　高分子溶液在一定条件下会失去流动性，进而转变成为一种具有弹性并且呈现半固体状态的黏稠物质的现象被称为胶凝作用，而开始出现这种凝胶化时的临界反应程度就被称为凝胶点。当凝胶化反应程度到达凝胶点之前时，分子之间结合的作用力很小，物料非常容易松弛；当反应程度慢慢接近于凝胶点时，松弛时间就会骤然增加；当整个反应达到了凝胶点时，松弛时间就会无限延长；当反应程度进行到凝胶点之后，若是空间网络结构达到了高度凝胶化，那么此时的最大松弛时间就很短了。所谓松弛时间就是指当温度或者压力发生变化时，材料所需要的反应时间，这表现了分子运动的一种量度，尤其更能反映发生变化的附近分子的运动状态。

3. 脂肪结晶体形成

脂质是一类易溶于有机溶剂而不溶于水的化合物。脂质包括了脂肪，脂肪是由甘油和脂肪酸组成的三酰甘油酯，而脂肪酸又主要分为饱和脂肪酸、单不饱和脂肪酸以及多不饱和脂肪酸这三大类。通常情况下，我们的食用脂肪是以结晶态的形式存在的，分为六方晶系、正交晶系以及三斜晶系这三种。其中六方晶系是结构最不稳定的一种结晶态，而三斜晶系是稳定性最高的一种，正交晶系的结构稳定性则处于二者之间。另外，结晶不是一个连续过程，它有成核和成长两个阶段，这对于脂肪含量较高的食物，在口感以及黏稠度上都有很大程度的影响。

研究脂肪的质构特点对于脂肪含量高的半固态食品来说是非常重要的。脂肪的分子状态对脂肪的质构特点有很大的影响，而且通过脂肪结晶形成的网络结构，以及与非脂肪网络发生作用以破坏这种结构可以对食品的质构造成影响。脂肪有固态和液态两种形态，正是通过结晶，使脂肪发生了由液态转变到固态的过程变化。但是自然界中的脂肪不是完全固态的，而是液态的脂肪分散在甘油酸三酯晶体组成的网络中，呈现出的一种半固态形态，所以脂肪具有一定的固态性质，这种质构性质就被叫做脂肪的塑性。

半固态制品的玻璃化转变也是体系变化的重要理论，聚合物在具有高硬脆性的玻璃态和具有高弹性的橡胶态之间发生转变的过程就称之为"玻璃转化"。关于玻璃化转变，对其影响最大的就是自由体积理论：材料体积由两部分组成，一部分是已经被分子占据了的体积，被称为已占体积；而另一部分是还没有被分子占据的体积，由分子间的孔穴组成，被称为自由体积，自由体积为分子或者分子链段的移动提供了一定的空间，如果材料中没有足够的自由体积，其原子、分子或者分子链段就无法运动，这就是自由体积理论的核心思想。玻璃化转变对于无定形半固态食品的机械性质有一定的影响，进而可对食品的质构特性产生影响，如黏度、结块、塌陷等。

六、半固态制品的工艺

半固态制品既具有固态食品的弹性同时又具有液态食品的黏性以及流动性，是一类易咀嚼、易吞咽、易消化和易吸收的食品。比较典型的半固态制品如前述的"酱"类食品，是以粮食作物等为主要原料，通过微生物作用发酵而制成的一种风味独特的呈现半固态黏稠状的发酵调味品；还有以肉制品为主要原料，通过一系列的物理或者机械操作对原料施加外力，将其斩拌成肉糜状，并且经过一系列调味、成型以及熟制等操作制成的一种半固态泥状的肉制品；另外还有以乳粉或者牛乳为主要原料，经过乳酸菌或酵母等微生物作用发酵，在生产过程中通过添加增稠剂和稳定剂等使其黏稠度增加以及稳定性提高而制成的一种形态黏稠的半固态发酵乳制品。

1. 酱类食品

酱类食品主要是包括一些调味品，比如豆酱、面酱、番茄酱、水产类酱等都深受消费者的欢迎。酱类食品因其采用的原料为高碳水化合物和蛋白质，其生物发酵后产生的风味物质和营养物质较为丰富，如多种维生素以及人体必需营养素等多种营养物质，有非常丰富的营养价值。同时酱类食品也产生了许多具有黏着性的中间产物有助于其半固态体系的形成。

豆酱是一种以大豆为主要原料，通过微生物作用发酵，在各种酶的作用下分解大分子物质，最终酿制而成的营养丰富且容易被人体所消化吸收的半固体状态的发酵调味品。豆酱的传统家庭制作方法通常是先将大豆浸泡一整晚后，加热到烂熟后，再将烂熟状态的大豆按压成糊状，自然风干放置两个月，随后再加入盐水进行发酵，继续在通风处晾晒一个月，直到酱醅发酵成熟为止。

（1）豆酱的生理功能　豆酱一直以来都因其诱人的色泽、丰满的口感以及醇厚浓郁的香气而深受消费者们的喜爱。不仅如此，豆酱还具有非常丰富的营养价值，并且极易被人体所吸收。其主要成分有蛋白质、脂肪、维生素、钙、磷、铁等，其具有人体不可缺少的营养成分。其中，豆酱富含的优质蛋白质在烹饪时不仅能够增加菜品的营养价值，而且其中所含的蛋白质在微生物的作用下可生成氨基酸，还可以使菜品呈现出更加鲜美的味道，这也是豆酱鲜味的主要形成原因，豆酱对人体有开胃助食的功效；豆酱中富含的不饱和脂肪酸和大豆磷脂还有保持血管弹性、健脑以及防止脂肪肝形成的作用；豆酱中的多肽还可以预防糖尿病并可降低血糖，除此之外，发酵后的豆酱还有控制肥胖的作用。

（2）生产工艺流程　豆酱食品的生产工艺流程如下：

大豆精选 → 清洗除杂 → 加水浸泡 → 加热蒸煮 → 冷却 → 加入面粉混合 → 接种 → 培养 → 制曲 → 加入盐水发酵 → 杀菌 → 成品

①大豆精选。选择外观品质良好的大豆，不使用已经发霉或者有严重破损的大豆，并且严格把控大豆原料的进货来源，以抽检的方式确认其是否已经被农残、重金属等污染。

②清洗除杂。将已经挑选好的大豆放入清洗机中，加入清水来回搅动翻滚以进行清洗，先除去其表面较轻的灰尘等，然后再连续进行多次翻滚冲洗，将附着在大豆表面的泥沙等较重的杂质去除。在食品工业中一般使用气泡清洗机，其主要的结构大致有加料及出料斗、加热装置、气泡喷管、防返料装置、电机、挡料板、气泵和排水口等。而这种气泡清洗机的运作原理主要是通过在箱体中注入适量的清水，当大豆通过箱体时，会在气泡喷管和水的作用下发生连续的翻滚，并且随着传送带不断地被向前推进，当大豆物料离开水面时，设备端头设有喷淋头，将再进行冲洗。

③加水浸泡。将大豆加水浸泡可以有效地提高大豆制品的品质。清水浸泡有利于大豆蛋白质在一定程度上的变性、淀粉的糊化、消除豆腥味和增加蛋白质回收率以及微生物的分解和利用，还可以适当地节约大豆蒸煮时所消耗的时间。大豆浸泡的效果主要与其浸泡温度、浸泡时间和浸泡液密切相关。经过浸泡处理可以使大豆细胞壁中的主要成分吸水发生膨胀，使其细胞结构发生变化，持续的浸泡过程可以使大豆细胞发生吸水涨破，从而使大豆变得皮软，这将对之后的制曲过程中微生物的生长以及酶的作用起到有利帮助，同时也可以为发酵过程中大豆内部大分子物质的溶出提供良好的条件。已有研究表明，适当浓度的盐溶液可以使大豆表皮发生软化从而促进细胞的吸水，用 0.2% 的氯化钠与氯化钾的混合溶液浸泡效果是最好的。另一方面，浸泡过程还可以除去大豆中的部分植酸、单宁以及会引起肠胃胀气的低聚糖，并且减少亚麻苦苷等毒素含量。

④加热蒸煮。大豆蒸煮是豆酱制作过程中的一个关键工艺操作。大豆经过高温的蒸煮后，其内部结构被破坏，这导致了可溶性大分子物质的溶出，淀粉以及大分子蛋白质更容易裸露、溶出和降解，因此使其中的蛋白质和淀粉更容易被微生物利用，从而提高了淀粉和蛋白质的利用率。同时蒸煮操作对大豆酱的风味也有一定的影响。另一方面，对大豆进行蒸煮还可以起到一定程度的杀菌效果，减少大豆制曲过程中大豆被杂菌污染的可能。此外，适当的蒸煮时间将直接影响豆酱的品质，这是由于对大豆进行适当时间的蒸煮，既能使大豆颗粒不至于被煮烂，又能保证大豆内部的大分子营养物质更快地流出。

⑤冷却。将进行蒸煮过的熟豆放置冷却到40℃左右，就可以加入面粉混合了。

⑥加入面粉混合。面粉作为豆酱制作过程中的主要碳源，为豆酱后期发酵中酵母以及乳酸菌等的生长提供了有利条件。但最好是采用熟制面粉，因为熟制淀粉更加疏松，不会产生结块现象，比生淀粉更容易与大豆进行充分的混合，其糊化度也比生淀粉要高。除此之外，面粉的添加还可以在一定程度上增加豆酱的黏稠度以及固形物的含量，因而可进一步提高成品率。但是应该注意的是，在接种之前面粉要与种曲先混合均匀。

⑦接种、制曲。将与面粉充分混合均匀的种曲接入，接种量大概为原料量的 0.16%~0.32%。而在制曲时通常是采用厚层通风制曲法。所谓厚层通风制曲就是指将曲料平铺在曲池之中，厚度大概为 20~30cm，利用通风机来提供氧气，并且适当地调控曲池的温湿度，以促进米曲霉在较厚的曲料上进行生长繁殖和积累酶类的过程。但由于豆酱在制曲时，豆粒与豆粒之间的间隙比较大，水分的流失比较快，而且因面粉遍布在大豆的表面，水分的减少可导致菌丝的生长极其缓慢。所以除了应该加强水分和温度的管理之外，制曲的时间也应该适当地延长，一般延长至 2d 左右。将已经接种好了的曲料平铺在曲池中，池中的料层厚度约为 25cm。控制曲料温度保持在 30~33℃ 的条件下培养，当温度增加 4℃~5℃之后，打开通风机开始通风，调节温度将其降低到 32℃ 左右，可使菌丝能够快速生长。但如果在已经通风了的情况下，曲料的上层与下层之间的温差还是比较高的话就要对曲料进行翻曲。翻曲之后的温度应控制在 34℃ 左右，等到大豆粒表面长出肉眼可见的茂盛的黄绿色孢子时就可以停止培养进行出曲了。

⑧加入盐水发酵。豆酱的发酵方法有很多种，如保温速酿法、固态低盐发酵法和晾露法等，但食品工业上使用的大多还是固态低盐发酵法。这个方法主要是利用低浓度的盐对酶活力的抑制作用，但同时又能对非耐盐微生物的生长繁殖起到一定的阻碍作用的特点将酱醅进行发酵的。固态低盐发酵法主要经过两个过程：一是将大豆成曲入池升温。将大豆曲放入发酵池中铺平，再略微压紧，这样做的目的是让大豆曲表面在能够充分吸收盐水的同时也能够使盐水缓慢地渗透到大豆曲的下层，此过程对于保温升温也能起到一定的有利作用。在发酵池中，因为微生物和酶的作用，发酵产热，物料温度会自然上升到40℃左右，将其从表面缓慢倒入已经加热到60~65℃且重量为大豆成曲量的90%的盐水中，

使其与物料充分接触并被大豆曲吸收。这样既能对一些非耐盐微生物起到一定的杀菌效果又能使曲料充分吸足盐水，同时通过热交换的作用还能保证其保持45℃左右的发酵适合温度。当盐水渗透完成之后，再在表面撒上一层细盐，将其密封好。二是保温发酵。将大豆曲的温度控制在45℃左右，大豆原料中的蛋白质和淀粉在微生物以及各类酶的作用下会水解生成氨基酸和糖分，从而形成了豆酱所特有的滋味、颜色、香味以及形态。通常需要10d左右的前期发酵阶段就可以基本完成。10d后在固态酱醪上再添加适量的盐水和加封盐，可使其溶化之后再在室温条件下发酵4~5d。

⑨杀菌。豆酱产品在制得成品后要进行杀菌操作，而使用超高压杀菌对保持豆酱良好品质的稳定性有一定帮助。有实验研究表明，在200~600MPa的压力条件下对豆酱进行杀菌20min，豆酱中的有害菌数就能够被有效抑制，并且在这个杀菌条件下豆酱的感官指标并没有发生明显的变化。

2. 肉泥状食品

肉泥状食品是原料肉经过绞碎、斩拌、成型以及熟制等一系列过程而形成的可以直接进行食用的凝胶食品。相较于其他肉制品而言，肉泥状制品除了能够满足为人体提供必需的营养要求之外，其携带和食用都更加方便。除此之外，还可以将蔬菜等作为辅料与食用肉一起制作成为肉泥食品，以增加蔬菜维生素等的提供。鱼肉泥罐头是以鱼肉为主要原料，经过一系列的物理机械作用将鱼肉进行破碎和斩拌，最终形成一种均匀的泥状罐头食品。

(1) 肉类的生理功能　食用肉类具有很高的营养价值，在人类的日常膳食组成中占据了十分重要的一部分。其中的优质蛋白质有利于人体的消化和吸收，充足的必需氨基酸能够补充人体需要；鱼肉属于瘦肉类，能为人体提供充足的脂肪酸，不仅容易被人体吸收，而且热量不高，特别适合减肥人群食用；还可以为人体补充碳水化合物以及矿物质，其中铁和磷的含量都很高，是膳食铁的良好来源；除此之外，其中还含有丰富的微量元素以及维生素A、维生素D、维生素E等，能够很好地被人体所吸收。

(2) 生产工艺流程　鱼肉泥罐头制品的生产工艺流程图如下：

原料清洗→原料肉剔骨处理→绞肉、斩拌加入配料→真空搅拌→腌制→熟制成型→灌装→杀菌冷却→成品

①原料清洗。用流动水洗净鱼肉表面的血污等杂物并且去皮，以免影响鱼肉的色泽和外观。

②原料肉剔骨处理。选用肉色鲜明、新鲜度高的鱼肉。将原料肉放入剔骨机中进行去骨，机器操作代替人工操作实现了自动化剔骨过程，以实现鱼肉的骨肉分离。不仅极大程度地降低了工人的劳动强度，提高了工作效率，增加了鱼肉的利用率，而且还可以将鱼肉的损伤率降到最低。

③绞肉、斩拌加入配料。将处理过的鱼肉进行绞碎斩拌操作，加工成5~6mm的肉泥，同时加入其他配料。开动斩拌机后，先将鱼肉放置在圆盘上然后放入冰屑，加入冰屑的目的主要是避免斩拌过程中强烈的物理机械作用使得鱼肉升温，所以通过斩拌时加入冰屑的途径可用来降低肉温，增强乳化效果，从而提高产品的质量。经过斩拌后的肉泥要具有弹性，抹开后没有肉粒状。斩拌机对鱼肉进行斩拌操作的原理主要是：斩拌机利用斩刀进行适当速度的旋转斩切作用，将肉以及辅料在短时间内斩成肉馅或肉泥状，同时还可以将肉、辅料和水放在一起搅拌成均匀的乳化物。

④真空搅拌。将配料与肉泥放入真空搅拌机内进行真空搅拌，混合均匀，真空搅拌的目的是为了避免成品中有气泡的产生，同时也为了防止鱼肉发生氧化，影响产品品质。真空搅拌的真空度为67~80kPa，时间大约为2min。真空搅拌机的工作原理主要是在真空条件下，利用物理机械冲击的原理，让配料以及肉泥在滚筒内部进行上下翻动，从而让搅拌机达到对肉泥按摩的作用。配料与肉泥充分混合均匀后，在搅拌过程中的撞击和摔打增强了肉的结合力以及弹性，提高了产品的口感还有断面效果。

除此之外，还可以增强肉泥的保水性以及改善产品的内部结构。

⑤腌制。添加适量的食盐、料酒、淀粉、白砂糖、大豆分离蛋白、蒜粉、姜粉、五香粉等调味料混合均匀，然后装入容器中，在0~4℃的冷藏库中腌制2~3d，使腌制料充分渗透肉泥。

⑥熟制成型。将腌制好的鱼肉泥进行熟制操作，使其能够形成一定的形态。

⑦灌装。将熟制成型后的半成品放入充填机中进行灌装，灌装容器应该使用脱膜涂料罐或抗硫涂料罐，按照使用的罐形来定量装入鱼肉泥半成品。

⑧杀菌冷却。鱼肉泥灌装后要立即进行真空密封，真空度控制在60kPa左右。然后进行杀菌操作，杀菌温度为121℃，杀菌时间通常为30min，杀菌完成后将成品迅速冷却。

（3）肉泥制品加工过程中应注意的问题　在肉泥罐头的制作过程当中有很多问题需要我们加以重视。首先是原料肉的选择。在实际的大批量生产工业中，直接使用鲜肉原料是不太现实的，但是可以通过适合的保鲜技术以使原料肉能够最大程度地保持新鲜度。其次是要控制斩拌过程中的斩拌速度。斩拌机的斩拌速度不宜过快，以防止肉泥温度的升高，进而避免升温对乳化效果的影响。最后还要严格把控腌制的时间。腌制时间过短，会导致肉泥的色泽不良，但是腌制时间如果过长，又会对肉泥的弹性、形态和风味等造成不良影响。

3. 半固态发酵乳制品

发酵乳制品是指原料乳在特定微生物的作用下，通过乳酸菌发酵或者乳酸菌、酵母共同发酵而成的一种酸性半固态凝乳状产品，在保质期内其特征菌必须大量存在并且能够继续存活且具有活性。搅拌型酸乳就是指使用先发酵后灌装的方法将发酵后的酸乳在灌装前和灌装过程中搅碎而形成的形态黏稠并且质地均匀的半流动状态的酸乳。

（1）搅拌型酸乳的营养价值以及保健功能　搅拌型酸乳具有比原料乳更加丰富的营养价值。具体表现为：乳酸菌发酵产生了蛋白质水解酶，促使原料乳中的蛋白质发生了水解，进而产生了比原料乳比例更为合适的必需氨基酸，提高了酸乳中蛋白质的利用率；酸乳中还含有大量的B族维生素以及部分其他脂溶性维生素，能够为人体提供维生素的补充；另外，发酵后的乳酸还能与钙、磷、铁等矿物质形成乳酸盐，提高钙、磷、铁等的吸收利用率。除了丰富的营养价值以外，酸乳还具有许多保健功能。一是可以调节人体肠道中微生物菌群的平衡，抑制肠道有害菌的生长繁殖进程。乳酸菌在人体肠道中形成了一种酸性环境，促进了肠道内有益菌的繁殖而抑制了有害菌的生长，由此来调节人体肠道微生物菌群的平衡。二是可以缓解乳糖不耐受症。所谓乳糖不耐受症是指一些人随着年龄的增长，肠道内的乳糖酶活力下降，饮用鲜乳或者其他非发酵乳制品后，会出现腹痛、腹泻、肠鸣等现象的症状。酸乳在发酵过程中产生了乳糖分解酶，能够促进乳糖的分解进而被人体所消化，从而缓解了乳糖不耐受症。三是具有一定的抗菌作用。在乳酸发酵的过程中，某些乳酸菌可以产生抗生素，对防止一些传染病能够起到积极作用。四是可以提高人体抗病能力。在有益菌的繁殖过程中会产生一定量的乳酸链球菌素，它能对某些病原菌起到一定程度上的抑制作用，进而提高人体的免疫力。五是还具有美容的功效。因酸乳改善了肠道菌群，防止便秘，阻碍了有害物质在肠道中的积累，所以抑制了细胞的老化，具有美容养颜的功效。

（2）生产工艺流程　搅拌型酸乳的生产工艺流程图如下：

原料乳标准化 → 配料 → 均质 → 杀菌 → 冷却、接种发酵剂 → 发酵 → 冷却 → 搅拌 → 运输凝乳 → 灌装 → 成品

①原料乳标准化。往原料乳中添加乳粉，或者通过浓缩原料乳以使原料乳标准化，乳粉的添加量一般为1%~1.5%。

②配料。在酸乳中加入适量的蔗糖和稳定剂。添加蔗糖的目的是中和酸乳的酸味以及增加其黏稠度；而添加稳定剂的目的除了可以提高酸乳的黏稠度，还可以改善其质地与口感。

③均质。均质是为了让原料乳均匀混合，将原本粗糙不均的乳浊液加工成极细微的、均匀稳定的乳化物，保证乳脂肪的均匀分布，改善脂肪球的上浮与凝聚现象，使产品的口感更加细腻。通常均质温度范围为 55~65℃，均质压力控制在 20~25MPa。

④杀菌。将经过均质的乳品加热到 90~95℃进行巴氏杀菌，杀菌时间控制在 5min 左右。杀菌操作是为了将原本存在于原料乳中的杂菌杀灭，以保证乳酸菌的正常生长状态。

⑤冷却、接种发酵剂。将杀菌后的乳品迅速冷却到 42℃左右，以便进行发酵剂的接种，在接种前应该先将发酵剂搅匀，接种后也要继续搅拌，使其能与原料乳充分混合。不过应该注意的是，在接种过程中很容易使酸乳受到微生物的污染，因此整个操作过程要特别注意卫生，不仅要严格控制环境卫生，操作人员也要严格遵守生产卫生规程。

⑥发酵。将接种后的乳品与发酵剂一起转移到发酵罐中，先搅拌几分钟以确保发酵剂与原料乳已经均匀混合。搅拌型酸乳的发酵温度一般控制在 42℃左右，时间通常为 3h 左右。但应该注意控制好发酵罐的温度以及发酵罐内的 pH。

⑦冷却。发酵过后要迅速将酸乳品温冷却下来，这主要是为了通过降温操作抑制细菌的生长以及酶的活力。冷却的速度要适中，过快会使乳清分离；而过慢则会导致产品过酸。

⑧搅拌。搅拌操作是搅拌型酸乳工艺中的一个关键环节，通过物理机械作用来破碎凝胶体，以改变酸乳的黏度以及组织形态。通常是使用低速短时间搅拌法，所以应该注意搅拌不能太激烈，时间也不能太长。

⑨输送凝乳。搅拌型酸乳的黏度较大，输送时应该以低于 0.5m/s 的层流方式进行，因为这样才能将对酸乳黏度的破坏降到最小。

⑩灌装。采用合适的灌装容器对搅拌型酸乳进行定量包装，常用的容器有玻璃瓶、塑料袋、纸盒等。灌装操作完成后将酸乳冷藏在 0~7℃的冷库中。

（3）搅拌型酸乳容易出现的问题及应对措施　搅拌型酸乳虽然一直以来都很受人们的欢迎，但在其生产中仍然面临着很多问题：如产品中含有砂状组织，在外观形态上存在一些砂状颗粒；还有产品中出现乳清分离的现象；除此之外，还会因为微生物污染造成了酸乳的变质产生不良风味。为了解决搅拌型酸乳中存在的这些品质问题，首先应该控制适合的发酵温度，以减少乳粉的使用量，避免干物质过多而产生不细腻的砂状组织；其次在搅拌过程中应该注意适当的搅拌速度和搅拌时间，以防止乳清分离；最后应控制避免混入空气，以防止导致酵母和霉菌的污染，进而避免不良风味的产生。

七、半固态制品的发展前景与展望

许多新的食品类型正在不断涌现，半固态制品也将进入了一个新的发展阶段。解决半固态制品稳定性差、容易发生分层现象和保鲜保质等问题应不断探究。与此同时，积极寻找新的受众人群以及开发新型的半固态食品也是其发展的趋势，如适合特殊生理障碍人群等食用的半固态制品等。

1. 吞咽困难症人群适用食品

所谓吞咽困难症是指由于与吞咽功能有关的神经器官发生损伤或者由生理性疾病所引起的吞咽困难或者不能吞咽的症状，最终导致食物不能从口腔顺利进入到胃内。随着年龄的不断增长，人体生理功能逐渐退化，因此吞咽困难症的高发群体也就集中在老年人群当中。除此之外，还有因为咀嚼肌、咽喉肌以及舌肌等肌无力，进而出现的咀嚼以及吞咽困难症状。对于这些群体的患者来说，在进食固态食物的过程当中，由于无法咀嚼食物或者食物容易哽在咽喉处，难以下咽，可能会对患者的咽喉以及食道造成一定的损伤；在进食液态食物的过程当中，患者发生呛咳的几率又会大大增加，有一部分症状严重的患者，就算在进食流食的时候也会因无法吞咽而全部吐出。因此，无论是固态食物还是液态食物，对于吞咽障碍的患者来说都是很难将其顺利输送到胃部的。这类人群因为无法顺利地完成正常的进食和饮水过程，会逐渐出现营养不良、脱水等现象，在后期患吸入性肺炎的可能性也会大大增加，病情严重者甚至可能会危及患者的生命。但人体吞咽功能的恢复又是一个漫长的过程，我们不能仅仅依靠这种生理功能恢复的途径来减轻此类患者的痛苦，因此，为此类患者寻找一种能够进入食管并且既易于吞咽，又能保证为他们日常所需的营养安全饮食，并且减少他们呛咳现象的发生是当前急需解决的一大问题。

具有易咀嚼、易吞咽、易吸收以及易消化等特点的半固态食品恰好可以非常有效地解决具有这种吞咽障碍或者不能吞咽症状的患者的不便。与固态食物相比较，半固态食品只需要进行少部分的咀嚼运动，因为这一类食品通常是以一种类似于推注的形式呈现的。半固态食品因其具有独特的组织形态特征，再加上针对吞咽障碍或者吞咽不能患者合理的膳食营养结构，不仅能够在整个进食过程中有效地缓解患者的无法吞咽、哽食以及呛咳现象的发生，使其顺利到达患者胃部，同时还能够满足吞咽障碍症患者日常所需的充足的营养及能量的补充。除此之外，此类食品易吸收和易消化的特点还能够促使原本因病症导致的食量大幅下降的患者更好地从这种半固态食品中摄取到足够的营养物质。这种半固态食品可以作为吞咽障碍或者吞咽不能患者的安全饮食的原因主要是因为半固态制品在被患者吞咽的过程当中，这种增稠流体具有较高的黏稠度以及一定的流动性，在患者咽喉以及食道中的流动速度比较缓慢，因此可以给患者充分的时间来做出反应，不至于导致患者的哽食以及呛咳，同时还能够防止食物进入肺部，增加发生吸入性肺炎的几率。

2. 半固体高能食品

所谓高能食品就是指单位质量所含的能量（即能量密度）较高的一类食品，一般认为这类食品的能量密度要求必须达到 12.53kJ/g。这种食品的特点是能量高、体积小、方便运输以及易携带，并且具有合理的膳食营养结构。那么半固态高能食品就是指将"高能食品"和"半固态食品"结合起来，形成的一种在组织结构上具有较高的黏稠度以及较好的黏弹性，在外观形态上表现出一种质地均匀的泥糊状，并且具有较高的能量密度的高能食品。

这种半固体高能食品可以被应用到许多特殊情况中。可将其应用于航天食品中。宇航员所处的环境特殊，在太空中失重的条件下物品会漂浮在太空舱内，而且长时间处在航天环境中对宇航员的肠胃消化及吸收功能也会造成一定程度上的影响。在这种情况下，将半固体高能食品灌装起来不仅可以解决失重条件下的汤汁食物洒溢问题，同时还能够为宇航员提供充足的能量以及每日所需的营养。除此之外，这种半固体高能食品还具有易吸收和易消化的特点，能够有效地缓解宇航员在太空特殊环境中消化和吸收能力受损的问题。还可将其应用于探险家的探险活动中。由于这一类人群会长期生存在野外环境中，在野外生存条件下，人体能量的消耗非常快速，如果能量补充不足会使人体体能下降更快，食物和饮用水等的匮乏会使人体逐渐脱水甚至会危及生命。而半固体高能食品兼具半固体食品和高能食品两者的优点，在为人体提供饱腹感、补充水分的同时又能极大程度地补充能量，而且被用于探险活动中携带方便，不会对人体造成额外的体力负担。还可将其应用于军用食品，如当军人处在野战环境中时，随身携带的食物和水是非常有限的，这种条件对军人本身的体能要求也特别高。因此，军人需要这种体积小、便于携带、营养结构合理、安全系数高并且能量密度高的半固态食品来满足军人在特殊条件下的膳食需求。还可将其应用于灾区作为救灾食品。当人民受灾后的短时间内，原本已有的食物会因灾情而受到重大损失，但救援物质又不能及时到达灾区现场，此时这种半固态高能食品就非常重要了，既能为灾区人民提供食物，又能充分地为其补充能量，使灾区人民能够在极端条件下保有充足的体力。除此之外，还可以将这种半固态高能食品应用到长途旅行等活动中，为长期处在不确定条件下的人们提供充足的能量以及营养。

3. 用作婴幼儿辅食

随着婴幼儿的逐渐生长以及发育，母亲的乳汁分泌量会逐渐地减少，但与此同时，婴儿的进食量却在慢慢增加，此时如果婴儿只吃母乳或者冲调婴儿配方乳粉就已经无法再满足其生长的营养需要。此外，当婴儿成长到 6 个月之后，将进入到其发展和形成咀嚼以及吞咽功能的重要时期，因为婴儿的咀嚼和吞咽功能并不是自然形成的，而是需要后天去学习和锻炼的。因此在这个阶段中对婴儿添加辅食不仅可以补充母乳营养的不足，也可为其提供更加多元化、更加完整的各种营养物质，如蛋白质、维生素以及各种微量元素等，还可以在一定程度上让婴儿去学习如何咀嚼和吞咽。

如果将半固态食品用作婴幼儿的辅食，就需要制定针对婴幼儿的特殊膳食营养结构的配方，使半固态食品在对其提供生长发育所需的能量以及营养的同时，还能够有效地帮助到婴幼儿对咀嚼和吞咽动作的学习和锻炼。此类食品不同于固态辅食，婴儿的牙齿以及咀嚼功能都还没有完全成熟，如果添加固态辅食很容易导致婴儿的口腔、咽喉甚至食道受到一定程度的损伤；也不同于液态辅食，由于婴儿的吞咽功能并没有完全发育起来，如果添加液态辅食会大大增加婴儿进食过程中的呛咳几率。因为针对婴幼儿制定的半固态食品在结构上具有较高的黏弹性组织形态，在外观上具有质地均匀的泥糊状状态，所以当婴幼儿进食这种专门的半固态食品时，既不会对其造成损伤也不会导致呛咳现象的发生。除此之外，还可以通过这种特殊半固态食品，补充婴幼儿成长发育过程中所必需的营养物质，包括组氨酸等必需氨基酸。因此类物质不能依靠人体自身合成而必须从食物中进行摄取，所以对婴幼儿来说，从辅食中获得这些营养物质是一个非常重要的途径。如果将婴幼儿的辅食以这种半固态的形式来呈现，不仅可以达到为其补充充足营养的目的，还可以在很大程度上解决婴幼儿喂食困难的问题。

第三节　固态制品工艺技术

一、挤压膨化

（一）挤压膨化的原理

食品挤压膨化加工技术属于高温、高压加工技术，特指利用螺杆挤压膨化方法，通过压力、剪切力、摩擦力、升温等作用形成的对于固体食品原料的破碎、捏合、熟化、杀菌等加工处理，完成高温、高压条件下物料的物理变化及化学变化，最后在机械作用下使物料强制通过一个专门设计的模孔，制得的具有一定形状的多孔、疏松产品。

挤压（extrude）一词来源于拉丁语"ex-"（离去）和"trudere"（推），即施加推动力使物料受到挤压并通过模具成型之后离去的过程。作为挤压加工技术的重要组成部分，挤压膨化技术是以短时高温处理为生产基础，通过干燥技术进行食品成型加工的技术，该技术生产食品口感好，营养丰富。主要加工设备以料斗机为主，通过物料、机筒、螺杆的相互摩擦实现搅拌混合均匀。首先，将各物料放置于机筒中，由内部螺杆的旋转施加压力，充分挤压、搅拌、剪切物料，使物料在机械压力下颗粒细小、混合均匀。其次，物料在高温溶解下可发生物理变化，使淀粉糊化、裂解，由固态转变为熔融状态，纤维素可出现细化、降解，物料蛋白质发生变性，酶及其他物质会受高温影响失去活力。另一方面，当物料受高温与机械压力的影响达到最高值时，将从模孔中喷出，通过强大的压力差作用下，减少物料水分，加快膨化效果，使物料形成多孔疏松结构。

需要注意的是膨化过程中的压力和温度并不是固定的，应根据设备性能、原料粒度、原料水分含量、原料中各种成分含量、产品膨化度要求等的具体情况而定。

（二）挤压膨化的工艺装备

1. 挤压膨化的加工设备

挤压机是从简单的成型机发展而来的，起初只是用于塑料工业，后来逐渐应用于食品及其他行业。目前使用的挤压机主要为螺杆式挤压机，按结构可分为单螺杆和双螺杆两种类型。与挤压机相配套的膨化食品加工设备有：或者搅拌机、成型（切割）机、烤炉、冷却输送机、喷油机、调味机、夹馅机、包装机等。

2. 挤压膨化的工艺流程

（1）挤压膨化食品的生产工艺如下所示：

原物料 → 去皮 → 粉碎 → 混合（湿润）调理 → 输送 → 喂料 → 挤压蒸煮、膨化 → 整形、切割 → 烘烤 → 喷油、调味 → 包装

（2）操作要点及注意事项

①粉碎为使原料混合均匀、挤压蒸煮时淀粉充分糊化有利于膨化，各物料（玉米应先除去皮和胚芽）粉碎至 30~40 目颗粒大小，双螺杆挤压机的用料粉碎至 60 目以上。

②混合调理。将不同的原料及辅料按一定比例在加湿机中混合均匀，根据气候和环境温度、湿度的不同确定加水量的多少，混合后的原料水分控制在 13%~18%。

③挤压膨化。挤压膨化是整个流程的关键，直接影响到产品的质感和口感。影响挤压膨化的变量较多，物料的水分含量、挤压过程中的温度、压力、螺杆转速、原料的种类及其配比等，一般来说物料水分在 13%~18%，挤压温度在 180℃左右，挤压腔压力在 0.5~1MPa，螺杆转速 800~1000r/min，直链淀粉含量低的原料，膨化后产品的 α 度高，膨化效果较佳。物料中蛋白质及脂肪含量不同也对膨化质量产生影响，蛋白质含量高的物料在挤压时膨化程度低；脂肪含量超过 10% 时，会影响到产品的膨化率，而一定量的脂肪可改善产品的质构和风味。不同类型和型号的挤压机，其挤压膨化的最佳工艺参数也有所不同。

④整形、切割。膨化物料从模孔挤出后，由紧贴模孔的旋转刀具切割成形或经牵引至整形机，经辊压成型后，由切刀切成长度一致、粗细厚度均匀的卷、并等膨化半成品。

⑤调味在旋转式调味机中进行。将按一定比例混合的植物和奶油加温至 80℃左右，通过雾状喷头使油均匀地喷洒在随调味机旋转而翻滚的物料表面。喷油的目的一是为了改善口感；二是为了使物料容易沾调味料。随后喷洒调味料，经装有螺杆推进器的喷粉机将粉末状调味料均匀洒在不断滚动的物料表面，即得成品。为防止受潮，保证酥脆，调味后的产品应即时包装。

（三）挤压膨化对食品品质的影响

挤压膨化过程是一个物理过程，但物料在挤压机中挤出来时由于压力骤降和过热水汽的瞬间汽化

而发生爆裂，使得物料在改变物理形状的同时也发生一些化学变化，正是这些变化产生了挤压食品独特的品质，如结构膨松、质构松脆、营养丰富、易于消化等。这些成分变化包括淀粉、蛋白质、氨基酸、酶、脂肪、纤维素、维生素等的变化和香味成分的形成等。

纤维素是影响食品口感体验的重要原因。在谷物原料中，纤维素的占比较大，通过挤压膨化技术后，原料纤维素在高温、高压状态下发生降解，分子结构发生变化，水溶性增加，使其口感改善，呈现多孔海绵状结构。同时，原料经机筒与螺杆的摩擦碰撞后，质构出现变化，形成体轻、吸水力强的结构。

较之其他加工工艺，挤压膨化技术以短时高温处理，时间短、效率高，在蛋白质与淀粉分解中易保留食物的营养成分。此外，短时高温加工能破坏食物中对人体有害的酶等，增强食品的溶解性，使其更易消化。同时，由于机腔为密封状态，能较好地保留风味成分，提高感官品质。

（四）挤压膨化技术的应用

1. 在休闲食品加工中的应用

膨化食品是将挤压技术应用于食品加工中最先获得成功的产品。以大米、玉米等谷物类及薯类为主要原料，经挤压蒸煮后膨化成型成为疏松多孔状产品，再经烘烤脱水或油炸后，在表面喷涂一层美味可口的调味料，玉米果、膨化虾条等即属这一类。另一类为膨化夹心小吃食品，通过共挤压膨化制成，即谷物类物料在挤压后形成中空的管状物，将蛋黄粉、糖粉、乳粉、调味料、香料等各种配料按一定比例加入后，经充分搅拌混匀成为具有较好流动性的夹心料，在膨化物挤出的同时将馅料注入管状物中间。经此道工序加工的膨化夹心小食品，不仅口感酥脆，风味随夹心馅的改变而具有多样性，而且可通过改变其中的夹心料的配方，加工出各种营养强化食品、功能食品。

2. 在油脂浸出中的应用

利用挤压技术对浸出前的油料进行膨化预处理，是溶剂浸出提油的一种新技术。1961 年，美国的 Anderson 公司开始了油料挤压膨化的早期试验；20 世纪 70 年代初，巴西利用油料挤压膨化机进行棉籽油的膨化浸出；20 世纪 70 年代中后期，美国从巴西进口膨化机，应用于棉籽及其他油籽的预处理加工。挤压技术应用于油脂浸出的基本原理是：当油料料胚随螺杆推进被强制输送到挤压腔后，可通过压延效应及摩擦、挤压产生的高温、高压，油料被剪切、混炼、熔融和产生组织变化。当料坯从高压状态挤出到常压状态时，造成内部超沸点水分的瞬间蒸发而产生巨大的膨胀力，油料也随之膨化成型，产生许多具有细微孔的条状体，有利于油料的浸出。1988 年，美国约有 60% 的大豆油厂和 50% 的棉籽油厂采用膨化预处理技术。国外已把挤压膨化机作为油脂浸出厂中的标准设备。

3. 在酿造生产中的应用

谷物膨化后，淀粉及蛋白质等大分子物质发生降解，糊精、还原糖和氨基酸等小分子物质含量增加，脂肪含量大大降低，这样的变化对发酵作用较为有利。同时，可溶性的小分子物质在发酵初期可供给酵母足够的营养成分，加快了发酵进程。利用挤压膨化原料生产食醋，原料出品率提高 40% ~ 50%。酵母和曲的用量减少，发酵时间比传统工艺缩短 10d 左右，经济效益显著增加。膨化工艺用于黄酒和啤酒的生产，可明显缩短发酵周期，减少酵母添加量，提高原料利用率，而且由于物料在挤压膨化中受到高温高压的作用，原料中的氨基酸与还原糖发生美拉德反应所产生的物质给酒带来特有的香味，提高了酒的质量。

4. 在饲料生产上的应用

挤压膨化技术作为动物饲料加工的一种重要手段，已发展到很高的水平。为鱼饲料、特种水产饲料、宠物食品及其他动物饲料的生产带来巨大的变革，同时在饲料资源的开发利用上显示出了越来越重要的作用。可以对大豆粉、鱼粉、羽毛粉等饲料蛋白资源以及动物内脏废弃物和某些农副产品等饲料原料进行挤压加工。在挤压膨化过程中一些天然的抗生长因子（大豆中的胰蛋白酶抑制因子）和有毒物质（棉籽中的棉酚、田菁籽中的生物碱与鞣质等）被破坏，导致了饲料劣变的酶被钝化或失活，使饲料的一些质量指标得以提高；另一方面，毒性成分的减少提高了蛋白酶的消化率，使蛋白质利用得到了明显改善，饲料的适口性更好。

5. 在组织化植物蛋白生产上的应用

组织化植物蛋白的生产是利用含植物蛋白较高（50%左右）的原料（大豆、棉籽等），在一定的温度和水分下，使其受到较高剪切力和螺杆定向流动的作用，使蛋白质分子的三级结构被破坏，从而形成相对呈线性的蛋白质分子链，当其被挤压经过模具出口时，蛋白质分子将分成为类似纤维状的结构。植物蛋白经组织化后，改善了口感和弹性，扩大了使用范围，提高了营养价值。与动物蛋白相比，具有价格低、不含胆固醇、保质期长、易着色、易增香甜味等特点，可制成多种不同的食品。例如可添加于肉食原料中作为肉类填充料，代替肉、鱼、禽类制成仿肉类食品等。

6. 其他应用

挤压膨化技术在开发保健混合粉中也得到了应用。黑米、薏米、荞麦粉等都具有较高的营养价值和保健功能，但是质地坚硬，正常的蒸煮难以将其糊化，使其不易被消化吸收。将这几种原料配合后进行挤压膨化后制成的具有保健功能的混合粉，此混合粉是预糊化淀粉，可直接食用或作为辅料应用于食品工业，如用于主食馒头、饺子、面包等中。

对挤压膨化机制研究的不断深入，为挤压膨化技术在众多领域中的广泛应用提供了理论依据。挤压膨化技术是一种节能、保鲜、提高原料利用率及生产效率的新型加工技术，在许多领域中已经取得了显著的经济效益，具有广阔的应用前景。

二、质构重组与仿真食品加工技术

1. 质构重组技术

食品质构重组技术是通过机械的混合、揉搓、剪切、高压、加温等物理因素，使物料发生物质变形、变性或产生化学反应的加工过程。常用设备或手段包括单螺杆挤压机、双螺杆挤压机、高压容器、物理射线等。质构重组技术在广义上也可以被理解为分子改性技术，其对象和技术体系属于流变学的理论和技术研究范畴。质构重组技术已经被广泛应用于食品工业、塑料工业、橡胶工业和制药工业等领域。机电一体化、自动控制技术和在线检测技术的进步使质构重组技术的应用范围和开发深度仍在迅速发展。

（1）超高压处理　超高压处理，就是利用100MPa以上的压力，在常温或较低温度下，使食品中的酶、蛋白质和淀粉等生物大分子改变活性、变性、或糊化，同时杀死细菌等微生物达到灭菌，且食品的天然味道、风味和营养价值不受或很少受影响的过程，并能产生一些新的质构特点的一种加工方法。由于超高压处理也能对生物大分子产生作用，使物质体积发生变化，组分结构发生改变，从而使大分子间的连接方式随之发生改变，导致了键的破坏和重组，使生物大分子宏观和微观特性发生了变化。

超高压对蛋白质的一级结构没有影响，在非常高的压力下（>700MPa），二级结构发生了变化，导致了不可逆的变性，在200MPa以上的压力下，可以观察到三级结构的显著变化，蛋白质的四级结构对压力非常敏感。超高压处理能影响淀粉的结晶结构、糊化特性、偏光特性等。超高压技术被誉为21世纪十大尖端科技之一，加工食品简便、卫生、天然、营养丰富，它的发展无疑为食品加工提供了一个美好的前景。

（2）挤压处理　挤压处理是集混合、搅拌、破碎、加热、蒸煮、杀菌、膨化及成型为一体的高新技术，广泛地应用于食品工业中。

物料被送入挤压膨化机中，在旋转螺杆的推动下，由于螺杆与物料、物料与机筒以及物料内部的机械摩擦作用，物料被强烈地挤压、搅拌、剪切，使其不断细化、均化。随着机腔内部压力的逐渐加大，温度不断升高，在高温、高压、高剪切力的作用下，物料性质发生了变化，由粉状变成糊状，淀粉发生糊化、裂解；蛋白发横变性、重组；纤维发生部分降解，淀粉发生糊化、裂解；蛋白发生变性、重组；纤维发生部分降解、细化，物料中带有的致病菌被杀死，有毒成分失活。当糊化物料由模孔喷出的瞬间，在强大压力差的作用下，水分急骤汽化，物料被膨化，形成结构疏松、多孔、酥脆的膨化产品，从而达到挤压、膨化的目的。在挤压膨化过程中，蛋白质功能性和营养性发生变化，溶解性下降，赖氨酸损失，组织结构化，可消化性提高。挤压过程是在高温、高压、高剪切力的作用下，淀粉间的氢键断裂的过程，淀粉由原来紧凑有序的结构变成了松散无序的结构。挤压膨化过程中，水分增加对淀粉糊化度呈显著降低效应，高水分的影响更为明显。

（3）微波处理　微波是一种电磁波，其波长在 1mm~1m，频率为 300MHz~30GHz。在食品加工中，常用的频率为 2450MHz 和 915MHz。微波辐照主要是利用微波辐照下介质发生的热效应和电磁效应。在一定频率的微波辐照下，介质得以升温，可引起介质化学反应动力学变化，使介质反应速度加快或分子结构发生改变。

干燥的淀粉很少吸收微波。一般情况下，淀粉都含有水分，所以微波对其有一定作用。糖类中的低聚糖能吸收微波能，如蔗糖、葡萄糖可以吸收微波而融化，以致脱水焦糖化。

微波加工食品方便、快捷、卫生，保鲜程度高，营养损失少，节约能量，热惯性小，能够得到常规设备加工所不能得到的感官质量。

（4）超声波处理　超声波是振动频率在 10^4~10^6Hz 的声波，在固体、液体和气体中传播时，会引起一系列效应，利用这些效应可以影响、改变甚至破坏物质的组织结构和状态。与磁场效应类似，超声波效应也主要表现在物理、化学、生物效应方面。物理效应主要以机械效应的形式变现，利用超声波的机械效应，可进行杀菌、均质、乳化、粉碎等食品加工单元操作。超声波的化学效应主要表现在引起各种化学反应上，如氧化还原反应、聚合反应、分解反应、电化学反应等；超声波对高分子化合物有分解作用，能分裂葡萄糖、果糖、核酸等；还可使氧化酶、脱氢酶失去活性。生物效应则主要表现在超声波使生物组织的结合状态发生改变，当这种改变为不可逆变化时，就会对生物组织造成损伤。

（5）其他　质构重组技术除上述主要方法外，还有很多方法，例如超微粉碎、渗透压等。总之，生产者可以根据产品需求和经济条件选择合适的生产技术，开发符合消费者需求的产品。质构重组技术作为清洁生产和生产绿色食品的重要手段，应用前景十分广阔。

2. 仿真食品加工技术

仿真食品又称人造食品、模拟食品、仿生食品、仿造食品、工程食品等，即用科学手段把普通食物模拟成贵重、珍稀的食物。仿真食品不是以化学原料聚合而成的，而是根据所仿天然食品所含的营养成分，选取含有同类成分的普通食物做原料制作而成的。仿真食品的蛋白质含量极其丰富：一方面，可以满足因为宗教信仰而不愿食肉的素食主义者的需求；另一方面，可以满足因为患有心脑血管疾病而不能过多食肉的人群的需求。下面介绍几种仿真食品的加工工艺。

（1）仿肉制品　大豆由于其蛋白质含量较高，素有"植物肉"的称法，并且其蛋白质的营养效价也比较高，所以，国外开始重视大豆制品的开发了，用分离大豆蛋白制造人造肉的技术，国内外均有报道。组织状蛋白制品又称仿肉状大豆蛋白，它是利用脱脂豆粕加工而成的蛋白产品，有类似瘦肉一样的纤维结构，富有咀嚼感，价格低廉，来源广泛。根据加工方法不同，大豆蛋白仿肉制品可分为纤维状仿肉制品、挤压型仿肉制品和加热凝胶化型仿肉制品。

①纤维状仿肉制品。利用海藻酸钠在钙离子作用下可形成离子转变凝胶体的性质，采用海藻酸钠作为凝胶成型剂，可分离大豆蛋白作填充剂，在钙离子存在的条件下搅拌，就可以形成具有纤维结构的各向异性的大豆蛋白-海藻酸钠钙凝胶体，它是具有耐热性能的仿肉纤维。这种仿肉纤维可以直接调味后烘干或油炸，也可烘干或油炸后进行调味。烘干或油炸后进行调味，可以减少调味剂中的钠离子等因素对仿肉纤维品质的影响。参照肉类制品的烹调方法，可以制得多种色、香、味俱佳的大豆蛋白仿肉制品，如五香仿肉铺、美味仿虾条、糖醋仿肉丸、麻辣仿肉丝等。

②挤压型仿肉制品。将大豆粉、脂肪、风味剂、碳水化合物、色素及其他添加剂调和、熟化后，在一定的水分、温度、时间、压力条件下将其挤压成型，可加工成肉状大豆蛋白食品。这种制品经脱水处理后，具有肉的咀嚼感和口感。挤压型仿肉制品的最大优点是以低价的大豆粉为原料，而不使用价格较高的分离蛋白。

③加热凝胶化型仿肉制品。这种凝胶状蛋白制品加工工艺由三部分组成：调整蛋白—水的浓度和pH；成型；加热形成具有咀嚼性的凝胶。

（2）仿生海洋食品　仿生海洋食品是以海洋资源为主要原料，利用食品工程手段，加工制取的风味、口感与天然海洋食品极为相似，营养价值不逊于天然海洋食品的一种新型食品。仿生海洋食品原料经济，它可以利用个头小、刺多、适口性差的小型鱼，还可以利用大型鱼的加工下脚料。这样就提高了原料自身的利用价值，增加了附加值。通过原料的混合使用及特殊风味物质的添加和去除，可弥补天然海洋食品某一方面的营养缺陷，使之营养更合理、风味更好。目前，仿生海洋食品主要有以下几种：仿生蟹腿肉食品、仿生鱼翅食品、仿生虾样食品、仿生墨鱼食品、仿生海蜇食品、仿生鱼籽食品、仿生蟹籽食品。

几种仿生海洋食品配方如下。

①仿生蟹腿肉。主原料（鱼糜）180kg，马铃薯淀粉（漂白）6kg，食盐4.2kg，砂糖8.4kg，CM调味剂2.4kg，蛋白粉1.8kg，水123kg，味西林90mL，蟹肉味精1.32kg，蟹露1kg，山梨酸适量。

②仿生鱼翅（明胶以100份计，其他配料量为所占百分比）。壳聚糖0.03~3.0，以0.1~0.5最佳；还原糖0.3~30，以1~10最佳；其他营养成分根据需要加入。其中明胶和壳聚糖、还原糖首先于pH1~6.5下溶解，最适pH为3~6.0。

③仿生虾样。冷冻鱼糜100kg，调味料1kg，冰水1kg，淀粉6kg，食盐2.5kg，品质改良剂0.1kg，虾肉糜10kg。

（3）仿生发酵食品　仿生发酵食品是运用发酵工程手段，选用一种或几种特异微生物，借助微生物在生命活动中的代谢作用，在人工控制参与条件下，模拟自然界或人体的特定生物转暖过程，对食品原料进行加工和预处理，制造出的一种更易为人体吸收的生物食品。发酵酸乳就是一种典型的仿生发酵食品，它模仿了人体在某一特定时期肠道内正常的微生物区系，利用乳酸菌对乳糖的分解特性，模拟人体肠道对牛乳乳糖的消化作用，在体外对牛乳的营养成分进行"预消化"，提高其在人体肠道中的消化吸收性能和营养价值。近年来，发酵仿生法在花粉食品的制造中也得到了应用。

三、快速冷冻技术

低温可以很好地保存食品及生物样品，可延长食品的货架期，保持生物样品活性。食品速冻起源于美国，根据时间-温度-耐受性原则，食品的品质依赖于温度，温度越低，食品的储存时间越长。如今，速冻食品的种类也越来越丰富，涵盖了畜产品、蔬菜、水果以及各种米面等产品。不同种类的食品组成成分不同，根据不同的食品特性应采用不同的温度、冻结时间等才能达到最佳的冻结效果。

1. 加工技术原理

速冻一般是指运用现代冻结技术在尽可能短的时间内，将食品温度降低到其冻结点以下的某一温度，使其所含的全部或大部分水分随着食品内部热量的外散而形成合理的微小冰晶体，最大限度地减少食品中的微生物生命活动和食品营养成分发生生化变化所必需的液态水分，是一种能够最大限度保留食品天然品质的一种方法。

食品在-30℃以下速冻，中心温度在20~30min内从-1℃降至-5℃，再降至-18℃，食品内80%以上的水分将变成冰晶，冰的结晶粒度小于100μm。大量的细小均匀的冰晶平衡了细胞内外的压力，减少了对细胞膜和细胞质的损伤。相反，慢速冻结形成的较大冰晶会产生机械损伤，汁液流失等问题。

2. 工艺装备

目前，我国的速冻装置有多种类型，如强烈鼓风式速冻装置、流化床式速冻装置、隧道式连续速冻装置和螺旋式连续速冻设备等均是采用空气强制循环的方式。

（1）强烈鼓风式速冻装置　采用翅片管蒸发器，冷媒用氨泵强制循环制冷空气，通过强烈鼓风带动空气流动，提高空气制冷效率，再通过冷空气将食品物料冷却冻结。速冻速度快，但食品物料的冷却速冻受冷空气温度波动影响较大，且被冻物料冻结速度不同，食品物料冻结不均匀，产品品质较差。

（2）流化床式速冻装置　采用冷空气作为冷媒，鼓风机可使速冻气流自下而上通过颗粒食品，使食品物料在床面上形成"流体状态"速冻。同时，设备参数控制烦琐，针对不同食品物料需要调整鼓风速率保证物料形成流化床。因此，流化床式速冻设备的使用范围和设备使用率均受到限制。

（3）隧道式速冻装置　隧道式速冻机内设有空气冷却器和送风机，采用热氨和水对蒸发器进行融霜，由于它不受食品形状限制，食品在吊轨上传送，劳动强度较小。还可减少流水作业线进出隧道带走的能量损失。

（4）螺旋式速冻设备　螺旋式速冻设备的物料的输送带为螺旋的管状，螺旋直径大致为2m，螺旋层数可达20层，可有效冻结食品物料。螺旋输送带式速冻机结构紧凑，适用于大部分食品加工企业。

（5）接触式速冻装置　可用氟利昂、盐水等作为冷媒。这种装置通过空心平板传热，因而传热系数大，速冻时间短。

（6）超低温液氮速冻装置　利用-60℃以下的液氮在极低温条件下速冻食品物料。冻结时间最短、速度最快，不应改变食品的原有成分和性质。但国内目前还没有这种设备，必须一套液氮输送和储存的车辆和设备，一次性投资较大，液氮价格不菲，生产成本较高。

（7）喷射搅拌速冻装置　喷射搅拌速冻机冷冻速度快且均匀，可利用液体冷媒作为冷冻介质，具有热导率高、传热效率高等特点，加上以液体冷媒作为冻介质，冷媒可直接接触食品物料各表面，实现食品物料的全面、均匀、快速冷却冻结，且冷媒温度恒定、效率高、适应性强，可实现连续化生产。

3. 对食品品质的影响

（1）能最大限度地保持食品原有的新鲜度　体现为"色、香、味、形、劲"俱佳，而且解冻后汁液流失少。因为食品是采用低温快速冻结，使食品的细胞内外在很短时间内达到冰结晶温度，造成在细胞内外同时形成无数极小型的针状结晶冰，从而避免了因慢速冻结引起的"冻结膨胀、机械损伤、脱水损害"等质量问题。而且速冻食品在解冻后能获得最大可逆性，极小型的冰结晶很容易变成水回到原有的细胞组织中去，几乎能完全恢复冻结前的状况，因此可最大限度地保持食品的色、香、味、形、劲。

（2）速冻食品冻藏期长　因为速冻食品的温度已降低到-18℃，并在-18℃以下冻藏，食品内的微生物已完全停止了生长繁殖，酶的活性已严重受到抑制，其催化作用已十分微弱。食品内的生物化学反应速度明显减弱以至基本停止，从而达到长期贮藏保鲜的目的。一般速冻蔬菜在-18℃低温库中可贮藏12~18个月，其贮藏期较长是其他保鲜方法所不能达到的。

（3）速冻食品卫生　由于速冻食品在速冻加工前已经过整理、清洗、烫漂等若干工序，而且这些工序过程的卫生条件十分严格。因此，速冻食品一般都符合食用卫生标准，即大肠杆菌群不高于30个/100g。

（4）速冻食品具有较高的营养价值和食用价值　有关资料表明，新鲜蔬菜在10℃时保存4~6d；在20℃时保存2~3d，其维生素C均可损失40%。而速冻蔬菜在-18℃下可保存12个月左右，其维生素C总损失仍可控制在40%左右。

4. 技术应用

随着我国速冻食品工业的发展和消费量的持续增长，速冻食品的种类也呈现出多元化发展趋势，新品种层出不穷。按照速冻食品的性质及原料来源，可将速冻食品为畜禽、水产、果蔬和烹饪调理四大类，共计3000多个品种。

（1）速冻畜禽类　21世纪以来，冷冻工艺已被广泛应用于肉制品行业，因为它可以使肉的品质几个月之内保持在一个合理的、可接受的水平。

速冻畜禽类包括猪肉、牛肉、羊肉等牲畜肉，以及鸡、鸭、鹅和鹌鹑等禽肉。近年来，加工后的肉类半成品种类数量不断增加，如肉丸子、肉饼等传统肉制品成了餐饮消费、出口的主流。

（2）速冻果蔬类　速冻果蔬类除水果、蔬菜单体外，还包括切成不同规格的片状、块状、条状、丝状等水果、蔬菜半成品。速冻的水果很多，目前以出口为主。主要品种有草莓、黑莓、树莓、蓝莓、菠萝、黄桃、荔枝、芒果、猕猴桃、龙眼、苹果、梨、无花果、杨梅等。适宜速冻的蔬菜种类也很多，包括果菜类、叶菜类、茎菜类、根菜类、花菜类、食用菌类等。

速冻保藏，能较大程度地保持果蔬原有的色泽、风味和维生素，而且食用方便，能起到对果蔬淡旺季的调节作用。

（3）速冻水产类　速冻水产类产品主要有鱼、虾、蟹等海产品以及淡水鱼的精深加工产品，主要品种有冻全鱼和去头、内脏、鳍、鳞后的鱼段、鱼片、鱼糜、鱼丸等加工半成品。

（4）速冻烹饪调理类　从20世纪80年代后期开始，我国开始出现速冻烹饪调理食品，主要是速冻饺子、包子、馒头、汤圆、花卷等面制品。

四、非油炸技术

1. 概述

非油炸技术是指在食品生产工艺上替换掉油热干燥所采用的非油炸工艺技术。随着人们消费意识和健康意识的不断增强，对食品的安全性要求也越来越高，特别是对油炸食品摄入过量，易致肥胖、高血脂、冠心病等疾病尤为关注，因此非油炸技术更多地进入了大众视线。

2. 非油炸技术应用

（1）在方便面上的应用　油炸方便面经过油炸营养成分大量损失，残油率高，面块在食用时，复水时间长，面条断条浑汤，不筋道，口感较差。非油炸方便面则克服了上述缺点。非油炸方便面由于产品不同，加工工序区别很大，但是，共同点是没有油炸干燥工序，而是用非油炸工艺替换了油热工艺。

①传统热风干燥。热风干燥方便面是方便面的一个重要品种，它的生产原理与油炸方便面基本相同，只是在面条脱水过程中以热风干燥机取代油炸锅。风干面条完全不含油，因此，生产成本也大大低于油炸方便面，在运输和贮藏过程中也不存在油脂劣化问题，延长了保质期。对于经常吃方便面的人来说，吃这种风干面可以减少脂肪的摄入量，对人体健康特别有益。

热风干燥是生产非油炸方便面的干燥方法。干燥的目的是除去面线中的水分，固定其组织和形状。蒸熟后的面条中水分的存在形式主要有化学结合水、物理化学结合水、机械结合水，其中后两种水分在一般加热条件下易被除去，而化学结合水在一般条件下很难被除去。使用相对湿度低的热空气反复循环通过面块，由于面块表面水蒸气分压大于热空气中的水蒸气分压，面块的水蒸发量会大于吸附量，因此面块内部的水分会向外溢出。面块中蒸发出来的水分会被干燥介质带走，最后达到规定的水分。

传统的热风干燥是在常压下，由间接蒸汽加热的空气作为干燥介质进行干燥的，其温度在90℃以下，干燥时间长，产品结构细密，复水性较差。

②高温热风快速干燥。高温热风快速干燥则是在传统热风干燥工艺的基础上做出的改进。干燥温度提高到140~160℃，面块进入高温环境后，面条表面立刻脱水并将表面气孔封闭。面块内部水分在20~30s内就达到沸腾状态而急剧汽化，蒸汽体积膨胀，在面条内部形成大量气孔，这些气孔为面块的复水性能奠定了基础。

为迅速向面块传递大量热能，使面块的水分在很短时间内就达到沸腾状态，必须大大提高传热强度，为此热风速度可提高到25~30m/s。经过高温热风快速干燥的面块可以在180~200s内实现干燥，整个干燥过程的脱水速度与油炸过程相似，面条内部存在大量气孔的形态也相似，关键在于气孔内没有油充填。

新型的高温热风快速干燥工艺克服了传统热风干燥面复水性差的问题，弹性和口感也远高于油炸面和一般热风干燥面。高温热风快速干燥工艺能使淀粉颗粒保存在蛋白质网络之中，复水时溶出量很少，因此浑汤现象大大减少，面条耐泡时间延长。

③冷冻-热风干燥。该工艺将定量切断后的面块在低温下冷冻，使面条中的水分结晶，然后在70~90℃温度下干燥至含水量为10%~12%。由于该工艺采用了冷冻工艺，能改善产品复水性，其基本原理是面条中水分结冰、体积膨胀，使面条内部呈现一定的多孔性。该工艺的关键是尽量避免产生大的冰晶，以免破坏面条的基本结构，影响产品的感官指标。快速冷冻是实现这一工艺的关键技术，缺点是耗能大、成本高。

④微波干燥。微波干燥是在油炸方便面生产线上去除油炸锅，用微波干燥设备代替，其他工艺与油炸方便面基本相同。微波设备由微波源、加热腔体、漏能抑制器、传输系统、排湿系统、控制台等组成。漏能抑制器装在面块进出口处，加热腔体内有隧道，面块在隧道输送网带上运行加热干燥。运行速度、升降开停、微波功率等由控制台操纵调整。设备的结构、运行参数和接口与原生产线配套，不需要改变其他工序的设备。传动由无级变速机构完成。

微波加热时，微波从四面八方穿透面块，直接对面块进行能量转换，加热均匀；由于微波加热有选择性，水分吸收微波能比干物料多得多，可快速蒸发；加热不需传热介质，设备几乎不被加热，几乎无能量损耗，比常规加热效率提高2~4倍。经微波处理的方便面块型饱满、糊化度高、色泽口感俱佳、富有弹性、保留了传统面条的风味；面条具有多孔性，复水性好，且不断条不浑汤。

⑤微波-热风干燥。以微波加热作为辅助干燥法干燥面块，可以改善产品复水性，即先以微波进行加热，然后再以热风进行干燥。一般先用微波将面块干燥至含水率17%~20%，然后再用热风干燥，降

至 10%~12%，这样由于微波的快速脱水使产品具有多孔性，因而产品具有较好的复水性。

⑥真空干燥。将面块在真空条件下干燥，由于真空条件下面条脱水速度加快，会使面条内部呈现出多孔结构，因此能改善产品的复水性。但由于采用真空干燥，干燥设备需要密封，故无法实现连续化生产。

⑦非油炸技术对方便面食品品质的影响。就产品而言，非油炸方便面不经油炸，基本不含油，面条筋道、滑爽、复水快，口感清淡，适应了一部分消费者的需求，也符合低脂肪的营养要求。方便面经非油炸工艺后的水分在 14.5% 以下，且干燥时间较长，面的组织细密。

淀粉类食品在 120℃ 以上的高温下油炸，很容易产生一种易致癌化学物质——丙烯酰胺。而非油炸方便面采用微波、热风等干燥脱水技术，在生产过程中不采用油炸脱水，从工艺上减少了丙烯酰胺的产生。

（2）在果蔬脆品上的应用　果蔬类休闲食品具有口感酥脆、风味好、食用方便及老少皆宜等优点，深受消费者的喜爱。随着人们随食品营养、健康、安全意识的提高，传统的果蔬油炸休闲制品由于其含油率高、营养成分保留率低等关键问题已经制约果蔬休闲食品加工业的发展。天然、绿色、营养、方便、非油炸是当前果蔬休闲食品生产发展的趋势。如今，果蔬脆片生产技术形成了两大工艺技术体系，即真空油炸工艺技术和非油炸工艺技术。非油炸工艺技术又包括冻干技术、真空干燥、微波干燥、压差膨化、微波-压差膨化等。

①冷冻干燥技术。冻干脱水果蔬是将新鲜果蔬原料经预处理快速冷冻后，送入真空容器中脱水而成的，在真空条件下，水分由固态冰升成气，从而使物料脱水干燥。用冻干工艺制成的果蔬产品，不仅色、香、味俱全，而且能最大程度地保存果蔬中的维生素、蛋白质等营养物质。

②微波真空干燥技术。微波真空干燥是把微波干燥和真空干燥两项技术结合起来的技术，充分发挥了微波干燥和真空干燥的各自优点，在真空环境下，水或溶剂分子的传热相对比较容易，因此大大缩短了干燥时间，提高了生产效率。果蔬脆片微波的原理是利用微波设备发射的高频电磁波，深入物料内部，使物料内、外同时升温形成整体加热，使含水物料在瞬间激化升温，水分瞬间被汽化，实现脱水。由于高频电磁波穿透力强，含水物料内部水分首先汽化，发生瞬间闪蒸产生压力，内压大于外压使物料迅速膨胀，完全脱水干燥后，组织内部形成海绵状结构。

③变温压差膨化干燥技术。果蔬变温压差膨化干燥又称爆炸膨化干燥、气流膨化干燥或微膨化干燥等，属于一种新型、环保、节能的非油炸膨化干燥技术。该装置主要由压力罐和体积比压力罐大 5~10 倍的真空罐组成。其原理是通过将经过预处理并除去部分水分的果蔬原料，放在变温压差膨化罐中升温加压，保温一段时间后瞬间泄压，以促使物料内部水分瞬间汽化蒸发、物料瞬间膨胀，并在真空状态下脱水使其干燥，进而生产出体积膨胀、口感酥脆的天然果蔬膨化食品。

④微波-压差膨化技术。微波—压差膨化脱水膨化果蔬脆片生产是先将含有一定水分的果片经过微波设备预膨化，再用压差膨化设备彻底将其脱水膨化的技术。微波技术与压差技术有机结合，扬长避短，合理组合，优势互补，能克服单独应用微波技术和单独应用压差技术产生的"硬芯""焦化"的问题，使产品内外膨化均匀，膨化率超过 100%，并使果肉组织形成海绵状结构；当含水量降至 5% 以下，可保持产品酥脆的性状。

⑤CO_2 膨化技术。CO_2 在常温下，压强增至 6.08MPa 时，它就变成无色液体。CO_2 可溶于水，其溶解度在一定温度下，随着气体压强增加而增大。新鲜果蔬原料经清洗、去皮、护色、漂烫等预处理后，干燥至一定水分含量，置于耐压容器中，经抽真空再注入液态 CO_2 浸入果蔬内部，排除液态 CO_2 后迅速释放压力，使进入果蔬内部的液态 CO_2 急剧汽化发生瞬间闪蒸，可导致果蔬表面形成均匀的蜂窝状结构，膨化后的果蔬应被立即放入干燥箱进行最后干燥，直至水分含量为 3%~5%，这样，可最大限度地

避免膨化后果蔬的收缩。

⑥非油炸技术对果蔬脆片品质的影响。非油炸工艺生产的果蔬脆片将成为流行的特色食品。原因在于以下两点。一是具有低脂肪、低热量、高纤维、富含维生素和矿物质等特点，浓缩了果蔬原有的风味，并克服了真空低温油炸果蔬脆片口感油腻、易腐败变质、不易吸收等缺点。二是易于储存，非油炸果蔬脆品含水量一般在7%以下，不利于微生物生长繁殖，可以长期保存，另外，产品克服了低温真空油炸果蔬产品仍含有少量油脂的缺点，不易引起油脂酸败等不良品质变化。

五、3D打印技术

3D打印技术起源于18世纪西欧的雕塑艺术，最早由美国麻省理工学院发明。20世纪末到21世纪初是3D打印技术蓬勃发展的重要时期，这一时期科学家发明了立体光固化成型技术、熔融沉积成型技术、选择性激光烧结技术等多种3D打印技术，并且诞生了多家3D打印设备制造企业，包括3DSystems、Stratasys和ZCorporation等公司。随着打印材料不断取得突破，技术不断成熟，近年来，3D打印技术已经开始逐步从高、精、尖的工业制造开始渗透到我们日常生活的方方面面。2011年7月，英国研究人员开发明了世界上第一台3D巧克力打印机，这也预示着3D打印食品将成为现实。

1. 加工技术原理

3D打印技术是快速成型技术的一种，它将计算机辅助设计（computer aided design，CAD）制作的三维数字模型分成多层平面切片，再由3D打印机将可黏合材料按切片图形采用分层加工和叠加成型的方式，逐层增加材料而生成三维实体的技术，是一种结合了数字建模技术、信息技术、机电控制技术、材料科学与化学等诸多方面的前沿技术。

2. 工艺装备

随着新型3D打印机的研发，食品打印机逐渐市场化，不同打印机的价格和可打印的产品也不尽相同，如ChocCreator打印机利用熔融沉积成型（FDM）技术打印巧克力，这台设备的市场价是2380英镑；PowerWaspEVO打印机除了可打印巧克力以外，还可以打印其他食品，价格低于1000美元；ZMorph打印机是一款比较简单、便宜的装置，价格低于350美元。

3. 3D打印技术在食品中的应用趋势

3D打印技术最突出的优点是无需机械加工或模具，就能直接从计算机图形数据中生成任何形状的物体，从而极大地缩短了食品研制和加工的周期，通过摒弃生产线而降低了成本，提高了生产效率，大幅减少了材料浪费。3D打印技术具有传统食品加工业从未有过的高度加工灵活性，由于喷涂的位置、次数、速度都可以随意控制，不同的材料可以通过不同的喷头喷涂，同时由于将众多传统加工过程合在一台机器上进行不断重复"打印"，因此向工业生产转化过程中不存在规模化的问题，能节约大量时间和资金，真正体现快速成形技术的优势。3D打印技术简化了生产工艺，缩小了车间设备的占地面积。相应的也会减少能源的使用，降低二氧化碳排放，有利于环保。总体来说，3D打印技术将会为食品领域带来全新的概念和动力。

（1）3D打印技术能够利用新型食品资源，解决食品供应问题 根据联合国的统计数据，现在世界人口数量约为70亿，预计到2040年前，世界人口将达到80亿，世界上的人口越来越多，这将引发一系列的问题，我国是人口大国，粮食不足、食品短缺将会是未来需要面对的一项重要难题。3D食品打印技术可以利用全新的食材，包括目前从人类潜在的不常食用的东西中获取营养元素，运用3D打印机制成健康营养的非传统食品。例如单细胞蛋白，它是利用工农业废料及石油废料通过人工培养得到的微生物菌体，不仅生产效率高，而且所含的营养物质极为丰富，包括蛋白质、氨基酸、多种维生素、碳水化合物、脂类和矿物质等，非常适合作为 3D 打印的食物原料。除此之外还有富含蛋白质的昆虫、藻类等，这些食品原料均可作为 3D 打印的原材料，打印成食品或可部分缓解与粮食产量相关的食品供应问题，从而开辟一种了粮食生产和食品来源的新途径。

（2）3D 打印技术能够科学调配营养，提供健康食品 世界卫生组织（WHO）公布的一项调查表明，全世界亚健康人口的比例已占到 75%。公众最为关心的健康问题是控制体重、增强免疫、抗氧化和营养补充。根据《中国食物与营养发展纲要（2014—2020 年）》，现阶段要努力提升我国食物与营养健康科技创新能力，"以人为本，以健康为导向"建立满足营养健康需求的食品加工业。3D 打印技术可以提供科学合理的营养饮食，根据不同人群所需营养的比例对材料盒中的食物原料进行配置，打印出适用于不同营养需求的青少年、老人、孕妇和患者的食品。而且对于有吞咽困难或不能正常进食的患者来说，利用 3D 打印技术可以打印出外观和味道与原来的食品相似，但口感柔软超级顺滑"凝胶状"食品，这对咀嚼或吞咽困难的人来说很安全。利用 3D 打印技术，不仅可以开发出营养搭配、科学合理的新产品，还可以开发出营养强化食品和保健食品，不仅能够预防营养缺乏症，还可以为防止肌体因营养失衡造成慢性非传染性疾病。从而建立起一种科学的饮食理念，降低肥胖、"三高"和其他由饮食结构不合理引发疾病的概率。

（3）3D 打印技术使用简便，打开航空食品新局面 目前小型化的 3D 打印机可以做到车载、船载、机载，安装在不同的交通工具舱室内，由蓄电池供电，为远行以及户外工作者提供了极大的方便。随着宇宙空间成为当今世界各国研究的热点，我国载人航天工程经过十多年的发展也取得了突破性进展，并将逐步进入到空间站时代。载人航天技术也将面临着保障航天员在太空环境中长期生活的问题，食品研究的重心将集中于长期生命保障系统的研制和应用上。其中食品的供应与服务是整个生命保障系统的重要组成部分。3D 打印机中的材料盒可以存放碳水化合物、蛋白质、色素、调味剂及微量元素等营养成分，保质期可长达 30 年，完全杜绝了食材变质和浪费的现象，能为宇航员们提供了保质期更长久的食物。而且载人飞船可自行携带 3D 食品打印机，不需要繁重的食品加工设备和加工工艺，宇航员们随时可以自制可口、新鲜的食物。能够从食物和营养的角度最大限度地满足航天员心理和生理需求，保障航天员的身体健康和高效工作，实现"让航天员像在地面一样饮食"的目标，用营养、能量、健康的食品确保航天任务的顺利完成。

（4）3D 打印技术能够丰富食品样式，满足个性化需求 3D 打印技术还可以制造出传统食品生产技术无法制造出的外形，另外在具有良好设计概念和设计过程的情况下，3D 打印技术还可以简化生产制造过程，快速有效又廉价地生产出单个物品。3D 打印技术可以满足人们对理想食品的情感需求。用户可以在电脑里预先存储上百种立体形状，通过打印机的控制面板挑选出自己喜欢的造型，打印出形象各异的立体食品，增加生活的乐趣。

第四节 营养制品加工智能化技术

一、营养制品加工智能化技术

智能化技术的引入，是食品加工领域继自动化机械取代人工操作后的又一大进步，在自动化取代人工完成简单重复性工作的基础上，更加智能的食品加工系统成为研究的热点并被众多食品加工企业和研究机构高度关注。智能化技术可以在自动化技术的基础上融合计算机技术和人工智慧经验，使自动化设备不但高效、准确，同时"聪明"，能够与人工操作同样具有优秀的柔性和容错能力。

1. 计算机视觉技术

一套基于视觉系统的智能化食品加工系统一般包括照明设备、图像采集设备、计算机硬件、软件系统、执行机构及其控制系统等部分。Muhammedali 等构建的肉饼识别处理系统、Jin 等建立的胡桃果壳分离系统均为典型的基于视觉系统的智能化食品加工系统。

作为计算机科学重要的研究领域之一，计算机视觉技术始于 20 世纪 50 年代，在 20 世纪 80 年代中期进入快速发展期，并以其高精度、非接触、高灵活性等优点首先在制造业中得到应用。随着计算机硬件系统的不断提升和成本的下降，新型图像采集设备的发展和应用，以及视觉处理算法的不断研究，计算机视觉技术在食品加工领域中获得了良好的应用效果，并在过去 10 余年中取得了长足进展。

目前，传统的农业生产正在逐渐与工业技术融合，使食品加工工业得到深入研究和推广普及。视觉信息具有直观、形象的优点，其信息量大，具有较强的环境适应能力。计算机视觉技术拥有对光谱的敏感范围广、测量精度高、动态响应特性好、视觉信号易于输入计算机处理等优势，并通过一次采集可同时完成多种技术指标的检测，更为算法的开发提供较大的空间，为软件的编制带来了灵活性。基于计算机视觉信息的食品加工系统在实际工程中的广泛应用，不但提高效率，而且减少了人力消耗及其对产品所造成的质量影响。在食品加工系统中，计算机视觉部分作为信息源之一往往成为系统的重点。视觉设备的质量和视觉算法的优劣直接影响系统运行的效果、速度和稳定性。

（1）面向食品加工的计算机视觉技术　计算机视觉信息处理过程通常可分为两个阶段。第一阶段为图像处理过程，针对图像采集设备所得到的二维图像信息，首先进行图像校正，随后在图像噪声分析的基础上对图像去噪，最后根据任务需求完成图像分割。第二阶段在特征空间内完成计算，即感知计算过程。第一步为特征提取，即从图像中提取有效的特征；第二步为模式识别，即将提取的特征进行处理分析，进而对特征进行辨识解释；第三步为目标判读，即综合特征的分析结果，对待分析的目标给出视觉感知结果；最后，参考上述处理所得到的结果，执行机构按照给定的操作设置对相应目标进行处理。

①图像采集。二维图像采集过程是外界目标所发出（反射）的光线经过相机透镜组折射，在相机内部 CCD（或 CMOS）感光元件上形成实像，并利用感光元件将光信号转换成电信号输出的过程。该过程实现了世界坐标系下三维目标向摄像机坐标系下二维平面的映射。图像采集设备与照明设备紧密配合。照明设备的质量很大程度上决定了图像采集的效果。使用不同的照明设备会使图像特征发生改变，进而影响图像处理的算法和效果。优秀的照明设备应具有如下作用：减少图像阴影、反射；降低图像噪声；增强图像特征；节约图像处理时间等。目前常用的照明设备包括荧光灯、发光二极管（LED）、激光发射器、X 光射线管、红外发光管等。不同的照明设备配以对应的图像采集设备，以完成给定波段的信息采集。

②图像处理。首先对由采集设备所得到的进行图像校正处理，即按已知的相机畸变模型对原始图像上存在的各种畸变进行校正。畸变主要包括径向畸变、切向畸变、薄棱镜畸变等，其特点为距离图像中心越远处越显著。一般认为，径向畸变由透镜组曲率误差引起，造成图像中心与边缘的放大率不同，从而产生了桶形失真或枕形失真；切向畸变和薄棱镜畸变由透镜组的制作装配误差产生。当对图像测量精度要求较高时，需要考虑对其进行畸变校正。常用的校正方法为通过相机拍摄靶标获取一系列控制点，将理想点坐标与实际点坐标进行对比，利用样条插值等方法可实现图像的校正。相机在信

号转换、量化、传输过程中均会产生噪声，尤其在拍摄环境较暗的情况下，噪声更为明显。另外，外界光照不理想、感光元件上的坏点等因素也会降低图像质量。对图像进行去噪操作有助于减小噪声对后续处理的影响，提高后续处理精度。目前常用的图像去噪算法包括均值滤波、中值滤波、高斯平滑滤波、形态学滤波、维纳滤波等。另外，近年小波去噪算法发展非常迅速，通过小波分解，可将图像中的噪声和信号部分在不同尺度表现，从而较好地保留图像中的低频平滑区域和高频边缘信息，同时消除高频噪声。近年来基于偏微分方程的去噪算法和基于脉冲耦合神经网络的去噪算法等也在理论和实践中取得了长足的发展。图像分割旨在将图像中特性相似的区域相区分，在食品加工领域通常指从图像中提取感兴趣区域，将其与背景区域分开的过程。图像分割的结果取决于特性的界定，如以灰度图像的像素灰度直方图作为分割依据，常选择适当的灰度阈值将图像中的每个像素分为"前景"和"背景"。最常用的灰度分割方法有大津阈值法及其各种改进算法等。对于彩色和多光谱图像，可将颜色或光谱信息加入作为图像分割的参考依据，以增加分割的准确率。其他分割依据包括边缘信息、纹理信息等。对于序列图像，可采用混合高斯背景模型（gaussian mixture models，GMM）建模的方法进行目标分割，该方法可以融合背景在时间、空间上的分布信息，获得更为鲁棒的背景模型。

③视觉感知计算。视觉感知计算过程不再面向图像的灰度或颜色信息，而是在特征空间中进行处理。对图像中目标区域进行特征提取是目标识别的基础，特征选择的优劣直接影响识别精度，常用的图像特征信息包括颜色特征、纹理特征和形状特征等。模式识别是对目标辨认、分类、解释的过程。模式识别的研究主要包括3个分支：建立在经典决策理论上的统计模式识别、基于形式语言理论的结构（句法）模式识别和以模糊数学理论为基础的模糊模式识别。分类器的构建是决定识别精度的关键因素，常用的分类器包括 Bayes 分类器、神经网络分类器、支持向量机（support vector machine，SVM）、Adaboost 等。在模式识别的基础上按照给定或学习的策略可对目标进行判读，并根据实际生产加工要求及执行机构的行为模式和运行状态对判读目标进行处理决策，决策所得到的处理指令将通过专用线缆或网络发送至执行机构，由执行机构对目标进行相应的操作，完成对目标的处理。

④基于视觉感知分析的加工过程监控。随着现代化加工工具在食品加工过程中应用的逐步普及，水果、蔬菜、牛肉、家禽等食品正逐步由人工分拣加工升级为自动化流水线作业。在食品加工系统的信息采集部分中，通常视觉传感器是不可或缺的，通过视觉采集和处理，系统可对加工过程中的产品进行监控，对其质量进行监测，从而保障产品的质量和一致性。

⑤基于模式识别的产品质量检测与分级。产品分级是计算机视觉技术在食品加工工程中的又一重要应用，建立食品分级系统，可以有效地引导市场消费，规范食品生产与流通，形成优质优价体系，增强中国产品在国际市场上的竞争力，从而保障和促进中国食品工业的健康快速发展。目前在该领域研究与应用较为深入和广泛的有果蔬产品检测和牛肉质量分级等。

⑥面向食品安全的异物检测技术。中国消费者食品安全意识快速提高迫切要求食品生产厂商具有更加专业完善的食品质量安全检验体系。食品的污染危害包括物理、化学和微生物3个方面，其中物理危害包括食品中隐藏的金属、毛发、沙石等；化学危害包括生存环境污染、农兽药残留、生产过程中添加剂超标等；微生物危害包括沙门氏菌、大肠杆菌等。基于计算机视觉技术的食品质量检测方法包括可见光检测、X 射线检测、X 射线荧光检测等。可见光检测方法主要面向透明产品，特别是瓶装液态产品的质量检测，该技术目前广泛应用于饮料、酒类及医药产品的质量检验过程。

（2）面向食品加工过程智能化的计算机视觉技术展望　食品加工领域已经成为计算机视觉技术重要的研究和应用方向，在未来几年必将吸引更多的公司和研究机构关注计算机视觉技术在该领域应用的研发。

①开发更快速、更具鲁棒性的视觉处理算法。目前前沿的视觉处理算法一般均具有较高的准确率

或精度，但有些算法计算量较大，无法满足工程中实时性的要求。如何在保证精度或准确率的前提下大幅减小计算量是这些算法工程化的关键因素。另外，目前一些面向食品加工的视觉处理算法对抵抗外界干扰的鲁棒性较弱，一定程度上影响了整体系统的稳定性。因此研究更智能、更具有自学习能力的视觉处理算法将是该领域的一个研究方向。

②并行计算的推广和应用。并行计算机的产生使计算机的处理速度大幅提升。对于某些计算量较大的图像处理算法，将其移植到并行计算机上是其具有实时性的一种可行途径。将现有算法向并行于计算机上，移植和研发具有并行计算特性的图像处理算法具有重要的研究和工程应用价值。

③多种传感器的应用和信息融合。目前，彩色视觉传感器已经取代黑白视觉传感器在研究和工程领域普遍得到应用，而红外传感器、X 光传感器等在食品加工领域也充分展现了其特性和价值。视觉传感器亦可与声音传感器、嗅觉传感器、味觉传感器、力传感器等各种传感器结合使用。多种传感器的引入可大大增加系统所获得的信息量，有助于提高算法的精度或准确率。如何选取信息源、如何将多种信息有效融合，以及如何减小由于数据量增大所带来的计算量的提升等问题将是该领域的研究重点。

④三维技术的研究和应用。利用三维传感器的激光三角测距方法可快速同时获知样品的长度、宽度、深度和体积信息，同时得到样品表面的三维纹理信息。

2. 智能食品制造系统中的机器人

机器人是由计算机控制的高度自动化的机械操纵器。机器人现在被认为是工业不可分割的一部分，因为它们在提高准确性、可重复性、可靠性、精确性和效率方面发挥着重要作用。使用机器人有助于消除伤害，提高生产频率和质量，降低直接人工成本并增加安全性。通常由类似机械手的铰接结构组成的工业机器人可以被编程为通过一系列运动来移动其链接和末端效应器，以执行有用的任务。此前，机器人主要用于食品工业的子领域食品包装和码头码垛。例如，乳制品，饮料，巧克力和食品罐头的生产。

（1）食品工业中机器人的分类　预计轻型工业机器人的现代发展将同样适用于在所有生产和包装领域寻求自动化的食品工业。这些机器人具有体积小，重量轻，使用方便，对小规模指令敏感以及具有重要操作灵活性的优点。这些特征使它们成为尚未自动化的合适候选者。

①门户机器人。这些机器人是安装的机器人系统，使用三个线性轴跨越立方处理区域。移动轴（实际机器人运动学）位于安装件上方。

②铰接式机器人。这些机器人是工业机器人，其多重交互连接臂可以装夹子。铰接式机器人具有高度的灵活性，这些臂可以伸向三个维度。大多数情况下，它们可以提供高达六个自由度的运动，几乎可以实现所有类型的运动。但是，它们有约束限制范围和负载能力，使其能适合轻质工业的应用。

③SCARAs 选择性顺应组装机器人手臂。这些铰接式机器人配备了仅能够水平运动的单臂。它们的工作方式类似于人类手臂，因此通常被称为"水平关节臂机器人"。SCARA 通过相互连接而串联工作。

④三角洲机器人。这些蜘蛛状机器人是平行的独特排列机器人，通常基于 3~4 个带执行器的铰接轴，其中促动器是静止的。这种机器人的主要优点是它们因为它们的促动器位于底座中，所以惯性很小。该这种机器人的主要优点是它们能高速和加速运动。

（2）机器人在食品工业中的应用　食品工业中的机器人也根据其应用分类是否用于食品处理（如拾取和放置），包装和标签，码垛和食品服务应用。

①挑选和放置。根据卫生标准，要求机器人与食品接触的部件应防锈，可清洗，并能抵抗极端温度、高湿度、污染和机械应力。此外，用于切割的零件应具有圆角的平滑过渡和无接头设计，以避免

清洁过渡和相关的接头。

基于 Delta 机器人出色的运动性能，可以实现短循环时间，高容量和高精度的特点。这是另一种变体，RacerPack 可以以每分钟 450 件的速度处理高达 300g 的有效载荷。该系统的定制整理夹具可以拾取各种零件。

②码垛机器人。码垛机器人可用于堆垛饼干、饮料、意大利面、糖果等食品。例如，开发的解决方案允许每小时生产 200 袋 20kg，并以最小化运输成本堆叠它们。

③包装和贴标机器人。FANUCLRMate 系列机器人以食品贴标和包装应用而闻名。它有专为食品加工而设计的夹子，可用于直接接触食物。这些机器人在进行食物制备时可使用仿真软件，例如，Delta 机器人附带 PickMaster™软件以方便 IRB360 的用户。使用这些软件工具简化了视觉配置，并提供了高效高速拣选任务所需的必要功能。

④检查和测试。通常使用专用构建机器人进行产品检查和测试。在通常情况下，在贴标机器人完成工作并且物品准备好包装之后进行检查和测试。

（3）展望

①保持卫生-食品级机器人。如果要求机器人直接与食物一起工作，则会出现在食品生产中使用机器人的主要挑战。然后，必须通过适当的清洁和标准的消毒程序来满足卫生要求。正在实施各种解决方案以维持食品机器人的卫生设计。具体而言，"冲洗机器人"配备符合 IP65 标准的卫生盖，可轻松清洗/更换。一些生产商在其设计中选择保护性涂层，环氧化物，或基于全不锈钢的设计，不与清洁剂/酸/碱等发生化学反应。这些机器人使用的润滑剂也是食品级的（经过认证的 NSFH1）。尽管取得了这些进展，但食品级机器人可以实现更进一步的发展。

②食品工业中的网络物理系统（CPS）。完整的 CPS 包括仿真设计，以有效地生成场景和解决方案，解决通过网络和物理机器人进行数据融合和通信的问题。构建 CPS 比仅为单个机器人开发控制律或设计其控制接口要大得多。这是一个涵盖控制、传感、机器、通信、系统工程和集成等各个方面的综合性问题。

③可靠的软件。软件解决方案是用机器人实施产品线的重要组成部分。对于食品行业应用，产品类型的快速变化，要求软件必须是强大的。解决方案需要开放的，以便其他人可以在基础平台之上应用功能模块。在出现故障时，它必须是强大且能容错的。软件架构必须是灵活的，可重新配置的和自适应的，并且不应该优选于特定机器人或任务。其中一个例子是 ABB 的 IRB660RobotStudio，在此应用程序工具中，用户可以通过计算机在系统中执行安装。该系统还可以在机器人运行时使用，并允许远程维护。该软件可以模拟所有机器人的运动，以确保拾取位置的可达性。

④传感器接口。对于食品工业中应用的机器人，感测要求逐步增加。需求来自 CPS、DOF、应用、人机交互和安全概念等各个方面。所有这些技术领域都有其特定的传感要求。例如，在为多个机器人设计 CPS 时，视觉传感器（高速摄像机）是不可或缺的部分。集成视觉是一种功能强大的智能相机系统，用于视觉服务和其他视觉引导机器人应用。CPS 需要基于视觉的绘图系统，机器人可以根据该系统评估人类工作者的位置。此外，使用基于 2D 视觉的指导，制造商能够准确跟踪产品并改善供应链管理、产品质量、诊断故障、优化生产并显著扩展机器人自动化的使用。

由于大负载容量机器人的功率需求增加，另一个具有挑战性的领域是满足工业机器人的功率要求。除了目标应用的要求外，物体在工作空间中的放置以及路径规划算法的效率之外，对机械手的能量消耗的分析还涉及其运动学和动力学的深入研究。

二、自动化智能包装

最近，两个新概念极大地促进了更安全和更健康食品的先进包装概念：活性包装和智能包装概念。活性包装材料是"旨在延长保质期或维持或改善包装食品状况的材料和制品。它们旨在故意加入能够从包装食品或食品周围环境中释放或吸收物质的成分"。为了改善食品包装的功能并赋予它们额外的功能，可以将不同的活性物质掺入包装材料中。已经广泛报道了几种活性包装系统，例如 O_2 和乙烯清除剂、水分调节剂、CO_2 清除剂和发射剂、抗氧化剂和抗微生物控释包装，以及控制香料和气味的释放或吸附的装置。

智能包装材料是"监控包装食品状况或食品周围环境的材料和物品"。从更广泛的意义上讲，智能包装被定义为科学和技术，它使用包装系统的通信功能，通过监控内部和外部环境的变化以及传达包装食品的条件来促进决策的制定。与活性包装系统不同，智能包装不直接起到延长食品保质期的作用。相反，智能包装旨在将信息传达给与食品质量相关的食品供应链（例如，制造商、零售商和消费者）的利益相关者。例如，智能包装系统可以显示食品何时是新鲜的或其保质期是否已经过期；它可以使用热致变色墨水或微波完成指标（MDI）显示食物的温度；它可以使用时间温度指示器（TTI）显示食物的温度历史记录。此外，智能包装可用于检查活性包装系统的有效性。智能包装和活性包装可以协同工作，产生所谓的"智能"包装，即结合了主动和智能技术带来的好处的全包装概念。

1. 食品包装中的智能系统

术语"智能"涉及包装上的"开/关"切换功能，以响应外部/内部刺激的变化，以便将产品的状态传达给其消费者或最终用户。在实践中，通过在最终包装中结合外部的分立部件，例如二维膜或三维物体来制造智能包装系统。人们普遍认为智能包装系统可以通过三种主要技术实现：①指标，旨在提供更多便利和/或告知消费者食品质量；②数据载体，例如条形码和射频识别标签（RFID），专门用于储存，分发和追溯目的；③传感器，可以快速，明确地定量食品中的分析物。

（1）指标　指示器向消费者传达与物质的存在或不存在、两种或更多种物质之间的反应程度或特定物质或一类物质的浓度相关的信息。尽管指标种类繁多，但所有这些指标都可以合理地包括在三个类别中：时间-温度指标、新鲜度指标和气体指标。

①时间-温度指标。有两种类型的温度指示器：简单的温度指示器和时间温度积分器（TTI）。温度指示器显示产品是否已被加热到高于或低于参考（临界）温度，告知消费者微生物的潜在存活和蛋白质变性，例如在冷冻或解冻过程中。TTI 有时也称为积分器，是第一代指示器，即随着时间的推移，用于监测沿着食物供应链的温度变化（例如，高于或低于参考临界值）的任何有害变化。基本操作原理基于机械、化学、电化学、酶促或微生物变化，通常表示为机械变形，显色或颜色运动形式的可见反应。由于时间和温度在影响物理和化学变质的动力学中的关键作用，TTI 越来越关注获取关于包装食品的温度历史的信息，从而防止任何类型的滥用。通常，它们由附着在单个包装或较大构型（例如容器）上的小的自粘标签组成。这些装置特别适用于警告冷冻或冷藏食品的温度滥用。

②新鲜度指标。过去二十年来，新鲜度指标的发展源于消费者对健康和新鲜食品的需求不断增加。智能设备必须用新鲜度指标作为判断，以便在整个储存和运输过程中监控食品的质量。新鲜度衰减是由于产品暴露有害条件和超过保质期。新鲜度指标提供有关微生物生长或化学变化的产品质量的直接信息。例如，用于海鲜的新鲜度指示剂基于总挥发性碱性氮含量（TVB-N），即挥发性胺，其形成为食物变质并且可以通过不同方法检测到，例如电导和 pH 变化。硫化氢指标可用于确定肉制品的质量。

在老化过程中肉基质释放的硫化氢与肌红蛋白的颜色相关，肌红蛋白被认为是肉制品的质量属性。Smolander 等根据这一原则为改良气氛包装的禽肉开发了一种新鲜度指示剂。其他新鲜度指标基于对其他微生物代谢物的敏感性，例如乙醇、二乙酰和二氧化碳。新鲜度指示剂的商业应用包括监测假单胞菌属物种的增长、感知新鲜肉类和家禽产品的腐败等。成熟度指标 RipeSense™ 允许消费者通过检测水果释放的成熟过程中涉及的香气成分或气体（例如乙烯）来选择最适合其口味的水果。

③气体指标。将标签形式的气体浓度指示器放置在包装内，可监测由于包装材料上的渗透现象、微生物代谢以及食品基质上的酶或化学反应引起的内部气体的变化。气体指示器还用于评估活性包装组分（例如，O_2 和 CO_2 清除剂）的功效或检测泄漏的发生。由于指示器放置在包装内，因此在设计这些装置时必须满足一些要求，例如非水溶性和无毒（这些组件必须经过食品接触许可）。最广为人知的气体指标可用于检查氧气和二氧化碳浓度。由于这些气体在食品应用中的重要性，在过去十年和最近几年中，大量研究致力于开发 O_2 和 CO_2 指标。大多数装置基于氧化还原染料（例如亚甲蓝，2，6-二氯吲哚酚）、还原化合物（例如还原糖）和碱性化合物（例如氢氧化钠）。然而，这些指示剂在与包装顶部空间中的水分接触时被染料浸出。最新的发展涉及紫外活化比色氧指示剂，由于封装或涂层技术，染料浸出非常有限。

（2）数据载体　数据载体设备，也称为自动识别设备，使食品供应链内的信息流更有效，从而有利于食品质量和安全。更具体地，数据载体设备不提供关于食物质量状态的任何类型的信息，而是用于自动化、可追溯性、防盗或防伪保护。此外，数据载体更常放置在第三级包装上（例如，多箱容器，运输箱，托盘，大型纸板包装）。食品包装行业中最重要的数据载体设备是条形码标签和 RFID 标签，它们属于便利增强型智能系统的主要类别。

①条形码。条形码（UPC）是平行空间和条形图案，排列成代表 12 位数据。编码信息由光学条形码扫描器读取，该扫描器将信息发送到存储和处理信息的系统。首先开发了一维（1D）条形码。基本工作原理与从垂直编码条切割水平切片的激光束相同。当光束在符号上移动时，它测量扫描暗条和光照空间的相对时间。然后使用查找表来解码那些时间的单个字符。由于激光束的线，这些类型的条形码被称为 1D。第一代条形码标签的存储容量是有限的，例如制造商标识号和物品号。减少空间符号（RSS）条形码是相继开发的，用于在更小的空间中编码更多数据。最常用的 RSS 符号是 RSS-14 堆叠全向条形码和 RSS 扩展条形码，后者最多可编码 74 个字母数字字符。由于其低成本和易用性，条形码越来越多地用于大型零售贸易和商店，以促进库存控制、库存重新排序和结账。

与 1D 条形码相比，二维（2D）条形码允许存储更大量的信息，通过组合以阵列或矩阵排列的点和空间，而不是条和空格。这允许在减小的空间内增加数据密度。例如，便携式数据文件（PDF）417 是 2D 符号，其在 UPC 条形码的空间中携带高达 1.1kB 的数据。读取 2D 条形码符号需要扫描设备能够同时从水平方向同时读取两个维度。

②射频识别系统。RFID 标签是数据载体设备的最先进示例。RFID 系统包括三个主要元件：由连接到微型天线的微芯片形成的标签；读取器发出无线电信号并从标签接收答案；中间件（本地网络，Web 服务器等）桥接 RFID 硬件和企业应用程序。RFID 技术的两个不同特征是可以存储在标签中的大量各种代码以及即使在远距离传输和传递信息的可能性，因此改进了自动产品识别和可追溯性操作。最先进的 RFID 系统（2.45GHz 超高频有源标签）读取范围高达 100m，存储容量高达 1MB。如今，RFID 技术包括两种类型的标签：有源和无源标签；主要区别在于有源标签依赖电池而无源标签则不依赖电池。

除了交通控制、托盘识别、建筑安全、停车引导以及动物的追踪和识别之外，RFID 标签的目前在食品工业中也有不同的应用，例如产品识别和可追溯性、冷链监控、牲畜管理和保质期预测。

（3）传感器　传感器被认为是未来智能包装系统中最有前途和创新的技术。传感器是具有控制和处理电子设备、互联网络和软件的设备或系统。传感器用于通过给出用于检测或测量设备响应的物理或化学特性的信号来检测、定位或量化能量或物质的。在实践中，传感器回复化学或物理量以产生与量度成比例的可量化输出。大多数传感器由四个主要部件组成：①受体（传感器的传感部分）；②转换元件（传感器的测量部分，例如电极）；③信号处理电子设备；④信号显示单元。

近年来，已经开发了用于食品应用的不同种类的传感器，例如，电化学传感器和发光传感器。电化学传感器的工作原理基于在通过恒电位器施加电压时在电极/分析物界面处发生的氧化还原反应。电极和电活性物质之间的电子转移产生与分析物浓度成比例的电流。在发光传感器中，在将分析物固定在合适的固体支持物中之后测量发射的荧光，磷光或化学发光信号，从而得到表达固相发光（SPL）或其等效的固体基质发光（SML）。在某些条件下，这些分析信号可能与样品中分析物的浓度有关。

然而，这些发展中的大多数涉及检测食品基质中的食品成分和污染物。尽管集成到食品包装中的柔性印刷化学传感器具有广阔的前景，但是可以将智能装置结合到包装中的最先进的传感器技术属于两个主要类别：生物传感器和气体传感器。

①生物传感器。化学传感器和生物传感器之间的主要区别在于识别层。在化学传感器中，受体是化学化合物，生物传感器的识别层由生物材料制成，例如，酶、抗体、抗原、噬菌体和核酸。集成到包装中的生物传感器系统的当前用途仅限于几个例子。SIRATechnologies（美国）开发了"食品哨兵"系统，这是一种包装条形码技术，可以在产品暴露于不利条件时提醒消费者和零售商，从而保证其安全性。该技术基于携带特定病原体抗体的生物传感器，其形式为附着于条形码的膜。在存在污染细菌的情况下，结合到生物传感器中的墨水将变为红色，并且条形码在扫描时将不能传输数据。ToxinGuard™（美国）是一种视觉诊断工具，用于检测可能污染食物的病原体或其他选定的微生物，例如，弯曲杆菌属、大肠杆菌 O_{157}，李斯特菌属和沙门菌属。ToxinGuard™免疫分析基于聚合物包装膜上的抗体抗原反应：在致病细菌存在下，细菌毒素与抗体结合并固定在柔性聚合物薄膜（例如，聚乙烯、PE）的薄层上，产生明确改变智能设备的颜色。Bioett（瑞典）是一种结合生物化学和电子学的系统技术，用于监测冷藏运输过程中食物的温度。FlexAlert（加拿大）开发了商用柔性生物传感器，用于检测整个供应链中包装食品中的毒素。FlexAlert 生物传感器是专门针对大肠杆菌 O_{157}、李斯特菌属、沙门菌属和黄曲霉毒素而开发的。

②气体传感器。已建立的气体检测系统包括金属氧化物半导体场效应晶体管（MOSFET）、压电晶体传感器、电流型氧传感器、有机导电聚合物和电位二氧化碳传感器。然而，这些系统表现出各种限制，例如对二氧化碳和硫化氢的交叉敏感性，传感器膜的污染，以及分析物（例如氧气）的消耗，并且这些系统在大多数情况下涉及包装的破坏性分析。最近的发展特别关注新的 O_2 和 CO_2 传感器，目的是克服这些缺点。

开发用于量化渗透过整个包装的氧气的智能传感器一直是主要的研究课题。氧气传感器基于发光检测，代表了纯视觉氧指示器的替代方法，与基于吸收或反射的系统相比，提供了更高的定量测量灵敏度和准确度。这些系统的不同特征包括使用非破坏性实验对 3D 样品进行测量的可能性。此外，它们提供快速响应，不消耗任何分析物，并且缺乏电连接。Fitzgerald 等制造了基于磷光寿命的氧传感器，其由钌（Ⅱ）和铂（Ⅱ）-八乙基卟啉酮（PtOEPK）染料的荧光复合物制成。作者首先证明，传感器允许对食品包装中的氧进行有效和灵敏的测量，此外还具有非破坏性。他们还在真实样品上测试了传感器，例如包装好的切片火腿，烟熏鱼和生肉和熟肉，证明即使在真实样品上也能提供准确可靠的结果。Baleizao 等提出了一种用于氧气和温度的光学双传感器。该传感器基于发光寿命测量，对氧气高度敏感，同时能覆盖非常宽的温度范围。

用于 CO_2 的定量和定性分析的常规技术包括 Severinghaus 型电极、红外（IR）光谱、气相色谱（GC）和质谱（MS）。然而，这些技术存在一系列缺点：仪器通常昂贵，体积大，并且不是特别坚固；需要很长的光程；容易受到干扰；缺乏机械稳定性；并需要相当复杂的设备。出于这些原因，在过去的 20 年中，人们已经做出了巨大的努力来制造灵敏、坚固、快速、廉价、灵活且易于小型化的传感器来检测 CO_2。VonBultzingslowen 等开发了一种光学传感器，用于测量气调包装（MAP）应用中的二氧化碳。该传感器基于固定在通过 solegel 化学获得的疏水有机改性的二氧化硅（ormosil）基质中的荧光 pH 指示剂 1-羟基芘-3，6，8-三磺酸盐（HPTS）。Borisov 等开发了基于室温离子液体（RTIL）的乙基硅氧烷基质中的 1-丁基-3-甲基咪唑鎓盐乳液的光学二氧化碳传感器，据称其在诸如食品包装技术的几个领域中具有潜在的应用。

（4）其他智能包装系统　与上述系统相比，已发现较少应用的其他智能设备包括完成度指示器和热致变色墨水便利性增强型系统。热致变色油墨基于印刷在包装上的热敏油墨，例如，基于饮料罐的收缩套管。当温度在特定的预设范围内时，墨水的颜色会发生变化，这个温度范围下最适合食用。在某些情况下，颜色变化伴随着同时显示短信息，例如"准备就绪"。基于相同的原理，完成度指示器在加热食物准备好时将通知消费者。完成度指标的主要缺点之一是难以清楚地观察颜色变化，特别是当烤箱仍然关闭时。另一种类型的智能设备由旨在解决盗窃、伪造和篡改的系统表示。虽然在食品工业中不常见，但这些系统正在引起越来越多的关注，尤其是作为遏制上述威胁所带来的经济负担的手段。以电子标签系统形式的电子物品监视（EAS）是防盗系统的一个例子，而防伪和防篡改设备采用全息图、热致变色墨水、微标签、撕裂标签和磁带的形式。

2. 展望

（1）提高商业可行性　虽然这些技术带来的潜在优势已得到广泛探索和记录，但市场应用仍存在差距。因此，未来的研究需要考虑一些重要方面，以使智能系统具有商业可行性，并最终成为日常包装商品。例如，智能包装系统的最终成本应该占整个包装成本的最小部分。对于大多数食品而言，包装成本不应超过放在货架上的货物总成本的 10%。

（2）要求技术进步　例如，特别是提供制造这些材料的技术的公司要求改进智能材料的效率和性能。主要的批判来自模型测试和真实食品中获得的结果之间的差异。实际食品系统的复杂性（例如，不同数量的食品包装，脂肪和非脂肪部分的比例和分布，物理和化学参数的波动和变化，如水活度，pH 等）已被指出是与体外/实验室规模试验相比，智能材料的活性降低的主要原因。但是，智能材料可能需要被证明所提供信息的可靠性，特别是为了避免误导消费者。例如，使用具有较低容量来监测和警告某种微生物生长的新鲜度指示剂可能会误导甚至危害消费者的健康。

（3）多功能智能包装及开发新功能　未来的另一个技术目标是仅在一个设备中集成多个功能（多功能智能包装），以及开发新功能，例如，能够传达潜在过敏原存在的系统，与饮食管理相关的警告和错误预防警报。特别是，预计将应用于食品包装系统的生物传感器和生物技术会取得进展。

（4）标签、监控及可持续包装　智能设备也需要被充分贴上标签，以提高消费者对包装食品安全性的信心。包装制造商还必须考虑监管方面，例如对人类健康的潜在影响，食品成分和感官特征的变化，以及污染物可能的迁移，特别是对于打算放入包装内的设备。最后，根据全球新兴的可持续包装概念，另一个方面涉及智能系统的可持续性。在这个方向上的第一个挑战可能是考虑可重复使用、可逆和持久的设备，而不是目前的单次使用、不可逆转和一次性物品。

三、自动化植物化学物提取系统在营养制品加工中的应用

植物化学物是植物在生长过程中产生的次级代谢产物，是一类对人体健康有特殊作用的非营养物质，具有预防心脑血管疾病和癌症、延缓衰老、提高免疫力等功效，已成为当前发达国家营养科学研究的热点。按化学结构和功能特点，目前常见的植物化学物主要被分为以下几类。

- 类胡萝卜素
- 植物甾醇
- 皂苷
- 芥子油苷
- 多酚
- 蛋白酶抑制剂
- 单萜类
- 植物雌激素
- 硫化物
- 植酸

然而，植物化学物种类繁多，结构迥异，其手动提取、分离和结构鉴定是一项非常烦琐而艰巨的工作，包括蒸煮、加热、冷凝、分离、纯化、浓缩等流程。此外，某些植物化学物性质不稳定性（如花青素），易受温度、pH、氧气、光照和金属离子影响，在提取过程中也容易发生降解，导致结构发生变化，影响其含量和活性。若不能设计出科学、严格的方法对提取过程中的关键参数进行合理有效的控制，会影响植物化学物的成分、含量及生理活性。因此，有必要采用智能化大型分离及在线鉴定系统来简化操作流程，提高效率，减少人力成本。

1. 自动化植物化学物提取系统的特点

世界上第一台全自动植物化学物提取系统是由英国 Labman 公司于 2013 年向美国一家大型研究机构提供的。该系统能够自主完成从植株上采集组织样品，分离提取浓缩植物化学物，到最终输出样品直接 LC-MS 或 GC-MS 分析的过程（图 4-1）。整个过程可实现完全自动化，即使复杂的提取过程长达几十个小时才能完成也无需人员值守。自动化机器提取样品可保持均一性，系统输出样本可以直接加载到精密的分析仪上，能快速的完成复杂的代谢物提取过程。此外，强大的协议编辑器可以随时调整系统参数，优化提取条件。该系统反应灵敏，工作稳定，能确保提取质量的一致性，大大提高了分离和鉴定效率。

2. 自动化植物化学物提取系统的影响因素

（1）溶剂的选择　基于"相似相溶"的规律，提取溶剂要对有效成分溶解度大，对杂质的溶解度小；溶剂稳定性好，不能与植物化学物起化学反应。此外，所选溶剂必须经济、对环境友好，腐蚀性低，挥发性小。在提取过程中，应采用适当的溶剂添加量和不同溶剂按比例搭配的方式提取，选择合理的超声和振荡条件（<300r/min）、提取次数，以利于提高植物化学物的提取率。

（2）植物组织粉碎度　通常，植物组织粉碎的粒度越小，颗粒的表面积越大，可促进植物组织的溶解与吸收，加速植物化学物的浸出。但颗粒过细其吸附作用增加，扩散速度受到抑制，且会造成植物化学物中混入大量杂质，给操作带来不便。因此，要根据植物的特性和浸提要求的不同来选择不同的粉碎度。

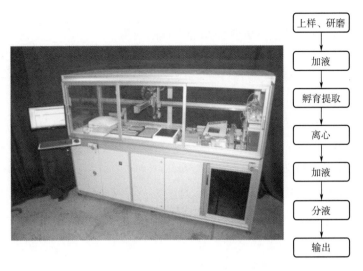

图 4-1　自动化植物化学物提取系统及工作流程示意图

（3）提取温度和时间　通常，温度越高，分子运动越快，溶剂渗透、扩散、溶解植物化学物的速度也越快，因此热提比冷提的效率高，但杂质的提出也有所增加。另一方面，温度过高可能会导致某些热敏性植物的化学物质被破坏，加速氧化分解。因此，提取温度最大不超过 70℃，并根据目标植物化合物的物理性质选择适宜的温度提取。为了提取完全，可适当延长提取时间和循环次数。

（4）pH　在明确植物化学物组成前提下，可调节提取溶剂的 pH，提高提取效果。这主要是因为：①pH 影响分配系数，对目标植物化学物提取率影响很大；②植物化学物的性质不同，对 pH 选择性不同，例如，生物碱需要酸性溶剂提取，皂苷需要碱性溶液提取。

四、微生物发酵过程的在线检测及控制在营养制品加工中的应用

微生物发酵工程是指利用微生物的某种特定功能，结合基因重组、细胞融合、蛋白质工程等现代技术的方法生产对人类有用的物质，或直接把微生物应用于工业化生产的技术体系中，为解决资源安全、粮食安全、能源安全等问题提供新的途径，与我们的日常生活紧密相关。目前，微生物发酵工程在营养制品加工中的应用主要包括以下三方面方面。

1. 生产保健食品的基料

几十年来，具有特殊生理活性的类胡萝卜素、皂苷、萜类、白藜芦醇、维生素及有机矿物质等的需求量逐年上升，其商业生产通常是从植物中提取或利用化学合成法应用于营养制品等行业，在人们的生活中起着越来越重要的作用。例如，从番茄中提取番茄红素，以人参总皂苷为原理进行分离获得单体，或从虎杖和藜芦中提取白藜芦醇。然而，植物资源有限，加上生长缓慢、季节、地区和次级代谢物含量较低，其提取工艺较为复杂，往往使得原料消耗多，导致分离纯化成本高；化学合成法存在反应步骤烦琐、副产物多等缺陷，难以提高产率，且对环境污染较大。这些缺陷导致传统的生产方法无法获取足够量的高纯度植物化学物，很大程度限制了植物化学物作为潜在保健品的开发进程。近年来，合成生物学的迅速发展已使得人们将注意力转向利用微生物合成植物化学物。通过构建重组工程菌发酵来产生类胡萝卜素、皂苷、萜类及白藜芦醇等植物化学物已经成为国际发展趋势。此外，用微生物发酵可以生产低聚糖、糖醇、活性多肽、蛋白质及 n-3 系列的多不饱和脂肪酸（如 DHA、EPA、γ-亚麻酸），大大提高了产量，使成本明显降低。

2. 微生物作为保健食品基料

根据我国卫法监发〔2001〕84号文件规定，可加入保健食品的微生物包括酿酒酵母（*Saccharomy cescerevisiae*）、产朊假丝酵母（*Cadidaatilis*）、乳酸克鲁维酵母（*Kluyveromy ceslactis*）、卡氏酵母（*Saccharomy cescarlsbergensis*）、蝙蝠蛾拟青霉（*Paecilomyceshepiali* ChenetDai，sp. Nov）、蝙蝠蛾被毛孢（*Hirsutellahepiali* ChenetShen）、灵芝（*Ganodermalucidum*）、紫芝（*Ganodermasinensis*）、松杉灵芝（*Ganodermatsugae*）、红曲霉（*Monacusanka*）、紫红曲霉（*Monacuspurpureus*）、两歧双歧杆菌（*Bifidobacteriumbifidum*）、婴儿双歧杆菌（*B. infantis*）、长双歧杆菌（*B. longum*）、短双歧杆菌（*B. breve*）、青春双歧杆菌（*B. adolescentis*）、保加利亚乳杆菌（*Lactobacillus. Bulgaricus*）、嗜酸乳杆菌（*L. acidophilus*）、干酪乳杆菌干酪亚种（*L. Caseisubsp. Casei*）、嗜热链球菌（*Streptococcus thermophilus*）。

3. 微生物发酵态微量元素

利用现代微生物发酵技术，在微生物培养基中加入无机微量元素，通过微生物在生长代谢过程中对无机微量元素的吸收、转化作用，使其与微生物体内的蛋白质和多糖等结合形成有机微量元素。该过程不但能消除无机微量元素对人体的化学毒副作用和肠胃刺激，还能提高微量元素的人体吸收利用率。微生物发酵态微量元素是目前被公认的最高效、最安全、营养最均衡的微生物补充制剂之一，多以乳酸菌和酵母为载体，常见的如富锌酵母、富硒酵母、富钙酵母、富锗酵母、富铁酵母、富硒乳酸菌、富锌乳酸菌等。

（1）微生物发酵过程的在线检测及控制的必要性　发酵的控制技术对微生物发酵过程起着重要的作用。微生物是生物过程控制的主体，其细胞结构和功能复杂，不同微生物代谢特点和状态不同，因此，微生物发酵工程存在重复性差、高度非线性、慢性变和复杂的生化反应等问题，主要是由于以下几个方面造成的。

①后期翻译修饰酶种类繁多，合成的物质的结构复杂，其中间代谢产物也种类繁多，多种酶同时参与催化，其中任何一种酶的活性发生改变都会影响中间产物的含量，进而影响其他酶活性。

②细菌构建重组后，由于物质代谢上下游某些关键基因被改造，其中间代谢产物的浓度会发生相应改变，变化规律难以把握。

③重组细菌的生长稳定性可能会收到较大影响，不易控制发酵过程，产生的杂质较多，导致目标物质产量不高。

综上所述，为了实现发酵过程的高效、低耗、低排放的目的，有必要将专门的生物过程传感器放置于工艺最优化的发酵控制系统中，接收发酵的相关信息，获得能够反映培养液环境条件、反应器传递混合特性、菌体细胞生理代谢参数等系列在线参数，分析和研究发酵过程中影响生产产能和产品质量的关键因素，优化基因在微生物内的表达，实施微生物发酵工程的动态工艺优化与调控。

（2）微生物发酵过程的在线检测及控制的影响因素

①活菌细胞状态在线监测。活菌细胞量是生物发酵过程优化最关键的参数，它与细胞的生长代谢、产物的生产密切相关，因此掌握发酵过程中活菌细胞量及状态的变化情况是影响发酵过程工艺精确优化与控制的重要因素。菌体量在线监测可以通过生物量浓度实时测量完成，目前常用的技术控制系统是基于电容法在线活细胞传感仪和在线显微摄像仪完成。在线活细胞传感仪在发酵过程中可直接获取活细胞量、活力、细胞平均值、细胞大小分布和培养基电导率等参数；在线显微摄像仪具有高分辨率和自动抓拍功能，菌体图片经分析后能快速得到细胞大小分布、浓度和形态变化等信息。结合基于活菌细胞生理代谢参数，可建立工艺和反应器条件的关系，有助于加快生物发酵过程的条件优化。

此外，OUR、CER、RQ 等参数也能反映微生物胞内代谢变化。OUR 和 CER 能反映细胞的呼吸代谢强度，与微生物本身特性、环境温度和底物浓度等有关；RQ 可反映微生物胞内代谢变化。在微生物发酵过程中，常采用过程质谱仪监测发酵过程尾气变化（O_2、CO_2、N_2、H_2、甲醇等），可快速得到与细胞生理代谢状态相关参数 OUR、CER、RQ，有助于对发酵过程进行在线分析和优化控制。

②发酵温度控制。适宜温度是保障微生物发酵生长、发挥最佳酶活的重要参数。因此，必须严格控制温度变化，才能提升微生物发酵产品利用率，常使用 PT100 温度传感器监控。已知影响发酵温度的因素主要有电机搅拌热、微生物发酵热、冷却水本身的温度变化等等。对发酵温度参数控制可分两类情况：对于较小体积的发酵罐，多采用冷却水流量、发酵温度为主的简单回路控制方式；对于大体积发酵罐，多采用冷却水或发酵温度为主回路的串级控制方式。

③发酵过程 pH 控制。适宜 pH 是影响微生物正常生长代谢的重要参数，过高或过低均会影响微生物发酵产品的品质，常使用 pH 电极监控。若发酵液 pH 偏酸性，可通过加氨水的方法调控；若发酵液 pH 偏碱性，可通过加糖的方法调控，直至 pH 适合微生物发酵。这一过程可通过使用开关闸及蠕动泵（一种体积很小的微量计，液体的流量可通过调节蠕动泵的转动速度完成）来进行控制。

④溶解氧浓度控制。氧气是影响微生物发酵的一个重要因素，若供氧不足，会抑制微生物生长代谢，降低发酵产品品质，通常采用溶氧电极监控确保稳定的溶解氧浓度。发酵过程中空气供给量、搅拌桨转速及发酵罐压力（使用数显压力表监控）均是影响氧气溶解度的主要因素。

⑤消泡控制。当加满发酵料液，并启动搅拌马达时，由于空气通入量加大，会导致发酵液上浮发生，发生逃液现象，影响发酵效果。因此，及时加入消泡剂是保证发酵品质的有效措施之一。当系统感应到发酵液液面高度超过规定高度时，会自动打开消泡剂阀门；当系统感应到发酵液液面高度低于规定高度时，会自动关闭消泡剂阀门。这种双位式的控制方法目前是消泡控制最有效的措施。

⑥补料控制。微生物在发酵过程中不断消耗料液，因此及时为微生物生长代谢补充营养成分，保证其按最优生物轨迹生长，有助于提高微生物代谢产品品质和产量。此外，微生物发酵过程还会产生大量代谢废物。常采用傅里叶变换红外光谱仪（FTIR）和中低场核磁共振技术，结合其他生物参数，来确定补料时机。FTIR 可在线获得发酵光谱图对底物及代谢浓度测量（发酵液不同物质其波峰保留时间不同）；中低场核磁共振技术可检测底物浓度、产物含量及多糖等发酵过程培养基水活度。

此外，某些气体是发酵重要产物合成前体，发酵液内该气体过多或过少都会影响发酵效率。因此，建立不同挥发性物质的响应雷达，通过测定发酵罐中产生的特定气体对电子嗅测定值响应强度变化，可确定电子嗅响应值与挥发性物质浓度的相关性，对补料在线加入速率有重要的指导意义。如正丙醇是红霉素发酵过程中重要产物的合成前体，可通过电子嗅监测发酵液内正丙醇浓度，将其维持在适宜浓度范围，可有效优化控制红色糖多孢菌的合成速率。

第五节　营养制品质量检测与溯源新技术

一、引言

随着经济的飞速发展，社会的进步，人民群众的生活水平的提高，公众对于食物的需求已经从最初的饱腹感上升到食物营养的均衡性、营养搭配的合理性以及食物产地的真实性等方面，特别是人们对高附加值的营养制品要求也相应提高了，食品的质量安全与溯源问题也成为了人们关注的焦点问题。现如今食品质量中仍然存在较多问题，如食品的生产加工、贮藏运输和分装销售等多个环节存在着食品污染来源控制薄弱、食品安全意识不强的问题，以及像乳制品、蜂蜜、橄榄油等高附加值的地理标志产品溯源技术的缺失，涉及产品标签非法标识的食品欺诈。食品欺诈也被称之为经济利益驱使型造假（economically motivated adulteration，EMA），尽管有时候食品造假不会造成食品安全问题，但是它仍是食品工业的毒瘤，是中国当今社会需要着力解决的问题，但是食品欺诈不是中国所独有的，食品欺诈是一全球性问题，例如西方发达国家的毒鸡蛋、马肉事件、橄榄油及葡萄酒标签非法标识乱象等。每年全球因为食品欺诈带来超过百亿美元的经济损失。这些问题都暴露出了传统的食品质量安全检验与溯源技术发展滞后，已无法满足服务当前食品产业的发展需求，亟需用于食品质量安全检验与溯源的新技术，以匹配食品产业不断发展的需求，以实现真正的"良币驱逐劣币"，为食品产业的发展提供技术支撑。

营养制品检测技术中的生物检测技术，这些年的发展速度非常快，并且受到了学界、产业界和监管部门的广泛关注。大多数的食品来源于动植物等自然界生物，其自身具备辨别物质和反应能力。为了达到检测的目的，可对生物材料和食品中化学物质反应进行利用。生物检测技术具有特异性生物识别功能，同时有选择性高、结果精确、灵敏、专一、微量和快速等特点。现在在食品检测领域应用较为广泛的生物技术包括 PCR 技术、免疫学检测技术、基因探针技术、生物传感器技术等。PCR 技术又称聚合酶链式反应，由复性、变性和延伸三个基本的步骤构成，近些年，该技术在食品安全检测领域的应用范围越来越广。其结合了 PCR 惊人的扩增速度，对分别与拟扩增的 DNA 分子模板互补的寡核普酸片段为引物，只需要少量物质就可扩增到大量需要的目标片断，按照半保留复制的机制，在 DNA 聚合酶的作用下，沿着模板链延伸直至完成 DNA 合成，进而完成对检测样品的定性、定量分析。经过多次扩展的 PCR 产物是各种分析的有利帮手，可轻松地满足各种分析的需求。但是这种技术本身也有其不可忽视的缺点，如价格昂贵、操作复杂、对相关技术人员的技能水平要求较高等，相关的操作人员必须在掌握一定技术含量的基础上才能操作相关的仪器设备。免疫测定技术的最基本原理为抗原和抗体的结合，目前常用的免疫技术有免疫凝集试验、免疫沉淀反应、免疫标记技术，免疫技术作为用途最广泛的一门生物技术，具有检测成本低、灵敏度高、特异性强、分析容量大、方便快捷的特点。目前，酶联免疫吸附试验在食品检测领域已经得到广泛应用，例如用来检测转基因玉米所加工的食品中 Cry1A（b）蛋白。酶联免疫吸附试验主要是通过将具有特异的抗体标记上酶制成既具有酶的底物催化特性又具有抗原抗体反应特性的酶标抗体，再加上相应底物后，就可以根据底物的显色情况对被检测的抗原作出定性判断。另外，酶联免疫吸附试验一般只能用于对接受基因工程改造生物体或鲜活组织的初步检测，因为当被检测样本中蛋白质浓度较低时可能会出现假阴性，因此酶联免疫吸附试验存在一定局限性。还有最近几年来发展新兴的一项新的免疫学检验技术——免疫磁性微球技术。这项新型技术将固化剂的特性融入到免疫学反应的高度特异性之中，将二者的优点结合在一起，成为了更加科学、便捷的检验技术之一。目前，免疫磁性微球技术主要应用于食品样品的致病微生物检验中。由于其靶标的高度特异性和良好的下游检测技术，与传统的生物技术相比，在沙门菌、单增李斯特菌、耶尔森氏菌等主要食品微生物检验中具有良好的检验效果，因此该技术在食品主要微生物的检验中也得到了大范围的应用。基因探针技术是目前现代分子生物技术中的一种重要技术手段，主要应用于对食品微生物的检验。现如今，基因探针技术在食品检测中的应用主要有同相杂交和异相杂交两种，与传统的微生物检验方法相比，具有灵敏度高、操作简便、省时快捷等多种优点。但也有效率低、成本高的缺点。基因探针技术的核心是一段与目标基因或 DNA 互补的特异核苷酸序列，它的形式多种多样，既可以是整个基因序列，也可以只是基因的一部分，或是由 DNA 转录来的 RNA，也为它的具体应用提供了多样的便捷方法。如一种常见的应用检测，核酸探针可对食品中增殖的李斯特菌进行检测。运用酶联免疫荧光分析技术，通过对常规培养物进行平行检测比较分析。生物传感技术主要是运用具有化学分析识别功能的生物资料来完成对病菌的检测，主要构成元件其主要构成原件包括生物敏感元件、信号处理放大装置、换能元件。该技术具有易操作、反应速度快、样品用量少、连续分析效果好、可联机操作等优势，这样的优势促使其在食品检测方面的应用还是较为广泛的，我们既可用这种技术检测肉、鱼等食品的新鲜度，又可用其来检测食品的味道和生熟度。

目前，营养制品质量检测与溯源技术手段主要包括气相色谱、液相色谱、质谱法、稳定同位素及核磁共振波谱法等，气相和液相色谱法存在比较明显的缺点，例如，气相色谱法需要将食品中糖类物质通过衍生化的方法转换成为可挥发的成分后再进行测定，过程较为烦琐；高效液相色谱法的显著缺点为分析成本较高、耗时较长，示差折光检测器的稳定性、重复性和选择性均有一定程度的不足，精度不够，对于食品复杂基质的分析较为困难。自然界的所有物质（包括食品产品）都是由化学元素组成的，而这些元素又是由它们的稳定同位素组成的，因此，物质的稳定同位素组成是其自然属性。然而由于同位素效应的缘故，物质在形成、转化、相变过程中，除与其前体物质的稳定同位素组成有关外，还受气候、环境、生物代谢类型等因素的影响，从而物质的同位素丰度因地理来源、生物来源的差异而具备各自的自然特征。基于原子特征层面差异的稳定同位素表征技术，突破了传统手段鉴别分子组分差异的方法局限，可从原子水平实现对相同化学分子的物质有效区分，为外源物质的添加溯源提供了一定的基础技术支撑。在静磁场中，具有磁性的原子核存在着不同能级，运用某一特定频率的电磁波来照射样品，当电磁波能量等于能级差时，原子核吸收电磁能进行能级之间的跃迁，产生共振吸收信号，这就是核磁共振（NMR）。以前 NMR 受限于灵敏度低，仅提供化学物质结构解析，随着现代技术的发展，高磁场核磁共振灵敏度得到了有效的提高，现在的 NMR 已经能够实现食品中微量物质的定性与定量研究。通过点特异性天然同位素分流技术（SNIF-NMR）能够测定食品中特定化合物特定位点的 C、H 同位素组成的差异，在原子特征水平层面上与稳定同位素技术相互补充。同时 NMR 指纹图谱技术与化学计量学手段相互结合，能够建立营养制品独特的 NMR 指纹图谱数据库，实现对营养制品品种和原产地的溯源。高分辨质谱法能够得到分子的精确质量和同位素信息，可得到化合物的元素组成，具有分析速度快、灵敏度、选择性高的特点，能够应对营养制品复杂基质、痕量化合物、高通量分析所带来的挑战；实现低分辨质谱难以解决的目标物同分异构体和结构类似物的鉴别；实现高通量检测和样品数据回溯等优点。

本章就稳定同位素、核磁共振技术和高分辨率质谱在营养制品质量检测与溯源方面的应用，展望检测与溯源新技术未来的发展方向及面临的机遇与挑战，以希望能够为推动营养制品质量检测、溯源技术标准化研究与创新发展，提供相关的借鉴信息。

二、稳定同位素技术

1. 稳定同位素的概念

同位素是具有相同原子序数，但质量数不同，亦即中子数不同的一组核素。由于具有相同的电子结构，因此具有相似的宏观化学和生物学性质。同位素分为两大类：放射同位素和稳定同位素。常用的稳定同位素有氢、碳、氧、氮、硫和锶等元素。对于稳定同位素的研究最早集中于地质、环境和生态领域，稳定同位素技术的优点在于使得这些地质、环境和生态学问题的研究能够定量化且没有干扰和危害。自然界的所有物质（包括食品产品）都是由化学元素组成的，而这些元素又是由它们的稳定同位素组成的，因此，物质的稳定同位素组成是其自然属性。然而由于同位素效应的缘故，物质在形成、转化、相变过程中，除与其前体物质的稳定同位素组成有关外，还受气候、环境、生物代谢类型等因素的影响，从而物质的同位素丰度因地理来源、生物来源的差异而具备各自的自然特征。这种自然特征携带了前体物质信息、环境因子信息和代谢类型信息，因此可以通过特定物质的稳定同位素组成推测其前体物质类型，以及其所处的环境。因此，在食品真伪鉴别中应用稳定同位素技术，依据的就是物质的稳定同位素自然分馏特征。

2. 稳定同位素技术在食品营养质量领域中的应用

在食品营养质量领域里，稳定同位素技术是鉴别食品营养质量的有效技术手段，该技术有着广阔的应用前景。相比其他化学物理特征而言，稳定同位素技术可从原子水平实现对相同化学分子的物质有效区分，该技术特点决定了稳定同位素分析技术可作为食品营养质量、食品真实性和代谢分析研究领极具价值的技术手段。

自20世纪70年代起，稳定同位素技术开始应用于食品商业欺诈的监管检查中。如今，有许多农业研究机构和大学，已经开始使用高精度的稳定同位素质谱仪从事食品质量控制和真实性监管等多方面的研究工作了。目前，该技术已成功应用于蜂蜜、果汁、植物油、乳制品、食醋、肉制品、有机食品和天然香精香料等食品的真实性鉴别中。其中，在某些食品的真实性识别以及产地判别领域，OIV、CEN、AOAC 等组织机构已经制定了一些稳定同位素分析技术的方法标准（表4-1）。我国于2002年也已颁布了蜂蜜中 C_4 植物糖含量的稳定碳同位素比率测定方法。随着我国技术的进步和标准的发展，关于酒类和食品类真实性鉴别的标准也会逐渐被完善。

表 4-1　　　　　　　　　　　稳定同位素相关技术标准一览

颁布年份	方法	产品	仪器	应用同位素
1991	AOACmethod991.41	蜂蜜	IRMS	$^{13}C/^{12}C$
1992	AOAC992.09	浓缩橙汁	IRMS	$^{18}O/^{16}O$
1993	CEN（TC174N108，ENV12140）	果汁	IRMS	$^{13}C/^{12}C$
1995	AOACOfficialmethod995.17	果汁	SNIF-NMR	D/H
1997	CEN（TC174N109，ENV12141）	果汁	IRMS	$^{18}O/^{16}O$
1997	CEN（TC174N109，ENV12142）	果汁	IRMS	D/H
1998	AOAC998.12	蜂蜜	IRMS	$^{13}C/^{12}C$
1998	BSDDENV13070-1998	果汁	IRMS	$^{13}C/^{12}C$
2000	AOACOfficialmethod2000.19	枫树蜜	SNIF-NMR	D/H
2000	AOAC44.5.17	枫树糖浆	IRMS	$^{13}C/^{12}C$
2002	GBT18932.1	蜂蜜	IRMS	$^{13}C/^{12}C$
2004	AOACmethod2004.01	果汁、枫树蜜	IRMS	$^{13}C/^{12}C$

（1）蜂蜜 稳定同位素技术在食品掺假鉴别中的首次应用是检测蜂蜜掺假。由于自然界中几乎所有的蜜源植物均为 C3 植物，而廉价的糖原料如甘蔗糖和高果玉米糖浆则属于典型的 C4 植物，由于两类植物光合作用途径的不同会导致有机物中 $\delta^{13}C$ 值差异明显，因此当蜂蜜中混入 C4 植物糖时，$\delta^{13}C$ 值会随 C4 植物糖混入比例的增加而升高。White 等分析了 500 多个天然蜂蜜样品，也分析了明确掺有高果玉米糖浆的假蜜样品。统计结果表明天然蜂蜜的 $\delta^{13}C$ 值均低于-23.5‰，而 $\delta^{13}C$ 值高于-21.5‰时判定为假蜜的正确率为 99.996%；对于 $\delta^{13}C$ 值介于-21.5‰~ -23.5‰的蜂蜜样品，White 采用蜂蜜中的蛋白质 $\delta^{13}C$ 作为内源性参考物，通过结合蜂蜜总糖和蛋白质 $\delta^{13}C$ 值，蜂蜜中 C4 糖的检出限可达 7%。Bonvehi 等按照本方法分析了西班牙市场上的蜂蜜，结果表明该批次的产品均为纯正蜂蜜，而 Padovan 等鉴别巴西、加拿大、美国和阿根廷的蜂蜜真假时发现巴西样品中有 6 个为假蜜。1998 年，庞国芳等改进了该技术的分析方法，并于 2002 年制定了《蜂蜜中碳-4 植物糖含量测定方法 稳定碳同位素比率法》（GB/T 18932.1—2002）。

然而，上述方法仅能检测出蜂蜜中是否含有 C4 植物糖，至于是否含有甜菜糖、大米糖浆等廉价糖原料是无应用价值的，这是因为甜菜糖和大米糖浆均与蜜源作物的光合类型一样，同属 C3 植物。有鉴于此，Cabañero 等应用测定蜂蜜中的葡萄糖、果糖和蔗糖的 $\delta^{13}C$ 值，根据真实样品中三种糖的 $\delta^{13}C$ 值相关性特征首次成功地检测出了掺入甜菜糖的蜂蜜样品。国内费晓庆等则对比了《蜂蜜中碳-4 植物糖含量测定方法 稳定碳同位素比率法》（GB/T 1 8932.1—2002）和液相色谱-稳定同位素比值质谱联用的优劣，通过比较 150 个样品的检测结果，液相色谱-稳定同位素比值质谱联用技术大大提高了稳定碳同位素技术对蜂蜜掺假的鉴别能力。

（2）果汁 果汁真实性的鉴别与鉴别蜂蜜真伪的原理相似，通过测定果汁中各成分（糖、果肉等）的 $\delta^{13}C$ 值、果汁和水中的 $\delta^{18}O$ 值和 δD 值以及酒精饮料中乙醇的 $\delta^{18}O$ 值和 δD 值，可以很好地鉴别果汁中掺水、掺糖和掺有机酸的情况：Doner 等调查了 18 个品种的苹果汁，发现苹果汁的糖中平均 $\delta^{13}C$ 值为-25.4‰，变异系数仅为 4.88%；而橙汁糖的 $\delta^{13}C$ 值为-24.5‰，变异系数仅为 2.41%；Bricout 等对比了不同来源的糖的 $\delta^{13}C$ 值，发现橙汁的 $\delta^{13}C$ 值与甘蔗糖和玉米糖浆差异明显。上述研究结论是稳定碳同位素技术检测果汁中 C4 植物糖的应用基础。Jamin 等对比了菠萝汁和甜菜糖的 $\delta^{13}C$ 值，发现二者差异明显。考虑到不同地区、品种的果汁存在自然波动的特性，Rossmann 和 Jamin 等分别采用了果肉、苹果酸、柠檬酸作为橙汁、苹果汁和石榴汁中掺糖检测的内源性标志物，上述内源性标志物的使用可有效提高稳定碳同位素技术在果汁掺糖检测中的鉴别能力。然而与蜂蜜检测相似，当果汁中掺入同类光合作用途径的廉价糖原料时，如橙汁中掺入甜菜糖，稳定碳同位素技术的检测效果将大打折扣。研究表明橙汁糖中 D/H 迥异于甜菜糖，因此根据糖中 δ^2H 可以确定橙汁中是否含有甜菜糖；而 Thomas 等则应用 ^{13}CSNIF-NMR 技术成功实现了菠萝汁中甘蔗糖的检测。

果汁的另一个真伪问题是非复原果汁与复原果汁的鉴别。非复原果汁来自于植物果实的直接压榨，而复原果汁是果汁浓缩后再加水而制成的产品，因此除了产品中水的来源不同外，两种果汁的主要成分均相同，理化指标也接近。非复原果汁的水全部来自于植物果实，而复原果汁的大部分水则属于外源添加的自来水等。由于植物蒸腾作用的缘故，植物组织内部的水分比地表水/地下水富集 ^2H 和 ^{18}O，若果汁中混入地表水/地下水，则 δ^2H 和 $\delta^{18}O$ 将必然低于纯果汁。然而 Simpkins 等研究澳大利亚橙汁时发现果汁内水中 $\delta^{18}O$ 并不是固定不变的，而随季节、产地、气候等因素的变化而改变。为提高鉴别非复原果汁的准确度，Houerou 等筛选出了果汁水中 $\delta^{18}O$ 的同源性标志物，如糖、柠檬酸，糖、柠檬酸和水的 $\delta^{18}O$ 联合使用可有效提高鉴别果汁是否含有外源水的能力；Jamin 等提出了利用代谢模型、以乙醇替代糖作为水中 $\delta^{18}O$ 同源性标志物的方法，在提高非复原橙汁辨别能力的同时简化了分析步骤。

（3）食用植物油 应用稳定同位素鉴别油脂的真假也是当前研究的热点。1993 年，Bianchi 等研究发现橄榄油具有典型的 C3 植物的稳定碳同位素组成特征，而橄榄的收货期及压榨程度不会改变其油脂的碳同位素组成。Woodbury 等研究了不同品种、不同地区的植物油，发现油脂的碳同位素组成因植物油的品种、产地和年份的不同而变化，这个特点可用于纯植物油的甄别，Spangenberg 应用该技术区分了橄榄油和南瓜籽油，而 Woodbury 等发现应用 GC–C–IRMS 技术测定油中特殊脂肪酸的 $\delta^{13}C$ 值可有效提高对纯植物油的甄别能力。Camin 等则根据油脂的碳氢氧同位素技术定义了意大利特级初榨橄榄油的同位素特征。国内金青哲等研究了花生油与玉米油的碳同位素组成，发现二者存在很大差异，应用碳同位素技术可鉴别玉米油中是否混入了花生油。

（4）有机食品　自从 2000 年后，国外科研工作者在稳定同位素方法区分有机和常规农产品的方面，做了大量基础技术研究工作，包括番茄、甘蓝、洋葱、莴苣、卷心菜、大白菜、胡萝卜、玉米和小麦等。主要研究侧重点是比较验证两种植方式下农作物及其果实中 C、N、S、O 等的同位素组成的差异。2002 年，Woo-JungChoi1 等发现 70d 后加猪粪肥的玉米叶子和籽粒 $\delta^{15}N$ 值显著高于加尿素的 $\delta^{15}N$ 值，这证实了 $\delta^{15}N$ 值可以作为追踪施入田间的 N 源种类的指标。2003 年，A. Nakano 等研究了肥料类型（有机和非有机肥）对土豆 $\delta^{15}N$ 和 $\delta^{13}C$ 的影响，结果显示肥料种类对土豆 $\delta^{15}N$ 的影响更显著。2005 年，M. Georgi 等对有机肥组（仅施有机肥）和常规组（肥料全部或部分为化肥）的蔬菜（甘蓝、洋葱、莴苣和大白菜）中多种同位素比较研究表明：有机肥组的产品中 $\delta^{15}N$ 明显高于常规组。2007 年，SimonD. Kelly 等对番茄和莴苣进行了 N 同位素分析，结果证明有机产品中的 ^{15}N 和 ^{13}C 丰度富集明显。2010 年，Paolo Rapisarda 等对有机和常规种植的柑橘类果实的 C、H、O、N、S 等稳定同位素的丰度进行测定，结果证明有机和常规果实的 $\delta^{13}C$ 值，$\delta^{2}H$ 值，$\delta^{34}S$ 值和 $\delta^{18}O$ 值几乎没有差异，而有机样品的 $\delta^{15}N$ 值却远高于施化学合成肥的样品。2011 年，意大利同位素专家 Camin 对产自意大利的有机和常规橙子、克莱门氏小柑橘、草莓和桃子进行同位素分析，认为有机和常规水果 $\delta^{15}N$ 值差异明显。2012 年，武竹英等研究不同种类的氮肥对番茄同位素组成的影响进行研究，认为通过番茄植株或果实的 $\delta^{15}N$ 值可以较好地判别番茄生长过程中的施肥种类。2013 年，陈历水等研究发现结合黑加仑果实的 $\delta^{13}C$ 值和 $\delta^{15}N$ 值，可实现对黑加仑果汁产地的有效溯源，准确率可达到 86.9%。

（5）食品添加剂　随着食品工业的发展，加工的食品为了满足颜色、口感、运输、贮藏等需求，需要在食品中添加食品添加剂，以确保食品的品质。Doner 发现市售柠檬酸的碳同位素组成与其发酵原料直接相关，即柠檬酸的碳同位素组成特征能够反映原料的种类和来源，根据柠檬酸的 $\delta^{13}C$ 值可溯源其生产原料，并且纯柠檬汁中的柠檬酸的 $\delta^{13}C$ 值为 -24.1‰，当掺入 C4 植物来源的柠檬酸后，$\delta^{13}C$ 值会随 C4 来源柠檬酸的增加而升高。同样地，由于橙汁中 L-抗坏血酸的 $\delta^{13}C$ 值为 -20.7‰，而市售 L-抗坏血酸的 $\delta^{13}C$ 值仅为 -11.3‰，因此根据碳同位素组成也能方便地检测出橙汁中是否含有外源的 L-抗坏血酸。Hener 等研究了不同来源香兰素的碳氧同位素特征，结果表明天然、人工合成和发酵生产的香兰素的碳氧同位素组成差异明显，其中天然香兰素的 $\delta^{13}C$ 值和 $\delta^{18}O$ 值最高，而人工合成的香兰素的 $\delta^{18}O$ 值最低，但 $\delta^{13}C$ 值居于天然香兰素与发酵香兰素之间。Schipilliti 等测定了柠檬精油的各种挥发性成分的 $\delta^{13}C$ 值，结果表明利用柠檬精油的碳同位素指纹图谱能够将原产地为意大利的柠檬精油与其他产地的商品区分开。

（6）食品溯源　随着经济的发展，社会的进步，消费者对于食品的要求已经从满足饱腹感的初始要求，提升到了更加关注食品真实性，特别是食品产地不同，所带来食材的品质也是有所差异的，因此，消费者在消费的时候，越来越关注食物的产地。如今，类似疯牛病、口蹄疫，以及一些不法制造商等食物恐慌事件让消费者们更关注食物的原产地了。例如，英国食品标准局曾调查过大量的群众有关食品标签的问题。调查表明带有产地信息的产品深受消费者的欢迎。许多调查提出使用天然稳定同位素来确定食物原产地，就是基于测定稳定氢氧同位素之间的比值以及元素的浓度或重元素的变化等来确定原产地。

利用^{18}O与^2H针对一系列食品中探寻原产地的方法深受关注。氢原子有两个稳定同位素，原子质量分别为$1.0079(^1H)$，$2.01(^2H)$。^2H的天然含量相对较少，为$150mg/kg$。由于原子质量的差异，^1H与^2H之间有很大的物理性差异，例如反应速率。这意味着生物反应过程，包括酶解反应以及物理反应，例如蒸发，都将导致天然氕元素含量的巨大变化。氧元素有三中稳定的同位素组成，^{16}O（99.8%）、^{17}O（0.04%）以及^{18}O（0.2%）。同位素比质谱仪研究的目的是确定出^{18}O的天然含量。自然界中的氢和氧主要来源于水，而水经由蒸发，凝集作用以及最终坠落形成地下水，可表现出与之相一致的地理性同位素差异。从赤道到高纬度或高海拔地区，随着温度降低会导致重同位素损耗。海洋中水的蒸发是一个分馏的过程，该过程会使得蒸发到云层中水的重同位素浓度降低。随着云层不断移动及上升，水经由蒸发冷凝下降的过程，^2H和^{18}O的浓度会减少。因此，地下水能够反应从沿海到内陆的同位素浓度梯度。

对于陆地植物而言，进一步进行的同化作用会影响水基质的同位素构成。植物中的氢和氧来自于植物根部吸收的水分。植物的木质部负责水的运输。木质部当中同位素组成与从分布吸收的水当中的同位素组成以及树叶当中同位素组成都是一致的。而水经由叶片气孔发生蒸腾作用，会造成水中重同位素的浓度增加。因此，人们希望种植区域能够有相对较低的湿度，因为叶子的蒸腾作用会更加的明显，$\delta^{18}H‰$值与$\delta^{18}O‰$值就会相应增加。光合作用中的氧来自CO_2，最后经由同化作用与水中的氧原子进行交换，由此反映了叶子中水的同位素构成。

在相似的温带气候条件下成长的植物中，叶子表面积的大小是影响氢、氧同位素组成的另一重要因素。表面积大，蒸腾速率大。氢同位素组成不同的特性已经成功应用于IRMS研究，由此确定出食品原产地。欧洲消费者已经逐渐关注植物油的原料来源。有许多品牌大肆宣传自己的商品品质高，尤其是一些橄榄油。对此，为保证食品的安全性，欧洲原产地保护立法机构曾颁布了一条品质保障条文[（EEC）No2081/92]。标签上常常附有许多参数（脂肪酸、甘油三酯、碘值等），然而并没有提供具体的原产地信息。因此，这种情况下就需要依据氧氢同位素比值分析，并结合相关的数据资料，准确地判定出食品的原产地。

Angerosa等曾通过实验将^{18}O置于同位素比值质谱仪当中连续裂解，由$\delta^{18}O‰$值判断出了橄榄油的原产地。他们测定了源自希腊、意大利、摩洛哥、西班牙、突尼斯和土耳其等国橄榄中的纯橄榄油、甾醇类、脂肪醇当中的$\delta^{18}O‰$值和$\delta^{18}H‰$值。据此可以对油进行初步的分级。但是，即使来自不同的国家，若橄榄生存的气候环境极为相似的话，这也很可能会造成原地判定的失误。有研究表明，如果在此基础上辅以重同位素比值测定，同时利用等离子体质谱法来搜集更多的数据，这样的话就能使得产地鉴定更为准确。如此，消费者的权益就能得到进一步的保障。

Ogrinc等使用IRMS和SNIF-NMR结合的方法用于研究产于斯洛文尼亚的葡萄酒的真实性和地理起源。人们对1996年、1997年和1998年，产于斯洛文尼亚的三个不同的葡萄种植区的葡萄和葡萄酒进行了分析。稳定同位素数据评估使用主成分分析（PCA）和线性判别分析（LDA）。在乙醇分子的亚甲基中（D/H），对于氕和氢的同位素比沿海和内陆地区存在着差异。此外，包含$\delta^{18}O‰$的主成分分析和线性差异的分析可以区分葡萄和葡萄酒的不同产地。

3. 小结

随着经济的发展，社会的进步，党和政府对于食品安全的关注度的提高，特别是十九大报告中提到"实施食品安全战略，让人民吃得放心"，人民群众切实体会到食品安全的重要，特别是食品真实性的重要。我们以我国传统天然色素红曲为例来具体说明，随着人们生活水平的提高，因胆固醇升高而引起的心脑血管疾病正在成为人类循环系统的主要疾病。20 世纪 80 年代，日本东京农工大学教授 Endo 博士首次在红曲中发现了极优良的胆固醇合成抑制物——Monacolin 类物质，从此对红曲的研究引起人们的广泛关注。红曲是以大米为主要原料，经红曲霉（Monascus，一种小型丝状腐生真菌）发酵制成的一种紫红色米曲，性温、味甘、无毒，是历来深受我国人民喜爱的一种红色天然色素和多功能中药，始载于《饮膳正要》《本草纲目》《本草从新》等。红曲在我国出现的历史已有近千年，是我国的宝贵科学遗产。经研究发现红曲中的真正降脂物质 Mevi-nolinicAcid（又称"酸式莫奈可林 K"），它无需人体内的羟基酸酯酶参与水解，即能直接发挥降脂作用，然而这种酸式莫奈可林 K 只存在于少数天然发酵的红曲米中。自然条件下红曲中莫纳卡琳的含量最多也仅含 2% 左右，一些不法商人用化学结构相似洛伐他汀冒充酸式莫奈可林 K 的含量以牟取不当利益。然而由于洛伐他汀的化学结构与 MonacolinK 结构相似，传统的理化分析手段无法对红曲中的这两种物质进行有效区分，但是二者的碳氢同位素组成特征存在明显不同：Federica Camin 的研究表明，由于洛伐他汀与酸式莫奈可林 K 的生物代谢途径不同，酸式莫奈可林 K 的 $\delta^{13}C$ 值平均为 $-29.6‰\pm0.6‰$，而洛伐他汀的 $\delta^{13}C$ 值平均为 $-16.7‰\pm2.6‰$，当酸式莫奈可林 K 中混入 10% 的洛伐他汀时即有明显区别；另外，虽然酸式莫奈可林 K 与洛伐他汀两种物质的 δD 值存在重叠，但统计数据表明酸式莫奈可林 K 的 δD 值明显偏低。因此可以看出，红曲中的酸式莫奈可林 K 的鉴别，稳定同位素技术起到非常重要的作用。

近几年，国家相关职能部门连续出台涉及食品安全的相关法规，特别是食品安全标准发布，食品营养标签修订，但是过去整整三十年来经济诈骗案件层出不穷。最终，在这种情况下的驱动力产生了食品生产经济学。在这一时期内，稳定同位素比质谱已发展成为食品认证科学家的一个强大的分析工具。它可以提供食品掺假的原子水平的明确证据，这是使用其他分析技术无法获得的。因此，在欧洲和美国，已形成鉴别食品真假的检测方法及相关标准，并通过了欧盟和美国相关实验室的能力验证和实验室间的比对。该方法科学性强，灵敏度高，研究对象广泛，而且，如果有人试图通过掺入同位素富集的成分而虚假达标，其成本不会低于生产真实的生产成品成本，对于造假者来说，失去了造假意义，因此，稳定同位素技术对造假行为产生了极大的震慑作用。稳定同位素测定技术的局限性在动植物生长或生产过程中，其稳定同位素存在分馏情况，可能会产生变化，目前，人们通过开发多中稳定同位素测定或总同位素和特定位点同位素丰度同时测定的方法来避免其弊端。

三、核磁共振技术

1. 核磁共振的概念

在静磁场中，具有磁性的原子核存在着不同能级，运用某一特定频率的电磁波来照射样品，当电磁波能量等于能级差时，原子核吸收电磁能进行能级之间的跃迁，产生共振吸收信号，这就是核磁共振（nuclear magnetic resonance，NMR）。NMR 现象来源于原子核的自旋角动量在外加磁场作用下的进动，而自旋角动量的具体数值是由原子核的自旋量子数决定的。当自旋量子数等于 1/2 时，电荷均匀分布于原子核表面，核磁共振的谱线窄，最适宜核磁共振检测。

2. 核磁共振技术在食品营养分析领域中的应用

核磁共振技术研究的原子核主要有 ^1H、^{11}B、^{13}C、^{17}O、^{19}F、^{31}P 等。其中，氢核（^1H）只有一个中子，具有很强的磁矩，食品中很多成分如淀粉、糖、蛋白质、酸等中都有氢核。以前 NMR 受限于灵敏度低，仅能提供化学物质结构解析，随着现代技术的发展，高磁场核磁共振灵敏度得到了有效的提高，现在的 NMR 已经能够满足食品检测的要求了。NMR 波谱技术不仅具有样品前处理简单，能够对样品的结构性质进行无损、无偏向性、高准确度、高精密度的定量分析等优势，而且还能够对样品进行 $1D^1$ HNMR、^{13}CNMR，$2D^1H-^1HTOCSYNMR$，$2D^1H-^{13}CHSQCNMR$，$2D^1H-^{13}CHMQCNMR$ 等多样化波谱检测，已成为针对食品复杂混合物组分分析的重要手段，为 NMR 波谱技术广泛应用于食品营养质量检测与溯源，奠定了良好的基础。

（1）乳制品　在乳制品的质量检测和溯源等方面，最近几年，核磁共振技术发展很快，例如 TsiafoulisCG 等首次报道了采用 $1D^1$HNMR，$2D^1H-^1HTOCSYNMR$ 和 $2D^1H-^{13}CHSQCNMR$ 技术，无须任何衍生步骤的情况，这直接识别和定量了牛乳中 4 种同分异构体共轭亚油酸（9-cis，11-trans）18：2，（9-trans，11-cis）18：2，（9-cis，11-cis）18：2 和（9-trans，11-trans）18：2。该技术选择性好，灵敏度高，与 GC-MS 分析方法相比具有良好的应用前景，有望应用于研究普通牛乳与有机牛乳营养学价值。AndreottiG 等报道了采用 ^{13}CNMR 技术分析检测乳牛和水牛乳中甘油三酯（triacyl glycerols，TAGs）的差异，分析了产生差异的原因，与其饮食、生长繁殖方式、季节等因素息息相关，为牛乳的溯源以及牛乳中掺假水牛乳的鉴别技术研究，给予了一定的技术支撑。通过添加纯 TAGs 标准法，人们找到了用于定性和定量分析 TAGs 的酰基集团特征峰，通过结合多元统计学手段，可以定量牛乳脂肪酸含量，为不同动物品种的牛乳鉴别技术研究，提供了独特的信息。SchievandE 等利用核磁共振氢谱定量（quantitative ^{1}Hnuclear magnetic resonance，qHNMR）技术，结合 $2D^1H-^1HTOCSYNMR$ 和 $2D^1H-^{13}CHMQCNMR$ 手段，实现了快速检测干酪中组胺的目标，而且样品前处理无需过虑和衍生，操作简单。该方法检出限为 $0.1\sim1mg/kg$，加标回收率为 100%，精密度相对标准偏差（relative standard deviation，RSD）小于 4%，对干酪的质量控制具有重要意义。Monakhova Y B 等利用 $1D^1H-NMR$ 检测了那些标注"无乳糖"饮料的合法性。利用软独立建模（soft independent modeling by class analogy，SIMCA）分类法对饮料的类型（含乳糖乳，脱乳糖乳以及大豆、燕麦和谷物为基料的代乳食品）进行了定性分类。产品标签标注碳水化合物、糖、蛋白质、脂肪、饱和烃以及能量定量数据，可以利用偏最小二乘回归（partial least square，PLS）建模来预测。以烟酰胺作为内标物，乳糖定量分析的检测限是 $0.03g/L$，检测的精密度 RSD 低于 10%，因此，NMR 波谱法适合对乳以及代乳食品进行快速常规分析。Consonni R 等利用 $1D^1$HNMR 对意大利不同成熟阶段（14、24 和 30 个月）的干酪样品进行了分析，并与东欧国家"格拉纳型"干酪样品进行了水溶性代谢产物含量的比较。研究发现随着成熟过程的增加，代谢物含量增加，年轻样品的特征是亮氨酸和异亮氨酸含量较高，而 30 个月样品的特征是苏氨酸含量较高。结果表明，NMR 技术能够通过检测干酪在成熟过程中各代谢物组成及含量的变化，结合不同的多变量统计方法，建立稳定的干酪样品产地以及成熟度模型，进而能对干酪的质量进行控制。Lamanna R 等利用 $1D^1$HNMR 技术研究了意大利软干酪在不同包装和贮藏条件下的退化趋势。通过检测 15 种代谢物含量的变化，建立了相应的干酪退化模型，该模型能够有效地用于预防和监测干酪的变质。

（2）蜂蜜　蜂蜜是深受人类喜爱的传统营养食品，自古以来一直作为养生祛病、健体强身的上品被推崇。随着我国国民经济的快速发展和人民生活水平的不断提高，蜂蜜被越来越多的消费者所青睐，日益受到广大公众和社会各界的广泛关注，某些不良商人也关注到蜂蜜产业，造假掺假行为日益盛行，亟须相应监管技术对蜂蜜造假掺假进行鉴别。目前在国际上对于蜂蜜的鉴别手段中，核磁共振技术日渐成熟，其中德国布鲁克 Bruker 公司创建了基于 400MHz 核磁共振波谱食品分析标准化平台 FoodScreener，该平台是基于每一个样品独特的核磁共振指纹图谱，采用全自动的分析模块进行分析，能提供极具成本效益的按键式自动化测量、分析和报告。蜂蜜筛选分析解决方案（HoneyProfiling™）能够识别和定量 30 多个化合物，包括 HMF、乙酸、丙酮酸、柠檬酸、甲酸、莽草酸、葡萄糖、果糖、蔗糖、麦芽糖、亮氨酸和酪氨酸等，相关化合物的定量技术在目前的食品质量控制领域已达到最高水平。该平台利用 $1D^1$HNMR 技术结合多元统计学手段，建立的统计学模型是基于成千上万个来自全球的参考样品，能够检测蜂蜜造假添加物，比如添加不同类型的糖浆或其他糖溶液，包括没有预测到的和甚至未知的造假添加物；根据不同国家蜂蜜品种（例如花蜜、蜜露、椴树、薰衣草、栗子、松树）和原产地可建立真实性分析的统计模型，实现了样品真实性控制。Honey Profiling™ 涵盖了样品真实性、质量控制和定量等相关方面的内容。

DelCG 等建立了 1D¹HNMR 技术，同时定量了蜂蜜中 13 种分析物而不需要预分离或预浓缩处理的方法。该方法已成功用于桉树、石楠、薰衣草、橙花和百里香等品种蜂蜜中的羧酸（乙酸、甲酸、乳酸、苹果酸和琥珀酸）、氨基酸（丙氨酸、苯丙氨酸，脯氨酸和酪氨酸），碳水化合物（α-和β-葡萄糖和果糖），乙醇和 5-羟甲基糠醛（HMF）的测定。结果表明，方法的加标回收率在 93.7%~105.4%，回收率相对标准差低于 7.4%，精密度相对标准偏差在 0.78%~5.21%。BoffoEF 等利用 1D¹HNMR 技术结合多元统计学手段，对圣保罗生产的蜂蜜进行了鉴别。研究发现野花蜂蜜具有较高浓度的苯丙氨酸和酪氨酸，柑橘蜂蜜的蔗糖含量高于其他化合物，而桉树蜂蜜的乳酸含量则高于其他品种，掺假蜂蜜会出现 5-羟甲基糠醛、柠檬酸和乙醇信号。偏最小二乘法判别分析（partial least square-discriminant analysis，PLS-DA），K 最近邻（k-nearest neighbor，KNN）和 SIMCA 方法用于构建蜂蜜分类的预测模型。KNN、SIMCA 和 PLS-DA 模型对市场上的蜂蜜正确分类的几率分别为 66.7%，22.2% 和 72.2%。结果表明，1D¹HNMR 技术与多变量统计方法相结合是蜂蜜鉴别的有力工具。碳水化合物组成对决定食品和食品成分的性质非常重要。然而，由于碳水化合物在溶液中的结构相似性和多重异构体，使它们的分析变得复杂。因此，SchievanoE 等提出了一种基于高选择性 NMRTOCSY 方法，能够获得特定的无背景的糖信号，将蜂蜜在水中溶解不需其他预处理可直接检测，定量识别了 22 种典型的糖：4 种单糖（葡萄糖、果糖、甘露、鼠鼻），11 种双糖（蔗糖、海藻糖、松二糖、麦芽糖、异麦芽糖、异麦芽酮糖、蜜二糖、异构糖、龙胆二糖、黑曲霉糖和曲二糖），7 种三糖（蜜三糖、吡喃葡糖基蔗糖、异麦芽三糖、松三糖、麦角三糖、潘糖和蔗果三糖）。结果表明，该方法检出限为 0.03~0.4g/100g；精确度 RSD 为 0.99%~4.03%；误差为 0.4%~4.2% 和回收率为 97%~104%。这种创新的方法已经在蜂蜜上得到了验证，有望广泛地推广应用到其他产品的检测中。国内阎政礼等采用 1D¹H-NMR 技术确定了蜂蜜中葡萄糖、果糖和蔗糖在重水中的各种构型，并且对其进行了准确定量分析。陈雷等利用 1D¹H-NMR 结合正交偏最小二乘（orthogonal partial leastsquares，OPLS）法对油菜蜂蜜和果葡糖浆掺假蜂蜜进行了判别分析。结果显示，油菜蜜和果葡糖浆掺假蜂蜜样品能够明显区分，总体判别正确率大于 98%。Cotte J F 等采用特定位点核磁共振技术（site-specific natural isotopic fractionation measured by nuclearmagne ticresonance，SNIF-NMR）检测蜂蜜样品，根据蜂蜜发酵后产生的乙醇中 D/H 的同位素比值来鉴别蜂蜜中糖浆掺假情况，但是受限于该技术糖浆的检出限高，当糖浆掺入比较低时，则无法检测出来。

（3）功能性糖类　随着工作节奏的加快，社会工作者加班熬夜增多，这导致很多人都是处于亚健康状态，为了能够恢复体力，更多的人会选择食用保健食品，用于提高身体免疫力、补充多种维生素以及其他营养因子，因此，对于食品标签中营养因子的检测尤为重要。以功能性水苏糖营养因子检测为例，水苏糖是由两个 α-半乳糖、葡萄糖、果糖构成的四糖，为非还原性功能性低聚糖，具有促进肠道内双歧杆菌繁殖及生长，调节肠道内菌群平衡，增强机体免疫力、降血糖和降血脂等功能。由于水苏糖的物化性质较为稳定，且具有良好的生理功能，通常被添加到食品中，如饮料、米粉、乳制品等中，以适应不同的消费需求。目前，食品中水苏糖含量的检测主要使用行业标准方法《水苏糖》（QB/T 4260—2011），即高效液相色谱法，另外采用层析法、气相色谱法等方法也能够实现对水苏糖含量的检测。薄层层析法展开时间长、展开剂体积需求大，分离结果差，因此，实验结果准确性、稳定性以及精密度较差；气相色谱法需将糖通过衍生化的方法将其转换成为可挥发的成分后再进行测定，过程较为烦琐，故通常采用高效液相色谱法；而高效液相色谱法的显著缺点为分析成本较高、耗时较长，示差折光检测器的稳定性重复性和选择性均有一定程度的不足，精度不够，对于食品复杂基质中水苏糖的分析较为困难，因此开发一种能够对水苏糖实现快速、准确且高效的定量方法尤为重要。基于上述问题，吉鑫等通过引入 1D¹HNMR 技术，以柠檬酸作为定量外标，琥珀酸和烟酰胺分别作为定量内标，建立了食品中水苏糖的核磁共振定量分析检测方法。结果表明，该方法检出限为 0.1mg/L，定量限为 0.2mg/L，以柠檬酸作为外标的脉冲宽度（pulselength based concentration，PULCON）方法加标回收率为 97.9%，日内精密度与日间精密度分别为 1.65% 与 5.27%，内标方法加标回收率分别为 101.38%（琥珀酸）和 106.34%（烟酰胺），日内精密度为 1.34%（琥珀酸）和 0.83%（烟酰胺）日间精密度分别为 0.65%（琥珀酸）与 2.46%（烟酰胺），测定样品的重现性很好；对不同样品基质中水苏糖含量进行检测，测定结果与现行的高效液相色谱行业标准方法（QB/T 4260—2011）相比较，无显著性差异（$p>0.05$）。该方法相比于现行标准方法，简化了样品的前处理操作，只有节约了时间、定量准确等优点。以婴幼儿乳粉中乳糖检测为例，乳糖作为 6 个月以内婴儿主要能量来源，对婴幼儿的生长发育起着至关重要的作用。目前，现行的食品安全国家标准中，婴幼儿乳粉中乳糖含量的检测方法采用的是高效液相色谱法和莱因-埃农氏法。但是莱因-埃农氏法有着滴定终点操作不易控制的缺点，同时高效液相色谱法配备的示差折光检测器稳定性、重复性存在一定程度的不足。姜洁等建立了婴幼儿乳粉中乳糖的核磁共振定量分析检测方法。结果表明，以顺丁烯二酸为定量外标的脉冲宽度 PULCON 方法加标回收率为 100.19%~103.21%，相对标准偏差在 1.79%~3.57%，测定样品的重现性很好。与现行的《食品安全国家标准　婴幼儿食品和乳品中乳糖、蔗糖的测定》（GB 5413.5—2010）相比，该方法具有操作简便，取样量小，选择性好，无需标准品作参比等优点。

（4）其他食品　VidalNP 等采用 1D¹HNMR 技术研究野生和养殖鲈鱼脂质的差异，通过二十碳五烯酸（eicosa pentaenoic acid，EPA）、二十二碳六烯酸（docosa hexaenoic acid，DHA）等必须多不饱和脂肪酸含量的差异，来判断它们的营养价值。Papotti 等采用 ¹HNMR 技术对意大利 Lambrusco 产地葡萄酒真实性进行了系统的研究，采用了 PLS-DA 对 ¹HNMR 图谱进行了统计分析，结果发现 2,3-丁二醇、琥珀酸、苹果酸和苏氨酸是该葡萄酒产地的特征化合物。Godelmann 等采用 ¹HNMR 技术建立了 600 多个德国真实葡萄酒样品指纹图谱数据库，实现了对葡萄酒原产地、酿造年份以及葡萄品种的正确分类，分类正确率达到了 89% 以上。Zhang X 等利用 NMR 技术对橙汁的代谢物进行了定性及定量分析，结果发现海拔高度、土壤深度等地域因素的不同，橙汁中多种代谢物含量差异比较显著，这为橙汁 NMR 产地溯源技术研究，提供了有利条件。BrukerBioSpin 和 SGF 公司 1D¹HNMR 技术，建立了葡萄酒和果汁样品 NMR 指纹图谱真实性数据库，基于数据库，人们能很好地验证葡萄酒酿造年份、原产地和葡萄品种；40 多个果汁品种以及来自全球 50 多个产地果汁的真实性。同时，Bruker 公司每年从世界各地获得数千个果汁以及葡萄酒样品，并不断更新指纹图谱数据库。事实表明 ¹HNMR 葡萄酒 Wine Screener 和果汁 Juice Screener 可作为一个强有力鉴别葡萄酒及果汁真实性的手段。SNIF-NMR 方法已经在 1990 年欧盟法律法规（2670/90，2347/91 和 2348/91）中被明确的规定用来鉴别葡萄酒及烈性酒的原产地真伪。WeiF 等采用 NMR 技术评价了具有不同感官功能的咖啡豆，结合统计学手段，找到了能够表征不同感官咖啡豆的功能因子，实现了对咖啡豆的感官评价以及品质筛查。

3. 小结

NMR 技术以其快速性、无破坏性、高重复性、高稳定性等优点，已经广泛应用于营养制品复杂成分的定性定量检测上了，结合多元统计学手段，在研究定量检测营养成分、监测营养成分变化、溯源、掺假鉴别等方面都取得了较好的效果。NMR 技术对于营养制品的质量控制系统的建立、监控和检测功能性营养因子及保障食品安全等都具有比较重要的现实意义。

在国外 NMR 技术在食品果汁、葡萄酒、烈性酒、蜂蜜、咖啡、鱼等食品质量与溯源检测领域，已经取得了广泛的应用。在国内，核磁共振技术很难实现食品领域广泛应用与普及的一个重要原因就是目前国产核磁设备研发才处于开始阶段，德国 Bruker 进口仪器成本较高，日常维护成本也相对较高，同时由于其复杂性具有一定的技术门槛，这些限制了 NMR 技术在营养制品领域中的应用与普及，这导致了 NMR 波谱技术在我国食品工业中的应用研究较少，起步较晚，研究力度不够，需要加大力度推广 NMR 波谱技术应用于营养制品中的质量检测与溯源分析。应借鉴国外成功的经验，积极推动我国食品领域 NMR 技术标准的立项以及研究，以弥补目前国内 NMR 技术标准的严重缺失。随着 NMR 技术的完善和提高，国产仪器新功能不断开发及成本不断降低，NMR 技术在食品营养质量研究领域具有更为广阔的应用前景。

四、高分辨质谱技术

1. 高分辨质谱的概念

高分辨质谱仪（HRMS）是指质量分辨率大于 10000，且质量测量准确度小于 5ppm 的质谱仪。由于具有质量分辨率高，并能得到分子的精确质量和同位素信息，因此，HRMS 可以用于确定化合物的元素组成及痕量组分在复杂基质中的筛选和确证。

高分辨质谱仪包括傅里叶变换离子回旋共振质谱仪、离子淌度质谱仪、四极杆-静电场轨道离子阱质谱仪、四极杆-飞行时间质谱仪等。由于这些高分辨质谱仪质量分析器结构不同，其在性能上也有很大的差异。其中傅里叶变换离子回旋共振质谱仪的分辨率和质量精度最高，主要应用在大分子分析、气相离子反应动力学研究和复杂体系分析等领域，但其价格昂贵、体积庞大、操作复杂，目前仅在少数研究实验室使用。离子淌度质谱仪是离子淌度分离与质谱联用的一种新型二维质谱分析技术，结合了离子淌度技术灵敏、快速、能够提供离子结构信息与质谱能够提供准确质量信息的特点，在化合物异构体分析、生物大分子相互作用分析等方面显示出了其独有的优势。四极杆-静电场轨道离子阱质谱仪与四极杆-飞行时间质谱仪是目前食品安全领域常用的两种筛查分析仪器，四极杆-静电场轨道离子阱质谱可提供接近傅里叶变换离子回旋共振质谱的分辨率和质量精度，能保证复杂样品分析时所需的高灵敏度和高特异度，定量与定性能力强，同时四极杆-静电场轨道离子阱质谱可分析分子质量在 50～3500 范围内的物质，如小分子活性多肽。四极杆-飞行时间质谱仪采样速度快，可与超高效液相色谱联用。

2. 高分辨质谱技术在食品营养质量领域中的应用

食物提供人体能量，提供人体所必须的营养元素，检测是保证食品安全的基本方法，检测是验证食品质量是否与食品标签匹配的技术手段。鉴于食品欺诈事件中相关从业者规避了现有法律法规，在食品生产加工等环节违法添加或采用的替代手段具有隐蔽性、可变性和不可预知性，在检测中就需要采用一系列非定向的技术手段对其进行筛查，而相关的食品营养真实性鉴别技术也是我国"十三五"规划中食品领域前沿关键技术之一。

目前，液相色谱-质谱联用技术（LC-MS）因具有高选择性、高灵敏度和良好的定性定量分析功能而成为食品安全检测中不可或缺的一大利器，其中，液相色谱-高分辨质谱联用技术（LC-HRMS）在食品营养质量真实性鉴别中扮演着重要角色。分辨率≥10000 半峰宽（FWHM）的质谱为高分辨质谱，其凭借高准确度的分辨能力和同位素峰形分布测定能力，可通过全扫描进行准确定性和非定向未知物筛查。目前，飞行时间质谱（TOF-MS）和傅里叶变换-静电场轨道阱质谱（FT-Orbitrap-MS）是食品安全领域常用的 2 种主要的 HRMS 筛查检测手段。对于待测目标化合物，HRMS 可进行多级扫描，通过 MS/MS 二级质谱图，再结合谱库检索、判断所得碎片是否符合裂解规律等方式可对该化合物进行进一步确证。二级质谱对于排除基质干扰、增加选择性以有效识别分析物至关重要。HRMS 参数设定简单，仪器方法的建立非常便利，无需借助标准物质对分析物逐一进行最佳条件优化；HRMS 可以有效区分共流出物和同质异素化合物，这不但降低了对色谱分离的要求，也大大降低了样品处理的复杂程度；HRMS 一次分析化合物的数目没有限制，可获取大量目标和非目标化合物的信息，且采集的数据具有可回顾性，可以根据检测需求反复调用，而不必再次处理样品和进样。此外，在基质效应影响小和灵敏度允许的情况下，HRMS 可以最大限度地减小假阳性率并确保假阴性率近于零。

（1）添加剂检测及非法添加物筛查　随着食品工业的快速发展，食品添加剂的滥用与非法添加物的使用已成为影响乳制品质量安全的重要因素，因此，对乳及乳制品中食品添加剂及非法添加物进行快速筛查确证尤为重要。云环等搭建了离子色谱-轨道离子阱质谱的分析装置，并利用该设备非定向性地筛查了乳制品中的有机酸。试样经 1% 的氢氧化钾溶液提取后固相萃取法净化，在部分样品中筛查到酒石酸、乳酸、柠檬酸和苹果酸。随后该课题组使用 OasisMAX 固相萃取小柱净化，进一步优化前处理方法，在样品中可以筛查到苹果酸、柠檬酸、丁二酸、乳酸和己二酸。该方法简单、快速，可用于乳制品中多种酸度调节剂的筛查分析。Chen 等建立了基于强阳离子交换填料的分散微固相萃取（dispersive microsolidphase extraction，DMSPE）净化方法，并采用高效液相色谱-静电场轨道阱质谱法对牛乳和乳粉中的三聚氰胺和氰胺进行了快速分析。该前处理方法简单、灵敏度高，适用于大规模检测，也可用于乳及乳制品中其他非法添加物的筛查，有利于乳品安全监管工作的开展。新开发的基于 PCX 吸附材料的 DMSPE 清理方法有望在今后的样品清理中被广泛应用于微量碱性污染物的分析中。

近年来，为避免检查出过量使用抗生素，某些商家在原料乳中违规添加抗生素降解剂来制造人工"无抗奶"。如使用 β-内酰胺酶降解牛乳中残留的青霉素可生成青霉素噻唑酸，对人类健康存在潜在风险。针对这一现象，赵凤娟等建立了人工"无抗奶"中青霉素类药物降解产物的非定向筛查检测方法。采用超高效液相色谱-四极杆-轨道阱质谱仪对青霉素类药物降解后的产物进行筛查，发现羟氨苄青霉素、氨苄青霉素、邻氯青霉素和苄青霉素的残留标识物分别为相应的青霉噻唑酸及去羧青霉噻唑酸，对人工"无抗奶"的鉴别浓度低限为 10μg/kg，该方法简单、快速、灵敏度高，可作为人工"无抗奶"的鉴别方法，为完善乳制品的检测方法提供了一定的理论基础。

（2）牛乳　在乳牛饲养过程中农药和兽药的不合理使用，导致农兽药在乳牛体内蓄积，从而影响乳及乳制品的质量安全。Hayward 等利用液相色谱-四极杆-飞行时间质谱建立了牛乳和奶油中 34 种杀虫剂的筛查方法，所有农药的定量限值（LOQs）为 0.20g/kg 或 0.40g/kg；严丽娟等结合了筛查数据库的高通量分析方法与超高效液相色谱-四极杆-飞行时间质谱技术，在 9min 内完成了对乳制品中氯丙嗪、氟哌啶醇、地西泮等 20 种镇静剂的高通量筛查和定量分析，检出限为 0.3~1.5μg/L。与数据库比对后，样品中添加的镇静剂能全部被筛查出来。

目前，在乳牛饲养过程中，抗生素滥用是导致乳及乳制品中兽药残留超标的主要因素，这些超量使用的抗生素可通过食物链富集到人体内，导致人体产生抗药性。Hu 等利用液相色谱-高分辨质谱法对牛乳中磺胺类药物进行非定向筛查。已知磺胺类药物数据通过 Full-MS 采集，特征碎片离子通过 AIF（全子离子碎裂扫描）得到，进而对未知的磺胺类药物进行了分析确证。实验结果表明分析物回收率为 68.8%~115.8%，检测限（LOD）为 0.003~0.2μg/L。该方法简单、快速、灵敏度高，为乳品中非法药物的检测提供了技术支持。王帅兵等利用亲水作用色谱-高分辨质谱对生鲜牛乳中链霉素、双氢链霉素、庆大霉素、妥布霉素、卡那霉素、阿米卡星和安普霉素共 7 种氨基糖苷类抗生素（AGs）残留进行检测，该方法的定量限低于我国规定的生鲜乳中 AGs 的最高残留限量，可作为生鲜牛乳中 AGs 药物残留的监测手段。将该方法应用于 50 个生鲜牛乳样品的检测中，未检出氨基糖苷类药物残留。Moreno-Gonzalez 等利用毛细管区带电泳串联四极杆飞行时间质谱测定了牛乳中 8 种四环素和 7 种喹诺酮类化合物，定量限（LOQ）为 1.5~9.6μg/kg，低于欧盟规定的最大残留限量，适用于牛乳中四环素和喹诺酮类抗生素药物的检测。Konak 等使用超高效液相色谱-离子阱质谱（UHPLC-Orbitrap-MS）测定了婴儿食品中 12 种磺胺类药物和 5 种乙酰化代谢物。对比了 QuEChERS 和加速溶剂萃取法（accelerated solvent extraction，ASE）两种提取方法可实现对分析物的高效回收。ASE（回收率为 60.90%~85.90%，相对标准偏差≤19.1%）对萃取分析物的效率明显高于 QuEChERS（回收率为 75.5%~96.6%，相对标准偏差≤10.1%）。样品检出限为 0.10~0.55μg/kg。将该方法用于 47 种不同婴儿食品的分析中，未发现阳性样品。Jia 等建立了同时筛查婴幼儿配方食品样品中 333 种农药和兽药残留的分析方法，试样经响应面优化的双水相萃取法提取后，利用超高效液相色谱-四极杆-轨道离子阱质谱检测，333 种农药和兽药的定量限为 0.01~9.27μg/kg，回收率为 79.80%~110.70%。方法建立后，可应用于 93 个婴幼儿配方食品样品中农兽药残留的筛查，在样品中检出了替米考星、芬苯达唑、酒石酸、泰乐菌素和噻苯咪唑。Wang 等进一步改进了样品的前处理与筛查方法，建立了超高效液相色谱-电喷雾四极杆轨道阱质谱（UHPLC/ESIQ-Orbitrap）以检测牛乳中氟喹诺酮类、大环内酯类等 11 类 105 种兽药残留的多级目标筛选方法。使用盐析和固相萃取程序从牛乳中提取兽药残余物，Q-OrbitrapFullMS/dd-MS$_2$（数据依赖性采集）可获取单个兽药的产物离子谱图以建立化合物数据库和质谱库，FullMS/mDIA 用于采集所有样品数据，加强了 1.0 或 10.0μg/kg 兽药的目标筛选，该方法分别在 1.0 和 10.0μg/kg 的 105 种兽药中筛选出 58% 和 96%，且无需在数据处理过程中手动评估每种化合物，减少了常规实践中的工作量。

（3）在乳制品中营养因子检测的应用　乳粉的安全问题一直备受政府和公众的关注，特别是"三聚氰胺"事件后，对乳制品的质量安全，特别是婴儿配方乳粉的检测更加严格。刘芸等建立了高效液相色谱-Q-Exactive 四极杆/静电场轨道阱高分辨质谱测定乳粉中低聚果糖的方法。样品经乙酸锌沉淀蛋白质，采用乙腈与 0.1% 乙酸水作为流动相梯度洗脱，经加热电喷雾离子化源（heated electrospray ionization source，H-ESI）进入质谱，在正离子 Target-MS/MS（对设定离子进行二级扫描）模式下提取目标离子的精确质量数，以排除基质的干扰，使蔗果三糖、蔗果四糖、蔗果五糖 3 种低聚果糖能得到较好的分离和定性定量检测，该方法可用于任何乳粉的高通量测定。丁涛等建立了高效液相色谱-Q-Exactive 四极杆/静电场轨道阱高分辨质谱分析婴幼儿配方乳粉中一磷酸胞嘧啶核苷、一磷酸脲嘧啶核苷、一磷酸腺嘌呤核苷、一磷酸鸟嘌呤核苷和一磷酸次黄嘌呤核苷 5 种核苷酸的方法。样品经 0.1% 甲酸溶解除蛋白，乙腈和 0.1% 甲酸梯度洗脱，经 H-ESI 源进入质谱，在负离子模式下通过一级全扫描提取目标化合物的精确质量数定量，可自动触发二级质谱的进一步定性。该方法简单快速、准确度高且适用性强，可用于日常婴幼儿乳粉中 5 种核苷酸的检测。

3. 小结

近年来发展的高分辨质谱以其高分辨率、高准确度和高选择性的优点，在食品非法添加物、农兽药残留、营养元素分析、蜂蜜掺假等领域被广泛应用，为食品监管提供可靠的技术手段，为保障公众的"舌尖上的安全"提供了有效的技术支撑。随着经济的发展，市场上乳制品需求量逐年增加，乳制品生产企业需要对产品的开发及质量进行控制，其中对乳制品中外源性风险物质筛查分析的需求也是多方面的，特别是复杂样品基质、痕量化合物、高通量分析。而高分辨质谱具有高分辨率和高质量精度，可得到化合物的元素组成；实现低分辨质谱难以解决的目标物同分异构体和结构类似物的鉴别；

实现高通量检测和样品数据回溯；可利用化合物的母离子精确质量数及同位素丰度比，结合模拟推断的二级碎片离子精确质量数进行准确定性，实现非目标化合物的筛选。这些特性使其在乳及乳制品中外源性风险物质筛查分析得到了越来越广泛的应用。今后，为应对我国日益增长的乳品消费需求，保障国民食品安全，仍需继续研究简便、快速、准确、适用于企业及第三方检测机构的检测方法，发展高效、高灵敏的全自动联用技术和多残留组分确证技术，以实现分析过程的自动化和智能化，提高分析效率、降低成本，如探索开发全二维气相色谱-飞行时间质谱仪结合在线样品净化技术，原位电离与高分辨质谱相结合的技术。其中原位电离技术可在常压敞开式条件下简化或免除样品前处理过程，使样品的现场快速分析检测成为可能。可以预见，随着科技水平的发展、仪器价格的降低和检测技术的进步，高分辨质谱法在食品中外源性风险物质筛查确证领域将会被越来越广泛的应用。但是，因为高分辨质谱价格较贵，运行成本比较高，所以目前高分辨质谱更多地被应用于科学研究。因此，应加快推进国产高分辨质谱的商业化，大力推广高分辨质谱技术在食品检验和食品真实性领域的应用，借鉴国外成功经验，推动高分辨质谱技术及相关标准在第三方检验检测机构的应用。随着高分辨质谱技术的推广，国产高分辨质谱功能的完善，生产成本的降低，高分辨质谱技术在食品安全研究与营养检验领域将具有更为广阔的应用前景。进而为食品安全检测提供分析平台，为食品安全抽检监测提供技术支持，进一步提高监管效能。

五、营养制品的溯源新技术

1. 食品溯源的概念

欧盟最早自 2005 年 1 月 1 日起要求在其境内销售的所有食品都必须可进行追踪与溯源，否则不允许进行买卖与交易。日本、加拿大、新西兰、澳大利亚等国相继开展食品溯源。我国食品溯源系统的建立较晚，始于 2002 年，并逐步制定了系列的标准和指南。应首先在畜禽行业导入溯源系统，并逐渐将其推广到了水产品等领域，并在法律法规中明确了食品安全监管应遵循"可追溯性"的原则。我国食品溯源取得了一些成效，但随着食品新技术进展，整个系统仍需被完善。

"食品溯源"是"食品质量安全溯源体系"的简称。食品安全溯源体系是指食品在产供销的各个环节中，包括从食品的种植、生产、流通到食品的销售和餐饮服务中，食品质量安全及相关信息能够被顺向追踪（源头到终端）或者逆向回溯（终端到源头），从而使食品从生产到餐桌的整个过程都处于有效监控之中的一个庞大的体系。食品安全溯源体系的实质是以标识为技术载体的信息记录系统，需满足标识识别的唯一性。

2. 食品溯源新技术

除传统的纸质台账溯源外，目前用于食品产地溯源的技术有电子标签技术、稳定性同位素指纹（同位素种类和比例）分析技术、矿物元素分析技术、有机成分分析技术、红外光谱技术和 DNA 指纹食品溯源技术。按照其性质，又可分为物理方法溯源、化学方法溯源和生物技术方法溯源。

（1）物理方法溯源 物理方法溯源包括近红外光谱溯源和物联网溯源。

①近红外光谱溯源。该技术采集食品的光谱信息，光谱可反映食品中有机物的组成成分与含量。同一种食品由于产地的不同，其有机成分也会存在一定差异，应用近红外光谱对其成分分析可以判定其产地，达到食品溯源的目的。近红外光谱分析具有快速、高效、低成本等众多优点。

目前，该技术在肉类溯源上应用较多，如采用该技术可通过分析脂肪酸的不同来识别高山牛肉，或者识别不同饲料喂养的动物。

②物联网溯源。在应用物联网溯源系统之前，人们更熟悉的是使用条形码和二维码。条形码溯源是通过条形码所包含的物品信息实现溯源功能的，通过对条形码的编写可以将产品种类、生产日期、加工方式等信息包含进去，可以采用条形码扫码器读取信息。二维码主要是矩阵式二维码，其编码形式是在指定的矩形空间内按照一定的编码规律将黑白像素进行排列的编码。二维码在代码编制上应用与二进制相对应的几何形体来表达信息，通过光电扫描或图像识别自动读取信息以实现食品溯源。二维码与条形码相比，信息容量更大，纠错能力更强，并且能够对语音、文字等多种信息进行编码，因此安全性更高。

而基于物联网溯源系统一般由射频识别（RFID）系统、产品命名服务器（ONS）、信息服务器（PML)和应用管理系统这四部分组成。其中RFID是物联网溯源的基本技术，是一种非接触式的自动识别技术，它可通过射频信号自动识别目标对象并获取相关数据。在过去的十年里，RFID技术在食品供应链中的可追溯系统及其快速增长中扮演着重要角色（图4-2）。

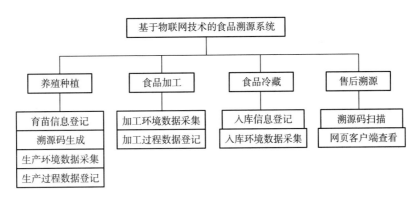

图 4-2　基于物联网技术的食品溯源系统分析与设计

与条形码相比，依托RFID的物联网溯源具有可移动读取、同时读取、可多次读写、信息容量更大和环境影响更小的特点；与二维码相比，RFID电子标签具有不耗电、寿命长、可修改、能加密、防磨、防水、防腐、防磁等特点。RFID的识别需用专用设备和软件，识别过程无需人工干预，保密性好，可以远距离识别。

（2）化学方法溯源

①矿物质溯源。食品中的矿物质会因如植物食品其产地环境如土壤、水质、空气等的差异而不同。通过原子吸收光谱法、原子荧光光谱法、原子发射光谱法和电感耦合等离子体法（ICP-MS）等检测食品中的矿物质种类、数量或其比值，进而采用方差分析、多重比较分析、判别分析、聚类分析等技术进行数据处理，最终可进行食品产地溯源。例如，采用ICP-MS、原子荧光和原子吸收光谱仪检测我国葱样本的矿物元素含量，可发现不同地域来源样本的矿物元素含量差异明显，利用Fisher判别模型能够判定葱的产地。

我国矿物质溯源，目前在牛、羊及其乳制品，水产品中应用得较多，溯源判别率可达90%以上，但是相关研究并不深入和系统，矿物质特征库也尚未建立，且由于食品中矿物元素相对营养成分含量少，其检测结果易受环境中的其他因素如农药和食品添加剂等的影响，因此，利用矿物元素溯源有一定的局限性。在应用矿物元素溯源时，应通过多种元素测定来综合确定最终结果。

②稳定同位素溯源。稳定同位素半衰期显著长于放射性核素，无放射性，不会造成二次污染。机体总是处于不断与外界环境进行物质交换并达动态平衡的状态，不同来源的物质中，其稳定同位素自然丰度的差异在一定程度上可以表达其所属环境的信息，因此，生物体中稳定性同位素组成是物质的

自然属性，可用于区分不同来源的物质，这是稳定同位素溯源技术的基本原理。常用的同位素有碳（^{13}C）、氢（^{2}H）、氧（^{18}O）、氮（^{15}N）、硫（^{34}S）等，该方法已用于葡萄酒、饮料、乳品、肉品、水果、蔬菜、谷物等溯源。如来自于不同牧区的饲料样品、羊颈毛、羊肉，以稳定同位素质谱法为手段，可检测样本中 δ^{13}C 值和 δ^{15}N 值。结果显示，牧草种类会对不同地域羊组织的 δ^{13}C 值、δ^{15}N 值产生严重影响，利用该特点可以进行食品溯源。

我国在 2002 年颁布了《蜂蜜中碳-4 植物糖含量测定方法—稳定碳同位素比率法》的国家标准，现行有效。其检测原理为：试样在具有纯氧脉冲及催化剂存在的在线式全自动 Dumas 燃烧管中燃烧，经化学纯化及 GC 分离后用稳定碳同位素质谱仪测定蜂蜜 δ^{13}C 值。以蜂蜜蛋白质 δ^{13}C 值为标准，蜂蜜 δ^{13}C 值与其进行比较，根据其差值来计算蜂蜜中碳-4 植物糖的含量。C3 植物为蜜源植物的主要类型，就 δ^{13}C‰值而言，处于 -30‰~-22‰。δ^{13}C‰值位于 -14‰~-9‰的 C$_4$ 植物则是高果糖玉米糖浆植物的主要产源，由此可以进行蜂蜜产地溯源。

但由于稳定同位素质谱技术的有效溯源指标体系还未完全被确定，地理因素对食品中同位素组成的影响变化规律还不十分清楚，所以，稳定同位素溯源技术仍处于研究阶段尚未被广泛应用。

③有机成分溯源。不同来源的同一种食品，其有机成分及其含量有着明显的差异，可通过化学分析方法确定食品的有机成分及其量来确定其产地而溯源。常用的技术如色谱技术（气相色谱、液相色谱），光谱技术（红外、荧光、原子、拉曼等），质谱及其联用技术（气质 GC-MS、液质 HPLC-MS、同位素质谱 IRMS、电感耦合等离子体质谱 ICP-MS）。被检测分析的有机成分有常见营养物质、脂肪、蛋白质、维生素、碳水化合物及一些挥发性物质。

如利用顶空固相微萃取-气质联用和同位素比率质谱仪，可测定来自不同地区土豆样品中的 32 种挥发性成分和 C、N、O 同位素，其中 15 种挥发性成分及所有同位素均具有显著的地区差异，判别分析表明单一数据集（挥发性成分或同位素）的正确判别率高于 90%，挥发性成分与同位素组合可获得 100%的正确产地判断率。

但在食品的加工、贮藏中影响有机成分含量的因素（温度、湿度等）较多，有机成分的含量变化较大，因此，利用有机成分进行食品产地溯源也存在一定的局限性。

（3）生物技术溯源　生物技术主要指 DNA 溯源技术，利用生物 DNA 序列的唯一性来鉴别食物来源。DNA 溯源技术具有以下特点：组织类别、发育阶段、环境等的影响相对较小；可标记数量多，遍及整个基因组；自然存在许多等位变异，多态性高；DNA 标记技术易于自动化；DNA 样品在适宜条件下可被长期保存。因此，DNA 指纹技术可应用于动、植物以及微生物源性产品的真伪鉴定、掺假鉴定以及名特优产品产地溯源鉴定。

虽然 DNA 溯源方法可以从本质上追溯产品产地，精度高、效果好，但需要建立巨大的 DNA 数据库，耗资巨大，且其操作方法相对烦琐，判别时间相对比较长。

DNA 溯源技术基于分子标记技术，常见的有随机扩增基因多态性 DNA（RAPD），简单重复序列（SSR）及基于其上发展而来的简单重复序列间扩增（ISSR）技术、扩增片段长度多态性（AFLP）技术和单核苷酸多态性（SNP）技术等。

此外，在生物技术溯源中，凝胶电泳常常用于扩增产物的分离。除常规的聚丙烯酰胺或琼脂糖电泳外，变性梯度凝胶电泳（DGGE）可以克服传统微生物检测方法的弊端，具有可靠性强、重复性好、易操作、可同时分析多个样品等优点，结合聚合酶链式反应（PCR），在水产品、酒类、发酵食品、肉制品等领域的食源性致病菌溯源应用中发挥着作用。

①RAPD 技术。随机扩增基因多态性 DNA（RAPD）。RAPD 基于 PCR，以基因组 DNA 为模板，以长度为 10 个碱基对的人工合成随机多态核苷酸序列为引物，进行 PCR 扩增，扩增产物的多态性反映了

基因组的多态性。

RAPD 技术是较早期的 DNA 指纹技术，现已被广泛应用于生物的品种鉴定、系谱分析及进化关系的研究上。该技术目前在假冒中药及中药道地性检验中使用较多，也有用于香菇等食品中的溯源和掺伪鉴别的研究报道，如用 RAPD 标记可检测宁夏枸杞同一品种不同产地叶片 DNA 指纹图谱的特征，从而成功进行枸杞的不同产地溯源。

②AFLP 技术。扩增片段长度多态性（ALFP），该技术的实质是利用 2 种或 2 种以上的酶切割 DNA，形成不同酶切位点的限制性酶切片段，在所得的酶切片段上加上双链人工接头，可作为 PCR 扩增的模板。AFLP 技术可使某一品种出现特定的 DNA 谱带，因此，可作为一种分子标记技术用于食品溯源。

如可用 AFLP 方法来构建羚牛、家牛和黑熊的 DNA 指纹图谱，发现 AFLP 技术可在 DNA 分子水平上对野生动物肉制品进行溯源鉴定，为打击贩卖国家野生保护动物源肉制品的工作提供了技术参考。在参类的溯源研究中发现，采用 AFLP 指纹遗传标记技术可确定人参、西洋参、引种西洋参基因组的多态性及其指纹图谱，为人参、西洋参等药用植物的鉴定提供科学依据。不同产地的双胞蘑菇具有有独特的 AFLP 指纹，结合聚类分析可发现来自不同国家和地区的样品分别聚在不同的类群里，这说明 AFLP 指纹技术能够追溯双孢蘑菇的产地。

AFLP 技术具有分辨率高、稳定性好、效率高的优点，但其技术费用高，对 DNA 纯度及完整性要求高。

③SSR 和 ISSR 技术。SSR 微卫星序列。其技术的原理在于：微卫星序列相邻两侧区域的 DNA 片段保守型较高，可将特异性的 PCR 引物设计置于此保守区域中，并扩增其中的微卫星序列，通过凝胶电泳，即可展示个体间在此位点的微卫星序列多态性。

ISSR 是基于 SSR 技术发展起来的新型分子标记技术。其技术原理在于：运用 PCR 技术对两个序列相同但方向相反的 SSR 之间的一段 DNA 序列进行扩增，该序列由 1~4 个碱基组成的串联重复单位和几个非重复的锚定碱基组成，可保证引物与基因组中 SSR 末端结合。扩增产物经凝胶电泳分离而获得扩增指纹图谱可揭示样本间的遗传多样性。

SSR 和 ISSR 技术已经应用于桃、水稻、番茄和黑木耳等作物的溯源研究了。如运用 ISSR 方法对不同名称的黑木耳生产菌株 300 余株进行鉴别，可获得清楚的黑木耳指纹图谱，可科学正确地分开不同地区的木耳。因此，ISSR 分子标记可有效地用于黑木耳生产菌株的快速准确鉴别。

SSR 及 ISSR 标记技术可标记的等位基因数目较多，可提供丰富的序列信息，但也正因为其复杂性，目前此技术的广泛应用未实现。

④SNP 技术。SNP，单核苷酸多态性。SNP 技术是指同一位点的不同等位基因之间个别核苷酸的差异，该差异可能是单个碱基的缺失或插入。SNP 标记在基因组中分布很广泛，而且其对 DNA 的要求不高，用其易于判型，适合于快速、规模化的筛查。因此，通过 SNP 标记可区分不同生物个体遗传物质的差异，可用于食品溯源。

SNP 溯源研究多用于小麦等植物性食品，牛、猪等动物及其制品中。如在猪实验群体中检测并筛选 SNP 标记，并进一步采样进行溯源实验，结果表明筛选的 SNP 标记能有效地区分猪个体。

生物溯源技术有着物理溯源技术和化学溯源技术所不能比拟的优势，例如后两者基本上不能对近缘生物源性食品溯源。但生物技术也要求食品的加工程度不能过高，以避免 DNA 被完全降解，这样才能正确采集到具有产地或物种特征的 DNA 片段，进而获得 DNA 指纹图谱并溯源。因此，在食品的掺假检验与产地溯源检验中，生物溯源技术应该与物理溯源、化学溯源技术有机联合应用，这样才能更准确地鉴别假冒伪劣食品和溯源优良品种原材料产地。

参考文献

［1］刘志东，郭本恒．食品流变学的研究进展［J］．食品研究与开发，2006（11）：211-215.

［2］李云飞译．食品质构学-半固态食品［M］．北京：化学工业出版社，2007.

［3］王颖颖，侯利霞．酱体食品的流变学特性及稳定性研究进展［J］．中国调味品，2016，41（07）：153-156.

［4］张平，武俊瑞，乌日娜．大豆发酵食品-豆酱的研究进展［J］．中国酿造，2018，37（02）：6-10.

［5］陈玲，崔春，赵海锋．大豆蒸煮时间对黄豆酱发酵过程中理化特性的影响［J］．食品工业科技，2015，36：54-57.

［6］张兰威，蒋爱民．乳与乳制品工艺学第2版［M］．北京：中国农业出版社，2016.

［7］Carly E A，Barbon，Catriona M，Steele. Efficacy of thickened liquids for eliminating aspiration in head and neck cancer：a systematic review.［J］．Otolaryngology——head and neck surgery：official journal of American Academy of Otolaryngology-Head and Neck Surgery，2015，152（2）：211-8.

［8］段振华，张心敏，郇延军，等．半流质高能食品的工艺［J］．无锡轻工大学学报，2002（02）：148-151.

［9］沈正荣．挤压膨化技术及其应用概况沈正荣［J］．食品与发酵工业，2000，26（5）：74-78.

［10］武杰．食品微波加工工艺与配方［M］．北京：北京市科学技术文献出版社，2003：28.

［11］王霞，高云．黑甜玉米中黑色素提取及纯化工艺研究［J］．食品科学，2004，25（11）：198-200.

［12］何阳春，洪咏平，周保堂．鱼肉仿真食品加工技术进展［J］．食品科技，2003（5）：34-36+38.

［13］李清春，张景强．仿生食品的研究概况［J］．食品科技，2001，1（1）：215-216.

［14］刘晓伟，王利强，廖祝胜，等．微胶囊技术在食品包装中的研究进展［J］．包装工程，2017：149-155.

［15］周波．我国非油炸方便面的发展现状及前景［J］．粮食流通技术，2016，5（9）：49-51.

［16］井乐刚，沈丽君．3D打印技术在食品工业中的应用［J］．生物学教学．2016，41（02）：6-8.

［17］吴世嘉，张辉，贾敬敦．3D打印技术在我国食品加工中的发展前景和建议［J］．中国农业科技导报，2015：1-6.

［18］陈思阳．3D打印技术在食品加工中的应用进展［J］，中国食品，2018.

［19］Khan Z. H.，Khalid A.，Iqbal J. Towards realizing robotic potential in future intelligent food manufacturing systems［J］．Innovative Food Science & Emerging Technologies，2018，48：11-24.

［20］Masoud Ghaani，Carlo A. Cozzolino，Giulia Castelli，Stefano Farris. An overview of the intelligent packaging technologies in the food sector［J］．Trends in Food Science & Technology，2016，51：1-11.

［21］Reiding K R，Ruhaak L R，Uh H W，et al. Human plasma N-glycosylation as analyzed by Matrix-assisted laser Desorption/Ionization-fourier transform ion cyclotron resonance-ms associates with markers of inflammation and metabolic health［J］．Molecular and Cellular Proteomics Mcp，2017，16（2）：228-242.

［22］Righetti L，Fenclova M，Dellafiora L，et al. High resolution-ion mobility mass spectrometry as an additional powerful tool for structural characterization of mycotoxin metabolites［J］．Food Chemistry，2018，245：768-774.

［23］Lucci P，Saurina J，Nunez O. Trends in LC-MS and LC-HRMS analysis and characterization of polyphenols in food［J］．Trac Trends in Analytical Chemistry，2017，88：1-24.

［24］杨杰，高洁，苗虹．论食品欺诈和食品掺假［J］．食品与发酵工业，2015，41（12）：235-240.

［25］Ann M. Knolhoff，Timothy R. Croley. Non-targeted screening approaches for contaminants and adulterants in food using liquid chromatography hyphenated to high resolution mass spectrometry［J］．Journal of Chromatography A，2016，1428：86-96.

［26］Perez-Ortega P，Lara-Ortega F J，Gilbert-Lopez B，et al. Screening of over 600 pesticides，veterinary drugs，food-packaging contaminants，mycotoxins，and other chemicals in food by ultra-high performance liquid chromatography quadrupole time-of-flight mass spectrometry（UHPLC-QTOFMS）［J］．Food Analytical Methods，2017，10（5）：1216-1244.

［27］Hu S，Min Z，Xi Y，et al. Nontargeted screening and determination of sulfonamides：a dispersive micro solid-phase extraction approach to the analysis of milk and honey samples using liquid chromatography－high－resolution mass spectrometry ［J］. Journal of Agricultural and Food Chemistry, 2017, 65 (9)：1984-1991.

［28］Konak U I, Certel M, Sik B, et al. Development of an analysis method for determination of sulfonamides and their five acetylated metabolites in baby foods by ultra－high performance liquid chromatography coupled to high－resolution mass spectrometry (Orbitrap-MS) ［J］. Journal of Chromatography B, 2017, 1057：81-91.

［29］Wang J, Leung D, Chow W, et al. Target screening of 105 veterinary drug residues in milk using UHPLC/ESI Q-Orbitrap multiplexing data independent acquisition ［J］. Analytical and Bioanalytical Chemistry, 2018：1-17.

［30］食品中蛋白质的测定 ［S］. 食品安全国家标准 GB 5009.5—2016.

［31］常虹, 唐帅, 罗小菊. 浅谈食品中蛋白质含量测定方法优缺点 ［J］. 食品安全导刊, 2018：86-87.

［32］蒋大程, 高珊, 高海伦, 等. 考马斯亮蓝法测定蛋白质含量中的细节问题 ［J］. 实验科学与技术, 2018：143-147.

［33］郭垠利. 蛋白质含量测定方法研究 ［J］. 生物化工, 2018, 4 (04)：144-146+149.

［34］裘一婧, 曹王丽, 方玲. UPLC-MS/MS 测定减肥食品中 8 种非法添加化学成分 ［J］. 中国现代应用药学, 2017, 34 (10)：1441-1446.

［35］李泽夏琼, 石春梅. UPLC-MS 法测定减肥茶中的咖啡因 ［J］. 食品安全导刊, 2018 (21)：176-178+181.

［36］甄晓兰, 崔晓燕, 郭永辉. 苯巴比妥钠注射液细菌内毒素检查法标准研究 ［J］. 中国药品标准, 2017, 18 (05)：394-400.

［37］柯尊和. 血液中 4 种巴比妥类药物的固相萃取及液相质谱法分析 ［J］. 广州化学, 2018, 43 (02)：72-75.

［38］毛跟年, 许牡丹. 功能食品生理特性与检测技术 ［M］. 化学工业出版社, 北京：2005.

［39］叶云, 胡月明, 赵小娟, 等. 基于改进动态扩展和位置服务的农产品追溯系统优化 ［J］. 农业工程学报, 2016, 32 (13)：279-285.

［40］王岁楼、王艳萍、姜毓君. 食品生物技术 ［M］. 科学出版社, 2016.

［41］罗云波. 食品生物技术导论 ［M］. 中国农业大学出版社, 2017.

［42］洪小宇, 等. 基于物联网技术的食品溯源系统分析与设计 ［J］. 东莞理工学院学报, 2016, 23 (1)：7-9.

［43］宋雪健, 等. 近红外光谱技术在食品溯源中的应用进展 ［J］. 食品研究与开发, 2017, 38 (12)：197-200.

［44］姚瑞雄. 稳定同位素比率质谱法在食品分析和溯源中的应用 ［J］. 现代食品, 2017, 6：61-65.

第五章 营养食品的开发技术与应用

第一节 功能性膳食因子

1995 年 9 月,联合国粮食及农业组织(FAO)、世界卫生组织(WHO)和国际生命科学研究所在新加坡联合召开第一次功能食品国际研讨会,正式确定"功能性食品(functional food)"的范畴,是指具有能够增强机体免疫水平、调节生理状态、预防疾病和促进健康等生理功能的加工类食品。然而在不同国家,这类食品的叫法和定义存在差异。1962 年,日本首次提出特殊功能食品(specific functional food)的概念,并在 1993 年改名为"特定保健用食品",用来指从日常膳食中可获得的特殊用途食品,具有特定的保健功能。在美国,"膳食补充剂"是一种经过加工而具有生理活性,或可降低慢性疾病风险的食品类产品。欧盟国家对"功能性食品"的定义,是一类不仅能满足营养需求,还对人体的一个或多个组织具备功效,能够改善人类健康状态、减少疾病风险的食品。我国通常称之为"保健食品",是一类具有调节机体功能,适用于特定人群,但不以治疗疾病为目的的食品。

我国《食品安全国家标准 保健食品》(GB 16740—2014)规定,保健食品应具有与其宣称功能相对应的功效因子及最低含量。营养食品的开发需具备的条件包括以下几方面。

(1)是一种食品,食用后应对人体有营养作用。

(2)具备明确的生理调节功能,如"调节血糖""调节血脂"等。它的功能必须经指定机构证明其功能明确、可靠。

(3)含有已被阐明化学结构的功能因子,并在人体内的生化生理机制明确。

(4)配方组成和用量必须具有科学依据,含有明确的功效成分。

(5)安全性高。

营养食品中发挥生理功能的成分是各种功能性因子,包括以下几方面。①功能性碳水化合物,如多糖与膳食纤维、单糖、低聚糖、糖醇等。保健食品中经常提到的"益生元",是一类不易被胃酸和胃肠道消化酶消化,而能够被肠道细菌发酵并有利于有益菌生长的碳水化合物,主要由果聚糖和半乳聚糖等低聚糖组成。②功能性脂肪酸类,如多不饱和脂肪酸、磷脂、胆碱等。③多肽与蛋白质类,如谷胱甘肽、免疫球蛋白等。④微量元素类,如钙、铁、硒、锌等。⑤维生素类,如维生素 A、维生素 C、维生素 E 等。⑥益生菌类,如聚乳酸菌、双歧杆菌等。⑦植物活性物质,如植物多糖、黄酮类化合物、生物碱、褪黑素、植物甾醇、皂苷、二十八醇等。在本章节将逐一介绍低聚糖、糖醇、膳食纤维、功能性脂类、矿物质类、维生素类和植物活性化合物等经常用于营养食品开发的营养因子。

一、活性低聚肽

(一)生物活性肽

1. 生物活性肽的定义

肽(peptide)是氨基酸的聚合物,从另一个角度讲,也可被认为是蛋白质的不完全分解产物。机体内很多活性物质，如激素、酶类本质上都是肽，由于其具有生物活性，因此又被称为生物活性肽（biologically active peptide/bioactive peptide/biopeptide，BAP）。

生物体内的内源性肽由 DNA 编码，通常由 20 种 α-氨基酸中的 2 种或 2 种以上按照不同的排列组合方式以酰胺键连接而成，酰胺键习惯被称为肽键（peptide bond）。

通常情况下，不同氨基酸组成的肽，在机体内的活性也不同。氨基酸的不同侧链对氨基酸的生化作用模式起重要作用。

2. 肽的组成和命名

如前文所述，肽是由氨基酸按照一定的排列顺序通过肽键连接而成的。根据现今接受的命名法则，组成中少于 10 个氨基酸的肽称为"寡肽（oligopeptide）"，含 10~50 个氨基酸的肽称为"多肽（polypeptide）"，含超过 50 个氨基酸的肽衍生生物则常定义为"蛋白质（protein）"

3. 肽的分类

肽的分类比较复杂，目前尚无较为一致的分类方法，一般可根据肽的功能、来源和取材分别进行分类。

（1）根据功能可将肽分为生理活性肽（physiologically active peptides）和食品感官肽（peptides with sensory properties）　生理活性肽指在体内发挥重要生理作用的肽类化合物，主要包括来源于动物、植物和微生物的抗菌及抗病毒活性肽；人和哺乳动物体内存在的可调节细胞分化、生长及增殖的多肽生长因子；天然或合成的具有免疫调节作用的免疫性活肽；来源于水蛭的抗凝肽；通过水解牛乳、鱼、大豆和谷物蛋白等得到的在神经系统中起着基础功能作用（如镇痛等）的神经肽；从植物中提取得到的抗艾滋病毒肽和抗癌肽；可调节激素反应的激素调节肽；从大豆中得到的具有降胆固醇作用的降脂肽等。另有一些生物活性肽可能不发挥重要的生理功能，但可改善食品的感官性状，称之为食品感官肽，包括甜味肽、酸味肽、苦味肽、咸味肽、增加风味肽、表面活性肽、抗氧化肽等。

（2）根据来源可将肽分为内源性生物活性肽（endogenous original bioactive peptides）和外源性生物活性肽（ectogenous original bioactive peptides）　内源性生物活性肽指人体内存在的天然的生物活性肽，主要包括体内的一些重要内分泌腺分泌的肽类激素、由血液或组织中的蛋白质经专一的蛋白水解酶作用产生的组织激肽、作为神经递质或神经活动调节因子的神经肽及生物体产生的抗菌肽等，内源性生物活性肽以酶、激素、神经肽、神经递质和细胞活素的形式在机体的生理调节过程中起着重要的作用。

外源性生物活性肽包括存在于动物、植物、微生物体内的天然生物活性肽和蛋白质降解后产生的生物活性肽成分。外源性生物活性肽的活性中心序列相同或相似，在蛋白质消化过程中被释放出来，通过直接与肠道受体结合参与机体的生理调节作用或被吸收进入血液循环，从而发挥与内源性活性肽相同的功能。

（3）根据取材可将肽分为海洋生物活性肽（marine bioactive peptides）和陆地生物活性肽（terrestrial bioactive peptides）　海洋中生物种类繁多，资源极其丰富。由于处于海水这一特殊的环境中，海洋生物中蕴藏着许多功能特异、结构新颖的活性肽。这些活性肽可分为两大类，一是自然存在于海洋生物中的活性肽，如鱼精蛋白肽、鱼类肽、海绵肽、海鞘肽、海葵肽、芋螺肽、海藻肽、海兔肽及贝类肽等；另一类是海洋生物蛋白质酶解产生的肽，如从沙丁鱼中分离得到的八肽、十一肽，南极磷虾中分离得到的三肽，从虹鳟鱼皮中得到的核蛋白肽等。

来源于陆地蛋白酶解产物的活性肽可进一步被分为植物肽类和动物肽类，植物肽类中最具代表性的如大豆肽，动物肽类中最具代表性的如胶原肽、乳肽等。

(二) 外源性生物活性肽

1. 外源性生物活性肽的作用机制

传统的蛋白代谢模型认为，作为食品营养摄取的蛋白质和多肽必须先由胃和小肠内多种蛋白酶水解成为游离氨基酸，才能被人体吸收利用。现代研究表明，因为一些肽段的强烈电荷密度和结构排序，酶解只能停留在肽的阶段，所以有一部分营养成分是以多肽形式在肠道内直接被吸收的，当然吸收氨基酸和肽的转移机制是不同的。由于肽的吸收具有耗能低、不易饱和、且各种肽之间运转无竞争性与抑制性的特点，人体对肽中氨基酸残基的吸收比对游离氨基酸的吸收更迅速、更有效。

外源性生物活性肽通过消化道吸收等方式进入血液并到达靶细胞发挥作用。一般情况下，多肽的分子较大，不能直接进入靶细胞，而是首先与分布在细胞表面的特异性受体相结合，激活了与受体相连的效应器，与活化的效应器作用后产生"第二信使"来传递信息，在细胞内激活一些酶系，从而促进中间代谢或膜的通透性，或通过控制 DNA 转录与翻译从而影响特异的蛋白质合成，最终发挥特定的生理效应或药理作用。

自然界中存在着大量具有调节生理和代谢功能的生物活性肽，在医学临床中相应方面表现出较大的优势，所以生物活性肽研究一直是药物开发的重要方向之一。由于组成多肽的氨基酸残基种类、数量、排序甚至构象不同，表现出的生物功能也不同。

2. 外源性生物活性肽的功能

外源性生物活性肽有多种生理功能，主要包括免疫调节、调节激素与酶活性、抗氧化、抗菌以及抗病毒等。表 5-1 所示为一些生物活性肽及其生理功能。

表 5-1　　　　　　　　　　　　　一些生物活性肽及其生理功能

分类	名称	氨基酸残基	活性
抗菌肽	枯草杆菌素	未知	抑制革兰阳性菌
	乳酸链球菌素	34	抑制革兰阳性菌和乳酸菌
	乳酸杀菌素	33	抑制肉毒梭菌、李氏杆菌和金黄色葡萄球菌
神经肽	脑啡肽	5	鸦片样物质
	α-内啡肽	16	神经调节剂
激素肽和调节激素的肽	催产素	9	平滑肌的收缩作用
	促肾上腺皮质激素	39	甾体类合成的刺激作用
	加压素	9	血管平滑肌的收缩作用
	胰淀粉样肽	37	胰岛素的拮抗因子
酶调节剂和抑制剂	肠促胰酶肽	39	酶调节剂
	谷胱甘肽	3	辅因子调节剂
	降血压肽	多种	血管紧张素转化酶抑制剂
免疫活性肽	α-干扰素	166~172	抗病毒、调节机体免疫反应
	白细胞介素-2	133	T-细胞激活剂

续表

分类	名称	氨基酸残基	活性
抗癌多肽	肿瘤坏死因子	157~171	抗癌
	环以肽	6	抗癌

资料来源：周业飞. 外源性生物活性肽的营养与生理作用, 动物医学进展, 2003, 24（6）：58。

3. 外源性生物活性肽的应用

根据目前外源性生物活性肽的研究发展情况，其研究趋势可概括为以下几点。①从药物开发和食品应用角度，急需寻找新的有价值的活性肽；②深入研究已知活性肽的生理功能、结构和作用机理；③采用酶解技术，从农副产品、水产加工废弃物中制备活性肽，提高其利用价值和经济效益，同时研究活性肽生产分离纯化的工业应用技术；④根据现有的具备较大实用价值的生物活性肽，通过高效合理的技术路线合成目标活性肽，最终实现其产业化。

目前，许多发达国家在生物活性肽的应用方面有了一定的成果。如日本以活性肽为功能因子已开发各种低抗原食品、婴儿食品、运动食品、降低血脂食品、醒酒食品等一系列的产品，取得了良好的社会效益和经济效益。

（1）动物乳生物活性肽制品　日本市场现有 4 种乳蛋白生物活性肽产品，其中以 W2010 和 C3500 在营养方面的吸收效果最好。W2010 是乳清蛋白生物活性肽，其平均分子质量为 1220u，平均链长度为 10.2，游离氨基酸在 5% 以下。C3500 是由乳酪蛋白开发的生物活性肽，氨基酸含量达 40%，是一种苦味低、风味好的活性肽类制品。这两类生物活性肽制品因具有良好的消化吸收功能和低抗原性，目前在配制乳粉、运动食品和临床营养食品的应用方面表现出了良好的前景。分子质量为 1000u 以下的肽类制品可应用于过敏性患者使用的乳粉中，以生成苦味低、风味好的制品作为研究重点，可进行低过敏性婴幼儿乳粉的应用试验，HP-Ⅰ型肽类制品，平均分子质量为 340u，含有比牛乳中更为平衡的氨基酸，由于它的营养特点，其应用已扩大到运动饮料和运动食品领域中了。

美国市场上已经有乳肽"Pepton"上市，目前该类制品有以下四种：营养口服液食品和低过敏性食品；保健食品、运动型饮料食品；发酵和微生物培养用的肽类，它具有促进微生物生产的功能；化妆品功能性添加物等。市场上的酪蛋白磷酸肽（CPP）制品，是由酪蛋白经胰蛋白酶水解后，去除苦味而制备的，具有促进矿物元素的吸收作用，尤其是对钙吸收的促进作用最引人注目，普遍应用于幼儿及老年强化食品中。

（2）植物蛋白生物活性肽制品　植物蛋白肽中以大豆肽的开发最早。大豆肽具有易消化吸收、溶解度高、黏度低、可以促进体内脂肪"燃烧"、降低血胆固醇、提高肥胖人群的基础代谢等特性，因此可用作减肥、降脂食品，运动饮料，婴儿乳粉，或用作特殊患者（如高龄者及消化道手术后患者恢复期用）的营养制剂和肠道营养制剂。

我国在大豆肽的生产研发方面已达到世界先进水平。由中国食品发酵工业研究院研发的大豆肽产品就是我国在生物活性肽产品方面的代表。该大豆肽绝大多数分子质量在 1000ku 以下，蛋白质含量为 85% 左右，其氨基酸组成与大豆蛋白质相同，必需氨基酸平衡且含量丰富。目前，大豆肽产品已经广泛应用于蛋白质粉、饮料、冲剂、含片和咀嚼片等产品中，为了规范国内大豆肽行业，国家专门为大豆肽制定了行业标准，该标准是我国第一个肽类原料的标准。

在国外，日本有公司开发出了分子质量介于 2400k~5000ku 的大豆活性肽制品，具有易消化吸收、不易热变形和促进微生物生长的作用，它可应用于功能性饮料、运动营养食品和健康食品中，还可以应用于酸乳、味精的制造中。

在玉米肽方面，日本公司通过把玉米的成分 α-玉米蛋白利用蛋白酶水解，生产出了具有降血压功效的生物活性肽，目前这类血管紧张素转化酶（ACE）抑制肽已经上市销售，可应用于饮料等各种食品中。

（3）胶原肽产品　目前，市场上的胶原肽产品有难溶和易溶两类产品，分子质量介于几百至几万之间，胶原肽主要应用于医药和化妆品产业中，例如用作制造人工器官的原料。如 E-CAN 产品，E-CAN 以牛皮为原料通过酶解制备，是分子质量为 3000ku 左右的低分子胶原肽。还有分子质量介于 1000k~20000ku 的水溶性胶原肽，通过分离纯化后，可制备出分子质量分别为 1500k、3000k 和 10000ku 的胶原肽产品。基于胶原肽良好的保湿性，其具有美容效果，可应用于化妆品，同时又因其具有易消化吸收、低过敏性等特性，也可以用于保健食品中。

我国在胶原肽研究开发领域的水平也达到世界先进水平。由中国食品发酵工艺研究院研发、浙江海氏集团生产的海洋胶原肽，已经进行了功能测试。该测试结果表明，海洋胶原肽具有增强人体免疫力、改善人体皮肤水分、抗氧化和祛除黄褐斑的功能。目前，该产品已经应用于保健食品和化妆品的生产中，市场反响良好。

（4）水产蛋白肽　由于水生生物的生长环境与陆上生物的生长环境有很大的区别，因此水生生物蛋白质的氨基酸序列、结构和功能与陆上生物蛋白质有比较大的区别，根据水产品的生长条件，水产蛋白肽可将其分为两类：一类是淡水水产蛋白肽，另一类是海水水产蛋白肽。在海水水产蛋白肽方面，一些国家在利用海洋蛋白资源开发生物活性肽方面的研究工作开展较早，特别是日本、美国和欧洲等发达国家。这些国家和地区已经把海洋生物活性肽系列产品的研究与开发作为发展海洋保健食品和药物的一个重要方向，并取得了丰硕的成果。

我国对海洋水产肽的研究也取得了一定的成果。中科院南海海洋研究所运用内切肽酶水解鳕鱼蛋白，从其水解物中分离出了具有提高人脑记忆性能的记忆肽，其分子质量主要集中在 2000k~3500ku（其含量大概占 63%~68%）。把它应用于保健食品中，可实现工业化，同时该研究所也从牡蛎蛋白水解物中制备出了具有促进人体血红细胞生成的生物活性肽，其分子质量主要集中在 4000k~6500ku。

利用海洋水产品加工过程产生的鱼骨和鱼碎肉，中国食品发酵工业研究院研究和生产出了海洋骨原肽和海洋蛋白肽，平均分子质量在 1000ku 以下，这些肽具有良好的加工性能和生理活性．如增强骨密度、增强免疫力、抗氧化、抗疲劳、辅助改善血糖、降血脂等。2005 年，海洋肽的生产已经实现了产业化，年产量达 200t。目前，该产品已经广泛应用于营养食品、保健品和日化用品中。

（5）血制品肽　血制品肽主要有两类：一是血清蛋白肽，另一类是珠蛋白肽。

血清蛋白肽具有高效的蛋白利用率和生物价，产品是无味、易溶解的粉末，由于它易被吸收消化，生物利用率高，无过敏性，因此易于被消费者接受，血清蛋白肽在欧洲已被广泛用于婴幼儿乳制品、保健食品和医药制品中。珠蛋白肽是以血红蛋白去除铁的珠蛋白为原料的，经可控酶解处理后得到。在欧洲，珠蛋白肽应用于强化食品中，同时也因为珠蛋白肽具有良好的乳化性能，在火腿、香肠等肉制品的制造加工过程被广泛的应用。

（6）蛋清营养肽产品　蛋清营养肽在近年来已有数十种产品问世，主要应用于医药、化妆品中；蛋清营养肽除用于营养食品外，因其具有良好的抗氧化性，可用于制备 EPA 粉，作为抗氧化剂。

（7）其他生物活性肽　谷胱甘肽是由谷氨酸、半胱氨酸和甘氨酸组成的三肽，在日本已作为药物应用，对其生理作用的研究很多，如它有解毒作用、生物防御作用等，在天然酵母、动物肝脏中有较高的谷胱甘肽含量。由于谷胱甘肽具有重要的生理作用，且水溶性和稳定性好，在保健食品和饮料等方面被广泛应用。

日本公司把多种低分子的肽类混合在一起，开发出了具有脂质改善能力的肽类制品。该肽类以鱼肉、大豆、明胶为原料，最终使氨基酸组成和乳酪蛋白相接近，蛋白的生物价最佳，兔代谢实验表明，它有阻碍脂肪吸收的作用，现已确认它有减少脂肪组织重量、降低血液中性脂肪生理功能的作用，它可被加入以脂质代谢改善为目的的功能性食品中去。

4. 外源性生物活性肽的制备方法

肽是由氨基酸通过肽键连接而成的化合物。根据肽的结构特点，可以通过三种不同的方法来制备生物括性肽：一是从自然界的生物体中提取其本身固有的各种天然活性肽类物质；二是应用合成方法来制备生物活性肽；三是通过降解蛋白质来获得具有各种生理功能的生物活性肽。

（1）提取法　提取法（extraction）就是应用各种分离纯化技术，直接把自然界中生物体本身所具有的各种生物活性肽提取出来的方法。从生物体中提取生物活性肽需要应用多种技术，经常应用的技术包括粉碎、匀浆、溶剂浸提、分离、脱色、液—液萃取、真空减压浓缩和喷雾干燥等。

①原料处理。原料处理是提取生物活性肽的第一步，主要工序是粉碎或匀浆。以干物质提取时，通常应先进行粉碎，目的是为了增加溶剂与网形物的接触面积，促进有效成分的提取；以新鲜生物体为原料则进行匀浆处理，并且要在尽量低的温度下进行，或者要加防腐剂进行处理，以防止有效成分被破坏分解，如冷冻干燥粉碎技术。

②浸提。浸提是利用适当的溶剂将生物体原料中的活性成分提取出来的过程。其化学过程的本质是使活性成分从固相中转移到液相中去。活性成分的相对分子质量大小也决定了浸提过程的差异。在浸提过程中，选择适当的溶剂是至关重要的。应使用既对活性成分有较大的溶解度，又对无效成分溶解度尽低，并且是安全、无毒的溶剂。

水是常用的溶剂，它可以溶解蛋白质、多糖、生物碱、有机苷类、氨基酸、色素，但缺点是选择性差，容易提出大量的无效成分。

乙醇也是常用的提取溶剂。含水量不同的乙醇溶剂，其溶解性能介于极性溶剂与非极性溶剂之间，可以溶解水溶性成分，也可以溶解脂溶性成分，对各种活性成分的溶解程度有差别，乙醇作为溶剂具有一定的防腐作用，且比水易蒸发，毒性较低。非极性溶剂有乙醚、氯仿、石油醚、乙酸乙酯和丙酮等。这些溶剂大都易燃、易爆，主要用来提取脂溶性成分或者作为脱水剂来使用。

生物体活性物质的浸提有许多影响因素。如浸提的温度、压力、时间以及固液两相的相对运动速度等。具体的浸提方法有浸渍法、煎煮法、渗漉法和水蒸气蒸馏法等。

③分离纯化。以有机溶剂或水溶液浸提后，需要将生物体原料与浸提出的生物活性肽进行分离。根据物料的具体性质，可以选择沉淀、离心或过滤等技术实现分离。在生物活性肽分离纯化过程中，经常使用柱层析技术。分为吸附层析、离子交换层析、凝胶过滤层析、亲和层析、高效液相层析、疏水作用层析、径向层析、高速逆流层析。

④浓缩。在提取和分离出生物活性肽后，必定要进行浓缩。常规的浓缩方法是加热蒸发，如真空减压浓缩，而用现代的膜分离技术也可以完成这个过程。

⑤干燥。干燥的目的是为了除去精制后酶解液中的水分，制备出粉状法或粒状的干燥颗粒，以便保存和应用。常用的干燥方法有冷冻干燥法和喷雾干燥法。冷冻干燥法能够最大限度地保护生物活性肽的活性，但是其处理量有限、成本高、产品易吸潮，适用于实验室试制阶段，不适合工业化生产时使用；喷雾干燥处理量大，对活性肽的活性保护虽不如冷冻干燥法，但是成本相对较低，适合工业化生产。

尽管自然界的资源相当丰富，但考虑到任何资源的有限性、再生性以及要可持续发展，要大量提取制备所需的生物活性肽，必将造成某些资源大量收集，从而造成自然资源失衡，导致某些物种资源萎缩或致使一些自然界食物链遭受破坏。因此，应用提取法制备生物活性肽难以实现大规模工业化生产；另外，应用提取法制备生物活性肽必须使用大量的强酸、强碱或者有机溶剂，这必将导致所提取的生物活性肽中有机溶剂残留，从而给人体带来毒性；而且对这些有机溶剂如果处置不当，将对环境造成污染。

（2）合成法　合成法（synthesis）就是根据先导化合物的结构与组成，应用一定的技术手段，"组装"成和先导化合物具有相同结构的化合物的方法。生物活性肽合成的操作广泛地被应用于基础研究与医药用的生物活性肽的生产上。常用的生物活性肽合成方法包括化学合成法（分为固相和液相两种合成法）、酶合成法和DNA重组法等三种。

①化学合成法。化学合成法要把合成的生物活性肽的氨基酸羧基附着在载体上，然后从氨基端或羧基端逐步增长肽链。人工合成的多肽最初是线性的、无活性的，需经过氧化折叠，形成目的肽的天然构象后才具有生理活性。因此，人工合成多肽形成正确的二硫键连接方式，形成正确的构象，是合成生物活性多肽的关键所在，应该根据具体情况选择合适的氧化方法。目前有超过150种化学法用于活性肽的合成，但应用于生产的仅几种，主要原因有以下几点。在肽键形成中，存在消旋作用。需要保护活性肽活性的保护操作，导致操作烦琐、产率低。需要用超过量的偶联剂和酰化试剂，因再回收这些组分相当困难，所以总体效率较低。溶剂及偶联剂的毒性会带来环保方面及健康方面的问题，以及由此导致的高昂成本等。因此，化学合成法多半用于实验室的规模，或是高价值活性肽的生产。

②DNA重组法。即先从复杂的基因组中分离出带有目的基因的DNA片断，然后将此片断克隆至适当的载体上并采用特定方法将其导入受体细胞，通过细胞表达获得所需要的活性肽。尽管DNA重组技术有其不可比拟的优势，但DNA重组技术仅限于大肽的生产而且其表达效率较低、产品提取和回收困难。用DNA重组技术构建的细胞表达系统不能用于酰胺肽的生产，由于微生物缺乏乙酰化酶，因此没有办法合成酰化的活性肽，而酰化是许多活性肽具有生物活性的主要原因。另外，许多医药用的活性肽多半含有非天然的氨基酸，而DNA重组法也没有办法用来制造这样的活性肽。这些缺点限制了该技术的广泛使用，也制约了DNA重组法的发展。

③酶合成法。一般用蛋白酶来催化合成肽。在生物活性肽的酶合成法中，最广泛应用的酶是丝氨酸和半胱氨酸内切酶。

生物活性肽的酶法合成具有以下优势：在温和条件下进行，所用化学品及操作上的危险性相对较低；立体专一性使得那些廉价、易得、仅需最小限度保护的底物得以被应用；立体异构和消旋作用；可以用外消旋原料。

然而，酶合成法也并非没有缺点。利用蛋白酶催化合成的活性肽，最明显的缺点是蛋白酶本身的水解效率低，会造成许多不必要的产物生成。而许多未成熟的技术，包括适合使用的蛋白酶的缺乏、蛋白酶在有机溶剂中的特性尚未完全明了，以及产率过低等，也限制了酶合成法的广泛应用。

④各种合成法的比较。不同的方法适合不同的目的，也各有其优缺点。表5-2所示为这四种方法不同特点的比较。

表5-2　　　　　　　　　　　　四种常规的合成肽的方法比较

比较项目	固相化学合成法	液相化学合成法	酶合成法	DNA重组法
一般规模	从毫克到数十克	从克到吨	从克到吨	从克到吨

续表

比较项目	固相化学合成法	液相化学合成法	酶合成法	DNA 重组法
活性肽合成长度	中链肽至长链肽	短链肽至中链肽	短链肽	长链肽或蛋白质
官能基团保护	全面保护	部分~全部保护	部分~最少保护	不需保护
成本	非常昂贵	昂贵	较不昂贵	不昂贵
反应条件	有害	有害	温和/无害	温和
应用	目前仅限于 实验室使用	实验室与 工业化生产	工业化生产	实验室与 工业化生产
技术成熟度	成熟	成熟	发展中	仍在发展中

资料来源：林伟锋 . 可控酶解从海洋鱼蛋白中制备生物活性肽的研究 . 华南理工大学博士学位论文，2003，19。

（3）蛋白酶解法 蛋白酶解法（proteasehydrolyzation）就是利用合适的蛋白酶对蛋白底物进行酶解，控制其合适的酶解度，从而得到所需要的生物活性肽的方法。

蛋白质酶解法生产生物活性肽安全性高，能在温和的条件下进行定位水解分裂产生特定的肽，且水解过程易被控制，因此，近年来，生物活性肽的制备方法主要为蛋白酶解法。原料蛋白→酶解→灭酶→分离 →精制 →干燥→成品。

①原料蛋白。现在常用的蛋白质原料有酪蛋白、乳清蛋白、大豆蛋白、玉米蛋白、鱼蛋白等。从降低成本的角度考虑，应尽量选用利用率或生物效价不高的廉价农副产品及食品工业的下脚料为原料，如利用乳清生产低度水解乳清蛋白肽混合物；以生产玉米淀粉的下脚料黄粉为原料制备高 F 值寡肽（在氨基酸混合物中，支链氨基酸与芳香族氨基酸的物质的量比称为 Fisher 值，简称 F 值）；以花生饼粕为原料制备花生肽；以水产品加工产生的鱼皮、鱼骨和鱼碎肉生产海洋肽等（表 5-3）。

表 5-3 各种原料及其活性肽功能表

原料种类	功能
酪蛋白	促消化吸收、类吗啡括性、降血压、免疫调节、促进钙吸收、抑制血小板凝集、抗血栓、抗菌、促有益微生物生长发育、抑制肿瘤
乳清蛋白	抗菌、促双歧杆菌增殖、抗病原菌感染
乳铁蛋白	抗菌
荞麦蛋白	降胆固醇
丝胶蛋白	抗氧化、抑制酪氨酶（即抑制黑色素合成）
胶原蛋白	抑制皮肤老化及各种损伤、促胶原合成、减轻并治疗关节炎、提高骨质强度、抗溃疡、降血压、抗过敏
水产品蛋白	降血压、降胆固醇、促进钙、铁吸收
大豆蛋白	促消化吸收、降胆固醇、降血压、增强免疫、抗肥胖、降血糖、抗氧化、抗疲劳、抗过敏、促进微生物发育
畜产类蛋白	促消化、抗疲劳、促进铁吸收、改善关节炎、脂质代谢改善、抗氧化

续表

原料种类	功能
玉米蛋白	降血压，防治肝病、肾病、抗疲劳、降胆固醇、抑制肿瘤细胞增殖
小麦蛋白	具吗啡活性、降血压
无花果蛋白	降血压
鸡蛋	促消化吸收、抗氧化、抗过敏

资料来源：陈芳，阚健全，陈宗道，等. 生物活性肽的酶法制备. 四川省食品与发酵，2001.36（3）：27。

②酶解。在酶解过程中，蛋白酶的选择是关键。它不仅影响最后产品的生理功能、得率、反应速度，而且也直接影响产品的风味和物理化学特性。

蛋白酶按来源分，用于水解蛋白质的酶主要有 3 种类型：动物来源的蛋白酶，如胃蛋白酶、胰蛋白酶等；植物性蛋白酶，如木瓜蛋白酶、菠萝蛋白酶等；微生物蛋白酶，如来源于枯草杆菌、枯草芽孢杆菌、地衣芽孢杆菌、黑曲霉、毛霉、青霉等微生物产生的酶。

根据蛋白酶的作用方式，可将其分为内切酶和外切酶。内切酶水解的是蛋白质分子内部的肽链，能生成相对分子质量较小的多肽。外切酶作用于蛋白质或肽分子末端的肽链，水解生成氨基酸和少一个氨基酸残基的多肽，外切酶还可以再分成为羧肽酶和氨肽酶，前者的作用是以肽链羧基末端开始，后者是以氨基末端开始。

蛋白质经过酶解，分子质量降低，离子性基团数目增加，疏水性基团暴露了出来。因此表现为水解物中肽及游离氨基酸的增多、溶解性增强，并产生苦味。有些酶活性部位和化学性质各不相同，能在一定的 pH 和温度下水解肽链。常用的蛋白酶及其来源，特异性如表 5-4 所示。

表 5-4　　　　　　　　　　　　　生物活性肽制备中常用蛋白酶及其特点

种类	来源	最适 pH	最适温度/℃	特异性
胃蛋白酶	动物的胃	1.8~2.0	40~65	作用于蛋白水解物及多肽，特别是邻近芳香族氨基酸或二羟基 L 氨基酸的肽链
胰蛋白酶	动物胰	7~9	55	专一性地与 Lys 或 Arg 残基相结合
凝乳酶	胃、毛霉属	3.2~4.5	35~45	水解多肽、酰胺及酯，特别是连接 L 型芳香族氨基酸羧基侧的键
木瓜蛋白酶	木瓜	5~7	60~75	专一性较差，水解多肽、酰胺及酯中连接碱性氨基酸 Leu、Gly 的链
2709 碱性蛋向酶	地衣芽孢杆菌	10~11	40~50	主要断裂疏水氨基酸的 C 端
1398 中性蛋白酶	枯草芽孢杆菌	7~7.5	45~55	广谱
酸性蛋白酶	黑曲霉	2.5~4	40	内切肽成小肽和氨基酸

续表

种类	来源	最适 pH	最适温度/℃	特异性
链霉蛋白醇	链霉菌	7~9	35~60	广谱

资料来源：陈芳，阚健全，陈宗道，等，生物活性肽的酶法制备. 四川省食品与发酵，2001，36（3）：27。

酶的水解能力具有专一性，单独使用一种酶有时酶解效果不佳，故可采用复合酶进行酶解。因原料蛋白和酶类不同，可获得具有不同生理功能的产品。目前已从酪蛋白、乳清蛋白、大豆蛋白、豌豆蛋白、玉米蛋白、卵白蛋白、丝蛋白、胶原蛋白、水产蛋白等的酶解物中制备出了一系列功能独特的生物活性肽。

③酶解参数的确定。酶选定后，可通过设计正交实验，对底物浓度、酶添加量、pH、温度、反应时间进行研究，以确定最适酶解条件。

一般情况下，将初始 pH 固定之后，着重研究酶-底物浓度比（E/S）、温度、底物浓度、时间四个因素。通过单因素实验，分别确定四因素的水平取值范围。以水解度（DH，一般用甲醛滴定法）和肽的得率为目标，目前通常以目标活性强弱为指标，得到最适水解的单因素条件，进而通过正交实验求得最佳水解参数组合。

在最佳反应条件下，随时间的推移，酶解程度加大、酶解产物的分子质量减小、酶解液的肽段分子质量分布不断地发生变化。可以截取不同时间段的酶解液，然后进行分析，当所需的活性肽分布较为集中时，就可以停止酶解了。即通过控制时间，可以控制酶解程度以便得到所需的分子质量分布。

④灭酶。灭酶的目的是为了及时中止酶解反应，避免蛋白质或者肽进一步被酶解，同时杀灭酶解液中大部分微生物，保证酶解液的安全。蛋白酶也是蛋白质的一种，在 80℃ 左右即可失去活性，而生物活性肽具有较好的酸、热稳定性，短时间的受热对其活性几乎没有影响。因此，一般采用 100℃ 水浴 5min 或 85℃ 水浴 10min 或 121℃ 10s 进行灭酶，也可采用调节 pH 灭酶或加入酶抑制剂等方法来中止反应，但这类方法缺点较多，如影响生物活性肽的纯度、下一步的分离和产品的感观等，一般不予采用。

⑤分离。蛋白质的酶解产物一般是肽和氨基酸的混合物。为得到其中的目的物，需要进行分离纯化，除去未转化的蛋白和其他不溶物，以得到所需的、纯度较高的活性肽溶液。

对于酶解产物，可采用何种分离纯化的方法，可根据所得到的酶解产物的组成、理化性质、希望得到的目标产物性质及其活性特点等多种因素来决定。这些方法可以组合起来以对特定的物质进行分离纯化（表 5-5）。

表 5-5   常用的分离方法

分离依据	分离方法
溶解度	离心、盐析（如硫酸铵沉淀法、有机溶剂沉淀法），液-液分配层移
分子质量大小	离心、超滤、透析、凝胶电泳和分子筛（体积排阻色谱分离）
电荷特性	等电点沉淀、等电聚焦、离子交换层析、电泳（对流、毛细管）
分子间相互作用	疏水作用层析、吸附层析

续表

分离依据	分离方法
亲和作用	亲和层析

分离技术也是酶解法制备生物活性肽的关键技术之一，是决定酶解法能否实现大规模工业化生产的关键因素。目前，最常用的分离方式主要是离心分离，可根据酶解液的性质来选择合适的离心机。与离心机配合使用的分离仪器和设备还有膜设备。膜设备又分无机膜和有机膜设备。不同的膜设备可以分离出不同分子质量分布的肽段，需要根据目标肽段来选择合适的膜设备。

⑥精制。精制的目的是为了改善生物活性肽的感观指标（色泽、口感等）和理化指标（灰分、蛋白含量等）。精制常用的方法有脱色、脱苦、脱盐等。分离得到的蛋白质酶解物是低分子肽类和游离氨基酸的混合物，该混合物中的多种肽具有苦味、涩味等不良口感，同时酶解液的色泽偏黄，如果不进行精制，这势必会影响产品的感观。常用的脱色、脱苦及去掉不良口感的方法是使用活性炭吸附。此方法能够较大程度地改善最终产品的感观指标。在酶解过程中，通常都会添加碱液以促进酶解的顺利进行，如果不进行脱除，对产品的感观指标和理化指标都有较大的影响。常用的脱盐方法是离子交换法，让分离后的酶解液流经阴、阳离子交换树脂，进行离子交换，以脱除盐分。

⑦干燥。干燥的目的是为了除去精制后酶解液中的水分，制备出粉状或粒状的干燥颗粒，以便于产品的保存和应用。常用的干燥方法有冷冻干燥法和喷雾干燥法。冷冻干燥法能够最大限度地保护生物活性肽的活性，但是其处理量有限、成本高、产品易吸潮，适合实验室试制阶段使用，不适合工业化生产时使用；喷雾干燥法处理量大，对活性肽的活性保护虽不如冷冻干燥法，但是成本相对较低，适合工业化生产。

⑧蛋白酶解法研究进展。使蛋白酶解法的研究成为焦点和热点的原因，是从酶解物中发现并分离纯化出具有一定生理活性且功效显著的生物活性肽。近年来，国内外对蛋白质酶解的研究主要集中在下面几个方面。

挖掘新的蛋白质资源及其酶解物功能特性的研究。基于乳蛋白的氨基酸组成及其营养价值，一直以来，对乳蛋白酶解物的研究被摆在了最为重要的位置，人们研究出了具有多种生理功能的生物活性肽（如 ACE 抑制因子、酪蛋白磷酸肽、免疫肽、抗心律失常肽、吗啡肽等）以及开发出了应用于临床的乳蛋白酶解物制品。

近年来，为了能充分利用蛋白质资源，以及寻找具有新颖生理活性的生物活性肽，人们对各种大宗蛋白质，特别是对一些未被开发利用而作为低值品或者作为废物处理的蛋白质，开展了相关的研究工作，如血液蛋白、向日葵籽蛋白、谷物蛋白、油菜籽蛋白、豌豆蛋白、海洋蛋白资源等。中国食品发酵工业研究院的蔡木易等研究员对海产品加工的下脚料（鱼皮、鱼骨、鱼碎肉等）进行了酶解，应用一系列生物工程技术，分离纯化出了分子质量主要集中在 1000ku 以下的海洋肽，并实现了其产业化，产品各项指标都处于世界领先水平，填补了国内空白。

蛋白质酶解工艺的研究。对于蛋白质酶解工艺的研究主要集中在四个方面：对新开发的蛋白质资源的酶解工艺研究，以求获得具有优越的加工功能特性的产物，为食品工业提供新的添加剂和配料；通过利用新的水解蛋白酶或工艺路线，制备出了肽分子质量分布更集中的水解物，例如，Manuela 等通过对蛋白酶解工艺的改进，使乳清蛋白水解物的肽分子质量分布基本集中在 7500k ~ 8000ku 和 4000k ~ 4500ku 两部分；通过水解工艺的改善，可进一步提高生物活性肽的得率，并从不同的蛋白质来源中获得具有相同功效的生物活性肽，例如，ACE 抑制因子，其蛋白源有很多，可以从动物蛋白（乳蛋白、血蛋白、鱼蛋白等）获得，也可以从植物蛋白（大豆蛋白、谷物蛋白等）中制备出来；新式酶解工艺的研究，例如，把酶解与膜分离技术结合在一起，可形成连续式的水解工艺；可应用固定化酶进行水解等。

新型蛋白酶制剂的研究开发。在蛋白酶研究开发、工业化和商品化方面，世界最大的酶制剂公司——丹麦的 Novozyme 公司具有较大的优势。他们利用产酶自然资源菌-突变株-基因工程菌的研究方法，取得了不凡的成就。当前，酶的新特性已成为蛋白酶研究开发的重要前提，如低温碱性、高温碱性等。海洋独特的环境成了新型蛋白酶开发的新来源地。

相关下游工程技术的研究。国外对蛋白酶解物的相关下游工程技术的研究主要集中在两个方面：一方面是分离纯化技术的研究；另一方面是应用领域的研究。基于蛋白酶解物的组成成分比较复杂，要获得生理活性显著的生物活性肽，必然要对其有效成分进行分离纯化。

目前，对蛋白酶解物中的生物活性肽分析、分离纯化技术的研究主要集中在毛细管电泳、高压液相色谱、吸附分离技术、超滤和纳滤等几个方面。Cornelly 等研究了反相分子排阻色谱技术分离乳蛋白酶解物过程中反相洗脱体积与分子质量分布的关系；Madsen 等研究了以毛细管电泳技术和高压液相色谱技术分析监控 β-乳球蛋白酶解过程的方法；Pouliot 等研究了应用带电超滤或纳滤分离纯化乳清蛋白酶解液中各分子质量不同肽的方法。

生物活性肽在不同领域中的应用，应当有不同功能特性、生理活性及其剂量。天然生物体中存在着具有各种生理功能的生物活性肽，因此，从天然生物体中可以提取出生物活性肽，但其生产成本较高，而且生物活性肽在生物体内的含量普遍很低，很难实现大规模的生产；合成法虽可按人们的意愿合成任意活性肽，但目前因为其存在成本高、副反应多及残留有毒化合物等问题制约着它的发展。目前，用得最多的是蛋白酶解法，酶能在温和的条件下进行反应，且人们可通过选择酶的种类、控制反应时间和水解度来得到具有特定生理功能的生物活性肽。基于以上优点，因此当前应用蛋白酶解法制备生物活性肽成为国内外研究的热点，并成为研究人员开发新型的保健食品及其基料的主要途径之一。

5. 小结

非机体自身产生的却具有生物活性的肽类物质被称为外源性生物活性肽。它们来源广泛、功能多样、应用前景广阔。外源性生物活性肽来源较多的有动物乳、陆生植物、海洋生物、胶原蛋白等。外源性生物活性肽具有调节神经系统、增强机体免疫力、降血压、抗氧化、抗菌、促进矿物质吸收的生理功能。可以通过提取法、合成法和蛋白酶解法制备外源性生物活性肽。

二、功能性低聚糖

功能性低聚糖（functional oligosaccharides），又称非消化性低聚糖（non-digestible oligosaccharides, NDOs），一般由 2~10 个单糖经糖苷键连接形成，生理功能主要表现为食用后可不被人体胃酸、消化道中酶系降解，可直接进入大肠，优先被双歧杆菌利用，促进其增殖，进而抑制肠道内腐败菌的生长，减少形成有毒的发酵产物。功能性低聚糖现已作为一类食品和饲料添加剂广泛应用于功能性保健食品和动物饲料中。由于功能性低聚糖具有较高的研究和应用价值，其应用技术被广泛研究。

1. 功能性低聚糖分类

低聚糖主要分为具有功能性的特殊低聚糖和不具有功能性的普通低聚糖。功能性低聚糖主要包括低聚果糖（fructo-oligosaccharide）、低聚半乳糖（galacto-oligosaccharides,）、低聚异麦芽糖（isomalmal-tose oligomeric）、低聚木糖（xylo-oligosaccharides）、低聚龙胆糖（gentio-oligsaccharide）等，因功能性低聚糖具有能量低、降胆固醇、提高机体免疫力、预防肿瘤等功效，使其成为生产功能性食品的重要原料或食品添加剂，在食品领域已被许多国家所利用。

（1）低聚果糖　低聚果糖又称蔗果低聚糖、寡果或蔗果三糖低聚糖。低聚果糖是指蔗糖分子的果糖残基通过 β（1→2）糖苷键连接 1~3 个果糖基而组成的蔗果三糖、蔗果四糖、蔗果五糖及混合物。低聚果糖是一种天然活性物质，普遍存在于香蕉、大蒜、马铃薯、小麦等植物中。有研究表明，在微生物水平上也可获得低聚果糖。低聚果糖是一种品质优良的可溶性膳食纤维，甜味清爽，甜度为蔗糖的 30%~60%，能够调节肠道菌群，与益生菌协同作用可以改善腹泻、促进钙的吸收、调节血脂。低聚果糖作为食品配料已在国内外乳制品、饮料、糖果、饼干、面包、果冻等食品和功能性食品中被应用。利用低聚果糖能量低、甜度低的特点生产低糖食品和减肥食品，水溶性膳食纤维的特性可用于生产新型功能性保健酒，还可将低聚果糖用于生产能够改善便秘症状的功能性食品。菊粉又称菊糖，为天然多糖，是一种非消化性寡糖，是由 D-果糖经 β-1,2-糖苷键连接而成的链状多糖，大量存在于菊科植物如菊芋、菊苣等的块根中。过去主要采用酸水解菊粉生产果糖。近年来，随着生物技术的发展，应用不同的催化酶可将菊粉降解为果糖和低聚果糖。陈晓明等从土壤中分离得到的假单胞菌属菌株（*Pseudomonas* sp. No. 65.）中提取得到了内切菊粉酶，并用该酶降解菊粉生产低聚果糖，得率可达 75% 以上。

（2）大豆低聚糖　大豆低聚糖是大豆中可溶性糖的总称，包括大豆中的蔗糖、棉籽糖以及水苏糖。大豆低聚糖在自然界中广泛存在，尤其以豆科植物含量居多。作为一种甜味剂，大豆低聚糖的甜度较低，为蔗糖的 70%，又因其保温性、吸湿性比蔗糖小，又优于果葡糖浆，因此可将其用于清凉饮料和焙烤食品中，且大豆低聚糖较高的渗透压使其可以替代蔗糖用于食品保藏中。大豆低聚糖具有低聚糖共有的生理功能：难消化、甜度低、能量低、抑制血糖、降低胆固醇等。Zhang 等通过小鼠试验得出，大豆低聚糖可保护心脏，防止由于心肌缺血而导致的心脏损伤。大豆低聚糖中的水苏糖和棉籽糖是双歧杆菌的增殖因子，可抑制腐生菌的生长，干扰有毒代谢产物的生成，从而减轻肝脏的解毒负担。现代工业生产中所使用的大豆低聚糖大多是将大豆加工副产物——大豆乳清处理后采用喷雾干燥的方法获得的。

（3）低聚异麦芽糖　低聚异麦芽糖又称异麦芽低聚糖、异麦芽寡糖、分枝低聚糖。低聚异麦芽糖是淀粉糖的一种，是由葡萄糖通过 α-1,6 糖苷键结合异麦芽糖、潘糖、异麦芽三糖而形成的低聚糖，异麦芽糖、潘糖、异麦芽三糖是低聚异麦芽糖的功能性成分，甜度为蔗糖的 40%~50%。自然界中低聚异麦芽糖极少以游离状态存在，但作为支链淀粉或多糖的组成部分广泛存在于大麦、小麦、马铃薯等植物中，在某些发酵食品如酱油、泡菜、黄酒或酶法葡萄糖浆中也有少量存在。目前，市场上销售的低聚麦芽糖有 IMO-50 和 IMO-90，分别有糖浆和糖粉 2 种形态的产品，可制成各种保健品、饮料、调味品及其他功能性食品。

（4）低聚木糖　低聚木糖又称木寡糖，是由 2~7 个木糖分子以 β-1,4-糖苷键结合而成的功能性低聚糖，主要成分为木糖、木二糖、木三糖和三糖以上的木寡糖，甜度为蔗糖的 35%。与其他低聚糖相比，低聚木糖具有独特的优势，可选择性地促进肠道双歧杆菌的增殖，值得注意的是，低聚木糖的双歧因子功能是其他聚合糖类的 10~20 倍，而且用量小，是目前所发现的低聚糖中用量最小的低聚糖。低聚木糖具有较好的稳定性，即使在酸性条件下加热至 100℃ 也基本不分解，因此低聚木糖适合用于酸乳、乳酸菌饮料等酸性饮料的生产中。低聚木糖的生产原料可选用木聚糖含量相对较高的农副产品，如玉米芯、稻壳、棉子壳、蔗渣、麸皮等，通过木聚糖酶水解，分离提纯得到低聚木糖。工业上一般采用球毛壳霉产生内切木聚糖酶水解木聚糖，利用超滤和反渗透的方法去除大分子和小分子糖，制取高纯度低聚木糖。

（5）低聚半乳糖　低聚半乳糖是一种具有天然属性的功能性低聚糖，是在乳糖分子的半乳糖基上

以 β-1,4 糖苷键、β-1,6 糖苷键连接 2~3 个半乳糖分子的寡糖类混合物，甜度为蔗糖的 20%~40%。在自然界中，动物乳汁中低聚半乳糖含量较少，但人母乳中含量较多。20 世纪 80 年代，日本 Yakult 公司率先开发低聚半乳糖并用于食品当中，之后在 20 世纪 90 年代早期，欧美一些国家相继对低聚半乳糖进行了产品研发。我国也在 20 世纪 90 年代开始对低聚半乳糖进行了研究。2008 年，我国将低聚半乳糖批准为新资源食品，并规定了相应的使用标准。由于低聚半乳糖和人体中的低聚糖成分相同，目前已经和低聚果糖一起以复合益生元的形式广泛地应用于婴幼儿配方食品中。工业生产低聚半乳糖主要以乳糖为原料，经 β-半乳糖苷酶催化水解，可得到一个半乳糖残基或葡萄糖残基，之后再转移到另一个葡萄糖或乳糖或半乳糖分子上，再经脱色、过滤、脱盐、浓缩得到产品。此外，低聚半乳糖的生产方法还有发酵法和化学法。低聚半乳糖在牛乳中含量较低，但却是牛乳中重要的营养成分之一，Rodriguez-Colinas 等应用源于乳酸克鲁维酵母（*Kluyveromyces Iactis*）的 β-半乳糖苷酶水解牛乳中的乳糖，使得酶解后牛乳中所含低聚半乳糖的量优于母乳。Montilla 等对专为老年人设计的乳制品进行研究，由于乳糖水解能够产生大量的低聚半乳糖，通过控制乳制品生产过程中的工艺条件，可最大限度地保证乳制品中低聚半乳糖的含量。

（6）其他功能性低聚糖　其他功能性低聚糖包括异麦芽酮糖、乳酮糖、低聚龙胆糖、低聚壳聚糖等。这些低聚糖在生活中的应用也较多。例如乳酮糖是由半乳糖通过 β-1,4-糖苷键与果糖相结合形成的一种低聚糖，多用于保健品及婴儿食品配方中，对肠道有益菌具有增殖作用；低聚龙胆糖是龙胆二糖、龙胆三糖、龙胆四糖的混合物，由于水分活度较低，可抑制食品中微生物的生长，使食品中的水分保持稳定，防止食品中淀粉的老化；低聚壳聚糖是自然界中唯一带正电荷的食用纤维，具有增强机体免疫力、提高细胞生物活性的功能，国内外常将低聚壳聚糖用于保健品的生产中。

2. 功能性低聚糖的理化性质及生理功能

低聚糖具有重要的理化性质，易溶于水，甜度为蔗糖的 0.3~0.6 倍，较稳定，热量大约是可消化碳水化合物如蔗糖的 40%~50%，可改变冷冻食品的冻结温度，控制由于热加工食品中的美拉德反应而导致的褐变强度等。但作为功能性食品而言，人们更关注的是其有益于健康的生理特性。功能性低聚糖摄入后可以逃避上消化道的消化降解而到达结肠，仅能被有限的肠道细菌代谢消耗。结肠中的 NDOs 发酵会对健康造成非常重要的影响，包括改变或重塑结肠微生物菌群结构、产生 SCFA、降低 pH、产生营养物质（如 B 族维生素及烟酸、叶酸）缓解便秘、抑制腹泻、降低或减轻胃肠道和呼吸道及泌尿生殖道感染、增加矿物质吸收、改善碳水化合物和脂类物质代谢、降低肠道癌症风险等，因此功能性低聚糖被认为是"一种具有积极作用的有针对性地影响身体生理功能的食品成分"。

（1）对调控肠道菌群及胃肠道功能的影响　胃肠道微生物菌群是人体内最密集的细菌生态系统，成年人结肠中存在超过 500 种不同的可培养的土著细菌，每克干重物约含 10^{12} 个细菌。胃肠道中功能性低聚糖的发酵速率取决于糖的结构、发酵过程中细菌间的协同作用等。大多数功能性低聚糖在结肠被水解成更小的低聚物和单体后，会进一步被一种、几种或大多数厌氧细菌进行发酵代谢，不仅为细菌增殖提供能量，而且还能产生在代谢上对宿主无用的气体（H_2、CO_2、CH_4）以及对宿主有益的 SCFA（如乙酸、丙酸、丁酸和 L-乳酸等）。SCFA 不仅降低了结肠管腔内的 pH，保护机体对抗酸敏感的肠病病原体感染，而且也是重要的信号分子，在肠和大脑间的生化信号传导过程中具有重要功能，可通过激活分别存在于免疫性内分泌 L 细胞、免疫细胞和脂肪细胞上的 G 蛋白偶联受体、游离脂肪酸受体 FFAR2 和 FFAR3 而发挥作用。FFAR2 对丙酸、丁酸和乙酸同样敏感，而 FFAR3 的敏感顺序是丙酸 ≥ 丁酸 > 乙酸，丙酸和丁酸激活内分泌 L 细胞上的 FFAR2 可以诱导厌食（食欲调节）激素、胰高血糖素样肽-1（GLP-1）和肽 YY（PYY）的释放。SCFA 刺激结肠黏膜中厌食激素的释放不依赖于 FFAR3 的激活，而脂肪细胞中 FFAR3 的激活可能刺激瘦素（另一种食欲素激素）的释放。乙酸也可能抑制食欲，不是通过激活 FFAR，而是穿过血脑屏障通过中枢稳态机制起作用。在小鼠中进行的一项研究结果也揭示了丙酸和丁酸在调节肠道糖异生中的重要性，丙酸和丁酸调节了肠道糖异生基因的表达，影响了糖耐量和胰岛素的敏感性。丁酸通过一个循环的 AMP 依赖机制起作用，而丙酸通过涉及 FFAR3 的肠-脑神经回路起作用。肠道微生物产生的 SCFA 还能够通过提高 AMP 活化的蛋白质激酶活性来促进肝脏、肌肉和棕色脂肪组织中的脂肪酸氧化。此外，SCFA 刺激 PYY 和 GLP-1 的分泌以及肝脏 AMP 激活的蛋白激酶磷酸化和活性的增加，被认为在葡萄糖代谢中起重要作用。赵红玲等研究了雪莲果低聚果糖在体外对肠道菌的影响，结果表明，雪莲果低聚果糖具有调整肠道菌群的作用，当雪莲果低聚果糖的浓度为 2% 时，对双歧杆菌的增殖效果最好，且抑制大肠杆菌的作用明显。

（2）基于低聚糖对调控胆固醇的功效　低聚糖通过促进肠道中双歧杆菌的生长，使其产生能够抑制人体内 3-羟基-3-甲基戊二酰辅酶 A 还原酶活性的代谢物质，抑制胆固醇的合成，从而可降低血液中胆固醇和甘油三酯的含量。方敏研究发现，甲壳功能性低聚糖可保护大鼠的胰岛细胞，调节 Ⅱ 型糖尿病大鼠的胰岛素含量。孟林敏等利用动物试验研究低聚果糖对血糖和血脂的影响，试验结果表明，低聚果糖可以明显降低小鼠的血糖、血甘油三酯和血胆固醇。

（3）基于低聚糖对促进矿物质元素吸收的功效　功能性低聚糖被人体肠道中的益生菌利用后会产生乳酸及乙酸，酸性物质不仅可以改善肠道内部的环境，还能增加 Ca、Mg、Fe 等矿物质元素的溶解度，使其更易于被人体所吸收，提高吸收率。陈芬琴研究发现，甘露寡糖、果寡糖、壳寡糖和半乳低聚糖能促进小鼠肠道内 Ca、Mg、Fe 的吸收。

（4）基于低聚糖对改善免疫系统的功效　免疫系统分为免疫器官、免疫细胞、免疫组织和免疫分子等。罗晓庆等研究发现，1.5% 的壳寡糖能有效提高宿主的免疫功能，并且免疫器官的质量相比较其他处理组也会增加。高峰等研究发现在小麦米糠粮中添加低聚糖和粗酶剂能够实现雏鸡 T 淋巴细胞对植物凝血素（PHA）的反应性。Savage TF 等研究发现，向肉鸡日粮中加入甘露低聚糖能使胆汁中 IgA 提高 14.2%，并且能显著提高血液中的 IgG 含量。

3. 重要商品化功能性低聚糖的生产方式

功能性低聚糖的生产有多种方式，如从天然原料中提取、多糖水解以及通过酶法和化学法合成。一般来说，食品级低聚糖含有聚合度不同、有时糖苷键也不同的一组低聚糖，以及没有反应的底物和副产物单糖，可以通过膜过滤或色谱层析工艺除去杂质糖以获得高纯度低聚糖产品。重要商品化 NDOs 的生产方式见图 5-1，除了棉籽糖和大豆低聚糖可以直接从原料中提取，以及乳果糖可以使用化学异构化生产之外，其他的 NDOs 生产多采用生物技术酶法。

下面就某些 NDOs 的生产原料、分子结构、生产方式及使用特点各方面进行说明。低聚果糖分两种结构类型：1F 型，即菊粉型（inulin-type），果糖基间以 β-1,2 糖苷键连接，如 1-kestose（GF2）、nystose（GF3）和 1F 果糖基 nystose（GF4）；6G 或者 neo-FOS 型，即 Levan 型，果糖基间以 β-2,6 糖苷键连接，如 6-kestose、6-nystose 和 6G 果糖基 nystose，果糖基也可以 β-2,6 糖苷键连接到蔗糖的葡萄糖基上形成 neo-kestose、neo-nystose 和 neo-果糖基 nystose。工业化生产多采用菊粉酶水解菊粉多糖，获得的是 1F 型低聚果糖；另外，也可以蔗糖为原料，通过微生物的果糖基转移酶或果糖苷酶的转果糖基反应，用高浓度的初始蔗糖生产，所获得的果糖苷键型依据酶的不同而不同，大多数报道的酶合成 1F 型低聚果糖，也有报道来源一株米曲霉的酶合成 6G 型低聚果糖。

异麦芽酮糖是一种蔗糖异构体，是葡萄糖和果糖以 α-1,6 糖苷键连接构成的，可使用蔗糖为原料，通过蔗糖异构酶或异麦芽酮糖合成酶或蔗糖 α-葡萄糖基转移酶实现分子重排，生成异麦芽酮糖（α-1，

6）和海藻酮糖（α-1,1）。有研究指出，异麦芽酮糖二糖只是一种低卡路里甜味剂，在小肠中被降解消耗，因此不是益生元，但其分子间脱水形成的异麦芽酮糖低聚糖，可作为益生元到达结肠刺激双歧杆菌生长。

乳果糖即乳果二糖，其传统的化学法是通过碱异构化过程将乳糖的葡萄糖基转化为果糖基的，但强碱等导致的副产物和颜色增加了分离和纯化步骤，提高了生产成本和能源消耗。也有报道称基于β-半乳糖苷酶的转糖基活性，是以乳糖和果糖为原料进行生产的；还有通过纤维二糖-2-异构酶催化D-葡萄糖基团异构化为D-果糖基团，使乳糖异构化为乳果糖的情况。

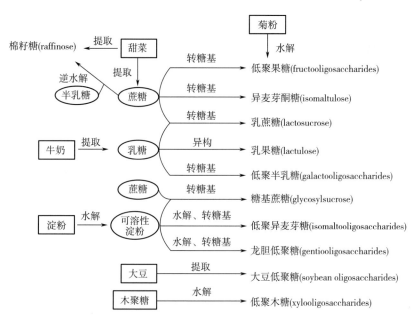

图 5-1　重要商品化 NDOs 的生产方式

低聚半乳糖是利用微生物β-半乳糖苷酶的转糖基作用，以高浓度的乳糖溶液为原料生产的，产物中主要是三糖（4'-或6'-半乳糖基化乳糖），较长链的低聚糖含有4个或者更多的单糖单元。不同微生物来源的酶转糖基合成的半乳糖苷键区域选择性不同。成熟的工业化过程常使用来源于不同微生物的混合酶进行生产。

糖基蔗糖是以麦芽糖和蔗糖为原料的，经环糊精葡聚糖转移酶催化的转糖基反应而得到的一种三糖，可以用作蔗糖替代物，防止龋齿，也可以应用于食品加工中，防止蔗糖结晶形成、褐变以及回生，但由于其易被消化道的水解酶降解，所以不作为益生元使用。

低聚木糖的生产原料是木聚糖。木聚糖是从木质纤维原料中提取的。低聚木糖典型的生产原料是硬木、玉米芯、稻草、甘蔗渣、豆荚壳、麦芽饼和麸皮。用这些原料生产低聚木糖有3种方法。①对含有天然木聚糖的木质纤维素材料进行酶处理。②对合适的木质纤维素材料进行化学分级，进一步酶水解木聚糖为低聚木糖。③通过蒸汽、水或稀释的酸溶液降解木聚糖为低聚木糖。对于酶法生产，需要使用内切木聚糖苷酶，以避免产生木糖。

4. 功能性低聚糖检测方法

常见的功能性低聚糖有低聚异麦芽糖、低聚果糖、低聚木糖、大豆低聚糖、低聚半乳糖等。《低聚糖通用技术规则》（GB/T 35920—2018）中对低聚糖的术语及相关要求作了规定，而相应低聚糖的产品标准对理化指标及主要成分的检测方法都有明确的要求，见表5-6。

表 5-6　　　　　　　　　　　　　　　　低聚糖的相关国家标准

标准号	标准名称	检测方法	适用范围
GB/T 20881-2017	《低聚异麦芽糖》	高效液相色谱-示差折光检测法	低聚异麦芽糖
GB/T 23528-2009	《低聚果糖》	高效液相色谱-示差折光检测法或蒸发光检测法	以蔗糖或菊芋、菊苣等植物为原料制成的低聚果糖
GB/T 35545-2017	《低聚木糖》	高效液相色谱-示差折光检测法	以玉米芯为原料经酶解制成的低聚果糖
GB/T 22491-2008	《大豆低聚糖》	高效液相色谱-示差折光检测法	以大豆或其加工副产品为原料生产的商品大豆低聚糖
GB 5009.245-2016	《食品安全国家标准 食品中聚葡萄糖的测定》	离子色谱-脉冲安培检测法	食品
GB 5009.255-2016	《食品安全国家标准 食品中果聚糖的测定》	离子色谱-脉冲安培检测法	乳及乳制品、婴幼儿配方食品、婴幼儿谷类辅助食品、固体饮料以及配制酒

由表 5-6 可以看出，国家强制标准和国家推荐标准对于低聚糖产品的检测方法以高效相色谱-示差折光检测法为主，而示差折光法的检测限较高，对于高含量的低聚糖产品尚可检出，但对于添加量较小而干扰成分较多的食品往往力所不及；同时，示差检测法对环境温度、流动相组成的微小变化非常敏感，所以该法对实验过程要求较高，在实验过程中必须控温，流动相不能用于梯度洗脱法等。因此，食品中的功能性低聚糖检测目前以灵敏度更高的离子色谱法为主，该方法利用混合物内各组分在固定相和流动相之间的不同分配系数，可造成各组分谱带移动速度的差别，可得到各组分分离的色谱图来分析混合物中各组分离子，是液相色谱的新分支。主要优点是测定快速、灵敏、选择性好，并且同时可测定多组分。实验常采用 METROSEPCARB 阴离子交换分离柱和脉冲安培检测器，对淋洗分离条件进行优化。优化柱温、淋洗液 NaOH 溶液浓度，淋洗液流速，分析时间等。该方法具有操作简单、结果准确、快速有效等优点，为食品中低聚糖的质量检测提供了一个简单有效的方法。

目前，有关功能性低聚糖的食品标准还相对较少，但功能性低聚糖的独特功效日益为人们所知晓。随着科技的不断发展，人们对低聚糖的研究不仅局限于双歧杆菌的功能，在降血脂、降胆固醇、抗癌、抗病毒等方面也有广泛研究，并在此基础上采用低聚糖制备出了功能性食品。随着功能性食品需求量的日益增加，食品中功能性低聚糖的相关标准将更加完善，能更好地促进功能性低聚糖的健康发展。

5. 我国功能性低聚糖产业发展现状及发展趋势分析

功能性低聚糖由于具有独特功效，目前作为益生元、食品添加剂、饲料添加剂广泛应用于食品和饲料行业中。近年来，我国以低聚木糖、低聚果糖、低聚异麦芽糖为代表的功能性低聚糖产业发展迅猛，市场潜力巨大，但也存在品种单一、生产技术落后、产业化程度不高等问题。

（1）功能性低聚糖的市场前景　目前，功能性低聚糖已经被我国列入了 GB/T 20881—2007。其中低聚果糖、低聚半乳糖等许多产品被国家公众营养与发展中心推荐为"营养健康倡导产品"。我国功能性低聚糖的研发与应用尚处于发展初期，市面上产品种类单一，仅低聚异麦芽糖、低聚果糖、低聚木糖等功能性低聚糖已占低聚糖市场份额的 70% 左右，且主要应用于功能性保健食品及食品添加剂中，在药物及饲料领域也有一定应用。

（2）我国主要功能性低聚糖产业现状与趋势

①甘露低聚糖。甘露低聚糖广泛存在于魔芋粉、瓜儿豆胶、田菁胶等中，作为唯一能结合肠道中

外源性病菌的新型功能性低聚糖，其特殊属性为其产业发展提供了广阔的市场前景。实验室及工业生产中获得甘露低聚糖的方法主要有天然多糖的酸水解、天然原料中提取、人工化学合成、天然多糖的酶水解。目前，我国低聚甘露糖均以魔芋精粉为原料经酶解得到，已规模化生产的企业有成都禾日生物科技有限公司（500t/年）、桂林微邦生物技术有限公司（500t/年）与成都协力魔芋科学种植加工园（100t/年）。

从市场应用领域来看，甘露低聚糖在动物饲料添加剂领域应用的份额较大，技术较为成熟，其次是食品、饮料领域，其附加值较高，发展前景较大；而在医药领域，其目前主要作为添加成分，市场应用较小。

②低聚果糖。目前，低聚果糖的生产工艺，主要分两大类。第一类是以蔗糖为底物，利用微生物发酵产生的 β-果糖基转移酶或 β-呋喃果糖苷酶进行分子间果糖基转移反应来生产；第二类是以菊粉为底物，利用内切菊粉酶进行催化水解菊粉而生产得到。由于我国缺少菊苣资源，低聚果糖的生产主要采用以蔗糖为底物，利用微生物发酵生产的 β-果糖基转移酶或 β-呋喃果糖苷酶进行分子间果糖基转移反应从而进行生产。我国低聚果糖的研发起步较晚，现有工业生产的产率较低，成本昂贵，生产工艺较为复杂，这限制了其进一步发展和利用。采用顺序式模拟移动床（SSMB）提纯技术可提高产品纯度，现已逐步应用到低聚果糖的工业化生产中。经大量深入研究，低聚果糖的特殊功能性已得到明确认可，其不但可以改善肠道功能、预防和治疗便秘和腹泻，还具有间接性降低血脂、增强机体免疫力等功效。

在我国，20 世纪 90 年代初含低聚果糖的食品开始被投放市场。目前国内低聚果糖生产企业约 8 家，包括保龄宝生物股份有限公司、广东江门量子高科生物有限公司和云南天元健康食品有限责任公司等，总产能约 1.5 万 t/年。其中，保龄宝生物股份有限公司和广东江门量子高科生物有限公司两家企业的低聚果糖市场占有率达到了 70% 以上。

③低聚异麦芽糖。目前，我国低聚异麦芽糖的生产原料主要是玉米淀粉或玉米浆，主要采用湿法和干法工艺。干法玉米淀粉加工工艺可以实现玉米的全组分利用，也是我国玉米资源综合利用的另一条途径。利用玉米粉直接生产低聚异麦芽糖可缩短生产链，减少环境污染，降低生产成本。通过酶法水解获得的低聚异麦芽糖有效糖分含量只有 35% 左右，但由于其中含有大量的葡萄糖，限制了如糖尿病患者等特殊人群的食用。目前多数厂家采用发酵法将低聚异麦芽糖内的葡萄糖去除，可将有效成分从 35% 提高到 45% 以上，并且葡萄糖含量可控制在 1% 以内，虽然可以满足各类人群的消费需求，但因发酵副产物的产生降低了产品的品质，限制了其在风味食品中的应用。保龄宝生物股份有限公司采用模拟移动床色谱技术既可以获得高纯度的低聚异麦芽糖，又可以将分离出的葡萄糖偶联生产高果糖浆，既降低了生产成本，又提高了产品品质。目前低聚异麦芽糖能规模化生产的企业有 10 余家，年总产能为数 10 万 t。

④低聚半乳糖。低聚半乳糖是一类天然存在于动物母乳中的功能性低聚糖，具有出色的保水力和极强的酸热稳定性，不能被人小肠消化吸收，但可被结肠菌群发酵，能促进双歧杆菌增殖，抑制有害病原菌和腐败菌生长；能促进钙、镁、钾的吸收，有利于 B 族维生素、烟酸和叶酸的生成；能有效刺激肠道蠕动，减少和防止便秘的发生，降低结肠中有毒物质的含量，调节肠道微生态，促进肠道健康。

低聚半乳糖的制备方法有 5 种：自然提取法、酸水解多糖法、化学合成法、发酵法和酶法合成。酶法合成成本相对较低，是目前应用最广的制备方法，是以乳糖为主要原料，通过 β-半乳糖苷酶的转糖苷作用进行生产的。近年来，研究人员通过优化生产途径的各个环节（如 β-半乳糖苷酶的固定化等），得到了更多更高效的制备途径。目前，用于生产 β-半乳糖苷酶的菌种有脆壁克鲁维酵母（Kluyveromyces fragilis）、黑曲霉（Aspergillu sniger）、米曲霉（Aspergillus oryzae）、乳酸克鲁维酵母

(*Kluyveromyces lactis*) 等。其中，脆壁克鲁维酵母所产的 β-半乳糖苷酶为胞内酶，乳酸酵母、黑曲霉、米曲霉、米根霉等所产的 β-半乳糖苷酶为胞外酶。已知环状芽孢杆菌所产的 β-半乳糖苷酶为胞外酶，并具有耐高温的性质，但是利用其生产 β-半乳糖苷酶的报道却很少。

⑤低聚木糖。低聚木糖主要成分为木二糖和木三糖，其中木二糖甜度约为蔗糖的 40%。含量达 50% 的低聚木糖产品甜度约为蔗糖的 30%，甜味纯正，类似蔗糖。由于低聚木糖对 pH 及热的稳定性较好，已广泛应用于酸乳、乳酸菌饮料和碳酸饮料中。制备低聚木糖的方法主要有酸水解法、微波法、酶解法、热水抽提法等。目前，我国已经实现低聚木糖酶水解法工业化生产，主要以富含木聚糖的植物资源，如木屑、玉米芯和菜籽壳等为原料，经过内切型木聚糖酶水解后，再进行分离、精制而制得。目前，我国低聚木糖的年产能达数万 t，但能规模化生产的企业仅有几家，包括 2003 年率先在国内实现低聚木糖的工业化生产企业——山东龙力生物科技。

功能性低聚糖因具有独特功效，已作为益生元、添加剂广泛应用于食品和饲料行业中。随着这些领域的迅速发展，功能性低聚糖的市场规模也在不断扩大。此外，由于我国功能性低聚糖行业技术发展快速，收率和质量日益提高，物料消耗逐渐下降，企业实现了规模化生产，其市场应用也在逐步拓宽。目前功能性低聚糖已经成为我国功能性食品中重要的添加剂。其中，我国以低聚木糖、低聚果糖、低聚异麦芽糖为代表的功能性低聚糖产品发展尤其迅速，每年的市场规模以 30% 的速率增长，市场发展空间巨大。

三、功能性特殊氨基酸

功能性氨基酸是指除了合成蛋白质以外，还参与和调节关键代谢途径，以改善生物体的健康、生存、生长、发育、哺乳和繁殖的氨基酸。功能性氨基酸是人体正常生长和维持健康、以及多种生物活性物质的合成所必需的。常见的功能性氨基酸包括精氨酸、鸟氨酸、瓜氨酸、谷氨酸、谷氨酰胺、支链氨基酸、色氨酸、甘氨酸、天冬氨酸、脯氨酸、组氨酸、含硫氨基酸和牛磺酸等。

营养研究表明，膳食中添加几种氨基酸（如精氨酸、谷氨酰胺、谷氨酸、亮氨酸和脯氨酸）可以调节基因表达，促进小肠和骨骼肌的生长，还可以减少体内多余的脂肪。谷氨酸、谷氨酰胺和天冬氨酸是哺乳动物肠细胞的主要代谢燃料，谷氨酸在胃肠道的化学传感中起着至关重要的作用。此外，谷氨酸、谷氨酰胺、天冬氨酸、甘氨酸、色氨酸、酪氨酸和 D-氨基酸（如 D-丙氨酸、D-天冬氨酸和 D-丝氨酸）一起参与调节着神经发育和功能。而亮氨酸可以激活哺乳动物雷帕霉素靶蛋白，刺激蛋白合成，抑制细胞内蛋白的水解；甲硫氨酸则是影响细胞 DNA 和蛋白甲基化的甲基基团的主要供体。

研究表明，功能性氨基酸在人体内发挥的特殊功能包括调节胎儿发育、参与细胞内蛋白质周转、促进营养代谢、调节肠道功能和免疫功能等。功能性氨基酸在预防和治疗代谢性疾病（如肥胖、糖尿病、心血管疾病）、宫内生长受限、不孕症、肠道和神经功能障碍、感染性疾病（包括病毒感染）等方面具有广阔的前景。

（一）功能性氨基酸的种类及功能

1. 精氨酸、鸟氨酸、瓜氨酸

精氨酸在人体内主要的特殊功能有以下几方面。①可加速鸟氨酸循环，促进血氨浓度降低。②有较高浓度的氢离子，有助于纠正肝性脑病时的酸碱平衡。③精氨酸是维持婴幼儿生长发育必不可少的氨基酸。④精氨酸是精子蛋白的主要成分，有促进精子生成、提供精子运动能量的作用。⑤可有效提高免疫力、促进免疫系统分泌自然杀伤细胞、吞噬细胞、白介素-1 等内生性物质，有利于对抗癌细胞及预防病毒感染。⑥精氨酸是鸟氨酸及脯氨酸的前体物，可以促进严重外伤、烧伤等需要大量组织修护的康复，同时具有降低感染及减轻炎症的效果。

鸟氨酸可以通过增加促生长激素（如胰岛素和生长激素）的水平、加速蛋白质的生成，来促进体内肌肉的生成活动，从而有助于维持和强健肌肉。L-鸟氨酸在体内可用于 L-精氨酸、L-脯氨酸和多胺的生物合成。L-鸟氨酸还可以促进脂肪代谢，帮助减少肌肉损失和软组织愈合。L-鸟氨酸还有助于排毒，帮助肝脏和免疫系统正常运作。

瓜氨酸是鸟氨酸及胺基甲酰磷酸盐在尿素循环中生成的，或是通过一氧化氮合酶（NOS）催化精氨酸生成 NO 的副产物。L-瓜氨酸主要功效有以下几点：①提高免疫系统功能。②维护关节运动的机能。③平衡正常的血糖水平。④含丰富的抗氧化剂吸收有害的自由基。⑤帮助保持胆固醇的正常水平。⑥维护健康的肺功能。⑦提高脑力清晰度。⑧降低压力和克服沮丧情绪。⑨提高健康的性生活功能。

2. 谷氨酸、谷氨酰胺

谷氨酸被人体吸收后，易与血氨形成谷酰氨，能解除代谢过程中氨的毒害作用，因此能预防和治疗肝昏迷，保护肝脏。脑组织只能氧化谷氨酸，故谷氨酸可作为脑组织的能量物质，改进维持大脑机能。谷氨酸作为神经中枢及大脑皮质的补剂，对于治疗脑震荡或神经损伤、癫痫以及治疗智力缺陷儿童均有一定疗效。

谷氨酰胺对机体具有多方面的作用。①增长肌肉，增加力量，提高耐力。②增强免疫系统的功能。③参与合成谷胱甘肽，提高机体的抗氧化能力。④胃肠道管腔细胞的基本能量来源，维持肠道屏障的结构及功能。⑤改善脑机能。⑥改善机体蛋白质代谢。⑦控制食欲，减少脂肪，改善身体比例。

3. 支链氨基酸（亮氨酸、异亮氨酸、缬氨酸）

支链氨基酸通过促进胰岛素和生长激素释放，促进合成代谢（肌肉增长）。支链氨基酸中最重要的是亮氨酸，在体内可代谢为酮异己酸和 β-羟基-β-甲基丁酸盐，从而可增加肌肉、减少脂肪，并为人体提供营养。支链氨基酸可以通过血流进入大脑，降低大脑的 5 羟色胺的产生，可减轻脑力疲劳。支链氨基酸组成几乎 1/3 的肌肉蛋白、可以减缓肌肉疲劳，加速恢复，降低运动时其他氨基酸从肌肉中的丢失，并有助于机体吸收蛋白质。

4. 色氨酸

色氨酸是人体重要的神经递质-5-羟色胺的前体，具有调节精神节律、改善睡眠、控制食欲等特殊功能。

5. 甘氨酸、γ-氨基丁酸

甘氨酸是一个抑制性神经递质，在中枢神经系统中有广泛的分布，在神经信号的传递以及参与各种生理和病理反应中起着的重要基础作用。γ-氨基丁酸是中枢神经系统中重要的抑制性神经传达物质。甘氨酸和 γ-氨基丁酸具有镇静神经，抗焦虑的功能。此外，γ-氨基丁酸还具有降血压、促进脑组织的新陈代谢和恢复脑细胞功能、改善肾机能和肝机能、促进长期记忆、促进生长激素分泌、促进酒精代谢、消臭作用以及高效减肥等活性。

6. 天冬氨酸

天冬氨酸可以用于治疗心脏病、肝病、高血压，具有防止和消除疲劳的作用，和多种氨基酸一起，制成氨基酸输液，可用作氨解毒剂，肝功能促进剂，疲劳恢复剂。L-天冬氨酸可以通过产生 D-天冬氨酸来改善记忆和注意。L-天冬氨酸产生三磷酸腺苷（ATP），有助于提高跳跃和短跑等爆发性运动表现

和运动耐力。

7. 脯氨酸

脯氨酸参与胶原蛋白组成，可以治疗软骨损伤和愈合伤口，缓冲关节，保持肌腱、韧带和肌肉的健康，减轻痛苦及保持皮肤光滑和紧致。此外，脯氨酸可能通过防止动脉硬化而有益于心血管健康。

8. 组氨酸

组氨酸是一种抗氧化剂，可以对抗导致衰老和疾病的有害自由基。组氨酸还可以缓解类风湿关节炎引起的关节炎症、疼痛和僵硬；通过刺激消化酶的释放来促进消化，从而减少肠胃不适；促进红细胞产生，有助于对抗与红细胞数量低相关的症状，如疲劳和呼吸急促。

9. 含硫氨基酸（蛋氨酸、胱氨酸和半胱氨酸）

蛋氨酸在体内发挥的特殊功能有以下几点。①保护肝脏：减少肝细胞内胆汁的淤积，加强解毒作用，有利于肝细胞恢复正常生理功能，促使黄疸消退和肝功能恢复。②保护心肌：增加谷胱苷肽过氧化物酶和超氧歧化酶活性，保护心肌细胞线粒体以免其受损害，对克山病造成的心肌损害尤为有效。③抗抑郁症。④通过转硫作用生成的牛磺酸有明显的降压作用。⑤预防和治疗有毒金属、非金属对人体的伤害。⑥蛋氨酸是体内最重要的甲基供体，在体内生物合成与代谢中发挥着重要的作用。

10. 牛磺酸

牛磺酸与胱氨酸、半胱氨酸的代谢密切相关，其体内合成是从含硫氨基酸（半胱氨酸、甲硫氨酸等）经一系列酶促反应转化而来的。牛磺酸的生理功能包括以下几点。①促进婴幼儿脑组织和智力发育。②提高神经传导和视觉机能、保护视网膜、抑制白内障的发生发展。③降低血压、影响脂类的吸收、保护心血管系统。④强肝利胆作用。⑤改善内分泌状态，增强人体免疫。⑥加速糖酵解，降低血糖浓度。⑦保护心肌作用。⑧改善记忆。⑨维持正常生殖功能。⑩防治缺铁性贫血、镇静、镇痛和消炎等。

（二）功能性氨基酸在营养食品中的开发技术

功能性氨基酸可以作为膳食补充剂（包括片剂、颗粒、胶囊、粉末等），也可以作为功效成分被添加到功能性食品（乳粉和饮料等）中，其化学结构大多为L型。

绝大多数功能性氨基酸都可以单独作为膳食补充剂，也可以将几种功能类似的功能性氨基酸配合到一起作为膳食补充剂。例如，提高运动能力的支链氨基酸和谷氨酸的配合、改善性功能的L-精氨酸和L-瓜氨酸的配合、增强免疫力的功能性氨基酸和牛磺酸的配合。支链氨基酸（亮氨酸、异亮氨酸、缬氨酸）常同时存在于营养食品中。

常见的功能性食品有婴幼儿配方乳粉、成人蛋白粉和改善运动的功能性饮料等。牛磺酸常被添加到婴幼儿配方乳粉和功能性饮料中，而运动饮料中常添加支链氨基酸。

（三）含有功能性氨基酸的营养食品

1. 膳食补充剂

（1）单一功能性氨基酸补充的膳食补充剂　L-精氨酸胶囊或者片剂，每日服用剂量为 0.85～3g。具有促进血液循环、延缓人体衰老、增强男性性健康、提高机体免疫力、调节血糖、帮助术后恢复和保护肝脏等功能。适用人群为备孕男女、易疲劳人群和抽烟饮酒人群。

L-鸟氨酸盐酸盐胶囊，每日服用剂量为 1.5～2g，运动前或睡前空腹服用。具有促进蛋白质代谢、有益健身的功能，适用人群为运动员和健身人群。

L-瓜氨酸片、粉末或软胶囊，每日服用剂量为 1.2~3g，运动前或睡前空腹服用。具有促进一氧化氮代谢、促进蛋白质合成、缓解肌肉疲劳、促进心血管健康和改善性功能的功能。

L-谷氨酸片，每日服用剂量为 1~2g，空腹服用。具有保护肌肉组织、提高机体免疫力的功能。

L-谷氨酰胺胶囊或粉末，每日服用剂量为 3~6g，运动前后或睡前服用。具有缓解肌肉酸痛、恢复肌肉损伤的功能，适用人群为健身爱好者。

L-5-羟色氨酸片或胶囊，其中可同时含有维生素 B_6 和 B_{12}、镁和肌醇等，每日服用 L-5-羟色氨酸的剂量为 0.1g。具有缓解情绪、改善睡眠的功能，适用人群为易失眠、焦虑或精神抑郁人群。

L-色氨酸胶囊，每日服用剂量为 1.5g，可于两餐间服用、或睡前服用以改善睡眠。具有缓解情绪、改善睡眠的功能，适用人群为易失眠、焦虑或精神抑郁人群。

（L-）甘氨酸胶囊或粉末，每日服用剂量为 0.5~2g，如需改善睡眠则睡前空腹服用。具有塑造肌肉和修复肌肉、促进肌酐和碳水化合物吸收、抗炎和改善睡眠的功能。

D-天冬氨酸胶囊或粉末，每日服用剂量为 3g，可分 4 次服用，包括运动前或睡前服用。具有升高睾酮水平、促进肌肉生长的功能。

L-天冬氨酸粉末，每日服用剂量为 1~6g，于两餐之间服用。具有增加耐力、减少焦虑和抑郁的功能。

L-脯氨酸胶囊或粉末，每日服用剂量为 0.5~4g，空腹服用。具有促进关节健康和舒适，促进结缔组织健康的功能。

L-组氨酸胶囊或粉末，每日服用剂量为 0.5g，随餐服用。未标注明确功能。

L-牛磺酸片，每日服用剂量为 0.5~2g，空腹服用。具有保护眼睛、降低胆固醇、增强抵抗力和抗疲劳的功能。

（2）多种功能性氨基酸配合的膳食补充剂

①促进身体强壮功能。L-精氨酸和L-鸟氨酸胶囊，每日剂量为L-精氨酸 1.5~3g 和L-鸟氨酸盐酸盐 0.75~1.5g，运动前或睡前空腹服用。具有促进蛋白质代谢的功能，适用人群为运动员和健身人群。

精氨酸/鸟氨酸/赖氨酸胶囊，每日剂量为L-精氨酸 0.6g、L-赖氨酸盐酸盐 0.5g 和L-鸟氨酸盐酸盐 0.45g，运动前或睡前服用。具有促进蛋白质代谢的功能，适用人群为运动员和健身人群。

支链氨基酸胶囊每日服用剂量为 2g，其中L-亮氨酸、L-异亮氨酸和L-缬氨酸的比例为 2~4：1：1。或粉末，每日服用剂量为 10g，含有支链氨基酸 5g，其中L-亮氨酸、L-异亮氨酸和L-缬氨酸的比例为 2~4：1：1；此外还有 0.1g 牛磺酸。运动前、运动时和运动后均可服用。具有增肌、防止肌肉分解、促进肌肉合成的功能，适用人群为运动员和健身人群。

②增强免疫力功能。氨基酸牛磺酸片，每日剂量为多种氨基酸 1g 和牛磺酸 0.7g，具有增强免疫力功能，适用人群为免疫力低下者。

多维牛磺酸片，每日服用 1g，包括 0.5g 牛磺酸，100mg 维生素 C、40mg 维生素 E 和 10mg 维生素 B_1。具有增强免疫力的功能，适宜人群为免疫力低下者。

硒精氨酸番茄红素软胶囊，每日剂量为番茄红素 11.66mg、精氨酸 0.2g、硒 0.028mg，具有增强免疫力功能，适用人群为免疫力低下者。

③改善记忆力功能。DHA 牛磺酸锌软胶囊，每日服用 2g，包括 210mg DHA、140mg 牛磺酸和 8mg 锌（不同产品，成分有略微差异）。具有辅助改善记忆力的功能，适宜人群为需要改善记忆的少年儿童。

④缓解疲劳功能。精氨酸大豆肽牛磺酸葡萄糖酸锌颗粒，牛磺酸 540mg 和 L-精氨酸 929.6g，具有

缓解体力疲劳，适用于易疲劳人群。

⑤提高性能力功能。精氨酸瓜氨酸片。适用人群为精子质量低、免疫力低下、心脑血管疾病等人群。

2. 功能性食品

添加牛磺酸的婴幼儿配方乳粉，每100g乳粉中牛磺酸添加量在5~35mg。

功能性饮料有：

①牛磺酸维生素B功能饮料，每100mL含有牛磺酸1g和肌醇50mg，以及烟酰胺、维生素B_1、B_2和B_6（不同产品，含量存在差异），每天饮用100~150mL，具有抗疲劳和调节血脂的功能。

②牛磺酸多种氨基酸饮料，每100mL含有牛磺酸381mg、氨基酸743mg（包括L-赖氨酸盐酸盐、甘氨酸、丙氨酸、天冬氨酸、亮氨酸、异亮氨酸、缬氨酸、色氨酸、苯丙氨酸、苏氨酸、蛋氨酸）和咖啡因9.6mg（不同产品，含量存在差异），具有缓解体力疲劳，增强免疫力的功能。

四、益生元和益生菌

1. 益生元

"益生元"是一个比较新的概念，首次由Gibson和Roberfroid于1995年提出，该定义中指出益生元是一类不可消化的食物成分，能选择性刺激已定植于宿主肠道中的一种或有限几种微生物（主要指乳杆菌和双歧杆菌）的生长或提高其活性，从而有利于宿主健康。FAO/WHO给益生元的定义是一类可以通过调节肠道微生物对宿主产生有益健康影响的非活性食品组分。2015年，Bindels等建议对益生元的定义进行了修改，在他的建议中益生元是指一类不易被人体消化的化合物，但能通过肠道微生物代谢，调节肠道微生物组成和活性，从而赋予宿主有益的生理效应。在这一定义中"选择性"并没有像首次定义中那样作为一个主要条件，而是强化了肠道微生物对其的分解代谢和对宿主有益的生理效应。我国学者给出的益生元或益生素（prebiotics）定义是：促进益生菌（主要是双歧杆菌）生长繁殖的一类结构和性质不同的物质（大多数为非消化性寡糖）。

益生元在不被上消化道吸收和其他微生物利用的情况下，通过小肠到达大肠，被有益微生物利用，从而发挥对宿主的有益作用。一种理想的益生元应具备如下条件：①耐受胃里面酸类的作用、抵抗肠道内胆盐和其他消化酶的作用；②不易被上消化道吸收，而容易被肠道内有益微生物发酵利用；③能够增强肠道有益微生物活性或增加其活菌数。乳果糖、低聚半乳糖、低聚果糖、菊粉及其水解物、低聚麦芽糖和抗性淀粉是常常用于人类饮食中的益生元。天然益生元存在于各种食物中，包括芦笋、菊苣、番茄和小麦。母乳也是益生元的天然来源之一。主要益生元及其来源见表5-7（详见本章第二节）。

表5-7   益生元的种类及其来源

益生元种类	来源
低聚果糖	甜菜、大蒜、菊苣、洋葱、朝鲜蓟、小麦、蜂蜜、香蕉、大麦、番茄、黑麦
异麦芽糖	蜂蜜、甘蔗汁
低聚木糖	竹笋、水果、蔬菜、牛乳、蜂蜜、麦麸

续表

益生元种类	来　　源
低聚半乳糖	人乳和牛乳
环糊精	水溶性葡聚糖
低聚棉籽糖	豆类种子、扁豆、豌豆、豆类、鹰嘴豆、麦芽复合种子和芥末
大豆低聚糖	大豆
乳果糖	乳糖（牛乳）
乳糖	乳糖
异纤维素	蔗糖
异麦芽酮糖	蔗糖
芽糖寡糖	淀粉
异麦芽寡糖	淀粉
阿拉伯低聚木糖	小麦麸皮
抗酶糊精	马铃薯淀粉

2. 益生菌

（1）概述　益生菌（probiotic）最早来源于希腊语中的"forlife"。Lily 和 Stillwell 在 1965 年首次使用"probiotic"来描述一种生物体可以分泌物质促进另外一种生物体生长的现象。2002 年，被大家公认的益生菌定义是由 WHO 提出的，益生菌被定义为"活的"微生物，在摄取适当量时对宿主健康能产生有益功能。虽然益生菌的定义确定得比较晚，但是含有益生菌的发酵食物已经有几千年的应用了。由于健康人体被认为是安全的产品微生物分离源，所以益生菌主要来源于人体。然而，目前一些新的分离源也被认为是安全的，如传统发酵乳制品、水果和谷物等。益生菌的优点表现在它们是安全的，不会引起有毒物质的积累，几乎没有副作用。另外，益生菌与治疗药物相比更为便宜。益生菌的作用模式有共性也有菌株特异性，这导致了其功能的多样性。益生菌的共性主要是调节肠道菌群，其他刺激免疫、改善血脂血糖和抑制癌症等功能就各有特点，存在菌株特异性。

（2）益生菌的功能

①调节肠道菌群。肠道菌群的研究方法直接影响了人们对肠道菌群的认知。最早的研究是通过不同的培养基平板培养法来评价对不同菌群的数量影响的。然而，绝大多数的微生物是不能被培养的，而且选择性培养基也存在选择性差的缺点，这个阶段得出的研究结果十分不可靠。随着高通量测序技术的发展，可以通过提取肠道菌群总 DNA 来测定 16SrDNA 序列，这种不依赖培养的方法可以准确的定量肠道菌群的丰度。基于序列的长短，测定方法经历了二代测序和三代测序，三代测序读长可以覆盖 16SrDNA 全序列，结果更为准确。宏基因组测序以测定肠道菌群全部序列为目的，可以提供除 16SrDNA 之外更多的基因组信息。二代测序结果只能精确到细菌属，而三代测序或宏基因组测序可以精确到种水平。

最准确的肠道菌群的研究方法建立以后，可以更好地评价益生菌对肠道菌群的调节作用。多项研究表明益生菌摄入可以增加肠道菌群的丰度和多样性。同时益生菌能优化硬壁菌的拟杆菌的比例，使其朝着菌群年轻化的方向改变。益生菌干预不仅可以增加肠道中有益菌数量（乳杆菌和双歧杆菌），而且可以减少一系列潜在的有害菌，如肠杆菌科和梭菌等。

②刺激免疫系统。益生菌活着进入肠道，可以与肠黏膜直接接触，对肠道免疫有着重要的调节作用。益生菌被摄入以后在肠上皮黏膜表面定植形成占位，与其他潜在致病菌在肠黏膜上竞争表面，可减少有害菌的侵入和异位，增强免疫防御能力。益生菌继续作用可以加强肠黏膜的紧密连接，增加黏液分泌。形成更为坚固的肠道免疫屏障。益生菌还能够增加肠道免疫球蛋白 A 的产生，影响肠道微生物的组成，维持肠道菌群的平衡。更重要的是，益生菌可以刺激肠巨噬细胞和树突状细胞的成熟以及各种细胞因子的产生，保持 Th1/Th2 免疫平衡，预防和缓解炎症的发生。人群试验显示益生菌可以通过上调抗炎因子来增强全身的免疫力，降低上呼吸道感染的发生率。

③降低胆固醇水平。胆固醇是人体一大类脂类物质，对人体正常生理功能的维持具有重要作用。但是饮食西方化导致了人们胆固醇摄入过多，这成为心脑血管疾病等慢性病的重要发病诱因。使用单独或组合益生菌，可以诱导低胆固醇血症效应。从微生物角度出发，从益生菌中分离的胆盐水解酶（BSH）具有降胆固醇的作用。不仅包含有 BSH 的益生菌活菌具有降低胆固醇的作用，而且提取优化的 BSH 酶具有更好的降胆固醇效果。

从生理学角度出发，益生菌干预可通过多种器官协同、多途径和机制来降低胆固醇水平。益生菌可以促进肠道食物转运时间的缩短，增加粪便中胆固醇的排泄。这样，益生菌可以减少肠道中两种不同来源胆固醇的吸收；用益生菌进行干预可以增加肝脏 7α-羟化酶的表达（也称为 CYP7A1），它是肝脏胆固醇主要的代谢路径，这样益生菌可以减少肝脏胆固醇的累积；胆固醇的主要代谢产物胆汁酸在肠道中被细菌降解成次级胆汁酸后，益生菌干预可以减少次级胆汁酸的重吸收，维持肠道屏障；高胆固醇膳食是低水平内毒素血症的重要诱导因素，长期的低内毒素水平是慢性炎症的主要元凶，慢性炎症会进一步促发内环境紊乱，使胆固醇吸收增加，益生菌干预可以通过降低内毒素水平缓解慢性炎症；益生菌也能够促进胆固醇向辅醇的转化，减少胆固醇的不断累积。

④血糖调节功能。多项交互研究表明了肠道菌群与血糖的关系非常密切。首先，高血糖的肠道菌群截然不同于正常血糖的肠道菌群结构。不仅健康肠道菌群的移植可以诱导高血糖的降低，而且肠道菌群的改变会使糖尿病进一步恶化。另外，降血糖的胃分流手术也依赖于肠道菌群的改变。因此，改变肠道菌群的益生菌对血糖具有一定的调节作用。益生菌通过多种机制来改善空腹和餐后血糖的控制。首先益生菌可以显著增加肠道中总细菌丰度以及双歧杆菌和乳杆菌等有益菌的数量，减少有害微生物种类和数量。益生菌还具有很强的抗氧化能力，以缓解自由基的积累导致的胰腺 β 细胞的氧化损伤，从而保护胰腺组织，改善胰岛素敏感性。第三，益生菌可降低脂肪组织中炎症因子 IL-6 和 TNF-α 的浓度，减轻内毒素引起的慢性炎症，保证肠道黏膜的通透性。第四，益生菌摄入可以增加脂联素和骨钙素等降血糖物质的分泌，还能够提高葡萄糖转运蛋白 GLUT4 的表达，从而降低血糖的浓度。最后，益生菌还可以对糖尿病引起的并发症如心脏变化和肾脏损伤等产生有益作用。

⑤抑制肿瘤生长。目前研究发现，肠道菌群与多种癌症发生发展相关，主要包括结肠癌、肝癌、腹膜假性黏液瘤、神经内分泌瘤等。其中，被研究最多的是结肠癌。多项研究发现结肠癌患者的肠道菌群结构特别是肿瘤部位已经发生显著改变。其中，主要有抗炎症的细菌在癌变部位聚集，条件致病菌丰度增加，短链脂肪酸产生菌减少等。

益生菌可作为抗突变剂，在肿瘤发生的不同阶段发挥着作用。益生菌的抗癌作用主要包括几点：使诱变剂或致癌物失活，对强致癌毒素的黏附排出作用；直接抑制产毒素菌的生长，促进其他有益菌的生长；调节免疫应答和诱导癌细胞凋亡；改善肠道通透性减少慢性炎症的发生；抗氧化作用抑制

ROS 的产生；对酪氨酸激酶和 Toll 受体（Tlr）致癌信号通路的抑制。

益生菌首先可以直接导致致突变剂或致癌剂的钝化。乳杆菌可减轻肠癌诱变剂诱导的结肠癌。一方面，益生菌可以促进诱变剂的生物转化和解毒作用。另一方面，益生菌结合和协助致突变物的代谢排泄，使其快速通过肠道被排出体外。

益生菌调节肠道菌群的结构可以改善酶活性和代谢。肠道中存在特定类型潜在致病菌群可能产生有害的致癌代谢物。肠道微生物具有的 NAD(P)H 脱氢酶（氮还原酶）、硝基还原酶、β-葡萄糖醛酸酶、β-葡萄糖苷酶，以及 7-α-脱羟酶等都可能介导肿瘤的发生。益生菌对肠道微生物的改变会导致这些酶活性的降低，达到预防癌症的目的。

益生菌产生的短链脂肪酸（SCFA）和抗微生物肽可以直接影响致癌微生物的生长。SCFA 包括了乙酸、丙酸和丁酸三大类，此外还有乳酸。短链脂肪酸的抑菌和抗菌活性可以减少有害微生物的入侵，同时调节免疫系统，预防慢性炎症的产生，尤其是对 Th17 致癌免疫信号的下调。丁酸是肠道中的一种较强的功能性物质，促进肠黏膜细胞分化，维持肠道上皮屏障功能，是结肠细胞生长代谢的第一能量来源。此外还可以调节肠道细胞凋亡和生长，调节氧化应激相关的谷胱甘肽 S-转移酶，肠道自噬和组蛋白乙酰化活性等。

⑥调节神经活性与大脑行为。随着肠道菌群功能研究深入，脑肠轴的作用越来越清晰。不仅行为和情绪可以影响肠道菌群的结构，而且肠道菌群的调节可以缓解情绪和改善行为。多项研究报道了益生菌摄入可以缓解焦虑抑郁量表评分。动物和人体实验结果表明益生菌可以对抑郁的反应性产生有益影响。益生菌对大脑的调节作用机制主要是益生菌能够增加脑源性神经营养因子水平，促进 5-羟色胺、γ-氨基丁酸、乙酰胆碱、多巴胺等神经递质神经递质的分泌，改善胶质细胞的炎症状态，减少神经毒素的水平和调节脑中离子的转运。此外，益生菌的代谢产物也能够发挥有益作用。通过功能性磁共振成像发现益生菌发酵乳可以促进控制情绪和感觉的大脑中央处理区域活动性增强。通过对自闭症谱系病（ASD）患者肠道菌群分析显示，脱硫弧菌数量与自闭症严重程度有很强的相关性。益生菌可以通过抑制脱硫弧菌的生长来改善自闭症状。益生菌也用于治疗精神分裂症和双相情感障碍。另一方面，益生菌也对认知功能（神经心理和认知疲劳）有着改善作用。研究显示，益生菌结合运动可以减少大脑老年斑块的累积，防止老年痴呆症的发生。

（3）益生菌相关生物技术——高密度培养、冻干保护技术和微胶囊技术 目前，益生菌产业化应用种类主要包括乳酸产生菌：乳杆菌（*Lactobacilli*）、链球菌（*Streptococci*）、肠球菌（*Enterococci*）、乳球菌（*Lactococci*）、双歧杆菌（*Bifidobacteria*）和芽孢杆菌（*Bacillus* spp.）。此外还有少量真菌，主要包括酵母（*Saccharomyces* spp.）和曲霉菌（*Aspergillus* spp.）。几十年来，相对于益生菌功能研究的井喷，益生菌的产业技术发展相对缓慢。20 世纪 50 年代，丹麦的科汉森发展了直投式发酵剂的技术。这一技术迅速成为了益生菌产业的核心技术。直投式发酵剂特点是高度浓缩的高活性菌粉。这种高活性菌粉首先通过高密度发酵罐发酵产生，然后离心得到菌泥，经冷冻干燥成为粉末。因为细菌粉末能够保持高活性，可以直接使用，十分方便。可以在不做任何准备工作的情况下适用于大范围的产品。无需考虑种子液工艺上的不稳定性。另外直投式发酵剂重量轻、运输成本低廉且方便。直投式发酵剂相关生产技术是迄今为止最佳的益生菌生产工艺。

①高密度培养。高密度发酵是益生菌生产的核心技术，与常规发酵相比较，可以显著提高菌体分布密度和缩短生长周期，并生产出高质量高产量的浓缩型益生菌剂。高密度培养受到诸多因素的影响，如何优化菌种活力、接种量、培养基的组成、培养温度和时间、初始 pH、溶氧和中和剂等条件是一项系统工程。

目前益生菌菌液可以达到的极限是 10^{11} CFU/mL，一般发酵液中 10^{10} CFU/mL 就可以满足生产需要。

高密度培养不仅需要增加活菌数，还需要合理的控制成本。培养基是控制活菌数和成本的最核心的因素。微生物的生长营养物质主要包括水、碳源、氮源、无机盐和生长因子。不同益生菌对营养物质的要求复杂，对碳源、氮源和微量元素的优化已经十分稳定，如何优选适量的生长因子提高活菌数的关键。人们对微量的增菌因子作了大量的摸索，氨基酸类（主要是半胱氨酸）、B族维生素、低聚糖、肝浸出物、酪蛋白水解物以及胡萝卜汁、番茄汁、麦芽汁、真菌浸汁等天然提取物都可以增加益生菌活菌数。目前的研究显示，嗜酸乳杆菌对营养物质的要求最为复杂，是乳杆菌中最难高密度培养的益生菌种类。近年来，通过乳球菌等共生培养来增加活菌数也是一种值得探索的重要方法。

②冻干保护技术。目前满足生产应用的益生菌菌粉活菌数在 10^{11} CFU/mL。在冷冻过程中，细胞外冰晶形成对菌体细胞形成渗透性休克，导致菌体细胞失活。益生菌的菌泥经过冻干至少要损失50%以上。因此，提高冻干保护技术对益生菌粉的生产十分关键。冻干保护技术核心在于改善冻干保护配方。在冷冻介质中加入碳水化合物、蛋白质和聚合物等低温保护剂可以缓解细胞外冰晶形成。这些属于非玻璃态低温保护剂。不同组分对菌体细胞具有不同的保护作用，最常用的保护剂是脱脂乳粉。后来的研究逐渐扩大了保护剂的种类，海藻酸钠、乳蛋白、维生素C、B族维生素等也成为重要的保护因子。最新的研究显示，甘草酸可以作为保护乳杆菌存活的因子。中药已经成为寻找冻干保护剂的一个巨大资源库。另外，一种保护方法是基于玻璃态的理论。在一定条件下加入促进玻璃化转变的保护剂，使得细菌和水都固定在高黏度玻璃态中，这样水分子的低迁移率可以防止渗透性休克的发生。纳米纤维素是一种新兴的低温结构材料，也可用于食品工业。纳米纤维素跟其他多糖性质类似，可以吸附在微生物表面形成高黏度层。纳米纤维素包埋的益生菌可以在冷冻时候保持晶体玻璃态，以防止冰晶损伤菌体细胞。玻璃态低温保护剂的筛选成为益生菌包埋的新方向之一。

③微胶囊技术。由于益生菌是活的微生物，其活性的保持难度比普通食品要高。为了保持益生菌在食品中的活性，应采用一定的成膜材料将活菌隔绝空气并减低其对温度的敏感性，将菌体包埋在保护膜内的微胶囊技术已经逐渐发展起来。益生菌微胶囊化不仅能减少菌体冻干损伤，提高活菌存活率和保持其在食品中的活性，同时也避开了胃肠道消化液中酸和胆汁的胁迫压力，提高菌体口服时的活性菌靶向释放能力，显著增强了菌体对人体及其他动物的益生功能。因此，益生菌微胶囊化是一种提高益生菌活性的最优方法。益生菌微胶囊的基质材料主要包括海藻酸钠、卡拉胶、凝胶和黄原胶、壳聚糖、淀粉、明胶、邻苯二甲酸乙酸纤维素、牛乳蛋白等（表5-8）。它们各具特点，联合优化使用会产生最佳效果。

表 5-8 益生菌微胶囊包埋材料

基质	包埋特点	使用特点
海藻酸钠	最常用的方法 单独使用效果欠佳	由于其无毒，生物相容，价格低廉和简单，是包埋益生菌的理想材料。海藻酸钠也有某些缺点：主要有海藻酸盐对酸性环境敏感；其次，使用海藻酸盐对过程进行工业化放大较难；所得到的微粒是相当多孔的，一般与其他基质结合使用
卡拉胶	食品工业使用	卡拉胶需要40~50℃的范围；菌体在此温度下加入到聚合物溶液中。当混合物被带到室温时，发生凝胶化。该方法获得的凝胶不能承受应力并且易碎
凝胶和黄原胶	混合使用	黄原胶-凝胶的结合使用显示出密封性和对酸性条件的高抗性
壳聚糖	功能性，单独使用 效果欠佳	组成单元可以通过形成聚合交叉连接。壳聚糖更多地被用作外套

续表

基质	包埋特点	使用特点
淀粉	成本低廉	可以在小肠中被胰腺酶消化；抗性淀粉可以提供良好的肠道递送特性
明胶	成本低廉，效果好	热可逆凝胶，可以单独使用，也可以与其他一些化合物一起用于益生菌的包埋；pH调节到等电点以下，明胶占净正电荷，导致形成与凝胶强的相互作用
邻苯二甲酸乙酸纤维素	药用比较好	用于控制药物在肠道的释放，因为它具有安全的性质 这种封装材料不溶于酸性 pH，即低于 5，但在 pH>6 可溶解
牛乳蛋白	乳制品使用	具有优良的凝胶特性和生物相容性

微胶囊的益生菌极大地拓展了其在食品中的适用范围，出现一系列创新产品。最具创新性的产品是益生菌巧克力。益生菌活菌添加到巧克力不仅保持了巧克力的美味、质地和口感，还能够使其拥有很高的活菌数。益生菌也可以通过微胶囊化添加到谷物营养棒、巧克力棒等零食中，为健康零食的开发提供了新方向。鲜果汁也拥有另外一个庞大的消费市场，有着很好的大众接受度，益生菌与橙汁相结合衍生出了一种更健康的果汁饮品。微胶囊化的益生菌可以应对果汁中的苛刻条件，保证货架期内较高的活菌数。最后一种是益生菌冰淇淋，这种创新产品也正在逐渐发展壮大。尤其是酸乳冰淇淋，可以带给消费者许多健康益处。

多数包含封装益生菌的产品以片剂/胶囊形式提供。微胶囊化作为一种有效的食品细菌保护技术已经越来越受到关注，因为它已经被证明益生菌可以实现生产过程中的细菌保护以及拥有较长的货架期，拓展了其在食品中的应用范围。最新采用的一种微胶囊双层包埋的方法设计十分合理，外层在胃中溶解，释放出适合在胃中发挥作用的物质，而内层则在肠中溶解，释放出在肠道中发挥作用的活菌细胞，最大程度地保存了益生菌活性，充分发挥了益生功能。另外，用于微胶囊化细菌的新机器正在工业化，其中包括电喷雾技术，可以在微米到亚微米小胶囊的生产尺寸生产微胶囊益生菌。综上所述，微囊化技术使益生菌在食品市场中能被更广泛的应用，目前主要应用于膳食补充剂和固体饮料等粉末产品中。

五、乳酸菌及其应用技术

（一）乳酸菌概述

乳酸菌（*Lacticacidbacteria*，LAB）的应用已有悠久的历史，在现代科学发展成熟之前，世界上各个地区的人民都已经有了使用发酵技术制作和加工食品的记录。随着现代科学的逐渐发展、对微生物学的不断深入研究和对微生物技术应用的日趋成熟，目前乳酸菌已经广泛应用于农业、食品行业、医药行业以及科研工作当中。

1. 乳酸菌的概念

乳酸菌是一类利用外源碳水化合物，发酵产物主要为乳酸的无芽孢、革兰阳性细菌的总称。发酵技术的应用历史悠久，在可考证的记录中发现，人类使用谷物制造啤酒已有 8000 多年的历史，大约在 6000 多年前美索不达米亚地区就已经有了用不同谷物原料酿造的数十种啤酒。但在此后的几千年中，人们并未了解到酿酒的原理，直到 17 世纪荷兰的科学家 LeeuwenHoek 制造出放大超过 200 倍的显微镜后人们才开启了微生物学的大门。在其后的几百年中，由于自然科学和技术的极大发展，人们迅速掌据了发酵的原理和现代发酵技术。在众多可进行发酵的微生物中，乳酸菌具有提高免疫力，提高食物营养价值，调节机体胃肠道菌群保持正常等多种利于人体健康发展的生物功能而被广泛研究和应用。自从 1857 年巴斯德发表了《关于乳酸发酵的记录》以来，160 多年以来科学界已经发现了 43 个属，373 个种与亚种的乳酸菌。这其中与农业、食品行业、医药行业等相关的乳酸菌属包括了乳杆菌属（*Lactobacillus*）、乳球菌属（*Lactococcus*）、链球菌属（*Streptococcus*）、肠球菌属（*Enterococcus*）、片球菌属（*Pediococcus*）、明串珠菌属（*Leuconostoc*）、漫游球菌属（*Vagococcus*）、肉食杆菌属（*Carnobacterium*）、酒球菌属（*Oenococcus*）、四联球菌属（*Tetragenococcus*）、双歧杆菌属（*Bifidobacterium*）等十多属的乳酸菌。

需要指出的是，双歧杆菌在分类学中属于放线菌门，但它是一种细胞形态多样、不运动、严格厌氧的革兰阳性细菌。作为人体肠道中的固有菌群，双歧杆菌由于其具备多种健康作用被广泛用于食品、医药等行业中，且由于其发酵终产物为乙酸和乳酸，因此本章节中将双歧杆菌也归为乳酸菌进行介绍。

2. 乳酸菌研究与应用的发展历史

从人类最原始通过谷物发酵制作酒类饮品开始，已经过去了数千年的时光，而对于乳酸菌的科学研究和将其用于现代化的生产却不过只有百余年的时间。乳酸菌发展的第一个阶段通常指最初人类仅仅会利用乳酸菌发酵产物的阶段，受制于观察手段。在 1857 年法国科学家 Louis Pasteur 发现乳酸菌和乳酸发酵的关系前，只能通过较为原始的方法进行发酵生产，对乳酸菌几乎毫无科学、系统的研究。

之后随着现代科学研究和研究手段的发展，人们开始逐步研究了乳酸菌的生理生化特征，并将其应用到现代化的生产发酵技术中，同时人们也逐渐认识到乳酸菌对人体健康的重要作用，使得乳酸菌的科学研究与发展应用形成了成熟的体系。值得一提的是，在这个阶段的发展过程当中，俄国科学家 Elie Metchnikof 对保加利亚巴尔干半岛居民的膳食进行研究，发现这里居民饮用的酸乳中富含保加利亚乳杆菌，提出肠道菌群中可能存在致病菌会，产生次级代谢产物例如吲哚、酚类等物质影响人体健康的观点，并认为食用含有乳酸杆菌的酸乳，通过乳酸杆菌消灭肠道内的腐败细菌而促进人体健康，激发了学术界对乳酸菌的研究兴趣，因此有着"乳酸菌之父"的称谓。

在常规的乳酸菌研究基础上，由于分子生物学理论和技术的进步，2001 年就已经完成了乳酸乳球菌乳酸亚种（*Lactococcus lactis* subsp. *lactis*）IL1403 的全基因组测序，而我国第一株乳酸菌（干酪乳杆菌 Zhang）的全基因组测定，是由内蒙古农业大学"乳品生物技术与工程"教育部重点实验室在 2008 年完成的。截止 2016 年 1 月，NCBI 数据库中上传的完成全基因组测序的乳酸菌菌种超过了 300 个，这标志着乳酸菌的研究达到了新的高度。随着近年来二代基因测序、宏基因组测序的费用逐渐降低，基因测序技术在微生物相关学科的研究与应用越来越普及，这是乳酸菌的继续发展阶段，也是目前处于的第三阶段。

（二）乳酸菌分类及代谢特征

1. 乳酸菌的分类

乳酸菌具体涵盖的范围目前还存在一定争议，但根据其发展历史一般认为乳杆菌属、明串珠菌属、片球菌属以及链球菌属是乳酸菌的核心组成菌。在工业应用尤其是食品工业中，气球菌属、肉杆菌属、肠球菌属、乳球菌属、乳杆菌属、酒球菌属、片球菌属、链球菌属、四链球菌属以及明串珠菌属被认为均属于乳酸菌。而双歧杆菌属则由于其具有某些典型的乳酸菌生理特征则也被归为乳酸菌。传统的乳酸菌分类方法主要建立在 Orla-Jense 的论文上，将其分类基础保留下来后经过不断的修订，通过形态学特征、生长温度范围、葡萄糖发酵模式、发酵产物、酸碱耐受能力以及高盐环境的生长状况这几种生物学特征进行乳酸菌分类。而现代分类学则是根据基因测序的方法，是由乳酸菌的 rDNA/rRNA 序列所决定的系统发育关系对其进行分类的。

2. 乳酸菌的发酵途径

乳酸菌代谢的基本特征是糖类发酵偶联的底物水平磷酸化进而产生能量。作为几类微生物的统称，乳酸菌能够利用多种碳水化合物和其衍生物作为碳源。多数情况下，其最终代谢产物为乳酸，但随着对乳酸菌的不断深入研究人们发现当环境条件改变后其代谢途径会发生明显变化，相应的其最终代谢产物也会出现差异。因此，了解乳酸菌的正常代谢途径和对不同糖类的发酵在工业上具有重要的指导意义。

（1）己糖发酵　己糖是乳酸菌经常利用的碳源之一，以葡萄糖（glucose）为例，乳酸菌具有两条代谢途径。第一种代谢途径是糖酵解途径（EMP 途径），这是除了明串珠菌、酒球菌、魏斯氏菌和某些乳杆菌外，其余乳酸菌均具有的发酵途径。在 EMP 途径中，乳酸菌首先需要将葡萄糖在一系列酶的作用下依次转化为 6-磷酸葡萄糖（G-6-P）、6-磷酸果糖（F-6-P）以及 1, 6-二磷酸果糖（FDP）。随后在 FDP 醛缩酶的作用下分解为磷酸二羟基丙酮（DHAP）和 3-磷酸甘油醛（GAP），同时 DHAP 可在磷酸丙糖异构酶的作用下转化为 GAP，而 GAP 在随后的代谢途中经过两次底物水平磷酸化全部转化为丙酮酸。此时，若乳酸菌处于碳源充足而氧气有限的条件下，则会将丙酮酸还原为乳酸。由于乳酸是这条 EMP 途径的唯一代谢产物，因此，这条途径也被称为同型乳酸发酵。

第二条途径是磷酸戊糖途径（pentose phosphate pathway，PPP 途径）又称为己糖单磷酸支路（hexose monophosphate shunt），在动、植物以及微生物中均普遍存在。其特点为葡萄糖可以直接氧化脱氢和脱羧，不经过 EMP 途径和三羧酸循环（tricarboxyli cacid cycle）。磷酸戊糖途径其关键步骤为磷酸酮糖酶催化的裂解，因此 ppp 途径也可命名为 6-磷酸葡萄糖酸/磷酸酮糖酶途径（6-PG/PK 途径），同时由于双歧杆菌的代谢过程中虽然也利用了磷酸酮糖酶但 6-磷酸葡萄糖酸不是中间产物，因此此种命名法可以进一步同双歧杆菌的代谢途径区分。6-PG/PK 途径首先通过脱氢和脱羧生成 5-磷酸戊糖，随后被磷酸酮糖酶分解为 GAP 和乙酰磷酸（acetylphosphate），GAP 则和 EMP 途径中代谢相同，而乙酰磷酸最终被还原为乙醇。由于在 6-PG/PK 途径中葡萄糖不仅产生了乳酸，还有乙醇和 CO_2 等其他代谢终产物出现，6-PG/PK 途径也就被称为异形乳酸发酵。

应当指出的是除葡萄糖外，大部分乳酸菌还可以利用其他己糖进行发酵，例如，果糖（fructose）和甘露糖（mannose）。但这些己糖均是通过不同异构酶的催化转变为 G-6-P 或是 F-6-P 后，进入 EMP 途径来完成发酵的。一个重要的例外是，半乳糖并不是通过 EMP 途径进行代谢的，部分乳酸菌是通过一个特殊的运输糖类的磷酸酶转移途径（PTS 途径）将半乳糖运送进细胞并将其转变为 6-磷酸半乳糖，随后通过 6-磷酸塔格糖途径进行代谢的，该途径主要是通过一些额外的酶将 6-磷酸半乳糖转变为 DHAP 和 GAP 的，随后 GAP 进行与 EMP 途径中同样的代谢途径。还有部分乳酸菌虽然缺乏 PTS 途径但具有另一种 Leloir 途径，在该途径中半乳糖先被转化为 6-磷酸半乳糖再被转化为 G-6-P，再进行发酵。

（2）戊糖及相关化合物发酵在乳酸菌利用单糖的发酵过程中，除利用己糖外，戊糖以及其相关和类似的化合物也常常被用作发酵底物。正常情况下，乳酸菌通过特定酶将戊糖运送至细胞内后在异构酶的作用下将其转变为 5-磷酸核酮糖或 5-磷酸木酮糖，而 5-磷酸戊糖正是上述 6-PG/PK 途径的中间产物，因此，其随后的代谢过程就是 6-PG/PK 途径的代谢过程。同 6-PG/PK 途径不同的是，戊糖直接发酵的过程中并没有 G-6-P 经历脱氢酶的脱氢过程，因此其终产物中并不包括 CO_2，同时此途径中的乙酰磷酸并不是被乙酰辅酶 A 还原为乙醇而是在乙酰激酶的作用下最终代谢为乙酸。由此可见，在乳酸菌中的戊糖被直接发酵过程中，其最终产物是乳酸和乙酸，而非 6-PG/PK 途径中的乳酸、乙醇和 CO_2 等产物。

（3）双糖发酵乳酸菌除了利用单糖外，还能利用环境中的双糖。传统的酸乳制作就是最典型的乳酸菌利用乳糖发酵代谢的例子。同时，乳糖发酵也是乳酸菌双糖发酵中研究较多的双糖。乳酸菌进行双糖发酵大致可根据双糖的类型分为两种方式，若糖源为游离的双糖分子则在双糖进入细胞后可由对应的水解酶分解为两分子的单糖，从而进入上述的代谢途径中被乳酸菌发酵利用。而另一类则是磷酸化的双糖分子，这类双糖分子需要乳酸菌本身具有一种负责糖类运输的 PTS 系统才能将磷酸化的双糖运送进细胞，随后在特定酶的作用下将磷酸化双糖分解再进行进一步的发酵利用。

以研究较为深入的乳糖为例，当乳酸菌利用 PTS 系统将磷酸化乳糖送进细胞质后，由磷酸-β-D-半乳糖苷酶（P-β-gal）将磷酸化乳糖分解为葡萄糖和 6-磷酸半乳糖。随后葡萄糖进入 EMP 途径，6-磷酸半乳糖则通过 6-磷酸塔格糖代谢途径被利用。与此类似的是乳酸菌对蔗糖的利用，在某些乳球菌中 6-磷酸蔗糖可通过 PTS 系统被运送进细胞，之后被 6-磷酸蔗糖水解酶分解为 G-6-P 和果糖。但是，目前关于乳酸菌对双糖代谢的研究还不够深入，对于一些工业上不常使用做糖源的双糖如纤维二糖、海藻糖等还没有足够深度的研究。但根据已有研究的推测认为乳酸菌对双糖的代谢可能是通过特定的运输系统和水解酶，将双糖分解为相应的单糖和磷酸化单糖后再进一步加以利用的。

（三）乳酸菌在食品工业中的应用

1. 在食品加工中的应用

（1）发酵食品　人们利用发酵技术制作和加工食品已经有几千年历史，但将发酵技术应用到现代工业生产中才仅仅半个多世纪，在近几十年中，将乳酸菌作为发酵剂进行食品的深加工，提高食品营养价值与商业价值是乳酸菌的重要应用之一。在我国，常见到的发酵产品主要是发酵乳制品、发酵饮料以及利用乳酸菌发酵特性改变面团流变性能得到的焙烤食品。

①乳品发酵。乳制品作为人类膳食中重要的组成部分，《中国居民膳食指南（2016）》指出我国居民每日应摄入 300g 以上，以保证每日优质蛋白和充足钙的补充。但随着我国居民经济水平的提高和生活质量的改善，普通的牛乳已无法满足消费者的要求了，同时由于牛乳作为初级加工产品其利润较低，乳制品的深加工成为了食品工业要面对的问题之一，而我国主要的发酵乳制品包括酸乳、干酪以及奶油。

在我国，最常用的酸乳发酵剂是保加利亚乳杆菌和嗜热链球菌的混合发酵剂，在此之上利用双歧杆菌和嗜酸乳杆菌可以增加上述两种菌在肠道中的定殖数量，从而改善肠道菌群的状况。除此之外明串球菌也常被作为发酵剂添加入酸乳的制作中，可以提高酸乳中维生素 B 族的含量以及增加酸乳的香味。

干酪（cheese）即奶酪，是西方国家广泛食用的发酵乳制品之一，其制作工艺与酸乳类似，都是通过向牛乳制品中添加乳酸菌发酵制作而成的。但比起酸乳，由于干酪需要数倍于干酪本身质量的牛乳浓缩，因此其浓度更高，是一种营养更加丰富且近似固体的食物。发酵干酪主要用到的乳酸菌为乳酸链球菌、乳脂链球菌、干酪乳杆菌、保加利亚乳杆菌、嗜热链球菌、嗜酸乳杆菌、嗜柠檬酸明串珠菌等。

发酵奶油一般用于延长奶油的保质期，并能促使奶油产生更多良好的风味，常用的发酵剂为乳链球菌、乳脂链球菌、嗜柠檬酸链球菌等，其中乳链球菌和乳脂链球菌主要用于产酸，而为了增加奶油的风味则使用嗜柠檬酸链球菌和乳酸丁二酮链球菌等作为生香菌，增高奶油中风味物质的含量。

②泡菜发酵。为了让蔬菜长时间储存，世界各地的人民都会利用乳酸菌将蔬菜发酵，制作成为泡

菜，如涪陵榨菜、法国酸黄瓜以及德国甜酸甘蓝。传统的泡菜制作方法是直接将蔬菜用盐和香料腌渍好后利用蔬菜自身具有的乳酸菌进行发酵，但这种方法存在多种问题，首先在工业上这种发酵方式存在周期慢、耗时长的问题，其次发酵过程中对氧气的控制以及水的洁净程度会影响到泡菜的安全性，同时由于不同地区的湿度、温度等环境条件不同可导致蔬菜本身具有的乳酸菌不同，这会导致最终产品味觉的差异巨大。此外，除了上述存在的问题，由于我国大量使用的氮肥，蔬菜中特别是茎叶类蔬菜中，硝酸盐容易出现超标的情况，在自然发酵的过程中，某些杂菌可将硝酸盐转化为亚硝酸盐，在摄入这种亚硝酸盐含量较高的泡菜后，人体会进一步将其转化为亚硝胺和亚硝酰胺，从而影响人体健康。采用纯种发酵（单种乳酸菌发酵或复合乳酸菌发酵）首先可以抑制有害微生物的生长，从而降低亚硝酸盐的形成，另一方面某些发酵泡菜的乳酸菌例如戊糖乳杆菌（*Lactobacillus pentosus*）、植物乳杆菌（*Lactobacillus plantarum*）、短乳杆菌（*Lactobacillus brevis*）、肠膜明串珠菌（*Leuconostoc mesenteroides*）等可以分解亚硝酸盐，因此采用发酵剂发酵的泡菜可能会比传统发酵泡菜更加安全。

值得一提的是与泡菜发酵有关的乳酸菌并不是简单的某些属，泡菜在发酵的过程中其优势菌群会出现明显的变换。在发酵的起始阶段会由于温度、湿度、空气、地域差异等诸多因素导致其早期的优势菌群不一致，肠膜明串珠菌（*L. mesenteroides*）和乳酸乳球菌（*Lactococcus lactis*）都被报道过其在发酵早期占据优势地位。随后由于植物乳杆菌（*L. plantarum*）和短乳杆菌（*L. brevis*）具有较好的耐酸和耐盐能力，在发酵的中后期常常由这两个种的菌群占据优势地位，但我国的研究学者也提出了在低盐条件下的泡菜发酵中，戊糖乳杆菌（*L. pentosus*）在发酵的中后期会占据优势地位。

③果蔬饮料发酵。蔬菜、水果若作为初级食品出售，其贮藏条件会带来增加成本的经济问题，但将其制作为加工食品后既可以赋予其更丰富的营养价值，又可以方便储存运输，因此食品工业中蔬菜和水果也可进行深加工后出售。除非浓缩（NFC）还原果汁外，目前将果蔬制备为发酵饮料可提高其营养和商业价值，也是食品行业中果蔬加工常用的一种方法，且利用植物乳杆菌（*L. plantarum*）发酵制备的果蔬饮料，具有发酵产生的特殊挥发性风味物质乳酸、正己醇、乙酸乙酯等。在果蔬汁的发酵中常用的乳酸菌一般为嗜热链球菌、嗜酸链球菌以及植物乳杆菌。

（2）生物防腐　在食品工业中，由于食品本身含有丰富的营养物质，因此食品加工和贮藏很容易由微生物引起腐败变质，乳酸菌除可以作为发酵剂在食品加工中起到改善食品风味、提升营养与商业价值的作用，还可以在食品防腐保鲜的问题上作为生物防腐剂使用。目前在食品行业中，为解决产品的防腐保鲜，最有效的措施是使用食品防腐剂，从而使产品的货架期延长。但由于防腐剂廉价的合成成本、简单的投用方法且效果较好，在食品生产过程中也可能出现过量添加防腐剂的情况出现，且由于防腐剂性质稳定会随着食品摄入被人体一同吸收，存在抑制肠道菌群正常生长的潜在风险。而生物源的防腐剂由于菌种的种类繁多、来源广泛可以做到对不同食品的不同适应能力，因此目前对安全无毒、抗菌谱广、抗菌能力强的微生物源防腐保鲜剂的研究是目前食品行业的研究热点之一。而在乳酸菌的生物防腐研究中发现，乳酸菌的抗菌机制主要有四条途径。

首先乳酸菌在生长发育过程中会和其他微生物争夺消耗营养物质，而在其后的生长代谢过程中产生乳酸、乙酸、丙酸、丁酸等有机酸，会降低生长环境中的 pH，从而导致大部分不耐酸的食品腐败菌与致病菌的生长受到抑制。第二种途径是通过调节环境中的 CO_2 浓度来抑制腐败菌的生长。进行异型乳酸发酵的乳酸菌可以通过 6-PG/PK 途径代谢产生 CO_2，而较高浓度的 CO_2 会抑制好氧微生物的生长繁殖，同时某些乳酸菌在 CO_2 浓度较低的条件下，具有产生过氧化氢的能力，从而对腐败菌和致病菌的过氧化氢酶产生影响来抑制其生长繁殖。第三种途径是乳酸菌在生长代谢中会产生双乙酰，食品腐败菌和某些病原菌都对双乙酰较敏感，且双乙酰的抑菌效果还会随 pH 的降低出现增强。

除上述三种方法外，乳酸菌还会分泌乳酸菌素，这种分泌因子是乳酸菌在代谢过程中产生的一类具有生物活性的蛋白质或多肽类物质，乳酸菌素对某些微生物会表现出强烈的抑制作用。而由于乳酸菌来源和菌种的多样性，其分泌的乳酸菌素也对不同食品有不同的适应性，目前国内外的研究人员已从乳酸菌中分离出数百种乳酸菌素，并发现不同乳酸菌素的结构、活性以及其对微生物的抑制作用和抑菌谱也存在明显差异。从其分子质量和热稳定性的特点，可以将乳酸菌素分为三类，分别为：分子质量小于5ku的羊毛硫抗生素、分子质量小于10ku的小分子热稳定肽、以及分子质量大于10ku的大分子热不稳定肽。从乳酸菌素的来源则可大致将其分为6种：乳杆菌属乳酸菌素、明串珠菌属乳酸菌素、肠球菌属乳酸菌素、乳球菌属乳酸菌素、片球菌属乳酸菌素以及肉食杆菌乳酸菌素。

2. 灭活乳酸菌的应用

随着对乳酸菌研究的深入，近年来兴起了灭活乳酸菌产品，相比普通乳酸菌产品，其主要区别是经过了加热灭菌，因此保障了产品有高安全性、更易加工、货架期更长以及产品效果更稳定的优势。传统认为乳酸菌的益生作用是通过菌体本身或是其代谢产物两种途径实现的，虽然灭活乳酸菌无法生长、繁殖，但灭活后的乳酸菌仍然能够黏附于肠道上皮细胞形成生物膜保护肠道，产品中仍然含有的乳酸菌代谢产物如乳酸、乳酸菌胞外多糖、肽聚糖等对人体健康同样有促进作用。目前国内的酸乳制品仍然以活菌的发酵乳产品为主，但日本的乳酸菌食品中却悄然推出了灭活乳酸菌制品，并已经形成了较大的产业规模，因此灭活乳酸菌的研究和推广也将是我国乳酸菌食品发展的方向之一。

（四）乳酸菌在医药行业中的应用

FAO/WHO给出的益生菌定义为摄入一定数量，对宿主起有益健康作用的活菌（本部分仅讨论从乳酸菌中筛选出的益生菌）。在我国通过批准的可以用于普通食品生产的益生菌共有9属，可以在婴幼儿（1岁以上）食品中可添加的益生菌有2属7种分别为双歧杆菌属和乳杆菌属，在功能性食品中可添加的有3属分别为双歧杆菌属、乳杆菌属以及嗜热链球菌，可以看出在我国食品行业中应用的益生菌基本都是通过从乳酸菌中筛选分离而出。除此之外常见益生菌还有乳球菌属、肠球菌属、链球菌属、片球菌属、明串珠菌属等。乳酸菌在医药行业中的应用，实际上主要指乳酸菌中分离筛选出的益生菌能够对人体起到的某些健康功能包括改善胃肠道功能、改善代谢性疾病、提高免疫力降低过敏风险、辅助治疗炎性肠病以及在辅助抗菌治疗中的应用等。

（1）辅助抗菌治疗　从1929年英国科学家亚历山大·弗莱明（Alexander Fleming）发现青霉素后，科研工作者不断努力使得人类掌握了一种可以有效治疗传染病，抑制病原微生物有效药物——抗生素。在这之后链霉素、氯霉素、四环素、万古霉素等抗菌药物依次出现，经过了接近九十年的努力目前科学家已经发现了近万种抗生素，其中的几十种已经被广泛作为人类治疗细菌感染或致病微生物感染的高效药物了。但是随着抗生素的过度使用，人们逐渐发现了使用过程中存在的潜在问题，在食品安全方面过度或违规使用兽药可能导致抗生素随着食物链最终富集在人体中，在医疗问题上抗生素的使用可能导致耐药菌的出现，从而加大患者的治疗难度。我国卫生部于2011年宣布，我国患者的抗生素使用率超过欧美等国两倍达到70%，因此，找到新型抗菌治疗的方法或减轻抗生素治疗带来的副作用是目前抗菌治疗研究的热点方向之一。

利用益生菌进行辅助抗菌治疗并不是新的领域，事实上十几年前就有大量学者进行益生菌的抗菌治疗研究了，例如皮肤上的共生菌——痤疮丙酸杆菌在进入皮肤的真皮层后可以利用皮肤天然生产生的碳源进行发酵，其次级代谢产物可以抑制金黄色葡萄球菌的感染风险，而表皮葡萄球菌会在痤疮丙酸杆菌生长过度时对其产生抑制作用以免在皮肤上形成痤疮。除对皮肤感染的研究，目前较为深入的抗菌研究主要为细菌性阴道炎（bacterial vaginosis，BV）和幽门螺杆菌（*Helicobacterpylori*）感染。

在正常健康女性的阴道中，优势菌群主要为乳杆菌属，其通过从阴道壁流出细胞的碳水化合物作为碳源进行代谢并产生乳酸，从而抑制其他致病菌的生长，从而保护阴道免受细菌感染。此外健康女性的阴道中还有少量的厌氧菌与兼性厌氧菌，当某些因素导致女性阴道卫生状况改变时就容易导致阴道感染。而细菌性阴道感染是最常见的阴道感染，其特点为占据优势地位的乳杆菌浓度迅速降低，而厌氧菌以及部分革兰阴性菌会过度生长并因此带来阴道菌群的紊乱。在阴道感染中最常见的是由加德纳菌取代乳杆菌属成为优势菌群，当厌氧菌在阴道中快速生长后会导致阴道内环境的 pH 发生明显变化呈偏碱性的环境。当阴道环境呈现非酸性环境时又会进一步导致阴道菌群紊乱，即使通过抗生素如甲硝唑和克林霉素等治疗后，细菌性阴道炎也会有明显的复发。因此，普通的抗菌治疗对细菌性阴道炎的治愈率较低，还存在容易复发的问题，其主要原因在于厌氧菌在阴道中占据优势地位后会形成密集的、蘑菇状的豆荚生物膜，而抗生素不能清除这种生物膜。而抗生素/益生菌的联合治疗弥补了常规抗菌治疗的缺陷，乳杆菌的补充会与加德纳菌产生竞争作用，从而使加德纳菌的生物膜出现破坏，进一步使用抗生素治疗会取得更加有效的治疗效果，而乳杆菌在虽然恢复优势地位后又可以抑制其他致病菌的生长。需要指出的是益生菌虽然会产生乳酸、过氧化氢以及某些乳酸因子，但在联合治疗中起灭菌作用的是抗生素，益生菌的作用主要是破坏厌氧菌生物膜，并改善阴道菌群的结构从而起到抑制细菌性阴道炎复发的效果。

幽门螺旋杆菌是一种能够引起胃炎、消化道溃疡以及胃癌的致病菌，在胃肠道疾病中 70% 左右的胃溃疡和 90% 以上的十二指肠溃疡都是由幽门螺旋杆菌引起的。在由幽门螺旋杆菌引起的溃疡部位，菌群的结构会发生剧烈变化，但给予外源性乳酸菌后溃疡部位会加速愈合。目前多项体外实验和动物实验表明益生菌在胃溃疡的预防与辅助治疗中可能存在重要作用，研究发现嗜酸乳杆菌、两歧双歧杆菌、短双歧杆菌、鼠李糖乳杆菌 GG 株、加氏乳杆菌 OLL2716 株等乳酸菌对胃溃疡的发展有一定抑制作用且对溃疡损伤有一定的修复能力。益生菌在胃溃疡辅助愈合中的作用机制主要体现在两个方面：增强黏膜修复、抗炎和抗氧化作用。益生菌增强黏膜修复主要是通过提升机体内血管内皮生长因子来实现，其抗炎作用则是通过有效减少超氧化物歧化酶与过氧化物酶的酶活性，减轻胃黏膜的氧化应激反应实现的。

（2）改善肠道疾病　炎症性肠病（inflammatory bowel disease，IBD）是一种世界性流行病，且主要指病因较为复杂，还未完全明确的慢性肠道炎症性疾病，包括了溃疡性结肠炎（UC）和克罗恩病（CD）。IBD 发病率具有明显的种族差异、地域差异而发病年龄段则集中在 20～39 岁。目前亚洲发展中国家 IBD 的患病率在持续上升，在我国 2000—2010 年 IBD 患病人数是前 10 年的 3 倍，而在西方发达国家中，IBD 的发病率则一直维持在较高水平。虽然 IBD 的发病机制尚未被完全阐述清晰，但不少研究表明 IBD 患者的肠道菌群存在不同程度的失调，IBD 患者的肠道菌群结构与健康人不同点是其肠道菌群的多样性有明显的降低，此外，肠道内有益菌的数量减少且有害菌的数量有明显的增加，例如 IBD 患者肠道内的脆弱拟杆菌和普氏菌等有抑制炎症作用的有益菌其数量有明显的下降。而 CD 患者中肠道内存在一种会损伤肠道黏膜的大肠杆菌，当其感染巨噬细胞后巨噬细胞会分泌出干扰素-γ 以及肿瘤坏死因子 TNF-α 从而加剧炎症反应。目前，益生菌辅助治疗溃疡性结肠炎的作用机制一般认为是通过调节肠道菌群平衡、增强肠黏膜屏障功能以及减轻肠黏膜的炎症反应三个途径来实现的。

关于益生菌对溃疡性结肠炎的辅助治疗已经有多项临床实验报道，益生菌制剂对于 UC 患者的活动期诱导缓解与缓解期预防复发都有一定效果。对 UC 活动期的患者益生菌联合美沙拉嗪可明显提高临床缓解率，而对 UC 缓解期的患者有研究表明益生菌甚至能达到美沙拉嗪的治疗效果。虽然益生菌制剂在 UC 的辅助治疗上已经有较好的效果，但对于同属 IBD 的克罗恩病患者，益生菌的辅助治疗效果还尚有争议，虽然有研究表明复合益生菌制剂的使用可以降低 CD 患者的肠黏膜细胞因子水平，但患者克罗恩病的复发率并没有明显降低。因此，对于常规治疗效果不理想、不良反应发生率较高且容易复发的炎症性肠病，益生菌制剂的辅助治疗可能具有较大潜力，但不同类型的炎症性肠病所需要的最佳益生菌制剂的选择以及剂量的把控还需要更深入的研究。

（3）改善代谢性疾病 糖尿病已成为除心脑血管疾病和恶性肿瘤外的第三大疾病，除患病人数庞大外还有更多处于糖尿病前期的高危人群，根据 WHO 于 2016 年公布的数据，我国糖尿病患者已经达到 9.4%，处于超重的患者更是高达 35.4%，由于糖尿病及其并发症导致的死亡人数达到百万以上，而受糖尿病困扰导致生活质量下降的患者约占全球糖尿病患者的 1/4。在我国，尤以 II 型糖尿病（T2DM）患者居多，大约占比 95%。肥胖作为糖尿病的一个重要诱因，也是益生菌研究人员力图使其得到控制的方向，研究表明肥胖和糖尿病患者的肠道菌群结构与正常人存在明显不同，以我国 T2DM 患者为例，其肠道菌群中产丁酸菌有明显减少，而厚壁门和梭状芽孢杆菌的比例出现上升。目前益生菌对于 T2DM 患者的血糖调控一般认为是通过调节肠道微生态、调节机体免疫功能、修复机体氧化损伤促进胰岛素分泌以及抑制或推迟肠道对葡萄糖的吸收来进行的。值得一提的是，虽然有些益生菌种在糖尿病的治疗或辅助治疗中并没有明显作用，但某些益生菌种在预防糖尿病方面发挥了明显的作用，因此通过益生菌及其制剂防治慢性代谢性疾病是一种潜力极大的治疗和预防的手段。

（4）提高免疫力及抗过敏 过敏性疾病在全球某些地区的发病率呈现明显的上升趋势，但出乎意料的是在西方发达国家的过敏性疾病患病率明显高于发展中国家，随着现代科学中分子生物学技术的不断提高和针对肠道菌群研究的愈发深入，经典的"卫生假说"逐渐被"物多样性假说"完善，但无论是"卫生假说"或是"物多样性假说"，两种理论都认可了微生物对人体免疫和健康的重要性。新生儿期作为肠道菌群定植的关键期，人们能够非常明显的观察到过敏与肠道菌群的关联，在婴幼儿期使用过抗生素的婴儿，其肠道菌群结构会发生不同程度的变化，乳酸杆菌和双歧杆菌的占比出现明显降低而大肠杆菌和艰难梭菌的占比例则明显上升。与此同时，相比肠道菌群正常的婴幼儿，抗生素干扰导致肠道菌群紊乱的新生儿出现了调节性 T 细胞（Tregs）的减少与过敏性疾病的发病率上升。此外在较新的研究中也有人指出双歧杆菌在婴儿出生时即携带，并且与在 0~1 岁发生过敏反应的新生儿相比，健康婴儿肠道内的菌种数量在出生后 6 个月均高于过敏性疾病患儿，这都表明肠道菌群与人体免疫功能可能存在相当程度的关联。目前的研究认为，肠道菌群对人体免疫功能的影响主要体现在肠道菌群对肠黏膜免疫系统发育和成熟的促进作用、对机体免疫细胞分化的调控以及对细胞因子表达的调控，因此利用益生菌调整机体的免疫功能，其实也是指补充或调节紊乱的肠道菌群从而维持机体的稳态。

（5）肠道菌群-肠-脑轴 肠-脑轴（gut-brain axis，GBA）是近年来新兴的肠道菌群在人体健康中的研究方向，其主要是指由神经、内分泌、代谢以及免疫等途径在肠道和大脑间进行的双向交流。目前在此领域的研究主要集中在肠道菌群对大脑发育和功能与对某些脑部疾病的影响。以在 2020 年中国预计会有 800~1200 万例患者的阿尔茨海默病（Alzheimerdisease，AD）为例，虽然目前没有直接深入研究 AD 和肠道菌群的研究报道，但在许多动物实验中通过改变其肠道菌群的正常结构如使用抗生素、益生菌、无菌动物等方式可以发现其认知行为会有明显的改变。有研究指出这种由肠道菌群引起的认知功能受损可能是通过三条途径实现：由肠道菌群紊乱导致的肠道屏障和血脑屏障的通透性改变、肠道菌群引起的 γ-氨基丁酸、5-羟色胺等脑源性神经营养因子的表达以及肠道菌群紊乱被破坏后某些致病细菌的过度生长。此外研究者们发现无菌动物会有某些行为学缺陷包括活动能力增加、焦虑减少，且在某些临床研究中还发现抑郁或自闭症患者也存在肠道菌群紊乱的现象，这都说明了肠道菌群和脑部之间存在着密切的联系。因此未来通过益生菌调节肠道菌群，进而调控 GBA 也是一种新的思路。

第二节　特殊医学用途配方食品

一、特殊医学用途配方食品相关法规

（一）引言

20 世纪 60 年代末，肠外营养（parenteral nutrition，PN）和肠内营养（enteral nutrition，EN）相继应用于临床，用于肠内营养支持的产品在我国的使用已经有几十年的历史。由于当时我国没有特殊医用食品这一食品类别，也没有法律法规或国家标准的权威定义，因此市场上并没有特殊医学用途配方食品（food for special medical purpose，FSMP）这一名称的产品，因其性能是通过胃肠道途径对目标人群实施营养支持的，故这类产品被称作肠内营养制剂。20 世纪 80 年代末，肠内营养制剂开始按照药品进行管理，经药品注册后方可上市销售，截止到目前，共有近 70 个产品获得药品注册证书。经过数十年的努力，通过 PN 和 EN 对患者进行营养支持的理念不仅被广大医学界所接受，而且已经成为救治各种危重患者的重要措施之一，挽救了无数患者的生命。

国务院卫生行政部门分别于 2010 年、2013 年发布了《食品安全国家标准　特殊医学用途婴儿配方食品通则》（GB 25596—2010）、《食品安全国家标准　特殊医学用途配方食品通则》（GB 29922—2013）、《食品安全国家标准　特殊医学用途配方食品良好生产规范》（GB 29923—2013）三个食品安全国家标准，明确 FSMP 是食品，根据我国标准体系，其属于特殊膳食类食品中的一种。这类产品与药品相比，在产品定义、分类、技术要求、标签标识和生产过程要求等方面有所不同。鉴于上述情况，对 FSMP 继续按照药品进行管理，从产品属性的角度来说并不合适。

国务院食品安全委员会办公室于 2014 年 7 月召开了专题会议，明确 FSMP 应按照食品进行管理。2015 年 4 月 24 日，第十二届全国人大常委会第十四次会议修订通过的《中华人民共和国食品安全法》（以下简称《食品安全法》）第七十四条规定"国家对保健食品、特殊医学用途配方食品和婴幼儿配方食品等特殊食品实施严格监督管理"；第八十条规定"特殊医学用途配方食品应当经国务院食品药品监督管理部门注册"，从法律层面明确 FSMP 按照特殊食品进行注册管理。

为贯彻落实《食品安全法》，规范 FSMP 注册行为，保障特定疾病状态人群的膳食安全，2016 年 3 月 7 日，原国家食品药品监督管理总局签署第 24 号令《特殊医学用途配方食品注册管理办法（试行）》（以下简称《办法》），该办法于 2016 年 7 月 1 日起施行。《办法》的发布是食品药品监督管理部门履行食品安全监管职责、加强食品安全监管的重要手段，也是食品药品监督管理部门规范 FSMP 注册行为，加强注册管理，保证 FSMP 质量安全的有效措施。

为进一步明确注册程序和要求，指导、规范 FSMP 注册与审评工作，原国家食药监总局制定发布了《办法》多个相关配套文件，与《办法》同步实施。至此，与 FSMP 注册管理有关的法律、法规、规范、食品安全国家标准体系初步形成，并于 2016 年 7 月 1 日起开展 FSMP 的注册工作。截止到 2018 年 12 月底，国内外共有约 50 余家企业的 140 余个产品提出注册申请，其中有 18 个产品已经获得 FSMP 注册证书。

（二）特殊医学用途配方食品定义、分类和注册监管体系

本部分重点介绍 FSMP 的定义、分类和与 FSMP 注册有关的法律、法规、规范和技术标准，为这类产品的研究开发、注册申请、临床使用等提供参考。

1. 特殊医学用途配方食品定义

FSMP 是指为满足进食受限、消化吸收障碍、代谢紊乱或者特定疾病状态人群对营养素或者膳食的特殊需要，专门加工配制而成的配方食品，需要在医生或临床营养师的指导下使用。

2. 特殊医学用途配方食品分类

FSMP 包括适用于 0~12 月龄的特殊医学用途婴儿配方食品和适用于 1 岁以上人群的特殊医学用途配方食品。

（1）特殊医学用途婴儿配方食品　包括无乳糖配方食品或者低乳糖配方食品、乳蛋白部分水解配方食品、乳蛋白深度水解配方食品或者氨基酸配方食品、早产或者低出生体重婴儿配方食品、氨基酸代谢障碍配方食品和母乳营养补充剂等。这类产品单独食用或与其他食物配合食用时，其能量和营养成分能够满足 0~6 月龄特殊医学状况婴儿的生长发育需求。

（2）特殊医学用途配方食品　包括全营养配方食品、特定全营养配方食品、非全营养配方食品。

①全营养配方食品。是指可以作为单一营养来源满足目标人群营养需求的 FSMP。

②特定全营养配方食品。是指可以作为单一营养来源满足目标人群在特定疾病或者医学状况下营养需求的 FSMP。常见特定全营养配方食品有：糖尿病全营养配方食品，呼吸系统疾病全营养配方食品，肾病全营养配方食品，肿瘤全营养配方食品，肝病全营养配方食品，肌肉衰减综合征全营养配方食品，创伤、感染、手术及其他应激状态全营养配方食品，炎性肠病全营养配方食品，食物蛋白过敏全营养配方食品，难治性癫痫全营养配方食品，胃肠道吸收障碍、胰腺炎全营养配方食品，脂肪酸代谢异常全营养配方食品，肥胖、减脂手术全营养配方食品。

③非全营养配方食品。是指可以满足目标人群部分营养需求的 FSMP，不适用于作为单一营养来源使用。常见的非全营养配方食品有：营养素组件（蛋白质组件、脂肪组件、碳水化合物组件），电解质配方，增稠组件，流质配方和氨基酸代谢障碍配方。

医疗机构配制的供病人食用的营养餐不属于 FSMP；其他类别的 FSMP，应按照食品安全国家标准制定程序，申请立项完善标准后，方可组织生产经营。

3. 与特殊医学用途配方食品注册有关的法律、法规、规范和技术标准

FSMP 在国内外已经使用多年，很多国际组织和发达国家都有针对性的制定了相应的管理政策及相关法律、法规，在我国，与 FSMP 注册监管有关的法律、法规、规范和技术标准共同构成 FSMP 注册监管法规体系，主要包括以下几方面的内容。

（1）法律　为《中华人民共和国食品安全法》。新修订的《食品安全法》规定，FSMP 应当经国务院食品药品监督管理部门注册。注册时，应当提交产品配方、生产工艺、标签、说明书以及表明产品安全性、营养充足性和特殊医学用途临床效果的资料，《食品安全法》同时对 FSMP 的监管部门和职责、广告、申请人职责、监督管理、法律责任等内容进行了规定。

（2）法规　《中华人民共和国食品安全法实施条例》对 FSMP 注册、产品标准要求、生产销售、标签标注、注册检验、广告审批管理、现场核查、违规处罚及注册收费等内容进行了规定。

（3）规章　《特殊医学用途配方食品注册管理办法》（以下简称为《办法》）。《办法》包括总则，注册，临床试验，标签和说明书，监督检查，法律责任和附则共七章 52 个条款。对《办法》制定

的目的、适用范围、注册工作职责分工、注册申请人条件、注册申请材料要求、注册程序和注册期限、临床试验、标签和说明书，以及监督检查和法律责任等内容进行了规定。

（4）规范性文件　目前主要为《办法》的配套文件，包括《特殊医学用途配方食品注册申请材料项目与要求（试行）（2017 修订版）》《特殊医学用途配方食品标签、说明书样稿要求（试行）》《特殊医学用途配方食品稳定性研究要求（试行）（2017 修订版）》《特殊医学用途配方食品注册生产企业现场核查要点及判断原则（试行）》《特殊医学用途配方食品临床试验质量管理规范（试行）》《特殊医学用途配方食品注册审评专家库管理办法》（试行）《特殊医学用途配方食品注册审批事项服务指南》《特殊医学用途配方食品生产许可审查细则》等。这些配套文件对产品注册时应提交的材料项目、需要完成的研究和检验、生产许可条件等内容进行了规定。

（5）食品安全国家标准　主要包括《食品安全国家标准　特殊医学用途婴儿配方食品通则》（GB 25596—2010）、《食品安全国家标准　特殊医学用途配方食品通则》（GB 29922—2013）、《食品安全国家标准　特殊医学用途配方食品良好生产规范》（GB 29923—2013）、《食品安全国家标准　婴儿配方食品》（GB 10765—2010）、《食品安全国家标准　较大婴儿和幼儿配方食品》（GB 10767—2010）、《食品安全国家标准　粉状婴幼儿配方食品良好生产规范》（GB 23790—2010）、《食品安全国家标准　预包装食品标签通则》（GB 7718—2011）、《食品安全国家标准　预包装特殊膳食用食品标签》（GB 13432—2013）、《食品安全国家标准　食品添加剂使用标准》（GB 2760—2014）、《食品安全国家标准　食品营养强化剂使用标准》（GB 14880—2012）等。上述标准均为强制性食品安全国家标准，FSMP 相关要求均需符合强制性食品安全国家标准的规定。

（三）与特殊医学用途配方食品注册有关的规定

本小节在对与 FSMP 注册有关的法律、法规、规范和技术标准进行归纳的基础上，对与 FSMP 注册有关的主要规定进行总结。

1. 特殊医学用途配方食品注册的定义和适用范围

FSMP 注册，是指国家食品药品监督管理部门根据申请，依照《办法》规定的程序和要求，对 FSMP 的产品配方、生产工艺、标签、说明书以及产品安全性、营养充足性和特殊医学用途临床效果进行审查，并决定是否准予注册的过程。在中华人民共和国境内生产销售和向我国境内出口的 FSMP，需经食品药品监督管理部门注册批准。

2. 允许注册的特殊医学用途配方食品种类

《办法》规定允许注册的 FSMP 种类，包括符合《食品安全国家标准　特殊医学用途婴儿配方食品通则》（GB 25596—2010）中"特殊医学用途婴儿配方食品"定义及分类的产品，具体指该标准附录 A 中常见的 6 种特殊医学用途婴儿配方食品；以及符合《食品安全国家标准　特殊医学用途配方食品通则》（GB 29922—2013）中"特殊医学用途配方食品"定义及分类的产品，具体指该标准定义的全营养配方食品、非全营养配方食品以及特定全营养配方食品。

3. 特殊医学用途配方食品的注册形式

《办法》所称注册包括新产品注册、变更注册和延续注册。

（1）新产品注册　是指国家食品药品监督管理总局根据申请，依照《办法》规定的程序和要求，对申请注册的 FSMP 的产品配方、生产工艺、标签、说明书以及产品安全性、营养充足性和特殊医学用途临床效果进行审查，并决定是否准予注册的过程。

（2）变更注册　是指国家食品药品监督管理总局根据申请，依照《办法》规定的程序和要求，对拟变更 FSMP 注册证书及其附件载明事项的申请进行审查，并决定是否准予变更注册的过程。

（3）延续注册　是指国家食品药品监督管理总局根据申请，依照《办法》规定的程序和要求，对 FSMP 注册证书有效期届满，需要继续生产或者进口的延续注册申请进行审查，并决定是否准予延续注册的过程。

4. 特殊医学用途配方食品注册和食品生产许可的关系

《食品安全法》第三十五条规定，从事食品生产应当依法取得许可；第八十条规定，FSMP 应当经国务院食品药品监督管理部门注册。因此，取得产品注册证书与食品生产许可证是境内企业生产 FSMP 的必要条件。在具体程序上，拟在我国境内生产销售特殊 FSMP 的生产企业，首先，应当依法取得相应经营范围的营业执照；然后，根据《办法》规定的条件和程序提出 FSMP 注册申请，取得产品注册证书后，再根据《食品生产许可管理办法》及《特殊医学用途配方食品生产许可审查细则》等规定的条件和程序提出 FSMP 的生产许可申请，取得对应产品的食品生产许可证后，方可生产销售 FSMP。

5. 注册申请人条件

拟在我国境内生产销售 FSMP 的生产企业和拟向我国境内出口 FSMP 的境外生产企业，应当具备相应的研发、生产和检验能力，包括设立 FSMP 研发机构，配备符合要求的研发人员、检验人员、食品安全管理人员、食品专业技术人员及生产人员，按照 FSMP 良好生产规范要求建立与所生产食品相适应的生产质量管理体系，以及应具备按照 FSMP 相关食品安全国家标准规定的全部项目逐批检验的能力等。

6. 注册工作职责分工

《办法》规定国家食品药品监督管理总局负责 FSMP 的注册管理工作；总局行政许可受理机构（总局行政事项受理服务和投诉举报中心）负责注册申请的受理工作；总局食品审评机构（总局食品审评中心）负责注册申请的审评工作；总局审核查验机构（总局食品药品审核查验中心）负责注册审评过程中的现场核查工作；申请人所在地省级食品药品监管部门参与生产企业的现场核查等工作；注册审评专家对审评过程中遇到的问题进行论证，形成专家意见；审评机构根据需要委托具有法定资质的食品检验机构进行抽样检验。

7. 注册程序

《办法》规定 FSMP 注册程序包括行政受理、技术审评、行政审批、制证发证。

（1）行政受理　注册申请人提出 FSMP 注册申请时，应当向受理机构提交注册申请材料。申请事项属于国家食品药品监督管理总局职权范围，申请材料齐全、符合法定形式，注册申请予以受理，并出具书面凭证。

（2）技术审评　审评机构对注册申请材料进行审查，并根据实际需要组织对申请人进行现场核查、对试验样品进行抽样检验、对临床试验进行现场核查和对专业问题进行专家论证。

技术审评过程中，需要补正材料的，申请人应当一次性提交补正材料；审评机构提出不予注册建议的，向申请人发出拟不予注册的书面通知，申请人可向审评机构提出书面复审申请并说明复审理由。

审评机构根据核查报告、检验报告、专家意见、补正材料以及复审申请等完成技术审评工作，并作出予以注册或不准予注册的建议，报国家食品药品监督管理总局。

（3）行政审批　国家食品药品监督管理总局作出是否准予注册的决定。

（4）制证发证　作出准予注册决定的，受理机构向申请人颁发、送达 FSMP 注册证书；作出不予注册决定的，并说明理由，向申请人发出 FSMP 不予注册决定，并告知申请人享有依法申请行政复议或者提起行政诉讼的权利。

8. 注册期限

《办法》对新产品注册、变更注册和延续注册每一个注册程序应遵守的期限均做出了明确规定。

（1）新产品注册期限 行政受理期限 5 个工作日，技术审评期限 60 个工作日，特殊情况下可以延长 30 个工作日，行政审批期限 20 个工作日，制证发证或发出不予注册决定期限为 10 个工作日。

《办法》对现场核查期限、抽样检验期限、申请人补正材料期限和提出复审申请期限，以及审评机构对复审申请做出复审决定的期限等也做出了规定，但现场核查、抽样检验、申请人补正材料、审评机构复审所需期限不计算在上述技术审评和行政审批的期限内。

（2）变更注册期限 依据变更事项不同，所需期限也不相同。《办法》规定申请人变更可能影响产品安全性、营养充足性以及特殊医学用途临床效果的事项，按《办法》第十八条规定的期限做出是否准予变更注册的决定；申请人变更不影响产品安全性、营养充足性以及特殊医学用途临床效果的事项，自受理之日起 10 个工作日内做出是否准予变更注册的决定。

（3）延续注册期限 国家食品药品监督管理总局根据需要对延续注册申请进行实质性审查，并按《办法》第十八条规定的期限做出是否准予延续注册的决定。逾期未作决定的，视为准予延续。

9. 专业问题审评

总局食品审评机构对申请人提出的申请材料进行技术审评，并根据实际需要组织对生产企业及临床试验情况进行现场核查，组织相关检验机构对试验样品进行抽样检验。对审评过程中遇到的专业问题，审评机构从总局组建的 FSMP 注册审评专家库中选取专家，对审评过程中遇到的问题进行论证，形成专家意见。

10. 特殊医学用途配方食品注册证书内容、有效期和注册号格式

FSMP 注册证书及附件内容包括产品名称，企业名称、生产地址，注册号及有效期，产品类别，产品配方，生产工艺，产品标签、说明书。FSMP 注册证书有效期限为 5 年。变更注册申请或延续注册申请获准后，向申请人换发新的注册证书，注册证书中原注册号不变。变更注册的注册证书有效期不变；延续注册的注册证书有效期自批准之日起重新计算。

FSMP 注册号的格式为：国食注字 TY+4 位年号+4 位顺序号，其中 TY 代表 FSMP。

11. 需要变更产品注册证书及其附件载明内容的规定

申请人需要变更 FSMP 注册证书及其附件载明事项的，应当向食品药品监管总局提出变更注册申请，并提交变更注册相关材料。

申请人变更产品配方、生产工艺等可能影响产品安全性、营养充足性以及特殊医学用途临床效果的，食品药品监管总局进行实质性审查，并按照注册申请的审批时限规定完成变更注册的审批工作；申请人变更企业名称、生产地址名称等不影响产品安全性、营养充足性以及特殊医学用途临床效果的，食品药品监管总局或者授权机构进行核实，在 10 个工作日内作出是否准予变更的决定。

12. 注册证书到期需要延续的规定

FSMP 注册证书有效期届满，需要继续生产或进口的，申请人应当在有效期届满 6 个月前，向食品药品监管总局提出延续注册申请，并提交延续注册相关材料。

国家食品药品监督管理总局根据需要对延续注册申请进行实质性审查，并按照注册申请的审批时限规定完成延续注册的审批工作。

13. 监督检查的规定

（1）特殊医学用途配方食品组织生产原则 《办法》规定 FSMP 生产企业应当按照批准注册的产

品配方、生产工艺等技术要求组织生产。拟变更注册证书及其附件载明事项的，需提出变更注册申请。变更注册申请未经批准前，应严格按照已批准的注册证书组织生产；变更注册申请经批准后，应严格按照变更后的注册证书组织生产。

（2）撤销特殊医学用途配方食品注册的情形　《办法》规定工作人员滥用职权、超越法定职权、玩忽职守、违反法定程序做出准予注册决定，或对不具备申请资格或者不符合法定条件的申请人准予注册，以及生产企业食品生产许可证被吊销或依法可以撤销注册的，食品药品监督管理总局依法撤销FSMP注册。

（3）注销特殊医学用途配方食品注册的情形　《办法》规定企业申请注销、产品有效期届满未延续、企业依法终止、注册依法被撤销、撤回，或注册证书依法被吊销，以及法律法规规定应当注销注册的其他情形，食品药品监督管理总局依法办理FSMP注册注销手续。

14. 特殊医学用途配方食品广告的规定

《食品安全法》规定，FSMP的广告适用《中华人民共和国广告法》和其他法律、行政法规关于药品广告管理的规定。

15. 特殊医学用途配方食品生产企业的主体责任

（1）社会责任　《食品安全法》规定，食品生产经营者应当依照法律、法规和食品安全标准从事生产经营活动，保证食品安全，诚信自律，对社会和公众负责，接受社会监督，承担社会责任。

FSMP应当经国务院食品药品监督管理部门注册方可上市销售。注册人应当对其提交注册或备案材料的真实性负责。

生产企业应当按照注册或者备案的产品配方、生产工艺等技术要求组织生产。定期对生产质量管理体系的运行情况进行自查，保证其有效运行，并向所在地县级人民政府食品药品监督管理部门提交自查报告。

（2）安全法律责任　《食品安全法》及其实施条例、《中华人民共和国广告法》相关注册管理办法等对FSMP注册以及生产销售过程中违法违规行为应承担的刑事责任、行政责任和民事责任作出了具体规定。

①生产经营未按规定注册的特殊医学用途配方食品，或者未按注册的产品配方、生产工艺等技术要求组织生产，依照《食品安全法》的规定给予处罚。

②特殊食品生产企业未按规定建立生产质量管理体系并有效运行，或者未定期提交自查报告，依照《食品安全法》的规定给予处罚。

③FSMP注册以及生产销售过程中其他违法违规行为依照相关注册管理办法等给予处罚。

④FSMP违规行为除应按照《食品安全法》规定进行相应的处罚以外，《办法》对申请人、被许可人、食品药品监督管理部门及其工作人员在注册工作中违法行为应当承担的法律责任做出了具体规定。

申请人隐瞒真实情况或者提供虚假材料申请注册；被许可人以欺骗、贿赂等不正当手段取得注册证书；伪造、涂改、倒卖、出租、出借、转让特殊医学用途配方食品注册证书；注册人变更注册证书及其附件载明事项而未依法申请变更；食品药品监督管理部门及其工作人员对不符合条件的申请人准予注册，或者超越法定职权准予注册或者超越法定职权准予注册；以及食品药品监督管理部门及其工作人员在注册审批过程中滥用职权、玩忽职守、徇私舞弊等，均属于违法行为，应当依照相关法律、法规及有关规定给予相应处理。

16. 特殊医学用途配方食品销售的有关规定

生产、销售和进口的实行注册管理的FSMP，应当取得国务院食品药品监督管理部门颁发的注册证书。食品经营者销售实行注册管理的 FSMP，应当查验注册证书，核对所载明内容与产品标签、说明书标注内容是否一致，并留存注册证书复印件或者电子存档。

《食品安全法实施条例》规定食品销售企业应当设专柜或者专区销售 FSMP，并在专柜或者专区显著位置分别标明"FSMP 销售专区或者专柜"，不得与药品或者普通食品混放销售；FSMP 中的特定全营养配方食品应当在医疗机构或者药品零售企业销售，不得在网络上进行销售。

（四）《特殊医学用途配方食品注册管理办法》配套文件

《食品安全法》设立 FSMP 注册制度，规定 FSMP 应当经国务院食品药品监督管理部门注册。为配合《食品安全法》《办法》施行，明确注册程序和要求，指导、规范 FSMP 注册与审评工作，继《办法》发布之后，原食药监总局针对申请人注册申请材料要求、标签说明书要求、稳定性研究要求、临床试验操作规范、生产许可规定条件核查内容、注册审评专家管理、注册审批服务指南等内容，研究制定了多个配套文件，本小节重点介绍配套文件主要内容。

1. 特殊医学用途配方食品注册申请材料项目和要求

《办法》列出了新产品注册、变更注册和延续注册应当提交的申请材料项目，强调申请人对注册申请材料的真实性负责。《办法》配套文件《特殊医学用途配方食品注册申请材料项目与要求（试行）》对注册申请材料每一个项目的具体要求做出了详细的规定。申请人提交的注册申请材料应当符合《办法》及《特殊医学用途配方食品注册申请材料项目与要求（试行）》的规定。

（1）新产品注册申请应当提交的材料

①产品注册申请书。

②产品研发报告。对产品研发目的、研发情况和主要研究结果进行概括和总结；申请特定全营养配方食品和非全营养配方食品注册，提供产品标准要求制定过程及技术要求中各指标限量制定依据。

③产品配方设计及依据。对产品的配方特点、配方原理或营养学特征进行描述或说明。

④产品配方。提供每 1000g 或每 1000mL 或每 1000 个制剂单位产品中所用食品原料、食品辅料、营养强化剂、食品添加剂用量（包括生产过程中使用的加工助剂）。

⑤生产工艺材料。包括生产工艺文本、生产工艺流程图、对生产场所和所用设备的说明、以及对影响产品质量的关键环节及质量控制措施的说明；不同品种的产品在同一条生产线上生产时，应当提供有效防止交叉污染所采取的措施及相关材料等。

⑥产品标准要求。包括资料性概述要素（封面、目次、前言）、规范性一般要素（标准名称、范围、规范性引用文件）、规范性技术要素（技术要求、试验方法、检验规则、标志、包装、运输、储存、规范性附录）以及质量要求编写说明等。

⑦产品标签、说明书样稿。应包含《特殊医学用途配方食品标签、说明书样稿要求（试行）》中规定的全部内容。

⑧相关报告。包括试验样品检验报告、稳定性试验报告和其他检验报告，特定全营养配方食品还应当提交临床试验报告、生产企业现场核查报告等。

⑨证明材料。包括研发能力、生产能力和检验能力的证明材料以、与注册申请相关的证明性文件及其他证明材料。

⑩其他表明产品安全性、营养充足性以及特殊医学用途临床效果的材料。包括国内外专业医学、营养学论著及相应的科学文献或临床试验研究数据等。

（2）变更注册申请应当提交的材料。

①变更注册申请书。

②产品注册证书及其附件复印件。

③申请人主体登记证明文件复印件及相关证明性材料。

④与变更注册有关的材料。变更后的产品标签、说明书，生产工艺材料等与变更事项内容相关的注册申请材料。

⑤证明性文件。申请人名称或地址名称的变更申请，还应提交当地政府主管部门或所在国家（地区）有关机构出具的该申请人名称或地址名称变更的证明性文件。与变更事项有关的材料变更后的产品标签、说明书，生产工艺材料等与变更事项内容相关的注册申请材料。

⑥其他材料。涉及标签说明书、生产工艺等不影响产品安全性、营养充足性和特殊医学用途临床效果事项的变更，提交变更的必要性、合理性、科学性和可行性资料、相关证明材料和（或）按拟变更后条件生产的三批样品稳定性检验报告。

涉及产品配方、生产工艺等可能影响产品安全性、营养充足性和特殊医学用途临床效果事项的变更，应按新产品注册要求提出变更注册申请。

（3）延续注册申请应当提交的材料　FSMP注册证书有效期届满，需要继续生产或进口的，应当在有效期届满6个月前向国家食品药品监督管理总局提出延续注册申请，并提交以下材料。

①延续注册申请书。

②产品注册证书及其附件复印件。

③申请人主体登记证明文件复印件及相关证明性材料。

④FSMP质量安全管理情况。

⑤FSMP质量管理体系自查情况。

⑥FSMP跟踪评价情况。包括五年内产品生产（或进口）、销售、抽验情况总结，对产品不合格情况的说明，以及五年内产品临床使用情况及不良反应情况总结等。

⑦其他相关材料。

2. 特殊医学用途配方食品临床试验质量管理规范

《办法》配套文件《特殊医学用途配方食品临床试验质量管理规范（试行）》（以下简称《规范》）对FSMP临床试验前准备、参与试验人员职责、试验样品要求、试验设计方法、观察时间和观察指标、试验例数、临床用药、受试者权益保障、数据管理、资料提交等事项进行了详细的规定。

（1）需要进行临床试验的特殊医学用途配方食品种类　《办法》规定FSMP中的特定全营养配方食品需要进行临床试验，具体指《食品安全国家标准　特殊医学用途配方食品通则》（GB 29922—2013）附录A规定的13种特定全营养配方食品，包括糖尿病全营养配方食品，呼吸系统疾病全营养配方食品，肾病全营养配方食品，肿瘤全营养配方食品，肝病全营养配方食品，肌肉衰减综合征全营养配方食品，创伤、感染、手术及其他应激状态全营养配方食品，炎性肠病全营养配方食品，食物蛋白过敏全营养配方食品，难治性癫痫全营养配方食品，胃肠道吸收障碍、胰腺炎全营养配方食品，脂肪酸代谢异常全营养配方食品，肥胖、减脂手术全营养配方食品。

（2）开展特殊医学用途配方食品临床试验的机构　《规范》规定开展FSMP临床试验的机构应当为药物临床试验机构，具有营养科室和经过认定的与所研究的特殊医学用途配方食品相关的专业科室，具备开展FSMP临床试验研究的条件。《规范》同时规定FSMP可进行多中心临床试验，以加快试验速度。

（3）特殊医学用途配方食品临床试验是否需要批准后方可开展　开展FSMP的临床试验无须食品

药品监管部门批准，申请人、临床试验单位、研究者等相关主体按照本《规范》要求即可开展临床试验。食品药品监管管理部门可对临床试验的真实性、完整性、准确性等情况进行现场核查。

（4）临床试验用样品选择　临床试验用样品包括试验用 FSMP 和试验用对照产品。试验用 FSMP 由申请人按照与申请注册产品相同配方、相同生产工艺生产，生产条件应当满足《食品安全国家标准 特殊医学用途配方食品良好生产规范》（GB 29923—2013）相关要求，产品质量要求应当符合相应食品安全国家标准和（或）相关规定，并经具有法定资质的食品检验机构检验合格。

试验用对照样品应当是已获批准的相同类别的特定全营养配方食品或全营养配方食品，如无该类产品，可用已获批准的按照药品进行管理的适用于相同类别的特定疾病肠内营养制剂或者适应于没有特定疾病人群使用的普通型肠内营养制剂。

对照样品和试验用 FSMP 在安全性、营养充足性、特殊医学用途临床效果和适用人群等方面应具有可比性。试验期间，试验组和对照组受试者的能量应当相同，氮量和主要营养成分摄入量应当具有可比性，临床用药应具有可比性。临床试验期间试验样品、对照样品可以不是同一批次产品。

（5）临床试验方案主要内容

①临床试验设计方法。原则上应当采用随机对照试验，如采用其他试验设计的，需提供无法实施随机对照试验的原因、该试验设计的科学程度和研究控制条件等依据。

②研究例数。试验组和对照组有效例数原则上不少于 100 例，且脱失率不高于 20%。具体病例数应根据临床研究的主要研究终点选择合适的统计学方法进行估算。

③观察时间。原则上不少于 7d，且营养充足性和特殊医学用途临床效果观察指标应有临床意义并能满足统计学要求。

④临床试验的观察指标。安全性（耐受性）指标及营养充足性和特殊医学用途临床效果观察指标。

安全性（耐受性）指标：如胃肠道反应等指标、生命体征指标、血常规、尿常规、血生化指标等。

营养充足性和特殊医学用途临床效果观察指标：保证适用人群维持基本生理功能的营养需求、维持或改善适用人群营养状况，控制或缓解适用人群特殊疾病状态的指标。

（6）临床试验参与主体和主要职责　临床试验参与主体主要包括注册申请人、临床试验机构、伦理委员会、研究者、监查员等。

①申请人。负责发起、组织临床试验，参与临床试验方案设计，资助、管理、监查临床试验，对临床试验中发生与试验相关的损害（医疗事故除外）承担相关的费用，对临床试验用产品的质量及临床试验安全负责。

②临床试验机构。负责临床试验的实施，保证受试者在试验期间出现不良事件时得到及时适当的治疗和处置，发生严重不良事件采取必要的紧急措施，以确保受试者安全。

③伦理委员会。负责对临床试验项目的科学性、伦理合理性进行审查，批准后方可进行临床试验。在临床试验进行过程中对批准的临床试验进行跟踪审查，对修订的临床试验方案、知情同意书的更新等进行批准。为避免对受试者造成伤害，伦理委员会有权暂停或终止已经批准的临床试验。

④研究者。参与临床试验方案设计，协调临床试验各参与主体的沟通与协作，保证严格按照方案实施临床试验。对试验期间出现不良事件及时作出相关的医疗决定，保证受试者得到适当的治疗。确保收集的数据真实、准确、完整、及时。临床试验完成后提交临床试验总结报告。

⑤监查员。负责在临床试验期间，定期到试验单位监查并向申请人报告试验进行情况，保证受试者选择、试验用产品使用和保存、数据记录和管理、不良事件记录等按照临床试验方案和标准操作规程进行，强调监查员不得参与临床试验。

（7）受试者权益保障　为保障受试者权益，《规范》规定：申请人应当制定临床试验质量控制和质量保证措施并有效执行；临床试验方案的科学性、伦理性必须经伦理委员会审查批准后方可进行临床试验；所有参与试验人员必须具备相应资质并经过培训合格；受试者对临床试验知情同意；试验期间出现的所有不良事件均能得到及时适当的治疗和处置；受试者自愿参加试验，无须任何理由有权在试验的任何阶段退出试验，且其医疗待遇与权益不受影响；发生与试验相关的损害时将获得治疗和（或）相应的补偿；受试者参加试验及在试验中的个人资料均应保密等。

（8）数据管理　《规范》对试验设计方法、样本量、随机化方法、数据管理和统计学要求等制定了更高标准的、更为具体的操作流程和技术要求，其主要内容和药物临床试验最新的要求一致，较其他产品现行的临床试验相关要求，《规范》更为全面和严格。

（9）注册申请时需要提交的资料项目　申请人在产品注册申请时应当提交以下临床试验相关资料包括：国内/外临床试验资料综述、合格的试验用产品检验报告、临床试验方案、研究者手册、伦理委员会批准文件、知情同意书模板、数据管理计划及报告、统计分析计划及报告、锁定数据库光盘（一式两份）、临床试验总结报告。

3. 特殊医学用途配方食品的标签、说明书

食品标签是指食品包装上的文字、图形、符号及一切说明物，是消费者了解该食品的窗口。食品标签主要标示食品名称、配料表、净含量和规格、生产者和（或）经销者信息、生产日期和保质期、储存条件、食品生产许可证编号、产品标准代号及其他需要标示的内容。FSMP 适用人群为特定疾病状态下人群，必须在医生或临床营养师指导下使用。该类产品在配方特点、适用人群、食用方法和食用量以及警示说明和注意事项等方面有别于普通食品，其标签、说明书标识除应符合普通食品、特殊膳食用食品标签标识的规定以外，还有一些特殊的规定和要求。

在 FSMP 注册阶段，仅需提交标签、说明书样稿，样稿标识内容是产品上市后标签标识内容的一部分，这部分内容需经技术审评后确定，本文仅对这部分内容有关要求进行说明。

（1）标签、说明书样稿内容　注册阶段提交的 FSMP 标签、说明书样稿内容应按《特殊医学用途配方食品标签、说明书样稿要求》要求的格式和内容依次规范列出全部项目，包括产品名称、产品类别、配料表、营养成分表、配方特点（营养学特征）、性状、适用人群、食用方法和食用量、净含量和规格、保质期、储存条件、警示说明和注意事项，无缺项、漏项和随意增添的项目。

（2）总体要求　FSMP 的标签、说明书应当符合相关法律、法规、规章、食品安全国家标准和《特殊医学用途配方食品标签、说明书样稿要求（试行）》的规定。标签和说明书的内容应当一致，涉及 FSMP 注册证书内容的，应当与注册证书内容一致。标签已经涵盖说明书全部内容的，可以不另附说明书。标识内容应当真实、准确，通俗易懂，有科学依据。使用规范的汉字（商标和产品的英文名称除外）和法定计量单位。不得含有虚假内容，不得涉及疾病预防、治疗功能。生产企业对其提供的标签、说明书的内容负责。进口 FSMP 应当有中文标签和说明书。

（3）禁止标注的内容　不得标注夸大、绝对化的词语；能量和营养成分具有功能作用的相关内容；带有明示或暗示产品具有疾病治疗、预防和保健等作用的词语；容易误导消费者的词语；以及法律、法规、规章和食品安全国家标准规定不得标注的其他内容。特殊医学用途婴儿配方食品标签上不能有婴儿和妇女形象，不能使用"人乳化""母乳化"或近似术语表达。

（4）标签、说明书样稿内容要求

①产品名称。应当符合国家相关法律法规和相关食品安全国家标准的规定，反映产品的真实属性。产品名称包括通用名称和商品名称，申请注册的进口产品还可标注英文名称。

产品通用名称应使用《食品安全国家标准　特殊医学用途婴儿配方食品通则》（GB 25596—2010）

和《食品安全国家标准 特殊医学用途配方食品通则》（GB 29922—2013）中规定的分类（类别）名称或者等效名称，可在通用名称里标示产品形态，如可将"配方食品"表述为"配方粉""配方液""配方乳"等。

产品商品名称可以为商标名称或牌号名称，不得与已批准注册的药品、保健食品和 FSMP 名称相同。申请人需提供产品商品名称与已经批准注册的药品、保健食品和 FSMP 名称不重名的检索材料。

进口产品的英文名称应与中文名称的商品名称有对应关系。

②产品类别。

a. 适用于 1 岁以下人群的特殊医学用途婴儿配方食品的产品类别，应标注为《食品安全国家标准 特殊医学用途婴儿配方食品通则》（GB 25596—2010）附录 A 中的 6 类产品类别中的 1 种，即无乳糖配方与低乳糖配方、乳蛋白部分水解配方、乳蛋白深度水解配方和氨基酸配方、早产/低出生体重婴儿配方、母乳营养补充剂和氨基酸代谢障碍配方。

b. 适用于 1 岁以上人群的 FSMP 产品类别应根据产品配方和适用人群特点标注为全营养配方食品、特定全营养配方食品或非全营养配方食品。

③配料表。应符合相关国家标准和（或）有关规定。

④营养成分表。标签上以"方框表"的形式标示每 100g（克）和（或）每 100mL（毫升）、以及每 100 千焦（100kJ）产品中的能量（kJ 或 kcal）、营养素和可选择成分含量，选择性标示每份产品中的能量（kJ 或 kcal）、营养素和可选择成分的含量，含量的标示值应为具体数值，当用份标示时，应标明每份产品的量。

特殊医学用途婴儿配方食品、适用于 1～10 岁人群的全营养配方食品、适用于 10 岁以上人群的全营养配方食品，其营养成分表中的能量、营养素和可选择性成分的含量应符合 GB 25596—2016 或 GB 29922—2013 的规定。

特定全营养配方食品和非全营养配方食品营养成分表中能量、营养素和可选择性成分的含量应符合相应类别产品的相关要求。

⑤配方特点/营养学特征。应对产品的配方特点、配方原理或营养学特征进行描述或说明，包括对产品与适用人群疾病或医学状况的说明、产品中能量和营养成分的特征描述、配方原理的解释等。描述应客观、清晰、简洁，便于医生或临床营养师指导患者正确使用，不应导致使用者产生误解。

⑥组织状态。符合产品特性的描述，如颗粒状、粉末状、液态等。

⑦适用人群。应当依据 FSMP 产品定义、产品特性和产品类别进行标注，不得随意扩大适用人群范围。

应标注适用人群的年龄范围，若适用人群年龄与 GB 25596—2010 或 GB 29922—2013 规定不一致的，应提供在国标基础上对适用人群年龄进行划分的临床使用必要性和依据。

⑧食用方法和食用量。标签应标示产品食用方法或配制方法、每日或每餐食用量、注意事项等；必要时应标示调配方法或复水再制方法。食用方法可标示为"每日或每餐食用量参照医生或者临床营养师的指导"。使用说明应尽可能简短、并使消费者易于理解，不可避免的技术术语应有定义或解释。

⑨净含量和规格。单件预包装食品标示净含量，可不标示规格；同一预包装内含有多个单件预包装食品时，应同时标示净含量和规格；净含量的标示应由净含量、数字和法定计量单位组成。

⑩保质期和储存条件。依据产品配方、生产工艺、稳定性试验结果等综合确定产品的保质期和储存条件。

保质期应以月为单位进行标示，不足月的以天进行标示（如××月，××天）。

注明产品的储存条件，必要时应注明开封后的储存条件。如果开封后的产品不易储存或不宜在原包装容器内储存，应向消费者特别提示。对储存有特殊要求的产品，应在标签的醒目位置注明（出处）。标示可冷藏保持时，应明确冷藏温度。

⑪警示说明和注意事项。应在醒目位置标示"请在医生或临床营养师指导下使用""不适用于非目标人群使用""本品禁止用于肠外营养支持和静脉注射""配制不当和使用不当可能引起××危害""严禁××人群使用或××疾病状态下人群使用"等警示说明。以及"产品使用后可能引起不耐受（不适）""××人群使用可能引起健康危害""使用期间应避免细菌污染""管饲系统应当正确使用"等注意事项。

4. 特殊医学用途配方食品注册生产企业现场核查要点及判断原则

按照《办法》的规定，在产品注册阶段，食品审评机构根据实际需要组织对申报产品生产场所进行现场核查，核查依据为《特殊医学用途配方食品注册生产企业现场核查要点及判断原则（试行）》，核查内容包括生产企业资质、生产能力、研发能力、检验能力、生产场所、设备设施、人员、物料管理、生产过程管理八等多项内容，核查结果应当符合要求方可准予注册。

（1）生产企业资质核查　申请人主体登记证明文件等应符合《办法》对申请人的资质要求并与注册申请材料一致。

（2）物料管理核查　生产企业应当建立物料采购管理制度，规定物料从符合规定的供应商购进，物料采购应当有记录。对关键供应商应当进行审计，供应商确定和变更应当进行评估。

生产企业应当建立物料验收制度，规定物料采购后应当进行验收，合格后方可使用，应有符合要求的相关文件和记录。

物料储存区核查：有与生产规模相适应的物料储存面积和空间；物料有标识并按品种、规格、批号等分别存放，能够避免差错、混淆和交叉污染；特殊物料按规定储存条件储存。

（3）研发场所核查　FSMP生产企业应建立研发机构，配备符合要求的专职研发人员、场所、设备、设施并有资金保证，有与产品研发相关的文件和原始记录、检测图谱等研发资料；有持续稳定性考察资料，考察应当有考察方案和考察结果报告，考察方案和考察结果报告符合要求。

（4）生产场所核查　生产企业应当按照良好生产规范要求建立与所生产食品相适应的生产质量管理体系并有相关文件；生产企业的生产车间、生产设施和设备满足生产要求；根据生产需要合理划分生产区域并符合要求；生产管理文件规定了产品生产工艺规程；有与试制样品相关的批生产记录，详细记录产品生产过程并可追溯；设备、厂房、容器等经过有效清洁并有清洗验证方案及报告，确保产品切换不对下一批产品产生交叉污染等。

（5）检验场所核查　检验机构具备的检验设施、设备和检验仪器能够满足按照FSMP国家标准规定的全部项目逐批检验的要求；检验仪器、设备的性能、精密度能达到规定的要求并有合格计量检定证书；有与检验项目相适应的专职人员。

（6）动态生产　现场核查时，核查组可以根据情况要求申请人按照申请注册的产品配方、生产工艺等技术要求生产一批次产品，现场抽取产品送至具有法定资质的食品检验机构，按照FSMP国家标准规定的检验项目进行检验，检验结果应当符合要求。

5. 特殊医学用途配方食品稳定性研究要求

目前，我国尚没有关于食品稳定性研究的相关规定，《特殊医学用途配方食品稳定性研究要求（试行）》（以下简称《要求》）是在参照化学药品、保健食品稳定性研究相关要求的基础上，结合FSMP产品特点，对FSMP稳定性试验研究目的、适用范围、研究要求、试验方法、结果评价、资料要求等内容进行了规定，主要要求如下：

（1）研究目的和适用范围　FSMP稳定性研究的目的是通过设计试验获得产品质量特性在各种环境

因素（如温度、湿度、光线照射等）影响下随时间变化的规律，并据此为产品配方、工艺、配制使用、包装、储存条件和保质期的确定等提供支持性信息。

《要求》适用于在中华人民共和国境内申请注册的所有类别的FSMP的稳定性研究工作。

（2）研究内容　稳定性研究内容应依据产品特性合理设置。《要求》规定所有类别的FSMP均应进行影响因素试验、加速试验和长期试验。产品开启后使用的稳定性试验、运输试验、管饲试验等稳定性研究内容，申请人可依据产品特性选择性的进行。

（3）稳定性研究用样品　稳定性试验用样品应在满足《食品安全国家标准　特殊医学用途配方食品良好生产规范》（GB 29923—2013）要求及商业化生产条件下生产，产品配方、生产工艺、质量要求等应与注册申请材料一致，包装材料应与拟上市产品一致。影响因素试验及其他稳定性研究项目通常只需1个批次的样品；加速试验和长期试验通常采用3个批次的样品进行。

（4）考察时间点和考察时间　稳定性考察时间点应基于产品本身的稳定性及影响因素试验条件下稳定性的变化趋势设置，因此研究中一般需要设置多个考察时间点。影响因素试验的考察时间一般为10d；加速试验考察时间为产品保质期的四分之一，且不得少于3个月；长期试验总体考察时间应涵盖所预期的保质期。

（5）考察项目、检测频率及检验方法　根据产品特点和质量控制要求，选取能灵敏反映产品稳定性的考察项目。

敏感性的考察项目应在每个规定的考察时间点进行检测，其他考察项目的检测频率依据被考察项目的稳定性确定。

0月和试验结束时应对产品标准要求中规定的全部项目进行检测。

稳定性试验考察项目原则上应当采用《食品安全国家标准　特殊医学用途配方食品通则》（GB 29922—2013）、《食品安全国家标准特殊医学用途婴儿配方食品通则》（GB 25596—2010）规定的检验方法。国家标准中规定了检验方法而未采用的，或者国家标准中未规定检验方法而由申请人自行提供检验方法的，应当提供检验方法来源和（或）方法学验证资料。

（6）试验方法　《要求》对加速试验、长期试验、影响因素试验及产品使用中的稳定性试验样品放置条件、考察时间及考察时间点等作出了规定；对于试验条件、考察时间等与《要求》规定不完全一致的，应当提供试验条件设置依据，考察时间确定依据及相关试验数据和（或）科学文献依据。

（7）稳定性承诺　当提交申请材料时产品长期试验尚未至产品保质期结束时，申请人应承诺继续进行研究直到产品建议的保质期。在产品获准生产上市后，应采用实际生产规模的产品继续进行长期试验，并根据稳定性研究结果，对包装、储存条件和保质期进行进一步的确认，与原注册申请材料相关内容不相符的，应当进行变更。

（8）结果评价　对产品稳定性研究信息进行系统的分析，结合FSMP在生产、流通过程中可能遇到的情况，确定产品的储存条件、包装材料/容器和保质期等。

（9）提交材料项目　产品注册申请时，申请特定全营养配方食品注册或非全营养配方食品注册，申请人应当提交以下与稳定性研究有关的材料：包括实验样品信息、不同种类稳定性试验条件、包装材料名称和质量要求、稳定性研究考察项目、分析方法和限度、研究获得的全部分析数据、各考察点检测结果、对试验结果进行分析并得出试验结论。

6. 特殊医学用途配方食品生产许可审查细则

《办法》配套文件《特殊医学用途配方食品生产许可审查细则（试行）》（以下简称《细则》），适用于对国内FSMP生产企业生产许可条件的审查，合格后发放生产许可证。《细则》对生产企业人员、设施设备、厂房车间、物料、生产管理、质量控制和质量保证、确认和验证、文件和记录、信息化管理、产品追溯和召回等事项进行可规定，主要内容总结如下所述。

（1）人员　生产企业应配备符合要求的与所生产特殊医学用途配方食品相适应的食品安全管理人员、食品生产管理人员、食品安全技术人员（包括研发人员、检验人员等）、生产操作人员和其他人员，相关人员应经培训考核合格后上岗。

（2）厂房和车间　生产企业选址及厂区环境、厂房和车间的设计和布局等应符合相关食品安全国家标准和有关规定，并与申请人提交的注册申请材料一致。

（3）设备　生产企业应配备与产品特性、生产工艺和生产能力相适应的生产设备。设备设计和布局应当符合相关食品安全国家标准和有关规定，便于操作、维护、清洗或消毒。

（4）食品原料、食品添加剂和包装材料　生产企业应当建立食品原料、食品添加剂和包装材料采购管理制度、进货验证制度和到货检验制度。保证采购的食品原料、食品添加剂和包装材料符合相应的食品安全国家标准和有关规定，禁止使用危害食用者健康及婴儿营养的物质。

所有食品原料、食品添加剂和包装材料需做好标识，按要求储存。清洁剂、消毒剂、杀虫剂、润滑剂、燃料等物料应当与食品原料、食品添加剂、包装材料、半成品、成品等物料分隔放置。

生产用水不应低于生活饮用水卫生标准；与产品直接接触的生产用水采用去离子法或离子交换法、反渗透法或其他适当的加工方法制得，应符合纯化水卫生标准。

（5）生产管理　生产企业应当按照良好生产规范要求建立与所生产 FSMP 相适应的生产质量管理体系，按照生产工艺规程组织生产，并有相关记录。

建立防止污染的控制程序，采取有效措施防止污染和交叉污染；建立清场管理制度，每批次产品的每一个生产阶段结束后应当进行清场，确保设备和工作场所没有遗留与下次生产有关的物料、产品和文件；制定有效的清洁和消毒计划、操作规程及监督流程，以保证生产场所、设备和设施等的清洁卫生，防止污染；建立食品安全防护制度和消毒制度，进入生产区的人员应当按照规定更衣、消毒，进入清洁作业区的人员应经二次更衣和手的清洁与消毒，并根据需要进行体表微生物检查；建立人员参观管理制度，参观人员和未经培训的人员不得进入生产区和实验室，特殊情况确需进入的，应当事先对个人卫生、更衣等事项进行指导。

（6）质量控制和质量保证　质量控制实验室的人员、设施、检测仪器和设备应当与产品特性和生产规模相适应。生产企业按照食品安全国家标准规定的检验项目对出厂产品进行逐批检验。建立留样制度和食品原料、食品添加剂、包装材料批准放行的操作规程，

已上市产品应当进行持续稳定性考察。

（7）确认和验证　生产企业应当实施必要的确认或验证，以确保厂房、设施、设备、检验仪器、生产工艺和检验方法等持续稳定地符合预定要求。

（8）文件和记录　文件和记录的内容包括技术标准、管理性程序文件、标准操作规程、记录、凭证和报告等。所有活动的计划和执行均通过文件和记录证明，与本细则有关的文件应当经食品安全管理部门审核和批准。

建立文件管理的操作规程，文件的起草、修订、审核、批准、替换或撤销、复制、保管和销毁等应当按照操作规程管理，并有相应的文件分发、撤销、复制、销毁记录。

（9）信息化管理　应形成从食品原料、食品添加剂和包装材料进厂到产品出厂各环节有助于食品安全问题溯源、追踪、定位的完整信息链，并能按照监管部门要求提交或远程报送相关数据。

（10）产品追溯和召回　生产企业应当建立产品追溯制度，确保产品从原料采购、产品生产到产品销售均有记录并可有效追溯。建立产品召回制度。当发现某一批次或类别的产品含有或可能含有对消

费者健康造成危害的因素时，应当按照国家相关规定启动产品召回程序。

7. 特殊医学用途配方食品注册审批事项服务指南

对 FSMP 注册审批事项的申请和办理进行了规定。包括受理机构、决定机构、审批数量、申请条件、禁止性要求、申请材料相关要求、申请接收、办理基本流程、办理方式、审评时限、审评依据及标准、审批结果等内容。

8. 特殊医学用途配方食品注册审评专家管理

《特殊医学用途配方食品注册审评专家库管理办法（试行）》对特殊医学用途配方食品注册审评专家主要职责、应当具备的资格条件、遴选程序和要求、专家使用和管理、专家在任期间应享有的权利、任期、资格延续、违规行为处理规定等事项进行了规定。

随着注册审评审批工作的进一步开展，国家食品监督管理部门将会陆续制定发布与 FSMP 注册监管相关的文件，进一步完善 FSMP 注册监管体系。

二、特殊医学用途配方食品开发应用

（一）国内外发展历史与应用现状

1. 国外开发现状、监管和趋势

FSMP 的概念最早源于美国，1957 年美国科学家 Greenstein 等为解决航天员在太空的饮食问题，研制了适合宇航员食用的食物，作为宇航员保持和恢复机体功能的营养治疗科学家逐步将"要素膳"（elemen tdiet，ED）应用于人体。随着"要素膳"的声名鹊起，临床营养学飞速发展，肠内营养（enteral nutrition，EN）和肠外营养（parenteral nutrtion，PN）的概念被提出并广泛应用于创伤烧伤、糖尿病、肾病、心脑血管疾病、肿瘤等临床患者的治疗和恢复。

20 世纪 80 年代，多种 FSMP 被开发出来并逐渐商品化，许多国家和组织，如国际食品法典委员会（Codex Alimentarius Commission，CAC）于 1981 年、1991 年分别发布了《婴儿配方及特殊医用婴儿配方食品标准》（CODEXSTAN72—1981）和《特殊医学用途配方食品标签和声称法典标准》（CODEX-STAN180—1991），对 FSMP 的定义、标签标识进行了详细规定，并指出 FSMP 是指为患者进行膳食管理，经特殊加工或配制的，需在医学监督下使用的一类特殊膳食食品，并规定 FSMP 的配方应基于合理的医疗和营养原则，使用前应通过科学证据证明配方的安全性，并能够满足使用者的营养需求等。由此，FSMP 正式登上世界历史的舞台。主要发达国家如欧盟、美国、澳大利亚和新西兰等在 CAC 标准的基础上，相继制定或发布了本国的法规标准，自此，FSMP 产品在世界范围的应用越来越广泛，并在美国、欧洲、澳大利亚、新西兰及日本等发达国家和地区应用多年。

2. 国内发展历史和应用现状

在我国，特殊医学用途配方食品也就是常说的"肠内营养制剂"，一直作为药品管理。很多研究表明，EN 可以维护和改善患者的营养状态，有效地降低患者的医疗成本，提高康复速率，减少由于营养不良导致的并发症发生率和住院天数；与肠外营养相比还具有操作技术简单、易掌握，并可改善和维持患者的肠道功能、刺激消化液分泌等优点。

EN 在我国已经有约 40 年的使用历史，据报道，1974 年 EN 制剂就已经在北京应用于临床，并取得了良好的效果。目前，我国的 EN 主要分为要素型、非要素型、组件型三种类型。从组成特点角度，EN 又分为普通型、疾病代谢型和免疫强化型等。患者主要是在住院期间，在医生或临床营养师的指导下使用。

目前国内上市的 EN 产品主要以国外产品为主，国内产品相对较少。我国现有产品的类型和数量极少与患者的需求极大存在着巨大的不平衡，导致我国肠内肠外营养支持应用的比例失调。与发达国家以肠内营养为主要营养支持手段不同，我国临床上仍以肠外营养为主。由于长期以来对肠内营养缺乏足够重视，我国住院患者中发生营养不良和有营养风险的比例分别达到 12.0% 和 35.5%，无疑对患者的康复带来了非常不利的影响。近年来，随着对肠内营养的不断认识，我国肠内营养产品的使用也有了一定的发展，肠内营养制剂，也就是特殊医学用途配方食品的临床需求也在逐年增加。

（1）国内对特殊医学用途配方食品的需求　随着中国社会老龄化加速，中国或将拥有全球最大的特殊食品消费市场。随着企业产品正式获得特殊医学用途配方食品批文，特殊医学用途配方食品将以明确身份以通过医生处方的形式在医院的临床科室，比如肿瘤、内分泌、外科、ICU 等科室应用。有专家甚至表示，预计 5~10 年特殊医学用途配方食品市场将超过 6000 亿规模。

①临床需求。营养素是机体生存所必需的物质。当患者体重丢失 10% 就会增加手术风险，机体蛋白丢失 30% 就会致命。延迟或限制营养素的摄入会增加发病率和死亡率。营养不良在住院患者中极为常见，可导致患者免疫功能受损、创口愈合延迟、肌力减退及心理障碍等，感染率和失能率增加，从而使住院期延长，增加医药费用接近 50%，增加医疗系统成本。同时，营养支持在疾病治疗中发挥的作用也得到了一致认可。由此可见，对临床患者给予及时的、适合的营养支持是非常重要的。

国内也越来越重视医学与营养的关系及营养的重要性，"只要胃肠道有功能，首先肠内营养"已成为共识。特殊医学用途配方食品正是这样一种食品，其主要目的就是为目标人群提供营养支持。当疾病人群无法通过正常膳食管理满足其营养需求，如手术后病人无法正常进食时，特殊医学用途配方食品可作为一种"特别的食品"，给患者提供其需求的营养素。而对于一些患病婴儿，在其生命早期或相当长的时间内，特殊医学用途婴儿配方食品成为其赖以生存的唯一食物。同时，针对不同疾病的特异性代谢状态，该类产品还可以有针对性地调整相应的营养素含量，更好地适应特定疾病状态或疾病某一阶段的营养需求，为患者提供有针对性的营养支持。

目前，特殊医学用途配方食品在我国临床主要用于营养不良患者围手术期的营养支持、肠胃功能不良、老年患者、中风昏迷患者、口腔耳鼻喉科手术后流质饮食的患者、苯丙酮尿症患儿等。无论从治疗效应还是经济效应来说，在临床上特殊医学用途配方食品都有其存在的必要性和必需性。

②老龄化社会需求。随着我国人口老龄化程度的不断加深，急需一种适合老年营养不良人群需求的科学的个性化营养解决方案。这正是特殊医学用途配方食品所能发挥的重要作用。

2012 年中华医学会肠外肠内营养学分会开展的全国老年住院患者营养调查结果显示：老年患者营养不良风险比例高达 49.7%，营养不良发生率达 14.7%。2015 年《中国老年人群营养与健康报告》指出：我国老年人群营养风险整体较高，48.4% 老年人群营养状况不佳。2012 年老年营养不良疾病经济负担总额为 841.4 亿元，其中直接负担 639.3 亿元，占老年人群治疗费用的 10.6%，给社会保障和家庭带来沉重的负担。日常生活能力差、咀嚼能力差、血红蛋白低和血白蛋白低都是老年人发生营养不良的危险因素。而营养不良又常常会引发痴呆、帕金森病等慢性病，两者相互影响、互为因果，形成恶性循环。特殊医学用途配方食品作为一种预包装食品，其形态与食品相似，口味多样，食用方便，且具有科学、均衡和全面的配方，可以方便地长期或短期为患者提供全面的营养，在老龄化日益严重的今天，为日渐重负的医疗保健系统提供支持。

（2）我国特殊医学用途配方食品产业存在问题

①供不应求。随着发达国家医用食品行业的发展和冲击，我国目前所使用的医用食品主要以国外产品为主，占据国内市场 90% 份额，我国医用食品市场规模占全球 1% 左右，远低于欧洲、美国、日

本、韩国。在北京市营养源研究所医用食品数据库收录的 705 款医用食品中，美国占 65.2%、英国 27.0%、澳大利亚 6.2%、中国大陆仅占 1.6%。与此同时，受限于国内政策法规，很多国外产品的购买渠道有限，这使得医用食品在国内供不应求且价格昂贵，加重了患者的医疗负担，阻碍了患者临床营养的使用。因此医用食品在我国很多疾病的饮食管理中尚未得到广泛应用。

②认知度低。调查显示，在我国，即使在食品专业领域，听说过医用食品的消费者也仅占受访者的 1/3，仅 0.6% 的受访者能正确选用医用食品，这与对传统保健食品的高认知度相比有很大差距。消费者对医用食品的不了解，严重制约了其产业发展。医用食品的发展还依赖对医务工作者和消费者的宣传和普及，将医用食品与传统保健食品的概念加以区分，明确医用食品对临床营养的重要性，才能使医用食品得到更好、更健康地发展。

③种类单一，加工技术落后。目前，在临床中应用的特殊医学用途配方食品种类非常有限，可选择性小。按产品形态来分，有调查显示我国医用食品市场上粉剂产品占 40.4%、液体产品占 49.6%、半固体产品和固体产品仅占 2.5% 和 7.4%。按适用人群来分，在已收录的 705 款医用食品中，适用于 0~1 岁人群的仅有 39 款，适用于老年人的仅 17 款。且这些产品多采用营养成分单体加工而成，缺乏食物的色香味，要使病人长期食用比较困难，并且不符合中国人的胃肠耐受性，容易导致腹泻等副作用。由于加工技术落后等原因导致部分产品的品质如产品冲调分散性、稳定性等也较差，无法满足消费者的需求。因此，我国特殊医学用途配方食品产业应在保证质量安全和营养的前提下，摆脱品种单一的情况，改善品质，提高患者长期食用的感官接受性。

④科研投入不足。特殊医学用途配方食品产业不同于普通食品产业，是一个多学科交叉产业，涉及食品加工、临床营养、临床医学、食品安全等多个方面，需要较高的科技投入和积累。然而，我国在健康领域的科研投入相对较低，在特殊医学用途配方食品领域的投入更低。目前，该领域仍处于主要依靠中小型民营企业自主研发的阶段，由于人才、经费、科研平台等条件的限制，这些研发活动还处于较低水平，产品以模仿国外品牌为主，缺乏具有自主知识产权的产品，已有产品的品质也较差，患者的临床应用效果不佳，这严重困扰了特殊医学用途配方食品的发展。

⑤政策法规滞后。相关政策法规的滞后是阻碍我国医用食品行业发展的主要原因之一。我国于 2010 年和 2013 年分布出台了《特殊医学用途婴儿配方食品》和《特殊医学用途配方食品》的国家标准，这远落后于美国、欧盟国家及日本。从标准体系来看，我国与发达国家基本接轨，但由于标准刚建立，管理还不规范，仍处于摸索阶段。此外，受到医疗系统的某些约束，也影响了我国医用食品的发展。

（二）FSMP 开发

特殊医学用途配方食品具有营养成分复杂、不利于管理控制的特点，在产品研发过程中不能生搬硬套其他产品的方法，但可以参考其先进的研发理念，促进研发水平的快速提升。特殊医学用途配方食品的研究开发过程，包括产品配方的设计，食品原料、食品添加剂和营养强化剂的选择，生产工艺研发等。

1. 产品配方

产品配方是特殊医学用途配方食品研发根本，是研发时间较长的一个环节，这个环节也是创新环节。配方的研发应当建立在对目标人群的充分掌握和研究的基础上，明确产品用途和效果，设计科学合理的配方，选择符合产品特点和质量要求的食品原料和食品添加剂，才能保证特殊医学用途配方食品安全性、营养充足性和临床效果。

配方的设计与研究需具有充分的科学依据和试验研究资料，从总体角度出发，依据科学的理论、借鉴先进的经验、采用科学的检测手段。产品配方的能量和各组分含量确定，食品原料和食品添加剂的名称和用量都应符合国家要求，保证配方里所有材料的选择都是有依据的。而且产品配方要经过多次实验，不断完善。申请人对产品配方的确定要有详细记录。

（1）确定目标　人群应在充分调研市场需求、分析同类产品及市场前景的基础上，确定产品目标人群。

适用于 0 月龄至 12 月龄的特殊医学用途婴儿配方食品有：无乳糖配方食品或低乳糖配方食品、乳蛋白部分水解配方食品、乳蛋白深度水解配方食品或氨基酸配方食品、早产/低出生体重婴儿配方食品、氨基酸代谢障碍配方食品和母乳营养补充剂。

适用于 1 岁以上人群的特殊医学用途配方食品，包括全营养配方食品、特定全营养配方食品、非全营养配方食品。

全营养配方食品，是指可作为单一营养来源满足目标人群营养需求的特殊医学用途配方食品。

特定全营养配方食品，是指可作为单一营养来源满足目标人群在特定疾病或医学状况下营养需求的特殊医学用途配方食品。常见特定全营养配方食品有：糖尿病全营养配方食品，呼吸系统疾病全营养配方食品，肾病全营养配方食品，肿瘤全营养配方食品，肝病全营养配方食品，肌肉衰减综合征全营养配方食品，创伤、感染、手术及其他应激状态全营养配方食品，炎性肠病全营养配方食品，食物蛋白过敏全营养配方食品，难治性癫痫全营养配方食品，胃肠道吸收障碍、胰腺炎全营养配方食品，脂肪酸代谢异常全营养配方食品，肥胖、减脂手术全营养配方食品。

非全营养配方食品，是指可满足目标人群部分营养需求的特殊医学用途配方食品，不适用于作为单一营养来源。常见非全营养配方食品有：营养素组件（蛋白质组件、脂肪组件、碳水化合物组件），电解质配方，增稠组件，流质配方和氨基酸代谢障碍配方。由于该类产品不能作为单一营养来源满足目标人群的营养需求，需要与其他食品配合使用，故对营养素含量不作要求。非全营养特殊医学用途配方食品应在医生或临床营养师的指导下，按照患者个体的特殊状况或需求而使用。

（2）营养成分和用量　特殊医学用途配方食品中的营养成分和用量除了根据目标人群生理状况、代谢特点，还要符合《食品安全国家标准　特殊医学用途配方食品通则》（GB 29922—2013）、《食品安全国家标准　特殊医学用途婴儿配方食品通则》（GB 25596—2010）的要求，并参考中国居民膳食指南（DRIS）、营养书籍、疾病营养指南等，以确定营养成分和用量。保证配方中所有成分的制定都有依据。

GB 29922—2013 中给出了不同特殊医学用途配方食品中营养成分及其用量。

①适用于 1~10 岁人群的全营养配方食品。适用于 1~10 岁人群的全营养配方食品每 100mL（液态产品或可冲调为液体的产品在即食状态下）或每 100g（直接食用的非液态产品）所含有的能量应不低于 250kJ（60kcal）。能量的计算按每 100mL 或每 100g 产品中蛋白质、脂肪、碳水化合物的含量乘以各自相应的能量系数 17kJ/g、37kJ/g、17kJ/g（膳食纤维的能量系数，按照碳水化合物能量系数的 50% 计算），所得之和为 kJ/100mL 或 kJ/100g 值，再除以 4.184 为 kcal/100mL 或 kcal/100g 值。

适用于 1~10 岁人群的全营养配方食品中蛋白质的含量应不低于 0.5g/100kJ（2g/100kcal），其中优质蛋白质所占比例不少于 50%。蛋白质的检验方法参照《食品安全国家标准　食品中蛋白质的测定》（GB 5009.5—2016）。

适用于 1~10 岁人群的全营养配方食品中亚油酸供能比应不低于 2.5%；α-亚麻酸供能比应不低于 0.4%。脂肪酸的检验方法参照《食品安全国家标准　食品中脂肪酸的测定》（GB 5009.168—2016）。

适用于 1~10 岁人群的全营养配方食品中维生素和矿物质的含量应符合 GB 29922—2013 的规定。

GB 29922—2013 中还规定了 1~10 岁人群的全营养配方食品中可选择性成分指标的种类和含量。

②适用于 10 岁以上人群的全营养配方食品。适用于 10 岁以上人群的全营养配方食品每 100mL（液态产品或可冲调为液体的产品在即食状态下）或每 100g（直接食用的非液态产品）所含有的能量应不低于 295kJ（70kcal）。能量的计算按每 100mL 或每 100g 产品中蛋白质、脂肪、碳水化合物的含量乘以各自相应的能量系数 17kJ/g、37kJ/g、17kJ/g（膳食纤维的能量系数，按照碳水化合物能量系数的 50% 计算），所得之和为 kJ/100mL 或 kJ/100g 值，再除以 4.184 为 kcal/100mL 或 kcal/100g 值。

适用于 10 岁以上人群的全营养配方食品所含蛋白质的含量应不低于 0.7g/100kJ（3g/100kcal），其中优质蛋白质所占比例不少于 50%。蛋白质的检验方法参照 GB 5009.5—2016。

适用于 10 岁以上人群的全营养配方食品中亚油酸供能比应不低于 2.0%；α-亚麻酸供能比应不低于 0.5%。脂肪酸的检验方法参照《食品安全国家标准　食品中脂肪酸的测定》（GB 5009.168—2016）。

适用于 10 岁以上人群的全营养配方食品所含的维生素和矿物质的含量应符合 GB 29922—2013 的规定。

GB 29922—2013 中还规定了 10 岁以上人群的全营养配方食品中可选择性成分指标的种类和含量。

③特定全营养配方食品。特定全营养配方食品的能量和营养成分含量应以上述全营养配方食品为基础，但可依据疾病或医学状况对营养素的特殊要求适当调整，以满足目标人群的营养需求。

④非全营养配方食品。常见的非全营养配方食品主要包括营养素组件、电解质配方、增稠组件、流质配方和氨基酸代谢障碍配方等。各类产品的技术指标应符合 GB 29922—2013 的要求。由于该类产品不能作为单一营养来源满足目标人群的营养需求，需要与其他食品配合使用，故对营养素含量不作要求。非全营养特殊医学用途配方食品应在医生或临床营养师的指导下，按照患者个体的特殊状况或需求而使用。

（3）原料来源　FSMP 产品中所用食品原料、食品添加剂名称和用量都应符合国家相应的标准和（或）相关规定，禁止使用危害食用者健康的物质。

①蛋白质。不同产品蛋白质来源、组成和浓度是不相同的。蛋白质与营养制剂的渗透压、口感以及消化难易有关，其质量是由氨基酸的结构所决定的，至少 40% 的氨基酸是必需氨基酸才适用于合成代谢。完整的蛋白，由于分子质量大，需经消化后才能吸收；部分水解蛋白，也需要消化后才能吸收；二肽或三肽，不需消化即可吸收；结晶游离氨基酸不需消化即可吸收。蛋白质主要源自精肉、鸡蛋、乳清蛋白、大豆和酪蛋白等。

②糖类。不同营养制剂的糖类的组成和浓度是不同的。糖类与营养制剂的渗透压、甜度以及消化难易有关。糖类的主要形式有单糖、双糖、低聚糖、多糖和淀粉。糖类来源主要有玉米淀粉、麦芽糊精、葡萄糖浆、玉米糖浆、膳食纤维或其他法律法规批准的原料。

③脂肪。不同肠内营养制剂脂肪成分、来源和浓度是不同的。一般来说，脂肪对渗透压影响不大，脂肪可作为脂溶性维生素的溶剂。脂肪的主要类型有长链甘油三酯、中链甘油三酯或其他法律法规批准的脂肪酸。脂肪的来源为玉米油、大豆油、向日葵油、椰子油等。

④维生素和微量元素。维生素和矿物质一般采用预混料形式，各矿物质原料化合物见 GB14880—2012，注意化合物间的相互作用。

⑤食品添加剂和营养强化剂。适用于 1~10 岁人群的产品中食品添加剂的使用可参照《食品安全国家标准　食品添加剂使用标准》（GB 2760—2014）婴幼儿配方食品中允许的添加剂种类和使用量，适用于 10 岁以上人群的产品中食品添加剂的使用可参照 GB 2760—2014 中相同或相近产品中允许使用的添加剂种类和使用量。

营养强化剂的使用应符合 GB 14880—2012 的规定。

食品添加剂和营养强化剂的质量规格应符合相应的标准和有关规定。

根据所使用人群的特殊营养需求，可在特殊医学用途食品中选择添加一种或几种氨基酸，所使用的氨基酸来源应符合 GB 25596—2010、GB 29922—2013 和（或）GB 14880—2012 的规定。

如果在特殊医学用途配方食品中添加其他物质，应符合国家相关规定。

2. 产品形态

据北京市营养源研究所医用食品数据库，2015 年，我国市场上共有 703 款国内外医用食品，粉剂产品占 40.4%，液体产品占 49.6%，半固体产品占 2.5%，固体产品占 7.4%。

粉剂是目前国内市场上最常见的剂型，与液态制剂相比，粉剂粉状颗粒的粒径小、比表面巨大、容易分散、起效快；物理、化学稳定性好；制备工艺简单，生产制造成本较低；剂量易于控制，便于婴幼儿服用；储存、运输、携带与服用方便。但也要注意因分散度大而造成粉剂的吸湿性、化学活性、气味、刺激性等方面的影响。粉剂按剂量型可分为剂量粉剂与非剂量粉剂。前者是将粉剂分为单独剂量由患者按包服用；后者是以总剂量形式发出。

液体工艺生产线投入量大，技术门槛最高，产品适合需管饲的危重患者。液态剂型有混悬剂和乳剂。混悬剂是指难溶性固体以微粒状态分散于分散介质中形成的非均匀的液体制剂。混悬剂中有效成分的微粒一般在 $0.5 \sim 10 \mu m$，小者可为 $0.1 \mu m$，大者可达 $50 \mu m$ 或更大。混悬剂属热力学不稳定的粗分散体系，所用分散介质大多数为水，也可用植物油。制备混悬剂时，应使混悬微粒有适当的分散度，粒度均匀，以减小微粒的沉降速度，使混悬剂处于稳定状态。乳剂指互不相溶的两种液体混合，其中一相液体以液滴状态分散于另一相液体中形成的非均匀相液体分散体系。乳剂由水相、油相和乳化剂组成，三者缺一不可。乳剂中液滴的分散度很大，有效成分吸收和功效的发挥很快，生物利用度高。

半固态。在产品配方中添加一种或多种增稠剂或适量添加膳食纤维，用以增加食物的黏稠度，以延迟气道保护机制的启动时间，防止或减少吞咽过程中误吸的发生，适用于吞咽障碍或有误吸风险的患者。半固态产品的胶体可由卡拉胶、甘露胶、葡甘露胶等混糖煮沸后冷却凝结而成。

3. 生产工艺

生产工艺研究包括工艺设计、工艺过程、工艺验证等内容，具体是指产品的形态选择过程、工艺路线及工艺参数确定的试验数据和科学文献依据、对拟定的生产工艺进行工艺验证和偏差纠正的工艺验证材料等。企业应当在生产工艺研发过程中针对特殊医学用途配方食品的特点，选择特殊医学状况下人群方便使用、保证产品稳定性、具有市场竞争力的产品形态；充分考虑生产设备性能，进行单元操作研究和关键工艺参数的确认，最终实现商业化生产。

稳定的生产工艺才能制备出质量可靠，能充分发挥作用的样品，以保证特殊医学用途配方食品在质量标准、稳定性研究、临床试验中获得可靠的结果。工艺不合理，会影响食品的作用，工艺不稳定，会影响各项实验的结果。

粉剂类特殊医学用途配方食品的制备方法有干法混合工艺、湿法喷粉工艺、干湿法混合工艺、乳化工艺和混悬液制备工艺。

（1）干法混合工艺　干法混合工艺是将原辅料在干燥状态下经称量、杀菌、按配方混合、包装得到粉剂产品，其流程为原辅料→ 备料 → 进料 → 配料（预混） → 投料 → 混合 → 包装 。干法工艺中植物油包裹于载体如脱盐乳清粉中以干粉混合。干法工艺简单，生产线投入低，但产品稳定性相对差。干法混合工艺的操作以含量的均匀一致为目的，是保证制剂产品质量的重要措施之一。固体的混合不同于互溶液体的混合，是以固体粒子作为分散单元，因此，在实际混合过程中完全混合几乎办不到。为了满足混合样品中各成分含量的均匀分布，尽量减小各成分的粒度，常以微细粉体作为混合的主要对象。

为了保证剂量的准确性，应对粉末的流动性、吸湿性、密度差等理化特性进行必要的试验考查。粉剂的质量除了与制备工艺有关以外，还与粉剂的包装储存条件密切相关。由于粉剂的分散性很大，吸湿性是影响粉剂质量的重要因素，因此，必须了解物料的吸湿特性以及影响吸湿性的因素。

（2）湿法喷粉工艺　湿法喷粉工艺指先把所有成分溶解成液体，再按照配方成分按不同比例混合，再经过均质、杀菌、浓缩、喷雾干燥，最后进行分装成灌装的或者袋装的成品，这个具体的流程主要为原辅料→ 标准化配料 → 均质 → 杀菌 → 浓缩 → 喷雾干燥 → 流化床二次干燥 → 包装 。湿法工艺的均一性较好，但在生产过程中存在热损耗的缺陷，高温干燥工艺会导致热敏性成分被破坏。

喷雾干燥是将原料液用雾化器分散成雾滴，并用热空气与雾滴直接接触的方式而获得粉粒状产品的一种干燥过程。虽然该过程在入口温度高达 $180 \sim 200℃$，但是因液滴在蒸发过程中要吸收带走大量热，使得液滴只有在接近固化时温度才略有上升，所以喷雾干燥法对热敏性营养物质的影响并不严重。与传统工艺相比，喷雾干燥效率高、可以间歇操作，也可以连续操作，有利于大规模生产且成本较低。因而，喷雾干燥技术已被广泛应用于粉剂类特殊医学用途配方食品的生产。但是，在实际的生产过程当中仍然存在一定的问题，最常见的就是喷雾干燥塔内出现黏壁现象以及产品的形态和粒径不易控制等，这些问题将直接影响产品的冲调分散特性。因此，集成创新粉剂类特殊医学用途配方食品的干燥技术仍是今后研究的重点。

（3）干湿法混合工艺　所谓干湿法复合工艺是指将生产所必需的一部分配料混合在液体原辅料中，经过均质、杀菌、浓缩、喷雾干燥后再添加其他的配料，经过分装得到符合标准的成品，其生产具体的流程为原辅料→ 标准化配料1 → 均质 → 杀菌 → 浓缩 → 喷雾干燥 → 流化床二次干燥 → 标准化配料2 → 包装 。干湿法混合工艺与湿法工艺的区别在于热敏性营养素如维生素C等的添加方式不同，湿法为液态添加，干湿法为粉状混合。

（4）乳化工艺　乳化是一种液体以极微小液滴均匀地分散在互不相溶的另一种液体中的作用，为了达到乳化效果除了添加必要的乳化剂，还常常通过高压均质技术来达到乳化效果。高压均质是进一步的微粒化处理，是使产品最终达到细腻圆润的口感和稳定分散的必要手段。然而，目前市场上虽然已有乳剂类特殊医学用途配方食品产品，但产品货架期短仍然是其面临的主要问题。因此，研发更有效的乳化技术仍是今后研究的重点。乳剂的制备方法有油中乳化剂法和水中乳化剂法。

①油中乳化剂法。又称干胶法，本法的特点是先将乳化剂（胶）分散于油相中，研匀后加水相制备成初乳，然后稀释至全量。

②水中乳化剂法。又称湿胶法，本法先将乳化剂分散于水中研匀，再将油加入，用力搅拌使成初乳，加水将初乳稀释至全量，混匀，即得。

（5）混悬液制备工艺　FSMP液体产品中还有一类是混悬剂。制备混悬剂时，应使混悬微粒有适当的分散度，粒度均匀，以减小微粒的沉降速度，使混悬剂处于稳定状态。混悬剂的制备分为分散法和凝聚法。

①分散法。分散法是将物料制成符合混悬剂微粒要求的分散程度、再分散于分散介质中制备混悬剂的方法。采用分散法制备混悬剂时：如果为亲水性有效成分，一般应先将物料粉碎到一定细度，再加配方中的液体适量，研磨到适宜的分散度，最后加入处方中的剩余液体至全量；疏水性有效成分不易被水润湿，必须先加一定量的润湿剂与物料研匀后再加液体研磨混均；小量制备可用乳钵，大量生产可用乳匀机、胶体磨等。

②凝聚法。凝聚法分为物理凝聚法和化学凝聚法。

物理凝聚法：物理凝聚法是将分子或离子分散状态分散的有效成分溶液加入于另一分散介质中凝聚成混悬液的方法。一般将有效成分制成热饱和溶液，在搅拌下加至另一种不同性质的液体中，使有效成分快速结晶，可制成 10μm 以下（占 80%～90%）微粒，再将微粒分散于适宜介质中制成混悬剂。

化学凝聚法：是用化学反应法使两种有效成分生成难溶性的有效成分微粒，再混悬于分散介质中制备混悬剂的方法。为使微粒细小均匀，化学反应在稀溶液中进行并应急速搅拌。

（三）分析检测

分析检测应贯穿产品始终，包括原料检测、研发环节检测、产品质量控制检测，FSMP 食品企业在分析检测方面投入大、指标多、难度高。《特殊医学用途配方食品注册管理办法（试行）》中规定：生产企业应当具备与所生产特殊医学用途配方食品相适应的研发、生产和检验能力，具有标准规定的全部项目检验能力；在申请特殊医学用途配方食品注册，向国家食品药品监督管理总局提交的材料应包含研发、生产和检验能力证明材料；国家食品药品监督管理总局食品审评机构组织核查组需对申请人的检验能力等情况进行现场核查，并出具核查报告；企业未能保持生产、研发、检验能力的不予再注册。

1. 工厂检验室的任务

检验室是食品加工厂产品质量检验的重要部门之一，产品和原辅料的质量指标都需要在检验室中分析测定，因此，检验室是工厂监控生产状况、进行质量把关的重要部门，是一个生产企业不可缺少的组成部分。现代化的食品生产企业都配备有技术手段十分先进的检验室和实验室，为企业产品的稳定优质和新产品的开发提供保证。

（1）对产品进行质量检测　特殊医学用途配方食品是否合格，是否达到了质量标准所规定的指标，需要在检验室中进行检验才能够确定。按照产品执行的食品安全国家标准和产品注册管理办法中的技术要求，对出厂成品进行逐批全项目检验。成品出厂检验应当按照食品安全国家标准和（或）有关规定进行，且每年至少 1 次对出厂项目的检验能力进行验证。必要时，企业可以使用非食品安全国家标准规定的检验方法及设备自行进行出厂检验，但应保证检验结果的准确性，并定期与食品安全国家标准规定的检验方法进行对比或者验证。检验结果不合格时，应使用食品安全国家标准规定的检验方法进行确认。

生产特殊医学用途婴儿配方食品的，应当自行出厂检验。生产其他特殊医学用途配方食品的，可以委托有资质的第三方检验机构进行出厂成品逐批全项目检验，委托检验项目所需的检验设备设施和试剂，企业可以不再配备。

产品检验和检查的内容包括：产品的外观、水分、灰分、营养成分、污染物、真菌毒素及微生物等。

（2）生产过程的控制　FSMP 生产中常常包括多道工序，许多重要操作工序的进行情况也需要由检验室通过测定了解。如用硒酵母作为硒源，而硒酵母是通过发酵制得，每批发酵产物中硒的浓度都会有差异，因此，在配制含硒食品时需分析检验酵母中硒的含量，才能通过计算调整硒酵母的加入量，从而使硒含量稳定在一定范围内。

（3）对原料、辅料进行质量把关　原辅料的质量直接影响产品的质量，检验室应能完成对原辅料的分析检验工作。对储存期间质量容易发生变化的维生素和矿物质等营养素应进行原料合格验证，以确保其符合原料规定的要求。对无法提供合格证明文件的食品原料，应当依照食品安全标准通过自行检验或委托具备相应资质的食品检验机构进行检验。

特殊医学用途婴儿配方食品中所使用的原料有其特殊要求：应符合相应的食品安全国家标准和（或）相关规定，禁止使用危害婴儿营养与健康的物质；所使用的原料和食品添加剂不应含有谷蛋白；不应使用氢化油脂；不应使用经辐照处理过的原料；淀粉需经过预糊化处理；含有大豆成分的产品中脲酶活性为阴性。

（4）作为新产品开发、企业技术改造和综合利用的实验室　工厂检验室有时还可作为产品开发实验室，例如试验新的产品配方，生产工艺的探索等。有些大型食品企业可能配备有研究所和实验室，但多数工厂是在检验室中进行新配方试验的。

实验室通过对废料、废液的分析检验可为企业技术人员提供一些资料，协助企业进行技术改造和综合利用。对一般生产企业来说，检验室的主要工作是产品质量的分析检验及原料和主要工艺操作的分析监控。

2. 检验室的建设

厂房内设置的检验室应与生产区域分隔，检验室应设置在干燥、通风良好、安静的房间，一般与生产车间相连。也有的设置在综合楼内，但最好不要与车间太远。在多楼层车间多安排在二楼，一般二楼更干燥一些。检验室应远离粉尘和污染源，卫生条件要好，不要靠近噪音和振动较大的车间。特别是天平室和精密仪器，要绝对防止振动和噪音的干扰。检验室的水、电应方便。

检验室应保持干净卫生，墙壁应按照食品生产的卫生要求装修，门窗应封密，防止灰尘进入，要有排风设备。应有安全防火设施，地面不要用木质地板，墙壁和顶棚不得使用易燃和有毒材料。室内设置不能太拥挤，要有足够的活动空间。

检验室应具有与国务院卫生行政部门有关食品安全公告、食品安全国家标准以及产品注册批件所附技术要求规定的所有适用于特殊医学用途配方食品的检验项目相适应的检验设备设施和试剂。相关食品安全公告、食品安全国家标准修订或更改，应及时购置相应的检验仪器设备和试剂。检验设备的数量、性能、精度应当满足相应的检验需求。

检验室常规化学分析和样品处理应与精密仪器分开，像分析天平、分光光度计、气相色谱、高压液相色谱仪应单设房间，并最好隔音和恒湿。微生物分析部分也应另设房间，以防止常规化学分析的干扰。

从事检测的人员应具有食品、化学或相关专业专科以上的学历，或者具有 3 年以上相关检测工作经历，经专业理论和实践培训，具备相应检测和仪器设备操作能力，考核合格后可授权开展检验工作。实验室负责人应具有食品、化学或相关专业本科以上学历，并具有 3 年以上相关技术工作经历。每个检验项目应至少有 2 人以上具有独立检验的能力。

3. 检验室的常用设施

各个生产企业生产的产品不同，所需分析检验的项目和指标也有较大差别，因此所配备的设施、仪器和试剂也一样。但由于都属于食品生产行业，其产品基本上都要分析营养素、添加剂、有害金属和微生物等，因而所需设施有许多是相似的。

（1）基本设施　基本设施包括实验台、冰箱、烘箱、电炉、水浴锅、水池、试剂柜、分析天平、粗天平、蒸馏水桶、酒精灯、滴定架、马福炉、离心机等。

（2）玻璃仪器　用于常规分析的玻璃仪器，如烧杯、烧瓶、蒸馏瓶、冷凝器、试管、量筒、三角瓶、滴定管（酸式、碱式）、移液管、容量瓶、滴管、试剂瓶、水槽、漏斗、分液漏斗、布氏漏斗、吸滤瓶、水吹子、索氏提取器、凯氏定氮仪、玻璃管、玻璃棒、白瓷板、坩埚、蒸发皿、表面皿、培养皿、称量瓶、相对密度瓶等。

（3）分析仪器　由于分析项目的不同，所配备的分析仪器不同，一般食品工厂可根据需要分别配备分光光度计、紫外分光光度计、酸度计、气相色谱仪、高效液相色谱仪、薄层扫描仪、紫外光谱仪、荧光光度计。有的工厂根据需要可设置原子吸收光谱、氨基酸自动分析仪等。其中分光光度计和酸度计应用十分广泛。

（4）微生物检测仪器　FSMP 食品生产企业需配备必要的仪器进行微生物检测，自己进行检测，进行产品质量控制。常用的仪器有接种箱、高压杀菌锅、摇床、恒温培养箱、显微镜等。

（5）试剂　检验室应配备所必需的化学试剂。可根据所检测项目测定方法的要求选购。选购试剂时，应根据要求选用不同的级别，如化学纯、分析纯、优级纯和光谱纯试剂，应尽量用纯光谱试剂作为标准品。

4. 检验方法

分析检测需遵循相关国家标准，包括原料国家标准、营养成分国家标准、《食品安全国家标准　特殊医学用途婴儿配方食品通则》（GB 25596—2010）、《食品安全国家标准　特殊医学用途配方食品通则》（GB 29922—2013）及其他国家标准。

必要时，企业可以使用非食品安全国家标准规定的检验方法及设备自行进行出厂检验，但应保证检验结果的准确性，并定期与食品安全国家标准规定的检验方法进行对比或者验证。检验结果不合格时，应使用食品安全国家标准规定的检验方法进行确认。

（四）稳定性研究

特殊医学用途配方食品稳定性研究是质量控制研究的重要组成部分，其目的是通过设计试验获得产品质量特性在各种环境因素影响下随时间变化的规律，并据此为产品配方设计、生产工艺、配制使用、包装规格和包装材料选择、产品储存条件和保质期的确定等提供支持性信息。

药品的稳定性研究由来已久，主要内容是基于对原料药或制剂及生产工艺的系统研究和理解，通过设计试验获得原料药或制剂的质量特性在各种环境因素（如温度、湿度、光线照射等）的影响下及随时间变化的规律，并据此为药品的处方、工艺、包装、贮藏条件和有效期/复检期的确定提供信息支持。食品药品监督管理部分针对食品稳定性研究的要求还处于探索阶段，特殊医学用途配方食品，不论是液体制剂还是固体制剂，在储存的过程中都有可能产生一些质量上的变化，时间越长，变化越明显。如在外观性状上液体制剂发生变色、混浊、沉淀、澄明度不合格、乳析、分层等，固体制剂发生吸潮、软化、固结、膨润、变形、破裂、黏着、崩解度不合格等，在内在质量上发生含量下降、成分分解、变质、甚至产生有毒或有副作用的分解产物。特殊医学用途配方食品的营养成分较多，储备产品上市后具有较大的不确定性。稳定性研究就是探测食品在贮藏期内质量变化的规律，保证食品在有效期限内不致发生明显的质量变化，还要研究各种影响食品稳定性的因素，研究如何提高食品稳定性的措施和合适的储存条件，以及研究稳定性的测试方法。进行稳定性研究除了能保证产品质量外，还能避免由于制剂的不稳定而导致商品退货所造成的经济损失。稳定性研究对特殊医学用途配方食品研究中拟定制剂配方，选择制剂剂型和决定生产工艺也都有重要作用，可以预先避免对稳定性有影响的配方、制剂剂型和生产工艺，使特殊医学用途配方食品开发能较顺利地取得成功。

1. 稳定性研究要求

稳定性研究应根据不同的研究目的，结合食品原料、食品添加剂的理化性质、产品形态、产品配方及工艺条件合理设置。

产品应当进行影响因素试验、加速试验和长期试验，依据产品特性、包装和使用情况，选择性的设计其他类型试验，如开启后使用的稳定性试验等。稳定性试验报告与稳定性研究材料在产品注册申请时一并提交。

（1）试验用样品　稳定性研究用样品应在满足《食品安全国家标准　特殊医学用途配方食品良好生产规范》（GB 29923—2013）要求及商业化生产条件下生产，产品配方、生产工艺、质量要求应与注册申请材料一致，包装材料和产品包装规格应与拟上市产品一致。

影响因素试验、开启后使用的稳定性试验等采用一批样品进行；加速试验和长期试验分别采用三批样品进行。

（2）考察时间点和考察时间　稳定性研究目的是考察产品质量在确定的温度、湿度等条件下随时间变化的规律，因此研究中一般需要设置多个时间点考察产品的质量变化。考察时间点应基于对产品性质的认识、稳定性趋势评价的要求而设置。加速试验考察时间为产品保质期的四分之一，且不得少于3个月。长期试验总体考察时间应涵盖所预期的保质期，中间取样点的设置应当考虑产品的稳定性特点和产品形态特点。对某些环境因素敏感的产品，应适当增加考察时间点。

（3）考察项目、检测频率及检验方法

①考察项目。稳定性试验考察项目可分为物理、化学、生物学包括微生物学等方面。根据产品特点和质量控制要求，选取能灵敏反映产品稳定性的考察项目，如产品质量要求中规定的全部考察项目或在产品保质期内易于变化、可能影响产品质量、安全性、营养充足性和特殊医学用途临床效果的项目；以及依据产品形态、使用方式及储存过程中存在的主要风险等增加的考察项目，以便客观、全面地反映产品的稳定性。

②检测频率。敏感性的考察项目应在每个规定的考察时间点进行检测，其他考察项目的检测频率依据被考察项目的稳定性确定，但需提供具体的检测频率及检测频率确定的试验依据或文献依据。0月和试验结束时应对产品标准要求中规定的全部项目进行检测。

③检验方法。稳定性试验考察项目原则上应当采用《食品安全国家标准　特殊医学用途配方食品通则》（GB 29922—2013）、《食品安全国家标准　特殊医学用途婴儿配方食品通则》（GB 25596—2010）规定的检验方法。国家标准中规定了检验方法而未采用的，或者国家标准中未规定检验方法而由申请人自行提供检验方法的，应当提供检验方法来源和（或）方法学验证资料。

2. 试验方法

（1）加速试验　加速试验是在高于长期储存温度和湿度条件下，考察产品的稳定性，为配方和工艺设计、偏离实际储存条件产品是否依旧能保持质量稳定提供依据，并初步预测产品在规定的储存条件下的长期稳定性。加速试验条件由申请人根据产品特性、包装材料等因素确定。

如考察时间为6个月的加速试验，应对放置0、1、2、3、6月的样品进行考察，0月数据可以使用同批次样品的质量分析结果。

固态样品试验条件一般可选择温度37℃±2℃、相对湿度75%±5%。如在6个月内样品经检测不符合产品标准要求或发生显著变化，应当选择温度30℃±2℃、相对湿度65%±5%的试验条件同法进行6个月试验。

液态样品试验条件一般可选择温度30℃±2℃、相对湿度60%±5%，其他要求与上述相同。

在冰箱（4~8℃）内储存使用的样品，试验条件一般可选择温度25℃±2℃、相对湿度60%±10%，其他要求与上述相同。

加速试验条件、考察时间等与上述规定不完全一致的，应当提供加速试验条件设置依据，考察时间确定依据及相关试验数据和科学文献依据。

（2）长期试验　长期试验是在拟定储存条件下考察产品在运输、保存、使用过程中的稳定性，为确认储存条件及保质期等提供依据。长期试验条件由申请人根据产品特性、包装材料等因素确定。

长期试验考察时间应与产品保质期一致，取样时间点为第一年每 3 个月末一次，第二年每 6 个月末一次，第 3 年每年一次。

如保质期为 24 个月的产品，则应对 0、3、6、9、12、18、24 月样品进行检测。0 月数据可以使用同批次样品质量分析结果。试验条件一般应选择温度 25℃±2℃、相对湿度 60%±10%；对温度敏感样品试验条件一般应选择温度 6℃±2℃、相对湿度 60%±10%。

长期稳定性试验与加速试验应同时开始，申请人可在加速试验结束后提出注册申请，并承诺按规定继续完成长期稳定性试验。

长期试验条件、考察时间等与上述规定不完全一致的，应当提供长期试验条件设置依据、考察时间确定依据及相关试验数据和科学文献依据。

（3）产品使用中的稳定性试验　目的是考察产品在储存和使用过程中可能产生的变化情况，为产品配制使用、储存条件和配制后使用期限等参数的确定提供依据。可进行开启包装后使用的稳定性试验（包括室温储存稳定性和冰箱冷藏稳定性等）、模拟管饲试验、产品运输试验、奶嘴试验（婴儿产品）等。提供产品储存条件、试验方法、取样点、考察项目、考察结果及评价方法等材料。

（4）影响因素试验　试验条件由申请人根据产品特性、包装材料、储存条件及不同的气候条件等因素综合确定。

①高温试验。样品置密封洁净容器中，一般可在温度 60℃ 条件下放置 10d，分别于第 5d 和第 10d 取样，检测有关项目。如样品发生显著变化，则在温度 40℃ 下同法进行试验。

②高湿试验。样品置恒湿密闭容器中，一般可在温度 25℃、相对湿度 90%±5% 条件下放置 10d，分别于第 5d 和第 10d 取样，检测有关项目，应包括吸湿增重项。若吸湿增重 5% 以上，则应在温度 25℃、相对湿度 75%±5% 条件下同法进行试验。液体制剂可不进行此项试验。

③光照试验。样品置光照箱或其他适宜的光照容器内，一般可在照度 4500Lx±500Lx 条件下放置 10d，分别于第 5d 和第 10d 取样，检测有关项目。

试验条件、考察时间等与上述规定不完全一致的，应当提供试验条件设置依据、考察时间确定依据及相关试验数据和科学文献依据。

（5）稳定性承诺

①当申请注册的 3 个批次样品的长期稳定性数据已涵盖了建议的保质期，则无需进行稳定性承诺；如果提交的材料包含了至少 3 个批次样品的稳定性试验数据，但长期试验尚未至保质期，则应承诺继续进行研究直到建议的保质期。

②产品上市后的稳定性研究。在产品获准生产上市后，应采用实际生产规模的产品继续进行长期试验。根据继续进行的稳定性研究结果，对包装、储存条件和保质期进行进一步的确认，与原注册申请材料相关内容不相符的，应当进行变更。

3. 结果评价

对产品稳定性研究信息进行系统的分析，结合特殊医学用途配方食品在生产、流通过程中可能遇到的情况，确定产品的储存条件、包装材料/容器和保质期等。

产品注册申请时，申请人应当提交以下与稳定性研究有关的材料：

①试验样品的名称、规格、批次和批产量、生产日期和试验开始时间。

②不同种类稳定性试验条件，如温度、光照强度、相对湿度等。

③包装材料名称和质量要求。

④稳定性研究考察项目、分析方法和限度。

⑤以表格的形式提交研究获得的全部分析数据，并附相应的图谱。

⑥各考察点检测结果，应以具体数值表示，其中营养成分检测结果应标示其与首次检测结果的百分比。计量单位符合我国法定计量单位的规定，不宜采用"符合要求"等表述。在某个考察点进行多次检测的，应提供所有的检测结果及其相对标准偏差（RSD）。

⑦产品在储存期内存在的主要风险、产生风险的主要原因和表现，产品稳定性试验种类选择依据，不同种类稳定性试验条件设置、考察项目和考察频率确定依据，稳定性考察结果与产品储存条件、保质期、包装材料及产品食用方法确定之间的关系，对试验结果进行分析并得出试验结论。

（五）临床试验

为保证 FSMP 的安全性、营养充足性和特殊医学用途临床效果，我国《特殊医学用途配方食品注册管理办法（试行）》规定：FSMP 需注册生产，特定全营养配方食品在注册前还需在具备一定资质的机构完成临床试验，其他特殊医学用途配方食品不需要进行临床试验；需要进行临床试验的，由注册人委托有资质的临床试验机构出具临床试验报告；临床试验报告应当包括完整的统计分析报告和数据；国家食品药品监督管理总局食品审评机构组织对临床试验资料进行现场核查，现场核查可以采用查阅资料、回访受试者等方式进行。

临床试验应当按照国家食品药品监督管理总局发布的《特殊医学用途配方食品临床试验质量管理规范（试行）》开展。目前，特殊医学用途配方食品临床试验法规依据还有《特殊医学用途配方食品肾病临床试验指导原则（征求意见稿）》《特殊医学用途配方食品肌肉衰减综合征临床试验指导原则（征求意见稿）》《特殊医学用途配方食品炎性肠病临床试验指导原则（征求意见稿）》和《特殊医学用途配方食品糖尿病临床试验指导原则（征求意见稿）》。

1. 临床试验机构

临床试验机构应当在国家食品药品监督管理总局认定的临床试验机构中选择。临床试验机构名单由国家食品药品管理总局认定、公布。临床试验可由申请人组织多中心临床试验，参加临床试验机构不得多于五个，应当明确组长单位和统计单位。

开展 FSMP 临床试验的机构应具备三个条件：

①应当为药物临床试验机构；

②具有营养科室和经过认定的与所研究的特殊医学用途配方食品相关的专业科室；

③具备开展 FSMP 临床试验研究的条件。

2. FSMP 试验样品和对照样品

注册申请人应当对用于临床试验的试验样品和对照样品的质量安全负责。试验样品由申请人提供并符合三个要求：

①产品质量要求应当符合相应食品安全国家标准和（或）相关规定；

②按照与申请注册产品相同配方、相同生产工艺生产，生产条件应当满足《特殊医学用途配方食品良好生产规范》相关要求；

③应当经具有法定资质的食品检验机构检验合格。

临床试验用对照样品应当是已获批准的相同类别的特定全营养配方食品。如无该类产品，可选择已获批准的全营养配方食品或相应类别的肠内营养制剂。根据产品货架期和研究周期，试验样品、对照样品可以不是同一批次产品。

国家食品药品监督管理总局食品审评机构组织对试验样品进行抽样检验。

3. FSMP 试验原则和方案

FSMP 临床试验应当遵循随机、对照和重复的原则。FSMP 临床试验原则上应采用随机对照试验，如采用其他试验设计的，需提供无法实施随机对照试验的原因、该试验设计的科学程度和研究控制条件等依据。

特殊医学用途配方食品可进行多中心临床试验。进行多中心临床试验的，统一培训内容，临床试验开始之前对所有参与临床试验研究人员进行培训。统一临床试验方案、资料收集和评价方法，集中管理与分析数据资料。主要观察指标由中心实验室统一检测或各个实验室检测前进行校正。临床试验病例分布应科学合理，防止偏倚。

为保证有足够的研究例数对试验用产品进行安全性评估，试验组不少于 100 例。同时，受试者入选时，应充分考虑试验组和对照组受试期间临床治疗用药在品种、用法和用量等方面应具有可比性。依据研究目的和拟考察的主要实验室检测指标的生物学特性合理设置观察时间，原则上不少于 7d，且营养充足性和特殊医学用途临床效果观察指标应有临床意义并能满足统计学要求。

FSMP 临床试验观察指标包括安全性（耐受性）指标及营养充足性和特殊医学用途临床效果观察指标。安全性（耐受性）指标是指如胃肠道反应等指标、生命体征指标、血常规、尿常规、血生化指标等。营养充足性和特殊医学用途临床效果观察指标是指保证适用人群维持基本生理功能的营养需求、维持或改善适用人群营养状况，控制或缓解适用人群特殊疾病状态的指标。

4. 受试者权益保障

申请人应当制订临床试验质量控制和质量保证措施并有效执行；临床试验方案的科学性、伦理性必须经伦理委员会审查批准后方可进行临床试验；所有参与试验人员必须具备相应资质并经过培训合格；受试者对临床试验知情同意；试验期间出现的所有不良事件均能得到及时适当的治疗和处置；受试者自愿参加试验，无需任何理由有权在试验的任何阶段退出试验，且其医疗待遇与权益不受影响；发生与试验相关的损害时将获得治疗和（或）相应的补偿；受试者参加试验及在试验中的个人资料均应保密等。

参与临床试验的研究者及试验单位保证受试者在试验期间出现不良事件时得到及时适当的治疗和处置；发生严重不良事件采取必要的紧急措施，以确保受试者安全，并在确认后 24h 内由研究者向负责及参加临床试验单位的伦理委员会、申请人报告，同时向涉及同一临床试验的其他研究者通报。所有不良事件的名称、例次、严重程度、治疗措施、受试者转归及不良事件与试验用产品的关联性等应详细记录并分析。严重不良事件应单独进行总结和分析并撰写病例报告。

5. 试验数据和结果

临床试验相关资料包括国内/外临床试验资料综述、合格的试验用产品检验报告、临床试验方案、研究者手册、伦理委员会批准文件、知情同意书模板、数据管理计划及报告、统计分析计划及报告、锁定数据库光盘（一式两份）、临床试验总结报告。

（六）临床应用

2018 年 9 月，中华人民共和国卫生健康委员会公布食品安全国家标准《特殊医学用途配方食品临床应用规范（征求意见稿）》，规定了本标准规定了医疗机构中特殊医学用途配方食品的基本应用要求以及处方制定方法，用于指导临床医生、临床营养师规范应用特殊医学用途配方食品。

1. 特殊医学用途配方食品的临床应用

已完成注册的特殊医学用途配方食品，在医疗机构内的处方流程，应在医师或临床营养师的指导下进行。应在医疗机构内设立专门机构实施规范化管理，包含遴选、临床效果评价、储存、处方、审核、不良事件登记以及退出机制。临床应用时应以营养筛查及评价为依据，掌握适应证及禁忌证，按照营养诊疗流程规范应用特殊医学用途配方食品。

（1）适应证　营养筛查与评价已经发生营养不良或存在营养不良风险者，存在摄入不足或不能、不愿但胃肠功能相对正常者，或者有部分胃肠道功能受损者以及存在意识障碍的病人。常见于但不限于营养状况受损、营养摄入不足者。

①满足营养状况受损的条件。BMI<18.5kg/ m²伴一般情况差；近期3~6个月非自主体重丢失超过10%；BMI<20kg/ m²且近期3~6个月非自主体重丢失超过5%者。

②满足营养摄入不足的条件。摄食低于或预计低于推荐摄入量60%≥5d；存在营养吸收不良；营养成分丢失过多；吞咽功能障碍者；营养需要量增加；营养代谢障碍者。

（2）禁忌证　特殊医学用途配方食品在胃肠道功能异常或无法经胃肠道给予营养者属于禁忌证。常见于但不限于下列情况：严重的失代偿短肠综合征；高流量肠瘘；严重呕吐、腹泻者；完全性肠梗阻者；严重消化吸收障碍者；消化道活动性出血；严重胃肠排空障碍者；严重腹腔内感染；危重症血流动力学不稳定者（如平均动脉压 MAP<60mmHg）等。

2. 特殊医学用途配方食品临床诊疗流程

特殊医学用途配方食品临床诊疗流程可参考图 5-2。

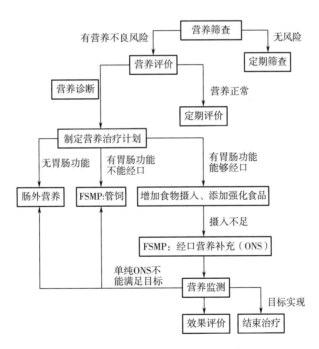

图 5-2　特殊医学用途配方食品临床诊疗流程

（1）营养筛查及评价特殊医学用途配方食品　应由医师或临床营养师按照营养诊疗流程进行营养筛查及评价。通常意义上，营养筛查与评价包含五个方面，即营养相关历史、人体测量及人体组成、生化及医学检验指标、与营养相关的身体症状及体征。针对营养筛查和评价的工具可参考已发布的国家标准，包含针对住院患者的《临床营养风险筛查》（WS/T 427—2013），针对老年人的《老年人营养不良风险评估》（WS/T 552—2017）以及针对肿瘤患者的《肿瘤患者主观整体营养评估》（WS/T

555—2017）等均有助于判断是否存在营养不良或营养不良风险，处于何种程度及可能的病因。

（2）制定营养治疗方案及特殊医学用途配方食品处方　根据营养筛查及评价结果明确营养相关问题、病因并做出营养诊断，对于满足适应证且不符合禁忌证的患者，结合个体情况，制定营养治疗方案，选择合适的特殊医学用途配方食品处方，审核后执行。制定处方时遵循安全、个体化及动态、有效、经济的原则。参照患者年龄、疾病及代谢状况以及疾病过程制定个体化处方。遵循卫生经济学要求，选择更经济、有益的特殊医学用途配方食品处方。为患者提供安全的营养给食途径，保证其应用的依从性及营养处方的有效性。

（3）营养监测及效果评价　应对已经应用特殊医学用途配方食品的患者进行规范的营养监测，及时发现或避免并发症发生，并对特殊医学用途配方食品临床效果进行评价，及时调整或停用特殊医学用途配方食品处方，同时应对医疗机构内特殊医学用途配方食品的储存、不良事件发生进行严密监控，并建立登记制度。

第三节　保健食品与膳食补充剂

一、保健食品

（一）定义

目前国际上对保健食品的定义尚无统一标准，这主要是由东西方的文化差异、饮食习惯不同造成的。国际上不同国家和地区对保健食品的具体定义见表5-9。

在我国，这类食品通称为保健食品，又称为功能食品。它们具有一般食品的共性，是声称具有特定保健功能或者以补充维生素、矿物质为目的的食品，即适宜于特定人群食用，具有调节机体功能，不以治疗疾病为目的，并且对人体不产生任何急性亚急性或者慢性危害的食品。

表 5-9　　　　　　　　　　　不同国家（地区）"保健食品"称谓及定义一览表

国家（地区）	名称	定义	出处
欧盟	Food Supplement（食物补充剂）	用以补充正常膳食的食品。它是营养素的集中来源（如维生素和矿物质），或是其他具有营养或影响身体机能的物质	《食品补充剂法令》
美国	Dietary Supplement（膳食补充剂）	一种旨在补充膳食的产品（非烟草），可能含有一种或多种如下膳食成分：维生素、矿物质、草本（草药）或其他植物、氨基酸、以增加每日总摄入量而补充的膳食成分，或是以上成分的浓缩品、代物、提取物或组合产品等	《膳食补充剂健康教育法》
澳洲	Therapeuticgoods（疗效产品）	全部或主要由一种或几种的有效成分组成的治疗产品，而且所含的各种有效成分均清楚鉴定和具有：传统用途或《治疗产品管理规定》中指定的任何其他用途	《疗效产品法》

续表

国家（地区）	名称	定义	出处
韩国	건강식품 （健康食品）	指使用有益于人体健康的原料或成分生产或加工的片状、胶囊、粉末、颗粒、液态及丸状食品	《健康食品法》
日本	特定保健用食品 （FOSHU）	指现有的食品（或食物成分）与健康关系的知识，预期该食品具有一定的保健功效，并经批准允许在标签上声明人体摄入后可产生保健作用的一类食品	《营养改善法》
中国（台湾）	健康食品	指提供特殊营养素或具有特定保健功效，特别加以标示或广告，而非以治疗、矫正人类疾病为目的之食品	《健康食品管理法》

在我国，保健食品的标志是天蓝色图案，下有保健食品字样，俗称"蓝帽子标志"，如图 5-3 所示。原国家工商局和卫生部规定在影视、报刊、印刷品、店堂、户外广告等可视广告中，保健食品标志所占面积不得小于全部广告面积的 1/36。其中报刊、印刷品广告中的保健食品标志，直径不得小于 1cm。

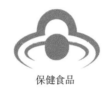

保健食品

图 5-3 保健食品的标志

（二）保健食品的剂型与加工工艺

保健食品常用剂型：软胶囊、硬胶囊、片剂、茶饮、颗粒、丸剂、口服液等。保健食品一般不予批准的剂型：注射剂、缓控释制剂、外用制剂等。保健食品的加工工艺主要有提取技术、沉降、分离技术、浓缩技术、干燥技术、杀菌技术等。

（三）保健食品与普通食品、药品的区别

1. 保健食品与普通食品的区别

保健食品具有特定的保健功能，如增强免疫力、减肥等，而普通食品一般只提供营养需求，也不允许有任何的"健康声称"；保健食品有特定适用人群，同时有"不适宜人群"，使用不当可能引发安全问题，而普通食品一般适用所有人群；保健食品有食用量的规定，功效成分或营养素有"量效关系"，若食用量过小则效果不明显，过大则可能对身体造成危害，而普通食品没有食用量的规定。

2. 保健食品与药品的区别

保健食品具有保健功能，但不能以治疗为目的，而药品治疗作用必须明确，适应证和功能主治应当确定。保健食品不能有任何毒性，可长时间食用，而药品可能会有不良反应，有规定疗程。

（四）保健食品原料

1. 保健食品的功效成分/标志性成分

一般认为，食品的功效成分/标志性成分是指在保健食品中能够起到调节人体特定生理机能并且不对机体产生不良作用的活性物质。首先，这些功效成分/标志性成分必须能在保健食品中稳定存在，即在保健食品加工与储存过程中不被完全破坏。并且，它们在保健食品中应具有特定存在的形态和含量。其次，在进入人体后，它们必须能够对机体正常的生理机能产生调节作用，有效地使机体向健康的方向发展。

依据国家标准 GB 16740—2014，保健食品功效成分可分为以下几类。

（1）多糖类　包括膳食纤维与活性多糖。膳食纤维包括可溶性食用纤维和不溶性食用纤维。常见的活性多糖有香菇多糖、灵芝多糖、虫草多糖、海藻多糖、魔芋多糖等。

（2）功能性甜味剂　主要包括功能性单糖、功能性低聚糖和多元糖醇。

（3）功能性油脂　包括多不饱和脂肪酸、磷脂和胆碱。多不饱和脂肪酸主要有亚油酸、γ-亚麻酸、二十碳五烯酸（EPA）、二十二碳六烯酸（DHA）等。

（4）自由基消除剂　包括酶类清除剂（抗氧化酶）和非酶类清除剂（抗氧化剂），前者主要有超氧化物歧化酶（SOD）、谷胱甘肽过氧化氢酶（GSH-Px），后者主要有维生素 E、维生素 C、β-胡萝卜素和还原型谷胱甘肽。此外还包括硒、锌、铜、生物黄酮、银杏菇内酯、茶多酚、泛酸（辅酶 Q）等。

（5）维生素类　包括脂溶性和水溶性两大类。

（6）活性肽和活性蛋白质　活性蛋白质包括免疫球蛋白和抑制胆固醇蛋白。

（7）益生菌　乳酸菌（如双歧杆菌）等。

（8）矿物质　主要是钙、镁、铁、锌、硒等。

（9）其他功效成分/标志性成分　黄酮类、酚类、大蒜素、皂苷、牛磺酸、左旋肉碱、植酸等。

2. 保健食品的功能原料

（1）功能性糖类

①功能性低聚糖。常见的功能性低聚糖包括棉籽糖、帕拉金糖、乳酮糖、低聚果糖、低聚木糖、低聚半乳糖、低聚乳果糖、低聚异麦芽糖、异麦芽酮糖、环糊精、大豆低聚糖、低聚龙胆糖等。它们的共同特点是：具有低热、稳定、安全无毒等良好的理化特性，不易被机体消化吸收，不会导致肥胖。不会造成龋齿，可直接到达肠道中并为人体内的有益菌——双歧杆菌所吸收和利用，起到促进双歧杆菌生长，抑制有害菌的作用。功能性低聚糖种类很多，目前研究开发的重点是异麦芽低聚糖、果糖低聚糖、半乳糖低聚糖和低聚木糖等。

②功能性多糖。膳食纤维：常见的食物中的大麦、豆类、胡萝卜、亚麻、燕麦和燕麦糠等食物都含有丰富的水溶性纤维，水溶性纤维可减缓消化速度和快速清除胆固醇，除了可以让血液中的血糖和胆固醇控制在最理想的水准之外，还可以帮助糖尿病患者降低胰岛素和三酸甘油酯。非水溶性纤维包括纤维素、木质素和一些半纤维以及来自食物中的小麦糠、玉米糠、芹菜、果皮和根茎蔬菜。非水溶性纤维可降低罹患肠癌的风险，同时能够吸收食物中有毒物质，预防便秘和憩室炎。大多数植物都含有水溶性与非溶性纤维，所以注意饮食均衡，同时摄取水溶性与非水溶性纤维才能获得不同的益处。壳聚糖：自然界中甲壳素有 α、β、γ 三种结构，其中最为常见、最普通的是 α 型。地球上每年甲壳素的生物合成量为数十亿 t，足产量仅次于纤维素的天然高分子化合物。真菌多糖：真菌多糖有食用和药用两种，由多糖和活性多糖（纯多糖和杂多糖）构成。灵芝、冬虫夏草、灰树花、木耳、银耳、香菇、

猴头菇、白灵菇、竹黄、云芝、鸡腿蘑、松茸、桑黄等食用菌都含有真菌多糖。许多真菌多糖具有抗肿瘤活性，还有一些具有其他生理功能，如降血脂，促进蛋白质与核酸的合成，抵抗放射性的破坏并增加白细胞，抗溃疡与抗炎症，抗衰老和增强骨髓的造血功能，保肝抗凝血。

（2）黄酮类　黄酮类化合物几乎存在于所有绿色植物中。主要分布于高等植物中，具有广泛的生物活性，如槲皮素抗氧化作用，银杏总黄酮具有治疗心血管疾病作用，黄芩苷具有抗菌、抗病毒作用，水飞蓟素具有保肝作用，大豆素等异黄酮类具有雌激素样作用等。

（3）活性多肽和活性蛋白质　蛋白质降解产生的某些肽具有免疫活性作用，它们可在机体的免疫调节中发挥重要作用。一些蛋白质水解产生的多肽能够对动物的体液免疫和细胞免疫产生影响，如 β-酪蛋白水解产生的一些三肽和六肽可以促进巨噬细胞的吞噬作用。另外，由乳铁蛋白和大豆蛋白酶解产生的肽也同样具有免疫活性功能。

（4）功能性油脂　功能性油脂是一类具有特殊生理功能的油脂，是对人体有一定保健功能、药用功能以及有益健康的一类油脂，主要包括多不饱和脂肪酸［亚油酸，α-亚麻酸，γ-亚麻酸，二十碳五烯酸（EPA）和二十二碳六烯酸（DHA）］、磷脂（卵磷脂、脑磷脂、肌醇磷脂脂、丝氨酸磷脂等）及现在新兴起的结构油脂。

（5）条件必需氨基酸　条件必需氨基酸是苏氨酸、蛋氨酸、亮氨酸、异亮氨酸、苯丙氨酸、缬氨酸、赖氨酸、色氨酸和组氨酸。其中酪氨酸可由苯丙氨酸转变而来，而胱氨酸可由蛋氨酸转变而来。如果酪氨酸和胱氨酸的摄入充足，就可以节省必需氨基酸苯丙氨酸和蛋氨酸，因此酪氨酸和胱氨酸曾被称为半必需氨基酸。

（6）维生素　维生素是维持身体健康所必需的一类有机化合物。这类物质在体内既不是构成身体组织的原料，也不是能量的来源，而是一类调节物质，在物质代谢中其重要作用。这类物质由于体内不能合成或合成量不足，所以虽然需要量很少，但必须经常由食物供给。

（7）微量元素　人体是由 60 多种元素所组成。凡是占人体总重量的万分之一以下的元素，如铁、锌、铜、锰、铬、硒、钼、钴、氟等，称为微量元素（铁又称半微量元素）。微量元素在人体内的含量真是微乎其微，如锌只占人体总重量的百万分之三十三，铁只有百万分之六十。

微量元素虽然在人体内的含量不多，但与人的生存和健康息息相关，对人的生命起至关重要的作用。它们的摄入过量、不足、不平衡或缺乏都会不同程度地引起人体生理的异常或发生疾病。

（8）功能性甜味剂　甜味剂是指能赋予食品甜味的一种调味剂，而功能性甜味剂是指具有特殊生理功能或特殊用途的食品甜味剂，也可理解为可代替蔗糖应用在功能性食品中的甜味。功能性甜味剂保湿性好，不具腐蚀性，能量低，具有促进双歧杆菌增殖等功能，在饮料、婴幼儿乳粉、乳加工制品、发酵乳制品等无糖食品（或低糖食品）中需求日益增大。它们的功能体现在两方面：一是对健康无不良影响，避免了多吃蔗糖对身体健康造成的危害；二是它们自身能够对人体健康起有益的调节或促进的作用。

功能性甜味剂分为四大类：

①功能性单糖。包括结晶果糖、高果糖浆和 L-糖等。

②功能性低聚糖。包括异麦芽低聚糖、异麦芽酮糖、低聚半乳糖、低聚果糖、乳酮糖、棉籽糖、大豆低聚糖、低聚乳果糖、低聚木糖等。

③多元糖醇。包括赤藓糖醇、木糖醇、山梨糖醇、甘露糖醇、麦芽糖醇、异麦芽糖醇、氢化淀粉水解物等。

④强力甜味剂。包括三氯蔗糖、阿斯巴甜、纽甜、二氢查耳酮、甘草甜素、甜菊苷、罗汉果精、甜蜜素、安赛蜜等。强力甜味剂的甜度很高，通常都在蔗糖的 50 倍以上。

功能性甜味剂以其特殊的生理功能，既能满足人们对甜食的偏爱，又不会产生副作用，并且对糖尿病、肝病患者有一定的辅助治疗作用。功能甜味剂将是 21 世纪发展的方向。它们对发展食品工业，提高人们的健康水平，丰富人们的物质生活起着重要的作用。

（9）自由基清除剂　自由基是具有高度化学活性的物质，是生命活动中多种生化反应的中间产物，人的生命活动离不开自由基，但体内自由基过多或清除过慢，自由基则会攻击并损坏大分子，对细胞膜、核酸及机体蛋白质等造成损伤，是引起机体衰老的根本原因，也是诱发恶性肿瘤等到许多疾病的重要起因。因此，自由基清除剂可作为保健食品的重要功效成分。

自由基清除剂分为非酶类清除剂和酶类清除剂。非酶类清除剂主要有维生素 E、维生素 C、β-胡萝卜素、微量元素硒等。酶类清除剂主要有超氧化物歧化酶（SOD）、过氧化氢酶（CAT）和谷胱甘肽过氧化物酶等。

（五）国内外保健食品行业发展概况

1. 国外保健食品行业发展概况

美国的保健品行业发展迅猛，由膳食补充剂、功能性饮料、天然有机食品 3 大类构成的保健食品市场，其中前二者占据了整个市场 85% 左右的份额。

在欧洲，功能食品的市场相对成熟，功能食品关注的领域集中在骨关节、改善睡眠、精力恢复、保持苗条、孕期营养和老年健康等方面。欧洲的饮料市场的发展也引人瞩目。"能源饮料"较为流行，如奥地利的红牛饮料市场占有率达到了 45%。另外，还有法国的人参、黑胡椒饮料，西班牙的抗氧化功能饮料以及英国小球藻、蜂胶等休闲食品都深受消费者的喜爱。欧美市场使用的频率较高的原料为银杏、浆果类（如蓝莓、蔓越莓、沙棘）、蜂胶、鱼油、氨基葡萄糖、硫酸软骨素、沙棘、紫锥菊、芦荟、维生素 K_2、螺旋藻、月见草油等。

日本从 20 世纪 80 年代初就成为了保健食品的主要生产国，是最早研究保健食品的国家，约有 300 余家企业从事保健食品的研究工作。Otsaka 制药公司是日本最大的保健食品生产商，主要生产保健类饮料，如蛋白饮料和纤维素饮料。日本营养保健食品的另一大类是强化食品，如强化婴儿配方食品和强化面包、饼干等。

目前，国外保健食品市场现状和发展趋势有以下特点：以低脂肪、低热量、低胆固醇的保健食品为主；深海鱼油、小麦胚油、卵磷脂、鱼鲨烯等软胶囊类新产品销量逐渐增加，并有向海外市场扩张的趋势；素食及植物性的保健食品所占比重也逐渐增大，如中草药保健食品、保健茶风行市场，深受广大消费者青睐。

2. 国内保健食品行业发展概况

（1）国内保健食品行业状况　近年来，随着新一轮的健康养生热潮兴起，我国保健食品产业健康快速发展，截至 2016 年底，我国保健食品年产值已达 4000 亿元，通过 GMP 认证的保健食品企业达到 2500 余家。越来越多的国外保健食品企业开始进入中国市场。

我国营养保健食品生产厂家的分布状况具有南多北少、东多西少的特点，主要集中在广东、北京、天津、山东、浙江、上海等经济发达地区，新疆、西藏、青海等中西部地区企业较少。

（2）国内的保健食品产品特点　目前，我国保健食品产品主要呈现以下特点：一是国产品种多，进口产品少；二是审批的保健食品功能分布不均衡，多为增加免疫力、辅助降血脂、抗疲劳、改善睡眠等少数功能；三是剂型多样，多以胶囊、口服液和片剂等药的剂型为主，以传统食品形态出现的产品很少。

（3）国内发展遇到的问题 目前，国内保健食品企业缺乏新品开发、产品周期也短、生产线相对老化。企业往往将资金投入到宣传和市场营销，很少用于科学研究及新品开发和设备更新。因此，市场上产品同质化现象严重，缺乏创新，没有竞争力。同时国外品牌又大量进驻到国内市场。

此外，国家对于保健食品的监管主要是集中在注册审批的环节，而对于研发、生产和流通的环节都缺乏有效的监督和管理。我国营养保健食品的标准制定工作还相对落后，很多企业采用自行制定的企业标准，这为产品出口设置了障碍，也不利于主管部门监管。

"不敢买""不会买""买不到"的消费三不现象仍是中国保健食品市场的突出特征和发展障碍。企业盲目加大资金投入、夸大宣传，在保健食品行业迅速发展的同时，保健食品行业连续发生负面事件。

3. 保健食品行业产品发展趋势

纵观国内外保健食品发展现状，可以预测在未来，保健食品产品种类将进一步细化，以满足不同人群的特定需求；包装形式将会更实用便携，以方便消费者携带和食用；生产技术高新化，科技含量将成竞争核心，生物工程技术、膜分离技术、微胶囊技术、低温技术和基因重组技术等逐渐被营养保健食品生产企业运用；新资源保健品将不断被开发，随着科技不断创新，人类认知不断深入，开发以海洋生物、中草药和昆虫为原料的新资源保健品是将来发展的大趋势。

二、膳食补充剂

1. 定义

在我国，"膳食营养补充剂"是以维生素、矿物质及构效关系相对明确的提取物为主要原料，通过口服补充人体必需的营养素和生物活性物质，达到提高机体健康水平和降低疾病风险的目的，一般以片剂或胶囊剂等浓缩形态存在。添加了营养素或生物活性物质的传统形态的食品，如袋泡茶、软饮料、酒、乳品等不以补充营养物质为主要目的，不属于膳食营养补充剂。

"膳食补充剂（dietary supplement）"来自美国的法律定义。1994年，美国国会颁行了《膳食补充剂健康教育法案》，将"膳食补充剂（dietary supplement）"定义为：一种旨在补充膳食的产品（而非烟草），它可能含有一种或多种如下膳食成分，一种维生素、一种矿物质、一种草本（草药）或其他植物、一种氨基酸、一种用以增加每日总摄入量来补充膳食的食物成分，或以上成分的一种浓缩、代谢物、成分、提取物或组合产品等。也包括在得到批准、发证、许可前已作为膳食补充剂或食品上市的、已批准的新药、维生素或生物制剂。《膳食补充剂健康教育法案》对作为膳食补充剂的产品规定了其组成内容和标记要求：产品形式可以为丸剂、胶囊、片剂或液体；产品不能代替普通食物或作为膳食的唯一品种，产品标识为"膳食补充剂"。

2. 膳食补充剂的剂型与剂量

膳食营养素补充剂产品形式主要为片剂、胶囊、颗粒剂或口服液；颗粒剂每日食用量不得超过20g，口服液每日食用量不得超过30mL。在任何国家，一种成分作为膳食补充剂必须遵循的原则是要按照营养学界提出的膳食参考摄入量（ditary reference intake，DRI）来设计剂量和应用形式。而膳食参考摄入量DRI是在众多营养学研究基础上制定的。

膳食补充剂的下限一般控制在DRI的1/3以上，或FAO/WHO专家委员会建议值的1/3以上。剂量过小，难有明显作用。膳食补充剂的上限需要遵循的原则：①安全范围较窄的，如维生素A、维生素D与Se等，其上限应控制在不超过或稍高于DRIs水平；②毒性较小，且剂量较大时，对某些生理功能确有更明显好处；或能预防某些慢性退行性疾病，其上限可至最低限量的 10 倍。如维生素 E、维生素 C、维生素 B_1 与维生素 B_2。③毒性不大，膳食中又较易缺乏，其上限可为最低限量的 3~5 倍，如 Zn、Fe 及某些维生素，但不超过可耐受最高摄入量。

3. 膳食补充剂与保健食品、药品的区别

（1）膳食补充剂与保健食品的区别 普通食品身份的膳食营养补充剂可以遵循 2008 年卫生部颁行的《食品营养标签管理规范》的要求，在产品标签上标注营养或营养成分功能声称。通过卫生行政管理部门批准的保健食品仅可以声称被批准的特定保健功能，广告发布则需要经过国家药监局审批。而营养素补充剂只能声称补充（特指）营养素。

膳食补充剂只能申明具有特定的有益健康的功能，但是不能指预防或者治疗某种疾病。而保健食品可以具有特殊的疾病预防的作用。因此，膳食补充剂只是具有一般的保健功能，而保健食品由于其自身是一种食品而具有某种特殊的保健功能。

（2）膳食补充剂与药品的区别 膳食补充剂定义为含一种或多种膳食成分，维生素、矿物质、氨基酸草药或其他植物用以增加每日总摄入量以补充上述成分的浓缩品，提取物或这些成分的混合物，不能代替普通食品或作为餐食的唯一品种。其中，膳食补充剂与药品的区别主要有 3 点。第一点是产品的成分和剂型，如膳食补充剂不能以注射剂的形式呈现给消费者，如果膳食补充剂厂商将其产品做成注射剂，那么该产品将被 FDA 归为药品；第二点是生产商或销售商对产品的用途预期；第三点是生产商或销售商对于产品的声称描述，如生产商或销售商在宣传产品时使用了较为肯定的字眼，如可以治疗、治愈某种疾病，那么该产品属于药品。

因此，在美国，药品是由 FDA 监管，是一类具有诊断、治疗和预防疾病的物质。而膳食补充剂并不由 FDA 监管，主要由《膳食补充剂健康与教育法案》管制，是一类对膳食的补充剂，不具有预防和治疗疾病的作用。

4. 膳食补充剂的种类与功能

国家食品药品监督管理局及卫生部批准的营养素补充剂包括维生素类营养素补充剂、矿物质类营养素补充剂及复合型（维生素+矿物质）营养素补充剂的剂型。膳食补充剂种类繁多，常见的 10 种膳食补充剂及其功能如下所述。

（1）维生素 B 维生素 B 的种类很多，如维生素 B_1、维生素 B_2、烟酸、泛酸、维生素 B_6、叶酸、维生素 B_{12}，这些维生素对身体的作用都不可小觑。其中，叶酸对女性尤为重要，特别是孕期女性，因为叶酸不但能预防胎儿神经缺陷，还有益于胎儿初期智力发育。

（2）钙质 越来越多的人开始关注骨质疏松和骨骼健康，因此补钙的人也变得越来越多。老年人对钙的吸收利用下降，通常需要通过膳食补充剂满足机体对钙的需要。

（3）辅酶 Q_{10} 辅酶 Q_{10} 是重要的一种元素，尤其是对服用特定药物降低胆固醇的人来说更是如此。Q_{10} 是体内线粒体用来产生能量的重要物质。长期阻碍辅酶 Q_{10} 的合成会引发肌肉痉挛，记忆障碍以及其他一系列并发症。

（4）鱼油 鱼油中的 ω-3 脂肪酸对心脑血管健康、关节炎等诸多问题都有很好的医治效果。

（5）铁 作为体内诸多蛋白质和酶不可或缺的一分子，铁对于身体健康具有重要意义。铁能帮助输送血细胞中的氧，缺铁会导致体虚无力，工作效率低下和免疫力下降。

（6）褪黑激素 尽管褪黑素不能消除睡眠障碍，但它可以帮助平衡人体的醒-睡周期。

（7）复合维生素 复合维生素用于医治疲劳，预防因饮食不平衡所引起的维生素缺乏。

（8）维生素 C 很多食物（如柑橘类水果、十字花科类蔬菜）以及强化食品（如果汁）中都含有维生素 C，在体内维生素 C 是一种抗氧化剂，能使细胞免受机体食物转化为能量过程中产生的自由基的损害。

（9）维生素 D　维生素 D 除了能帮助机体吸收钙离子以构建并保持强健的骨骼外，还具有于增强肌肉、神经和免疫系统功能。

（10）锌　锌是体内必需的营养物质，它有助于提高身体的免疫力，还对婴幼儿时期的身体发育很有益。

5. 国内外膳食补充剂发展概况与展望

（1）国际膳食补充剂行业发展概况　消费者愿意在健康以及有机食品上分配更多的可支配收入无疑是支撑整个营养补充剂市场发展的最核心动力。

北美在全球营养补充剂市场所占的市场份额最大，其市场的增长主要来自于美国，一方面因为美国消费者较强的健康意识，另外一方面这与其日常不甚均衡的饮食习惯不无关系。然而，对于服用营养补充剂产品必要性认知的缺乏以及高昂的价格却是限制其市场增长的两大主要因素。

新兴且迅猛发展的亚洲营养补充剂市场，无疑为几乎所有的北美营养补充剂生产商和经销商注入一剂强心针，他们无一例外地把开拓亚洲市场作为推动其企业继续高速增长的新引擎。在亚洲，日本是最大的营养补充剂消费国，而中国因其人口规模和日益提升的健康意识，成为营养补充剂的第二消费大国。

同时，在中国和印度这样的发展中国家，无论是从营养补充剂的消费量还是消费金额上都正在显示出惊人的潜力，这得益于人口以及可支配收入的双增长。而随着消费者对于膳食补充剂能够帮助肌体恢复自愈力以及自身保护力方面的益处认知不断加强，膳食补充剂将会成为发展最为强劲的细分市场。

（2）国内膳食补充剂行业发展概况　我国在维生素、硫酸软骨素、氨基酸、植物提取物等膳食补充剂原料的生产及出口方面具有较强的优势，而膳食补充剂成品的进口额占据总进口额的一半以上，我国的膳食营养补充剂行业仍有较大上升空间。

从产业发展阶段来看，我国营养保健产业仍处于起步阶段，普及率不及 10%，远远低于美国的 70%，人均消费不足 20 美元，也远远低于美国的 101 美元，未来上升空间巨大。美国膳食营养行业起步于 20 世纪 70 年代，此后经济水平的提升和对健康重视程度，提高并促进了行业快速发展。消费结构升级和政策红利将是推动我国膳食营养补充剂行业迅速增长的主要驱动力。目前，中国人口老龄化的趋势明显，人均可支配收入相当于美国膳食营养补充剂迅速增长前的水平，我国的改革又处于深水区，产业结构、消费结构都在转型升级，随着更多配套政策实施，在多重因素驱动下，预计未来几年我国的膳食营养补充剂行业将有所突破。

（3）膳食补充剂行业发展展望　在科技不断发展的今天，膳食营养补充剂新资源被不断地开发，新的膳食营养补充剂产品会不断被推出以满足消费者的需求，这将是膳食营养补充剂发展的一大趋势。新食品原料会从天然植物、海洋生物和中药等领域中发现，目前市场行情比较看好的有辅酶 Q_{10}、鱼油、银杏叶等。企业需要不断更新技术和提高技术含量，产品不仅要效果好、质量高，还要有特点，要从低层次的价格战、广告战中走出来，转向高层次的技术战、服务战，才能占据行业制高点，从而健康而长远地发展。

第四节　运动营养食品

　　1992 年，世界卫生组织（World Health Organization，WHO）在《维多利亚宣言》中指出适量运动是促进机体健康的四大基石之一。近年来，随着全球竞技体育的蓬勃发展和人们追求健康意识的不断增强，经常进行运动健身的人群越来越壮大。运动营养食品作为一类与运动相关的专用食品得以迅速发展，使用运动营养食品已成为流行趋势。职业运动员、普通运动健身人群使用运动营养食品的意义主要有三个方面：其一是满足运动过程中的营养需要；其二是提高运动能力表现；其三是减轻运动损伤，促进运动后的疲劳恢复。除职业运动员、运动健身人群外，一些体力活动强度大的特殊职业人群也可以使用运动营养食品，如军人、特警等。

一、运动营养食品的定义及其分类

　　虽然运动营养食品已经风靡全球，相关产业的发展也非常迅速，但目前国际上还没有关于运动营养食品定义的统一表述。欧盟将"运动营养食品"定义为：市场上投放的、所有为运动人群使用的产品。我国最新发布的《食品安全国家标准　运动营养食品通则》（GB 24154—2015）中将"运动营养食品"定义为：满足运动人群（指每周参加体育锻炼 3 次及以上、每次持续时间 30min 及以上、每次运动强度达到中等及以上的人群）的生理代谢状态、运动能力及对某些营养成分的特殊需求专门加工的食品。总体来说，不同国家对于运动营养食品的定义体现出了其核心内涵是供特殊人群使用的一类特殊专用食品。

　　在全球范围内，运动营养食品也没有统一的分类标准，有的以产品形式类别来进行分类，有的按照目标人群来进行分类。欧盟按产品类别将运动营养食品分为 3 类：运动饮料；增强肌肉和加速运动后恢复、以蛋白质为基础的产品；持续补充能量、提高运动能力的产品。加拿大按照运动营养食品的适用对象将其分为两类：运动人群和非运动人群，运动人群又细分为健美者、运动员和业余体育爱好者，非运动人群即崇尚健康生活方式的消费者。我国新发布的《食品安全国家标准　运动营养食品通则》（GB 24154—2015）中采用了两种方法对运动营养食品进行分类，一是按照产品中含有的特征营养素将运动营养食品分为能量补充类、能量控制类和补充蛋白质类；二是按照运动营养食品适用的运动项目类型或主要功能将其分为速度力量类、耐力类和运动后恢复类产品。

二、运动营养食品的主要有效成分

　　运动营养食品的主要功能是满足运动人群的生理代谢状态、运动能力及对某些营养成分的特殊需要。因此，运动营养食品的有效成分主要有两大类：一是营养物质补充类，包括机体所需的营养素或其代谢产物；二是不属于传统意义上的营养物质，但在人体内具有改善运动能力作用的生理活性成分。

1. 营养物质补充类

　　运动时由于机体代谢增加，将导致能量和营养素消耗增多，使得机体对营养的需求增加，而单纯依靠日常的普通膳食可能无法满足运动时的营养需求。营养物质补充类的运动营养食品就是为了额外补充膳食摄入的能量和营养素不足而设计的专门产品。

（1）糖类　糖类是机体运动时的主要供能物质，补充糖类对维持或提高运动能力的作用较为肯定，尤其是对于耐力性运动来说，补充糖类的意义更为突出。机体有足够的糖原储备对于体能维持非常重要，运动前补充糖类可增加肝糖原和肌糖原的储备水平。有研究报道指出运动前 2~3h 补充糖类可使肌糖原含量增加 42%，并对持续 2h 以上的耐力运动的力竭时间（time to exhaustion，TTE）有明显的延长效应。运动前补充糖类宜选择血糖生成指数（glycemic index，GI）较低的糖类，以防止血糖快速上升引发的高胰岛素血症对运动能力造成的不利影响。运动期间补充糖可维持血糖的稳定，延缓或减轻外周疲劳和中枢疲劳的发生和程度，有助于保持稳定的机能状态，保证运动能力的正常发挥。运动后 30min 以内立即补充糖类，有利于肌糖原和肝糖原的快速合成，促进机体糖原储备的恢复，减轻运动后的疲劳症状。运动中、运动后补充糖的形式与运动前不同，运动中、运动后补充糖应选择 GI 值较高的糖类，即能够快速消化吸收并升高血糖的糖类。

（2）蛋白质　尽管蛋白质不是机体运动时的主要供能物质，但在运动时蛋白质分解代谢会增加，而且蛋白质还是运动后肌肉损伤修复的重要原材料，因此，运动人群的蛋白质需要量较一般人群有所增加，尤其是以力量训练为主的人群蛋白质需要量增加更为明显。值得注意的是，不是以增肌为目的的运动人群只要膳食中摄入的蛋白质足够就可以满足其运动时的需要了，没有证据支持额外补充蛋白质可以提高运动能力。因此，补充蛋白质的运动营养食品的主要适用对象是以增肌为目标的运动人群。目前，补充蛋白质的产品主要有乳清蛋白、酪蛋白和大豆蛋白等，虽然这些蛋白质都是优质蛋白质，但其促进肌肉运动性损伤修复、肌肉蛋白质合成的效果却存在较大的差异。研究资料显示，乳清蛋白促进肌肉损伤修复、增加肌肉质量和力量的效果优于酪蛋白和大豆蛋白，这可能与乳清蛋白具有较快、较高的消化吸收利用率以及含有丰富的亮氨酸等支链氨基酸有关。关于蛋白质的补充时机，一般认为运动后补充蛋白质可以增加肌肉蛋白质的合成速度，有利于骨骼肌对运动的适应性增强和骨骼肌功能的恢复。

（3）肽类、氨基酸及其衍生物　肽类包括小分子肽、多肽、大分子肽，肽类相对于完整蛋白质更容易被机体消化吸收，有利于运动后肌肉组织的损伤修复以及糖原的再生。大量研究发现，大豆多肽可提高血清睾酮水平，增加肌肉质量，减少训练后肌肉损伤的发生，提高肌肉耐力并促进疲劳恢复。L-丙氨酰-L-谷氨酰胺（又称丙谷二肽、力肽）是临床常用的肠外营养制剂，主要用途是给临床危重患者补充谷氨酰胺，其在运动营养食品中的应用价值近年也开始受到关注。动物实验研究发现，力肽干预可显著增加运动大鼠肌肉和血浆中的谷氨酰胺含量，以及肌肉、肝脏、血液中抗氧化系统活性，降低炎症因子水平；人群干预研究发现，含力肽的饮料可明显改善运动者的脱水状态，并提升运动表现。除大豆多肽、力肽外，近年还有许多其他活性肽产品被运用于运动营养食品当中，产品形式主要以运动饮料为主。

支链氨基酸（branched-chain amino acids，BCAA）包括亮氨酸、异亮氨酸和缬氨酸，这三种氨基酸都是人体必需氨基酸，目前人们认为 BCAA 具有促进肌肉蛋白质合成和抗中枢疲劳的作用。已有大量研究证据表明，哺乳动物雷帕霉素靶蛋白（mammalian target of rapamycin，mTOR）/p70 核糖体 S6 蛋白激酶（p70 ribosomal protein S6 kinase，p70S6K）信号转导通路在运动诱导骨骼肌蛋白质合成过程中起着关键调控作用，而一些人体试验研究发现补充 BCAA 可显著增加运动后骨骼肌中的 p70S6K 表达水平，以促进肌肉蛋白质的合成，并且这种效应可能主要归功于亮氨酸的作用。有学者认为亮氨酸促进肌肉蛋白质合成的理想剂量范围是 1.7g~3.5g。疲劳是导致机体运动能力下降的重要因素之一，运动性疲劳包括外周疲劳和中枢疲劳，其中中枢疲劳即神经系统兴奋性下降的发生机制，被认为主要与大脑内抑制性神经递质 5-羟色胺（5-hydroxytryptamine，5-HT）的水平升高有关，色氨酸是合成 5-HT 的前体物质，而血浆中 BCAA 浓度升高可通过竞争性的抑制作用减少色氨酸透过血脑屏障进入大脑内的含量，进而降低 5-HT 的合成水平，发挥抗中枢疲劳的作用。有研究发现，在长时间的运动过程中饮用含 BCAA 的运动饮料可有效改善中枢疲劳，并减轻运动后肌肉酸痛，促进肌肉疲劳恢复。但也有研究报道认为大剂量补充 BCAA 对改善中枢疲劳的作用并不十分确切，且大剂量补充 BCAA 可能导致血氨水平升高进而引起潜在的副作用。因此，如果单从抗中枢疲劳的角度考虑，在运动营养食品中添加大剂量的 BCAA 需谨慎。

β-羟基-β-甲基丁酸（beta-hydroxy-beta-methylbutyrate，HMB）是亮氨酸的中间代谢产物，近年来的大量研究证据表明 HMB 具有较为明确的增肌作用，目前已被广泛应用于抗阻训练为主的健身人群当中。HMB 的主要作用机制是抑制运动导致的肌肉蛋白质分解增加、减轻肌肉损伤并改善运动后肌肉的酸痛，促进骨骼肌蛋白质合成、增加骨骼肌质量和力量。HMB 的推荐剂量为每天 1.5~3.0g，为了使 HMB 在体内保留水平的最优化，建议将每天补充的 HMB 分成 3 次摄入，每次 0.5~1.0g。既往大量研究发现，HMB 对未受过训练的人群效果非常明显，而对于经常训练的人群其增肌效果不明显，但新近有研究报道指出对训练人群给予 3.0g/d 的 HMB 干预 12 周也能明显增加受试者的瘦体重。因此，基于现有的研究证据对于 HMB 的使用时间建议是未受过训练的人群补充时间为 3~4 周，经过训练的人群需要补充 12 周以上的时间。

（4）脂类　总体来说，脂类对于运动能力的影响研究尚不深入，其中可能对运动能力有益的脂类主要包括中链脂肪酸、ω-3 多不饱和脂肪酸和磷脂酸。中链脂肪酸可直接进入线粒体并通过 β-氧化产生能量，因而中链脂肪酸在耐力性运动中可能作为有效的快速供能物质来改善耐力运动的表现。有研究发现，应用 60 g/d 的中链脂肪干预 2 周可有效提升耐力跑的运动表现。但另一项研究发现，单独应用中链脂肪时不能明显提高耐力运动的表现，而与糖类补充联合应用时则可显著改善耐力运动表现。此外，单独应用中链脂肪时受试对象容易发生胃肠道不适。因此，目前中链脂肪多应用于含糖的运动饮料当中。

如前所述，mTOR/p70s6k 是介导肌肉蛋白质合成的重要信号转导通路，磷脂酸（phosphatidic acid，PA）不仅是细胞膜的结构脂类成分，而且也是 mTOR 的激活剂，因此，PA 可能具有潜在的增肌作用。既往有几项人群试验研究发现，给从事抗阻训练的受试者补充剂量为 750 mg/d 的 PA 数周后，受试者的瘦体重显著增加。但新近有研究报道指出剂量为 750 mg/d、37 mg/d5、250 mg/d 的 PA 补充对抗阻训练者的瘦体重并无明显增加作用。总体来说，PA 的增肌效应不如乳清蛋白、肌酸、HMB 等那么明确，未来还需要进一步研究 PA 的适宜补充剂量、补充时机、补充周期等，以确认 PA 在抗阻训练人群中的实际应用价值。

ω-3 多不饱和脂肪酸具有抗炎、抗氧化、提高免疫力等多种生理功能，其对人体健康的保护效应一直是营养学研究领域的热点。基于炎症反应、氧化应激在运动性损伤发生中的作用，ω-3 多不饱和脂肪酸对运动性肌肉损伤的保护作用近年开始受到学者的关注。动物实验和人群干预试验的初步研究结果表明，ω-3 多不饱和脂肪酸可提升耐力运动表现，减轻运动诱导的炎症反应，有效缓解运动后发生的延迟性肌肉酸痛（delayed-onset muscle soreness，DOMS）。总之，ω-3 多不饱和脂肪酸对于运动能力的确切作用及其在运动营养食品中的实际应用还有待于进一步深入探索研究。

（5）维生素类　维生素包括水溶性维生素和脂溶性维生素两大类，机体运动时对部分维生素的需要量增加，如参与能量代谢调节的维生素 B_1、维生素 B_2、烟酸等，具有抗氧化作用的维生素 C、维生素 E 等。大量研究发现，如果机体维生素营养状况不良会导致运动能力下降，但在满足运动时对这些维生素需要量增加的前提下再额外摄入更多的维生素对机体运动能力并无提升作用，相反有研究报道指出运动时大剂量补充维生素 C 和维生素 E 会对机体的运动表现产生负面效应。鉴于职业运动人群较一般健身人群的运动强度大、持续时间长，部分维生素的需要量增加更多，单纯依靠日常膳食可能存在摄入维生素不足的情况，因此建议他们额外使用小剂量的复合维生素类补充剂；而对于一般的运动健身人群只需通过改善膳食搭配、增加膳食中的维生素供应量即可。此外，维生素 D 对运动能力的影响值得关注，初步的研究结果表明补充维生素 D 对最大摄氧量、爆发力、肌肉力量有一定的提高作用。总之，在运动营养食品中添加维生素类物质的主要目的是防止膳食中维生素的摄入不足导致机体维生素营养状况不良，进而对运动表现产生不利影响。

（6）矿物质类　矿物质是机体内很多的酶和激素的重要组成成分，对机体代谢和神经肌肉活动具有重要调节作用。与维生素类营养物质一样，大量研究发现机体矿物质营养状况不良时也会导致运动能力受损，给矿物质营养不良的人群补充矿物质后可以有效改善运动表现，如铁缺乏或缺铁性贫血的女性补充铁后其运动能力提升，但是在矿物质营养状况良好时额外再增加矿物质的摄入并不能进一步提升运动能力。虽然近年有部分研究报道指出铬、镁、硼、钒等矿物质对运动能力或运动适应有一定的帮助，但现有的研究证据仍不足以支持其应用于运动营养食品当中。值得注意的是，运动时出汗会导致钠、钾、镁等矿物质丢失，如果丢失量大可引起运动能力下降，甚至发生运动性损伤，因此在进行高强度、持续时间长的运动过程中应及时补充这些由于出汗而丢失的矿物质。总之，目前矿物质在运动营养食品中的应用主要是及时补充随汗液丢失的矿物质为目的，产品形式以含矿物质的运动饮料为主。

2. 生理活性成分补充类

生理活性物质提升运动能力的开发应用研究一直备受国内外运动营养研究学者的重点关注，目前已发现几种提升运动能力效应较为明确的生理活性物质并广泛应用于运动营养食品当中，如咖啡因、肌酸、β-丙氨酸等。

（1）咖啡因　咖啡因（1，3，7-三甲基黄嘌呤）是一种生物碱，主要存在于咖啡豆、可可豆、茶叶等中。咖啡因除具有中枢兴奋作用以外，其对运动表现的提升效应也已获得广泛认可。咖啡因提升运动能力的作用机制比较复杂，目前认为主要包括非选择性拮抗腺苷受体，增加内啡肽释放，增强神经肌肉功能，改善警觉性和运动中的运动知觉降低，抑制磷酸二酯酶活性使细胞内环磷酸腺苷（cyclic adenosine monophosphate，cAMP）水平升高、促进细胞新陈代谢等。现有的研究结果表明，咖啡因对长时间耐力型运动和短时间冲刺运动的表现都有提升作用，但对力量型运动表现的结果并不完全一致。既往的大部分研究认为，在运动前 1h 左右按 3~6 mg/kg 体重的剂量摄入片剂或粉状形式的无水咖啡因，可有效提升运动表现。另有研究发现，补充高剂量的咖啡因（≥9 mg/kg 体重）不仅没有提升运动表现的效应，相反可能会增加发生恶心、焦虑、失眠和烦躁等副作用的风险。此外，补充咖啡因对日常生活中咖啡因摄入较高的人群和低水平、中等水平咖啡因摄入的人群提升体能表现的效应相似，这表明机体对咖啡因的适应性与其提升体能效应关系不大。值得注意的是，新近研究发现咖啡因提升运动能力的作用受到多个基因表型的影响，如肝脏中代谢咖啡因的细胞色素 P_{450} 1A2（cytochrome P450 1A2，CYP1A2），CYP1A2 基因多态性与咖啡因在体内的代谢清除速率密切有关，因而咖啡因补充的有效作用剂量存在个体差异性。总体上说，适当剂量的咖啡因对运动能力的有益作用较为明确，尤其是对耐力运动，但咖啡因作为天然的中枢兴奋剂仍有潜在的成瘾性，因此许多国家对咖啡因在运动营养食品中的应用有着严格的规定，如添加剂量、适用人群等。

（2）肌酸　磷酸肌酸是机体内最快速产生 ATP 的供能系统，但肌肉中的 ATP 和磷酸肌酸的储备数量较为有限，因而磷酸肌酸系统供能维持时间很短，主要用于短时、高强度运动的供能。补充肌酸可通过增加肌肉中的肌酸和磷酸肌酸储备水平，从而满足持续时间在 150s 以内的单次或重复性高强度运动的能量需求，尤其是对持续时间在 30s 以内的运动可发挥更为显著的效果。自从 1992 年 Harris 等首次报道了肌酸负荷方案，以及英国田径运动员克里斯蒂服用肌酸并在巴塞罗那奥运会上夺得金牌以来，肌酸的补充在竞技体育领域引起了广泛关注。除提升磷酸肌酸供能系统作用外，补充肌酸还可能通过直接和间接的作用机制增加瘦体重，改善骨骼肌的力量和爆发力。此外，补充肌酸对耐力运动表现可能也有一定的帮助，这一潜在的有益作用与其增加糖原储备有关。

常见的有效肌酸补充方案有两种，一种是分两个阶段补充肌酸：首先是按 20g/d 的剂量（5g/次，4 次/d）补充 5~7d 后，再改为 3~5g/d（单剂量，1 次/d）的维持剂量至 4 周时间；另一种是一直采用低剂量（2~5g/d）的肌酸补充 4 周时间。值得注意的是，有研究资料表明在补充肌酸的同时摄入 50g 左右的蛋白质与碳水化合物的混合物可通过胰岛素的刺激作用从而增加肌肉对肌酸的摄取，同时在补充停止后肌肉中肌酸储备保持时间更长，4~6 周后才会回到原来的本底水平。肌酸补充具有较高的安全性，有研究报道指出按照合适的推荐补充方案服用肌酸 4 年左右未见有任何影响健康的副作用，同时还具有一定的抗炎效应。因此，补充肌酸不仅对于短时间的高强度运动表现具有明确的提升作用，而且安全性也较高，目前在运动营养食品中应用较多。

（3）β-丙氨酸　β-丙氨酸（beta-alanine）是机体内肌肽（carnosine）合成的原材料成分之一，肌肽在骨骼肌、脑等有氧代谢较为活跃的组织中含量较高，它具有质子缓冲、抗氧化、抗炎症等多种生物学功能。运动性疲劳是制约运动能力的重要因素之一，因此，运动性疲劳的发生机制一直是运动生理学研究领域的焦点，目前认为酸性代谢产物蓄积、自由基损伤、骨骼肌能源底物耗竭等因素在运动性疲劳发生中起着重要作用，基于此认识肌肽及其合成的原材料成分 β-丙氨酸的抗疲劳、提升运动能力的效应研究受到了广泛关注。

大量研究资料表明，补充 β-丙氨酸对持续时间在 30s 至 10min 的极量运动的耐力有显著改善作用，并对相同持续时间范围的连续性或间歇性的运动表现也有一定的提升效果，这些有益于运动表现的效应主要归因于补充 β-丙氨酸，通过增加肌肽含量而增强肌肉对运动中产生的酸性代谢产物的缓冲能力。目前，应用较多的 β-丙氨酸补充方案是每天补充 3.2~6.4g，分 4 次服用（0.8~1.6g/次），补充时间为 4~12 周，由于受过训练者肌肉中肌肽的基础水平要高于未受过训练者，因此未受过训练者较受过训练者对 β-丙氨酸补充的反应更为敏感，未受过训练者的补充时间通常要短于受过训练者。值得注意的是，大剂量的 β-丙氨酸可能导致皮肤出现刺痛感觉，不过采用缓释片剂的方式进行补充可有效防止这一副作用的出现。此外，新近有研究发现补充 β-丙氨酸后肌肉中肌肽的合成在不同个体之间存在着较大的个体差异，因此，β-丙氨酸补充应根据个体情况采用个性化的补充方案，以达到精准补充的目的。

（4）碳酸氢钠　碳酸氢钠（$NaHCO_3$）是弱碱性化合物，与肌肽一样，对运动过程中产生的酸性代谢产物也具有一定的缓冲作用。现有研究结果表明，补充 $NaHCO_3$ 对持续时间在 60s 左右的短时间、高强度运动的表现可提升 2% 左右，但对于持续时间超过 10min 的高强度运动其效果不明显。与补充 β-丙氨酸不同的是，补充 $NaHCO_3$（0.2~0.4g/kg 体重）后细胞内缓冲能力提升较为缓慢，其在血液中的峰值水平出现在摄入 $NaHCO_3$ 后的 75~180min，然后其在血液中的浓度开始下降。$NaHCO_3$ 的最大缺点是对消化道的刺激性较大，采用在运动前的 2~4d 每天 3~4 次的小剂量摄入 $NaHCO_3$ 的补充方式可有效克服这一缺点。此外，有研究报道指出 $NaHCO_3$ 与含碳水化合物（1.5 g/kg 体重）的膳食一起摄入也可有效减轻 $NaHCO_3$ 对消化道的不良刺激。目前，碳酸氢钠在运动营养食品中的应用形式主要以运动饮料为主。另外，虽然柠檬酸钠对酸性代谢产物的缓冲能力要低于 $NaHCO_3$，但其对消化道的刺激性很小，因此柠檬酸钠也可作为缓冲剂应用于运动饮料当中。

（5）硝酸盐　一氧化氮（nitric oxide，NO）对运动时骨骼肌的血流量、氧摄取和葡萄糖转运都有重要调节作用，因此，一氧化氮被认为有助于运动能力提升和体能恢复。外源性的硝酸盐进入人体后可通过还原反应形成一定数量的 NO，进而对运动能力产生积极影响。大量研究资料显示，补充硝酸盐对有氧运动能力有明显提升作用，可延长力竭时间（TTE）4%~25%。此外，一些研究报道认为补充硝酸盐可增强快肌纤维（无氧酵解代谢为主）的功能，从而改善短时间、高强度的运动表现（提升 3%~5%），但另外一些研究报道却认为，补充硝酸盐对无氧运动能力的改善效应并不确切。因此，目前认为补充硝酸盐对于有氧运动耐力的改善效应比较明确，但其对无氧运动能力的影响尚需进一步研究予以确认。

硝酸盐富含于绿叶蔬菜和根茎类蔬菜当中，如菠菜、芝麻菜、芹菜、甜菜根等，但甜菜根汁是最常见的硝酸盐补充来源。近年来的研究结果表明，饮用甜菜根汁不仅对耐力运动表现有着较为明显的提升作用，同时对高强度运动后的肌肉功能恢复也有明显的促进作用。除少数肠道敏感的个体可能出现轻微的胃肠道不适症状外，硝酸盐补充的副作用很少。值得注意的是，含 8.4mmol（521mg）NO_3^- 的甜菜根汁与含 16.8mmol（1041mg）NO_3^- 的甜菜根汁所产生的运动能力提升效应没有明显差异，这提示硝酸盐补充并非越多越好。此外，有研究发现补充硝酸盐对于杰出运动员的运动能力似乎并没有进一步的改善效应，对于最大摄氧量（VO_{2max}）>60mL/kg 的运动员来说，补充硝酸盐意义不大。

（6）牛磺酸　牛磺酸是一种含硫的 β-氨基酸，具有非常广泛的生物学功能，包括稳定细胞膜结构、维持渗透压平衡、调节细胞内 Ca^{2+} 稳态、抗氧化作用、促进细胞对葡萄糖的摄取与利用等。机体运动时自由基产生增多，自由基可使生物膜发生脂质过氧化反应，从而可导致运动能力降低；此外，细胞内 Ca^{2+} 稳态失调是运动性疲劳产生的原因之一，且高强度运动所致的组织细胞损伤与渗透压平衡失调有关。基于牛磺酸具有抗氧化作用、调节细胞内 Ca^{2+} 稳态能力、维持渗透压平衡等功能，牛磺酸可能通过多个环节对运动表现产生有益作用。动物实验研究结果表明，补充牛磺酸可明显提升运动耐力、延长力竭时间（TTE），同时增加肌肉中抗氧化酶活性、减轻脂质过氧化。此外，动物实验研究还发现，补充牛磺酸可增加血浆中支链氨基酸（BCAA）的浓度，而血浆中 BCAA 浓度增加可抑制色氨酸透过血脑屏障进入脑内，进而降低抑制性神经递质 5-HT 的合成水平，这有助于延缓中枢性疲劳的出现。值得注意的是，虽然牛磺酸目前已被广泛应用于各种运动营养食品当中，但实际上有关牛磺酸影响运动能力的人体试验研究资料仍不多，关于牛磺酸补充的适宜剂量和补充时间还需要进一步研究予以明确。

（7）其他活性成分　众所周知，线粒体是细胞的能量加工厂，理论上讲骨骼肌中线粒体数量与运动耐力有着非常密切的关系。此外，骨骼肌中肌纤维的组成类型与不同性质的运动表现直接相关，肌纤维按其收缩特性可分为慢收缩肌纤维（简称为慢肌纤维）和快收缩肌纤维（简称为快肌纤维），慢肌纤维中线粒体数量多、毛细血管丰富，以有氧代谢为主，抗疲劳能力较强，对耐力性运动的表现有着重要影响；而快肌纤维中线粒体和毛细血管较少，以无氧酵解代谢为主，容易疲劳，主要与持续时间短、强度高的无氧运动的表现关系密切。大量研究证据表明，肌纤维的表型具有可塑性，即慢肌纤维和快肌纤维在一定条件下可相互转化。近年来，不少动物实验研究发现，一些膳食植物化学物成分如槲皮素、白藜芦醇、杨梅素等可通过促进骨骼肌线粒体生物合成和/或骨骼肌纤维表型重塑而提升动物的运动能力，但这些植物化学物对人的体能提升是否同样有效还需要大量的人体试验研究予以明确。关于膳食植物化学物提升体能的研究是目前运动营养学领域的热点之一，国内糜漫天教授课题组正在开展相关研究并取得了一些有应用前景的成果。

三、国内外运动营养食品的发展现状

运动营养食品产业在欧美发达国家起步较早，发展快，市场也较成熟。在我国，运动营养食品虽然起步比较晚，但随着居民的健康意识不断加强和全民参与健身的逐渐普及，该产业的发展非常迅速，

并取得了长足的进步。

1. 国外运动营养食品发展概况

运动营养食品在欧美发达国家起步早且发展迅速，产品不仅种类多，而且功能化、系列化程度也较高。在美国，运动营养食品归属于膳食补充剂，由于美国民众对膳食补充剂的认可度较高，因而运动营养食品消费增长速度较快，据报道 2014 年美国运动营养品市场总值达到了 48 亿多美元，其产品主要包括能量补给饮料、蛋白粉、肌酸、微量营养素补充剂（维生素、矿物质、电解质等）、能量棒等。运动营养食品在欧盟已有近 30 年的发展历史，其市场发展仅次于美国，据欧洲专业运动营养联盟（European Specialist Sports Nutrition Alliance，ESSNA）统计 2011 年欧盟运动营养食品市场销售额为 36 亿欧元，而 2014 年市场销售额突破了 40 亿欧元，另有报道称 2014—2019 年欧洲运动营养食品市场的复合年增长率为 4.11%。

2. 国内运动营养食品概况

1984 年，我国推出了第一款运动饮料标志着我国运动营养产业的起步。虽然我国运动营养食品行业相比欧美国家起步晚，但发展非常迅速，在短时内实现了由引进产品到自主研发生产的跨越式发展。有报告资料显示，我国运动营养食品的市场销售额从 2005 年的 1.123 亿人民币增长至 2010 年的 2.224 亿人民币，其复合年增长率为 14.6%，其中 2009—2010 年增长了 17.6%。另外一份研究报告指出，2013 年我国运动营养食品市场销售额为 3.46 亿人民币，2018 年达到了 5.23 亿人民币。目前，我国运动营养食品分为补充能量类、控制能量类、补充蛋白质及其水解物类、补充维生素和矿物质类、补充恢复运动性疲劳的营养物质类、复合营养物质类和其他类，其中粉剂和运动饮料占的比例较大。总体上，我国运动营养食品仍然处于初步发展阶段，主要以模仿国外产品为主，自主研发能力不够，尚未见有在国际市场占有一席之地的自主品牌产品，今后应加强运动营养食品的产品研发与技术转化；从市场角度来说，我国民众对运动营养食品的认可程度还比较低，因此我国的运动营养食品产业相对于欧美发达国家仍有很大的差距。但随着全民健身运动和运动营养知识的不断普及，我国居民对运动营养食品的认知程度和使用比例也会出现快速增长，这将为运动营养食品的市场提供巨大的发展空间并为运动营养食品产业提供前所未有的发展机遇。

四、未来展望

运动营养食品作为一种与运动相关的专门食品，在全球范围内应用程度越来越普及，但运动营养食品不是普通食品，因此运动营养食品应从研发、生产、监管等多个环节予以规范，以保证运动营养食品产业的健康快速发展，维护消费者的利益。首先，从运动营养食品的研发角度来说，应加强运动营养食品配方成分的相关应用基础研究，特别是关于补充剂量、补充时间的人体试验研究资料的积累，强调运动营养食品配方成分选择一定要有足够的循证证据，以保证产品的科学性和有效性。其次，从运动营养食品的生产角度来说，相关的主管职能部门应在贯彻执行国家标准《食品安全国家标准　运动营养食品通则》（GB 24154—2015）前提下，逐步建立完善运动营养食品生产的许可审查制度，以保证产品的质量安全。最后，从运动营养食品的监管角度来说，国家食品药品监督管理局和省（市）食品药品监督管理局应将运动营养食品纳入重点监管序列，加强对市场上各类运动营养食品的质量抽查，防止非法生产的运动营养食品流入市场，以保证运动营养食品产业的有序发展，保障广大消费者的健康。

第五节 老年营养食品

一、引言

人口老龄化是一个重要和持久的全球趋势，从积极的方面说，更多的人活得更长寿，但在保持老年人健康、改善生活质量及经济负担方面也对社会提出了巨大的挑战。全球数据显示，到 2050 年，60 岁以上成年人的比例将从 12% 上升到 27%；65 岁以上的欧洲人口将增加 20%。的确，老年的概念越来越难以界定，因为老年并不是一成不变的，随着年龄的增长，人们在衰老的每个阶段都有各自不同的经历。例如，世界卫生组织的标准规定，65 岁为老年开始年龄，65~74 岁为"早期老年"阶段，75 岁以上为"晚期老年"阶段。在我国，60 岁以上称为老年人，80 岁以上为高龄老人。虽然略有区别，但每一个子群体都有特定的问题和需求。"健康老龄化"的概念，即在老龄化过程的每个阶段最大化老年人健康结果，这可能比制定某种武断的年龄界限更为重要。随着预期寿命增加，老年人健康状况及生活质量成为老年人的重要关注目标，因此，社会应该努力降低老年人口的慢性病患病率、减少残疾年数和提高生活质量。健康老龄化可以被描述为人们在晚年过着健康、活跃、社交和独立的生活，老年人尽可能长时间地保持活力和高质量的生活。

营养是老年人需要改进的一个关键领域，它能给老年人带来实际利益并促进人口健康老龄化。随着年龄的增长，人们罹患慢性病、机体功能或认知能力下降和发生残疾的可能性增加。对于许多与年龄有关的疾病，营养可以在其中发挥作用。当前社会存在着老年人营养过剩与不足并存的情况，而老年食品市场也处于发展的初级阶段。丰富和规范的老年食品市场能够为老年人提供更加丰富的选择，同时，符合老年人生理需求的老年营养食品也是维持老年人健康状况，实现"健康老龄化"的重要保障。

二、老年人营养问题及营养需求

1. 老年人生理特点

随着年龄的增长，老年人机体各系统正在缓慢地发生着生理变化。这些变化受到生活事件、疾病、遗传特征和社会经济因素等的影响。随着时间的流逝，人们步入老年后，机体会表现出明显的生理性衰退现象。老年人生理和系统功能的改变，影响着老年的健康状况和生活质量。

（1）感觉衰退 感官变化包括视觉、听觉、嗅觉和味觉的下降。这种衰退虽然缓慢且并没有完全丧失器官功能，但确实会影响营养摄入和健康状况。

味觉（化学感觉）的改变在衰老过程中相对常见。大约四分之一的老年人对四种基本味道（甜、酸、咸和苦）中的一种或多种的感知能力下降。考虑到嗅觉和味觉在享受美食方面的重要性，这些变化意义重大。食物选择、食物制备方法、食物种类及营养素摄取量可能受影响。视觉方面，年龄相关性黄斑病变（AMD）由于出现视网膜损伤可导致出现视野中心（黄斑）失明，是老年人不可逆失明的主要原因。黄斑色素主要由抗氧化剂叶黄素和玉米黄质组成，它可以充当"天然太阳镜"，过滤蓝光（导致视网膜氧化损伤）。老年人视觉衰退进程与老年人营养素摄入不足息息相关。反之，视觉、味觉和嗅觉等感官功能的衰退又影响老年人对食物选择的欲望和摄入量。

（2）肌量减少　随着年龄的增长，人体组成发生了巨大的变化，瘦体重（骨骼肌和骨骼）不可避免地减少，脂肪质量随着时间的推移而相对增加。"肌减少症"一词描述的是与年龄有关的肌肉质量下降。目前世界上还没有对肌萎缩症的临床定义达成共识，但它似乎不同于导致肌肉质量丧失的其他疾病，如营养不良或恶病质造成的消瘦。与许多生理过程一样，它可能是遗传和环境因素共同作用的结果。骨骼肌质量在人成年后随着年龄增长逐渐下降，40岁后肌肉质量每十年下降5%，50岁后肌肉质量每年下降1%~2%，这一过程在80岁后加速。男性肌肉质量呈现逐渐下降，而女性绝经后肌肉质量表现为突然下降。肌肉质量损失的主要影响是肌肉强度的降低，这可导致身体功能下降（包括疲劳），以及行动和平衡能力受损。

肌肉减少是老年人活动及饮食功能的重要限制因素。由于对骨骼肌减少症的定义缺乏共识，很难准确统计其患病率。根据Cerri等的报告（2015），世界各地的骨骼肌减少症患病率各不相同，从3%到33%不等，80岁以上人群肌肉质量下降约50%。大量横断面和队列研究表明，肌肉减少与年龄的增长息息相关。肌肉质量的减少可导致基础代谢率（BMR）的下降，与此同时，肌肉减少会限制老年人体育锻炼，体育锻炼的缺乏反过来进一步导致BMR的下降。但骨骼肌减少本身并不一定导致体重减轻，肌肉质量的减少被脂肪质量的增加所抵消，并可以掩盖骨骼肌的损失。在20岁至60岁之间，身体脂肪大约增加了一倍。肌肉质量以及BMR的下降，对老年人营养提出了更高的要求，即在降低老年人能量摄入的同时，通过营养素搭配，减缓肌肉的减少。尽管体育活动和良好的营养相结合不会逆转与年龄有关的骨骼肌减少，但通过良好的生活习惯和营养搭配能够最大限度延缓肌肉的减少，提高老年人的生活质量。

（3）骨量减少　骨是动态生长、不断更新的组织，主要由有机基质（胶原蛋白）、骨细胞和骨矿物质构成。"峰值骨量"是骨骼成熟末期出现的骨组织数量峰值，是未来骨质疏松导致骨折风险的主要决定因素。骨量峰值通常发生在生命的第三个十年左右。峰值骨量越高，后续骨丢失的影响就越小，可降低骨折的风险。大量骨质流失通常始于女性50岁左右，男性65岁左右开始，表现为骨量流失、骨质密度降低，从而导致骨骼（或"多孔"骨骼）变薄。老年人骨量减少主要由于新的骨组织生成不足、过多的骨被重新吸收、或两者兼有造成。当骨量丢失严重时，表现为骨质疏松症、骨骼变得脆弱，甚至在没有受伤或跌倒的情况下也会出现骨折。

老年人骨量减少的严重后果是骨折。这是由于骨密度降低加上老年人肌力减弱容易摔倒导致的。从中年开始，人们因骨量流失导致骨折的发生率随年龄逐渐增高，如果伴有肌肉骨骼损伤更有可能导致长期残疾。与骨量降低相关的最常见骨折发生在髋部、脊柱和腕部。骨折可导致疼痛、身体功能丧失、畸形、住院，有时还需要持续护理，从而使生活质量下降。据统计，80岁及以上的女性和85岁及以上的男性是髋关节骨折的高危人群。作为运动器官，老年人生活质量的高低很大程度上受限于骨骼健康，峰值骨量及骨密度有高达50%由遗传决定。同时，骨质流失受内分泌因素影响，包括雌激素缺乏；也受到年龄相关因素的影响。营养相关因素是老年人骨健康的重要因素，可通过提高峰值骨量、延缓年龄相关骨量流失、降低骨折风险等维持老年人骨骼健康。

（4）饮食功能衰退　口腔健康和牙齿会影响营养摄取，也会受到营养的影响。虽然人们口腔健康的整体水平在过去30年有所提高，而且现在失去全部牙齿的老年人越来越少，但口腔健康仍然会影响到部分老年人正常的摄食。M. A. PEYRON等在 *Oral Rehabilitation* 发表的一篇综述 "*Age-related Changes in Mastication*" 中，分析了衰老本身与咀嚼的关系，发现衰老本身并不会对咀嚼产生显著影响，因为咀嚼适应性能使咀嚼能力得以保持；但跟衰老有关的其他因素，如高龄老人的全身或局部的疾病如牙齿脱落，唾液减少和机械运动障碍是咀嚼的独立影响因素，并可以叠加影响咀嚼功能，这些因素增加了误吸和营养不良的风险。

①咀嚼困难。日本国立长寿医疗研究中心《2013年度老人保健健康增进等事业关于把握在家疗养患者的摄取状况·营养状态的调查研究报告书》以990名在家疗养老高龄老年人（平均年龄：男性81.1±7.9岁、女性84.7±8.3岁）为对象进行调查，该研究将食物形状分为：无论什么，想吃就能咬得动；虽然有些东西咬不动，但大部分都能吃；由于不怎么能咀嚼，食物被限制；几乎无法咀嚼；完全无法咀嚼，只能吃流质食品。其中，"由于不怎么能咀嚼，食物被限制"占19.0%，"几乎无法咀嚼"占4.0%，"完全无法咀嚼，只能吃流质食品"占6.2%，也就说三成的老年人存在咀嚼困难。郑真真等在2014年对6368名老年人进行调查发现，老年人平均只有不到10颗牙齿；30.7%的老年人全口无牙（图5-4）。

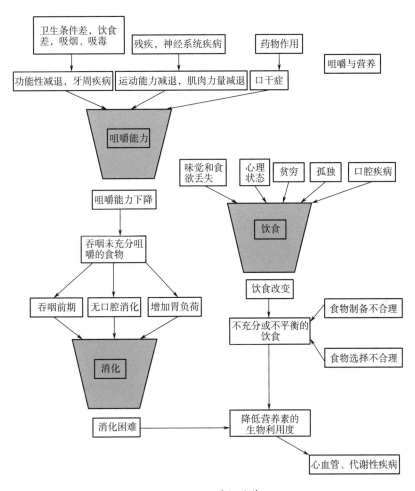

图5-4 咀嚼与营养

②吞咽障碍。食品口腔加工是一个很复杂的食品性质变化和口腔生理响应的动态过程。从生理学角度看，口腔加工过程是由嘴、下颚、牙齿、舌头以及口腔和面部肌肉等高度协调完成的过程，其中主要包括有节奏的下巴移动、口腔面部肌肉的规律收缩与松弛以及连续的唾液分泌等。影响吞咽的关键因素包括食团的延展性、食团的黏度和食品颗粒的大小等。

美国于1992年成立了"吞咽障碍研究会"。根据1999年卫生健康机构调查，美国每年因神经系统疾病引起的吞咽障碍者有30万~60万人。吞咽障碍在总人口的发生率为6.9%。通过吞咽障碍的问卷调查可看到，有14%社区老年人出现了吞咽障碍的症状。在特定人群，如宅养护老年人群中的发生率高达30%~40%。美国全年因吞咽障碍噎呛、致死者每年超过1万人。

欧洲的一项研究表明，50 岁及以上人群中吞咽异常的发生率为 8%~10%。Bloem 等对 87 岁及以上的正常老年人群的一项调查中发现 16% 的老年人有主诉吞咽障碍。Steele 等报道了 349 名宅养护老年人中，对无主诉吞咽障碍者采用荧光造影录像，结果提示多达 63% 者有异常表现。

（5）消化功能减退　胃肠消化和吸收功能同样随年龄下降。肠壁失去强度和弹性，激素分泌发生了变化，这导致肠道运动缓慢。萎缩性胃炎、胃黏膜萎缩，可导致胃酸、胃内因子和胃蛋白酶分泌减少，从而可降低维生素 B_{12}、叶酸、钙和铁的生物利用度。新西兰的一项研究发现，只有 6.7% 的老年人患有萎缩性胃炎，而其他研究表明，萎缩性胃炎可能影响到 10%~30% 的老年人。如果大量摄入含有脂肪和/或蛋白质的食物，则脂肪和蛋白质消化可能会受到胰腺酶分泌减少的影响。此外，随着年龄的增加，胃肠蠕动减弱，肠道菌群多样性降低，加之老年人摄食有限，膳食纤维的摄入量降低，老年人比年轻人更容易出现便秘。这些均影响老年人正常的肠道功能和营养的消化吸收。

（6）免疫力减退　免疫系统功能与年龄有关的变化，这导致老年人对某些感染免疫力降低，并可导致老年人更高的死亡率。免疫反应的下降是衰老不可避免的结果，而营养与老年免疫系统功能息息相关。

Lesourd 将营养对老年人免疫反应的影响分类如下。

①初级免疫老化。健康的老年人没有营养缺陷，可称为成功老化。

②继发性免疫老化。微量营养素缺乏影响免疫反应，可称为普通老化。在此部分老年人中，通过补充微量营养素来纠正这些微量营养素的不足可以增强肌体的免疫反应。

③三级免疫老化。在营养不良和/或患病的老年人中观察到免疫反应受损，被称为病理性老化。生活在社区的老年人营养不良可能与长期食物摄入量低有关，会产生应激反应。反复发作的疾病会导致身体储备的丧失和营养状况的逐步下降，这能导致严重的健康后果。这可能导致感染，并进一步导致老年人体质的减弱。

营养在维持免疫系统的强度方面起着重要作用，营养供应不足能进一步加重老年人已经受损的免疫系统。无论是在血液中、淋巴结中，还是在胃肠道的特异性免疫细胞中，饮食中的蛋白质、碳水化合物、脂肪和微量营养素都与各种免疫细胞有系统的相互作用。营养的缺乏和失衡能损害免疫系统。

（7）认知障碍　衰老通常与记忆力下降有关。记忆障碍指个人处于一种不能记住或回忆信息或技能的状态，这可能是由于病理生理性的或情境性的原因引起的永久性或暂时性的记忆障碍。新西兰老年人的记忆障碍患病率较高，男性高于女性。75 岁以上女性记忆障碍患病率是 45~64 岁女性的两倍，75 岁以上男性记忆障碍患病率几乎是 45~64 岁男性的四倍。轻度认知障碍（mild cognitive impairment，MCI）是介于正常衰老和痴呆之间的一种中间状态，是一种认知障碍症候群。与年龄和教育程度匹配的正常老人相比，患者存在轻度认知功能减退，但日常能力没有受到明显影响。MCI 对老年人的健康和生活质量都有重大影响，并且随着人口老龄化 MCI 正成为一个更大的公共卫生问题。饮食中的营养素如脂肪酸，与脑功能息息相关，其可通过延缓老年人认知衰退，使老年人能更好地自主选择利于其健康的食物及生活方式，提高老年人生活质量。

2. 老年人营养问题

老年人生理的衰退，如咀嚼吞咽功能及消化系统衰退，最明显的现象是出现老年人营养不良。老年人营养不良的发病率高是一个全球性的问题，因此，老年人的营养问题受到越来越多的关注。有研究报告，日本及瑞士老年人群营养不良发生率均为 1%，爱尔兰老年人群营养不良发生率为 3%。日本国立长寿医疗研究中心以 990 名在家疗养老龄患者为对象进行调查，结果显示低营养的人数为 356 人（36.0%），有低营养征兆的人数为 335 人（33.8%），合计 691 人（69.8%）的营养状态存在问题。与国外相比，我国老年人群营养不良发生率明显高于日本、瑞士及爱尔兰等国家。我国老年人存在的主要营养问题有贫血、骨质疏松、低体重营养不良和肥胖超重。

（1）老年人贫血　贫血是老年人群中患病率很高的一种疾病，仅降低老年人的体力、认知功能和生命质量，还使住院率和死亡率上升。老年人的轻度贫血，往往因为无明显症状和体征更易被患者和医生忽视，但其所造成的伤害很严重。2002年中国居民营养与健康状况调查数据显示，城乡60岁及以上老年人贫血的患病率为29.1%。2008年，Patel报道欧美等国老年人贫血患病率的情况。按WHO老年人贫血诊断标准，65岁以上老年人贫血的发病率，男性为9.2%~23.9%，女性为8.1%~24.7%。铁、维生素B_{12}和叶酸是造血系统的原料。NHANESⅢ的数据显示，美国约1/3的老年人贫血属于营养缺乏性贫血，其中约一半是缺铁性（占全部老年人）贫血的16.6%，其余是维生素B_{12}和（或）叶酸缺乏性贫血。意大利InCHIANTI研究的结果也类似，铁缺乏占老年人贫血的16.7%，维生素B_{12}和（或）叶酸缺乏占老年人贫血的10.5%。老年贫血通常无明显症状。乏力等情况多不严重，皮肤黏膜的苍白也较难被发现。许多症状和体征只有在贫血严重或进展迅速时才表现得较为明显，但总体来说，都要较年轻人轻。由于常伴发其他疾病（如心绞痛、心衰等），贫血的症状易被掩盖或被认为是伴发疾病所引发，因此常被忽视。但因为贫血的存在，伴发疾病的症状可能更重。老年人营养缺乏性贫血的防治在对于疾病的发生发展方面有积极的影响。

孙建琴教授团队对上海地区3家老年长期照护机构中采用整群抽样的方法对600例65岁及以上老人的营养状况及膳食摄入情况进行了调查分析，结果显示贫血发生率为61.3%，低白蛋白血症发生率为26.5%；低前白蛋白发生率为36.3%。长期照护机构中的老年人膳食结构不尽合理，老年人能量、蛋白质和多种微量营养素摄入不足，营养不良及营养风险发生率高，应引起重视。采用微型营养评定法简版（MNA—SF）进行营养状况评估，受调查的老年人营养不良发生率为10.67%，营养不良风险为43.67%。人们采用3d 24h膳食回顾和称重法相结合的方法调查3d饮食摄入情况，发现长期照护机构中的老年人的膳食结构不尽合理，钙、铁、硒、锌、维生素A、维生素E、维生素B_1、维生素B_2、维生素C均低于推荐摄入量，其中钙、膳食纤维的摄入严重不足。

表5-10　　　　　　　　　　　我国不同地区老年人群的贫血患病率状况

	作者	地区	调查时间	样本量	贫血患病率/%					
					总患病率	60~64岁	65~69岁	70~74岁	75~79岁	≥80岁
1	吴彩芳等（2016）	上海（养老院）	2016	600	61.3			—		
2	宁尚勇等（2016）	北京	2012	1947	—	—	7.6	10.8	18.8	24.1
3	汤振源等（2013）	苏州	2009—2012	5019	6.1	1.34	2.79	7.15	8.93	12.2
4	宋亚微等（2012）	杭州	2009—2011	1205	5.1			—		
5	肖莉等（2010）	湖南农村	2008	1694	16.5		14.4		17.7	32.0
6	马文军等（2004）	广东城市	2002	1390	24.5		23.0		26.4	35.9

如表5-10所示，老年人的贫血发生率随年龄增长呈上升趋势，80岁以上老年人贫血的发生率接近老年人平均贫血发生比例的2倍。老年人的贫血发生率无性别差异。

（2）老年人群超重及肥胖　超重或肥胖是威胁老年人身体健康的主要健康问题之一。国外有研究结果显示，老年人肥胖已经非常严峻，其中，西班牙老年人超重或肥胖患病率为60%，土耳其老年人超重患病率为 32.4%，肥胖率为 46.3%，美国老年人超重患病率为 39%，肥胖率为 41%。近年来我国在有关老年人肥胖患病率方面也有一些研究，其中超重患病率最高达 48.9%，肥胖患病率最高达 25.9%。

表 5-11　　我国不同城市老年人群（≥60 岁）超重和肥胖指标的年龄调整现患率

单位:%

人群	男性				女性			
	调查人数	超重	肥胖	腹型肥胖	调查人数	超重	肥胖	腹型肥胖
北京	293	45.24	15.32	74.90	443	40.24	21.93	76.74
呼和浩特	219	3.99	0.00	66.44	171	39.95	2.25	13.35
锡林浩特	205	36.70	6.75	33.27	204	44.91	5.55	41.52
大连	168	46.00	13.38	57.41	153	39.46	36.45	68.47
上海	534	31.40	8.37	31.62	744	36.12	17.33	40.29
郑州	222	44.22	17.79	54.35	225	48.40	27.70	76.20
哈尔滨	141	31.88	15.08	38.97	107	33.91	0.00	33.31
长沙	264	39.35	1.13	30.99	184	35.86	0.85	43.85
成都	437	38.88	11.57	43.52	289	36.33	15.26	48.06
贵州	273	36.20	7.06	42.43	333	35.67	13.03	58.02
西安	91	49.94	13.71	26.54	17	33.47	7.53	58.16
兰州	102	32.97	4.14	32.18	206	27.95	15.63	52.52
合计	2910	35.90	9.10	45.26	3069	37.70	16.57	58.11

如表 5-11 所示，地区之间差别分别在 4 个方面：超重率：男性人群排在前 3 位的城市有西安、大连、北京。女性人群前 3 位高发人群的城市为郑州、锡林浩特和北京，肥胖率：男性人群前 3 位高发人群的城市有郑州、西安、北京。女性人群前 3 位的城市大连、郑州、北京。腹型肥胖率：男性人群前 3 位的城市北京、呼和浩特、大连；女性人群前 3 位的城市有北京、郑州、大连。老年人群中肥胖指标出现最多的城市为大连和北京。

表 5-12　　我国老年人群各年龄组超重、肥胖和腹型肥胖的现患率

单位:%

年龄组/岁	男			女		
	超重	肥胖	腹型肥胖	超重	肥胖	腹型肥胖
60~	34.2	9.01	40.2	38.1	15.8	48.0
65~	34.5	9.79	46.1	35.6	20.1	51.5

续表

年龄组/岁	男			女		
	超重	肥胖	腹型肥胖	超重	肥胖	腹型肥胖
70~	31.3	8.98	46.6	31.2	18	52.2
75~99	29.5	6.45	40.4	32.5	14.7	57.6

如表 5-12 所示,超重率在男性 60 岁后随增龄而下降,女性 60 岁后随增龄而下降。肥胖率在男性 65 岁以后随增龄而下降,女性 65 岁后随增龄而下降。腹型肥胖率在男性高峰是 70 岁,70 岁以前呈明显的随增龄而上升,75 岁后下降;女性高峰出现在最高年龄组,呈典型的增龄性上升。

(3)低体重营养不良 营养不良是导致老年人不良健康状态的常见因素。老年人营养不良的发病率高是一个全球性的问题,因此,老年人的营养问题受到了越来越多的关注。有研究报告显示,日本及瑞士老年人群营养不良发生率均为 1%,爱尔兰老年人群营养不良发生率为 3%。与国外相比,我国老年人群营养不良发生率明显高于日本、瑞士及爱尔兰等国家(表 5-13)。

表 5-13　　　　　　　　　　　我国不同地区老年人群的营养不良状况

	作者	地区	时间	年龄/岁	样本量	营养不良发生率/%		
						营养不良*	营养不良风险*	低体重营养不良#
1	王卓群等	全国城市	2002 年	≥60	12219	–	–	5.4
		全国农村	2002 年	≥60	14800	–	–	14.9
		全国城市	2010 年	≥60	8260	–	–	3.3
		全国农村	2010 年	≥60	11642	–	–	6.4
2	饶建军	北京农村	2008 年	≥60	300	7.6	51.0	–
3	费旭峰等	上海	2002 年	50~85	115	1.7	19.1	–
4	张琴	重庆	2010 年	≥60	356	34.3	–	–

* 采用人体营养状况评定方法———微型营养评定(mininutritionalIassessment,MNA)。

\# BMI<18.5kg/m²。

目前,我国老年人群低体重营养不良发生率为 5.4%,随着年龄的逐渐增高,老年人群低体重营养不良发生率呈升高趋势,农村高于城市。因此,应加强对老年人群,特别是高龄和农村老年人的营养改善,以防治营养不良的发生。

3. 老年人营养需求

(1)碳水化合物 碳水化合物也称糖类,营养学上一般将其分为单糖、双糖、寡糖和多糖。人体内碳水化合物有 3 种存在形式:葡萄糖、糖原和含糖的复合物,有储存和提供能量、构成组织结构及生理活性物质、血糖调节、节约蛋白质、抗生酮等作用。老年人糖耐量减低,胰岛素分泌减少,且对血糖调节作用减弱,易发生血糖增高。因此,老年人膳食中碳水化合物供给应以粮谷类食物为碳水化合物的主要来源，少吃含葡萄糖、蔗糖等简单糖多的食物及饮料。应保持碳水化合物所提供的能量占到机体总能量的 50%~65%。其中膳食纤维是不能被人体消化吸收的多糖，但因其有增强肠道功能、有利粪便排出的功能，可以起到控制体重、降低血糖和血胆固醇等重要的生理功能，日渐受到老年人的欢迎。膳食纤维尽管有多种有益于健康的作用，但应摄入适量，不能过多摄入，否则会出现腹部胀气、大便次数过多等不适现象，尤其可造成一些矿物质，如钙、铁、锌等吸收的下降。老年人膳食纤维的推荐摄入量为每天 20~35g。膳食纤维主要来源于植物性食物中，如粮谷类的麸皮和糠中含有大量纤维素、半纤维素和木质素；柑橘、苹果、香蕉、柠檬等水果和洋白菜、甜菜、豌豆、蚕豆等蔬菜含有较多的果胶。

在一项 2010—2012 年对四川省 7 县市 1239 户居民中 65 岁以上老年人的营养与健康状况调查中，谷薯类摄入量满足中国居民平衡膳食宝塔 250~400g 的标准，人均摄入 282.3g 谷薯类食物（以标准人日计算），低于全国平均的 337.3g，碳水化合物摄入量为 234.9g，占能量比例为 46.1%，低于膳食推荐量 55%~65% 的标准，有 56.9% 的老年人有摄入不足的风险，膳食纤维摄入量为 9.2g，低于 25g。另外一项 2016 年对广西壮族自治区陆川县 5 个镇 10 个行政村随机抽取 600 名 60 岁以上老年人的膳食营养状况调查中，人均摄入 327.2g 谷薯类（以标准人日计算），符合中国居民平衡膳食宝塔 250~400g 推荐摄入量，碳水化合物摄入，女性人均 282g，男性人均 290.6g，DRI 为 80.7%，碳水化合物供能比为 55.1%，在推荐比例最低标准值的下限。一项对重庆市主城区社区 203 名老年人膳食结构调查及分析中，粮谷粗粮及薯类平均每人每天实际摄入 262g，碳水化合物人均摄入 237.91g，低于推荐摄入量 280g，碳水化合物供能比为 43.17%，低于膳食推荐量 55%~65% 的标准，膳食纤维人均摄入 12.32g，低于 25g。

（2）脂肪　脂肪是人体内的三大产能营养素之一，主要由甘油和脂肪酸构成。脂肪能够为人体储存和提供能量；保温以及保护和润滑内脏；节约蛋白质；构成机体正常组织细胞；作为内分泌细胞分泌细胞因子，参与机体的生长发育、免疫、代谢等过程。一般老年人的脂肪供能比应占总热量的 20%~30%，以每天每千克体重小于 1g 为宜。

脂肪酸按饱和程度可分为饱和脂肪酸和不饱和脂肪酸，根据不饱和双键的数量，不饱和脂肪酸又可分为单不饱和脂肪酸（MUFA）和多不饱和脂肪酸（PUFA）。多不饱和脂肪酸主要包括 $n-6$ 和 $n-3$ PUFA。脂肪酸作为脂肪的最重要的成分，能够反映脂肪的质量，并在人体中发挥重要的作用。$n-6$ PUFA 能促进炎性反应、血管新生和肿瘤生长。$n-3$ PUFA 已被证明具有抗炎、调脂、抗肿瘤、免疫调节的作用，老年人摄入一定量的 $n-3$ PUFA 对心血管系统疾病、控制慢性炎性反应、抑制肿瘤生长、抑制阿尔茨海默病有一定的效果。在老年人群中，膳食 PUFA 主要是 $n-3$ 多不饱和脂肪酸，现已证明膳食 PUFA 与老年人的代谢综合征、心血管疾病、认知功能等方面均存在相关性。

$n-3$ PUFA 包括 α-亚麻酸（ALA）、二十碳五烯酸（EPA）、二十二碳六烯酸（DHA）、二十二碳五烯酸（DPA）等，对人体有诸多益处，$n-3$ PUFA 具有心脏保护作用，可以降低男性和女性缺血性脑卒中的风险以及女性总脑卒中风险，可增加亚洲人对胰岛素的敏感性，降低男性患乳腺癌和结肠癌的风险等。已有研究证明，DHA 与中老年人的代谢综合征、高血脂和高血压患病风险降低有相关性，而 EPA 或 DPA 没有相关性；与之相反，ALA 含量与代谢综合征风险以及 HDL 水平降低、血脂升高呈正相关。

研究发现，$n-3$ PUFA 对提升认知功能具有积极作用，在注意力、短时记忆能力和回应能力方面尤其明显，这表明增加 $n-3$ PUFA 摄入有助于降低老年人痴呆和帕金森病发生的风险。

近几年的流行病学研究和实验研究表明，$n-3$ PUFA 可以阻止心力衰竭的进展。一项在意大利进行的临床研究显示，给不同程度的心力衰竭患者服用 $n-3$ PUFA 后，全因死亡率下降 1.8%，因心血管事件死亡降低 2.3%。一项 Meta 分析研究也发现，服用 $n-3$ PUFA 能够降低慢性心力衰竭的发生率。美国的一项 14 年的大规模队列研究（$n=2735$）发现，血液中 $n-3$ PUFA 尤其是 EPA 的相对高水平可降低老年人心力衰竭发生的风险。

PUFA 中 $n-6/n-3$ 是评价膳食脂肪酸质量的重要指标。$n-6$ 与 $n-3$ 系脂肪酸在体内的平衡，对维持机体正常代谢十分重要，而目前膳食中往往含有过多的 $n-6$ 系脂肪酸，而 $n-3$ 系脂肪酸普遍不足。研究表明膳食中高 $n-6/n-3$ PUFA 是肥胖、Ⅱ型糖尿病等慢性病的重要危险因素，当比例降至 4∶1 时可使心血管疾病死亡率下降 70%。中国营养学会推荐的 $n-6/n-3$ PUFA 比值为 4~6∶1。我国城乡中老年人膳食中 $n-6/n-3$ PUFA 比值均超出此范围，尤其是第 75 百分位数已超过 10，这表明一部分居民膳食中 $n-3$PUFA 含量很低。建议城乡中老年人以调整食用油结构等方式改善 $n-6$ PUFA/$n-3$ PUFA 摄入的比值。而且摄入的要以植物脂肪为主，脂肪过多会引起肥胖，导致出现动脉粥样硬化及某些癌症，但脂肪量也不宜过低，否则会影响脂溶性维生素的吸收。

（3）蛋白质 蛋白质同样是三大产能营养素之一，也是人体组织和体内生理活性物质的重要构成成分，同时，一些肽类还有特殊的生理功能，包括参与机体的免疫调节、降血压、清除自由基等。老年人容易出现负氮平衡，而且由于老年人肝肾功能降低，摄入过多的蛋白质可能会加重肝肾负担，因此，老年人摄入蛋白质应多以优质蛋白为主，包括牛乳、大豆、鸡蛋来源的蛋白质，占每日摄入蛋白的 1/3 为宜，摄入量每天按 1.0~1.2g/kg 体重计算，蛋白质供能应占总能量的 12%~14%。

有研究表明，脑卒中急性期病死率与膳食动物蛋白质及总蛋白质/动物蛋白质（A/P）比值呈显著负相关，且其作用独立于高血压，这提示动物蛋白质可能对高血压有保护作用。应选高生物价蛋白质作为食物来源，按 1kg 体重补给，其中植物蛋白质可占 50%。

一项对蛋白质摄入量与中老年人握力及高血压患病率的研究发现，蛋白质摄入量低的老年人组，易出现营养不良，肌肉组织减少，体内体液潴留。而且因为膳食中保护血压的成分，如牛磺酸、精氨酸、谷氨酸及钾等的摄入减少，可引发握力下降、血压升高。这表明摄入充足适宜的蛋白质可以降低老年人患高血压的风险。

乳清蛋白是存在于牛乳清中的一类优质蛋白质，含有 β-乳球蛋白、α-乳白蛋白、牛血清蛋白、免疫球蛋白、乳铁蛋白、乳过氧化物酶、糖巨肽和生长因子等多种活性成分，氨基酸组成与人体必需氨基酸需要量模式相近，消化率和利用率高，特别是富含支链氨基酸，对减缓老年人骨骼肌丢失，防治老年肌肉衰减综合征有重要作用。研究证实，健康老年人摄入等热量的乳清蛋白（15g）或必需氨基酸补充剂（15g）均能刺激肌肉蛋白质的合成，然而，必需氨基酸补充剂（15g/d）所含必需氨基酸是乳清蛋白的 2 倍，这说明乳清蛋白刺激肌肉蛋白质合成的作用更加有效。

现在，人们对老年人膳食蛋白质推荐供给量（RDA）的认识尚不一致。有研究认为，膳食蛋白质 RDA 为每天 0.8g 体重不足以维持老年人的骨骼肌质量；而适量超过 RDA 的蛋白质摄入量则有助于促进老年人蛋白质的合成，减少骨骼肌蛋白质增龄性丢失。另有研究显示，老年人进行经常性的抗阻力运动和适当增加蛋白质（高于 RDA）摄入量或食用强化蛋白质的营养补充剂，有助于防止骨骼肌丢失、增强肌力和生理功能。

（4）矿物质 矿物质的缺乏或积累与许多老年性疾病的发生发展密切相关。一些研究对全国各地老年人群微量元素的测定，均发现老年群体微量元素有不同程度的缺乏。金小玲等对上海市 624 例老年人（≥60 岁）进行全血微量元素水平分析发现，老年人群中，铁、锌、铜、硒缺乏现象比较普遍，缺乏率分别达到 21.63%、15.06%、34.00%、30.12%。姜凤久等对沈阳市某院 126 例高龄老年人（≥80 岁）微量元素进行了检测，发现高龄老年人，尤其是长期卧床高龄老年人的微量元素以铁缺乏为主，非卧床高龄老年人以钙缺乏为主。朱少美等在 2014—2016 年对广东省惠州地区某院 573 例老年人（≥60 岁）进行全血矿物质元素水平分析发现，老年人的全血五项元素的缺乏率从高至低依次是钙、锌、铁、镁、铜。矿物质对于老年人健康具有重要的意义。

①钙。钙是骨骼和牙齿的主要成分，随着年龄的增长，钙的吸收率逐渐下降，老年人可能会存在牙齿缺损、龋齿，以及骨质疏松等症状。正常成人，成骨与溶骨作用可维持骨骼的动态平衡，每年骨的更新率为1%~4%。老年人溶骨作用大于成骨作用，这可导致骨质减少并易发生骨质疏松症，同时随着年龄的增长，钙调节激素的分泌失调也会致使骨代谢紊乱。老年人牙齿缺损及龋齿，可导致咀嚼功能的下降，再加上唾液分泌能力降低、吞咽功能弱化与消化吸收能力下降，老年人会出现不同程度的饮食障碍。据我国口腔健康的调查，65~74岁的老年人群中患龋率为98.4%（包括第三磨牙）。此外，钙可以发挥第二信使的作用，细胞内 Ca^{2+} 是一种细胞内的第二信使物质，可以激活许多具有生理活性的酶或蛋白质，如 Ca^{2+} 依赖的蛋白激酶C、钙调蛋白等，从而对老年人机体发挥有许多重要的作用。

中国65岁以上老年居民膳食营养素参考摄入量：钙的 RNI 为 1000mg/d（男/女），UL 为 2000mg/d。

②铁。铁是人体含量最多的微量元素，是血红蛋白和肌红蛋白的重要组分。前者是红细胞的主要成分，具有运输氧和二氧化碳并维持血液酸碱平衡的作用。当人体缺铁时，新生的红细胞中血红蛋白含量不足，这不仅影响 DNA 合成和幼红细胞的分裂增殖，还可使红细胞变形能力降低，寿命缩短，从而导致缺铁性贫血。老年人骨髓的造血功能会随年龄增加而降低，造血储备功能减退，易导致贫血的发生。贫血不但严重危害老年人身体机能，也大大增加其死亡的风险。另外，铁是人体氧化还原系统如细胞色素、细胞色素氧化酶、过氧化氢酶等的重要组分，参与体内能量代谢。缺铁可以抑制半乳糖苷酶的表达，导致神经系统对外界的反应变慢，影响大脑的学习、记忆功能。

在广大农村地区，老年人一般以植物性食物为主，饮食很难达到中国营养学会推荐的"食物多样"的要求。植物性食物来源的铁主要为非血红素铁，其生物利用率很低，但大量增加老年人肉类的消费来提高膳食铁利用率的作法并不可取。此外，以植物性食物为主的膳食结构中，存在例如植酸、鞣酸等不利于铁的吸收利用的因素较多，即便从膳食中摄取了大量的铁，但由于吸收利用不良仍会造成肌体铁缺乏而导致贫血。老年人由于活动量较少，胃液分泌及消化酶的活力降低，胃肠功能减弱，消化不良，常常导致食物摄入不足或偏食，同时老年人往往有各种慢性疾病，需服用各种药物，很多药物也会对营养素的消化、吸收与利用产生影响。因此，可利用铁强化食品来补充铁摄入的不足。此外，也可以在老年人营养包中进一步增强铁元素的摄入。

中国65岁以上老年居民膳食营养素参考摄入量：铁的 RNI 为 12mg/d（男/女），UL 为 42mg/d。

③锌。锌与蛋白质和核酸的合成有密切关系，锌能维持细胞膜的稳定性。它是构成多种蛋白质分子所必需的微量元素，而蛋白质又是构成人体细胞的固体物质，几乎所有的锌（占98%）都分布在细胞内，它在细胞中的含量比任何的微量元素都多，在脑中锌是铜的5倍，是锰的10倍。锌是 RNA、DNA 聚合酶等200多种酶的组成成分，对维持视觉和抗衰老有重要意义。同时，作为体内重要的抗氧化剂，缺锌可导致抗自由基酶活性下降。另外，有研究报道称锌可参与合成碱性磷酸酶，在中枢神经系统的髓鞘形成和脑功能的成熟过程中起重要作用。缺锌可影响机体抗氧化酶的活性，使自由基清除率降低，脂质过氧化反应增加，引起血管硬化和纤维性变，进而导致心血管疾病的发生。研究表明，锌依赖的碳酸酐酶在海马参与学习、记忆过程中发挥重要作用。老年人锌缺乏的主要表现为食欲减退、记忆力减退、性功能减退、免疫功能降低、抗病能力降低、视力降低、脑血管病增多、心血管病增多、肿瘤增多、糖尿病增多、痴呆症增多、帕金森氏综合征增多等六低（减）六多症。

中国65岁以上老年居民膳食营养素参考摄入量：锌的 RNI 为 12.5mg/d（男）和 7.5mg/d（女），UL 为 40mg/d。

④硒。衰老的过程被认为是自由基不断累积，机体平衡被打破，倾向氧化的过程，进而导致了疾

病与衰老的过程。而硒可以参与组成谷胱甘肽过氧化物酶，具有清除自由基和过氧化物的作用，具有保护细胞膜通透性的作用。硒与维生素 E 的抗氧化作用具有协同作用，能延缓细胞衰老、保护细胞膜的通透性和稳定性。此外，硒可以激活 α-酮戊二酸脱氢酶系，参与辅酶 Q 的合成，另外，硒与三羧酸循环和呼吸链的电子传递有关，对体内物质和能量代谢具有重要作用。当然，硒还可以与银、镉、汞、铅等形成不溶性化合物，拮抗和降低重金属的毒性，增强人体对环境中重金属污染的抵抗力。硒可以影响癌细胞的能量代谢并干扰癌细胞的蛋白质合成，影像化学致癌物的代谢使其失去致癌活性，防止脂肪过氧化物及过氧化物游离基的形成，消除体内代谢产生的自由基，具有防癌抗癌作用。刺激免疫球蛋白及抗体的产生，增强机体的免疫力。缺硒能引起人体免疫力下降及大骨节病和心脑血管病等。程义斌等对 200 名农村老年人进行膳食问卷调查和认知能力调查，以及采样研究后发现，老年认知能力的降低可能与硒暴露水平的降低有关。

中国 65 岁以上老年居民膳食营养素参考摄入量：硒的 RNI 为 60mg/d（男/女），UL 为 400mg/d。

（5）维生素

①维生素 A。维生素 A 是人体必需的一种脂溶性维生素，具有广泛的生理功能。维生素 A 有助于保护皮肤和黏膜，作为细菌和病毒的保护层，并作为抗氧化剂，保护细胞免受自由基的损害，潜在地防止某些慢性病的发展。维生素 A 缺乏可导致暗适应能力下降、夜盲及干眼病，甚至导致失明，还可降低机体免疫功能，致易患呼吸道感染、头发枯干、皮肤粗糙、记忆力减退等症状。陈竞等的研究表明中国老年人存在不同程度的维生素 A 缺乏，大城市的老年人及高龄段老年人的维生素 A 缺乏尤为突出，农村 80 岁以上老年人边缘性缺乏较高。

老年人群新陈代谢变慢，机体的消化吸收功能减退，吸收维生素 A 的量较少，由于维生素 A 是属于脂溶性维生素，食物中要保证有一定量的脂肪才能有助于它的吸收，而老年人往往因疾病而减少脂肪摄入，饮食结构不均衡，饮食成分过于清淡，这都会阻碍维生素 A 的摄入和吸收，就有可能引起维生素 A 缺乏。已有研究证明维生素 A 存在于破骨细胞和成骨细胞中，抑制成骨细胞活性而激活破骨细胞活性；维生素 A 缺乏会导致成骨与破骨之间的不平衡。同时，维生素 A 是构成视觉细胞内的感光物质成分，维持暗光下的视觉功能，促进眼睛各组织结构的正常分化，维持老年人正常的视觉功能。最后，有大量实验表明类胡萝卜素具有抗氧化功能，而与认知功能损伤有关的 AD 和 MCI 的发生与中枢神经原的氧化损伤有关。研究发现 MCI 及 AD 组老年人中，血清维生素 A 和类胡萝卜素含量明显低于正常组，维生素 A 与老年人轻度认知功能障碍有关。

②维生素 D。在欧洲、北美和亚非国家进行的几次流行病学调查显示，全世界所有年龄阶段的人都缺乏维生素 D，特别是老年人。在我国进行的一项对 2010—2012 年间老年人群维生素 D 的营养状况调查显示，我国大约有 40% 的老年人处于维生素 D 缺乏和不足的状态。有研究表明维生素 D 缺乏在北京和上海的中老年人群中很常见；Donghu Zhen 等的研究也显示在我国西北地区，老年人维生素 D 缺乏成普遍现象。

老年人维生素 D 缺乏的原因，一是老年人皮肤萎缩、户外活动少，日光照射下机体通过皮肤合成维生素 D 的量不足；二是老年人摄食量减少、膳食结构不良、消化吸收不好，难以从膳食中获取足够的能满足其需要的维生素 D；三是老年人胃肠疾病多，肝肾功能下降，可影响维生素 D 的吸收和代谢。

补充维生素 D 可预防和治疗骨质疏松，减少骨折风险。老年人骨质疏松症状可随年龄增长而逐渐增加，而骨质疏松性骨折是骨质疏松症的常见症状；对于骨质疏松的预防和治疗，人们对钙和维生素 D 给予格外的关注和青睐。钙元素为骨骼系统主要组成成分，维生素 D 作为钙调节激素之一，在骨生长和骨密度维持方面起着重要的作用。有研究表明 25-（OH）-D 缺乏的患者发生骨折的风险高，临床试验结果表明单独应用维生素 D 或维生素 D 与钙联合应用都可以减少老年人发生骨折的风险。维生素 D

的作用不仅限于骨骼，还可延缓肌肉丧失、肌肉强度下降，改善神经肌肉功能和肌力。骨骼肌是活性维生素 D 代谢产物的靶器官，近端肌无力是维生素 D 缺乏的一种早期特征性的临床表现，一些观察性的研究表明，血 25-（OH）-D 或 1,25-（OH）$_2$-D$_3$ 的水平和与老年人的肌力和下肢功能正相关。补充维生素 D 可改善肌肉功能。同时，维生素 D 与老年人认知功能有关。美国和欧洲老年人的流行病学研究普遍发现，低血清维生素 D 水平与认知障碍的几率有更大相关性。Choy-LyeChei 等所进行的研究也显示，在中国，老年人血浆维生素 D 水平与认知功能下降存在负相关。

③维生素 E。又称维他命 E 或生育酚，是指具有生育酚类生物活性的一类化合物，分子式为 $C_{29}H_{50}O_2$。因其生理功能众多而被称为"护卫大使"。维生素 E 是一种延缓衰老的营养元素，可增强人体免疫力，预防神经异常。补充维生素 E 对老年人有很大的帮助。

美国最新研究测试了 1769 例 50~75 岁的健康老人的词语认知能力，体内维生素 E 含量高低与认知能力成正相关，测试表明维生素 E 能够保护脑细胞膜免受氧自由基的损伤，减轻对神经元的损伤，保证脑细胞的功能，提高老人记忆力和认知能力。老年人 MCI 已成为目前阿尔兹海默病（AD）临床研究的新热点。有研究表明，老年 MCI 患者血清维生素 E 含量及 SOD 活性显著低于健康老年人，血清 MDA 含量显著高于健康老年人，建议临床上应及早给予外源性维生素 E 进行干预，以便减缓 MCI 的损害。补充维生素 E 同样有益于骨骼健康。有证据表明，氧化应激与骨之间具有明确的生物联系，维生素 E 是高效的抗氧化剂和自由基清除剂，是细胞内防御机制的一部分，能抵抗自由基和清除脂质过氧化自由基，保护成骨细胞免受自由基的损伤，实现对骨的保护；抑制与增加骨流失有关的细胞因子。维生素 E 具有防止与老化相关的骨质流失的功效，可作为老年人防治骨质疏松的辅助药物。众所周知，白内障是老年人常见的一种眼疾，也是老年人失明的一个重要原因。英国的一份研究报告表明，早期白内障患者服用维生素 E 胶丸（同服维生素 C）后，其最终发展成为白内障的危险性降低了 50%。白内障的形成，即是眼晶体蛋白氧化成不透明斑膜的过程，维生素 E 能阻止和延缓这一过程，故能达到防治白内障的目的。

④维生素 K。近年来研究表明，维生素 K 除了维持机体正常的凝血功能外，还参与骨组织代谢。膳食维生素 K 摄入不足，机体维生素 K 水平低，骨质疏松及其骨折的危险性增加。维生素 K 在 20 世纪 90 年代首次被用于骨质疏松症患者，多年来科学工作者对维生素 K 用于骨质疏松症的机制、疗效及安全性做了大量研究。骨组织是通过破骨细胞不断破坏旧骨，成骨细胞参与重建新骨两者动态平衡来保持的。在保持和调控骨代谢的过程中，维生素 K 能通过细胞、分子和基因等多种层次来促进骨的矿化，抑制骨吸收，从而起到治疗骨质疏松症的作用。流行病学证据表明，维生素 K 能够减缓骨密度的下降，同时降低骨折发生率。老年人维生素 K 缺乏和髋部骨折风险增加相关。

从食物中获得的脂溶性维生素 K 需要胆汁和胰液来帮助吸收。老年人消化脂类的消化液（胆汁和胰液）分泌减少，所以脂肪吸收减少或者出现障碍，因此会出现维生素 K 的吸收障碍。另外，有些老年人肠道中的有益菌群减少，也可能造成维生素 K 合成的减少，所以，老年人容易缺乏维生素 K，故需要适量补充维生素 K。

⑤维生素 B$_1$。是碳水化合物代谢中某些关键酶的辅助因子，并有直接参与神经系统的功能。我国 65 岁以上老年人维生素 B$_1$ 的推荐摄入量 RNI 为 1.4mg/d（男）、1.2mg/d（女）。殷卫斌等于 2008 年在河南对 200 名 63~82 岁老年人调查显示：男性维生素 B$_1$ 摄入量约为（0.74±0.24）mg/d，女性为（0.63±0.20）mg/d，仅占 RNI 的 50% 左右，远远不能满足机体的需要，且 4h 尿负荷试验显示，仅 42.17% 的老年人正常。于冬梅等于 2016 年对 62857 名 2010—2012 年居民调查分析显示：77.8% 的居民存在维生素 B$_1$ 摄入不足，城市高于农村；12.2% 达到或超过 RNI 水平，农村高于城市。

⑥维生素 B$_2$。是各种核苷的一种前体，在各种代谢途径和能量生成中以辅酶形式起作用。我国 65

岁以上老年人维生素 B_2 推荐摄入量 RNI 为 1.4mg/d（男）、1.2mg/d（女）。殷卫斌等于 2008 年在河南对 200 名 63~82 岁老年人调查显示：男性维生素 B_2 摄入量约为（0.70±0.24）mg/d，女性为（0.69±0.21）mg/d，仅占 RNI 的 50%左右，远远不能满足机体的需要，且 4h 尿负荷试验显示，仅 39.51%的老年人正常。于冬梅等对 2010—2012 年调查数据的分析结果显示：全国平均摄入量为 0.8mg/d，90.2%的居民存在维生素 B 摄入不足的情况；仅 4.8%的人群>EAR，这提示我国绝大多数居民存在维生素 B_2 缺乏。

⑦叶酸。叶酸在核苷的合成和甲基化过程中起到重要的作用，参与了细胞繁殖和组织生长，缺乏时可增加成年人心血管疾病、老年人痴呆风险等。我国 65 岁以上老年人叶酸推荐摄入量 RNI 为 400μgDFE/d。周媛等 2012 年对 810 名 65~74 岁老年人群进行调查，结果显示：北方人群红细胞叶酸缺乏率为 28.9%，南方仅为 1.0%。

⑧维生素 B_{12}：在老年人中，低水平的维生素 B_{12} 与记忆力减退和与年龄有关的听力丧失有关。叶酸与体内 B_{12} 的代谢有关，它实际上可以改善听力。然而，如果 B_{12} 水平不够，高叶酸水平可能是一个健康问题。随着年龄的增长，人体吸收维生素 B_{12} 所需的化学物质的量会减少。为了避免缺乏维生素 B_{12}，建议老年人经常食用富含维生素 B_{12} 的食物，包括肉类、家禽、鱼类、蛋类和乳制品。

（6）益生菌 益生菌是一类对宿主有益的活性微生物，是定植于人体肠道、生殖系统内，能产生确切健康功效从而改善宿主微生态平衡、发挥有益作用的活性有益微生物的总称。人体、动物体内有益的细菌或真菌主要有酪酸梭菌、乳杆菌、双歧杆菌、放线菌、酵母等。益生菌具有预防或改善腹泻、缓解不耐乳糖症状、预防生殖系统感染、增强人体免疫力、促进肠道消化系统健康、降低血清胆固醇等作用。肠道微生物群及其代谢产物在调节各年龄组肠道健康和疾病，特别是老年健康状况中发挥核心作用。例如，肠道微生物群组成的变化与炎症和代谢紊乱有关，可引发包括炎症性肠病、糖尿病、心血管疾病、结直肠癌、以及虚弱在内的一系列症状。进入老年之后，老年人肠道菌群多样性下降，双歧杆菌数量减少，肠道细菌增多，某些变形杆菌被怀疑是导致肠道疾病的原因之一。与年轻人相比，老年人拟杆菌门增多，而厚壁菌门较少。一项芬兰的研究发现老年人（>65 岁）队列中的双歧杆菌属微生物群通过 6 个月益生菌干预可能会被修改，甚至特定的双歧杆菌物种水平的适度调整可能与细胞因子水平的变化有关，这表明肠道双歧杆菌微生物群的调整可能为影响老年人的炎症反应提供一种手段。另外据估计，65 岁或以上的人群中有 75%以上至少服用一种处方药。广谱抗生素对肠道微生物群的干扰可能会增加梭状芽孢杆菌等致病菌的发生率，梭状芽孢杆菌是老年患者体内常见的病原菌，携带这种病原体也会影响微生物的多样性。抗生素的使用率增加也导致了一些相关临床问题的出现，其中一个很重要的问题就是抗生素相关性腹泻。一项对北京市门头沟区医院 119 例慢阻肺患者的随机对照（RCT）试验，研究了益生菌在老年人抗生素相关性腹泻治疗中的作用。研究发现，益生菌可明显减少老年患者抗生素相关性腹泻的发生率。在一项双盲、安慰剂对照，研究热杀灭的加氏乳杆菌对老年人免疫力影响的临床试验中，共 28 名受试者（50~70 岁）被纳入试验，第一组接受 TMC0356（14 名受试者），第二组接受安慰剂（14 名受试者）。结果 TMC0356 可以增加老年人 $CD8^+T$ 细胞数量，减少 CD28 在 $CD8^+T$ 细胞中的表达损失。TMC0356 对老年人免疫应答的影响可能增强老年人对病原感染的自然防御机制，增强老年人的免疫力。另外有一项于 2013 年 3 月至 5 月在荷兰的一家疗养院对 44 名（74~99 岁）老年人进行的食品补充剂试验研究。研究分为两个阶段，基线期 3 周（1~3 周）和干预期 6 周（4~9 周），共 63d。在干预期间，记录老年人的排便习惯并与基线期进行比较。研究发现含干酪乳杆菌发酵牛乳饮料可以显著改善疗养院体弱老年人的粪便质量，减少腹泻和便秘的粪便类型的出现，增加理想粪便类型的出现，能显著改善疗养院虚弱老人的排便习惯。

三、老年营养食品

1. 定义及种类

目前，世界各地对老年食品尚无确切的定义。老年食品根据其功能可定义为在人体营养生理功能方面或防治老年疾病方面能满足老年人特殊要求的食品。

在我国，目前正在进行《国家食品安全标准老年食品通则》（以下简称《老年食品通则》）的制定工作，2018年8月面向社会征求意见，《老年食品通则》（征求意见稿）中将老年食品定义为经调整膳食（营养）成分的种类及含量，以满足营养不良老年人营养需求的一类特殊膳食用食品。其中老年营养食品包括老年营养配方食品、老年营养补充食品。老年营养食品的定义是经过系统查阅老年人营养状况相关文献，对老年人群营养状况及老年食品市场有充分的了解，并经过多次会议讨论，得到的老年食品国家标准编制组专家成员的共识而确定。

老年食品国家标准编制组于2018年1月至2018年5月对当前超市销售老年食品情况进行了调查。收集的220份老年食品产品种类主要分为：冲调乳品69份（31.4%），其中含有"营养配方食品"字样的产品18份，液态饮料类27份（12.3%）、饼干蛋糕类87份（39.5%）和糊粉类36份（16.4%）。

（1）冲调乳品 冲调乳品的推荐食用量一般为50g/d。按照推荐量食用，与《中国居民膳食营养素参考摄入量RDIs（2013）》中老年人能量需要量和营养素推荐摄入量相比，约从冲调乳品中摄入1/10能量、1/3蛋白质、1/10脂肪、1/10碳水化合物、1/10钠。老年人食用冲调乳品类食品，可以获得相对较高的蛋白质。维生素A、维生素D、维生素E三种脂溶性维生素的添加较为广泛，达到78%（54/69），未发现维生素K添加。维生素A、维生素D、维生素E的NRV%分别为61%、158%和86%。水溶性维生素添加最多的是维生素C，占样品总数78%（54/69），NRV%为45%；其次是维生素B_2（核黄素）和维生素B_6（吡哆素），分别占样品总数25%（17/69）和26%（18/69），NRV%分别为57%、71%；样品中添加维生素B_9（叶酸）和维生素B_1（硫胺素）的样品数分别为5例和3例，NRV%分别为63%和104%；添加维生素B_{12}的产品2例，添加含量NRV%为104%；添加胆碱的样品只有1例，添加含量的NRV%仅为3.5%。调制乳品中矿物质添加较多。添加钙、铁、锌、镁、硒和磷的样品数占比分别为97%（67/69）、75%（52/69）、70%（48/69）、33%（23/69）、20%（14/69）和23%（16/69），NRV%分别为109%、50%、30%、17%、40%和71%。6例样品添加钾元素，添加量NRV%为26%。1例产品添加锰，添加量NRV%为2%。29例添加膳食纤维，添加量NRV%为12%。添加膳食纤维多以低聚异麦芽糖计。食品营养声称中添加牛磺酸的有9家企业12例样品，牛磺酸的添加范围为4~40mg/100g。添加益生菌的产品有5家企业5例样品，添加种类有动物双歧杆菌、乳双歧杆菌（1×10^6CFU/g）和嗜酸乳杆菌。

（2）液态饮料 此次调查搜集到的适宜老年人的液态饮料27例，其中牛乳占25.9%（17/27），羊乳占26.0%（7/27），豆乳占11.1%（3/27）。液态饮料营养声称以"低脂""脱脂""无胆固醇"和"无/低乳糖"为主要特点，为老年人提供适合的优质蛋白质来源。其中有55.5%（15/27）产品在营养成分表中标示了钙的添加，2例产品营养标签中标示脂溶性维生素A、维生素D、维生素E的添加。

（3）糕点类产品 此次调查的糕点类产品87例。根据产品名称，又可以将糕点类分为饼干类、酥类、蛋糕类、沙琪玛四大类，分别占糕点类产品的49.4%（43/87）、24.1%（21/87）、16.2%（14/89）、和10.3%（9/89）。营养声称以"低糖/无蔗糖""木糖醇/麦芽糖醇""富含膳食纤维""松软"等为特点，低糖、高膳食纤维、松软适合老年人的生理特点。添加木糖醇/麦芽糖醇的产品有51例，占调查产品总数的 58.6%。参照老年人能量需要量和营养素推荐摄入量，每食用 100g 糕点类产品，能摄入 23%能量、13%蛋白质、37%脂肪、20%碳水化合物和 9%钠。食用糕点类产品能摄入较多的脂肪。

（4）糊粉类产品　此次调查的糊粉类样品共 36 例，包括藕粉 10 例（27.8%）、芝麻糊 21 例（58.3%），核桃和其他坚果为主的 5 例（18.9%）。糊粉类食品是对原材料简单加工制成的，含有食物原料本身的特点。藕粉类以提供能量和碳水化合物为主，芝麻糊类产品和核桃粉及其他坚果粉营养声称提供不饱和脂肪酸。总体来说，糊粉类产品适合老年人食用，同时也满足了老年人对于口感的需求。参照老年人能量需要量和营养素推荐摄入量，每食用 100g 糕点类产品，摄入 20%的能量、13%蛋白质、14%脂肪、22%碳水化合物和 1%钠。与糕点类相比，摄入的能量较低。

从对我国目前老年食品市场调查可以看出，市面上已经有面向老年人的食品，但是品类相对匮乏，各产品的营养素添加种类及添加量差距较大，大部分产品只针对老年人某一种或几种营养素进行强化，或针对老年人某一生理特点进行营养成分的添加，并没有任何一款产品能满足老年人全部营养需求。同时，市场上也缺乏真正能够补充老年人日常膳食营养素摄入不足的营养补充食品。

2. 老年营养配方食品

老年营养配方食品是指以乳类、乳蛋白制品、大豆蛋白制品、粮谷类及其制品为主要原料，加入适量的维生素、矿物质和（或）其他成分生产加工制成的特殊膳食用食品，适用于营养不良和（或）有营养需求的老年人群，其营养成分能满足老年人的营养需求。老年营养配方食品可为营养不良老年人提供能量和必需营养素，也可作为轻断食老年人的代餐食品。从定义可以看出，老年营养配方食品含有老年人所需的所有基本营养素，其可作为单一食物来源以满足老年人对营养成分的基本需求，为咀嚼吞咽受限、居家做饭困难，及临时代餐的老人提供了一种选择。老年营养配方食品既可以作为一种全营养食品一段时间替代老年人饮食，同时也可以作为因各种原因无法做饭的情况下的一种较好的临时食物选择，可满足老年人营养需求。

（1）特点　目前市面上已有的配方食品包括婴幼儿配方食品和特殊医学用途配方食品。与此两种配方食品相比，老年营养配方食品具有自己的特点。与婴儿、较大婴儿及幼儿配方食品相比，老年营养配方食品增加了可添加的成分，如增加了《中国居民膳食营养素参考摄入量（2013 版）》（DRIs2013）中的其他膳食成分。充分体现了老年人对除基本营养素之外的营养需求，同时也为老年食品市场提供了充分发挥创造力的空间，便于食品企业广泛开展老年健康研究，开发更有利于老年人健康的营养食品。

特殊医学用途食品是指为了满足进食受限、消化吸收障碍、代谢紊乱或特定疾病状态人群对营养素或膳食的特殊需要，专门加工配制而成的配方食品。该类产品必须在医生或临床营养师指导下食用，可单独食用或与其他食品配合食用。其包括全营养配方食品、13 类特定全营养配方食品和非全营养配方食品。与特殊医学用途食品相比，特殊医学用途食品的大前提就是面向疾病状态的人群，虽然在老年人当中有部分老年人或多或少患有疾病，但是老年营养配方食品是面向广大普通老年人，旨在维持老年人营养需求和健康，不以治病或者疾病治疗辅助为目的。老年营养配方食品是以老年人营养需求为制定原则，所有营养素限量均在安全范围内，所以无需在医生或者临床营养师指导，可自行食用。

（2）营养成分　添加原则主要是根据特殊医用配方食品上限和下限的计算方法，以老年人推荐能量需要量（EER）作为基底，通过膳食推荐摄入量（RNI/AI）、UL 值，计算出上限和下限。

①矿物质。钙、镁、铁、锌、硒：下限按 RNI/AI 计算，上限按 UL 值计算。

②脂溶性维生素。维生素 D、维生素 E、维生素 K 的含量范围，下限按 RNI/AI 计算，上限按 UL 值计算。未设置 UL 值得暂时不设置上限。

③水溶性维生素。对于未设 UL 值得水溶性维生素 B_1、维生素 B_2、维生素 B_{12}、泛酸、生物素，下限按 RNI/AI 计算，不设置上限。

④对于设有 UL 的营养素。叶酸、烟酸/烟酰胺、胆碱、维生素 B_6 下限按 RNI/AI 计算，上限按 UL 值计算。

⑤钠、钾和维生素 C。按 PI-NCD（预防非传染性慢性病的建议摄入量）计算下限。

⑥其他营养成分。膳食纤维和植物化学物。膳食纤维可以缓解便秘，促进益生菌生长，调节血糖，预防 Ⅱ 型糖尿病、脂质代谢紊乱，还具有预防某些癌症的作用。长期摄入过少可引起代谢紊乱，诱发多种慢性病；摄入过多也可引起肠胃不适，并营养其他营养素的吸收。由于膳食纤维需要量的数据较少，目前采用特定建议值（SPL），并结合摄入量上限（UL）制定老年营养食品中膳食纤维的含量。

⑦植物化学物包括酚类。包括原花青素，儿茶素，槲皮素，花色苷，大豆异黄酮，姜黄素，绿原酸，白藜芦醇等；萜类，包括番茄红素、叶黄素、植物甾醇；含硫化合物包括异硫氰酸盐、硫辛酸、大蒜素；以及 γ-氨基丁酸、左旋肉碱、氨基葡糖和低聚糖等。植物化学物有其特定的生理功能，参考其 SPL 和 UL 值，对于文献较少，未确定 SPL 和/或 UL 值的植物化学物，并未制定出具体要求。如需要添加，可参考相关标准。

3. 老年营养补充食品

老年营养补充食品是以乳类、乳蛋白制品、大豆蛋白制品中一种或以上为食物基质，添加维生素、矿物质和（或）其他成分制成的适应老年人群营养补充需要、能改善老年人群营养状况的特殊膳食用食品。老年营养补充食品的形式可以是营养包、营养棒等。老年营养补充食品适合营养不良、膳食中营养素摄入不足的老年人群。

（1）营养补充食品　辅食营养补充品是 21 世纪发展起来的一类特殊膳食用食品。2002 年，美国国际发展署（USAID）和法国研究机构研讨了其类型、产品特点、产品设计（配方、工艺、稳定性、包装等）、市场定和分销渠道、质量保障和控制等，确定了此类别产品的用途和技术，主要包括以下几类：①食物载体能提供较大量的能量和优质蛋白的，如辅食营养素补充食品（nutrient-dense food supplement for complementary feeding）的涂抹料、豆粉营养包，前者是用于饼干、面包上涂抹食用；后者则是添加在婴幼儿辅食中食用；②食物载体以调味为主要目的而只提供少量优质蛋白的，如易磨碎分散添加于辅食中使用的含乳粉营养素片剂；③载体以填充剂为主少量添加的，类似米粉的撒剂。

"营养包"是由中国营养学专家们提出的，是以食物基质为基础，包含了高密度的多种维生素及矿物质的辅食营养素补充品。包括维生素 A、B 族维生素、维生素 C、维生素 D、叶酸、钙、铁、锌等。添加到家庭制作的辅食里，一天一包。最初是针对我国婴幼儿营养缺乏而设计提出，2001—2007 年研究中，从 6 个月龄开始给婴儿添加营养包，每天一包。研究结果表明添加营养包的儿童身长在 24 月龄时比不补充的高 1.3cm；补充 1~2 个周期后儿童的贫血率由 34.8% 降到 18.5%；儿童 24 个月的智商比不补充的高出 1.3~4.7 分；在结束后，跟踪儿童到 6 岁，其智商优势保持到 6 岁可高出 3.1~4.5 分。另外大量研究均表明，营养包可改善婴幼儿的贫血、低出生体重等。随后孕妇营养包也被设计研发，旨在改善孕妇营养状况、胚胎发育以及婴儿的生长发育。

（2）老年营养补充食品特点　作为另一个有着特殊营养需求的群体——老年人，目前尚没有相应的营养补充食品（营养包）被研发推出。我们推测，根据老年人的营养素需求，设计针对老年人营养包，通过每天食用营养包加强机体所需营养素的摄入，从而达到改善老年人健康状况，将会是一条经济有效可以被广泛推广的有效途径。与辅食营养补充品和孕妇及乳母营养补充食品相比。老年营养补充食品中规定还可以添加 DRIs2013 中其他有益膳食成分以及经食品安全验证的其他有益于老年人健康的成分。与老年营养配方食品相比，老年营养补充食品是用于对老年人正常膳食的一个补充，由于老年人生理退化，食物的选择及进食量受到限制，营养物质摄入存在相对不足的风险，长期如此会存在营养不良风险。而老年营养补充食品旨在补充老年人通过饮食摄入相对不足的部分，从而满足老年人每天对营养素的需求。

老年营养补充食品以高密度的微量营养素为特点，添加优质蛋白质，集中补充了老年人膳食中缺乏的营养素；可添加的营养素种类和含量要求参考了DRIs2013中老年人的推荐摄入量进行设计，充分保证了安全性。

（3）营养成分添加原则　微量营养素中矿物质元素、脂溶性维生素、水溶性维生素以每日计含量范围来确定，主要依据各种营养素的安全性、RNIS以及我国目标人群的膳食部分营养素数据，参考DRIs2013，并参考《食品安全国家标准　辅食营养补充品》（GB 22570—2014）中"辅食营养补充品微量营养素每日份量制定的基本原则"、WHO微量营养素食物强化技术指南、修订中的保健食品营养素补充剂的日剂量要求、产品加工工艺及其稳定性要求等制定原则。

①矿物质。钙、镁、铁、锌、硒上限值参照修订中的营养素补充剂最新拟定范围值确定，按100%RNI左右为高限，钙镁铁锌硒的低限值为老年人的30%RNI左右。

②脂溶性维生素。维生素D、维生素E、维生素K的含量范围，其低限和高限值按RNI的30%和100%左右的范围值确定，维生素A因安全性的关注，专家建议适当调低，为RNI的30%和90%左右。

③水溶性维生素。对于未设UL值得水溶性维生素B_1、维生素B_2、维生素B_{12}、泛酸、生物素。低限值为40%左右的RNI（或AI），高限值为200%左右RNI。

对于设有UL的有叶酸、烟酸/烟酰胺、胆碱、维生素B_6、维生素C，由于前两种营养素UL/RNI<3，在本标准中规定了高限值；对于后三种，UL/RNI>5以上，且即使过量，危害风险也较低，但作为特殊人群应用的补充品，专家建议按其未设UL水溶性维生素设定高限值，即高限为200%左右RNI。

④其他营养成分。膳食纤维和植物化学物。膳食纤维可以缓解便秘，促进益生菌生长，调节血糖，预防Ⅱ型糖尿病、脂质代谢紊乱，还具有预防某些癌症的作用。长期摄入过少可引起代谢紊乱，诱发多种慢性病；摄入过多也可引起肠胃不适，并影响其他营养素的吸收。由于膳食纤维需要量的数据较少，目前采用特定建议值（SPL），并结合摄入量上限（UL）可制定老年营养食品中膳食纤维的含量。

植物化学物种类繁多。酚类包括原花青素、儿茶素、槲皮素、花色苷、大豆异黄酮、姜黄素、绿原酸、白藜芦醇等；萜类包括番茄红素、叶黄素、植物甾醇；含硫化合物包括异硫氰酸盐、硫辛酸、大蒜素；还有γ-氨基丁酸、左旋肉碱、氨基葡糖糖和低聚糖等。植物化学物有其特定的生理功能，可参考其SPL和UL，对于文献较少，未确定SPL和/或UL值的植物化学物，并未制定出每日量要求。如需要添加，可参考相关标准。

第六节　代餐食品

一、引言

代餐，又称替餐，顾名思义就是取代部分或者全部的正餐，代餐形式较为多样，如代餐粉剂、代餐液体、代餐棒、代餐奶昔等。

代餐主要起源于西方国家，西方国家的饮食结构主要以肉类为主，肉类是主要的能量来源，能量密度较高，脂肪和糖类含量也丰富；除了肉类，甜品、乳制品在西方国家人群饮食习惯中较为常见，也是属于高能量类的食物。正因如此，随着二战后西方国家经济的复苏，西方的肥胖人数也是在逐年增加，并呈急剧增长的态势。在维也纳召开的有关问题的第十一次欧洲会议上，与会的2000多位专家一致将肥胖症称为"西方世界的灾难"。目前，美国成年人群中超重人群人数比例高达74%，英国比例为61%。肥胖的体型不仅影响形态外观，更会威胁到人群的身心健康，肥胖能够引发一系列的代谢性疾病，如高血糖、高血脂、高血压、高尿酸等，并对其他各个脏器，如心脏、肾脏等造成负担。据调查发现，80%的糖尿病患者肥胖，高血压和高血脂的患者中均分别有50%人患有肥胖，体重每增加10%，心脏病的患病风险就增加13%，体重每减少10%，血压可降低13%。

正是由于人们逐渐意识到了肥胖对人体健康的影响，所以就出现了一类能够代替这些高热量、高脂肪的食物，这就是最早的代餐。

提到代餐，人们自然而然就想到了减肥餐，但真正意义上的代餐，并不局限于减肥代餐，任何具有功能的部分或全部替代正餐的食物，都可以称为代餐。正是得益于全球的减肥浪潮，代餐理念才得以发展。

二、分类

随着科学技术的进步，代餐已经不再止于减肥代餐，而是在人们饮食、健康的各个领域均有存在。根据是否能够完全代餐，可以分为组件营养素和全营养素。组件营养素主要包括膳食纤维、蛋白粉、以碳水化合物或者脂肪为主的代餐；全营养素包括三大供能营养素以及矿物质、维生素、微量元素等，又根据功能的不同，全营养素代餐的营养素含量也不尽相同。

（一）膳食纤维

膳食纤维是一种多糖，其在人体消化道中，既不能在胃肠道中被消化吸收，也不能供给人体能量，曾因为被认为是一种"无营养物质"而长期不被重视。随着科学技术的进步，人们逐渐发现了膳食纤维的作用，并被营养学界补充认定为与传统的六类营养素并列的第七类营养素。2001年，美国谷物化学学会将膳食纤维的定义为"膳食纤维是指能抗人体小肠消化吸收，而在人体大肠能部分或全部发酵的可食用的植物性成分、碳水化合物及其类似物质的总和，包括多糖、寡糖、木质素以及相关的植物物质"。

膳食纤维主要成分是纤维素、木质素和半纤维素，也包括果胶、果胶类似物及树胶等，是纤维类化合物的总称。根据是否溶解于水，可将膳食纤维分为两大类，可溶性膳食纤维和不可溶性膳食纤维。可溶性膳食纤维主要成分为胶类和糖类，吸水性较强，可结合水、吸收矿物质阳离子，并作为肠内微生物发酵的基质，主要来源为果胶、海藻、魔芋等；不可溶性膳食纤维主要指纤维素、半纤维素和木质素等，具有降血脂、血压，预防肥胖、结肠癌，并在保健品、肉制品、面制品等产业中被广泛应用，主要来源为米类、麦类及豆类等谷物，也包括蔬菜和水果。

在代餐领域中，膳食纤维主要广泛应用于减肥以及改善便秘中。膳食纤维能促进咀嚼，增加唾液的分泌，结合大量的水而使胃部膨胀，增加饱腹感，减慢胃排空，延缓营养物质的吸收。对于减肥者，是一种很好的代餐选择，既增加了饱腹感，使减肥者不会产生饥饿感，又因膳食纤维几乎不能被消化吸收，几乎不会产生能量，因此也不会造成减肥者额外的摄入能量。膳食纤维代餐粉的产品一般都是从植物中提取的，如菊粉、果胶等。但因膳食纤维几乎不为人体提供能量，膳食纤维类的代餐粉仅能够部分替代正餐，不能够全部替代。

1. 来源

抗性糊精、菊粉、低聚葡萄糖、水溶性膳食纤维、低聚果糖、低聚木糖。

2. 三大营养素供能

该配方中不含有蛋白质和脂肪，碳水化合物含量为 0～95g/100g，膳食纤维含量在 56～96g/100g，本身产生能量较少，可以忽略不计。

3. 特点

（1）一般适用于需要增加膳食纤维摄入的人群。

（2）一般为多种可溶性膳食纤维组合而成，冲调性好，口味佳。

（3）能量低，不会额外增加能量，升糖指数低，对血糖影响不大，也可适用于糖尿病患者。

（4）具有调节肠道菌群，促进有益菌的生长繁殖，防止便秘。

（二）蛋白粉

所谓的蛋白粉，一般是采用某种工艺提纯的大豆蛋白、酪蛋白、乳清蛋白等或以上几种蛋白的组合，主要应用于缺乏蛋白质的人群。对于健康人而言，只要坚持正常饮食，不需要额外补充蛋白质，而且蛋白质摄入过多，既是一种浪费，又会加重肾脏负担，也会对身体造成一定的危害。

蛋白粉根据来源的不同，大体可分为乳清蛋白粉和植物蛋白粉两大类，乳清蛋白粉均为优质蛋白质，一般是从牛乳中浓缩或者提取出来的蛋白质，吸收利用率高，价格也偏高；植物蛋白粉主要以米面类和大豆类为主，不同来源的植物蛋白质价值也不同，如米面类蛋白质缺乏一种必需氨基酸——赖氨酸，豆类蛋白粉蛋氨酸含量较少，吸收利用率会低于动物性蛋白，但价格也相对偏低，物美价廉。无特殊要求的人群可满足其生理需求，建议几种同时服用，可以避免氨基酸缺乏的情况。

1. 来源

蛋白质来源主要为乳清蛋白、水解小麦蛋白肽、鱼胶原蛋白肽、小麦低聚肽、酪蛋白水解物、分离乳清蛋白等。

2. 三大营养素供能

（1）蛋白质供能比为 78%～97%。

（2）碳水化合物供能比为 2%～12%。

（3）脂肪供能比为 2%～14%。

3. 特点

（1）适用于 3 岁以上需要蛋白质补充的人群，如低蛋白血症、营养不良或者健身增肌等，可以部分代餐，但不能完全代餐，因其主要成分为蛋白质类，碳水化合物、脂肪、矿物质及微量元素等缺乏或者不均衡，不能完全满足人体需求，而且这些营养素的缺乏会影响蛋白质的利用和代谢。因此，在补充蛋白质的同时，应注意补充碳水化合物、脂肪、维生素、矿物质等。

（2）乳清蛋白的氨基酸组成最符合人体需要，含有多种生物活性肽，消化吸收率高，使胃肠道负担小。

（3）还含有乳球蛋白、乳白蛋白、糖巨肽等活性蛋白，能够提高人体免疫力。

（4）其符合活性肽配方通过协同作用多靶点起效，能促进伤口愈合。

（5）含有的 L-谷氨酰胺能够为胃肠道黏膜细胞提供营养，维护肠道黏膜屏障，调节免疫功能。

（6）有些产品含有精氨酸，精氨酸为人体条件必须氨基酸，能够促进胶原组织合成，促进伤口愈合；并可以增加肝脏功能，促进蛋白质的代谢，调节人体免疫功能。

（7）真正蛋白粉中蛋白质含量应在80%以上，这也是鉴别真假蛋白粉的窍门。

（三）以碳水化合物为主

该营养素是在单一糖类（即碳水化合物）的基础上调整的非全营养配方食品，主要成分为碳水化合物，蛋白质、脂肪、矿物质、微量元素等其他营养素含量较少或缺乏，只可作为部分代餐，不能完全代餐。

碳水化合物类代餐主要在术前准备、术后饮食过渡时应用较为广泛，其可以迅速为人体提供能量，改善饥饿、缓解焦虑情绪。

1. 来源

碳水化合物来源主要为水、麦芽糊精、结晶果糖、酶解米粉。添加少量矿物质。

2. 三大营养素供能

该类营养素中无蛋白质和脂肪，只有碳水化合物为其供能，每100g这类物质中，碳水化合物质量为12~95g。

3. 特点

（1）缓解手术患者术前饥饿状态，但不增加肠道负担，不产生粪便，同时可迅速提供能量，而且还能够缓解术前口渴、紧张状态，也不增加术后麻醉反流和误吸的风险。

（2）缩短患者术前、术后饥饿状态，减少术后氮和蛋白质的损失，维持正常肌力。

（3）能够加强患者机体能量的维持，缩短住院时间，加速患者康复。

（4）口感较好，依从性较高。

（5）该营养素可以迅速升高血糖，对于胰岛功能较差的人建议稀释应用或不食用。

（四）以脂肪为主的代餐

以脂肪为主的代餐主要为某些特殊患者提供营养支持，如体内缺乏脂肪酶或胆汁盐、脂肪吸收不全、需要额外添加多不饱和脂肪酸的人群。

1. 来源

脂肪来源主要为辛癸酸甘油酯粉、二十二碳六烯酸（DHA）。

2. 营养素种类及含量范围不详

3. 特点

（1）营养素中含有的中链甘油三酯具有特殊脂肪代谢功能，较普通长链脂肪酸更易消化吸收，并且不需要脂肪酶和胆汁盐参与消化，能够快速提供能量，减轻肝脏的负担。

（2）二十二碳六烯酸是神经系统细胞生长及维持的一种重要元素，对婴儿智力发育有至关重要的作用；具有预防心血管疾病的功能；可以延缓脑细胞的衰老、增强免疫。

（五）全营养代餐粉

全营养代餐粉是可以作为单一营养来源代替一餐或多餐的满足目标人群营养需求的营养粉，一般为特殊医学用途配方食品。主要应用于需要营养补充或者营养支持的人群。但这一类人群对营养素，没有特定的需求，例如体弱、厌食偏食、长期营养不良，长期卧床等。全营养代餐粉可以单独使用，完全代餐，其包含人体所需的全部必需营养素，并对所有营养素的含量有严格的要求。一般可以根据氮的来源进行分类，氨基酸/短肽型和整蛋白型两大类。另外在全营养粉中，还有一些特殊营养素，是针对某些特殊人群特殊疾病配制的全营养粉。这类代餐食品对能量、对营养素的含量有着特殊的要求，以满足目标人群的特殊需求，例如糖尿病全营养粉、肾病专用型营养粉等。

1. 氨基酸/短肽型

（1）三大营养素供能

①碳水化合物供能比为 69%～76%。

②蛋白质供能比为 14%～18%。

③脂肪供能比为 3%～15%。

（2）特点

①该营养素配方为预消化型肠内营养制剂，主要是将碳水化合物、脂肪、蛋白质预先在肠道外消化部分，可以减轻胃肠道胡负担，直接被人体吸收利用，可作为阶段性的全部代餐。

②蛋白质提供的氮源分解为氨基酸和短肽两种途径，被人体吸收，可充分利用，快速吸收。

③预消化的蛋白质，有水解乳清蛋白和大豆肽，分子质量较小；易分解，可迅速被人体吸收。

④长链脂肪含量较低，含部分中链甘油三酯，同样可以减轻消化道负担，可应用于胰腺炎等需要低脂饮食的疾病中，营养补充较为安全。

⑤因该营养素低脂配方以 $\omega-3$ 脂肪酸（藻油 DHA）作为主要脂肪供给，同时具备抑制炎症等的作用。

⑥特别添加谷氨酰胺，可以修复肠黏膜，更有利于有肠道功能受损的患者。

⑦部分特别添加乳铁蛋白，增强免疫功能，具有抗菌、抗病毒的作用。

2. 整蛋白型（普通型）

（1）三大营养素供能

①碳水化合物供能比为 48%～56%。

②蛋白质供能比为 13%～18%。

③脂肪供能比为 20%～35%。

（2）特点

①该营养素配方为全面、均衡的配方，能量、营养素及矿物质均能够满足普通人群的营养需求，可以作为唯一营养来源完全代餐或部分补充。

②该营养素不含乳糖，可以避免因乳糖不耐受引发的腹泻。

③碳水化合物以麦芽糖糊精为主，不含乳糖，不含膳食纤维、低渣；蛋白 100% 为酪蛋白，为高生物价蛋白，蛋白水平适合普通人群或疾病稳定状态的患者；脂肪 100% 为植物脂肪，来源为玉米油、大豆油、橄榄油、红花油、菜籽油等，保证必需脂肪酸的来源，不含胆固醇。

3. 糖尿病专用——高纤维型

（1）三大营养素供能

①碳水化合物供能比为 45.9%～50.2%。

②蛋白质供能比为 19.3%～20.1%。

③脂肪供能比为 28%～34%。

（2）特点

①该营养素配方适合糖尿病患者饮食原则,特别添加菊粉、低聚葡萄糖、低聚果糖等膳食纤维或抗性淀粉,能增加患者饱腹感,可以作为完全代餐或膳食补充,同样也适用于普通人或减重者代餐。

②特别添加的膳食纤维,可以增加大便体积,有助于维持正常的肠道功能,可以预防或者改善糖尿病患者便秘症状。

③预消化的蛋白质,有水解乳清蛋白和大豆肽,分子质量较小;预消化的脂肪,含中链甘油三酯,易分解,可迅速被人体吸收。

④配方中配有特殊的碳水化合物组合,能够有效的延缓和控制血糖的升高。

⑤有些产品中含有某些特殊成分,能够维持血糖和胰岛素的功能,促进胰岛素的有效分泌,减少胰岛素的用量。

4. 低纤维型

(1) 三大营养素供能

①碳水化合物供能比为54%。

②蛋白质供能比为14%。

③脂肪供能比为31.8%。

(2) 特点

①该营养素配方中不含有膳食纤维,不产生粪便,对于不全性肠道梗阻或者其他不适合进食膳食纤维的人群,可以继续进食,而不会增加肠道负担。

②该营养素除不含膳食纤维外,其他营养素均衡,可以满足人体营养需求,可以作为完全代餐,如果身体状况恢复,建议逐渐增加膳食纤维的摄入,因长期缺乏膳食纤维可导致肠道蠕动变慢、便秘等其他疾病。

5. 低脂型

(1) 三大营养素供能

①碳水化合物供能比为81%。

②蛋白质供能比为14.9%。

③脂肪供能比为4.08%。

(2) 特点

①该营养素配方主要特点为脂肪含量较低,主要适用于血脂较高、或对脂肪摄入有特殊要求的人群,包括减肥人群、某些疾病的患者。

②该营养素为全营养素,能够为部分人群提供均衡营养,可以作为完全代餐或部分替代。

③蛋白质含有64.3%的乳清蛋白,生物价高,人体消化吸收率高。

6. 肾病专用型

(1) 三大营养素供能

①碳水化合物供能比为58.2%~79.5%。

②蛋白质供能比为4.4%~14.0%。

③脂肪供能比为13.1%~30.1%。

(2) 特点

①该营养素配方适合肾病患者饮食原则,为优质低蛋白配方,可作为肾病患者完全代餐或部分补充。

②乳清蛋白是蛋白质的唯一来源,为100%优质蛋白质,无植物蛋白,生物利用率高,富含必须氨

基酸，能够减轻肾脏代谢负担。

③该配方中磷、钾、钠等含量较低，能够进一步减轻肾脏的代谢负担。

④肾病患者低蛋白的饮食要求，需要高碳水化合物，对血糖影响较大，合并患有糖尿病的患者需要权衡应用。

7. 肝病专用型

（1）三大营养素供能

①碳水化合物供能比为 57%~77%。

②蛋白质供能比为 11%~24%。

③脂肪供能比为 13.1%~30.1%。

（2）特点

①该营养素配方适合肝病患者饮食原则，该配方为低脂、适中碳水化合物，富含支链氨基酸配方，可作为肝病患者完全代餐或部分补充。

②肝病患者应尽量减少芳香族氨基酸的摄入，适当提高支链氨基酸的比例，避免肝性脑病的发生，该配方中一般支链氨基酸与芳香族氨基酸的比例为 15：1，富含支链氨基酸，有利于改善氨基酸代谢失衡。

③所含脂肪的中长链甘油三酯配比为 MCT：LCT = 1：1，配比合理，容易吸收，几乎不会沉积于肝脏。

④全乳清蛋白配方，容易消化吸收，生物利用率高。

⑤含有多种矿物质和维生素，富含人体所需的微量元素，提高人体免疫力。

8. 呼吸系统疾病专用型——高脂肪型

（1）三大营养素供能

①碳水化合物供能比为 36.2%。

②蛋白质供能比为 18.5%。

③脂肪供能比为 45.5%。

（2）特点

①该营养素配方适合呼吸系统疾病患者的饮食原则，该配方为高脂肪、低碳水化合物配方，可以减少二氧化碳的生成，改善慢性阻塞性肺炎、呼吸衰竭等呼吸系统疾病症状。

②本配方能量较高，蛋白含量较高，能够满足呼吸系统疾病高代谢状态，改善高消耗导致的负氮平衡。

③脂肪中含有 40% 的中长链脂肪酸，能够提高脂肪代谢效率。

④全乳清蛋白配方，容易消化吸收，生物利用率高。

⑤特别添加乳铁蛋白和 DHA，能够改善机体组织炎症改变。

9. 肿瘤疾病专用型——高脂肪型

（1）三大营养素供能

①碳水化合物供能比为 17%~57%。

②蛋白质供能比为 17%~30%。

③脂肪供能比为 7.2%~33%。

（2）特点

①该营养素配方适合肿瘤疾病患者的营养需求，可作为完全代餐或部分替代。

②碳水化合物适中，特别添加的水溶性膳食纤维。

③氮源来自胶原蛋白肽和大豆多肽，活性肽含量丰富，生物利用率高，可以明显改善肿瘤消耗产生的负氮平衡。

④脂肪中含有40%的中长链脂肪酸，能够提高脂肪代谢效率。

⑤添加的精氨酸、谷氨酰胺、核苷酸、DHA、乳铁蛋白等，能够增强机体免疫力，改善机体免疫功能，调节机体的炎症反应。

⑥深海鱼胶原蛋白可以减慢肿瘤的转移，加速伤口的愈合。

⑦提别添加生姜提取物姜烯酮，可以有效改善患者肿瘤患者放化疗期间出现的呕吐症状。

三、加工工艺

1. 膳食纤维加工工艺

根据膳食纤维的功能和结构特点，可以采用多种方法提取膳食纤维，常用的有化学法、酶解法、化学-酶解法、生物发酵法。通过表5-14对以上四种提取方法进行介绍。

表 5-14　　　　　　　　　　　　　膳食纤维提取方法原理与优缺点

提取方法	原理	优缺点
化学法	化学法是将样品原料经过干燥、粉碎，然后用酸、碱等化学试剂作为溶剂进行浸提，得到膳食纤维的一类方法	简便快捷，也是目前最常用的提取方法，在工业上也广泛被应用。根据工艺不同，化学法也可分成酸法、碱法、直接水提法和絮凝剂法等。直接水提法比较常见，但是得率很低。用碱法以及酸法所提取制得的膳食纤维色泽较差纯度不高，让膳食纤维活性遭到破坏，还会因为大量污水而对环境造成严重污染
酶解法	利用淀粉酶、糖化酶、蛋白酶、半纤维素酶和阿拉伯聚糖酶等，水解去除样品中淀粉和蛋白质组织物质，进而使膳食纤维游离释放的一种化学方法	酶解法制备膳食纤维的操作工艺简单，条件温和设备也很简单所得膳食纤维提取率和纯度很高。与传统化学法相比，酶法能够明显降低膳食纤维的损失和对环境破坏，也能明显提高产品的提取率和产品质量。但是提取过程所花费的费用较高
化学-酶法	化学-酶法是通过酶除去样品中淀粉、蛋白质等，之后用一定浓度量的碱溶液提取，制备纯度较高膳食纤维的一类方法	化学-酶法操作简单，投资较少，无需特殊的设备，污染少，该法得到的膳食纤维纯度要比单纯用酶法提取的纯度高很多、适用于大规模生产
生物发酵法	生物发酵法是采用发酵的原理，在适宜的条件下，从发酵底物当中提取的一种方法	微生物发酵的方法成本较低、提取出的膳食纤维无论在产品的得率，产品的色泽、质地、气味和分散程度都比较好，理化性质持水力也较高。不足之处在于此方法并没有完善，不能实现一厂化，虽然过程简单但是需要的条件环境较复杂

资料来源：此表摘自曲鹏宇，李丹，李志江，等. 膳食纤维功能、提取工艺及应用研究进展［J］，食品研究与开发，2018：218-222。

2. 蛋白质粉加工工艺

蛋白质粉的种类较多，目前应用较多的一般为大豆蛋白质粉、乳清蛋白质粉和混合蛋白质粉三种。

下面主要详细介绍一下大豆蛋白质粉和乳清蛋白质粉的加工工艺。

（1）大豆蛋白质粉 大豆蛋白质粉，即在大豆中分离出的蛋白质，普遍采用的是"碱提酸沉"的工艺，简单而言就是将脱脂的大豆离心分离去除不溶物，将剩余的母液酸沉，分离出凝乳和乳清，凝乳经清洗除去非蛋白溶质后，经喷雾干燥，就能够得到大豆分离蛋白粉。其中所应用到的主要技术介绍如下所述。

①碱性萃取豆片。利用碱性溶液将豆片中的可溶性蛋白质和碳水化合物溶于水中，并用分离机进行二次萃取。萃取溶液在pH不同会使蛋白质发生不同程度地解聚，甚至使肽链发生断裂，降低生产率。

②分离。豆渣和蛋白质的分离，蛋白液中凝乳和乳清分离，水洗液中凝乳和乳清的分离。

③蛋白质的酸沉和水洗。酸沉是利用蛋白质在等电点时沉淀析出的原理，将蛋白液中的蛋白质分离出来的过程；水洗是将初级凝乳二次分离，即将蛋白凝乳与其他碳水化合物、盐等进一步分离，获得蛋白次级凝乳的过程。

（2）乳清蛋白质粉 乳清蛋白是采用先进工艺从牛乳中分离提取而来的物质，传统的提取方法是膜技术法、离子交换法，同时生物选择吸附、亲和色谱提纯法以及反相胶束萃取法等新开发技术应运而生。

①膜分离技术。主要应用离子交换原理，层析膜表面有离子交换基，能够吸附蛋白质分子，分离杂质，是一种物理性吸附技术。

②亲和色谱提纯法。即固定吸附的分离纯化，通过蛋白质与基质的相互作用实现蛋白质与基质的结合，同时还利用不同蛋白质对基质结合强度的不同，实现蛋白质组分的可逆分离，这是蛋白纯化和浓缩方法中非常有效的方法。

③反相胶束萃取法。是利用表面活性物质在非极性溶液中形成的胶束或微胶团，包裹蛋白，以反相微胶束（团）（因表面活性剂在非极性溶液中排列方式与极性溶液中相反，因此称为反相）的形式被萃取的过程。

3. 匀浆膳加工工艺

匀浆膳是一种根据患者病情配制成的糊状、浓流质平衡膳食，适合鼻饲或灌注方式给予的经胃肠道消化吸收的营养制剂。一般可分为商品型匀浆膳和自制匀浆膳。

商品型匀浆膳是结合大部分患者普遍的营养需求特点，以及国人日常饮食习惯配以粮谷类、蔬菜、肉类等配比加工磨成粉，营养素含量明确，比例均衡，可以提供安全的符合人体生理需求的各种营养素和微量元素，可以完全代餐。一般为粉状，温水较易冲调，也可用温牛乳或者果汁等冲调。

医院营养科研究的自制匀浆液，同样也是将粮谷类、蔬菜、肉类等食物配比加工而成，营养素及液体量明确，并可以根据实际营养需要情况进行营养成分的调整，制备方便。

匀浆膳的制备工艺方法较多，但基本流程都是加工制备食物原材料，下面具体介绍两种匀浆膳的制备方法。

（1）方法一

①准确称量并清洗食物原料。

②所有原料通过投料口倒入，分别通过粗加工胶体磨和细加工胶体磨，直接进入电动自搅拌双层蒸汽物料加热罐。

③加水至所需容量。

④加热至所需温度，使用电动定量灌装机，将匀浆膳热灌装至消毒好的容器内。

⑤双蒸消毒、密封，冷却后冷藏。

（2）方法二

①制备粮谷粉。粮食筛选称重，碾碎呈小颗粒状并混合均匀，加水粉碎机磨成粉状。

②制备果蔬粉。新鲜水果和蔬菜清洗干净后去皮，切碎，煮熟后，盛入托盘中，放烘箱中烘烤，目的是将水果和蔬菜上表面的水脱去，逐渐调整烘箱温度，保证食物彻底烘干。最后将烘干的食物用粉碎机粉碎成细粉。

③制备肉粉。新鲜肉类清洗、绞碎，除去血水和杂质，放入高压釜中，加入适量水，高压煮熟后过滤，除去水、油的混合物，剩余煮熟的肉类；将煮熟的肉类再次绞碎，盛入托盘，同样在烘箱中烘烤，调节烘箱温度，将肉类彻底烘干。最后将干品粉碎成细粉。

④将果蔬粉与麦芽糊精预先混合。

⑤肉粉、粮谷粉、乳粉、全脂豆粉配方重量从大到小的顺序加入混合机中混合，然后加入预先混合果蔬粉与麦芽糊精进行第二次混合。

⑥进行微波灭菌处理。

4. 抗性淀粉

抗性淀粉起初被当做食品添加剂，但后来逐渐发现这种淀粉高度稳定，不易被消化，已经广泛应用在代餐和药物当中。抗性淀粉本身是一种淀粉，但其性质类似溶解性纤维，由于抗性淀粉消化吸收慢，食用后不会造成血糖过快的升高，可成为一种适用于糖尿病患者的功能性淀粉。因此，糖尿病的代餐食品中经常添加抗性淀粉。

（1）热液处理法　主要原理是在高温高压下，淀粉颗粒可以充分的糊化，直链淀粉分子双螺旋结构充分缔合并被彻底溶出，有利于抗性淀粉的形成。根据热处理温度和淀粉乳水分含量的不同，可以分为湿热处理、退火处理、压热处理、减压处理、超高压处理法等五种类型。

（2）挤压处理法　包括双螺旋挤压法和单螺旋挤压法。淀粉乳液在挤压机的推动下，被迫前进，在挤压机推动力和摩擦力的作用下受压受热，在高温高压的状态下淀粉颗粒发生糊化。在此过程中淀粉产生物理化学改变，发生解聚作用，形成的线性片段更容易形成抗酶解结构，促进抗性淀粉的形成，但此种方法抗性淀粉含量较低。

（3）微波辐射法　此种方法类似于湿热处理，是淀粉受加热温度和水分含量的影响下，淀粉发生解聚作用，是一种新工艺。

（4）脱支降解法　有酶法脱支和化学方法脱支两种，化学脱支法不如酶法脱支效果好。所用的酶类主要是脱支酶类，最常用的有普鲁兰酶，此类酶能够水解直链和支链淀粉的 $\alpha-1,6$ 糖苷键，从而使淀粉的水解产物中含有更多的长度均一的脱支分子片段，并促进分子间的相互缔从而合成高含量的抗酶解淀粉分子。

（5）反复脱水　用反复脱水的方法处理马铃薯淀粉、木薯淀粉以及小麦淀粉能够产生均匀特定的物理特性的抗性淀粉。反复脱水的过程是一种物理变化，可以用淀粉的老化机例来解释。

第七节　军用食品

军用食品是指按军队规定的技术标准筹措供应的各类制式食品的总称，是现代战争战斗力生成的重要物质基础。作为战时应急饮食保障的主要手段之一，军用食品研发和应用水平是衡量军队后勤现代化程度的重要标志之一，也是实现部队能打仗、打胜仗目标的基本物质保障条件之一。

军用食品最根本的属性是应急性。作为作战及执行其他应急任务的需要，军用食品的携带量有严格限制，同时战场及其他特殊环境下获取其他食物资源的可能性具有很大的不确定性。因此，与普通食品相比，军用食品一般应具备以下几个基本特点：小、轻、简、便、长、牢。"小、轻"是指体积小，重量轻；"简、便"是指组成、包装要简捷，使用要方便，大多数产品要"开袋即食"；"长、牢"是指保质期长、包装牢固可靠，军用食品的保质期要求为2~3年甚至更长。此外，由于军用食品通常是战场及其他特殊环境下人们能够获得的唯一食物来源，在具备以上基本特点的同时，还必须适当考虑以下几个方面。一是营养均衡性。全面均衡的营养一方面能够最大可能地防止某种/某些营养素的缺乏，使官兵在尽可能长的时间里保持较好的营养状况，从而维持对战场多变环境的反应和适应能力及良好的战斗力；另一方面能够保证各种营养素之间在功能上的协同配合以及在吸收过程中的相互平衡，有效改善军用食品的接受性和连食性，避免食用后胃肠道出现不良反应，从而提高军用食品的利用效能。二是食用接受性。口感是影响食欲的重要因素，口感不好的食品即使营养再丰富也不能促进有效进食，从而会影响军用食品应有的效能。因此，要采取一切可能手段努力改善口感，如尽量保证热食、合理搭配品种、丰富产品风味等。三是特殊功能性。战时条件下包括疲劳、饥饿、冷、热、迷失方向、伤亡率高、死亡威胁，以及不熟悉作战环境、战场上未来得及处理的尸体在内的各种因素，会增加士兵的恐惧心理，进而引发精神紧张、情绪波动、食欲降低等一系列不良生理心理反应。因此，军用食品还应具备或附加特定的功能，以减缓或消除这些不良反应。这类食品包括如高强度奔袭作战中抗疲劳、迅速恢复体力的食品；海上高强度训练以及渡海登陆作战时止吐防晕、改善消化机能的食品；改善大脑反应性和机体免疫力的食品等。

一、我军军用食品

我军军用食品是随着我国食品工业发展和我军作战、执勤需要逐步发展和丰富起来的。从革命战争时期炒米、饭团，抗美援朝时期的"一把炒面一把雪"，发展到今天由单兵、集体、补充三大系列几十种制式化产品组成的较为完备的军用食品体系架构，我军军用食品走过了不平凡的发展历程。

我军军用食品在六十余年的发展历程中，系列、类别、品种不断发生着变化，分类的方法也多种多样，其之间又互有交叉。如按照食用对象多寡不同可分为单兵食品和集体食品，按照使用环境不同分为普通食品和特种食品，按照通用程度不同分为通用食品和专用食品，按照食品本身属性不同分为压缩食品、罐头食品、脱水食品、中等水分食品等。

参考《中国军事后勤百科全书》（军需勤务卷）的有关内容，并按照近年来我军军用食品的现实发展情况，本着减少重复和交叉的原则，现将我军军用食品分为三大类：单兵食品、集体食品、补充食品。

（一）单兵食品

单兵食品是部队在执行作战、训练任务过程中热食供应困难时单兵使用的餐份化或日份化制式食品。单兵食品的保障方式首先是自行携带，然后才是后勤补给。部队官兵在执行作战、训练、演习等各种军事任务时，除携带必要的食品外，还要携带各种作战装备和其他生活物资，质量达数十千克，因此单兵食品特别强调体积小、重量轻、携带使用方便等特点，此外还应适当考虑营养均衡性和食用接受性，以适应现代战争高机动的特点和作战人员的基本生理需求。单兵食品主要包括压缩干粮、单兵即食食品、单兵自热食品、特种单兵食品、救生食品、飞行远航食品等。

1. 压缩干粮

压缩干粮是以优质粮食为主要原料经加工压缩而成的块状熟食品。它体积小、耐储存、便于携带、食用方便，一直是我军军用食品的主要品种，可广泛应用于野战应急饮食保障、应急战略储备、野外勘探、抢险救灾和海上救生等领域。在历次应急作战、军事演练、抗震救灾、抗洪抢险等重大军事行动中均发挥了重要作用。

我军在20世纪50年代初首次组织生产供入朝参战志愿军使用的压缩干粮，当时是以熟面粉、熟豆粉、花生米、蛋黄粉、干枣粉、胡萝卜粉、砂糖、食盐和植物油等，用机械压缩将其制成块状。20世纪60年代末、70年代和80年代末，压缩干粮又进行了多次改进，分别形成了701型、702型、761型和90型压缩干粮。90压缩干粮以面粉、乳粉、葡萄糖、白砂糖和油脂等为主要原料，经调粉、滚轧、成型、烘烤、粉碎、拌料、压块、密封包装而成，热量密度高、口味香甜、软硬适度。产品包装分为三层：内包装为每两块干粮包一层羊皮纸，以食用胶水黏接，每四块用一层聚乙烯薄膜热封，净重250g，体积225cm³，提供热量约1290kcal；中包装是20个内包装在一个马口铁听内并密封，净重5kg；外包装是两个马口铁听装成一个瓦楞纸箱，净重10kg。

压缩干粮经过多次改进，虽然综合性能不断提升，但产品脂肪含量过高而蛋白质、维生素E、维生素B_1、维生素B_6、锌、硒、碘等多种营养素严重不足的问题始终存在，连续食用压缩干粮容易出现食欲下降、烧心等不良生理反应。采用创新发明的糖浆高压雾化点黏合成型工艺研制的05压缩食品，首次实现了将碳水化合物、蛋白质、脂肪以及维生素、矿物质元素量制作于一体且比例科学合理，其中蛋白质供能比约14%，脂肪供能比约29%，人体需要的10种主要的维生素和9种矿物质含量均符合《军人营养素供给量标准》（GJB 823B—2016）陆勤重度军事劳动强度规定的要求。在满足人体生理需求的同时，05压缩食品最大限度发挥营养物质在人机体内的作用。部队试用试验表明，产品连续食用出现不良生理反应的情况明显减少。该产品既可开袋直接食用，也可掰成小块后用2~3倍的热水浸泡，几分钟后该产品可形成均匀的粥状物，利于吞咽。05压缩食品内包装是以60g一块为基本单元，热黏合包装的；中包装是将4个基本单元装入背封折边的阻隔薄膜袋内，袋的两端各有一个易撕口，再将装有压缩干粮的背封袋放入白卡纸盒内，两端采用粘合剂封口；外包装是将40盒中包装装入一个瓦楞纸箱内，采用10盒×2盒×2盒的形式码放，并进行纸箱盖粘合。单独供应的情况下，每盒240g为一餐份，供单兵一餐食用。常温条件下保质期可达4年。

2. 单兵即食食品

单兵即食食品是主食、副食、汤饮料配套，一体化包装，开袋即食的餐份化军用食品。各组分均为预加工的成品，无需加工或简单冲调即可食用。最初的产品是1991年定型的911普通单兵食品，有3个餐谱。餐谱1：90压缩干粮、午餐肉、蜜汁乳瓜、固体饮料，净重365g，热量约1280kcal；餐谱2：90压缩干粮、酱牛肉、桂花笋条、固体饮料，净重365g，热量约1300kcal；餐谱3：90压缩干粮、什锦米饭、蜜汁黄瓜、固体饮料，净重428g，热量约1200kcal。此后又研制出06单兵即食食品和09单兵即食食品。

09单兵即食食品分为a，b两种类型，每种类型各有3个餐谱。a型由09压缩干粮、清真肉类软罐头、调味菜软罐头和速溶固体饮料组成；b型由09压缩干粮、谷物棒、清真肉类软罐头、调味菜软罐头和速溶固体饮料组成。所有组份食品均为熟食品，开袋即可食用，速溶固体饮料用凉水或热水均可冲调饮用。每种类型的3个餐谱各一包组成一日份，提供蛋白质约120g，脂肪约90g，碳水化合物约450g，热量约3100kcal，主要维生素和矿物元素含量符合《军人营养素供给量标准》（GJB 823B—

2016）陆勤重度军事劳动强度规定的要求。常温条件下，产品保质期为 3 年。

在注重品种和口味搭配的同时，人们也开始关注于均衡的营养设计和特定的功能设计了，整套食品不仅按照 GJB 823B—2016 进行了多种维生素和矿物质的强化，而且还强化了部分具有抗疲劳作用的功效成分，产品的综合性能有所提高。

3. 单兵自热食品

单兵自热食品是可自行加热的餐份化军用食品，单兵可在无外界燃料或热源的情况下，利用自身配备的无火焰加热器自行加热软包装罐头食品。在不低于零下 30℃ 的环境下，15min 左右可将食品加热到 60℃ 以上，完全解决了米饭、面条等淀粉类主食的"回生"问题，使部队在野战条件下不受环境和条件限制，随时随地能吃上可口的热食，大大提高了军用食品的食用接受性。

单兵自热食品所配备的无火焰加热器体积小、重量轻，热效率高，产热持续时间长，操作简单，使用方便。它利用化学反应放热来加热食品，平时为干燥状态不反应以确保安全，使用时加入水即可激活反应，河水、湖水、雪水等非饮用水都可以被利用，适用范围广泛。

01 单兵自热食品是我军第一代自热野战食品，共有 3 个餐谱：餐谱 a，自热白米饭、鱼香肉丝、90 压缩干粮、香辣酱，净重 515g；餐谱 b，自热香菇肉丝面，自热雪菜肉丝面，香辣酱，净重 570g；餐谱 c，自热什锦炒饭，自热雪菜肉丁炒饭，香辣酱，净重 570g；3 个餐谱组成一日份，提供碳水化合物 478~490g，蛋白质 98~104g，脂肪 124~130g，热量约 3500kcal。此后，为进一步丰富品种，提高接受性，又先后研制了 06 单兵自热食品和 09 单兵自热食品。

09 单兵自热食品以自加热米饭、面条软罐头为骨干，配以即食主食、副食软罐头、水果软罐头、调味酱、速溶固体饮料等，整套产品共有 12 个餐谱，具有品种丰富、接受性好、营养全面均衡、携带使用方便等特点。每 3 个餐谱组成 1 日份，提供蛋白质约 105g，脂肪 95g，碳水化合物 495g，热量约 3255kcal，主要维生素和矿物元素含量符合 GJB 823B—2016 陆勤重度军事劳动强度规定的要求。常温条件下，产品保质期为 3 年。

4. 特种单兵食品

在不同时期，我军研制了多种型号的特种单兵食品，如 20 世纪 60 年代的 6304 型空降兵食品，20 世纪 70 年代的 762 型陆军特种干粮和 78 型伞兵口粮，20 世纪 80 年代的侦察兵食品和 861 型巡逻兵食品，20 世纪 90 年代的渡海登陆作战和两栖作战专用食品。

两栖作战口粮是为海军陆战队研制的应对两栖作战条件的专用日份单兵口粮。该口粮由带饮用水和不带饮用水两种组合包装组成。不带饮用水口粮包有葡萄糖压缩干粮 3 块，可可味压缩干粮 3 块，蔬菜味压缩干粮 6 块，还有牛肉干、鱼片干、山楂片、巧克力、口香糖、多种维生素丸等，每日份总重 887g，体积 1175cm³。带水口粮另有 3 袋饮料，约 450mL。总重 1337g，体积 1960cm³。每日份提供蛋白质 129g，脂肪 147g，碳水化合物 472g，总热量约 3600kcal。

伞兵食品是为空降兵研制的应对空降作战或野外跳伞实战训练条件的专用日份单兵口粮。第一代为 763 型伞兵口粮，是马口铁包装的压缩干粮，一日份 750g，体积 839cm³，碳水化合物、蛋白质、脂肪的供能比分别为 66%、6.6%、23.8%，日份热量约 3700kcal。由于携带和使用不便，于 20 世纪 80 年代初改进并形成了 81 型伞兵口粮，增加了副食，进行了早、中、晚餐份化包装，压缩干粮使用了软包装。产品的重量和体积也分别相应增加为 1240g 和 1760cm³，碳水化合物、蛋白质、脂肪的供能比分别为 53.8%、7.4%、38.8%，日份热量约 4500kcal。20 世纪 90 年代中期，在 81 型口粮的基础上，研制出 97 型伞兵口粮，将菜肴的包装由马口铁硬包装改为蒸煮袋软包装，菜肴品种由 3 种增加至 9 种，可实现 3d 菜谱不重样，改善了可接受性。碳水化合物、蛋白质、脂肪的供能比分别为 50.9%、8.8%、

40.3%，日份热量约 3900kcal。2003 年开始，空军航空医学研究所对 97 型伞兵口粮进行了改进，形成了 03 型伞兵单兵食品，增加了自热主食、副食，同时配备了软包装饮用水，进一步改善了产品的食用接受性。

特种作战食品是近年来我军新研制的日份化特种单兵食品，针对特种作战大纵深、高机动、高风险、无后方依托的突出特点，提出要在产品体积和重量尽可能小、品种尽可能少的基础上，实现较高的综合保障效能（即适口性、饱腹性、连食性以及环境适应性的统一）。为此，通过供能物质种类、比例的优化设计及功能因子的合理强化，研制成了以提高能量使用效率为核心的成套产品。产品为日份包装，包括 6 块固体棒 I、3 块固体棒 II、1 袋液体棒和 1 袋功能冲剂。每日份重量 750g，体积约 1500cm³，提供热量不低于 2400kcal。整套产品体积小、效能高、携带使用方便，各组份独立包装，方便随时取用，特别适合复杂、艰苦条件下及时、快速地补充能量和营养的需求。固体棒 I 平稳吸收、持续供能，固体棒 II 调节口感、提供能量，液体棒快速吸收、高效供能，功能冲剂可生津止渴、高效供能。

5. 救生食品

救生食品是军人遇险待救时用于维持生存的特种单兵食品。由于是以救生为目的，救生食品在体积、重量、使用方便性等性能方面的要求要更加严格。我军救生食品主要有舰艇救生食品和飞行救生食品两类。

舰艇救生食品是舰艇海上失事舰船人员离舰漂浮待救时使用的专用食品，目的是使待救人员能保持一定体力，并能从事自救和其他救生活动，由高能饼干、膨化饼干、香草饼干、巧克力、夹心山楂组成，救生食品使用时间短，一般为 2~3d，通常有 1000k~2000kcal 的热量，相当于人体每日热量需要量的一半，保质期为两年。救生食品无紧急情况不得食用。我国海军从 1958 年开始研制潜艇艇员应急口粮和快艇救生口粮，分别于 1960 年、1961 年配发部队，称 6051 型潜艇救生口粮、6101 型快艇救生口粮。1970 年对 6051 型潜艇口粮进行改进，称 705 型潜艇救生口粮。为了通用化，1985 年我国海军研制了水面舰艇和各类潜艇通用的救生食品，称 86 型舰艇救生口粮，主要由压缩干粮、水果罐头和巧克力糖等组成。每人份净重 650g，热量 2087kcal，采用铝箔复合聚乙烯薄包装，密封性、防水性好，食用方便。水面舰艇的救生口粮放在救生筏（艇）或救生衣上，潜艇救生口粮放在各舱的急救箱里。JT-07 型是海军医学研究所最新研制的救生食品，产品为日份包装，内含膨化压缩饼干、高能压缩饼干、香草压缩饼干各 2 块，山楂糕 4 块，巧克力 4 块。每日份 372g，总热量约 1620kcal，其中蛋白质来源 6.7%，脂肪来源 34.9%，碳水化合物来源 58.4%。

飞行救生食品是空勤人员在飞机迫降、失事离机待救时维持生存的专用食品。我军在 20 世纪 50 年代初研制出了空军救生食品，当时称 1 号口粮。20 世纪 50 年代末我国空军研制成"5901 型"和"5902 型"两种飞行救生口粮。1966 年和 1982 年分别对其作了改进，定名为"6601 型、6602 型"和"81 型"飞行救生口粮。"81 型"飞行救生口粮每份两袋，每袋有甜饼干 2 块，葡萄糖饼干 1 块，糯米甜饼干 1 块。两袋净重 500g，含蛋白质 43g，脂肪 79g，碳水化合物 365g，热量 2340kcal，可供一名空勤人员维持两天基础水平的营养需要。采用铝箔复合材料真空包装，撕开即可食用，在 2.5 万米高空低气压的条件下不破裂，保质期可达两年。1989 年，空军航空医学研究所开始研制符合新型飞机装备的救生包配装要求的救生食品，将其命名为 89 型飞行救生食品，主要由 2 块巧克力饼干和 2 块肉松饼干组成，总热量约 1400kcal，产能营养素供能比为：碳水化合物 52.3%，蛋白质 4.5%，脂肪 43.2%。此后，为与国产化飞行救生装备配套，我国空军又研制了 03 型飞行救生食品，每人份热量约 2560kcal，其中蛋白质来源占 5%，脂肪来源占 46%，碳水化合物来源占 49%。

6. 飞行远航食品

飞行远航食品是为飞行人员执行长途飞行任务必须在飞机上用餐而设计研制的专用食品。

我军最早的飞行远航食品是 1989 年 9 月定型的 81 型飞行远航食品，每餐份由奶油饼干、肉类罐头、水果罐头、巧克力、糖果及汤料组成。采用聚酯/铝箔/聚乙烯复合薄膜包装，撕开即可食用。每餐份净重 420g，含蛋白质 39.2g，脂肪 39.9g，碳水化合物 170.4g，热量约 1200kcal，保存期两年。该食品包装严实、抗撞击、抗挤压、不透水，在高空低气压条件下，饼干和汤料中的天然食品配料，具有防止食品腐坏和空勤人员高空胀气的作用。20 世纪 90 年代初，我国空军又研制出 93 型飞行远航食品，共三种营养配方，18 个品种，除三种不同口味的饼干外，配套有不同水果、饮料、肉类、小菜等软包装产品，接受性进一步得以提高。由于 20 世纪 90 年代中期以前，我军能够执行长途飞行（远航）的机种只有轰炸机和军用运输机，因此以上两种飞行远航食品实际上是轰炸机专用远航食品。随着各类高性能战斗机、预警机、电子侦察机、空中加油机等陆续装备部队，飞行远航食品的范围也在不断拓展。高性能战斗机因座舱狭小，飞行远需要佩戴氧气面罩，空中进食有特殊要求，因此将高性能战斗机远航食品独立出来，专门研制。其余具有远航飞行能力的机种，其空间、就餐环境和条件等具有一定的共性，故将其归为一类，统称为特种机飞行远航食品。

高性能战斗机飞行远航食品按照间餐标准设计，针对飞机座舱空间狭小、无存放食品的专用空间、飞行人员只能单手操作等特殊要求，空军航空医学研究所特别研制了"一口一块型"巧克力球和牙膏罐装膏体食品。其中的巧克力球添加了人参皂甙或绿茶提取物，使用后起到稳定血糖、快速提神、保持军事作业能力和集中注意力的作用；膏体食品每管约 50mL，单手即可方便操作食用。两种食品可配合食用，也可单独使用。此外，我国空军还研发了配套的飞行远航饮用水，采用独特的饮水开关，单手操作即可完成开启和关闭工作，实现了能少量多次饮用，同时避免影响飞行的需求。

特种机飞行远航食品是为预警机、电子侦察机、电子干扰机、空中加油机等特种机飞行人员连续飞行 4h 以上时使用的制式食品。产品按照正餐标准设计，目前装备部队使用的是 08 型特种机飞行远航食品。产品有 3 个餐谱，每个餐谱包括 1 种主食、2 种副食、1 种汤，以及蛋白棒、威化巧克力、调味包等辅助食品。其中主食经烤箱加热或地面加热后保温带上机食用，副食加热后食用，汤料热水冲泡后食用，其余开袋即食。每餐份净重 558g，提供热量可达 1100～1200kcal，其中碳水化合物来源 57%，蛋白质来源 14%，脂肪来源 29%。

（二）集体食品

集体食品是供执行作战、训练任务部队集体使用的制式食品，通常按多人日份或餐份包装，主食副食组合配套，通过饮食装备、给养器材或其他饮食加工手段简单加热或加工，即可形成集体热食。在战场条件下，作战人员体力消耗大、精神高度紧张且食欲普遍下降，重复单调的饮食将严重影响作战人员的体力和精神状态。因此，与单兵食品相比，作为战时规模化部队较长时间使用的集体食品，一方面应有良好的接受性，以保持作战人员的食欲；另一方面，要保证各种主要营养素的充足和合理配比，使官兵能保持良好的营养状态。这就要求集体食品应食物种类多样，品种齐全，同时要科学合理地餐谱化配餐，保证热量和营养的合理摄入。

（三）补充食品

补充食品是作为单兵或集体食品的附加食品，是提供一定营养和能量或具有特定生理调节功能的军用食品。按照针对性的不同，补充食品分为营养补充、能量补充和功能补充三类。

我国自然地理条件千差万别，气候复杂多样，高原、寒冷、高热等不同特殊的自然环境对机体生理和代谢的影响也各不相同；同时，高强度机动、精神持续高度紧张、电磁辐射、电离辐射、密闭缺氧、晕船等特殊的任务因素也会对相关人员的身体机能和精神状态造成不同程度的损害。补充食品通过科学设计，进行合理的能量、营养或功能补充，以减轻或缓解各种不良环境和任务因素对部队官兵体能、精神状态、代谢、营养等方面的不良影响甚至损伤，起到消除疲劳、缓解应激压力、调节和改善食欲、改善缺氧状况、减轻辐射损伤等作用，帮助保持和改善部队官兵的身体健康和战斗力。

1. 营养补充食品

营养补充食品是针对特殊环境、特殊岗位官兵的特殊营养需要设计研制的，主要解决官兵敏感营养素摄入不足的问题。

通用营养补充食品是以近年来全军范围的营养调查结果为依据，设计研制的通用型营养补充食品。出于国内乳类及乳制品安全形势的考虑，产品以大麦、小麦等纯天然谷物酶解发酵产物为主要原料，强化人体必需且容易摄入不足的多种维生素和矿物质。每包产品（30g）可提供国军标规定的主要维生素、矿物质日需要量的三分之一（表5-15），以及部分优质蛋白质。为部队官兵提供一种安全有效、使用方便的营养补充手段。

表5-15　　　　　　　　　　　　　通用营养补充食品营养成分表

营养成分	单位	每包（30g）含量
能量	kcal	120
蛋白质	g	3.6
脂肪	g	2.4
碳水化合物	g	22.5
钠	mg	120
维生素 A	μgRE	350
维生素 B_1	mg	0.7
维生素 B_2	mg	0.5
维生素 B_6	mg	0.7
维生素 C	mg	26
维生素 D	μg	1.7
维生素 E	mg	3.5
烟酸	mg	7.0
钙	mg	280
铁	mg	5.2
锌	mg	5.2

续表

营养成分	单位	每包（30g）含量
硒	μg	17.5
碘	μg	52

多维电解质泡腾饮片主要用于补充人体在热环境或大体能消耗中所需的维生素和电解质，从而有效维持机体电解质平衡，预防运动脱水，减少运动痉挛。主要营养成分包括维生素 A、维生素 D、维生素 E、维生素 B_1、维生素 B_2、维生素 B_6、维生素 B_{12}、维生素 C、烟酸、叶酸、钠、钾、钙、镁、锌和铁等。

空勤多维元素片用于空勤人员补充维生素和矿物质。产品专门针对空勤人员营养状况和飞行作业特点而设计，重点围绕增强抗氧化、暗适应等特殊需求，优化各种维生素和矿物质组成比例，有助于保持空勤人员的营养状况和军事作业能力。产品主要营养成分见表 5-16。

表 5-16　　　　　　　　　　　　空勤多维元素片营养成分（每月）

营养成分	单位	含量
维生素 A	IU	2500
维生素 D_3	μg	5
维生素 E	mg	25
维生素 B_1	mg	2
维生素 B_2	mg	2
维生素 B_6	mg	5
维生素 B_{12}	μg	6
维生素 C	mg	100
烟酰胺	mg	20
泛酸钙	mg	2
叶酸	μg	300
硒	μg	25
钙	mg	100
锌	mg	10

雷达兵膳食补充剂用于雷达操作员日常营养补充。针对微波辐射对机体的损伤特点，我军应用微波辐射模型设计了由 12 种维生素和矿物质，以及葡萄籽、红景天苷等植物提取物组成的补充剂。长期食用有助于维持雷达兵膳食营养均衡，改善机体对微波辐射的抵抗力，减轻和缓解微波辐射损伤。产品主要营养成分见表 5-17。

表 5-17 雷达兵膳食补充剂营养成分表（每片）

营养成分	单位	含量
维生素 A	μgRE	400
维生素 B_1	mg	1
维生素 B_2	mg	1
维生素 B_6	mg	1.5
维生素 B_{12}	μg	2.5
维生素 C	mg	50
维生素 E	mg	25
叶酸	μg	150
烟酰胺	mg	7.5
硒	μg	25
锌	mg	7.5
红景天苷	mg	7.5
原花青素	mg	50

2. 能量补充食品

能量补充食品是针对部队官兵大强度作训及执行急难险重任务时快速补充能量和营养的需求设计研制的，主要解决或缓解官兵高消耗和运动性疲劳的问题。

军用体力恢复剂依据人体运动生理学特点，以复合糖、小分子大豆肽、左旋肉碱为主要功效成分，合理添加维生素 E、维生素 C、β-胡萝卜素等天然抗氧化剂，以及作为能量代谢辅助因子的 B 族维生素和多种矿物质，以达到合理补充运动中的消耗，加速调整机体平衡，减轻组织损伤，促进疲劳缓解和体能恢复，维持官兵良好的运动能力和应变能力的作用。产品主要营养成分见表 5-18。

表 5-18 军用体力恢复剂营养成分表

营养成分	单位	含量
复合糖	g	77
小分子大豆肽	g	17
钙	mg	134
钠	mg	417
钾	mg	85
锌	mg	10

续表

营养成分	单位	含量
维生素 B_1	mg	3.3
维生素 B_2	mg	1.3
维生素 C	mg	200
维生素 E	mg	16.7
β-胡萝卜素	μgRE	557

　　军用能量棒主要供应高强度作训和重体力消耗的部队。产品以混合糖浆、优质大豆蛋白、乳蛋白、低聚肽、牛磺酸等为主要功效成分，并强化了多种维生素和矿物质，能够快速且持续为机体提供能量，具有提高运动能力，延缓疲劳发生、促进疲劳恢复等作用。每块能量棒（65g）可提供热量约230kcal，其中蛋白质来源33%，脂肪来源9%，碳水化合物来源58%。

　　高能耐力饮料主要供急进高原部队、常驻高原部队和特种作战部队等使用。产品以酶工程技术制备的大分子糖、复合维生素和矿物质、酪蛋白、乳清蛋白等为主要功效成分，可以显著提高人体在高原缺氧环境下的最大通气量，有效维持人体在运动中的血糖水平，增加肌糖原储备，促进机体糖代谢，延长运动耐力，延缓疲劳发生。产品主要营养成分见表5-19。

表 5-19　　　　　　　　　　　　　　　　高能耐力饮料营养成分表

营养成分	单位	每份（70g）含量
碳水化合物	g	65.0
酪氨酸	mg	150.0
乳清蛋白	g	1.0
维生素 A	mg	0.5
维生素 D	μg	4.0
维生素 E	mg	5.0
维生素 B_1	mg	1.0
维生素 B_2	mg	0.6
维生素 B_6	mg	0.8
维生素 C	mg	50
钠	mg	750.0
钾	mg	150.0
钙	mg	50.0

续表

营养成分	单位	每份（70g）含量
镁	mg	50.0
锌	mg	8.0
铁	mg	40.0

3. 功能性补充食品

为减轻和缓解特定自然和作业环境对机体正常生理功能可能造成的损伤而设计研制。

抗缺氧食品主要供急进高原部队、常驻高原部队、森林武警部队和高原劳动作业人群等使用。产品以抗缺氧发酵物、红豆沙、蔗糖等为主要功效成分，连续食用有助于提高人体在高原缺氧环境下的血氧饱和度和动脉氧分压，改善机体脑供血，促进能量代谢，延长肌体在缺氧环境中的运动耐力。

抗辐射食品主要供长期接受低剂量辐射的核材料储存保管和装检人员日常食用。产品以从灵芝、螺旋藻、人参等天然食物中提取的枸杞多糖、富硒灵芝多糖、螺旋藻多糖和人参皂甙等为主要功效成分，连续食用有助于增强机体免疫功能，减轻或缓解辐射损伤，维护涉核官兵身体健康。

导弹加注兵食品主要供长期接触导弹推进剂、燃烧剂人员日常食用。产品以从天然植物和食用菌中提取的谷胱甘肽、姜黄素等为主要功效成分，并强化多种 B 族维生素和维生素 C，有助于促进有毒化学物质的分解和排泄，减轻或缓解导弹推进剂损伤。

二、美军军用食品

作为战场饮食保障体系中的重要组成部分，世界发达国家军队均十分重视军用食品的研制、开发和应用。根据获取资料的情况，重点介绍美军军用食品的发展情况。

（一）美军军用食品

美军以其雄厚的经济基础和先进的技术手段为依托，在军用食品研究领域一直处于世界领先水平。

（二）美军军用食品的组成现状

经过上百年尤其是最近几十年的不断发展，美军不断调整优化其军用食品体系构成，丰富其产品和品种组成。从 20 世纪 90 年代后期美军定期的军用食品手册（NATICK PAM30-25）来看，在 2008 年以前，美军军用食品一直没有进行明晰的类别划分，只是将各品种平行罗列介绍，每一版都有一些变化。具体如下所述。

2002 年（第 5 版）：UGR 口粮，B 口粮，MRE 口粮，宗教口粮（犹太教/伊斯兰教），训练口粮 TOTM，临战口粮 GTW，冷侯口粮 RCW，长程巡逻口粮 LRP 冷侯/长程巡逻口粮 MCW/LRP，通用救生食品包 GP-1，弃船用救生口粮，空难救生用口粮、超高温乳、面包、应急饮用水和洁净水等。

2004 年（第 6 版）：UGR 口粮（包含 B 口粮），UGR 极寒区补充品和医用补充品，MRE 口粮，宗教口粮（犹太教/伊斯兰教），训练口粮 TOTM，临战口粮 GTW，冷侯/长程巡逻口粮 MCW/LRP，通用救生食品包 GP-1，弃船用救生口粮，空难救生用口粮，超高温乳，碳水化合物包，面包，应急饮用水和洁净水，人道主义口粮，其他宗教口粮 MARC 等。

2006 年（第 7 版）：UGR 口粮（包含 B 口粮），UGR 极寒区补充品，MRE 口粮，宗教口粮（犹太教/伊斯兰教），犹太教逾越节口粮，训练口粮 TOTM，临战口粮 GTW，冷侯/长程巡逻口粮 MCW/LRP，通用救生食品包 GP-1，弃船用救生口粮，空难救生用口粮，超高温乳，碳水化合物包，面包，应急饮用水和洁净水，人道主义口粮，其他宗教口粮 MARC 等。

2008 年 12 月发布的手册第 8 版，首次出现了四大类的划分，即单兵口粮（individual rations）、集体口粮（group rations）、攻击口粮（assault rations）、特殊目的口粮（special purpose rations），将各产品分别归入以上四类中，具体为：

单兵口粮：即 MRE 口粮；

集体口粮：包括 UGR-H&S，UGR-A，UGR-B，UGR-E，UGR 极寒区补充品及海军标准口粮 NSCM。

攻击口粮：包括首次打击口粮 FSR，冷侯/长程巡逻口粮 MCW/LRP。

特殊目的口粮：包括宗教口粮（犹太教/伊斯兰教），犹太教逾越节口粮，训练口粮 TOTM，临战口粮 GTW，通用救生食品包 GP-1，弃船用救生口粮，空难救生用口粮，人道主义口粮，其他宗教口粮 MARC，管状食品，超高温乳，应急饮用水和洁净水。

2012 年发布的第 9 版仍然延续了四大类的划分，只是将攻击口粮与集体口粮位置对调，内容也略有调整。

下面就以 2012 年发布的美军军用食品第 9 版的内容为主，介绍美军军用军用食品的组成现状。

1. 单兵口粮（individual rations）

美军的单兵口粮即单兵快餐口粮 MRE。MRE 是美军军用食品中的代表产品，以餐份形式供单兵作战时使用，设计用于后勤不具备组织炊事设备加工热食的条件下。

MRE 为餐份化食品，每餐份通常含主菜、淀粉食品、饼干、涂布食品（干酪、花生酱或果冻），甜食和点心，饮料，附件包，餐匙和无火焰加热器（FRH）。主菜和淀粉类软包装食品可利用无火焰加热器在蒸煮袋中自行加热。

MRE 自诞生之日起，其品种和品质就在不断的调整和提升之中，1993 年餐谱数首次扩展至 12 个，同年开始配套单兵无火焰加热器，实现了作战单兵全天候、全地域不受限制地吃上热食；1995 年餐谱增加至 15 种，1996 年增加至 16 种，1997 年增加至 20 种，1998 年增加到 24 种并延续至今。而从 1993 年算起，MRE 仅新增加的产品品种就达到 261 种，同时根据使用人员的反馈意见，也不断有不受欢迎的产品被淘汰，这使全套产品的接受性不断提高。

MRE 各组分通常具有重量轻，包装紧凑，开启使用便捷等特点；产品包装密实牢固，能够耐受降落伞空降或从 30.5m 高度自由落下而不破损；整套产品在 27℃ 最短储存寿命为 3 年，38℃ 条件下为 6 个月。在实际使用过程中，不同的 12 个餐谱装入一箱，每箱体积 0.025m³，每餐份体积 1472cm³。每餐份 MRE 平均提供 1300kcal 热量，其中含 169g 碳水化合物、41g 蛋白质、50g 脂肪。

MRE 作为美军军用食品的代表产品，突出特点是餐谱丰富、品种多样、营养全面、携用方便。MRE 在设计上充分考虑了不同宗教信仰人员的生活习惯，提供了多个不同宗教信仰餐谱。每餐的食品种类有 8~9 种，特别是主菜类食品在 24 个餐谱中各不相同，没有重复，尽可能增加花色品种，避免单调性；全套产品按照军人营养需要量标准整体设计，营养全面均衡，并在此基础上对个别品种进行营养强化。在每种食品的标签上不仅标明三大营养素的含量和满足需要量的比例，而且还标明各种维生素和矿物质的含量，清楚实用。

美军历来重视战场上的热食保障，从 1993 年开始，MRE 配套无火焰食品加热器，彻底解决了淀粉类食品储存后回生的问题,使战时单兵吃热饭不再受任何环境和条件的限制,大幅度提高了即食类食品的接受性。单兵无火焰加热器为镁水水合型,采用自备水激活方式。它通过镁–铁复合物在水激活下反应所放出的热量加热食品,使用时只需将约 30mL 水加入加热器袋,在 10~15min 后便可将一份 MRE 主菜的温度升高 37.8℃。同样通过加热器,可以很方便地制成一份热饮料,提高接受性。

MRE 全套食品都采用软包装,这是区别于其他美军口粮的又一特点。外包装纸箱的上下合拢对口处用环形箱套密封,这种包装不需要胶带封箱和外扎塑料带加固,对内装物可起到良好的保护作用。在运输过程中,这种包装能防水防刺,使用时只需取下箱套,便可取出内装餐份袋,再套上箱套还是一个密封的整体;每餐份包装袋的尺寸一致,均为 32.5cm×20cm,采用加厚聚丙烯制成的浅棕色袋,整体性好,颜色美观且有一定的隐蔽性;餐份袋包装材料能防水、防虫,在寒冷的环境下也不影响使用,袋口采用的是先进的冷封存口技术,稍用力既可被撕开;MRE 各组分包装所用的蒸煮袋也都是浅棕色的,经高温杀菌后,袋子平整不起折,每餐主菜的蒸煮袋外加一只纸盒,不仅可对蒸煮袋有保护作用,而且主菜在加热时对其有保温的效果。美军现行 MRE 的部分餐谱组成见表 5–20。

表 5–20 美军 2013 版 MRE 部分餐谱组成情况

餐谱序号	组成
餐谱 1	辣椒青豆,谷物面包,Japapeño 涂布干酪,玉米棒,Range 棒,碳水化合物强化饮料,胡椒粉,A 型附件包
餐谱 8	大蒜肉丸酱,乳汁烤番茄,初始打击棒,涂布干酪,快餐面包,碳水化合物电解质饮料,B 型附件包
餐谱 16	无骨猪肋,切达乳酪土豆汤,牛肉小吃,花生黄油涂布,小麦快餐面包,果冻,咖啡因薄荷糖,碳水化合物强化饮料,烧烤味酱汁,B 型附件包
餐谱 24	黑豆牛肉,五香苹果,巧克力香蕉果仁松饼,Japapeño 涂布干酪,玉米饼,熏火鸡块,抹茶味卡布奇诺咖啡,B 型附件包

2. 攻击口粮(assult rations)

美军的攻击口粮目前有三个品种,即初始打击口粮(FSR)、冷侯/长程巡逻口粮 MCW/LRP、制式作战口粮增强包(MORE)。

(1)初始打击口粮 FSR FSR 是纳蒂克中心针对伊拉克和阿富汗战场上,美海军陆战队为减轻负荷大量丢弃 MRE 中的组分这一现实情况专门设计的,以满足前置部队(主要是特种部队)作战最初 72 小时高强度、高机动的需求。该口粮充分利用了食品工程、食品保存和营养输送等领域的新进展,例如中等水分食品,葡萄糖优化以及新型包装设计等。在美军一系列实战检验中,其较轻的重量和良好的接受性都得到受试部队的高度评价。美海军陆战队及特种作战部队已于 2008 年第三季度正式装备该口粮。同时,对该口粮的改进也在同步进行,包括扩充为 9 个餐谱,通过添加碳水化合物、咖啡因、维生素、抗氧化剂以及氨基酸等成分使营养和功能更加优化。这些改进将有助于提高美特战人员在各种气候条件下体能和脑力表现。

FSR 的突出特点是体积小、重量轻,无需加工,日份包装,可在行进间食用,有专配拉链袋,便于存放未吃完的食品和饮料。一日份 FSR 重量为 1kg,体积为 3000cm³,而每餐份 MRE 重 0.68kg,体积为 2270cm³。因此,1 日份 FSR 的重量和体积都不到 1 日份 MRE 的 50%,大大减轻了美军前置部队的携行负荷。每份 FSR 提供 2900kcal 热量(蛋白质 14%、脂肪 34%、碳水化合物 52%),27℃可保质两年。FSR 口粮包基本餐谱组成包括耐储存三明治、HooAH 能量棒、Zapple 酱、牛肉干、薄脆饼干、花生酱、软体奶棒、ERGO 饮料、干果及附件包。最新餐谱中的每种食品都经过精心挑选,且可在行进中食用，包括两块耐储存三明治、两种口味的微型能量棒、两份葡萄糖和能量含量高的饮料（ERGO）、软体乳棒、薄脆饼干或面包，软干酪、两条牛肉干、一包干果、改进型 Zapple 酱、一小瓶塔巴斯库沙司和湿纸巾。其中三明治有烤鸡肉和烤牛肉两种口味，以后还会有更多的口味提供；软体乳棒，常被称作点心棒，其浓度同软糖，有巧克力、花生酱、穆哈咖啡、香蕉坚果、香草坚果、香草和草莓多种口味；Zapple 酱是最受欢迎的食品之一，由优质麦芽糊精、复合碳水化合物组成，可以持续释放能量；麦芽糊精也是 ERGO 饮料的关键组成成分，口味类似运动饮料，它通过保存肝脏的肌、肝糖原，来提高机体的耐受力。ERGO 饮料包上标有注水水位线，这使得饮料灌注量更准确。为了饮用方便，研究人员正研发一种与饮料包连体的吸嘴；HooAH 能量棒有巧克力、花生酱、苹果肉桂、覆盆子、蔓越橘等口味。根据美军环境医学研究所测试结果，能量棒中的强化酪氨酸和咖啡因可以提高作战能力。

2012 年，FSR 由原来的 3 个餐谱扩展至 9 个餐谱（表 5-21），有超过 40 个新组分加入到新的餐谱中。

表 5-21 美军初始打击口粮现行餐谱

序号	组成
餐谱 1	法式烤面包，熏肉切达干酪袋装三明治，意大利辣味香肠三明治，Japapeño 涂布干酪，小麦快餐面包，椒盐脆饼棒，mini 初始打击棒，水果棒（花生黄油），甜味烧烤即食牛肉，红烧即食牛肉，肉桂味 Zapplesauce 饮料，Ⅲ型混合坚果水果，碳水化合物强化饮料，巧克力蛋白饮料，肉桂味咖啡因口香糖，无糖饮料
餐谱 2	红糖/桂皮烤馅饼，意大利袋装三明治，鸡肉块，玉米饼，花生奶油涂布，薄脆饼干，mini 初始打击棒（苹果肉桂味），干制越橘，抹茶味水果棒，甜味即食烤牛肉，即食红烧牛肉，熏杏仁，Zapplesauce 饮料，碳水化合物强化饮料（×2），咖啡因口香糖，烧烤调味汁，辣味酱，无糖饮料
餐谱 3	柠檬罂粟籽重油蛋糕，烤牛肉袋装三明治，柠檬胡椒金枪鱼，玉米饼，奶油涂布，薄脆饼干，抹茶味 mini 初始打击棒，覆盆子 mini 初始打击棒，巧克力香蕉味甜品棒，烤玉米粒，Ⅲ型混合坚果水果，Zapplesauce 饮料，碳水化合物强化饮料（×2），咖啡因薄荷糖，无脂蛋黄酱，辣味酱，速溶咖啡，非乳冰淇淋，糖
餐谱 4	肉桂果子面包，墨西哥牛肉卷，烤鸡胸，花生黄油甜品棒，小麦快餐面包，Japapeño 涂布干酪，约橘即食牛肉，Zapplesauce 饮料，抹茶味 mini 初始打击棒，混合果酱能量胶，切达干酪椒盐脆饼，葡萄干，碳水化合物强化饮料（×2），肉桂味咖啡因薄荷糖，辣味酱，速溶咖啡，非乳冰淇淋，糖
餐谱 5	红糖/桂皮烤面包，法式烤面包，烤鸡袋装三明治，芒果片大马哈鱼，薄脆饼干，花生黄油涂布，烤玉米粒，土耳其小吃，Ⅱ型混合坚果水果，覆盆子迷你初始打击棒，混合果酱能量胶，肉桂味 Zapplesauce 饮料，碳水化合物强化饮料，巧克力蛋白饮料，咖啡因薄荷糖
餐谱 6	苹果半圆酥饼，烤猪肉卷，大蒜草药鸡胸，涂布奶油，素硬面包，越橘即食牛肉，干越橘，切达干酪椒盐脆饼，苹果肉桂味 mini 首次打击棒，抹茶味甜品棒，含咖啡因巧克力布丁，辣味酱，碳水化合物强化饮料，草莓香蕉奶昔，咖啡因口香糖
餐谱 7	蓝莓半圆酥饼，墨西哥牛肉条袋装三明治，甜辣味金枪鱼，小麦快餐面包，辣味烤切达干酪饼干，无脂蛋黄酱，Ⅲ型混合坚果水果，土耳其小吃，切达干酪土豆香肠涂布，薄脆饼干，巧克力味 mini 初始打击棒，苹果肉桂味 mini 首次打击棒，碳水化合物强化饮料（×2），肉桂味咖啡因口香糖，速溶咖啡，非乳冰淇淋，糖
餐谱 8	烤鸡袋张三明治，长鳍金枪鱼，法式烤面包，素硬面包，切达干酪饼干，抹茶味 mini 初始打击棒，甜味烧烤即食牛肉，红烧即食牛肉，肉桂味 Zapplesauce 饮料，Ⅱ型混合坚果水果，巧克力香蕉果仁甜品棒，香草奶昔，碳水化合物强化饮料，味咖啡因口香糖，无脂蛋黄酱，速溶咖啡，非乳冰淇淋，糖

续表

序号	组成
餐谱9	意大利袋装三明治，大蒜草药鸡胸，肉桂味果子面包，玉米饼，切达干酪土豆香肠涂布，薄脆饼干，覆盆子mini初始打击棒，越橘即食牛肉，咖啡因巧克力布丁，葡萄干，烤玉米粒，碳水化合物强化饮料，香草奶昔，咖啡因薄荷糖，无糖饮料

(2) 冷候/长程巡逻口粮 MCW/LRP　适应两种不同作战环境的需要，用来取代原有的寒区口粮（the Ration，Cold Wether，RCW）及远程巡逻口粮（LRP），供海军陆战队与陆军特种作战部队使用。

原来的寒区口粮RCW是寒冷条件下作战单兵使用的口粮，其前身是1986年3月定型的攻击型食品包（FPA）。RCW由脱水的熟菜及其他低水分食品组成，许多品种既可干吃也可在复水后食用，每个餐份都含有多种饮料粉、汤料粉以补充水分。RCW口粮全部采用软包装，外包装为模仿雪地的白色迷彩，储存期27℃条件3年以上，38℃条件至少6个用。每个运输箱装6日份组成不完全相同的口粮，每日份（两包）重量1.25kg，体积3681cm³。每箱重量9.67kg，每箱体积0.025cm³。每日份提供约4500kcal热量，其中蛋白质来源8%，脂肪来源32%，碳水化合物来源60%，以满足极寒冷条件从事重体力活动的能量消耗。

原来的远程巡逻食品包LRP是设计用于攻击初期，特殊条件下作战和远程侦察期间保证作战人员生存的食品。LRP主要由脱水主菜、谷物棒、曲奇饼、糖果、速溶饮料、附件包，塑料匙等组成。在27℃条件下，储存期为10年。每份LRP平均提供1560kcal热量，其中蛋白质来源15%，脂肪来源35%，碳水化合物来源50%。LRP是不全热量口粮，在特定情况下，每人每天食用1份，食用期限最长不超过10d。LRP餐前制备工作由食用者自己完成。主菜复水需水量为10~12oz[①]，饮料需水量16盎司。

处于生产及军事供应方面的考虑，2000年前后美军开始尝试将以上两者合并为目前的冷候/远程巡逻口粮，以外包装颜色进行区分。2002年第5版手册中，RCW、LRP、MCW/LRP分别单独列出，而在2004年第6版手册中，已经没有了RCW、LRP，这表明美军已经完成了这两类产品的最终合并。目前该口粮共有12个餐谱（见表5-22），食物品种主要是既可干吃又可复水食用的预煮食品、脱水食品和其他低水分食品。

表5-22　　　　　　　　　　　美军冷候/远程巡逻口粮现行12个餐谱组成

序号	组成
餐谱1	辣味鸡肉米饭，无花果棒，甜品棒，花生黄油涂布，奶昔，碳水化合物强化饮料，附件包，餐勺
餐谱2	鸡肉竹笋意大利面，Ⅲ型混合坚果水果，抹茶味甜品棒，碳水化合物强化饮料，冻干香蕉和草莓，附件包，餐勺
餐谱3	牛肉辣椒通心粉，烤玉米粒，薄脆饼干，奶油涂布，巧克力片，卡布奇诺咖啡，附件包，餐勺
餐谱4	脆皮火鸡，抹茶味甜品棒，薄脆饼干，奶油涂布，橙汁饮料，卡布奇诺咖啡，附件包，餐勺
餐谱5	鸡肉米饭，切达干酪椒盐脆饼，法式烤面包，覆盆子首次打击棒，榛仁巧克力，附件包，餐勺
餐谱6	海鲜杂烩浓汤，Ramen汤，乳汁软糖果仁蛋糕，薄脆饼干，碳水化合物强化饮料，附件包，餐勺

---

① 1oz=29.57mL

续表

序号	组成
餐谱 7	炖牛肉，重油蛋糕，烤玉米粒，熏杏仁，碳水化合物强化饮料，附件包，餐勺
餐谱 8	肉汁意大利面，Ramen 汤，巧克力片，奶昔，戊糖强化饮料，冻干香蕉和草莓，附件包，餐勺
餐谱 9	墨西哥风味牛肉饭，巧克力香蕉果仁甜品棒，谷物面包，碳水化合物强化饮料，干越橘，附件包，餐勺
餐谱 10	西式奶油炒蛋，牛乳蓝莓粒，油酥点心，枫汁松饼，Nacho 椒盐脆饼，榛仁巧克力，无糖饮料，附件包，餐勺
餐谱 11	香肠炒鸡蛋，牛乳香蕉粒，Ⅱ型混合坚果蔬菜，无花果棒，可可粉，碳水化合物强化饮料，附件包，餐勺
餐谱 12	早餐煎饼，燕麦谷物片，冰淇淋三明治，墨西哥玉米圆饼，奶油涂布，巧克力蛋白饮料，附件报，餐勺

每餐谱包括脱水主菜、薄脆饼、饼干、运动棒、干果、糖块、饮料粉及附件包。每餐提供热量 1540kcal，由 54g 蛋白质、58g 脂肪、200g 碳水化合物组成，每包重量为 0.5kg，体积为 1000cm³，27℃保质三年，38℃保质 6 个月。

当该口粮用做寒区食品时，采用白色伪装色。每人每天配发 3 包，可提供热量 4500kcal，能充分满足作战人员在寒冷环境下的热量需要，同时对蛋白质和钠含量的限制也有助于减少寒冷环境下肌体脱水（口渴）的发生。当特种作战人员进行初始攻击、特种作战和远距离巡逻时，该口粮作为一种限制热量的口粮，每人每天 1 包，每人可携带 10d 的量。

（3）制式作战口粮增强包（MORE） MORE 是针对特殊环境专门设计研制的补充包，通过提供适当的能量和营养素，并保持蛋白质、脂肪和碳水化合物的平衡，实现增强 MRE 或 FSR 等通用口粮的特定功能。MORE 有两种类型，一种用于高海拔和寒冷环境，另一种用于热环境。

MORE 的组分具有高热量密度，且碳水化合物、咖啡因、电解质、微生物、抗氧化剂和氨基酸平衡，这样的组成有助于提高作战人员在极端苛刻条件下的脑、体能力。

MORE-高海拔/寒区型：每包重 0.34kg，每箱 24 包。有 3 种不同组成（表 5-23）

表 5-23　　　　　　　　　　　　　　MORE-高海拔/寒区型组成情况

序号	组分	营养与热量
补充包 1	含咖啡因巧克力布丁 坚果水果混合物（Ⅰ型） 烤馅饼 能量胶（果浆味） 干酪椒盐卷饼	热量：1160kcal 碳水化合物：162g 蛋白质：20g 脂肪：48g
补充包 2	初始打击棒（巧克力味） 坚果水果混合物（Ⅱ型） 烤玉米粒 能量胶（柠檬酸橙味） 碳水化合物强化饮料 牛肉干 含咖啡因口香糖	热量：1340kcal 碳水化合物：194g 蛋白质：30g 脂肪：49g

续表

序号	组分	营养与热量
补充包 3	薄脆饼干 干酪土豆咸肉酱 Zapple sauce 饮料 烤制薄脆饼干 Mini 初始打击棒（抹茶味） 碳水化合物强化饮料	热量：1340kcal 碳水化合物：194g 蛋白质：30g 脂肪：49g

MORE-热区型：每包重 0.34kg，每箱 24 包。也有 3 种不同组成（表 5-24）。

表 5-24   MORE-热区型组成情况

序号	组分	营养与热量
补充包 1	含咖啡因巧克力布丁 干越橘果 能量胶（混合果浆味） 干酪奶酪椒盐卷饼 碳水化合物电解质饮料（2 份）	热量：1000kcal 碳水化合物：200g 蛋白质：7.5g 脂肪：19g
补充包 2	初始打击棒（巧克力味） Zapplesauce 饮料 能量胶（柠檬酸橙味） 熏杏仁 含咖啡因口香糖 碳水化合物电解质饮料（2 份）	热量：910kcal 碳水化合物：168g 蛋白质：7g 脂肪：23g
补充包 3	Mini 初始打击棒（抹茶/咖啡因味） 肉桂 Zapplesauce 饮料 能量胶（橙味） 坚果水果混合物（Ⅲ型） 烤玉米粒 碳水化合物电解质饮料（2 份）	热量：1030kcal 碳水化合物：185g 蛋白质：10g 脂肪：27g

3. 集体口粮（group rations）

美军集体口粮是在战前集结、战役休整以及战场形势稳定等情况下，炊事装备和/或冷藏装备到位展开后使用的单元化组配式食品，包括最早的 C 口粮以及 A 口粮、标准 B 口粮、T 口粮等多个系列。组合式集体口粮（UGR）是美军在沙漠风暴行动后，对其饮食保障系统的实用性进行检验和研究后，提出的更为优化的集体口粮，它集合了以往 A、B、T 等口粮中广受欢迎的品种，并吸纳了部分民用产品，形成了目前保障和使用效率更高的 UGR 系列集体口粮。

原来的 A 口粮是美军在后方集结时使用的集体口粮，主要由生鲜食品，如牛乳、新鲜水果、蔬菜、大米、面粉等组成。A 口粮中的食品没有特定的品种，食用时根据实际可能性组织供应。很显然，这种供应保障模式很难满足机动作战或时间紧迫条件下的应急需求。其优势在于，A 口粮经烹饪后，与正常膳食基本一致，接受性好，在后方集结或稳定期使用时特别受欢迎。

原来的标准 B 口粮设计用于需要用炊事设备加工制作但又无冷藏条件的情况。标准 B 口粮大约有 100 多个半易腐的品种，大多数品种为罐藏食品和脱水食品，用不同体积和尺寸的大型容器包装，分别用于 10 日餐谱中，并区分早，中和晚餐。标准 B 口粮的储存期无统一要求，视品种而定。在冻结，受热，受昆虫或啮齿动物侵害，受潮，包装破裂或被刺扎等情况下标准 B 口粮较容易损坏。每日份标准 B 口粮可提供约 4300kcal 的热量，其中蛋白质来源 13%，脂肪来源 33%，碳水化合物来源 54%。标准 B 口粮需由专门炊事人员完成餐前制备工作。2 名炊事员用 2~3h 可为 100 人提供 1 餐的食物，另外还需相应的服务和卫生人员。为制作 100 人就餐所需的食物（不包括面包）和饮料，平均每日需要 341L 水。

原来的 T 口粮设计用于高度机动作战部队的集体食品保障。它与机动炊事单元结合，能在机动状态下为作战集体提供高效、方便的集体热食，共有 10 日份餐谱。最初的 T 口粮是一种两片的方形扁罐头，其内容物是经杀菌处理的耐储存食品，用镀铬马口铁密封包装，其形状似一个浅盘，故得名浅盘口粮。浅盘除起到包装作用外，可兼作加热锅和餐盘用，如可将其置于机动炊事单无上的蒸汽座上加热或保温。T 口粮分为早餐和午（晚）餐，每餐份 T 口粮可供 18 人食用。另外，还配有速溶饮料、植脂末、辣味汤和一次性用具（杯、五格浅盘和餐具），24 个相同的餐份组成一个货盘。在 27℃ 下最短储存期 3 年。T 口粮在补充新的模块后即可构成冷候 T 口粮，如用聚苯乙烯泡沫塑料制成的蛤壳式浅盘，带盖的热饮杯、MRE 袋装面包、糖果、燕麦饼干棒、汤料，另附加热饮和植脂末。T 口粮早餐平均净重 15kg，在补充牛乳和面包后，平均提供 1420kcal 热量，其中蛋白质来源 15%，脂肪来源 29%，碳水化合物来源 56%；午餐或晚餐重量 20.4kg，在补充牛乳和面包后，平均提供 1420kcal 热量，其中蛋白质来源 17%，脂肪来源 30%，碳水化合物来源 53%。每餐份 T 口粮体积 0.047m³。T 口粮食用前加工相对简单，如直接将浅盘罐头浸入沸水中，加热 15~50min，具体时间视品种而定；若用炉火加热，则需打开顶盖，加热到中心温度 74℃ 时止。为解决 T 口粮开罐难、易伤人的问题，后来研制的多聚物浅盘逐步取代了最早的马口铁硬质浅盘。T 口粮最早按每餐份供 36 人设计，经规模化使用后，反馈发现每餐份太重，浪费比较严重，其后改为 18 人餐份形式。由于 T 口粮是预制熟化的产品，与 A 或 B 口粮相比，餐前制备时间可减少 50%~80%，用水量减少 40%，燃料减少 20%。

2000 年前后，美军的集体食品统一命名为组合式集体口粮（Unitized Group Ration，UGR），包括 UGR-H&S、UGR-A、UGR-B、UGR-E。此外，海军因其特殊装备和勤务需要，有专门的海军标准化核心餐谱（Navy Stardand Core Menu，NSCM）。

（1）UGR-H&S　UGR-H&S，也就是加热即食组合式集体食品，可在无冷藏条件下使用野战厨房等多种饮食加工装备制作。与其他组合式集体食品一样，每一个国家储存货号（NSN）都包括可以制作 50 餐份热食所需的预制食品、分餐器具、餐具盒、盘子以及垃圾袋等全部组分。每一个 UGR-H&S 餐谱都包含一份主菜、含淀粉食品、蔬菜和甜点。这些组分都是预制好后包装于轻量、一次性的多聚物浅盘中。这种包装可使产品在无冷藏条件下很好地保持其品质，27℃ 条件下可稳定保存 18 个月。

每套 50 餐份的 UGR-H&S 分装成 3 个纸箱包装，一个标准货盘可放置 8 套，共 400 餐份。每套 50 餐份的 UGR-H&S 平均重 56.6kg，体积约 0.015m³。

最新的 UGR-H&S 设计有 17 个餐谱，其中早餐 3 个，午/晚餐 14 个。将作为补充的乳、面包和其他小食品一起计算，每人份 UGR-H&S 可提供 1450kcal 热量，其中蛋白质来源 10%（36g），脂肪来源 35%（56g），碳水化合物来源 55%（199g），可提供军事部署环境下一名作战人员日营养摄取量的 40%~ 60%，通常可与 MRE、UGR-A、UGR-E 以及其他来源的食物配合使用。美军现行的 UGR-H&S 部分餐谱组成见表 5-25。

表 5-25   美军现行 UGR-H&S 部分餐谱组成情况

序号	组成
早餐1	黄油味炒蛋，猪肉香肠，奶油土豆牛肉，枫浆早餐蛋糕，玉米粉，蓝莓甜点，墨西哥辣味沙司，葡萄酱，橙味饮料，爱尔兰奶油卡布奇诺
早餐2	黄油味炒蛋，长效熏肉，调汁牛排，奶油汉堡土豆，金色蛋糕，苹果肉桂燕麦粥，苹果甜点，Japapeño 调味番茄汁，草莓酱，葡萄饮料，可可粉
午/晚餐1	烧烤去毛猪肉，素红辣椒，汉堡小圆面包，花生黄油饼干，柠檬饮料，花生黄油涂布，葡萄酱
午/晚餐5	脆皮火鸡，肉丸意大利面，豌豆胡萝卜，红丝绒蛋糕，梨，葡萄饮料，花生黄油涂布，葡萄酱
午/晚餐9	香肠意大利面，蔬菜拼盘，花生奶油圆饼，燕麦巧克力饼干，水果鸡尾酒，橙饮料，花生黄油涂布，葡萄酱
午/晚餐14	夹牛肉的墨西哥煎玉米卷，猪肉，玉米，SantaFe 青豆米饭，蛋糕，玉米饼，Japapeño 奶油涂布，沙拉汁，橙饮料，无糖蓝莓茶

（2）UGR-A   UGR-A，也就是通常所说的易腐集体口粮，旨在为野外作战人员提供如餐馆品质的集体膳食，是 UGR 家族中接受性最好的口粮，可满足作战人员每日需要量 80% 的各种营养需要。同时，UGR-A 也是作战口粮中唯一包含冷冻食物组分的口粮，因此，它的使用需要一套较规范的程序，且需要在具备冷藏/冷冻储存条件的野战厨房进行制作。

现行的 UGR-A 有 21 个餐谱，其中早餐 7 个，午/晚餐 14 个，主要有半易腐和易腐的食物组成。一旦建立起带有冷藏和冷冻设备的营地，炊事作业就可以转向 UGR-A，从而为作战人员提供更加丰富和更加优质的膳食。

每套 50 餐份的 UGR-A 分装成 3 个纸板箱包装，一个标准货盘可放置 8 套，共 400 餐份。每套 50 餐份的 UGR-A 平均重 39.5kg，体积约 0.015m³。三个纸板箱中的两箱盛装半易腐食物，储存温度要求 26.7℃，另一箱盛装易腐食物，储存温度要求 17.8℃，纸板箱中还带有调味品、烹调用具、餐具和垃圾袋等。

将规定的补充品计算在内，每人份 UGR-A 平均提供 1450kcal 热量，其中蛋白质来源 14%，脂肪来源 32%，碳水化合物来源 54%。美军现行 UGR-A 部分餐谱组成见表 5-26。

表 5-26   美军现行 UGR-A 部分餐谱组成情况

序号	组成
早餐1	橙饮料，鸡肉香肠馅饼，早餐肉卷，脱脂乳饼干，肉桂卷，脱水蛋，Japapeño 条，蓝莓烤馅饼，土豆煎饼，法式香草卡布奇诺，咖啡，油脂，葡萄酱，辣味汁，调味番茄汁，沙拉，植物油，燕麦片（人份包装）
早餐4	葡萄饮料，切达奶酪香肠肉汁，鸡蛋奶油排骨，脱脂乳饼干，低脂肪咖啡蛋糕，脱水鸡蛋，水果谷物棒，燕麦粉，可可粉，咖啡，榛仁奶油，葡萄酱，辣味酱，调味番茄汁，植物油，黄油粒
午/晚餐1	炒鸡肉，饼干和奶油蛋糕，玉米，香草黄油马铃薯泥，棕肉汁，鸡肉汁，巧克力布丁，柠檬饮料，辣味酱，黄油粒，花生黄油涂布，葡萄酱，无糖茶包，咖啡，奶油

续表

序号	组成
午/晚餐 5	红辣椒牛肉/辣味 Tso 鸡肉，菠萝可可仁蛋糕，青豆，白米饭，巧克力片，梨，混合果酱饮料，Japapeño 条，辣味酱，大豆酱，黄油粒，花生黄油涂布，苹果酱，无糖混合果酱电解质管状饮料，咖啡，奶油
午/晚餐 9	番茄大蒜调味汁肉丸/香肠小牛肉片，比萨卷，柠檬覆盆子白巧克力蛋糕，意式青豆，意大利面，水果拼盘，果汁饮料，辣味酱，意大利调料，黄油粒，花生黄油涂布，葡萄酱，无糖饮料包，咖啡，奶油
午/晚餐 14	法式烹饪大师鸡肉/意式托斯卡纳猪脊肉，花椰菜，米饭和奶油砂锅，香草和巧克力奶油蛋糕，青豆，棕肉汁，桃，柠檬饮料，辣味酱，蔬菜调味品，黄油粒，无糖茶包，咖啡，法式香草奶油

（3）UGR-B　UGR-B 是专供美海军陆战队使用的集体口粮，可以在无冷藏条件下，为海军陆战队提供快捷、便利、优质的集体膳食。UGR-B 中的所有组分都是耐储存的，每个餐谱都含有商用产品。

现行的 UGR-B 有 19 个餐谱，其中早餐 5 个，午/晚餐 14 个，由脱水食品和商用产品一起组成较为均衡的餐谱。每套 50 餐份的 UGR-B 分装成 3 个纸板箱包装，一个标准货盘可放置 8 套，共 400 餐份。每套 50 餐份的 UGR-B 平均重 56.7kg，体积约 0.015m³，全套产品在 26.7℃可保质 18 个月。纸板箱中带有全部的耐储存食物组分、一次性分餐盘、烹调用具和垃圾袋等。

每人份 UGR-B 平均提供 1300kcal 热量，其中蛋白质来源 15%，脂肪来源 30%，碳水化合物来源 55%。美军现行 UGR-B 部分餐谱的组成见表 5-27。

表 5-27　　　　　　　　　　　　美军现行 UGR-B 部分餐谱组成情况

序号	组成
早餐 1	猪肉香肠条，脱水炒蛋，玉米片粥，重油蛋糕，饼干，土豆煎饼，水果鸡尾酒，葡萄饮料，槭糖浆，可可饮料
早餐 4	奶油香肠，脱水炒蛋，谷粉，重油蛋糕，饼干，土豆煎饼，梨，橙饮料，槭糖浆，伍斯特郡酱，爱尔兰奶油卡布奇诺
午/晚餐 1	牛肉和肉汁/饼干，土豆泥，蔬菜拼盘，梨，甜味小吃，黄油粒，调味番茄汁，柠檬饮料
午/晚餐 4	King 牌鸡肉，米饭，豌豆，水果鸡尾酒，饼干，涂抹巧克力的黄蛋糕，黄油粒，调味番茄汁，柠檬饮料
午/晚餐 8	烤鸡肉米饭，蔬菜拼盘，桃，饼干，带巧克涂层果仁蛋糕，调味番茄汁，橙饮料
午/晚餐 14	青豆和辣味鸡肉，米饭，青豆，桃，谷物面包，巧克力果仁小方蛋糕，葡萄饮料

（4）UGR-E　UGR-E，也可称为自加热组合式集体口粮，是专供偏远地区无野战炊事作业条件（即野战炊事装备无法到达）下，美作战人员集体使用。与其他组合式集体口粮不同的是，它无需专门的炊事人员和野战厨房，只需使用人员拉一下拉环，就能启动加热，并在 30~45min 形成共 18 人一餐食用的热食。UGR-E 目前使用的是 I 型加热器，需要使用人员先将加热器插入多聚物浅盘下方，再启动操作。美军正在研发 II 型加热器，将其与食物一体化，使用时仅需一拉，就可以启动所有 4 个加热器。

一套制式的 UGR-E 包含为 18 人提供 1 份完整餐所需要的全部物品，包括 4 浅盘烹调好的食物、饮料袋、小吃/糖果、分隔餐盘、调味料、饮料、餐巾、湿巾、垃圾袋等。

UGR-E 的自加热方式与 MRE 类似，其原理为金属在激活剂作用下的化学放热反应，镁-铁混合粉置于口粮盘下方，通过拉动拉环，启动反应，放出的热量用于加热食物。

现行的 UGR-E 有 13 个餐谱，其中早餐 4 个，午/晚餐 8 个，假日餐 1 个。一个标准货盘可放置 18 套 UGR-E，平均重 20kg，体积约 $0.005m^3$，全套产品在 27℃ 可保质 18 个月。

每人份 UGR-E 平均提供 1300kcal 热量，其中蛋白质来源 12%（39g），脂肪来源 38%（55g），碳水化合物来源 50%（179g）。美军现行 UGR-E 部分餐谱组成见表 5-28。

表 5-28   美军现行 UGR-E 部分餐谱组成情况

序号	组成
早餐 1	奶油肉汁土豆牛肉，汉堡条，饼干，冰覆盆子卷，苹果棒，蓝莓粒，橙饮料
早餐 2	蛋，猪肉香肠，早餐蛋糕，蓝莓甜品，苹果肉桂味迷你初始打击棒，香蕉粒，葡萄饮料
午/晚餐 1	香肠意大利面，豌豆，冰调味蛋糕，甘草糖块，黄油粒，意大利调味品，奶昔
午/晚餐 5	爆炒鸡肉，胡萝卜，棕米饭，巧克力甜品片，黄油粒，速溶巧克力布丁，饮料包，无糖饮料
午/晚餐 8	鸡肉馅饼，青豆，禽肉汁，巧克力樱桃蛋糕，黄油粒，蔬菜调料，甘草糖块，奶昔，无糖饮料
假日餐谱	肉汁火鸡条，鸡汁土豆泥，胡萝卜，夹香肠谷物面包，巧克力包衣的葡萄干果仁混合，覆盆子酱，禽肉调料，饮料包

（5）NSCM NSCM，即海军标准化核心餐谱，旨在将海军舰队的膳食供应标准化，为舰员提供更加丰富多样和更为营养的选择。它通过提供从传统的经典美食如皮萨、汉堡到富有特色的民族食品如炒蔬菜、鸡肉春饼，以满足舰员们的各种不同口味和习惯。NSCM 有 5 类不同的餐谱组配，可按照舰、艇员规模及储存空间限制进行不同的选择，如 L 型甲板的航母、护卫舰/驱逐舰、濒海战斗舰和潜艇。

NSCM 是基于 21d 的周期进行餐谱设计，在此周期内的每一天都有不同的早、午、晚餐餐谱，同时每个周期中还设计有专门的主题餐，供节假日和特殊民族习惯人员享用。此外，每一个午/晚餐餐谱都有 1~2 个军队食谱规定（Armed Forces Recipe Service）认可的健康主菜，使舰员具有更为健康的选择余地。

在营养方面，与 MRE 和 UGR 参照野战口粮特殊营养需求标准设计不同，舰船上的食物供给是基于平衡、健康营养的理念。在选择淀粉类食物、谷物、蔬菜、水果、甜点的基础上，每名海员每餐都可以选择 2 种主菜。与以往的餐谱相比，由于去除了很多油炸品种而代之以烤制品种，目前的 NSCM 在营养方面有了改善。

NSCM 中的大多数品种需要有专业烹饪人员准备和制作。然而，由于加入了更多热的和分餐品种，准备和制作时间比以往要少。

在 NSCM 出现之前，海军不得不使用大约 2500 个品种以保证为舰员们提供食物种类和营养都平衡的日常膳食。在海军不同舰艇建立标准化餐谱后，品种减少至 687 种，从而在保证舰员合理营养的同时，大幅减少了货物需求量和生产线数量，更好地保证了生产的可行性和连续性。第九版手册中提供

NSCM 的 3 个样板餐谱（Sample Menu），每个样板餐谱均由早、午、晚餐组成，表 5-29 列举其中 1 个样板餐谱的组成情况。

表 5-29　　　　　　　　　　　　　　　　美军 NSCM 样本餐谱组成情况

序号	早餐	午餐	晚餐
样本餐谱 1	热玉米粥	秋葵鸡肉	Hatteras 蛤杂烩
	麦片粥	虾肉宽面条	Creole 意大利通心粉
	煎蛋	辛辣味意大利猪肉排	烤鱼
	炒蛋	香料烤土豆块	Aztec 米饭
	摊鸡蛋饼	炖番茄	菜花干酪
	煎蛋卷棒	菜花	意大利蔬菜杂烩
	香肠三明治	核仁巧克力饼	核仁巧克力饼
	奶油碎牛肉	红骨胶	红骨胶
	烤土豆	沙拉棒	沙拉棒
	橡胶果仁松饼	黄瓜洋葱沙拉	水果棒
	油酥棒	水果棒	烤蒜面包
	水果棒	烤蒜面包	面包棒
	酸乳	面包棒	饮料棒
	面包棒	冰淇淋棒	
	饮料棒	饮料棒	
样本餐谱 2	热麦片粥	大米汁	谷物杂烩
	健康/甜味谷物	汉堡	Alfredo 鸡肉
	炒蛋	干酪碎肉三明治	烧猪肉
	煮蛋	Veggie 汉堡	烧辣椒土豆
	煎蛋	玉米热狗	煮意大利面
	煎蛋饼棒	土豆烧牛排	蜂蜜蔬菜
	法式烤面包	土豆条	菜花
	炒熏肉	烤青豆	荷式苹果派
	玉米牛肉	法式青豆	葡萄干核仁小甜饼
	奶油土豆块	荷式苹果派	沙拉棒
	苹果咖啡蛋糕	葡萄干核仁小甜饼	水果棒
	烤饼棒	沙拉棒	烤大蒜面包
	水果棒	通心粉沙拉	面包棒
	低脂酸乳	水果棒	饮料棒
	面包棒	面包棒	
	饮料棒	冰淇淋棒	
		饮料棒	

续表

序号	早餐	午餐	晚餐
样本餐谱3	热燕麦粥	Knickerbocker 汤	法式洋葱汤
	健康/甜味谷物	熏肉/莴苣/番茄三明治	挪威海蜇虾
	炒蛋	火鸡派	烧牛肉
	煮蛋	炖土豆	长粒米饭
	墨西哥蛋饼	意大利面	大蒜奶油土豆
	煎蛋饼棒	竹笋	Aujus 肉汁
	法式烤面包	胡萝卜	芽甘蓝
	炒熏肉	草莓脆饼	玉米棒
	香肠汁饼干	奶油米饭布丁	草莓脆饼
	农家炒土豆	沙拉棒	奶油米饭布丁
	肉桂屑松饼	芥末土豆沙拉	沙拉棒
	油酥点心棒	水果棒	水果棒
	水果棒	面包棒	全麦卷
	低脂酸乳	饮料棒	面包棒
	面包棒		饮料棒
	饮料棒		

4. 特殊用途口粮（special purpose rations）

特殊用途口粮，顾名思义，是指通用口粮之外，针对特殊使用对象以及用于其他特殊条件的军用口粮。特殊用途口粮种类较多，2012 版手册中列出的有：训练口粮，临战口粮，通用救生食品包，弃船用救生口粮，空难救生用口粮，人道主义口粮，其他宗教口粮，管状食品，超高温乳。

（1）定制训练口粮（Meal, Tailored Operational Training, TOTM）　该口粮是为满足美军以实战标准进行训练的要求，同时尽可能减少训练开支而研制开发的。于 2001 年 5 月投入使用，既满足了美军条令中对训练所用口粮的要求，符合以实战要求训练的观点，又由于其价格低廉，携带方便，填补了传统作战口粮在适用范围上的不足。

TOTM 属于预包装口粮，与标准 MRE 口粮在包装样式和许多内容物上非常相似，其制备、使用、就食、餐后处置与 MRE 基本相同，在满足训练给养要求的同时，也可帮助部队官兵熟悉 MRE 口粮的使用方法。每份作训口粮包括一份 MRE 主菜、湿法填装水果、饮料粉、无火焰加热器、餐具包以及配套组份，平均提供 997cal 热量。该口粮由供应商直供部队，运输时间为 7~10d，储存期从送达部队起不少于 12 个月。

由于 TOTM 的储存期无须如 MRE 口粮一样长达 3 年，该口粮全部采用商业包装，口粮的运输、分发也采用成熟的商业物流渠道，避免或减少了原来军用口粮在包装、运输、存储等方面的费用，且订购作训口粮价格仅相当于 MRE 口粮的一半左右。每箱口粮重约 9kg，体积约 0.001m³，目前有 3 套餐谱供应，每套包含 12 个餐谱。每箱订购作训口粮的价格随供应商和订购数量的不同有所变化，随着供应商的扩大和餐份的增加，还将进一步扩大使用范围，除此以外，订购作训口粮还可方便用于抢险救灾等行动。

整套食品中除饮料需要复水使用外，其余产品均为即食品种，主菜可以冷食，也可用附件包中的加热器加热后食用。TOTM 三套餐谱部分餐份的组成分别见表 5-30、表 5-31、表 5-32。

表 5-30   美军现行 TOTMAMERIQUAL 系列 12 个餐谱组成情况

序号	组成
餐谱 1	意大利面，MRE 水果，无花果棒，土豆条，花生黄油片，法式香草卡布奇诺，FRH，餐具（调料包、餐勺、口香糖、纸巾）
餐谱 2	意式饺子，MRE 水果，薄脆饼干，花生黄油涂布，巧克力片，茶，FRH，餐具（调料包、餐勺、口香糖、纸巾）
餐谱 3	意大利面条，MRE 水果，薄脆饼干，花生黄油涂布，巧克力片，茶，FRH，餐具（调料包、餐勺、口香糖、纸巾）
餐谱 4	路易斯安那青豆香肠米饭，MRE 水果，无花果棒，土豆条，太妃糖，花生黄油片，茶，FRH，餐具（调料包、餐勺、口香糖、纸巾）
餐谱 5	鸡肉面，MRE 水果，无花果棒，椒盐卷饼，太妃糖，花生黄油片，法式香草卡布奇诺，FRH，餐具（调料包、餐勺、口香糖、纸巾）
餐谱 6	鸡肉沙拉，MRE 水果，无花果棒，椒盐卷饼，太妃糖，巧克力片，法式香草卡布奇诺，FRH，餐具（调料包、餐勺、口香糖、纸巾）
餐谱 7	牛肉小方饺，MRE 水果，无花果棒，土豆条，巧克力片，茶，FRH，餐具（调料包、餐勺、口香糖、纸巾）
餐谱 8	Chili 干酪布丁，MRE 水果，薄脆饼干，花生黄油涂布，花生黄油片，茶，FRH，餐具（调料包、餐勺、口香糖、纸巾）
餐谱 9	辣味青豆，MRE 水果，无花果棒，椒盐卷饼，土豆条，巧克力片，茶，FRH，餐具（调料包、餐勺、口香糖、纸巾）
餐谱 10	猪排骨，MRE 水果，无花果棒，土豆条，太妃糖，花生黄油片，抹茶味卡布奇诺，FRH，餐具（调料包、餐勺、口香糖、纸巾）
餐谱 11	炖牛肉，MRE 水果，无花果棒，椒盐卷饼，太妃糖，巧克力片，抹茶味卡布奇诺，FRH，餐具（调料包、餐勺、口香糖、纸巾）
餐谱 12	辣椒牛肉馅玉米圆饼，MRE 水果，无花果棒，椒盐卷饼，太妃糖，花生黄油片，抹茶味卡布奇诺，FRH，餐具（调料包、餐勺、口香糖、纸巾）

表 5-31   美军现行 TOTMSOPAKCO 系列 12 个餐谱组成情况

序号	组成
餐谱 1	蔬菜沙司通心粉，水果，薄脆饼干，咸味花生，巧克力片，饮料，FRH，餐具（餐巾，餐勺、咖啡，糖，黑胡椒，盐，奶油，湿纸巾）
餐谱 2	意式饺子，黄米饭，不同风味饼干，巧克力片，饮料，FRH，餐具（餐巾，餐勺、咖啡，糖，黑胡椒，盐，奶油，湿纸巾）
餐谱 3	什锦饭，黄米饭，薄脆饼干，水果片，饮料，FRH，餐具（餐巾，餐勺、咖啡，糖，黑胡椒，盐，奶油，湿纸巾）
餐谱 4	辣味意大利通心粉，土豆泥，薄脆饼干，巧克力片，红胡椒粉，饮料，FRH，餐具（餐巾，餐勺、咖啡，糖，黑胡椒，盐，奶油，湿纸巾）

续表

序号	组成
餐谱 5	鸡肉面，土豆泥，薄脆饼干，花生黄油涂布，巧克力片，饮料，FRH，餐具（餐巾，餐勺、咖啡，糖，黑胡椒，盐，奶油，湿纸巾）
餐谱 6	烤猪排，小麦面包（×2），水果片，烧烤酱，红胡椒粉，饮料，FRH，餐具（餐巾，餐勺、咖啡，糖，黑胡椒，盐，奶油，湿纸巾）
餐谱 7	牛肉小方饺，水果，不同风味饼干，咸味花生，饮料，FRH，餐具（餐巾，餐勺、咖啡，糖，黑胡椒，盐，奶油，湿纸巾）
餐谱 8	意大利面条，水果，薄脆饼干，花生黄油涂布，红胡椒，饮料，FRH，餐具（餐巾，餐勺、咖啡，糖，黑胡椒，盐，奶油，湿纸巾）
餐谱 9	鸡肉香辣肉丝玉米卷，土豆泥，水果，不同风味饼干，小麦面包，饮料，FRH，餐具（餐巾，餐勺、咖啡，糖，黑胡椒，盐，奶油，湿纸巾）
餐谱 10	路易斯安那米饭，水果，薄脆饼干，水果片，辣味酱，饮料，FRH，餐具（餐巾，餐勺、咖啡，糖，黑胡椒，盐，奶油，湿纸巾）
餐谱 11	蔬菜煎蛋卷，水果，不同风味饼干，辣味酱，饮料，FRH，餐具（餐巾，餐勺、咖啡，糖，黑胡椒，盐，奶油，湿纸巾）
餐谱 12	意大利面，薄脆饼干，花生黄油涂布，辣味酱，饮料，FRH，餐具（餐巾，餐勺、咖啡，糖，黑胡椒，盐，奶油，湿纸巾）

表 5-32　　　　　　　　　　美军现行 TOTMWORNICK 系列 12 个餐谱组成情况

序号	组成
餐谱 1	意大利面，水果（葡萄干或越橘），干制咸味花生，巧克力片，饮料，FRH，餐具 B（餐勺、盐、胡椒、糖，毛巾，餐巾）
餐谱 2	鸡肉面，芒果-桃苹果沙司，葡萄干果仁混合物，巧克力片，饮料，FRH，餐具 B（餐勺、盐、胡椒、糖，毛巾，餐巾）
餐谱 3	猪排骨，水果（葡萄干或越橘），干制咸花生，薄脆饼干包，巧克力片，饮料，FRH，餐具 A（餐勺、盐、胡椒、奶油，咖啡，糖，毛巾，餐巾）
餐谱 4	炖牛肉，芒果-桃苹果沙司，土豆条，MRE 饼干包，太妃卷，饮料，FRH，餐具 A（餐勺、盐、胡椒、奶油，咖啡，糖，毛巾，餐巾）
餐谱 5	辣味通心粉，水果（葡萄干或越橘），薄脆饼干包，MRE 饼干包，太妃卷，饮料，FRH，餐具 A（餐勺、盐、胡椒、奶油，咖啡，糖，毛巾，餐巾）
餐谱 6	意式饺子，水果（葡萄干或越橘），干制咸花生，MRE 饼干包，太妃卷，饮料，FRH，餐具 B（餐勺、盐、胡椒、糖，毛巾，餐巾）
餐谱 7	鸡肉面，芒果-桃苹果沙司，花生黄油涂布，薄脆饼干包，果酱，饮料，FRH，餐具 B（餐勺、盐、胡椒、糖，毛巾，餐巾）

续表

序号	组成
餐谱 8	鸡肉沙拉，葡萄干坚果混合物，肉桂味硬糖，巧克力涂层运动棒，饮料，FRH，餐具 A（餐勺、盐、胡椒、奶油、咖啡、糖、毛巾、餐巾）
餐谱 9	番茄沙司烩通心粉，MRE 饼干包，太妃卷，奶昔，饮料，FRH，餐具 A（餐勺、盐、胡椒、奶油、咖啡、糖、毛巾、餐巾）
餐谱 10	墨西哥辣味牛肉，水果（葡萄干或越橘），干制咸花生，巧克力片，饮料，FRH，餐具 A（餐勺、盐、胡椒、奶油、咖啡、糖、毛巾、餐巾）
餐谱 11	牛肉小方饺，椒盐卷饼，太妃卷奶昔，饮料，FRH，餐具 B（餐勺、盐、胡椒、糖、毛巾、餐巾）
餐谱 12	路易斯安那青豆香肠米饭，芒果-桃苹果沙司，干制咸花生，巧克力片，饮料，FRH，餐具 B（餐勺、盐、胡椒、糖、毛巾、餐巾）

（2）临战口粮（go-to war ration，GTW）　GTW 口粮是用于战时动员初期到形成口粮工业化大量生产期间的单兵食品。GTW 口粮是在沙漠盾牌/风暴作战（ODS）后发展形成的。它不能满足作战全程博博士兵对口粮的所有要求，只是以容易获取的、接受性好的商业品种扩展了"口粮家族"，但不能替代作战口粮。

GTW 口粮的每一餐份组成品种都是从不同商业渠道采购的，包括一项主菜，水果罐头，小吃（曲奇饼，糖果或牛肉干），涂布，调味品和饮料。所有食品品种用透明的多层食品袋包装。餐谱的设计是根据单个品种的可接受性，货架稳定性，包装实用性以及营养合理性来确定。GTW 口粮在 27℃ 下储存12 个月。每个运输箱装 12 餐份。每餐份平均提供热量 1300kcal，其中蛋白质来源 12%，脂肪来源32%，碳水化合物来源 56%。

口粮中的食物全部经过加工，可以即食。餐前制备时，需要 0.5L 水用于饮料复水及激活无火焰口粮加热器。

Natick 建立了支持 GTW 口粮的各种食品品种（可市场采购、耐贮）的综合计算机数据库。当国防人员支援中心（DPSC）接到生产任务时，与总卫生办公室（Office of the Surgeongeneral）协调，并征得批准餐谱中的品种，最后下达包装组配文件。

（3）通用救生食品包（food packet，survival，general purpose）　该口粮供军事人员在逃难和逃生时保持生存使用，可用于包括饮用水受限的各种场合。空军规定，将其贮藏于飞机救生包内，可在连续不超过 5d 期间，为遇险待救人员提供基本支持。

该口粮由 6 个压缩食物棒组成，其中 2 个谷物块，3 个曲奇饼棒和 1 个冬青葡萄糖棒，这些棒用三层复合袋密封后装入防水纸盒中。此外还有甜柠檬茶和肉汁汤粉。该口粮的储存期要求为 27℃ 条件下 5年，60℃ 时，储存期为 1 个月。

每个运输箱可装 24 包，每箱重 8kg，每箱体积 0.002m³。每包口粮可提供 1435kcal 热量，其中蛋白质来源 5%，脂肪来源 39%，碳水化合物来源 56%。为了使食物消化过程所需水量降至最低，产品设计时规定，蛋白质的供热比不得超过 8%。GP-I 餐前制备工作由食用者自己完成，柠檬茶、肉汁汤粉冲饮时，需水 414mL。

（4）弃船救生食品包（food packet，survival，abandon ship）　弃船救生食品包是舰艇人员在必须弃船条件下使用的救生食品，通常被放置在大型舰船的救生艇上。

　　弃船救生食品包中的食品为高热量密度的商用食品棒，要求是不引发口渴。在任何气候条件下，这些食品都应具有最大的储存稳定性，能满足美国海岸警卫队紧急食品管理法规中规定的救生船和救生艇食品 5 年储存期的要求。每中包装盒中，最少有 6 个体积相同、按单人食用包装的食品块。每份口粮体积不超过 1.04m³，重量不超过 0.5kg，这个大小恰好能被放入救生艇的贮物区内。

　　弃船救生食品包可提供不少于 2400kcal 热量，其中碳水化合物来源 54%，蛋白质含量不超过 8%，盐含量不超过 0.5%。对于蛋白质和盐含量的限制都是为了尽可能减少短期禁食产生的负生理代谢反应。该口粮是一种维持短期生存的限制性口粮，使用期限应限制在 3～5d 内。该食品包适用于限制饮用水的场合。口粮开袋即食，勿需准备。

　　弃船救生食品包是按遭遇海难时，其他补给如救生器具，饮用水等比食物对维持生存更加重要的特定条件下设计的。新的商用版本在 1997 年开始使用。旧版本中的硬糖和口香糖本（国内储存货号为 8970—00—299—1395）也可继续使用。更早的版本中还配有淀粉果冻棒，包糖衣的口香糖，薄荷糖片、火柴和一盒香烟。

　　未来还计划将该口粮的储存期延长至 7 年，包装的特殊改进旨在进一步减轻包装的重量和减少包装体积，同时减少食品棒的体积。

　　（5）飞行救生食品包（food packet, survival, aircraft, life raft）　飞行救生食品包用于海军飞行人员在遭遇空难时使用，它与其他的救生必需品一起被放入飞机的应急箱中。

　　飞行救生食品包有硬糖、包糖衣的口香糖和线绳。包内附有使用说明书，告知包装内的食品在水供应受限情况下，24h 内对使用者有益，同时解释了打开包装后为保存内容物使用线绳的方法。食品包中的成分都要求有 5 年保质期，硬糖在极端温度下保持稳定，在 38℃条件下可保存 3 年，27℃条件下可保存 10 年。

　　每包飞行救生艇用食品包可提供 300kcal 左右的热量（100%碳水化合物）。该口粮仅是短期使用的救生食物，食用它有助于减少严重饥饿引起的负能量代谢的反应。该食品包适用于限制饮用水的场合。口粮开袋即食，勿需准备。

　　海军对该产品的数量要求很少，供应有限但采购常态化。2011 年，海军同意使用连锁密封包装袋代替线绳缠绕，以方便袋中组分的反复取用。

　　（6）人道主义日份口粮（Humanitarian Daily Ration, HDR）　HDR 是为紧急情况下，大量难民或灾民的吃饭问题而设计研制的，由国防部后勤局开发和管理。HDR 由能量均衡的即食主菜和辅助组分组成，其包装结构类似 MRE。

　　HDR 设计标准是为中度营养不良个体提供 1d 的营养和热量需求。为满足世界范围内不同宗教、不同饮食习惯的广大潜在消费人群多样化的饮食需求，HDR 中不含动物类产品或动物类制品，除了很少数量的乳制品。酒和基于酒类的成分也都禁止使用。在包装方面，HDR 与 MRE 相似，但包装袋的颜色是浅橙色，另外，包装袋表面还有如何打开包装的图例说明和可食用的食物成分。HDR 的包装单元也与 MRE 相似，但每箱不是 12 包，而是 10 包，外加 HDR 专用的标记和图示。

　　HDR 的储存期是 27℃保存 36 个月，每箱重 11kg，体积 0.003m³。

　　HDR 为日份食品，每包至少提供 2 份主菜，为使产品达到不低于 2200kcal 的热量且营养均衡，搭配了不同的辅助成分。在供能比方面，蛋白质占 10%～13%，脂肪占 27%～30%，碳水化合物不低于 60%。非食物成分有餐勺和不含酒精的湿巾。

　　HDR 的所有成分均为即食品中，主菜可以冷食，但如果有条件放入热水或在锅中加热后食用，接受性会更好。现行 HDR 的餐谱组成见表 5-33。

表 5-33　　　　　　　　　　　　　　　　　美军现行 HDR 餐谱组成情况

序号	组成
餐谱 1A	青豆沙拉，小扁豆黄米饭，薄脆饼干，葡萄干，花生黄油涂布，草莓酱，扁面包，附件包
餐谱 1B	炖大麦，炖小扁豆，蔬菜饼干，水果棒，花生黄油涂布，酱，水果馅饼，脆饼，附件包
餐谱 1C	土豆汁青豆米饭，草药米饭，2 包 MRE 薄脆饼干，2 包蔬菜饼干，水果棒，花生黄油涂布，草莓酱，2 块水果馅饼，脆饼，附件包
餐谱 2A	青豆沙拉，青豆米饭，薄脆饼干，苹果水果棒，花生黄油涂布，草莓酱，葡萄干，扁面包，附件包
餐谱 2B	炖大麦，土豆汁豌豆，蔬菜饼干，水果棒，花生黄油涂布，酱，水果馅饼，脆饼，附件包
餐谱 2C	红豆米饭，黄米饭，2 包 MRE 薄脆饼干，2 包蔬菜饼干，水果棒，花生黄油涂布，草莓酱，2 块水果馅饼，脆饼，附件包
餐谱 3A	青豆沙拉，小扁豆蔬菜，薄脆饼干，苹果水果棒，花生黄油涂布，草莓酱，葡萄干，扁面包，附件包
餐谱 3B	炖大麦，蔬菜汁米饭，蔬菜饼干，水果棒，花生黄油涂布，酱，水果馅饼，脆饼，附件包
餐谱 3C	炖小扁豆，草药米饭，2 包 MRE 薄脆饼干，2 包蔬菜饼干，水果棒，花生黄油涂布，草莓酱，2 块水果馅饼，脆饼，附件包
餐谱 4A	青豆土豆，小扁豆黄米饭，薄脆饼干，花生黄油涂布，草莓酱，葡萄干，扁面包，附件包
餐谱 4B	肉汁蔬菜米饭，土豆汁豌豆，蔬菜饼干，水果棒，花生黄油涂布，酱，水果馅饼，脆饼，附件包
餐谱 4C	土豆汁意大利面，黄米饭，2 包 MRE 薄脆饼干，2 包蔬菜饼干，水果棒，花生黄油涂布，草莓酱，2 块水果馅饼，脆饼，附件包
餐谱 5A	小扁豆蔬菜，青豆土豆，薄脆饼干，苹果水果棒，花生黄油涂布，草莓酱，葡萄干，扁面包，附件包
餐谱 5B	炖小扁豆，土豆汁豌豆，蔬菜饼干，水果棒，花生黄油涂布，酱，水果馅饼，脆饼，附件包
餐谱 5C	炖小扁豆，红豆米饭，2 包 MRE 薄脆饼干，2 包蔬菜饼干，水果棒，花生黄油涂布，草莓酱，2 块水果馅饼，脆饼，附件包

（7）非传统地域定制食品（Meal，Alternative regionally Customized，MARC）　MARC 是一种自备的耐贮口粮，最初源于国防部后勤局要求加速研发一种专门提供给关塔那摩湾海军基地在押人员食用的素食口粮。通过国防部后勤局与海军关塔那摩基地饮食服务机构合作，确定了食用人员的营养特点和热量需求，该口粮页同样适用于类似的其他目的使用。

该口粮最终形成了 10 个不同的午餐主菜餐谱，其食物组成与西南亚和中东人群的相似，每一种都包装于单独的食物袋中。每箱有 10 餐，每个餐谱 1 份。基于产品设计参数，MARC 的任何一个主菜或其他成分中都不含有"被禁止的产品"，如牛肉、猪肉、禽肉，或任何动物性食物或其副产品（MARC 并非经犹太教或伊斯兰教认证）。MARC 的最小保质期为 27℃保存 12 个月，合同商将口粮运达目的地的时间应距离保质期限不少于 9 个月。

MARC 口粮每箱重 8kg，体积 0.018m³。每份 MARC 提供不少于 700kg 热量，其中蛋白质来源为 9%～

15%，脂肪来源为 25%～30%，碳水化合物来源不少于 60%。除饮料外，所有成分开袋即食。现行 MARC 的餐谱组成见表 5-34。

表 5-34　　　　　　　　　　　　　美军现行 MARC 餐谱组成情况

序号	组成
餐谱 1	红辣椒黑豆，坚果，薄脆饼干，酱，茶（粉状）
餐谱 2	蔬菜番茄意大利面，覆盆子苹果汁，坚果，蔬菜饼干，茶（粉状）
餐谱 3	蔬菜通心粉汤，独立包装的葡萄干和烤坚果，蔬菜饼干，酱，茶（粉状）
餐谱 4	奶油意式饺子，坚果，薄脆饼干，酱，茶（粉状）
餐谱 5	咖喱蔬菜，香味苹果，蔬菜饼干，酱，茶（粉状）
餐谱 6	菠菜鹰嘴豆，黄米饭，坚果，薄脆饼干，酱，茶（粉状）
餐谱 7	豌豆薄荷米饭，香味苹果，坚果，茶（粉状）
餐谱 8	金黄小扁豆蔬菜，黄米饭，薄脆饼干，酱，茶（粉状）
餐谱 9	辣味田园蔬菜，墨西哥米饭，薄脆饼干，酱，茶（粉状）
餐谱 10	番茄羊角豆，米饭，蔬菜饼干，酱，茶（粉状）

（8）管食（tube foods）　管食专为美空军 U2 军事侦察机飞行员执行任务期间食用，其持续飞行时间可长达 12h。由于飞行高度很高，要求飞行人员穿戴压力服和头盔，不能脱下。因此，常规的口粮不能满足其特殊要求。管食通过与头盔直接相连的喂饲管，飞行员通过内部麦秆状的吸管直接吸食。美国空军有专门的人员和加工设备生产多种这类高度特殊、独一的产品。所有提供给美国空军的管食都必须符合严格要求，比如脂肪、蛋白质和碳水化合物的比例，良好的风味，易食用和消化的性能。这些要求使管食能够为从事高强度体力和脑力劳动的飞行人员，在长达 12h 期间，提供充足的营养物质。

每份管食含 134～141g 产品，保质期为 27℃保存 3 年，38℃保存 6 个月。

管食的品种包括以下几部分内容。

主菜：带汁牛肉，炖牛肉，俄式牛肉，土豆煎饼和熏肉，流质咖啡，国王牛肉。

水果：苹果汁，桃，梨，肉桂饮料。

布丁和甜点：奶油糖果，太妃糖，焦糖味太妃糖，巧克力，含咖啡因苹果派，樱桃点心，含咖啡因巧克力布丁，含桃烤面包

三、其他国家军用食品

（一）俄军作战口粮

俄军作战口粮大体上保留了前苏军作战口粮的品种和特点。前苏军作战口粮有以下三种分类法：一是按照灶别分为士兵口粮、水兵口粮、飞行口粮、单兵口粮、医院口粮等 5 种；二是按照口粮主次

分为基本口粮、补充口粮两种；三是按照功能特征分为野战集体热食、小分队配套口粮、干口粮、机上口粮、救生口粮等。原苏军作战口粮品种主要有干面包，肉菜罐头以及少许糖、盐、茶等。每人每天供给的热量约为 4100kcal。口粮可装入士兵的背囊中，食用时，通常以军用饭盒为容器，就地拾柴草加热。

1997 年 3 月，按照俄罗斯国防部长签署的第 88 号令规定，俄军将作战口粮正式分为四类，即单兵口粮、小分队口粮、预防口粮和生存口粮（或称 1-4 号标准口粮）。

单兵口粮，是俄军在非常状态、武装冲突和维和行动过程中的首选口粮，既可直接食用，又可制成热食食用。一日早、中、晚餐热量分别为 1415kcal、1609kcal、996kcal。主要食品品种有：面包 200g，肉类罐头 250g，碎肉罐头 100g，肉菜罐头 250g，鱼罐头 100g，配菜 100g，糖 75g，速溶咖啡 2g、速溶茶 16g，硬糖 10g，乳粉或炼乳（加糖）30g，浓缩饮料 25g，果泥 45g，干果 20g，辣水司或蔬菜酱 60g。附属品种有：多种维生素 1g，加热器 1 个，卫生纸巾 3 张，餐巾纸 3 张，塑料勺 1 个，罐头起子 1 个。每个食盒内附单兵口粮食用说明。此外，还有一些食用建议，如肉类、肉菜类罐头既可冷食又可热食。

口粮中所配的加热器是一块金属片，可折叠成炉架，用于加热食品和烧开水。块状压缩食品在晚餐时可直接食用。干果可直接食用，如需热水泡开再食用，时间是 10~15min。

小分队口粮属于集体口粮，用于保证在特殊条件下作战执勤、武装押运，规定的其他情况下负责警卫或押运的人员以及有权免费领取口粮人员的食物要求。该口粮主要由罐头和浓缩食品配套组成，可根据需要配套形成 6 人、8 人、10 人、15 人、25 人等不同包装。

预防口粮用于保证在对人体有害之辐射环境和接触有毒燃料环境中工作（执勤）的人员。

生存口粮是指在无法按基本口粮或其他口粮（干口粮）提供饮食条件下使用的口粮。

（二）日军作战口粮

日军作战口粮是在第二次世界大战后发展起来的。1951 年前，日军作战口粮只有饼干和干面包，此后日军研制了以硬罐头为主的第一代野战口粮，20 世纪 80 年代后，日军又研制出第二代野战口粮，以后不断改进餐谱和品种。

与美军相似，日军也将野战饮食看作影响士兵情绪和战斗力的重要因素。同时，日本饮食习惯与我国比较接近，加上日本的食品工业技术比较发达，日军作战口粮的制作和技术对我军有一定的借鉴意义。日军作战口粮有以下几个特点：一是主食大部分是米饭罐头，这充分考虑日本人的饮食习惯。二是副食罐头均采用软包装技术，以减轻重量，便于开启。三是干制食品采用了冻干、真空干燥等先进技术，在利于储存的同时，较好地保持了食品的品质。四是十分重视口粮的营养均衡性和功能性。如三大营养素适宜供能比以及调节激素与免疫功能、振奋精神和镇静功能等。

目前，日军的战斗口粮有 I 型和 II 型两类，另外还有增强活力口粮和低热量战斗口粮。

1. I 型战斗口粮

日军 I 战斗口粮为三军通用口粮，储存期为三年。主要组成为米饭罐头和副食罐头，共有 8 个餐谱。每餐份战斗口粮的平均营养成分为蛋白质 46.0g、脂肪 13.2g、钙 103.6g、维生素 A 376.8IU、维生素 B_1 0.67mg、维生素 B_2 0.47mg、维生素 C 1.63mg，提供热量 1012kcal。

日军作战口粮的主食以米饭罐头为主，为解决米饭回生的问题，曾研制出自加热罐头，同时还研制了自冷罐头。自热罐头于 1985 年开发研制，其发热原理大体分两类：一类是利用生石灰和水反应生热，另一类是铁化合物氧化还原反应生热。前者因发热效率低，污染环境等，使用不久即被淘汰。日军的自冷罐头于1987年研发，内容量144mL，使用的冷却剂主要有硝酸铵、氯化氨、尿素等，能在2～3min内使内容物的温度降低15℃。

2. Ⅱ型战斗口粮

Ⅱ型战斗口粮为蒸煮软包装袋口粮，是陆军使用的口粮（海空军除使用Ⅰ型口粮外还有各自的专用口粮），可与Ⅰ型口粮配合使用。日军Ⅱ型口粮有14个餐谱，接近日常膳食，打开包装即可食用，如果加热则口味更佳。Ⅱ型战斗口粮包括西餐5种、中餐3种、日式饭菜6种，共14种。每一种Ⅱ型战斗口粮的营养成分为蛋白质33.5g、脂肪20.7g、钙95.7g、维生素A 295IU、维生素 B_1 0.25mg、维生素 B_2 0.29mg、维生素C 12.3mg，能量约1000kcal。每餐份配2袋不同种类的米饭，方便使用者之间互相串换调剂口味。

3. 增强活力口粮

该口粮主要供面部、口腔、牙齿受伤军事人员和穿戴防护面罩的人员食用，也可作为演习等条件下参训人员维持生存的口粮。产品体积小、能量密度高，有粉末、固态和液态3种形态。该口粮采用酪蛋白和脱脂乳粉作为蛋白质源，糊精和低聚果糖作为碳水化合物源，玉米油和中链脂肪酸作为脂肪源，并添加了维生素和矿物质。外观为淡黄色，溶解后为乳白色，滋味和香味接近乳制品。该口粮蛋白质、脂肪和碳水化合物的供热比分别为15%、24%和61%。

4. 低热量战斗口粮

该口粮主要供那些平时运动量少，身体肥胖的军人食用，也可在抢险救灾或医院作为特殊伙食供应。该口粮的主要组成包括鸡胸肉、糙米、洋葱、西洋胡萝卜、高级人造黄油、粉、大蒜粉、牛骨粉。

（三）其他国家作战口粮

英军北极口粮由英国海军使用的单兵食品转化而来，在马岛战争中作为英军主要的给养，发挥了重要的保障作用。英军北极口粮主要供严寒环境下作战的单兵使用，主要由肉罐头、饼干、饮料和杂品袋组成。1日3餐装在1个硬纸盒内，全重1300g，提供热量约1883～4500kcal，可冷食，也可用盒内配备的固体燃料加热后食用。

法军野战口粮包括单兵口粮和集体口粮。根据使用地域的不同有T型（温区用）和C型（热区用）两种。其中单兵口粮都是在1号口粮的基础上，根据不同人员的需要，添加不同的补充品组合成14种规格，编为1～14号单兵口粮。法军1号口粮的主要组分有：500g面包、300g肉、0.25L酒，900g副食和700g方便菜。11号口粮在此基础上组配1份补充品A。补充品A的主要组分有：500g面包、10g糖、5g黄油、25g果子酱、12.5g糖果。这样11好口粮的总热量为3500kcal。12号口粮由1份1号口粮加2份补充品A组成，热量为3820kcal；供寒区部队使用的14号口粮热量则达到5400kcal。

德军的野战口粮有应急口粮和单兵口粮。应急口粮是由碳水化合物、蛋白质和硬化油制成的压缩饼干（200g）、速溶茶和净水片组成，全部装在1个密封的铝盒中，热量约1000kcal。单兵作战口粮由火腿、粉丝炒鸡蛋、面包、方型夹肉煎饼、各种腊肠、咖啡、速溶茶和净水片构成。为保证单兵在野战条件下方便吃上热食，德军配备了1种蒸汽活化模式加热器，可使160g口粮在8min内加热至75℃，11～15min可加热至94℃。

瑞士军队主要野战食品有应急口粮和战斗口粮。应急口粮是一块特制的巧克力糖，热量1000kcal，可维持1d的基本生理需要。战斗口粮含有3种餐份，不经加热，即可食用。战斗口粮主要成分有面包罐头、肉类头、饼干、汤类罐头、速溶咖啡、红烧肉米饭等。

意大利军队野战口粮为日份包装，日份重量为2.34kg。外包装是橄榄绿铝箔纸，内包装为三个白色纸盒，分别为早、午、晚三餐。以餐谱 C 为例，早餐：甜味饼干、两条水果冻棒、带吸管的浓缩乳、巧克力棒、速溶咖啡、两袋砂糖、纸盘和调羹。附件有三个小牙刷、三根牙签、三个纸袋、盐、烹调炉具和四块固体燃料、一包火柴、净水系列药片和两张说明书。午餐：苏打饼干、维也纳香肠罐头、通心粉肉丝罐头、水果鸡尾酒罐头、维生素糖、麦麸片、咖啡、砂糖、纸盘和塑料刀、叉、调羹。晚餐：苏打饼干、扁豆面条罐头、棕榈油咸菜、两根能量棒、咖啡、砂糖、纸盘和塑料刀、叉、调羹。

马来西亚作为伊斯兰教国家，其军用食品符合伊斯兰教饮食习惯。单兵野战口粮每个包装为一日份，体积约 5800cm³，重 2.2kg。日份包装体积较大，内有 10 个蒸煮袋，每个重 140g，大多数为流质蒸煮食品，品种包括马来西亚独特风味的辣味小鱼、糖醋小鱼、咖喱鸡、马来西亚风味烧牛肉、小麦粥、黑米粥木瓜汁和菠萝汁，还有苏打饼干、菠萝酱、砂糖、盐、红茶维生素片等。该口粮不仅适应伊斯兰国家不吃猪肉的饮食习惯，而且大多数食品为流质，非常适合在热带地区食用，易被人体吸收。

第八节　特殊保障食品

一、概论

根据航天、航空、水上远航、水下长航、应急救灾等特殊环境中作业人员的代谢规律、营养需求和心理特点而创制的系列食品，称为特殊保障食品。

特殊保障食品主要用于在远洋、低温、高温、高海拔（低沸点煮熟）等特殊环境中的饮食需求。在漫长的进化历程中，人类不仅为生存而适应环境，还为发展而利用和改造环境。人与环境相互作用的本质是物质交换和能量转移，其中，营养是人类生存的物质基础，也是适应自然环境尤其是极端自然环境的重要前提。随着生产、生活经验的积累，人们对各种特殊环境的健康危害因素有了深入的认识和理解，明确了这些环境因素对机体神经系统、呼吸系统、内分泌系统、血液循环系统及消化系统的作用规律和身体适应力、耐受力的影响程度，进而提出各种有效的应对措施。通过创制营养素均衡、功能强化、风味独特、色泽固化、携带方便、食用快捷的特殊保障食品就是一个非常有效的措施。由于特殊保障食品用途广泛、种类丰富、功能多样，它可应用于远洋船员、野外探险人员、户外旅行人员、极地科考人员、高负荷运动人员、灾害受困人员等。

二、特殊保障食品开发

在远洋、低温、高温、高海拔（低沸点煮熟）、航天等特殊环境中人群容易出现精神紧张、疲劳、食欲减退、肠道微生态失衡、抑郁、人体感官感知能力下降等健康问题，直接影响机体状态和作业能力。因此，需要对这类人群的新陈代谢变化和营养需求进行了解，并通过膳食营养设计，从而改善人体在特殊环境中的机体状态和作业能力。

1. 远洋环境

（1）人体代谢变化及营养需求　在远洋环境下船员长期受到摇晃、噪声、振动、环境密闭等影响，容易出现晕船、疲劳、食欲下降、消化能力减退、精神紧张等问题，从而影响人体新陈代谢和营养需求，主要表现为：①机体蛋白质分解代谢增强，血液中游离氨基酸增加，总氮排出量、尿氮等指标提高，应增加蛋白质，特别是优质蛋白的摄入量，建议每日摄入蛋白质110g，其中30%~50%来源于动物蛋白；②维生素如维生素B_1、烟酸、维生素B_6、维生素C、维生素A等的代谢物排出量减少，消耗量增加，应增加维生素的摄入，补充维生素B_1、维生素C可有效防护噪声下内耳的损伤，补充维生素B_6可有效缓解晕船症状；③钠、钾的排出量增加，建议增加钠、钾的摄入，此外镁、铁可有效减轻噪声条件下听力的损失，缓解船员在远洋初期的晕船和呕吐症状，可以适当增加镁、铁等矿物质的摄入。

（2）远洋环境下的膳食营养保障　航海人员的营养与健康有直接关系，许多疾病的根源在于营养。在舰艇环境中，食品与营养显得更为重要。营养不良引起航海人员工作效率的降低，对舰艇和船员的安全会造成不利影响。为了更好地帮助船员适应远洋环境，保障正常的生活和生产，对远洋环境人群营养和膳食摄入提出如下建议。

①保证能量摄入充足。在初入远洋环境时，建议选择易消化、连食性强的食品，以更好地适应早期的机体应激反应；在食欲增强后，建议摄入能量密度高、连食性强的食物。在强体力劳动下注意加餐，建议各餐能量分配为早餐25%、午餐35%、晚餐25%、加餐15%。

②摄入优质蛋白质。由于远洋环境下作业人员食欲不佳、对脂肪接受度低，建议摄入以脂肪含量相对较少的瘦肉、禽肉、蛋类、鱼肉等低脂肪、易消化的优质蛋白为主，对于植物性优质蛋白建议增加可与动物蛋白相媲美的大豆蛋白的摄入，可以摄入豆浆粉、大豆肽、大豆蛋白粉等蛋白质含量高的制剂或固体饮料产品等特制食品。

③保证充足水分的摄入。使人体在晕船情况下能够保持充足的体液，避免发生脱水现象，建议食用酸甜等调味饮料，这样在增加水分摄入的同时改善食欲。

④增加维生素制剂或强化食品的摄入。在远洋环境普遍难以携带足量的新鲜蔬菜和水果，可以选择摄入泡菜、腌菜等发酵果蔬、冷冻脱水蔬菜和水果制品或维生素营养强化的食品、复合维生素制剂或固体饮料等的供应，以满足机体对维生素摄入的需要。

⑤由于船上仓库容积空间有限，储存环境差，限制了携带食品特别是新鲜食品的品种和数量。建议优先选择预包装、能量密度高、体积小、易贮藏的食品，如固体饮料、压缩饼干、罐头等。

2. 低温环境

（1）人体代谢变化及营养需求　通常将气温低于10℃的环境称为低温环境。在低温环境下温度较低，人体散热量增加、体温降低，出现皮肤血管收缩、血流量减少、寒冷性肌紧张、食欲增加、寒战、尿量增加等生理变化，从而影响人体新陈代谢和营养需求，主要表现为：①基础代谢率增加，总能量需求量增加；在寒冷环境中人体需要产生更多的能量向体外散热，以维持人体的热平衡，在低温环境下基础代谢率普遍升高10%~15%，需要考虑作业量、居住条件、服装保温效果以及对低温环境习服程度等因素增加能量摄入；②蛋白质摄入量没有特殊要求，但某些氨基酸如蛋氨酸是产能代谢中的必需物质，增加摄入可帮助机体适应低温环境，需要保证优质蛋白质的摄入，动物蛋白摄入量占比50%~65%；③碳水化合物和脂肪的消耗量增加，碳水化合物可在短期内快速提供热量，提高机体耐寒能力，在人体适应过程中机体代谢方式由以碳水化合物供能转为以脂肪供能，人体对脂肪的利用增加，建议脂肪供能占比为35%~40%为宜；④矿物质如钠、钾、钙等排出量增加，其中钙排出量增加明显，钠、锌、铁可增加食欲、提高基础代谢率、加速脂肪氧化产能，促进机体对低温环境适应，建议增加钠、钾、钙、锌、铁等矿物质的摄入；⑤维生素B_1、维生素B_2、烟酸、维生素A的代谢增高，维生素C可缓解肾上腺功能亢进、腺体代偿性肥大等应激反应，建议轻体力劳动的人群维生素C供给量为100mg，日总能量消耗4000kcal者应为150mg，南极作业人员维生素C供给量为500mg，其他与能量代谢相关的维生素均可增强机体对低温环境耐受性，一般认为低温环境下，维生素的摄入量应较正常环境下增加

$30\% \sim 50\%$。

（2）低温环境下的膳食营养保障 为了更好地帮助人群适应低温环境，保障正常的生活和生产，对低温环境人群营养和膳食摄入提出如下建议。

①增加总能量摄入。人体进入低温环境初期，应保持较高的碳水化合物摄入，不要过多的增加脂肪摄入，以防止高脂血症和酮尿的发生；随着时间的延长应该适当降低碳水化合物的摄入，提高脂肪摄入，建议油脂中 $25\% \sim 50\%$ 应来源于植物油，如大豆油、花生油等，以保证必须脂肪酸的摄入。

②增加蔬菜和水果的摄入比例。主要增加维生素C、胡萝卜素、食盐、钙、钾等微量元素的摄入量。可以选择摄入泡菜、腌菜等发酵果蔬、冷冻脱水蔬菜和水果制品或复合微量营养素制剂。

③供应热食，并注意食物保温。热食可使皮肤血管发生反射性的舒张，增加皮肤血液流量，从而使人感到温暖，同时在低温环境下食物极易冷却，应注意食物的保温。可以采用一些带自加热包、能量密度高、体积小、易加工的食物，方便对食物进行加热和保温。

④保证充足食盐的摄入。建议食盐的供应量为 $15 \sim 20g/d$，可优先选择食用含盐较多的食物和饮料。

3. 高温环境

（1）代谢变化及营养需求 环境温度及其和人体热平衡之间的关系，通常把35℃以上的生活环境和32℃以上的生产劳动环境作为高温环境。在高温环境下环境温度较高，人体散热量减少、体温升高，会出现出汗量增加、皮肤血管扩张、心跳加速、食欲及消化系统减退等生理变化，从而影响人体新陈代谢和对营养需求，主要表现为以下几点。①能量需求量增加，心脏、皮肤等器官活动增强导致能量消耗增大，在 $30 \sim 40$℃范围内，每增加1℃应增加能量供给0.5%，需要根据环境温度和劳动强度增加能量摄入。②蛋白质代谢加快，氨基酸随汗液排出量增加，研究表明精氨酸和酪氨酸等氨基酸可显著提高实验动物在热暴露时的存活时间，纠正热暴露实验动物血清氨基酸变化，减少热应激期蛋白质的分解，防止氮丢失，促进氮保留，降低体温，缩短热习服时间，有提高热适应能力的作用。因此需要增加蛋白质摄入，其中优质蛋白质摄入量占总蛋白质摄入量的50%以上；③增加碳水化合物的摄入可提高机体在高温环境下的耐受力，建议高温环境下碳水化合物供给量不低于总能量的58%。④水分、矿物质和维生素随汗液大量流失，补水可加快血液循环，从而增加机体散热，提高机体热环境耐受力。人体汗液中约0.3%为矿物质，包括钠、钾、钙、镁、铁等，不及时补充矿物质可导致相应的缺乏症。维生素C、维生素 B_1、维生素 B_2 和维生素 A 等代谢加快，排出量增大，增加维生素C、维生素A摄入可以有效抑制体温上升，改善血液循环，减轻疲劳，改善神经系统，提高劳动能力，减轻高温作业引起的身体不适和其他症状。需要增加维生素的摄入，建议补充维生素C $150 \sim 200mg/d$、维生素 B_{12} $0.5 \sim 3.0mg/d$、维生素 B_2 $1.5 \sim 2.5mg/d$、维生素 A $1500\mu gRAE/d$（视黄醇活性当量）。

（2）高温环境下的膳食营养保障 为了更好地帮助人群适应高温环境，保障正常的生活和生产，对高温环境人群营养和膳食摄入提出如下建议。

①增加能量摄入，注意早、中、晚三餐能量分配。高温环境下作业人员食欲下降，同时过多水分摄入会冲淡胃液，降低消化能力，建议摄入高能量密度、易消化、连食性强的食物，将每日能量摄入平均分配到早、中、晚三餐，同时通过增加冷饮、凉汤以及葱、姜、醋等调味品的摄入来提高食欲。

②适当补充优质蛋白质。考虑到高温环境下食欲不佳，建议增加鱼肉等易于消化的食物摄入。

③及时补充水分和矿物质。作业人员应根据劳动强度、出汗量以及个人的体感进行少量多次补水，可选择多样化的饮料或汤粥，如含盐饮料、含糖饮料、酸梅汤、茶饮等，补充水分的同时可以补充矿物质，饮料中含盐量以 $0.1\% \sim 0.2\%$ 为宜。避免饮用含咖啡因的饮料、苏打水、未稀释的果汁和牛乳等

饮品。

④供给充足的维生素。建议摄入粗粮、动物内脏以及水果蔬菜产品，考虑到膳食中某些维生素无法满足人体需求，可选择复合微量营养素制剂或固体饮料等营养强化食品。

⑤补充食盐。根据作业人员劳动强度和出汗量，建议每天摄入食盐 15~25g，可优先选择食用含盐较多的食物和饮料。

⑥建议增加具有促进热适应的药食同源食材的摄入，如绿豆汤、苦丁茶、生脉饮等加工产品。绿豆蛋白质含量高，矿物质含量丰富，被认为在高温环境下具有防暑降温作用。苦丁茶是我国南部和西南部山区人民炎夏饮用的一种防暑降温饮品，微苦、性凉、有清热解毒功效。生脉饮是中医临床常用方剂，由党参、麦冬和五味子等组成，该方剂具有养阴生津、治疗暑热伤气、口渴脉虚等作用。经研究证实，三类食品均能显著提高测试动物的热暴露存活率，延长测试动物的高温游泳时间，增强热暴露测试动物的抗氧化功能，改善神经内分泌调节功能。

4. 高海拔环境

（1）代谢变化及营养需求　一般将海拔在 3000m 以上的地区称为高海拔地区。高海拔环境存在气压和氧分压降低、沸点低、气温低、湿度低、空气稀薄、太阳辐射和电离辐射强、气流强等特点，人群会出现失水、缺氧、尿量增加、呼吸增强、肠胃功能紊乱、食欲减退、代谢率降低等生理变化，从而影响人体新陈代谢和营养需求，主要表现为：①基础代谢率提高，总能量需求量增加，在高海拔环境中比在平原地区能量需求增加 3%~5%，适应一段时间后，能量需求将增加 17%~35%；②碳水化合物代谢增强，高糖饮食可缓解高原反应、改善精神状态、促进神经肌肉协调、提高高海拔作业能力，建议每日碳水化合物摄入至少为 400g；③蛋白质代谢没有特殊要求，某些氨基酸如色氨酸、酪氨酸、赖氨酸和谷氨酸等可有效缓解缺氧症状，因此要摄入足量优质蛋白质；④水和矿物质流失量增大，在海拔 5800m 时，每日水的摄入量与普通环境相比要增加 30%；⑤与氧气运输和能量代谢相关矿物质如铁、锌、锰等矿物质的需求量增大，铁作为血红蛋白的重要组分，如果体内储备正常，推荐铁摄入量为 10~15mg/d，补充钾和限制钠摄入量可减轻高原反应；⑥维生素消耗量增加，很多维生素是代谢辅酶的构成成分，补充维生素 E、维生素 B_1、维生素 B_2、烟酸能有效地提高动物能量代谢，使血中 ATP 含量增高，血中乳酸下降，心脑呼吸酶活性升高。维生素 C 可以改善缺氧状态下氧气运输能力和心血管功能，提高氧的利用率，保护线粒体膜结构、改善线粒体呼吸功能，提高缺氧耐力。建议补充维生素 A 1050~1500μgRE/d、维生素 B_{12} 2~2.5mg/d、维生素 B_2 1.5~2mg/d、维生素 C 75~100mg/d。

（2）高海拔环境下的膳食营养保障　为了更好地帮助人群适应高海拔环境，保障正常的生活和生产，对高海拔环境人群营养和膳食摄入提出如下建议。

增加高能高碳水化合物食物摄入：初入高海拔环境应避免重体力劳动，适当增加碳水化合物比例，一般建议碳水化合物摄入比例为 70% 左右。建议摄入能量密度高、易消化、易加热熟制、连食性强的食物，避免易产气和含大量纤维的食物。因脂肪不容易消化，氧化供能时耗氧量较多，严重低氧时机体的脂肪代谢会发生紊乱，故高脂膳食不利于缺氧习服，应减低脂肪比例。

摄入优质蛋白质：建议以鱼类等低脂肪、易消化的优质蛋白源为主，建议以脂肪含量相对较少的瘦肉、禽肉、蛋类、鱼肉等低脂、易消化的优质蛋白为主，对于植物性优质蛋白建议增加可与动物蛋白相媲美的大豆蛋白的摄入，可以摄入豆浆粉、大豆肽、大豆蛋白粉等蛋白质含量高的制剂或固体饮料产品等特制食品。

增加水分摄入，避免发生脱水现象，预防高原反应：建议在餐间补充酸甜等调味饮料，少量多次增加水分摄入的同时改善食欲。

高海拔环境普遍缺少新鲜蔬菜和水果，品种单一，可以选择摄入泡菜等发酵果蔬、冷冻脱水蔬菜和水果制品或复合微量营养素制剂，以补充维生素和矿物质。

建议摄入具有缓解的天然植物及提取物，如红景天、蕨麻、沙棘等；红景天含有苯丙酯类和类黄酮类，对高原反应有很好的预防作用。蕨麻和沙棘中含有多种维生素、矿物质、氨基酸和其他活性成分，药理研究表明蕨麻和沙棘均可有效提高实验动物的氧气利用率、存活率和存活时间。

5. 辐射环境

（1）代谢变化及营养需求　辐射是物质从某一点向四周发射能量和物质的过程。根据作用方式不同，辐射分为电离辐射和非电离辐射。辐射环境下人体内水和生物分子吸收辐射能量被激发和电离，形成自由基，导致生物分子结构改变和生物活性丧失，造成辐射损伤，容易出现体重减轻、头晕、头痛、食欲减退、睡眠障碍、疲乏无力等问题，引起机体的消化道损伤和各种营养物质代谢相关酶类活性降低，从而影响人体新陈代谢和营养需求。主要表现在以下几方面。①能量摄入量不足，食物摄入量难以满足机体需求，给予适当高能量膳食可缓解辐射后组织分解症状。②蛋白质代谢加快，需要量增加，如不及时补充可影响机体的免疫功能，增加肾损伤。牛磺酸和精氨酸具有抗氧化作用，可有效缓解肝脏纤维化，蛋氨酸、组氨酸，可减少辐射后机体内生物分子活性的降低，减轻机体辐射损伤。③对于脂肪摄入没有特殊要求，必需脂肪酸和多不饱和脂肪酸可缓解辐射对脑神经元的损伤，建议增加相应摄入量。④维生素 A、维生素 B_1、烟酸、维生素 B_{12}、叶酸、维生素 C 等维生素需要量增加，维生素 E 可保护辐射对脾、胸腺等内脏损伤，补充生物类黄酮、烟酸等复合维生素可有效缓解辐射对机体的损伤。⑤具有抗氧化作用的矿物质可对辐射损伤提供保护作用，硒可调节辐射后人员的免疫功能，提高淋巴细胞转化率，可适当增加硒的摄入，铁会促进辐射后肝脏纤维化，不易摄入过量铁。

（2）特殊环境下的膳食营养保障　为了更好地保护人群免受辐射环境损伤，保障正常的生活和生产，对辐射环境人群营养和膳食摄入提出如下建议。

保持足量能量摄入：辐射后食量减退，能量摄入一般无法满足机体需求，导致组织进一步分解，导致辐射损伤加重。建议摄入易消化吸收、易食用、连食性高的高碳水化合物食品，如含有果糖的冲调谷物制品、谷物饮料、粥等。

摄入足量优质蛋白质：建议以乳品、蛋品、鱼类等优质蛋白源为主，对于植物性优质蛋白建议增加可与动物蛋白相媲美的大豆蛋白的摄入，可以摄入豆浆粉、大豆肽、大豆蛋白粉等蛋白质含量高的制剂或固体饮料产品等特制食品。

摄入足量水果和蔬菜：摄入卷心菜、胡萝卜、葡萄等的蔬菜和水果，可以选择摄入泡菜等发酵果蔬、冷冻脱水蔬菜和水果制品或可以选择复合维生素和硒强化的营养素制剂和固体饮料，以补充维生素和矿物质。

建议增加具有抗辐射作用的天然植物及提取物的摄入：如枸杞多糖、菌多糖、藻多糖、茶多酚、大豆异黄酮、卷心菜和酵母等，可保护辐射损伤后机体免疫功能、清除体内自由基、提高机体抗辐射能力。

6. 航天环境

航天食品系统必须提供安全的、营养丰富的及飞行乘组接受的航天食品，以确保航天飞行期间乘组的健康和工作绩效。航天食品系统的供给首先必须具备专业人才、设施及设备。航天食品系统很复杂，必须考虑到多种因素，包括食谱设计、微重力环境下适应性、可接受性、包装、安全性及装载。航天食品开发涉及的内容涵盖任务需求、航天食品研制、食谱研制及食品装载等。

（1）任务需求　在航天食品研制之前，需要明确任务需求以及系统要求。这些任务需求包括任务的一般信息，比如任务周期和专门针对食品系统更详细的信息，又比如食谱周期，食品相关系统设施的局限性。通常，航天食品系统的特殊要求由任务要求、历次飞行经验和专家建议衍生而来。

任务周期是食品研制的关键因素。在执行 3d 以内的飞行任务期间，用以支持某些种类食品（比如复水食品和加热食品）的资源，由于重量及能源限制可能不具备，航天食品可能需要重新包装以适用于微重力下的使用。对于超过 3d 的飞行任务，必须提供资源以满足复水和不同包装食品的加热需求，以确保任务期间乘组人员的健康。随着飞行时间的延长，需要研制更多能够满足要求的食品品种，因此，航天食品品种丰富可以促进健康饮食习惯和保持乘组健康和绩效。

食谱周期则是食品研制的另一个关键因素。目前，在国际空间站，NASA 和俄罗斯各为其 3 人乘组提供了 8d 的食谱周期。当前的 NASA 食品系统包括 200 多种食品，随着飞行时间的延长，食品品种数量需要有相应的增加（比典型的国际空间站任务要多）。此外，为了保持食品消耗量，也需要更多的食品品种。多个乘组反馈当前的食谱周期对于 6 个月的国际空间站飞行任务来说是不够的，而乘员之间自由的共享食品（如美俄航天员之间）可以增加食品的多样性和食谱周期的可接受性。若飞行时间增加到 6 个月以上，食谱周期必须相应的延长（超过 8d）以确保食品的多样性，这可以促进乘组人员的进食量。

（2）航天食品的研制　任务需求一旦明确，食品产品的研制就要围绕营养素含量、安全性和可接受性展开。满足营养需求、安全性和感官接受性要求的食品即可入选航天食品系统。

航天食品系统必须满足能量和营养的需求。目前，食品检测项目包括宏量营养素及一些微量营养素，通过实验室检测可获得数据。大部分的微量营养素是通过电脑程序中的食品数据库进行分析的。对于长期飞行任务，选择任务期间宏量和微量营养素含量稳定的食品十分重要。整个货架期食品营养素含量的实际测定十分必要，以确保航天食品系统能够持续满足需求，即使这对于庞大的食品系统来说，可能经济上较难实现。

为了使乘组人员摄入与需求量匹配的能量和营养素，以保持最佳的身体机能和认知操作能力，飞行任务期间食品系统必须确保可接受性和易使用性。提供营养充足但是感官接受性差的食品，将会导致摄食不足、营养缺乏、体重减轻、认知操作能力降低、身体机能下降，甚至出现疾病。

在完成营养素含量及微生物安全检测之后，所有有机会入选的飞行食品必须由志愿者小组成员在食品的评价会上进行接受性评估。采用 9 分制进行喜好度打分，9 分代表"非常喜欢"，1 分代表"非常不喜欢"，这种方法可以对食品的多种质量因素进行评价，包括外观和风味。鉴于统计功效随着评价小组成员数量的不同而变化，当评价可接受性时，最好使用较大的受试样本。目前每一种新食品的评价均由 30 名评价小组成员参加。总评分在 6 分及以上的食品将入选航天食品系统（6 分对应着"喜欢"）。在入选航天食品系统之后，在航天飞行之前，每批次的食品包括内部生产及市场采购，都必须由 4 个成员进行评价，通常是航天食品系统实验室人员。任务之前，飞行乘员会对所有的飞行食品进行评价。

除了食品的营养素含量、安全性和可接受性外，食品制作者还需要考虑食品研制过程中的其他重要因素，包括储存时间（覆盖任务周期、加工测试和运输周期）及货架期（取决于每种食品的组成及制备方法）。在选择和研制航天食品过程中，食品科学家必须考虑任务周期及是否有后续补给计划。对于长期飞行任务，需要研制和选择保质期长的食品。可以通过加工（热杀菌或辐照）使食品达到商业无菌化，或者降低水分活度使微生物无法繁殖（冻干或低水分食品）以获得货架期稳定的食品。这些食品的品质随着时间逐渐劣化，所以需要进行货架期寿命试验以检验不同储存时间内食品的营养素含量及感官接受性。在包装未破损的情况下，航天食品需保持卫生安全。

航天食品研制需要考虑的第二个附加因素是食品包装。合适的食品包装类型对于保证食品在整个货架期内安全性、营养品质及感官接受性是非常重要的。食品包装必须满足使用安全及气体污染物指标。食品包装在食品系统中体积和重量占比显著。软包装（可被压缩）与硬包装形式相比，能够减少重量、体积、装载及废弃物。

航天食品研制需要考虑的第三个附加因素是在微重力下的适用性。易损的食品类型（比如土豆条）在太空环境下由于不便进食，是不能入选航天食品的。产生碎屑的食品（如薄脆饼干）应该以一口大小的形式提供以减少产生的碎屑量。食谱食品必须有足够的水分含量，确保食品能够通过表面张力附着在包装或餐具上。通过将食品包装成为一人份食量大小，可以避免食品的转移及使用额外的餐具。食品接受性的影响因素需要考虑食品种类、食品熟悉度、制备时间、饮食制度、就餐场所、微重力环境下味嗅觉变化以及人的其他因素。这些信息大部分是通过前期飞行任务的经验及乘组执行任务情况而获得的。

三、特殊保障食品质量与安全保障体系

特殊保障食品消费人群主要包括远洋船员、野外探险人员、户外旅行人员、极地科考人员、高负荷运动人员、灾害受困人员等，虽然人数不多，但大多处在远洋、低温、高温、高海拔（低沸点煮熟）等特殊的环境中。相比普通食品，特殊保障食品的质量与安全必须尽最大可能达到"零缺陷"的目标。美国、加拿大、欧盟等发达国家和地区的事实证明，拥有先进的食品质量安全标准体系、检测体系以及完善的监督管理体系，能有效提高政府监管能力、增强食品企业竞争力，保障安全、卫生、营养，食品标准体系和检测体系是整个特殊保障食品质量与安全的重要技术支撑。

（一）食品标准体系

国际食品标准和食品分析方法的公布主要由下列三个组织决定——国际标准化组织（International Standardization Organization，ISO）、食品法典委员会（Codex Alimentarius Commission，CAC）和世界卫生组织（World Health Organization，WHO）等。

ISO 是世界上最大、最具权威的非政府间标准化机构。在平等、自愿和一致的原则下，各成员通过协商制定符合市场需求和适合世界各国情况的国际标准以保护消费者利益和促进国际间公平贸易。每个国家只能有一个最有代表性的标准化团体作为 ISO 成员，我国以国家标准化管理委员会（SAC）的名义参加 ISO 的工作。ISO 标准主要由 ISO 的各技术委员会（Technical Committee，TC）制定和修订。从 TC 角度看，与食品加工有关的 TC 为 TC34。ISO 标准体系特点：门类齐全，结构合理，所制定标准体系较为完善，涉及原料、工厂设施、生产加工过程、包装标识、产品、产品检验、产品贮藏运输等过程。ISO 标准先进、科学，以方法标准为主，每个方法标准都经精密度实验，在多个实验室进行了重复性和再现性的检验。

CAC 是由 FAO 和 WHO 联合组建的政府间组织协调食品标准的国际组织，是全球性农业标准化组织。它的工作宗旨是通过建立一系列国际通行的食品标准，使消费者能获得健康安全的食物，促进国际食品贸易安全、公平的开展。CAC 下设两个机构——执行委员会和秘书处，执行委员会下设一般专题委员会和商品委员会，秘书处下设地区委员会和政府间特别工作组，其主要工作是通过上述地区委员会和工作组共同完成。食品法典标准包括食品卫生、食品添加剂、农药和兽药残留量、污染物、标签及其描述、分析与采样方法以及进出口查验方面的规定等。CAC 标准具有标准涵盖面广、制定重点突出、制定程序具有科学性等特点。另外，其标准的制定程序还体现了灵活性和原则性相结合等特点。

我国食品标准的颁布伴随着我国经济和食品技术的发展与《食品卫生管理条例》《食品卫生法》

《产品质量法》《食品安全法》等相继协同保障我国食品健康规范发展，在满足人民日益增长的美好生活的基本需求中发挥着"标尺"与"防火墙"的作用。现在已经形成了包括通用标准、产品标准、生产经营规范标准、检验方法标准等四大类标准。检验方法标准是食品安全国家标准体系中的重要组成部分，为通用标准、产品标准和生产卫生规范类标准的应用提供技术支持，为风险监测、风险评估和监管、抽检等工作的开展提供坚实保障。

（二）食品中的危害及控制措施

根据 WHO 的定义，食品安全（food safety）是指对食品按其用途进行制作和/或食用时不会使消费者健康受到损害的一种担保。食品安全是一个综合概念，包括了食品卫生、食品质量、食品营养等相关方面的内容，要求食品对人体造成的急性或慢性的损害都应在社会可接受的水平范围内。食品安全起初是一个比较绝对的概念，后来人们逐渐认识到，食品绝对安全是很难做到的，食品安全更应该是一个相对的、广义的概念。目前，在食品安全概念的理解上，国际社会已达成共识，即食品的种植、养殖、加工、包装、贮藏、运输、销售、消费等活动符合国家强制标准和要求，不能存在可能损害或威胁人体健康的有毒、有害物质致消费者病亡或者危及消费者生命健康安全及影响其后代的隐患。随着技术的进步，判定食品是否安全的标准越来越细化和综合化，控制食品安全能力在逐步提高，人们对食品安全的期望值也越来越高。

1. 安全发展趋势

随着食品加工过程中化学品和新技术的广泛使用，生产方法、加工方法和饮食习惯的改变，新的食品安全问题不断涌现，食品安全问题仍然是世界各国最为关注的问题之一。

（1）食品供应的全球化是引发食品安全问题的原因之一　国际贸易持续、快速发展得益于食品生产、加工工艺以及运输条件不断改善，但由于广泛销售的食品可能来源于同一产地，因此，发生在一个地方的食品安全风险可能波及全世界，许多食品消费者会受到该食品产地污染的潜在影响。

（2）消费习惯的改变　随着在远洋、低温、高温、高海拔（低沸点煮熟）等特殊环境中，远洋船员、野外探险人员、户外旅行人员、极地科考人员、高负荷运动人员、灾害受困人员等对健康食品需求量的增加，特殊保障食品的消费越来越多。由于对食品安全食用和贮藏技术知识的缺乏，还有消费者对加工程度低、添加剂含量少且货架期长的食品的期望越来越高，导致病原微生物问题等。

（3）高风险人群的增加　新生儿、幼儿、孕妇、患者、老年人、免疫系统缺陷及免疫系统低下或神经紧张的人群（如在远洋、低温、高温、受灾环境等中的人群）更容易受到食品安全危害物质的影响。

（4）食品安全关注点的变化　不同国家的不同时期，人们对食品相关问题的关注点不同。从早期的食品添加剂、食源性致病微生物、食品掺假，到后期的疯牛病、转基因技术（尤其在欧洲）等，人们的关注点在不断变化。现在人们普遍意识到食品安全的重要性了，对新的食品生产方法持有十分严格和谨慎的态度。

2. 食品中常见的关键危害物质

食品安全危害主要集中以下三个方面：生物危害因子、化学危害因子和物理危害因子。

（1）生物危害因子

①致病菌。生物危害大多数是由致病性细菌引起的，以腹泻发病率高、死亡率高为特点。致病性细菌引起的食源性疾病是影响食品安全的最主要因素，根据细菌的致病性可将致病菌分为感染型和毒素型两大类。感染型致病菌是指可在人类肠道中增殖的微生物，能引起感染型食物中毒的微生物主要

是沙门菌、志贺氏菌、大肠埃希氏杆菌等。毒素型致病菌指可以在食物或者人体肠道中产生毒素的微生物，其中又可分为外毒素和内毒素两大类。外毒素是指由微生物分泌到生长环境中的有毒物质，主要由革兰阳性菌分泌，如金黄色葡萄球菌毒素。内毒素是指贮藏在细菌体内，在细菌裂解时释放出的有毒物质，主要由革兰阴性菌产生。作为一种抗原，内毒素是以一种结合态的形式紧密地结合在细菌的细胞壁上，由蛋白质、多糖、脂类构成的有机体。内毒素一般具有热稳定性，一般会引起伤寒、副伤寒、沙门菌病和细菌性痢疾等。

②病毒。"口蹄疫""疯牛病""禽流感"病毒等为典型传染性病毒，人类食用了含有这类病毒的食物后，会产生人畜共患病。

③寄生虫。寄生虫是一类专门从寄主体内获取营养的有机体。在寄生关系中，寄生虫的中间宿主具有重大的食品安全意义。畜禽、水产是许多寄生虫的中间宿主，消费者食用了含有寄生虫的畜禽和水产品后，就可能感染寄生虫病。它对于人体的危害除了有病原体引起的疾病外，有的寄生虫还可以作为传播媒介引起相关疾病的传播。

（2）化学危害因子　根据来源大致分为环境污染、天然含有、人为添加或使用、食品加工贮藏过程产生四大类，主要的化学危害物质有以下几点。

①重金属。食品中重金属的残留主要来源于被污染的环境，可通过饲料添加剂进入动物体内或通过食品添加剂进入加工对象。重金属残留可引发人的急性毒性，重金属一旦进入人体，很难被彻底清除，会造成人的神经、造血、免疫等多个系统的损伤和功能异常。

②持久性有机污染物。持久性污染物是指能够在各种环境（大气、水、土壤等）中长期存在的，并能通过环境介质远距离迁移以及通过食物链富集，进而对人类健康和生态环境产生严重危害的天然或人工合成的有机污染物，如二噁英、多环芳烃等。持久性有机污染物会经过食物链不断叠加富集，当通过食物链进入人体后，会对人类健康造成极大危害。

③生物毒素。生物毒素是指生物或微生物在其生长繁殖过程中，在一定条件下产生的对其他生物物种有毒害作用的天然毒素。生物毒素分为动物毒素、植物毒素和微生物毒素。河豚毒素是世界上最严重的动物性食物中毒毒素。植物毒素按其致毒成分分为酚类化合物、生物碱、萜类化合物以及酶、多肽和蛋白质毒素。微生物毒素是微生物在生长繁殖过程中产生的一种次级代谢产物，微生物毒素中的真菌毒素是一类危害性很大的毒素。

④食品添加剂。为有助于加工、包装、运输、贮藏过程中保持食品的营养特性、感官特性，适当使用一些食品添加剂是必要的，但超范围、超剂量使用会给食品带来毒性，影响食品的安全性，危害人体健康。

⑤农药、兽药。我国是农药生产和使用大国，农药的使用可避免农产品损失，但由于超量和违规使用，有毒或剧毒农药的污染和残留已经严重威胁到了人类健康、破坏了生态环境。此外，兽用抗生素、激素和其他有害物质残留在畜禽及水产品体内，会带来食品安全风险。

⑥食品掺假。指向食品中掺入物理性状或形态相似的非同种食品物质，如掺入价格低廉的原料，掺入伪装、粉饰的非食品物质，使用非食品防腐剂等，会对人体造成伤害。

⑦食品加工、贮藏和包装过程中产生的有害物质。食品加工过程中的化学污染有高温产生的多环芳烃、杂环胺等，都是毒性极强的致癌物质。食品加工过程及贮藏过程中使用的机械管道及包装材料，也有可能将有毒物质带入食品中，给食品带来很多的安全性问题。

（3）物理危害因子　物理危害因子是在食品中不正常出现的、可导致伤害的异物，如金属、玻璃、碎骨等，物理性危害因子还包括辐照。物理性危害可能造成的后果是划破口腔、损坏牙齿、窒息。

3. 食品安全保障措施

食品安全问题会严重威胁消费者的健康安全和经济利益，同时可引发人们对食品安全的信任危机，因此，实施食品安全保障措施意义重大。

（1）加强食品安全科学领域的研究　对我国居民的膳食结构进行全面科学的分析，完善食品安全监测与预警系统，全面构建食品安全和质量监控体系，形成我国的食品安全传统和特色。

（2）制定和完善食品安全标准体系　在风险评估的基础上，开展食品安全标准的基础研究，积累食品安全标准的基础数据，提高标准的科学性和合理性。

（3）加强食品安全控制技术研究　应用食品安全风险评估技术评估生物危害、化学危害和物理危害的风险性，加强食品安全控制技术研究。在食品的种植、养殖、加工、包装、贮藏、运输、销售和消费全过程建立和推广良好农业规范（GAP）、良好兽医规范（GVP）、良好生产规范（GMP）和危害分析关键控制点（HACCP）等各种操作规范，积极推广和采用ISO22000及ISO9000、ISO14000等国际标准体系。

（三）现代食品检测技术

食品质量、安全评价与检测技术密不可分。目前，应用于食品质量与安全评价的现代检测技术主要有仪器分析方法、现代分子生物学方法和免疫学方法。

1. 仪器分析方法

当前，色谱、光谱、红外、核磁和质谱等现代分析仪器广泛应用于食品添加剂、农兽药残留、生物毒素、重金属、营养成分等各类物质的分离与检测中，具有高效、简便、快速、安全、重复性好、结果准确可靠、灵敏度高、便于前处理及操作自动化的优点。

2. 现代分子生物学方法

现代分子生物学方法主要用于食品中微生物、转基因成分、动植物源性成分的检测，其中采用较多的有PCR检测技术和基因芯片技术。PCR检测技术具有快速、特异性强、敏感度高等特性；基因芯片技术可在一次实验中检出大部分目标成分，也可用同一芯片检测出某一种成分的多种遗传学指标，具有信息量大、操作简单、可靠性好、重复性强及可以反复利用等诸多优势。

3. 免疫学检测技术

目前免疫学检测技术主要包括：酶联免疫吸附分析技术（ELISA）、胶体金免疫层析技术（GICA）和免疫传感器技术。ELISA法即将已知的抗原或抗体吸附在固相载体表面，使酶标记的抗原抗体反应在固相表面进行的技术，具有快速、灵敏、简便、载体易于标准化等优点，也是应用最为普遍和成熟的免疫学检测技术。免疫胶体金技术是以胶体金作为示踪标志物应用于抗原抗体的一种新型的免疫标记技术，胶体金免疫层析技术作为快速定量或半定量工具，具有方便快捷、特异敏感、稳定性强、不需要特殊设备和试剂、结果判断直观等优点。免疫传感器是基于固相免疫分析的生物传感器，作为一种微型化检测装置，能够通过抗体选择性地检测待检物质并产生与待检物质浓度相对应的可转换信号。免疫学检测技术除了满足较低检出限的要求外，还向着更加灵敏、简便、智能和可携带性的方向发展。

将现代检测技术引入食品质量与安全监控体系，积极开展食品各种成分的检测和控制研究，对于保障食品质量与安全、保障消费者身体健康意义重大。特殊保障食品在方便性、口感、营养素、保质期等性能指标上具有明显优势。随着我国特殊保障食品产业更加规范化、标准化的健康发展，相关的特殊保障食品质量与安全保障体系也将得到长足发展。在军民融合过程中，质量安全保障体系得到了更加系统的发展。

第九节　新食品原料

在人类漫长的进化和发展历程中，几乎所有的物质都被尝试食用过，那些能够解决人类饥饿、提供机体生长发育和活动所需的能量和营养素而且无毒或低毒的物质就成了人类的食物。这些食物（盐类除外）几乎全部来自动物、植物和微生物这些生物资源。自然界存在的生物种类繁多，是人类过去、现在和未来生活中的食品资源库。

一、新食品原料的定义

食品新资源、新资源食品和新食品原料是我国不同时期的不同叫法而已。

1. 新食品原料名称的由来

1987 年，我国卫生部制定了《食品新资源卫生管理办法》。该办法所称的"食品新资源"，是指我国传统上不作或很少作食用的或只在个别地区有食用习惯的，拟利用其生产食品（包括食品原料）、食品添加剂的物品以及用于生产食品容器、包装材料、食品用工具、设备的新的原材料。

1990 年，原卫生部依据《中华人民共和国食品卫生法（试行）》有关规定，颁布了《新资源食品卫生管理办法》。将新资源食品定义为：在我国新研制、新发现、新引进的无食用习惯或仅在个别地区有食用习惯的，符合食品基本要求的物品。以食品新资源生产的食品称新资源食品（包括新资源食品原料及成品）。

2007 年 7 月，原卫生部依据《中华人民共和国食品卫生法》制定公布了《新资源食品管理办法》，并于同年 12 月 1 日起施行。该办法所称的新资源食品包括：①在我国无食用习惯的动物、植物和微生物；②从动物、植物、微生物中分离的在我国无食用习惯的食品原料；③在食品加工过程中使用的微生物新品种；④因采用新工艺生产导致原有成分或者结构发生改变的食品原料。

2009 年 6 月《中华人民共和国食品安全法》正式实施，根据《中华人民共和国食品安全法》及其实施条例规定，国家卫生行政部门负责新食品原料的安全性评估材料审查，按照国务院关于清理部门规章的要求，为规范新食品原料安全性评估材料审查工作，将《新资源食品管理办法》修订为《新食品原料安全性审查管理办法》，经 2013 年 2 月 5 日中华人民共和国卫生部部务会审议通过，2013 年 5 月 31 日国家卫生和计划生育委员会令第 1 号公布，自 2013 年 10 月 1 日起施行。新资源食品的名称是《食品卫生法》中提出的，为与《食品安全法》相衔接，将"新资源食品"修改为"新食品原料"。

2017 年再次修订了《新食品原料安全性审查管理办法》，于 2017 年 12 月 5 日经国家卫生计生委委主任会议讨论通过，2017 年 12 月 26 日中华人民共和国国家卫生和计划生育委员会令第 18 号公布，自 2017 年 12 月 26 日起施行。

2. 新食品原料的定义和范围

依据新版的《新食品原料安全性审查管理办法》，新食品原料是指在我国无传统食用习惯的以下物品：动物、植物和微生物；从动物、植物和微生物中分离的成分；原有结构发生改变的食品成分；其他新研制的食品原料。

传统食用习惯是指未载入《中华人民共和国药典》的某食品在省域辖区内有 30 年以上的以定型或

者非定型包装进行生产经营和食用的历史。

新食品原料应符合下列要求：应当具有食品原料的特性；符合应当有的营养要求，且无毒、无害；对人体健康不造成任何急性、亚急性、慢性或者其他潜在性危害。

新食品原料不包括转基因食品、保健食品、食品添加剂新品种，上述物品的管理依照国家有关法律法规执行。

二、新食品原料的特性

作为新食品原料，主要来源于生物资源，具有以下特性。

1. 营养性

新食品原料虽然品种众多，但均具有食品原料的特性，能提供蛋白质、脂类、碳水化合物、维生素、矿物质和/或具有重要的生理活性或保健功效的营养成分。

2. 系统性

新食品原料来源于生物资源，处于生态系统中。在利用新食品原料时，必须从整体出发，考虑生态系统的平衡，进行综合评价、合理开发以及综合利用。

3. 地域性

由于自然环境的差异，使得生物资源的分布形成了明显的地域性，新食品原料在不同地区存在着明显差异性。

4. 再生性

新食品原料属于可再生资源，可通过繁殖而使其数量和质量得以提升，供人类重复开发利用。

5. 有限性

新食品原料虽然具有再生性，但其繁殖能力有一定的限度，并不能无限制地增长，如果过度开发，可能导致资源枯竭，破坏生态平衡；此外，人类活动、环境污染、气候变迁，也会引起一些生物物种濒临灭绝，因此新食品原料是有限的。

6. 发展性

事实上，新食品原料的概念是相对的。现在被称为"新"的食品原料，一旦成为食品被推广消费后，就成为日常的或普通的食品资源；而过去一些传统食品或资源，由于受科学技术和方法的限制，没有认识到或无法制备出相应的食品或食品原料，现在通过高新技术也能生产出新食品原料；还有一些过去认为有害的资源，现在也可以将其转化为有用的资源了，如一些昆虫、微生物，也成为了新食品原料。

三、新食品原料的申报与受理

为规范新食品原料安全性审查和许可工作，根据《中华人民共和国食品安全法》和《新食品原料安全性审查管理办法》的规定，2013年10月15日，国家卫生计生委以国卫食品发〔2013〕23号印发《新食品原料申报与受理规定》。该《规定》分总则、申请材料的一般要求、材料的编制要求、审核与受理四章24条，自发布之日起实施。以往有关文件与本规定不一致的，以本规定为准。原卫生部《新资源食品卫生行政许可申报与受理规定》予以废止。

1. 新食品原料申请材料

拟从事新食品原料生产、使用或者进口的单位或者个人（以下简称申请人），应当提出申请并提交材料。新食品原料申请材料应当包括以下内容，并按照下列顺序排列成册，逐页标明页码，各项间应当有区分标志。

①申请表；

②新食品原料研制报告；

③安全性评估报告；

④生产工艺；

⑤执行的相关标准（包括安全要求、质量规格、检验方法等）；

⑥标签及说明书；

⑦国内外研究利用情况和相关安全性评估资料；

⑧申报委托书（委托代理申报时提供）；

⑨有助于评审的其他资料。

⑩未启封最小包装的样品1件或者原料30g。

申请进口新食品原料的，除了提交上述规定的材料外，还应当提交以下材料：①进口新食品原料出口国（地区）相关部门或者机构出具的允许该产品在本国（地区）生产或者销售的证明材料；②进口新食品原料生产企业所在国（地区）有关机构或者组织出具的对生产企业审查或者认证的证明材料。

2. 新食品原料研制报告

新食品原料研制报告应当包括下列内容。

（1）新食品原料的研发背景、目的和依据；

（2）新食品原料名称　包括商品名、通用名、化学名（包括化学物统一编码）、英文名、拉丁名等；

（3）新食品原料来源

①动物和植物类。产地、食用部位、形态描述、生物学特征、品种鉴定和鉴定方法及依据等。

②微生物类。分类学地位、生物学特征、菌种鉴定和鉴定方法及依据等资料。

③从动物、植物、微生物中分离的成分以及原有结构发生改变的食品成分。动物、植物、微生物的名称和来源等基本信息，新成分的理化特性和化学结构等资料。原有结构发生改变的食品成分还应提供该成分结构改变前后的理化特性和化学结构等资料。

④其他新研制的食品原料。来源、主要成分的理化特性和化学结构，相同或相似的物质用于食品的情况等。

（4）新食品原料主要营养成分及含量，可能含有的天然有害物质（如天然毒素或抗营养因子等）。

（5）新食品原料食用历史　国内外人群食用的区域范围、食用人群、食用量、食用时间及不良反应资料。

（6）新食品原料使用范围和使用量及相关的确定依据。

（7）新食品原料推荐摄入量和适宜人群及相关的确定依据。

（8）新食品原料与食品或已批准的新食品原料具有实质等同性的，还应当提供上述内容的对比分析资料。

实质等同，是指如某个新申报的食品原料与食品或者已公布的新食品原料在种属、来源、生物学特征、主要成分、食用部位、使用量、使用范围和应用人群等方面相同，所采用工艺和质量要求基本一致，可以视为它们是同等安全的，具有实质等同性。

3. 新食品原料安全性评估报告

安全性评估报告应当包括下列材料。

（1）成分分析报告　包括主要成分和可能的有害成分检测结果及检测方法。

（2）卫生学检验报告　3批有代表性样品的污染物和微生物的检测结果及方法。

（3）毒理学评价报告

①国内外均无传统食用习惯的（不包括微生物类），原则上应当进行急性经口毒性试验、三项遗传毒性试验、90d 经口毒性试验、致畸试验和生殖毒性试验、慢性毒性和致癌试验及代谢试验。

②仅在国外个别国家或国内局部地区有食用习惯的（不包括微生物类），原则上进行急性经口毒性试验、三项遗传毒性试验、90d 经口毒性试验、致畸试验和生殖毒性试验；若有关文献材料及成分分析未发现有毒性作用且有人群长期食用历史而未发现有有害作用的新食品原料，可以先评价急性经口毒性试验、三项遗传毒性试验、90d 经口毒性试验和致畸试验。

③已在多个国家批准广泛使用的（不包括微生物类），在能提供安全性评价材料的基础上，原则上进行急性经口毒性试验、三项遗传毒性试验、28d 经口毒性试验。

④国内外均无食用习惯的微生物，应当进行急性经口毒性试验/致病性试验、三项遗传毒性试验、90d 经口毒性试验、致畸试验和生殖毒性试验。仅在国外个别国家或国内局部地区有食用习惯的微生物类，应当进行急性经口毒性试验/致病性试验、三项遗传毒性试验、90d 经口毒性试验；已在多个国家批准食用的微生物类，可进行急性经口毒性试验/致病性试验、二项遗传毒性试验。

大型真菌的毒理学试验按照植物类新食品原料进行。

⑤根据新食品原料可能的潜在危害，可选择必要的其他敏感试验或敏感指标进行毒理学试验，或者根据专家评审委员会的评审意见，验证或补充毒理学试验。

（4）微生物耐药性试验报告和产毒能力试验报告。

（5）安全性评估意见　按照危害因子识别、危害特征描述、暴露评估、危险性特征描述的原则和方法进行。

其中第 2、3、4 项报告应当由我国具有食品检验资质的检验机构（CMAF）出具，进口产品第 3、4 项报告可由国外符合良好实验室规范（GLP）的实验室出具。第 5 项应当由有资质的风险评估技术机构出具。

4. 新食品原料生产工艺

生产工艺应当包括下列内容。

（1）动物、植物类　对于未经加工处理的或经过简单物理加工的，应简述物理加工的生产工艺流程及关键步骤和条件，非食用部分去除或可食部位择取的方法；野生、种植或养殖规模、生长情况和资源的储备量，可能对生态环境的影响；采集点、采集时间、环境背景及可能的污染来源；农业投入品使用情况。

（2）微生物类　发酵培养基组成、培养条件和各环节关键技术参数等；菌种的保藏、复壮方法及传代次数；对经过驯化或诱变的菌种，还应提供驯化或诱变的方法及驯化剂、诱变剂等研究性资料。

（3）从动物、植物和微生物中分离的和原有结构发生改变的食品成分　要有详细、规范的原料处理、提取、浓缩、干燥、消毒灭菌等工艺流程图和说明，各环节关键技术参数及加工条件，使用的原料、食品添加剂及加工助剂的名称、规格和质量要求，和生产规模以及生产环境的区域划分。

原有结构发生改变的食品成分还应提供结构改变的方法原理和工艺技术等。

（4）其他新研制的食品原料　要提供详细的工艺流程图和说明，主要原料和配料及助剂，可能产生的杂质及有害物质等。

四、新食品原料安全性审查

2013 年 10 月 15 日，国家卫生计生委以国卫食品发〔2013〕23 号印发《新食品原料安全性审查规程》。该《规程》分总则、专家评审要求、现场核查要求、审查与批准、附则 5 章 27 条，自发布之日起实施。以往有关文件与本规定不一致的，以本规定为准。原卫生部《新资源食品安全性评价规程》予以废止。

专家评审委员会应当对下列八项内容进行重点评审：

①研发报告应当完整、规范，目的明确，依据充分，过程科学。

②生产工艺应当安全合理，加工过程中所用原料、添加剂及加工助剂应当符合我国食品安全标准和有关规定。

③执行的相关标准（包括安全要求、质量规格、检验方法等）应当符合我国食品安全标准和有关规定。

④各成分含量应当在预期摄入水平下对健康不产生影响。

⑤卫生学检验指标应当符合我国食品安全标准和有关规定。

⑥毒理学评价报告应当符合《食品安全性毒理学评价程序和方法》（GB 15193—2014）规定。

⑦安全性评估意见的内容、格式及结论应当符合《食品安全风险评估管理规定》的有关规定。

⑧标签及说明书应当符合我国食品安全国家标准和有关规定。

五、新食品原料目录

1987 年我国开始实行新资源食品审批制度，至今已整整 30 年。新食品原料经历了从无到有，从"新资源"到"新食品"、从终端产品到食品原料成分的变化。在市场的发展下，我国新食品原料的审批也越来越严格。据统计，从 1987 年至今，我国共批复新食品原料 440 余种，而 2008—2018 年批复 99 种（表 5-35），占批复总数的 22%。在这 99 种新食品原料中，直接来自植物、动物或微生物的原料最多，占到一半；其他为从动物、植物和微生物中分离的成分或原有结构发生改变及其他新研制的食品原料。

表 5-35　　　　　　　　　　　新食品原料目录（2008—2018 年）

序号	名称	拉丁名/英文名	备注
1	低聚木糖	Xylo-oligosaccharide	2008 年 12 号公告
2	透明质酸钠	Sodium hyaluronate	
3	叶黄素酯	Lutein esters	
4	L-阿拉伯糖	L-Arabinose	
5	短梗五加	Acanthopanax sessiliflorus	
6	库拉索芦荟凝胶	Aloe vera gel	

续表

序号	名称	拉丁名/英文名	备注
7	低聚半乳糖	Galacto-Oligosaccharides	2008 年 20 号公告
8	水解蛋黄粉	Hydrolyzate of egg yolk powder	
9	异麦芽酮糖醇	Isomaltitol	
10	植物甾烷醇酯	Plant stanol ester	
11	珠肽粉	Globin peptide	
12	蛹虫草	Cordyceps militaris	2009 年 3 号公告
13	菊粉	Inulin	2009 年 5 号公告
14	多聚果糖	Polyfructose	
15	γ-氨基丁酸	Gamma aminobutyric acid	2009 年 12 号公告
16	初乳碱性蛋白	Colostrum basic protein	
17	共轭亚油酸	Conjugated linoleic acid	
18	共轭亚油酸甘油酯	Conjugated linoleic acid glycerides	
19	杜仲籽油	Eucommia ulmoides Oliv. seed oil	
20	茶叶籽油	Tea Camellia seed oil	2009 年 18 号公告
21	盐藻及提取物	Dunaliella salina (extract)	
22	鱼油及提取物	Fish oil (extract)	
23	甘油二酯油	Diacylglycerol oil	
24	地龙蛋白	Earthworm protein	
25	乳矿物盐	Milk minerals	
26	牛乳碱性蛋白	Milk basic protein	
27	DHA 藻油	DHA algal oil	2010 年 3 号公告
28	棉籽低聚糖	Raffino-oligosaccharide	
29	植物甾醇	Plant sterol	
30	植物甾醇酯	Plant sterol ester	
31	花生四烯酸油脂	Arochidonic acid oil	
32	白子菜	Gynura divaricata (L.) DC	
33	玉米油	Poppyseed oil	
34	金花茶	Camellia chrysantha (Hu) Tuyama	2010 年 9 号公告
35	显脉旋覆花（小黑药）	Inula nervosa wall. ex DC.	
36	诺丽果浆	Noni puree	
37	酵母 β-葡聚糖	Yeast β-glucan	
38	雪莲培养物	Tissue culture of Saussurea involucrata	

续表

序号	名称	拉丁名/英文名	备注
39	玉米低聚肽粉	Corn oligopeptides powder	2010 年 15 号公告
40	磷脂酰丝氨酸	Phosphatidylserine	
41	雨生红球藻	Haematococcus pluvialis	2010 年 17 号公告
42	表没食子儿茶素没食子酸酯	Epigallocatechin gallate（EGCG）	
43	翅果油	Elaeagnus mollis Diels oil	2011 年 1 号公告
44	β-羟基-β-甲基丁酸钙	Calcium β-hydroxy-β-methyl butyrate（CaHMB）	
45	元宝枫籽油	Acer truncatum Bunge seed oil	2011 年 9 号公告
46	牡丹籽油	Peony seed oil	
47	玛咖粉	Lepidium meyenii Walp	2011 年 13 号公告
48	蚌肉多糖	Hyriopsis cumingii polysacchride	2012 年 2 号公告
49	中长链脂肪酸食用油	Medium-andlong-chain triacylglycerol oil	2012 年 16 号公告
50	小麦低聚肽	Wheat oligopeptides	
51	人参（人工种植）	Panax Ginseng C. A. Meyer	2012 年 17 号公告
52	蛋白核小球藻	Chlorella pyrenoidesa	2012 年 19 号公告
53	乌药叶	Linderae aggregate leaf	
54	辣木叶	Moringa oleifera leaf	
55	蔗糖聚酯	Sucrose ployesters	
56	茶树花	Tea blossom	2013 年 1 号公告
57	盐地碱蓬籽油	Suaeda salsa seed oil	
58	美藤果油	Sacha inchi oil	
59	盐肤木果油	Sumac fruit oil	
60	广东虫草子实体	Cordyceps guangdongensis	
61	阿萨伊果	Acai	
62	茶藨子叶状层菌发酵菌丝体	Fermented mycelia of Phylloporia ribis（Schumach：Fr.）Ryvarden	
63	裸藻	Euglena gracilis	2013 年 10 号公告
64	1，6-二磷酸果糖三钠盐	D-Fructose 1，6-diphosphate trisodium salt	
65	丹凤牡丹花	Paeonia ostii flower	
66	狭基线纹香茶菜	Isodon lophanthoides（Buchanan-Hamilton ex D. Don）H. Hara var. gerardianus（Bentham）H. Hara	
67	长柄扁桃油	Amygdalus pedunculata oil	
68	光皮梾木果油	Swida wilsoniana oil	
69	青钱柳叶	Cyclocarya paliurus leaf	
70	低聚甘露糖	Mannan oligosaccharide（MOS）	

续表

序号	名称	拉丁名/英文名	备注
71	显齿蛇葡萄叶	Ampelopsis grossedentata	2013 年 16 号公告
72	磷虾油	Krill oil	
73	壳寡糖	Chitosan oligosaccharide	2014 年 6 号公告
74	水飞蓟籽油	Silybummarianum Seed oil	
75	柳叶蜡梅	Chmonathussalicifolius S. Y. H	
76	杜仲雄花	Male flower of Eucommiaulmoides	
77	塔格糖	Tagatose	2014 年 10 号公告
78	奇亚籽	Chia seed	
79	圆苞车前子壳	Psyllium seed husk	
80	线叶金雀花	Aspalathus Linearis（Brum. f.）R. Dahlgren	2014 年 12 号公告
81	茶叶茶氨酸	Theanine	2014 年 15 号公告
82	番茄籽油	Tomato Seed Oil	2014 年 20 号
83	枇杷叶	Eriobotrya japonica（Thunb.）Lindl.	
84	阿拉伯半乳聚糖	Arabinogalactan	
85	湖北海棠（茶海棠）叶	Malus hupehensis（Pamp.）Rehd. Leaf	
86	竹叶黄酮	Bamboo leaf flavone	
87	燕麦 β-葡聚糖	Oat β-glucan	
88	乳木果油	Shea butter	2017 年 7 号公告
89	（3R，3'R）-二羟基-β-胡萝卜素	Zeaxanthin	
90	宝乐果粉	Borojo powder	
91	N-乙酰神经氨酸	Sialic acid	
92	顺-15-二十四碳烯酸	Cis-15-Tetracosenoic Acid	
93	西兰花种子水提物	Aqueous Extract of Seed of Broccoli	
94	米糠脂肪烷醇	Rice bran fatty alcohol	
95	γ-亚麻酸油脂（来源于刺孢小克银汉霉）	Gamma-linolenic Acid Oil	
96	β-羟基-β-甲基丁酸钙（扩大应用范围）	Calcium β-hydroxy-β-methyl butyrate（CaHMB）	
97	木姜叶柯	Lithocarpus litseifolius folium	
98	黑果腺肋花楸	Aronia melanocarpa（Michx.）Ell.	2018 年 10 号公告
99	球状念珠藻（葛仙米）	Nostoc sphaeroides	

六、新食品原料终止审查

依据《新食品原料安全性审查规程》，新食品原料审查和批准共涉4类情形："延期再审""建议不批准""终止审查"和"建议批准"。

"建议不批准"包括五类情形：①不具有食品原料特性的；②不符合应当有的营养要求的；③安全性不能保证的；④申报材料或样品不真实的；⑤其他不符合我国有关法律、法规规定的。

"终止审查"并不等同于"建议不批准"。"终止审查"在大多数情况下实际上就是认可产品可以作为食品原料使用。

截至2018年8月29日，卫健委网站政务大厅公众查询新食品原料终止审查目录共披露44种原料，可以将其划分为五个大类。

1. "实质等同（已批准公告新食品原料）"类：12种

L-阿拉伯糖、γ-氨基丁酸、壳寡糖、裂壶藻来源的DHA藻油、磷虾油、磷脂酰丝氨酸、人参不定根、人参组织培养物（后更名为人参组培不定根）、山参组培不定根（后更名为人参组培不定根）、鱼油、中长链脂肪酸结构油（又更名为中长链脂肪酸食用油）、中长碳链甘油三酯等与已批准公告的新食品原料具有实质等同性；质量指标和卫生安全指标按照相关标准执行。

2. "实质等同（药食同源）"类：1种

桑叶提取物：以桑叶为原料，经水提、微滤、超滤、浓缩、喷雾干燥等工艺制成，该工艺属传统工艺，与桑叶（卫法监发〔2002〕51号文中既是食品又是药品的物品名单）具有实质等同性，其卫生安全指标按我国相关食品安全标准执行。

3. "作为地方特色食品管理或具有地方传统食用习惯"类：8种。

白木香叶、连翘叶、牛大力粉、然波（珠芽蓼果实粉）、三七花、三七茎叶、铁皮石斛花、铁皮石斛叶属于地方特色食品，建议按地方特色食品管理。

4. "按照国家标准（GB）执行"类：1种

大豆低聚糖：已有国家标准，作为食品原料使用时，应按大豆低聚糖标准（GB/T 22491—2008）有关内容执行。

5. "作为普通食品生产经营或作为普通食品管理"类：19种

弹性蛋白（又更名为鲣鱼弹性蛋白肽）、非变性Ⅱ型胶原蛋白（又更名为含Ⅱ型胶原蛋白软骨粉）、海藻糖、黑果枸杞、焦糖粉、焦糖浆、马铃薯提取物、酶解骨粉、牛乳磷脂、浓缩牛乳蛋白、荞麦苗（又更名为苦荞麦苗）、乳清发酵物（粉末）、乳清发酵物（原液）、橡胶树种子油、星油藤蛋白粉（后更名为美藤果蛋白）、燕麦苗、益圣堂牌天瓜粉（又更名为天瓜粉）、忧遁草（后更名为鳄嘴花）、鳕鱼油等可作为普通食品生产经营。质量指标按照企业产品质量规格执行，卫生安全指标按照我国相关标准执行。

七、新食品原料举例

1. 黑果腺肋花楸果

黑果腺肋花楸 [*Aroniamelanocarpa*（Michx.）Ell.] 是一种从国外引进的蔷薇科、腺肋花楸属灌木浆果果树，其果实在欧亚及北美等国家具有较长食用历史，主要被用来生产着色剂、糖浆、果汁、果酱及果酒等。我国部分地区自 2005 年开始引种黑果腺肋花楸，目前已在辽宁、江苏、浙江、吉林等多个省区内种植。食用部位为果实，食用量≤10g/d（以鲜品计）。

根据《食品安全法》和《新食品原料安全性审查管理办法》，审评机构组织专家对黑果腺肋花楸果的安全性评估材料审查并通过。新食品原料生产单位应当按照公告内容生产和使用，符合食品安全要求。鉴于黑果腺肋花楸果在婴幼儿、孕妇及哺乳期妇女人群中的食用安全性资料不足，从风险预防原则上属于人群不宜食用的范围，标签及说明书中应当标注出不适宜人群。

该原料的食品安全指标按照我国现行食品安全国家标准中有关水果的规定执行。

2. 球状念珠藻（葛仙米）

球状念珠藻（葛仙米）（*Nostoc sphaeroides*）为念珠藻科、念珠藻属的淡水藻类，主要分布在我国湖北、湖南、四川等省区。球状念珠藻（葛仙米）在我国湖北、湖南等省局部地区有食用历史，可直接烹饪食用，也可制成干品待食用时复水后烹饪食用。其干品推荐食用量为≤3g/d，鲜品食用量以干品重量折算。

根据《食品安全法》和《新食品原料安全性审查管理办法》规定，国家卫生计生委委托审评机构依照法定程序，组织专家对球状念珠藻（葛仙米）的安全性评估材料进行审查并通过。新食品原料生产单位应当按照公告内容生产和使用，符合食品安全要求。鉴于球状念珠藻（葛仙米）在婴幼儿、孕妇及哺乳期妇女人群中的食用安全性资料不足，从风险预防原则上属于人群不宜食用，标签及说明书中应当标注出不适宜人群。

该原料的食品安全指标按照我国现行食品安全国家标准中有关食用藻类的规定执行。

3. 乳木果油

乳木果油（sheabutter，sheanutoil，sheaoil）以山榄科乳油木树（*butyrospermumparkii*）果仁为原料，经预处理压榨、浸提、脱乳木果胶和精炼等工艺而制成。其性状为白色至淡黄色半固体或固体，质量要求是硬脂酸和油酸分别占总脂肪酸的 25%和 25%以上。其使用范围包括巧克力、糖果、冰淇淋、烘焙产品及煎炸油，但不包括婴幼儿食品。

4. 宝乐果粉

宝乐果粉（borojopowder）是以茜草科宝乐果（*borojopatinoi cuatrec*）的果肉为原料，经去皮、去籽，果胶酶酶解浓缩、喷雾干燥制成的粉状物。推荐食用量≤30g/d。婴幼儿不宜食用，标签及说明书中应当标注不适宜人群。

5. *N*-乙酰神经氨酸

N-乙酰神经氨酸（sialicacid）是以食品级葡萄糖和玉米浆为原料，经大肠埃希氏菌（菌株号 SA-8）发酵、过滤、灭菌、水解、提纯等工艺制成的。性状为白色粉末，推荐食用量≤500mg/d。

6. 顺-15-二十四碳烯酸

顺-15-二十四碳烯酸（cis-15-tetracosenoic acid）是以菜籽油为原料，经过皂化、酸化、萃取、分离、结晶、干燥等工艺制得的。性状为白色片状晶体，推荐食用量≤300mg/d。使用范围包括食用油、脂肪和乳化脂肪制品、固体饮料、乳制品、糖果、方便食品。婴幼儿不宜食用，标签及说明书中应当标注出不适宜人群。

7. 茶叶茶氨酸

茶叶茶氨酸（theanine）是以山茶科山茶属茶树（*camelliasinensis*）的茶叶为原料，经提取、过滤、浓缩等工艺制成的。性状为黄色粉末，食用量≤0.4g/d。使用范围不包括婴幼儿食品。

8. 雪莲培养物

雪莲培养物（tissueculture of saussureain volucrata）是选取菊科植物天山雪莲（saussureain volucrata）的离体组织，经脱分化形成的愈伤组织作为继代种子，并给予一定条件进行继代培养而获得的团块状颗粒，或该颗粒经干燥粉碎得到的粉末。食用量为鲜品≤80g/d、干品≤4g/d，不适宜人群有婴幼儿、孕妇。

9. 枇杷叶

枇杷叶［*Eriobotryajaponica*（Thunb.）Lindl.］是指蔷薇科、枇杷属的叶子，食用量≤10g/d。

10. 罗伊氏乳杆菌

罗伊氏乳杆菌（*Lactobacillusreuteri*），菌株号为DSM 17938，批准可用于婴幼儿食品的新食品原料。

第十节　海洋食品贮藏加工技术

一、海洋食品资源概述

我国拥有渤海、黄海、东海、南海四大海域，并且跨越了温带、亚热带、热带三个气温带，大陆海岸面积占到了全国陆地面积的1/3，所以我国的水产资源极为丰富，水产品总产量已经持续24年位居世界第一位。海洋食品是以生活在海洋中水生生物为原料，加工制成的食品。海洋食品原料主要来自海洋鱼类和海藻类。我国海洋鱼类约1700种，藻类约2000种。在我国沿岸及近海海域中，底层和近地层鱼类是最大的渔业资源类群。藻类对环境条件适应性强，分布非常广泛。我国最早开发的藻类资源是海带养殖技术；而裙带菜以朝鲜和日本分布更为广泛，我国主要分布在浙江嵊山岛。由于我国海洋食品资源种类多，分布广，因此不同的海洋食品资源、甚至是不同海域或地域的同一种海洋食品资源，其特性都会有所差异。我国海洋食品原料呈现以下几个特征：种类多样、脂含量差异大、易腐败、原料成分多变性等。这些特点为海洋食品的加工及深加工提出了更高的要求。

海洋食品加工在我国有着悠久的历史。早期人们将鱼用盐腌制或将鲜鱼晾晒制成干鱼贮藏。20世纪80年代，我国在水产食品加工和综合利用方面做了大量尝试，开发了罐头、鱼糜制品、冷冻海产品等，利用酶化学技术和提取技术从低值水产或加工废弃物中提炼出一些具有综合利用价值的副产品，如水解鱼蛋白、甲壳素、鱼油制品、水解珍珠液等。我国水产食品加工业发展现状，呈现如下特点：①海洋食品加工能力稳步增长；②海洋食品加工种类和产量快速增长；③海洋食品加工技术及装备建设成效显著；④加工技术自主创新性能力较差；⑤精深加工比例较低，废弃物综合利用能力有待加强。

二、海洋食品贮藏技术

海洋食品具有个体小、离水易死、肉质柔软、水分和脂类含量高等易腐食品原料特性。因此，只有采取有效的贮藏、保活手段，才能保证海产品鲜活的品质、口感，获得更高的价格和利润。

1. 海洋食品保活技术

海产品保活的目的是使其不死亡或少死亡，必须维持或者其赖以生存的自然环境；或通过一些措施来降低其新陈代谢活动。

（1）海洋食品保活原理　通过采用物理化学法降低水体和活运海产品的温度记忆减少其应激反应等，降低活运海产品的代谢强度；通过采用无污染的供氧、添加缓冲物、抑菌剂、保活剂、防泡剂和沸石粉等，改善活运水体的水质和物理环境，避免鲜活海产品死亡或减少死亡数量，以保证海产品的使用安全与高品质。

（2）影响海产品保活技术的关键因素

①环境水温。环境水温是影响海洋水产品活体运输存活率的重要因素。水温越低，耗氧率越低，因此较低的保活温度对长时间保活运输的存活率有益。各种海产品活体所固有的适温范围不尽相同，超出该范围就易引起死亡。

②溶氧量。溶氧量是影响活体生存的重要因素之一。当溶氧量降低到一定数值时，海产品活体就要代偿性的加快呼吸以弥补氧气的不足。因此，在高密度、长时间、远距离的保活运输中，必须要保证充足的供氧量。

③二氧化碳（CO_2）。当 CO_2 以分子态存在时，对海产品活体会产生较大的危害，同时将增加海产品的耗氧量。当 CO_2 的危害超过一定范围时，可通过打气或打水机排除，同时也可以增加水中溶解氧量，提高海产品活体抵抗不良环境的能力。

④pH。pH 能直接影响海产品的生理状态，从而影响保活运输的存活率。酸性水体可使海产品血液中的 pH 下降，影响血红蛋白与氧的结合，导致血液中的氧分压降低，这种情况，将导致组织缺氧。

⑤渗透压。鱼、虾的体表都有黏液或鳞片，以平衡鱼虾体内的渗透压。在运输过程中，由于机械震动、损伤，常导致鳞片、黏液脱落，使体内渗透压失去平衡，降低对感染的抵抗力，造成存活率下降。

此外，海产品活体在运输过程中的保活需要注意的因素还有如水质、毒性代谢产物以及细菌繁殖等。这些因素都需要在设计不同的海产品活体的保活技术时被考虑进去。

（3）海洋食品保活技术的实施　我国活运海产品虽然有悠久的历史，但是系统的相关研究还较少。由于不同的海产品活体在习性、生理活动、营养物质含量等方面的差异，其保活技术的要求也会有很大区别。不同种类的鱼，尽管在水体、温度、溶氧量及放鱼密度上相似，但成活率却差异很大。日本用高速运转的 2mm 钻头来切断鱼的脊髓，然后将鱼放回水中仍能呼吸，由于头部和胸部不能活动，因此降低了耗氧量。将切断脊髓后的鱼体放入可充氧的冷却保温箱内，进行长途运输。

虾的运输分为带水运输和无水运输。带水运输过程中虾一般都匍匐于底部，极少活动。如发现虾反复窜水货较多虾在水中急躁游动，说明虾在水中缺氧。因此，常温下带水运输要充氧，才能达到与无水低温保活相同的效果。无水运输是在 9~12℃ 水中使其进入休眠状态，先在纸箱里垫上吸湿纸，铺上 15~20cm 厚的冷却锯末，然后放虾 2~3 层，上层再铺上木屑，同时控制相对湿度为 70%~100%，防止因脱水而导致死亡。此外，还必须加入袋装冰块以防箱内外温度上升。

2. 海洋食品保鲜技术

由于鱼体内的组织酶的作用及微生物的迅速繁殖，打捞上来的死鱼体将很快发生自溶、腐败。因此，海产品在捕获之后应立即采取有效保鲜措施确保其品质。

鲜度是海产品原料的品质之一。广义的鲜度除了新鲜度意义外，还包括安全性、鲜美度、营养性、适口性等多种意义。海产品保鲜技术指利用物理、化学、生物等手段对原料进行处理，从而保持或尽量保持其原有的新鲜程度。

（1）海洋食品物理保鲜技术

①冰鲜保鲜。是新鲜海洋食品常用的保鲜方法。冰鲜主要有干冰法和水冰法。干冰法是将碎冰撒在鱼层上，形成一层冰一层鱼或冰屑与鱼混在一起的状态；水冰法是将冰冻淡水或者海水降温至冰点，然后将鱼浸泡在冰水中进行冷却保鲜的方法；其优点是冷却速度快，适用于死后僵直快活捕获量大的鱼。当鱼冷却至冰点后，再取出来用干冰法保鲜，这样能减少鱼体因长时间浸泡所导致的鱼肉质的损害。

②冻藏保鲜。是指利用低温将鱼贝类中心温度降至-15℃以下，体内组织的水分绝大部分冻结，再在-18℃以下进行贮藏和流动的低温保鲜方法。目前，约40%的海产品保鲜都采用冻藏保鲜技术。一般冻藏温度在-30~18℃，我国的冷库一般设置为-18℃。冻藏保鲜技术主要有空气冻结技术、平板接触冻结法、制冷剂接触冻结法、超低温冻结技术。

③气调保鲜。气调保鲜是一种通过调节和控制食品所处环境中气体组成而达到保鲜的方法。主要是在适宜的低温条件下，改变贮藏库或包装内空气的组成，降低氧气含量而增加二氧化碳含量，达到延长保鲜期和提高保鲜效果。气调保鲜采用低氧（或无氧）、高二氧化碳和充氮气的气体组成，减弱甚至抑制脂肪自动氧化从而避免了氧化酸败现象，同时还防止鱼体内的营养成分或其他功能成分如维生素C、谷胱甘肽、半胱氨酸的损失。气调保鲜技术操作处理简单、同时因为采用气调保鲜后的海产品外观整洁，因此在海产品保鲜中的应用越来越多。

④干燥保鲜。海产品干制加工是保存海产品的有效手段之一，也是一种传统的加工方法。通过干燥降低海产品内的水分含量，使其中的水分活度降低，达到防治鱼体腐败变质、延长保质期。干燥海产品具有易贮藏、运输和食用方便等优势。常用的干燥方法有热风干燥、真空干燥、冷冻干燥、微波干燥、热泵干燥、红外干燥等方法。

⑤无冰保鲜。无冰保鲜技术主要是先通过制冷设备制取低温海水，将制备的低温海水以浸泡、喷淋等方式，使水产品快速冷却至-2℃左右，然后将水产品移至装有保温保湿喷雾系统的保鲜仓进行储存，从而有效地延长保鲜时间，提高保鲜等级，降低保鲜成本。

⑥低温玻璃化保鲜。低温玻璃化保鲜是近10年来发展起来的一门新技术。其理论核心是在玻璃化转变温度下贮藏，以最大限度地保存食品品质。低温玻璃化保存包括快速降温过程中最大浓缩溶液的玻璃态固化，最大冻结浓缩液的玻璃化转变温度（T_g'）下的玻璃化保存，以及复温过程中防止反玻璃化的发生三个过程。水产品的玻璃化保存，首先要准确测量不同水产品的玻璃化转变温度，如金枪鱼的T_g'为-71~-68℃；其次要研究玻璃化保存中引起食品腐败变质的各种生化反应速率、微生物生物繁殖和酶的活性与AT之间的定量关系，以及开发新的快速冻结和解冻装置等。

（2）海洋食品化学保鲜技术　化学保鲜就是在海洋食品中加入对人体无害的化学物质，提高产品的贮藏性能和保持品质的一种保鲜方法。目前，常使用化学保鲜剂主要是食品添加剂（如抗氧化剂、防腐剂、保鲜剂等）和抗生素。

①杀菌剂。能够有效地杀灭食品中微生物，分为氧化型和还原型。常用的有过氧乙酸和漂白粉，使用浓度一般为0.1%~0.5%。需要指出的是，氧化型杀菌剂一般不直接应用于海产品中，多是应用在与海产品直接接触的容器、工具上。还原型杀菌剂主要有亚硫酸及其钠盐、硫磺等。

②防腐剂。能干扰微生物的生理活动，使微生物发育减缓或停止。常用的防腐剂有苯基酸钠、山梨酸钾、二氧化硫、亚硫酸盐、硝酸盐等。由于使用限量的要求以及鱼体死亡后迅速的自溶腐败，使得上述防腐剂并不能达到长期保鲜的目的。

③抗氧化剂。海产品富含多不饱和脂肪酸，因此很容易被氧化而变质。常用的抗氧化剂有水溶性

和脂溶性两类。水溶性抗氧化剂包括异抗坏血酸及其钠盐、植酸等；脂溶性抗氧化剂包括维生素 E、二丁基羟基甲苯、没食子酸丙酯等。通常，单独使用抗氧化剂的保鲜效果并不明显，需要与其他保鲜方法（如冷藏、辐照、制冷）联合使用。

④抗生素。抗生素保鲜并不是向海产品中直接加入抗生素，而是利用某些微生物代谢过程产生的抗生素类代谢产物，如放线菌可以产生氯霉素、金霉素和土霉素等代谢产物，后者具有杀灭或抑制其他微生物生长的作用。尽管这类抗生素的抗菌效能是普通化学防腐剂的几百甚至几千倍，但是其抗菌普较窄，仅对一种或几种菌有效。此外，抗生素保鲜的应用还要考虑食用人群的安全性问题。

（3）海洋食品生物保鲜技术 海洋食品生物保鲜是利用天然无毒的具有抗菌、抗氧化性的物质，或者采用能够改善品质并且对环境和人体无危害的保鲜技术对海洋食品进行保鲜。生物保鲜剂应用于水产品保鲜中的优点体现在：剂量小、效率高、适用 pH 范围广；健康无害，不会产生任何毒性或副作用；水溶性强，不会给水产品质量造成过大的影响；针对性和专一性强，对特定的微生物具有高效抑菌效果。当然，海洋生物保鲜剂还有一些缺点，如价格昂贵、部分保鲜剂影响食品风味和色泽、受限于需要低温保藏的海产品。

生物保鲜剂包括植物源、动物源和微生物源保鲜剂。植物源保鲜剂涞源广泛，价格低廉，主要有茶多酚、蜂胶、香辛料（丁香提取物、桂皮提取物、大蒜提取物等）。茶多酚的抑菌机理是能特异性地凝固细菌蛋白、破坏细菌细胞膜结构、与细菌遗传物质 CDE 结合等，从而改变细菌生理抑制其生长。茶多酚的抑菌谱广且抑菌作用强，茶多酚可明显延缓鲜鱼腐败变质、延长货架期。动物源保鲜剂主要有壳聚糖和溶菌酶。

壳聚糖又称为脱乙酰甲壳素、甲壳胺，其原料甲壳素大量存在与海洋节肢动物的甲壳中和低等动物的细胞膜中。壳聚糖抑菌机理包括进入细胞内干扰微生物细胞的正常的生理功能、吸附于细胞膜上阻止营养物质的运输、改变细胞膜的通透性、螯合金属离子等。壳聚糖对假单胞菌、大肠杆菌等的抑菌作用比苯甲酸钠强，被广泛用于水产品的保鲜。研究表明，1% 壳聚糖可将带鱼的一级鲜度延长 2~3d，二级鲜度延长 6~7d。溶菌酶又称胞壁质酶，提取自鸟类和家禽的蛋清，能切断细胞壁外膜的 N-乙酰胞壁酸和乙酰葡萄糖胺之间的 β-1,4 糖苷键，起到杀菌的目的。溶菌酶能被人体吸收，无残留，是一种安全的保鲜剂。溶菌酶与 Nisin 等几种防腐剂能复合保鲜蚌肉，可延长保鲜期约一倍的时间，溶菌酶对于控制细菌的增长和减缓 TVBN 的上升起到了极其重要的作用。

微生物源生物保鲜剂主要有乳酸链球菌素和 ε-聚赖氨酸。乳酸链球菌素（Nisin）是由乳酸链球菌发酵产生的多肽类物质，进入消化道后很快被分解，无任何毒副作用，是一种高效、安全的天然食品保鲜剂。Nisin 主要对革兰阳性菌起作用，当有 EDTA 和柠檬酸盐等 Mg^{2+} 螯合剂时也可杀灭革兰阴性细菌。Nisin 在水产品保鲜中具有潜在的应用价值。ε-聚赖氨酸（ε-PL）是由白色链霉菌发酵产生的由赖氨酸分子之间的酰胺键连接而成的多聚体，由 20~30 个赖氨酸单体组成。它是一种天然的代谢产物，有广谱抑菌效果和良好的热稳定性，在食品的保鲜中有巨大的应用潜力。日本 ε-PL 微生物发酵已实现工业化，并被批准用于方便米饭、熟菜、酱类、面条、饼干、寿司等食品的保鲜防腐。我国学者发现 0.1% 的 ε-PL 乙酸复合物能明显延长鱼糜的保鲜期。

3. 海洋食品烟熏加工技术

烟熏是有着悠久使用历史的海产品加工技术。用烟熏方法烤制鱼肉，不仅能延长保存期，还能使鱼肉变得更加美味可口。一般来说，烟熏程度与制品风味相互制约。熏制程度高，制品干硬、风味差；反之，鱼肉制品经过轻微熏制后，会产生诱人的香味。

（1）熏材 熏材一般选用阔叶树、树脂少的硬质木材，如青冈树、山毛榉、赤杨等。熏制中以干燥为主要目的时，可使用较大块熏材；以熏制为主要目的时，则使用锯屑类粉末状的熏材。熏烟的香味由熏烟成分的种类和比例决定，气味特征受木材种类、熏烟发生方法、燃烧方法、熏烟搜集方法等影响。常见的熏材燃烧温度为100~400℃，熏材水分控制在20%~30%。

（2）熏烟成分 熏烟成分与熏材种类、燃烧温度、燃烧发烟条件等因素有关。目前已经从熏烟中分离出200多种化合物，而在熏烟中起重要作用的成分有酚类、醇类、有机酸类、羰基化合物和烃类化合物。酚类有愈创木酚、4-甲基愈创木酚、邻二甲酚、间二甲酚等20多种，其在烟熏制品中的主要作用是抗氧化、形成烟熏特有风味及抑菌防腐。醇类中最常见的就是甲醇，又称为木醇，其次为伯醇、仲醇和叔醇。醇类只是充当挥发性物质的载体，对风味并不起作用。熏烟气体内的有机酸一般为短链（1~4个碳）的，熏烟颗粒内为较长链（5~10个碳）的有机酸。有机酸具有防腐、促进表面蛋白质凝固来形成保护膜的作用，而对风味影响不大。长、短链羰基化合物在熏烟气体和颗粒中存在的形式同有机酸，目前在熏烟成分中鉴定出的羰基化合物主要有戊酮、戊醛、丁酮、丁醛等20多种。羰基化合物对熏制品的色泽及风味都起重要作用。熏烟中的多烃类主要是多环烃如苯并芘、苯并蒽、二苯并蒽等化合物，这些都是熏烟中的有害物质，但由于这些物质均存在于熏烟的固体微粒上，通过过滤可以将其去除。

（3）烟熏工艺 熏制方法将在很大程度上影响熏制品的质量和耐贮藏性。烟熏工艺主要包括冷熏法、温熏法、热熏法和液熏法。

①冷熏法。是将原料鱼用盐腌一段时间，至盐渍溶液的波美度为18%~20%，进行脱盐处理，在15~30℃低温进行1~3周长时间烟熏干燥。冷熏法生产的制品贮藏性较好，但风味不及温熏制品，水分含量较低。常用于冷熏的原料品种有鳕鱼、鲑鱼、鲱鱼等。

②温熏法。是将原料置于食盐溶液中浸渍数分钟或数小时，然后再熏室内以30~90℃温度进行数小时至数天的烟熏干燥。温熏制品的味道、香味及口感较好，水分含量较高，长时间保存时需要冷冻或罐藏。

③热熏法。鱼体在120~140℃高温进行短时间（2~4h）烟熏，同时具有蒸煮和杀菌的功效，是一种可以立即食用的方便食品。热熏产品颜色、香味均较好，但其水分含量很高，保藏性差，必须立即食用或冷冻保藏。

④液熏法。是改良烟熏法后建立的一种熏制技术。用液体烟代替气体烟，在保留原气体烟中的风味物质基础上，去除了固相微粒中存在的有害烃类物质，被认为是一种清洁、卫生、安全的熏制材料。

4. 海洋食品腌制加工技术

海产品腌制加工是指使用食盐或食盐和食醋、食糖、酒糟、香料等其他辅助材料腌制加工的过程，包括盐渍和成熟两个阶段。盐渍的目的是降低海产品的水分活度，提高渗透压，抑制腐败菌生长，延长保质期；成熟是在微生物和鱼体组织酶类作用下，鱼类制品在较长时间内的盐渍过程中逐渐失去其原有的组织状态、营养特性及风味质地，形成咸鱼的过程。海洋食品的腌制方法有多种分类方式，下面介绍几种常用的腌制方法。

（1）干腌法 干腌法又称盐渍法、撒盐法。用固体食盐直接涂抹鱼体以形成食盐溶液盐渍鱼的方法。操作时，将食盐直接撒在完整的鱼体或切开腹部去除内脏的鱼体内外，一层鱼一层盐。加足底盐和封面盐，出卤后压上重物。此法腌制时间长、产品产出率低、食盐渗透不易均匀，但产品风味较好，且耐贮藏。

（2）湿腌法 湿腌法又称盐水渍法，是将鱼体浸入配制好的食盐溶液中腌制。该法广泛用于淡咸鱼的生产干制或熏制原料的腌制，方便迅速，但不适宜生产各种咸鱼。湿腌法的主要缺点是湿腌时由于鱼体水分的析出，可使盐浓度逐渐降低，使产品风味不浓。但腌制速度快，且盐分渗透均匀。

（3）混合腌制　混合腌制法是干法腌制和湿法腌制相结合的方法。先将食盐擦于鱼体，干腌一段时间后再放入腌制液中腌制，或先在腌制液中腌制再进行擦盐干腌。此法腌制充分利用了干法腌制和湿法腌制的优势，又互相弥补了不足。

（4）腌制发酵法　即糟制技术。糟鱼是湖北、江西、江苏和浙江等地具有民族特色的优秀传统食品。该技术需要以新鲜鱼为原料，经洗涤、盐腌、晒干后，加配米酒糟、白糖、酒等糟浸发酵制成食品。糟鱼蛋白质含量高，脂肪少，肉质好富有弹性，有嚼劲。此外，在发酵过程中，还产生酵母和多种清香醇甜因子，这些都大大提高了鲜鱼的营养价值。

三、海洋食品加工技术

中国工程院院士、国家海洋食品工程技术研究中心主任朱蓓薇称："我国是水产养殖大国，但不是水产加工强国"。2013 年全国水产总量达到 6172 万 t，但用于水产加工的养殖品总量仅为 2168.73 万 t，其中海产品总量为 1603.2 万 t。我国只有 35% 左右的水产品是经过加工后销售的，而发达国家约为 74% 的水产品是经加工后销售的。可见我国水产品加工业的发展任重而道远。

1. 仿生海洋食品加工技术

仿生海洋食品是以海洋资源为主要原料，利用食品工程手段从形状上或从风味、营养上模仿海洋食品而加工制成的一种新型食品。这种制品的风味及口感与天然海洋食品几乎一样，而成本却远远低于天然海产品，此外，它还是一种低热、低盐、低胆固醇、高蛋白的营养健康食品。目前，仿生海洋食品有以下几种：仿生虾样制品、仿生鱼籽制品、人造鱼翅制品、人造蟹籽制品、仿生墨鱼制品和仿生海参制品等。仿生海洋食品的出现极大地促进了海洋食品的发展：一方面提高了一些个小刺多、商品价值低的小型鱼类的综合利用问题；另一方面，仿生海洋食品弥补了天然食品中存在的营养缺陷问题，同时仿生海洋食品物美价廉，满足了人们对高档水产品与日俱增的需要。

（1）仿生海洋食品　一般工艺流程仿生海洋食品的原料主要是低值鱼类、虾类，其要求有一定的弹性，无特殊的腥味和异味，颜色较白，再加入一些豆类、鸡蛋清、干酪等，辅以调味品、色素、黏合剂等配制而成。一般工艺流程如下：原料→ 解冻 → 擂溃 → 调味 → 成型 → 加热 → 纤维形成 → 调色 → 成型 → 加热 → 冷却 → 包装 →成品。

操作要点如下所述。①要严格控制加热和解冻时的温度。②调味可采用两种方法：一是从天然产品中浓缩、萃取水溶性部分作为调味料；二是使用人工合成的调味料。③将调味完的原料在一定温度下加热静置，使其凝胶化，黏性逐渐丧失，可产生弹性和韧性等物理性质。④天然动物肌肉都呈纤维状，即其蛋白质具有一定的组织；可采用挤压喷丝法、纤维重叠法和单向冻结法来实现仿生海洋食品中蛋白质的纤维化过程。⑤加入天然有色的煮汁，或一部分有色的肌肉，或人工色素（着色剂）进行调色，使其具有天然产品的色泽。⑥将处理好的原料通过模具挤压成型，使其具有天然产品的外形。

（2）仿生海鲜食品加工关键技术

①斩拌技术。斩拌工艺就是斩切、拌和的含义，由斩拌机完成，这是一项技术含量较高的工作，含有很多经验性成分，如斩拌速度的调整，各种成分添加的时机等。斩拌技术是仿生海洋食品制作中最重要的环节，对产品出品率、质构、颜色、持水力和整体质量都有直接的关系。通过斩拌，将鱼肉、虾肉中的蛋白质与脂肪发生乳化作用，增加保水性，增加其均匀度和黏稠度，提高制品的弹性和嫩度；减少油腻感，可提高其成品率。

②成型技术。仿生海洋食品的加工技术主要有两类：模具成型和挤压成型。模具成型法不能连续生产，生产效率较低，产品质地结构不均匀，组织结构较差。因此，仿生海洋食品的生产中主要采用挤压技术。挤压蒸煮（extrusion cooking）技术是一种集原料的混合、输送、熔融、挤压成型等多种加工单元于一体的非传统食品加工技术，具有高效、节能、清洁以及加工产品多样化等优势，是一种新型高效的食品加工技术，现已广泛应用于各类食品的加工。在挤压机内，原辅料和水在螺杆的搅拌、剪切、推进作用下，在可控的温度、压力下混合、加热更加均匀和充分，所得产品质地均匀，口感、质地结构均优于模具成型产品。此外，挤压生产仿生海洋食品在一定的挤压参数下可连续生产，通过更换不同的模头，即可生产不同形状的产品，其产品质量稳定，生产效率高，且无三废排放，是加工仿生海洋食品的理想技术。

（3）几种仿生海洋食品加工方法

①仿生扇贝柱。选用狭鳕、黄鱼等的鱼糜为原料，将鱼糜放入水中漂洗 2~3 次，以除去水溶性蛋白质，脱水，加入适量的食盐擂溃，再添加扇贝提取物、适量淀粉及其他调味料，混合均匀擂溃 5~10min，将擂溃好的鱼糜用压力挤入成型模具内，在 80℃ 下进行加热处理，然后再按照天然扇贝柱的大小长度进行切分。再经包装、杀菌、冷却即可。

②人造虾仁。天然虾肉组织是由直径几微米至几百微米的肌肉纤维紧密结合成的，在食用时其破断力强弱的不同作用产生了虾肉独特的口感。人造虾仁在国内外均采用冷冻鳕鱼糜和小虾肉为原料，再添加大豆蛋白、淀粉、食盐、调味料等进行混合，擂溃，送入成型机中挤压成型，然后喷上一层钙液、色素作为"外衣"。为了使人造虾仁的口感更加细腻爽口，往往在鱼糜原料中加入一些可食性纤维。

③仿生鱼翅。用鱼肉和从海藻中提取出来的物质为主要原料，再加上面粉、鸡蛋白、食用色素及人体必需的其他营养成分制成仿生鱼翅食品，这是一种无色透明状长 20~200mm，直径 0.2~0.8mm 的丝状物，在 3% 的盐水中煮 1h，其形状及口感与天然鱼翅十分相似。

2. 海鲜酱制品加工技术

海鲜酱是以虾、鱼、贝、藻等海洋生物或其下脚料为原料，经腌制、发酵等工艺制成的一种风味典型、营养丰富的酱类风味调味品。海鲜酱的加工工艺以传统的发酵工艺为主，此外，还有现代自然发酵法和加酶发酵法。下面以虾酱制作工艺为例，简要概述。

（1）虾酱的传统发酵工艺　虾原料经处理后，加入食盐使其自然发酵。因虾原料的不同，所以制得的虾酱色、香、味亦有所不同。贵州侗族采用河虾为原料，加入糯米和辣椒作为辅料，通过两次发酵，制得的虾酱具有酸、甜、咸等风味。但是，虾酱的传统生产工艺极易被污染产生生物胺类物质，且生产周期长、腥味较重、品质不稳定，不利于大规模工业化生产。

（2）现代自然发酵法　现代自然发酵法是在传统发酵工艺的基础上经过改良优化而得来，该法利用虾自身体内的糖化酶和蛋白酶等多种酶及各种微生物作为发酵的基础，加入一定量的食盐进行发酵，最终酿制形成的虾酱具有纯厚浓郁的风味。现代自然发酵法生产的虾酱所需的发酵时间短，盐量较少，但容易受到微生物的污染，需要时刻观测，以防酱品品质变劣。

（3）加酶发酵法　加酶发酵法是将虾原料粉碎与蛋白酶充分混匀后，移至发酵罐恒温发酵而制得虾酱的方法。此法通过外加多种蛋白酶的方法，使虾体内蛋白质快速分解转化，大大减少了所用时间，同时虾酱中的食盐含量也应符合国家卫生标准，适合工厂规模化生产。国内学者以新鲜小海虾为原料，经清洗、沥水、称重、粉碎后，加入中性蛋白酶以酶解制备低盐虾酱。

3. 鱼类调味品加工技术

鱼类调味品发展非常快，福建的鰶油、泰国的鱼露、韩国的金枪鱼液，都以其独特的风味和丰富的营养深受消费者喜爱。鱼露味咸，味极美，稍带一点鱼虾腥味。鱼露在泰国有着悠久的食用历史。近年来，鱼露也因其独特的味道而受到我国人民的喜爱。下面简要介绍鱼露的加工工艺。

（1）泰国鱼露加工工艺　取一定数量的鲜鱼和盐按照3∶4或者1∶2的比例（注意：该比例并不固定，但盐要多于鲜鱼）混合好，并充分搅拌，装坛腌制3~4个月。当鱼体缩小变软烂，涌出的浅黄色水溢满坛子时，舀出的这种黄色透明液体，就是鱼露，经过滤或蒸制就可以立即食用了。采用这种工艺制成的鱼露为原汁鱼露，不仅美味、原生态而且健康、安全。

（2）鱼露发酵新工艺　目前鱼露加工主要采取食盐防腐、自然发酵法，由于食盐对一些酶活性的抑制，可使发酵周期很长（有的长达1年）。近年来，人们先后研究出了加温发酵和低盐发酵新工艺，使发酵周期缩短为4~6个月。随着酶工程技术的发展，在发酵过程中人们又引入了酶制剂，将发酵周期进一步缩短为24h。鱼露发酵新工艺主要采取以下几种方法。

①加温发酵。利用蛋白酶和嗜盐微生物在35~40℃时分解蛋白质的活力最强的特性，通过人工加温和保温可促进鱼体中蛋白质的加速分解，以缩短发酵时间。目前可供利用的蛋白酶有菠萝蛋白酶、木瓜蛋白酶、胰蛋白酶和复合蛋白酶等。外加蛋白酶时应掌握所用酶的特性及作用条件，如菠萝蛋白酶最适pH为4~6，温度为40~50℃；木瓜蛋白酶或胰蛋白酶最适pH为7~8，温度为35~50℃；复合蛋白酶最适pH为7，温度为45~50℃。

②加曲发酵。加曲发酵就是将传统米曲霉制得的种曲添加到发酵液中，米曲霉分泌的多种酶系可将原料鱼及其下脚料快速水解，达到快速发酵的目的。张雪花等利用大豆曲快速发酵淡水鱼鲢及其下脚料，发酵时间可缩短至20d制得鱼露。但是，传统的米曲霉往往在高盐浓度条件下活性会降低，还可能引入杂菌，同时酱油曲的引入，势必会产生一些酱香类的风味物质，这在一定程度上会对鱼露原有的风味产生影响，因此该法还有待于进一步改进。

③外加酶和富含酶的鱼内脏发酵。在鱼露的发酵过程中，通过引入适量的外源酶和富含酶的鱼内脏，可以加速鱼蛋白的分解，从而缩短发酵时间。侯温甫等利用复合蛋白酶在保温条件下水解发酵淡水鱼加工下脚料，在发酵的第5~6d鱼露中的氨基酸态含氮量就达到了二级鱼露质量标准。利用外加酶及其富含酶的内脏进行快速发酵可以使发酵时间明显缩短，但是其产品色泽、风味往往较差，甚至会产生异味。而且，在高盐浓度条件下酶活力值往往会下降，再加上商业酶的成本较高，这就局限了外再加酶在实际生产中的应用。

④复合法。复合方法为鱼露快速发酵的主要方法，即以上三种方法的结合使用。如加酶及加曲的结合，降低盐保温发酵与加曲发酵的结合等。利用加温和加曲相结合的方法快速发酵智利外海茎柔鱼内脏，在发酵20d后，发酵液样品各项指标趋于稳定。采用前期酶解、中期加曲和后期保温的三段式快速发酵工艺取得了理想的发酵效果。利用添加碱性蛋白酶、风味蛋白酶及葡萄球菌混合发酵鱼露4个月后，其发酵样品的感官特性已接近成熟鱼露的标准。

参考文献

［1］Gibson GR, Hutkins R, Sanders ME, et al. Expert consensus document: The International Scientific Association for Probiotics and Prebiotics (ISAPP) consensus statement on the definition and scope of prebiotics ［J］. Nature Reviews Gastroenterology & Hepatology. 2017, 14 (8): 491.

［2］丁长河, 侯丽芬, 李里特, 等. 低聚木糖的生产和应用 ［J］. 现代食品科技, 2005, 21 (1): 167-9.

［3］de Carvalho C, Caramujo MJ. The Various Roles of Fatty Acids ［J］. Molecules. 2018, 23 (10).

［4］Mendez L，Dasilva G，Taltavull N，et al. Marine Lipids on Cardiovascular Diseases and Other Chronic Diseases Induced by Diet：An Insight Provided by Proteomics and Lipidomics ［J］. Marine drugs，2017：15（8）.

［5］Yang ZH，Emma-Okon B，Remaley AT. Dietary marine-derived long-chain monounsaturated fatty acids and cardiovascular disease risk：a mini review ［J］. Lipids in health and disease. 2016，15（1）：201.

［6］Cashman KD，Flynn A. Optimal nutrition：calcium，magnesium and phosphorus ［J］. The Proceedings of the Nutrition Society. 1999，58（2）：477-87.

［7］Avery JC，Hoffmann PR. Selenium，Selenoproteins，and Immunity ［J］. Nutrients. 2018，10（9）.

［8］Bost M，Houdart S，Oberli M，et al. Dietary copper and human health：Current evidence and unresolved issues ［J］. Journal of trace elements in medicine and biology：organ of the Society for Minerals and Trace Elements（GMS）. 2016，35：107-15.

［9］Smith AD，Warren MJ，Refsum H. Vitamin B12 ［J］. Advances in food and nutrition research. 2018，83：215-79.

［10］Naderi N，House JD. Recent Developments in Folate Nutrition ［J］. Advances in food and nutrition research. 2018，83：195-213.

［11］Luo R，Fang D，Hang H，et al. The Mechanism in Gastric Cancer Chemoprevention by Allicin ［J］. Anti-cancer agents in medicinal chemistry. 2016，16（7）：802-9.

［12］王会敏，徐克. 异硫氰酸酯抗肿瘤作用机制研究新进展 ［J］. 中国肺癌杂志. 2017，20（3），213-8.

［13］刘松照，王国凯，彭灿，et al. 灵芝三萜类化学成分研究 ［J］. 现代中药研究与实践. 2017，（4）：41-6.

［14］Ying-Yuan Ngoh a，Sy Bing Choi b，Chee-Yuen Gan. The potential roles of Pinto bean（Phaseolus vulgaris cv. Pinto）bioactive peptides in regulating physiological functions：Protease activating，lipase inhibiting and bile acid binding activities ［J］. Journal of Functional Foods 2017（33）67-75.

［15］Markowiak P，Slizewska K：Effects of Probiotics，Prebiotics，and Synbiotics on Human Health ［J］. Nutrients 2017，9（9）.

［16］Giarnetti M，Paradiso VM，Caponio F，et al：Fat replacement in shortbread cookies using an emulsion filled gel based on inulin and extra virgin olive oil ［J］. Lwt-Food Science and Technology 2015，63（1）：339-345.

［17］Liu F，Prabhakar M，Ju J，Long H，Zhou HW. Effect of inulin-type fructans on blood lipid profile and glucose level：a systematic review and meta-analysis of randomized controlled trials ［J］. Eur J Clin Nutr 2017，71（1）：9-20.

［18］Kolida S，Meyer D，Gibson GR. A double-blind placebo-controlled study to establish the bifidogenic dose of inulin in healthy humans ［J］. Eur J Clin Nutr 2007，61（10）：1189-1195.

［19］Lindsay JO，Whelan K，Stagg AJ，et al. Clinical，microbiological，and immunological effects of fructo-oligosaccharide in patients with Crohn's disease ［J］. Gut. 2006，55（3）：348-355.

［20］Hoentjen F，Welling GW，Harmsen HJ，et al. Reduction of colitis by prebiotics in HLA-B27 transgenic rats is associated with microflora changes and immunomodulation ［J］. Inflamm Bowel Dis 2005，11（11）：977-985.

［21］Pool-Zobel BL. Inulin-type fructans and reduction in colon cancer risk：review of experimental and human data ［J］. Br J Nutr. 2005，93 Suppl 1：S73-90.

［22］Coxam V. Inulin-type fructans and bone health：state of the art and perspectives in the management of osteoporosis ［J］. Br J Nutr. 2005，93 Suppl 1：S111-123.

［23］Tuck CJ，Taylor KM，Gibson PR，et al. Increasing Symptoms in Irritable Bowel Symptoms With Ingestion of Galacto-Oligosaccharides Are Mitigated by alpha-Galactosidase Treatment ［J］. Am J Gastroenterol. 2018，113（1）：124-134.

［24］Markowiak P，Ślizewska K. Effects of Probiotics，Prebiotics，and Synbiotics on Human Health ［J］. Nutrients. 2017；9（9）. pii：E1021.

［25］Kim YA，Keogh JB，Clifton PM. Probiotics，prebiotics，synbiotics and insulin sensitivity ［J］. Nutr Res Rev. 2018；31（1）：35-51.

［26］Nath A，Molnár MA，Csighy A，et al. Biological Activities of Lactose-Based Prebiotics and Symbiosis with Probiotics on Controlling Osteoporosis, Blood-Lipid and Glucose Levels [J]. Medicina (Kaunas). 2018；54 (6). pii：E98.

[27] Cremon C, Barbaro MR, Ventura M, et al. Pre-and probiotic overview [J]. Curr Opin Pharmacol. 2018；43：87-92.

[28] Singla V, Chakkaravarthi S. Applications of prebiotics in food industry：A review [J]. Food Sci Technol Int. 2017；23 (8)：649-667.

[29] 刘花兰，姜竹茂，刘云国，等. 功能性低聚糖的制备、功能及应用研究进展 [J]. 中国食品添加剂. 2015 (12)：158-166.

[30] 任红立，汪晶晶，宋建楼，等. 功能性低聚糖的研究进展 [J]. 饲料博览. 2016 (4)：35-39.

[31] 汪清美，杨海军，赵志军. 功能性低聚糖的发展及其生理功能 [J]. 天津农业科学. 2015, 21 (6)：70-73.

[32] 马丽娜，罗白玲，史俊杰，等. 常见几种功能性低聚糖对肠道菌群调节机制的研究进展 [J]. 微生物学免疫学进展. 2017, 45 (6)：89-92.

[33] Bernard JK. Milk yield and composition of lactating dairy cows fed diets supplemented with a probiotic extract [J]. Prof Anim Sci. 2015, 31 (4)：354-358.

[34] 郭兴华. 益生菌基础和应用 [M]. 北京：北京科学技术出版社，2002.

[35] FAO. Probiotics in animal nutrition. Production, impact and regulation [M/OL]. FAO Animal Production and Health Paper No. 2016：179. Rome. http：//www. fao. org/3/a-i5933e. pdf

[36] FAO/WHO. Probiotics in food. Health and nutritional properties and guidelines for evaluation. Report of a joint FAO/WHO expert consultation on evaluation of health and nutritional properties of probiotics in food including powder milk with live lactic acid bacteria [M/OL]；Cordoba, Argentina. 2001, http：//www. who. int/foodsafety/publications/fs_ -management/ en/probiotics. pdf

[37] Sanchez B, Delgado S, Blanco-Miguez A, et al. Probiotics, gut microbiota, and their influence on host health and disease [J]. Mol Nutr Food Res. 2017, 61 (1).

[38] Sugahara H, Odamaki T, Fukuda S, et al. Probiotic Bifidobacterium longum alters gut luminal metabolism through modification of the gut microbial community [J]. Scientific reports. 2015, 5.

[39] Vitetta L, Vitetta G, Hall S. Immunological Tolerance and Function：Associations Between Intestinal Bacteria, Probiotics, Prebiotics, and Phages [J] Front Immunol, 2018, 9：2240.

[40] Reis SA, Conceição LL, Rosa DD, et al. Mechanisms responsible for the hypocholesterolaemic effect of regular consumption of probiotics [J] Nutr Res Rev, 2017, 30 (1)：36-49.

[41] Bordalo Tonucci L, Dos Santos KM, De Luces Fortes Ferreira CL, et al. Gut microbiota and probiotics：Focus on diabetes mellitus [J]. Crit Rev Food Sci Nutr, 2017, 57 (11)：2296-2309.

[42] Ambalam P, Raman M, Purama RK, et al. Probiotics, prebiotics and colorectal cancer prevention [J]. Best Pract Res Clin Gastroenterol, 2016, 30 (1)：119-131.

[43] Sarao LK, Arora M. Probiotics, prebiotics, and microencapsulation：A review [J]. Crit Rev Food Sci Nutr, 2017, 57 (2)：344-371.

[44] Moayyedi M, Eskandari MH, Rad AHE, et al. Effect of drying methods (electrospraying, freeze drying and spray drying) on survival and viability of microencapsulated Lactobacillus rhamnosus ATCC7469 [J]. J Func Foods, 2018, 40：391-393.

[45] 王泽楠. 益生菌在胃溃疡治疗中的研究进展 [J]. 中国实用内科杂志，2016, 36 (9)：747-749.

[46] Tamaki H, Nakase H, Inoue S, et al. Efficacy of probiotic treatment with Bifidobacterium longum 536 for induction of remission in active ulcerative colitis：A randomized, double-blinded, placebo-controlled multicenter trial [J]. Digestive Endoscopy, 2016, 28 (1)：67-74.

[47] Zhao L, Zhang F, Ding X, et al. Gut bacteria selectively promoted by dietary fibers alleviate type 2 diabetes [J]. Science, 2018, 359 (6380)：1151-1156.

［48］Nogacka A M，Salazar N，Arboleya S，et al. Early microbiota，antibiotics and health ［J］. Cell Mol Life Sci，2018，75（1）：83-91.

［49］Frohlich E E，Farzi A，Mayerhofer R，et al. Cognitive impairment by antibiotic-induced gut dysbiosis：Analysis of gut microbiota-brain communication ［J］. Brain Behav Immun，2016，56：140-155.

［50］Miyazawa K，Kawase M，Kubota A，et al. Heat-killed Lactobacillus gasseri can enhance immunity in the elderly in a double-blind，placebo-controlled clinical study ［J］. Beneficial microbes，2015，6（4）：441-449.

［51］NIH State-of-the-Science Conference Statement on Multivitamin/Mineral Supplements and Chronic Disease Prevention ［J］. NIH Consens State Sci Statements. 2006，23（2）：1-30.

［52］National Institutes of Health State-of-the-Science Conference Statement：multivitamin/ mineral supplements and chronic disease prevention ［J］. Am J Clin Nutr. 2007，85（1）：257S-264S.

［53］Deuster PA，Lindsey AT，Scott JM. Dietary Supplements：Regulatory Challenges and Issues in the Department of Defense ［J］. Mil Med. 2018，183（3-4）：53-55.

［54］Patterson SD，Gray SC. Carbohydrate-gel supplementation and endurance performance during intermittent high-intensity shuttle running ［J］. Int J Sport Nutr Exerc Metab. 2007，17（5）：445-455.

［55］Glenn JM，Gray M，Stewart R，et al. Incremental effects of 28 days of beta-alanine supplementation on high-intensity cycling performance and blood lactate in masters female cyclists ［J］. Amino Acids. 2015，47（12）：2593-2600.

［56］Hill CA，Harris RC，Kim HJ，et al. Influence of beta-alanine supplementation on skeletal muscle carnosine concentrations and high intensity cycling capacity ［J］. Amino Acids. 2007，32（2）：225-233.

［57］McLellan TM，Kamimori GH，Voss DM，et al. Caffeine effects on physical and cognitive performance during sustained operations ［J］. Aviat Space Environ Med. 2007，78（9）：871-877.

［58］Icken D，Feller S，Engeli S，et al. Caffeine intake is related to successful weight loss maintenance ［J］. European Journal of Clinical Nutrition. 2016，70（4）：532-534.

［59］Hile AM，Anderson JM，Fiala KA，et al. Creatine supplementation and anterior compartment pressure during exercise in the heat in dehydrated men ［J］. J Athl Train. 2006，41（1）：30-35.

［60］Hathcock JN，Shao A. Risk assessment for coenzyme Q10（Ubiquinone）［J］. Regul Toxicol Pharmacol. 2006，45（3）：282-288.

［61］Legault Z，Bagnall N，Kimmerly DS. The Influence of Oral L-Glutamine Supplementation on Muscle Strength Recovery and Soreness Following Unilateral Knee Extension Eccentric Exercise ［J］. Int J Sport Nutr Exerc Metab. 2015，25（5）：417-426.

［62］Iyadurai SJ，Chung SS. New-onset seizures in adults：possible association with consumption of popular energy drinks ［J］. Epilepsy Behav. 2007，10（3）：504-508.

［63］Final rule declaring dietary supplements containing ephedrine alkaloids adulterated because they present an unreasonable risk. Final rule ［J］. Fed Regist. 2004，69（28）：6787-6854.

［64］Brown GA，Vukovich M，King DS. Testosterone prohormone supplements ［J］. Med Sci Sports Exerc. 2006，38（8）：1451-1461.

［65］Witard OC，Ball D. The interaction between nutrition and exercise for promoting health and performance ［J］. Proc Nutr Soc. 2018，77（1）：1-3.

［66］Close GL，Hamilton DL，Philp A，et al. New strategies in sport nutrition to increase exercise performance ［J］. Free Radic Biol Med. 2016，98：144-158.

［67］Saunders B，Elliott-Sale K，Artioli GG，et al. β-alanine supplementation to improve exercise capacity and performance：a systematic review and meta-analysis ［J］. Br J Sports Med. 2017，51（8）：658-669.

［68］Souza DB，Del Coso J，Casonatto J，et al. Acute effects of caffeine-containing energy drinks on physical performance：a systematic review and meta-analysis ［J］. Eur J Nutr. 2017，56（1）：13-27.

［69］齐玉梅．特殊医学用途配方食品临床应用指南［M］．北京：中国医药科技出版社，2017.

［70］糜漫天，蔡东联．军事营养医学［M］．北京：人民军医出版社，2015.

［71］JAHNKE S S, MAIWALD V, PHILPOT C, et al. Orbital Hub: a concept for human spaceflight beyond ISS operations［J］. Ceas Space Journal, 2018, 3（10）: 335-379.

［72］Brooks K, Rassat S, Hu J, et al. Development of a Microchannel In Situ Propellant Production System［J］. Technical Report, 2005, 813（1）: 1111-1121.

［73］董海胜，赵伟，臧鹏，等．长期载人航天飞行航天营养与食品研究进展［J］．食品科学，2018，39（9）：280-285.

［74］曹平，李红毅，兰海云．航天营养与食品工程现状与展望［J］．航天医学与医学工程，2018，31（2）：189-197.

［75］Naser M Z, Chehab A I. Materials and design concepts for space-resilient structures［J］. Progress in Aerospace Sciences, 2018, 98: 74-90.

［76］Demontis G C, Germani M M, Caiani E G, et al. Human Pathophysiological Adaptations to the Space Environment［J］. Frontiers in Physiology, 2017, 8: 547-556.

［77］HEMMERSBACH R. Space Biology［M］. Springer Berlin Heidelberg, 2015: 1-50.

［78］TURRONI S, RAMPELLI S, BIAGI E, et al. Temporal dynamics of the gut microbiota in people sharing a confined environment, a 520-day ground-based space simulation, MARS500［J］. Microbiome, 2017, 5（1）: 391-403.

第六章　营养评价与营养支持技术及其应用

第一节　能量代谢监测技术与应用

一、能量代谢与代谢监测原理

生物体内的营养物质（主要是糖类、脂肪、蛋白质）在代谢过程中所伴随的能量释放、转移和利用等，通常称为能量代谢。机体总能量的消耗主要由四部分组成：静息能量消耗、身体活动代谢消耗、食物的热效应和生长发育的消耗（主要指儿童）。由于测定时的条件不同，相应的概念也不同，即基础能量消耗（basic energy expenditure，BEE）与静息能量消耗（resting energy expenditure，REE）。

BEE 是指人体在清醒而又极端安静的状态下，不受肌肉活动、环境温度、食物及精神紧张等影响时的能量消耗。REE 是指禁食 2h 以上，在合适温度下平卧休息 30min 后所测得的能量消耗，REE 主要用于维持机体细胞、器官的正常功能和人体的觉醒状态。REE 与 BEE 相比，多了部分食物的特殊动力作用和完全清醒状态时的能量代谢。由于 REE 是测量人体安静而不是完全基础状态下的能量代谢，只要条件满足，可在全天 24h 内监测，较为方便、实用。REE 占机体总能量消耗的 60%~70%，是机体总能量消耗的重要组成部分。因此，REE 的获得对估算每日总能量消耗至关重要，并且也是营养评估的关键组成部分。

在测定 REE 的同时，还可测出这些营养物质代谢时单位时间内的耗氧量（oxygen consumption，V_{O_2}）和二氧化碳呼出量（carbon dioxide production，V_{CO_2}），进而算出呼吸熵（respiratory quotient，RQ），分析出三大营养物质在一定时间内氧化分解的相对比例。临床上将对前述指标的测量，称为代谢监测；将进行这些监测的仪器，称为代谢监测系统。

二、能量代谢的影响因素

影响能量代谢的因素有很多，其中以下六种为主要因素。

①体型与机体组成因素。体型大，耗能大，反之，则小。而机体组织的瘦体及体脂在能量消耗中发挥的作用不同，其中瘦体组织是机体能量代谢的活跃组织，消耗能量大，而体脂是惰性组织，耗能少，因此，相同的体重及体格的机体并不代表 REE 一定相同。REE 代表了正常和病理状态下体内细胞团的代谢状态。REE 与无脂细胞总体（即瘦体组织）相关最为显著。研究发现一些预测公式需要人体成分评估去脂体重，这是 REE 的重要决定因素，与瘦体组织相比，每单位重量的脂肪组织代谢率较低。

②年龄因素。能量代谢与年龄因素相关。婴幼儿生长发育快，基础代谢率高，而老年人基础代谢降低，这与老年人瘦体组织减少而体脂增多有一定关系。

③性别因素。女性因为瘦体组织含量低于男性，在同样体表面积、同等年龄条件下，其基础代谢

率低于男性。

④食物的热效应。也称食物的特殊动力作用，其对能量消耗有一定程度的影响。将间断肠内灌食改为持续肠内灌食，可将 24h 能量消耗降低 4%~8%，原因在于在间断灌食时，营养底物必须迅速被吸收、储存，为以后的能量消耗做准备；在持续灌食时，营养底物在吸收时即被利用，免去了储存所需的能量消耗。

⑤药物因素。某些药物可影响能量代谢，如麻醉剂、降压药及镇静、镇痛药。颅脑外伤患者、烧伤患者分别通过应用大剂量苯巴比妥药物和肾上腺阻滞药可降低相应的能量代谢。

⑥应激因素。大多数疾病对营养物质的利用及合成会发生改变，表现为高分解及高代谢状态，由脓毒症、创伤、手术等引起的机体应激状态可导致一系列细胞因子、炎性介质的大量释放，表现为氧耗量增加、蛋白分解增强、心输出量增多、糖皮质激素增加、儿茶酚胺增加。此外，治疗模式也会影响能量代谢，与胃肠外营养相比，早期全肠内营养可降低创伤或烧伤患者的高能量代谢反应。

三、能量代谢测量技术

1. 直接测热法

直接测热法是直接测量人体代谢过程中所散发的全部热量。通常采用特制的隔热装置，将被测试者置于该隔热装置中，利用吸热水管循环进入隔热装置，通过监测循环的水量与温度差，可计算人体在该段时间内向环境散发的总热量。目前仍是基础科学进行能量代谢实验研究的必需工具，但由于该方法需要建造特制的隔热室，造价较高且测量地点固定，体积庞大，实际使用具有较大的局限性，主要用于研究肥胖和内分泌系统障碍等。

2. 间接测热法

间接测热法测量静息能量代谢是 2009 年 ESPEN 指南推荐和目前公认的金标准。为了临床应用的方便，人们发明了各种间接测热法，即目前开始在临床应用的代谢监测系统。利用间接测热法测量基础代谢率（basal metabolic rate，BMR）或静息代谢率（resting metabolic rate，RMR）不仅可用于人群营养需要量的研究，更适用于临床对代谢相关性疾病诊治或各种疾病在营养支持中准确评估能量的需要、分析能量来源和营养支持效果、开展个体化的应用。因测量原理的不同，又分为下述几种方法，其中以呼吸间接测热法最为常用。

（1）呼吸间接测热法（RIC 法） 间接测热法测量能量代谢的基本理论根据是能量守恒定律和化学反应的等比定律。近年来出现的气体代谢分析仪（又名心肺功能测试仪）所用的分析系统是目前国际通用的一种无创间接测热法系统，已被广泛应用于实验和临床研究。通过测量单位时间人体的 V_{O_2} 和 V_{CO_2}，利用 Weir 公式计算该状态下的能量代谢速率（基础代谢状态下即为 BMR，静息状况下为 RMR）和 RQ。如式（6-1）所示

$$\text{BMR 或 RMR} = (3.941 \times V_{O_2} + 1.106 \times V_{CO_2}) \times 4.184 \tag{6-1}$$

BMR 或 RMR 的单位为 kJ/min，

式中　V_{O_2}——O_2通量，单位为 L/min；

　　　V_{CO_2}——CO_2通量，单位为 L/min。

（2）循环间接测热法-热稀释法（Fick 法）　Fick 法具体方法是：①采用热稀释技术精确测量心输出量（CO_2）；②从肺动脉末端抽取混合静脉血，从股动脉抽取动脉血，测量动脉血的氧饱和度（SaO_2）和混合静脉血的氧饱和度（SvO_2）；③测量血红蛋白的值（Hgb），算出动脉血氧含量和混合静

脉血的氧含量，将动脉血与混合静脉血氧含量的差乘以心输量即得出氧耗量。由于 CO_2 在血液中以多种形式存在，Fick 法无法测量 CO_2 的产生量，而仅由 V_{O_2} 生成量计算 REE 等指标。

3. 双标记水法

双标记水法是通过对水使用重氧（^{18}O）和氘（^2H）进行标记，并纳入人体代谢循环。其中，^2H 参与水的代谢过程，^{18}O 参与二氧化碳和水的代谢过程。通过采集人体尿液，并分析其中标记物，获得两种同位素在体内消耗率的差别，计算 CO_2 的产生量，从而能够计算机体的能量耗量。双标记水法的测量过程不受测量设备限制，能够测量人体任何状态下的能量消耗，且双标水法的准确性非常高，是人体能量消耗测量领域的"金标准"方法。但它只是对某几段时间以后尿液中的同位素进行分析，故只能测定人体某段时间内总的能量消耗量。此外，双标记水具有价格和检测费用高，需要高灵敏度和高精确度的同位素质谱仪和高素质的科研和检测人员等问题法，故双标记水法目前的使用仍有局限性，难以在临床营养和大众健康领域普及应用。

4. 心率监测法

心率监测法主要基于人体心率与摄氧量、能量消耗间的线性关系模型，采用心率监测装置，记录人体实时心率，估算摄氧量，进而计算代谢能量消耗。心率监测法具有价格低、体积小、使用便捷等优点。由于心率与能量消耗的线性关系模型主要适用于中高强度的运动，因此，心率监测法主要用于监测运动过程中的运动强度和能量消耗，其对低强度运动或安静状况下的能耗计算准确性较差。

四、能量代谢监测装置的原理

微型计算机的出现，模/数转换技术的应用，终于使得呼吸气体的体积测量、氧气和二氧化碳浓度的测量融为一体。由于计算机的高速运算能力，可以充分考虑 RQ 的变化，环境温度、气压和湿度的变化，使得临床即刻动态连续精确测量能量消耗成为可能，并且简便易行。因氧气和二氧化碳的浓度是即刻测得的，所以也称之为在线式测定装置。对于这一系统的称呼有多种，较常见的有计算机控制的间接测热仪或代谢监测系统。目前经典的间接测热设备简称为代谢车，是公认的能准确反映人体能量代谢的设备。代谢车能量测定是根据间接测热法能量守恒和化学反应的等比定律，得出的机体在单位时间内的 V_{O_2} 和 V_{CO_2}，从而计算出 REE。

方法：采用面罩通气法收集呼出气体，经气体分析装置分析吸进及呼出的气体中和浓度，输出信号经计算机处理，根据一定时间内吸入气体和呼出气体中 O_2 和 CO_2 的浓度差和总气体量，计算出该时间段内的 V_{O_2} 和 V_{CO_2}，同时精确计算出吸入气和呼出气的体积、O_2 和 CO_2 的浓度，从而计算出 RQ，即平均 CO_2 产生量与 O_2 消耗量的比值。

五、能量代谢监测的临床应用

1. 能量代谢监测的重要性

现阶段临床营养支持大多数依然是套用公式计算患者的营养需求量，这些公式基于患者的性别、年龄、身高和体重，并长时间用于临床。然而，影响患者能量需求的还有很多因素，如发热、创伤、应激状态等，无法利用公式得到解决。因此公式计算的测量值与患者实际测量的消耗值存在很大差异，即便是对一个处在同样疾病不同阶段的患者，能量消耗值也是一个变量，而公式计算的是相对定量的一个数值，无法做到个体化营养支持。若能对患者每隔一段时间进行监测，了解患者代谢功能，就能更好地调整营养治疗方案，满足每个患者的代谢需求。因此，进行能量代谢监测对临床营养支持有着很重要的作用。

2. 能量代谢监测在各类疾病中的应用

（1）糖尿病　代谢紊乱与能量代谢紊乱并存，合理调整能量摄入是Ⅱ型糖尿病营养治疗的首要原则。能量摄入过低，机体处于相对饥饿状态，会加重脂类代谢紊乱；摄入能量过高则难以控制血糖，使病情加重。只有在能量摄入与能量消耗保持平衡状态时，才有利于血糖的控制。有研究报告称糖尿病患者 REE 实测均值高于正常人群，这说明糖尿病疾病本身使 REE 增高。

（2）慢性阻塞性肺疾病　慢性阻塞性肺疾病（chronic obstructive pulmonary disease，COPD）患者气道阻力增加，机体能量消耗较健康人高。较多研究发现 COPD 患者的 REE 比正常同龄人高出约 10%。对于某些特定的 COPD 患者来说，其 REE 和热能的摄入并不是一成不变的。在 COPD 急性发作期的患者热能摄入明显减少，而 REE 却明显增加。相反，当处于疾病稳定期热量摄入增加时，其 REE 却有所下降。正是这一原因导致 COPD 急性发作期营养不良的发生率要高于稳定期 1~2 倍。

（3）烧伤、感染、创伤　应激状态下机体的代谢改变已成为近年来日益关注的问题。这种应激反应特点是机体能量消耗增高，蛋白质的分解代谢速度超过了合成代谢，造成了负氮平衡；脂肪代谢紊乱，脂肪分解加速；糖代谢紊乱，早期可产生高血糖，肝脏葡萄糖产生增加及机体瘦组织进行性下降。烧伤后能量代谢情况可分为两个阶段，即缓慢升高和持续升高。前者从烧伤后开始到能量消耗的明显升高为一阶段，包括休克期和休克期后的一段 REE 缓慢升高的过程，后者从代谢明显升高至创面愈合前。烧伤后能量消耗升高的原因还不完全清楚，但创面热量丢失是一个重要原因，但不是唯一的原因。即使创面全部愈合，REE 在短时间内也不能完全恢复正常。重度烧伤患者病情复杂，存在顽固的高分解代谢，热量消耗变化范围大，静息能量消耗测定具有一定的作用，准确的测定有助于确定营养需求量，但实际的营养供给量尚需根据患者的病情综合考虑。

（4）肿瘤　恶性肿瘤患者的 REE 是否增高目前尚无定论。肿瘤部位、大小、分期、分型及治疗措施的不同，对人体代谢有不同影响。许多研究发现恶性肿瘤患者 REE 升高，人们认为这是导致肿瘤恶病质的重要原因。有研究表明胃癌患者 REE 不但没有升高，反而有所下降。影响静息能量代谢的因素很多，除了性别、年龄之外，个体体重是决定 REE 大小的重要因素。而体重等于脂肪、瘦体组织及骨矿盐三者之和。研究发现脂肪、骨矿盐与 REE 无明显相关，瘦体组织是三种体重成分中唯一影响 REE 的因素，因此瘦体组织含量的变化可能是胃癌患者 REE 下降的关键因素。另外，REE 降低的原因也可能与肿瘤细胞能量代谢的特点有关，尽管肿瘤细胞代谢旺盛，但其产能并不一定多，因为肿瘤细胞多以无氧代谢为主。近年来，随着间接测热技术在临床上应用的普及，许多学者在此方面做了大量研究，结果表明恶性肿瘤患者并非完全处于高代谢状态。

六、能量消耗的预测

虽然间接测热法（代谢车）是衡量 REE 的金标准，但耗时且成本高昂的特性使其在临床中不能被广泛应用。由于代谢车的局限性，一些基于体重、身高、年龄和性别等预测公式已被开发并用于估算 REE。REE 预测公式的最大优点在于其简单易行，公式中只需简单的人体测量即可评估 REE，并且评估过程无需特殊设备和专业人员，有利于临床医学、公共卫生学及运动医学领域的实践操作和进行大样本的人群研究，因此被广泛应用。

1. 健康人能量消耗的预测

公式中常以体重、身高、年龄和性别以及人体组成（如体表面积、瘦体组织、体脂等）作为计算的参数估算；有适用于正常人、超重、肥胖以及各种病理条件下患者的能量需要的预测公式。

根据一系列指标如身高、体重、年龄和性别预测或估计能量消耗的公式有 190 多个。有关健康、安静的正常人能量代谢研究开展得较早。Harris 和 Benedict（1919 年）通过间接测热法测量了 239 例健康人的基础能量消耗，包括 136 名男性［平均年龄（27±9）岁，平均体重（64±10）kg］和 103 名女性［平均年龄（31±14）岁，平均体重（56.5±1.5）kg］。同时使用多元回归的方法得出了根据性别、体重、身高和年龄推算基础能量消耗的公式，人们称之为 Harris-Benedict 公式，用以预测基础能量消耗。因先前进行基础能量消耗测定的仪器较为笨重，不便在临床应用，所以人们大多使用这一公式预算基础能量消耗，并誉之为预算基础能量消耗的"金标准"。

2. 疾病状态下能量消耗的预测

（1）一般预测方法　一般来讲，人在疾病状态的能量消耗较正常状态时要高，但具体超过量有争议。通常是使用该患者的应激因子乘上 HB 公式算出的能量消耗，从而得出该患者疾病状态下的能量消耗。这一应激因子的具体值，根据疾病严重度分类系统得出，其范围为 1.25~2.0。不同疾病情况下 REE 的升高率如下：发热（37℃以上，每增加 1℃）能量消耗增加 12%；严重感染为 10%~30%；近期大手术为 10%~30%；骨折或创伤为 30%；烧伤为 50%~150%；呼吸窘迫综合征为 20%。

（2）烧伤患者能量消耗的预测　为提高估算 REE 的精度，对于某一类病人，人们也试图推出特定公式来计算 REE。如用于估算烧伤患者 REE 的 Sutherland 公式（6-2）和 Curreri 公式（6-3）所示。

$$\text{Sutherland 公式：REE（kcal/d）} = 20 \times W + 70 \times \text{（\%烧伤面积）} \tag{6-2}$$
$$\text{Curreri 公式：REE（kcal/d）} = 25 \times W + 40 \times \text{（\%烧伤面积）} \tag{6-3}$$

式中　W——体重，kg。

Curreri 公式在我国应用较为广泛，然而在实际应用中并非尽如人意，用于估计烧伤患者的能量需求会高出 25%~50%。过多的摄入必然加重消化吸收的负担，引起诸如高血糖、高血脂、脂肪肝等并发症。Curreri 在设计公式时，采用体重为计算 REE 的变量因素。然而，生理学研究证实 REE 不完全与体重成正比。其他因素不变，体重增加一倍，REE 仅上升 30%。因此，采用体重作为变量虽然计算时方便，但准确性却较差。在国内，第三军医大学提供的公式

$$\text{烧伤成人能量摄入（kcal/d）} = （1000 \times BSA）+（25 \times TBSA） \tag{6-4}$$

由两部分组成：基础需要量与烧伤额外需要量。其与 Curreri 公式不同之处在于采用体表面积代替体重作为变量单位，使基础热量的需要量更符合生理规律。第三军医大学提出的营养公式是根据我国成人烧伤后的能量消耗的基本规律推导产生的。能较好地反映伤后机体对热量的需要情况，减少营养补充的盲目性。临床验证结果表明，按此公式实施营养计划，能有效地改善我国烧伤成人患者的营养状况。

（3）超重/肥胖患者能量消耗的预测　能量摄入与消耗不平衡是导致超重/肥胖的最根本原因。因此，REE 的测量是恢复能量平衡以及预防和控制超重/肥胖的重要基础。在缺乏设备的情况下，REE 预测公式是临床营养支持、防治超重/肥胖中控制能量平衡的重要工具。如果预测公式估算的 REE 在间接测热法测得 REE 的 90%~110%，那么预测公式估算的 REE 被认为是准确的，低于实测 REE 的 90% 为低估，高于实测 REE 的 110% 为高估。现有 200 多个能量代谢预测公式已被用于估算能量消耗了，虽然这些预测公式较为简便，但是与间接测热法相比这些公式缺乏准确性，主要是由于预测公式并没有考虑慢性疾病状态对能量利用的影响或者人体成分（肌肉和体脂肪）的变化对能量需求的影响。REE 预测公式均是由健康人群推导出来的，在临床使用时主要是针对患有各种疾病的患者，不同疾病或同一种疾病在不同时期都能很大程度地影响患者的能量代谢，从而引起各种偏差。Kruizenga 等在预测体重

过低，体重正常，超重和肥胖的成人住院患者的 REE 中发现，REE 预测公式仅在大约一半的患者中准确。因此，这些预测公式并不能够准确地反映真实的 REE。

美国营养与饮食学会（Academy of Nutrition and Dietetics，AND）推荐 Mifflin-St. Jeor 公式对于确定非肥胖和肥胖健康人群的代谢率是最合适的，尤其是当间接测热法不可用时。Weijs 等在对美国和荷兰 18~65 岁成年人超重、I 级肥胖和 II 级肥胖 REE 预测方程有效性的研究中发现 Mifflin-St. Jeor 公式对美国超重、肥胖人群预测的准确性较高，为 80%；对于荷兰超重、肥胖的人群没有单一的预测公式，WHO/FAO/UNU 公式对超重人群预测的准确性较高，为 68%，Lazzer 公式对肥胖人群预测的准确性较高为 69%。由于大多数 REE 预测公式是从欧美人群中开发出来的，所以很少有来自亚洲人群的研究，为了研究这些预测公式在中国人群中的实用性，可以以间接测热法为金标准，有必要对现有常用的公式进行检验，找出或开发出适合国内超重/肥胖者的预测公式。

七、能量代谢监测对临床营养支持的指导意义

间接测热法指导营养支持的作用主要体现在决定营养物质的用量与内容方面，即解决给什么，给多少的问题。间接测热法已被证明为重症及营养学支持领域极有价值的研究工具之一。以它为研究工具，人们已初步提出了一些具有临床意义的研究成果，这些成果包括营养底物的吸收与代谢应激反应等。REE 预测公式均未考虑到其他可能影响能量需求的因素的影响，如内分泌紊乱、应激状态（发热、创伤等）、睡眠、药物、疾病状态等，这使得估计值与实际需求之间存在很大的偏差。

理想的营养支持方案应该是根据实际测量的 REE 来确定营养物质的供给量和供给比例的，并每间隔一段时间应监测患者的 RQ 和 REE，根据变化及时对营养支持方案进行调整，做到合理营养支持。

第二节　营养风险筛查与营养评定

近年来，规范化的营养筛查和营养评定在住院患者营养支持疗法中受到越来越大的关注。美国肠外肠内营养学会（American Society for Parenteral and Enteral Nutrition，ASPEN）指南（2011 版）明确了成年患者的营养支持疗法应按照"营养筛查（nutritional screening）-营养评定（nutritional assessment）-营养干预（nutritional intervention）"的三个基本步骤进行。欧洲肠外肠内营养学会（European Society for Clinical Nutrition and Metabolism，ESPEN）指南（2003）和中华医学会肠外肠内营养学分会（Chinese Society for Parenteral and Enteral Nutrition，CSPEN）指南（2008）也均推荐营养风险筛查 2002（Nutritional risk screening 2002，NRS2002）可作为是否需要营养支持疗法的筛查工具，并可将其作为营养支持疗法整个过程的第一步。本章节将围绕营养风险筛查和营养评定的概念、主要内容、方法、临床应用及区别等方面进行详细的介绍和分析，有助于其在实际临床应用工作中更好地被规范化应用。

一、营养风险筛查

1. 相关定义

首先，提到营养风险筛查，必须要介绍几个容易混淆的概念，分别是营养风险与营养不良风险、

营养风险筛查与营养不良筛查。他们之间虽有相似之处，但本质上不同，在临床实际应用中要注意加以区分。

（1）营养风险（nutritional risk）与营养不良风险（malnutrition risk）　营养风险是指现存的或潜在的与营养因素相关的导致患者出现不利临床结局的风险，即营养风险是与临床结局相对应的，与感染性并发症发生率、住院时间（实际及理想住院时间）、生活质量（如生命质量调整年等）、成本-效果比等结局指标相关的。营养风险有特定的含义，不是指发生营养不良的风险。需要注意的是，这里所强调的营养风险，与营养不良的风险是截然不同的两个概念，是指由营养相关因素导致出现不良临床结局的风险，即通过及时发现患者的营养风险，来预测患者可能的临床结局及监测患者对临床营养支持的效果，而不是指出现营养不良的风险。而营养不良风险则只是指发生营养不良的风险，不涉及临床结局。

（2）营养筛查（nutritional screening）与营养风险筛查（nutritional risk screening）　营养筛查是应用营养筛查工具判断患者营养相关风险的过程，是营养支持的第一步。包括了应用营养风险筛查（NRS2002）工具进行的营养风险筛查；应用微型营养评定简表（Mini-Nutritional Assessment Short Form，MNA-SF）等工具进行的营养不良风险筛查。不过，目前仅有营养风险筛查（NRS2002）工具得到的营养风险具有与患者临床结局相关的循证医学证据。

营养风险筛查则是应用营养风险筛查（NRS2002）工具判断患者是否具有营养风险，了解患者是否需要制定营养支持计划。NRS2002是目前唯一基于循证医学开发的营养风险筛查工具，是基于12篇临床研究论文为基础，经过128篇临床研究报告的回顾性有效性验证形成的。2003年发表后，在欧洲、在中国又进行了前瞻性临床有效性验证。临床队列研究发现有营养风险患者给予规范的营养支持，通过改善临床结局，患者获益。其具有信息容易获取、便于管理以及低费用等诸多优点。目前，欧洲ESPEN和中国CSPEN的指南均推荐采用NRS2002作为18~90岁的住院患者筛查是否存在营养风险的工具。最近，美国ASPEN及美国重症医学学会（Society of Critical Care Medicine，SCCM）在2016发表的指南中，推荐NRS2002在重症患者营养支持中，也作为营养筛查工具之一。ASPEN与SCCM共同推出的"成人重症患者营养支持疗法实施与评定指南（2016年）"推荐NRS2002作为重症患者的营养筛查工具。同年，美国胃肠病学会在"成人住院患者营养疗法临床指南"也推荐NRS2002作为成人住院患者的营养筛查工具之一。2017版ESPEN肿瘤患者"营养指南"中再次推荐用NRS2002等工具为肿瘤患者进行营养筛查。

需要指出的是，营养风险筛查的应用工具为NRS2002，而营养不良筛查的工具则主要包括：营养不良筛查工具（Malnutrition Screening Tool，MST）、营养不良通用筛查工具（Malnutrition Universal Screening Tool，MUST）、MNA-SF等。其中，MUST主要用于社区、MNA-SF则主要用于老人院和社区，也有研究用于住院患者等。不过与NRS2002相比，这些工具的建立过程均缺乏循证医学基础，且目前国内尚无高质量的前瞻性临床有效性验证报告。

2. NRS2002操作方法与标准

NRS2002由第一步（初步）筛查和第二步（最终）筛查两个部分组成。

第一步初步筛查简称初筛，包括4个判断性问题，分别涉及体质指数（body mass index，BMI）、体重减轻情况、摄食情况以及病情严重与否等。NRS2002初步筛查表见表6-1。

第一步：初步筛查

表 6-1   **NRS2002 初步筛查表**

是否
1. BMI<18.5kg/m^2；
2. 患者在过去 3 个月有体重下降吗？
3. 患者在过去 1 周内有摄食减少吗？
4. 患者有严重疾病吗？（如 ICU 治疗）说明：

（1）如以上任一问题回答"是"，则直接进入第二步最终筛查。

（2）如以上所有问题回答"否"，说明患者目前没有营养风险，无需进行第二步筛查，但是需要 1 周后复查。即使是患者对以上所有问题回答均为"否"，如患者计划接受腹部大手术治疗，仍然可以制定预防性营养支持计划，能够降低营养风险发生的概率。

第二步：最终筛查

NRS2002 最终筛查包括 3 个部分，即营养状态受损评分、疾病严重程度评分以及年龄评分。前 2 部分包括 1~3 分的 3 个评分等级，根据评分标准取最高分。最终得分为 3 项的总和，最高分为 7 分。NRS2002 最终筛查表见表 6-2。

表 6-2   **NRS2002 最终筛查表**

A、营养受损状况评分（取最高分）
• 评 0 分：正常营养状态；
• 评 1 分：3 个月内体重下降>5%，或前 1 周内食物摄入比正常需要量降低 25%~50%；
• 评 2 分：2 个月内体重下降>5%，或前 1 周内食物摄入比正常需要量低 50%~75%；
• 评 3 分：1 个月内体重下降>5%（或 3 个月内体重下降>15%）、或 BMI<18.5kg/m^2 且一般情况差、或前 1 周内食物摄入比正常需要量降低 75%~100%。

B、疾病严重程度评分（取最高分）
• 评 0 分：正常营养需要量；
• 评 1 分：髋部骨折、慢性疾病有急性并发症者（如肝硬化、慢性阻塞性肺病）、长期血液透析、糖尿病、一般恶性肿瘤；
• 评 2 分：腹部大手术、脑卒中、重症肺炎、血液恶性肿瘤；
• 评 3 分：重症头部损伤、骨髓移植、急性生理与慢性健康（Acute Physiology and Chronic Health Evaluation，APACHE）评分>10 的重症监护患者。

C、年龄评分
• 评 1 分：年龄≥70 岁

相应说明：

（1）营养风险筛查评分的总分为 A+B+C 三项评分相加的结果，即疾病严重程度评分+营养状态受损评分+年龄评分。

（2）NRS2002 对疾病严重程度的定义可分以下几种。

①1 分。患者虚弱但不需要卧床，由于慢性疾病的并发症入院，蛋白质需求量轻度增加，但可通过强化膳食或口服营养补充满足；

②2 分。患者需要卧床，如腹部大手术或感染，蛋白质需求量增加，但仍可通过人工营养满足；

③3 分。患者靠机械通气支持，蛋白质需求量明显增加，且无法通过人工营养满足，但营养支持可以减缓蛋白质分解及氮消耗。

（3）如果患者的评分<3 分，若其住院时间较长，则 1 周后对患者进行再次筛查。

（4）如果患者的评分≥3 分，患者存在营养风险，有制定营养干预计划的指征。接受规范的营养支持疗法有可能改善其临床结局。

3. NRS2002 临床应用中的相关注意事项

（1）NRS2002 适用于 18~90 岁住院患者，要求住院超过 24h，不推荐用于未成年人。

（2）NRS2002 筛查的时间要求是在入院 24h 内完成。

（3）饮食减少的评价方法　饮食状态的评价是主观性较强的项目，目前临床常根据患者或家属的记忆与描述推算饮食量的减少。

（4）体重和身高的测量　基本条件是空腹脱鞋脱帽脱去外套，最好是统一的病员服。如果患者卧床无法测量体重时，建议采用差值法，例如护理员或家属抱患者总质量减去护理员或家属体重。如有条件，可应用具有体重测量功能的医疗用床。允许采集患者或家属记忆中的相关体重信息，应加"注"。特别是询问体重变化时，应当尽可能获得患者或家属对于患者日常体重的记录、体重开始下降的时间及下降程度。如果因为严重胸水、腹水、水肿等情况而无法获得患者的准确体重信息，应注明原因。

（5）BMI=体重/身高^2（kg/m^2）　营养受损状态评分 3 分的选择节点为 18.5kg/m^2，是按中国学者的研究数据调整的适用于中国人群的数据。2008 版 CSPEN 指南中有"注：用白蛋白浓度替代体重指数资料缺失"，原主编已发表更正，取消该"注"。因为白蛋白是非急性时相蛋白，半衰期长，能体现肝功能水平，易受到液体丢失、炎症反应影响而发生体内分布变化，并不能体现有炎症反应的住院患者营养状态的变化，如慢性疾病急性发作、腹部大手术、重症患者等。同时，NRS2002 原始文献中没有白蛋白代替一项。

（6）NRS2002 中，疾病严重程度评分中提及的疾病种类仅有 12 类，无法涵盖所有疾病。推荐"营养支持小组"的护师（士）、营养师、药师与组内临床医师合作，按患者疾病严重程度结合其对营养素，尤其是蛋白质需求情况，由小组的成员研讨"挂靠"已经存在的疾病严重程度评分。

（7）对于"APACHE>10 分的 ICU 患者给 3 分"这一项，因完成 APACHE 评分需要较长时间，不符合"筛查"初衷。该内容并不要求医师/护士（师）当天就去完成。

二、营养评定

1. 定义

营养评定是由接受过培训的营养师、护师（士）及临床医师通过膳食调查、人体测量、临床检查、实验室检查等手段，对患者的临床病史、营养摄入史、营养代谢情况、机体各类功能等所进行的全面评定。用于判定人体营养状况、确定营养不良的类型及程度、估计营养不良后果的危险性，从而指导医师和营养师的营养支持计划的制定，进一步研讨营养支持疗法的适应证和营养支持疗法可能伴随发生的副作用，并监测营养治疗的效果。

营养评定主要包括以下三个部分。

①患者脏器功能有关的血液生化检查如肝肾功能、血糖、血脂、电解质等指标。这一部分是住院患者经常采集的营养评定内容，是制定营养支持疗法计划及实施计划后监测的必要内容。

②人体测量和人体组成测定 如体脂肪、瘦体组织及其他组成的测定。

③复合型营养评定工具：如主观全面评定（subjective global assessment，SGA）、患者参与的主观全面评定（patient-generated subjective global assessment，PG-SGA）、微型营养评定（MNA）等。

2. 膳食调查

为了了解患者通过膳食摄入的营养情况，临床工作中常常需要进行膳食调查。通过膳食调查所得到的数据信息，可用于对患者的个体化分析，有助于确定患者营养素需要量和评估其整体营养状况。膳食调查的内容主要包括：①每日所吃的食物品种、数量；②烹调加工方法以及食物频率；③饮食习惯：如食物禁忌、地域特点、餐次、口味等；④饮食结构。通常采用的方法有记录法（包括称重法和记账法）、回忆法和化学分析法。

3. 人体测量

人体测量的主要内容包括身高、体重、上臂围、皮褶厚度、握力等。通过人体测量数据，可以较好地反映营养状况，并对患者营养状态进行一定程度的评价。

（1）身高 一般急性或短期疾病与营养波动不会影响身高。身高的测量在临床工作中，主要是用于间接计算体表面积，进而估算基础代谢率。身高的测量方法主要有直接和间接测量法两种。对于不能站立的患者，只能采用间接测量法，主要有以下三种方式。

①上臂距。上臂向外侧伸出与身体呈90°，测量一侧至另一侧最长指间距离；

②身体各部累积长度。用软尺测定腿、足跟、骨盆、脊柱和头颅的长度，各部分长度之和为身高估计值；

③膝高。屈膝90°，测量从足跟底至膝部大腿表面的距离，用公式计算出身高。国内推荐计算公式如式（6-5）、式（6-6）所示。

$$男性身高（cm）= 62.59-［0.01×年龄（岁）］+［2.09×膝高（cm）］ \qquad (6-5)$$

$$女性身高（cm）= 69.28-［0.02×年龄（岁）］+［1.50×膝高（cm）］ \qquad (6-6)$$

（2）体重 体重可反映疾病情况下机体合成代谢与分解代谢的状态，同时也受机体水分多少的影响。为了减少测量误差，应选择晨起空腹、排空大小便、并着固定衣裤进行测定。体重改变可反映能量与蛋白质代谢情况，提示是否存在蛋白质能量营养不良。在排除脂肪和水分的变化后，体重改变实际上反映了瘦体重的变化。体重改变的公式如式（6-7）所示。

$$体重改变（\%）=［平时体重(kg)-实际体重(kg)］÷平时体重（kg）×100\% \qquad (6-7)$$

（3）BMI BMI 是反映蛋白质能量营养不良和肥胖症的可靠指标。临床上 BMI 的改变也提示疾病的预后，男性 BMI<$10kg/m^2$、女性<$12kg/m^2$ 通常提示临床转归不佳和死亡。BMI 评定标准见表 6-3。

表 6-3   中国成人 BMI 的相应评定标准

等级	BMI 值	等级	BMI 值
重度蛋白质-能量营养不良	<$16.0kg/m^2$	正常	$18.5\sim23.9kg/m^2$
中度蛋白质-能量营养不良	$16.0\sim16.9kg/m^2$	超重	$\geq24.0kg/m^2$

续表

等级	BMI 值	等级	BMI 值
轻度蛋白质-能量营养不良	17.0~18.4kg/m²	肥胖	≥28.0kg/m²

（4）上臂围　上臂围是指上肢自然下垂，上臂中点（肱二头肌最突出部位）水平的围周长度。上臂围可反映肌蛋白储存和消耗的程度，也能反映能量代谢的情况，是快速而简便的评价指标。中国正常值标准男性为 27.5cm，女性为 25.8cm。

4. 临床检查

临床检查是通过对患者进行病史采集及体格检查来发现是否存在营养不良的。主要包括以下几点。

（1）病史采集

①膳食史。包括有无厌食、食物禁忌、吸收不良、消化障碍及能量与营养素摄入量等；

②已存在的病理与营养素影响因子。包括传染病、内分泌疾病、慢性疾病（如肝硬化、肺病及肾功能衰竭等）；

③用药史及治疗手段。包括代谢药物、类固醇、免疫抑制剂、放疗与化疗、利尿剂、泻药等；

④对食物的过敏及不耐受性等。

（2）体格检查　体格检查的重点在于发现下述情况，判定其程度并与其他疾病鉴别：①肌肉萎缩；②肝大；③水肿或腹水；④皮肤改变；⑤毛发脱落；⑥维生素缺乏体征；⑦必需脂肪酸缺乏体征；⑧常量和微量元素缺乏体征；⑨恶病质等。

（3）部分实验室检查

①白蛋白。在应激状态下，血清白蛋白的水平降低，如这种低水平维持一周以上，可表示有急性营养缺乏。白蛋白能有效预测手术风险程度，它只反映疾病的严重程度，而不是营养不良的程度。当然，能量与蛋白质摄入不足，不利于急性期患者血清白蛋白水平恢复。白蛋白的半衰期约为 18~20d。评价标准：35~50 g/L 为正常，28~34g/L 为轻度不足，21~27g/L 为中度不足，<21g/L 为重度不足。

②前白蛋白。主要由肝脏合成的一种糖蛋白，可代表脏器蛋白质状况。前白蛋白迅速的转化速率使得它能更加及时的反映营养状况和能量状况。前白蛋白的半衰期约为 2d，对营养状况的急性改变很敏感，在临床上常作为评价蛋白质能量营养不良和反映近期膳食摄入状况的敏感指标。评价标准：0.20~0.40g/L 为正常，0.16~0.20g/L 为轻度不足，0.10~0.15g/L 为中度不足，<0.10g/L 为重度不足。

③转铁蛋白。是血清中结合并转运铁的 β 球蛋白。在高蛋白摄入后，转铁蛋白的血浆浓度上升较快，能反映营养治疗后营养状态与免疫功能的恢复率，该蛋白的改变较其他参数（血清白蛋白、体重、三头肌皮褶厚度）要快。营养不良时转铁蛋白浓度减少。评价标准：2.0~4.0g/L 为正常，1.5~2.0g/L 为轻度不足，1.0~1.5g/L 为中度不足，<1.0g/L 为重度不足。

④视黄醇结合蛋白。是一种低分子质量的亲脂载体蛋白，在机体内其参与维生素 A 的转运。视黄醇结合蛋白可特异地反映机体的营养状态，是一项诊断早期营养不良的敏感指标。正常值为 40~70mg/L。

⑤纤维结合蛋白。其在饥饿时降低，开始营养支持后可逐渐升高。血浆纤维结合蛋白含量持续降低多见于比较严重的疾病，如多器官功能衰竭、严重营养不良、广泛创伤、烧伤、手术及脓毒血症时、严重感染等。

⑥免疫功能。细胞免疫功能在人体抗感染中起重要作用。蛋白质能量营养不良常伴有细胞免疫功能损害，这将增加患者术后感染率和死亡率。

总淋巴细胞数目：是评定细胞免疫功能的指标之一。但一些原发性疾病如心功能衰竭等，均可使其降低，且其与预后相关性较差，因此，该指标并不能作为营养评定指数的可靠指标。临床上应结合其他指标作为参考评价。评价标准：$2.5 \times 10^9/L \sim 3.0 \times 10^9/L$ 为正常，$1.5 \times 10^9/L \sim 1.8 \times 10^9/L$ 为轻度营养不良，$0.9 \times 10^9/L \sim 1.5 \times 10^9/L$ 为中度营养不良，低于 $0.9 \times 10^9/L$ 为重度营养不良。

皮肤迟发性超敏反应：是判定机体营养状况，特别是细胞免疫功能的重要指标。常用抗原包括链激酶/链道酶、流行性腮腺炎病毒素、白色念珠菌提取液、植物血凝素和结核菌素试验。将抗原于前臂表面皮内注射，待 24~48h 后测量接种处硬结直径。评价标准：直径大于 5mm 为正常。直径小于 5mm 时，表示细胞免疫功能不良，提示可能有重度蛋白质营养不良。

5. 复合型营养评定工具

（1）SGA　SGA 是 1984 年加拿大 Detsky AS 等完成的一种临床营养不良评定工具，是美国肠外肠内营养学会（ASPEN）在 20 世纪 90 年代初就开始推荐的，目前美国使用比较广泛的临床营养不良评定工具。SGA 的评定内容主要包括病史和体格检查两个方面。病史主要强调 5 个方面的内容：体重改变、进食改变、胃肠道症状、活动能力改变、患者疾病状态下的代谢需求。体格检查主要包括 3 个方面：皮下脂肪的丢失、肌肉的消耗、水肿（体液）情况。SGA 的理论基础是身体组成改变与进食改变、消化吸收功能的改变、肌肉的消耗、身体功能及活动能力的改变等相关联。

临床工作中使用 SGA 量表对患者的病史、体格检查指标等进行评估（分 A、B、C 三级），在评估这些指标的基础上，根据医师或营养师对患者营养状态的主观判断，得出 SGA 总营养分级。如果患者的营养指标中 B、C 级较多，提示患者可能存在营养不良；如果 A 级较多，提示患者营养状态较好。在目前的研究中，SGA 的信度和效度已经得到大量检验。同时，研究发现 SGA 对诸多疾病也能够很好地预测并发症。

（2）PG-SGA　PG-SGA 是在 SGA 基础上发展而成的。最先由美国 Ottery FD 于 1994 年提出，由患者自我评估部分及医务人员评估部分两部分组成，具体内容包括体重、摄食情况、症状、活动和身体功能、疾病与营养需求的关系、代谢方面的需要、体格检查等 7 个方面。前四个方面由患者自己评估，后 3 个方面由医务人员评估，总体评估包括定量评估及定性评估两种。PG-SGA 作为评定工具，与 SGA 没有本质区别。

PG-SGA 的定量评估为将七个方面的记分相加，得出一个最后积分。定性评估将患者的营养状况分为 A（营养良好）、B（可疑或中度营养不良）、C（重度营养不良）三个等级。定性评估与定量评估之间有密切的关系，A（营养良好）相当于 0~1 分，B（可疑或中度营养不良）相当于 2~8 分，C（重度营养不良）相当于 ≥9 分。

根据 PG-SGA 总评分确定相应的营养干预措施，其中包括对患者及家属的教育指导、针对症状的治疗手段如药物干预、恰当的营养支持。①0~1 分：此时无需干预，常规定期进行营养状况评分；②2~3 分：有营养师、护士或临床医生对患者及家属的教育指导，并针对症状和实验室检查进行恰当的药物干预；③4~8 分：需要营养干预及针对症状的治疗手段；④≥9 分：迫切需要改善症状的治疗措施和恰当的营养支持。

（3）MNA　MNA 是专门为老年人开发的评定工具，主要适用于养老院和社区老人。MNA 比 SGA 更适合于发现 65 岁以上的严重营养不足的患者，不仅适用于住院患者，也可用于家庭照顾的患者，甚至社区居民。MNA 快速、简单、易操作，一般 10min 即可完成。MNA 有全面版本及简捷版本（即 MNA-SF）。MNA 的评定内容包括：①人体测量：包括身高、体重及体重丧失；②整体评定：包括生活类型、医疗及疾病状况（如消化功能状况等）；③膳食问卷：食欲、食物数量、餐次、营养素摄入量、是否有摄食障碍等；④主观评定：对健康及营养状况的自我监测等。根据上述各项评分标准计分并相加。

其评定结果将受试对象分为营养良好、营养不良风险以及营养不良三类：MNA≥24，表示营养状况良好；17≤MNA≤23.5，表示存在发生营养不良的危险；MNA<17，表示有确定的营养不良。该方法与传统的人体营养评定方法及人体组成评定方法有良好的线性相关性。该评估工具的信度和效度也得到不同研究的证实。

三、营养风险筛查与营养评定的区别

营养风险筛查与营养评定是两个不同的概念。营养筛查是一个在全部患者中，快速识别需要营养支持的患者的过程。营养评定是为少数有代谢或者营养问题以及可能需要特殊喂养技术的患者，制订个体化营养治疗方案的过程。要进行合理的营养治疗，首先需要了解每个患者的营养状况，筛选出具有营养治疗适应证的患者。而且，在营养治疗过程中，要不断进行再评定，了解营养治疗效果，以便及时调整治疗方案。除了上述理念不同之外，两者在临床上的主要内容、应用目的、应用对象、实施时机、具体实施人员等诸多方面也有区别。

1. 主要内容不同

营养风险筛查与营养评定所使用工具的主要内容显著不同。因为营养风险筛查的目的是在于方便快捷地识别患者是否存在营养风险，因此，其筛查内容相对简单、所需时间相对较短、筛查所需信息相对容易获得，因此，成本也相对较低。以 NRS2002 为例，主要包括营养状况受损评分、疾病的严重程度评分及年龄评分三部分，且上述指标一般为简单无创的指标。操作起来比较快速、简单。

营养评定的内容和营养风险筛查比较起来，则要复杂很多。其内容包含了患者脏器功能有关的血液生化检查（肝肾功能、血脂、电解质等）、人体测量和人体组成测定（应用生物电阻抗法或双能 X 射线吸收法等方法进行体脂肪、瘦体组织等人体组成测定）以及复合型营养评定工具（SGA、PG-SGA、MNA 等）这几个方面。在实际操作中需要医护人员花费更多时间采集和解释更多的相关信息，其完成时间也就相应地较长，还包含了抽血等有创性检查，项目检查费用相对营养筛查明显提高，从而导致所需经济成本也相应地增加许多。除此之外，营养评定所收集到的信息和数据比营养风险筛查更为全面、详细。以 SGA 为例，其评定内容主要包含了病史和体格检查两个方面。其中，病史包括了体重变化、进食量改变、胃肠道症状、活动能力的改变以及疾病状态下的代谢需求这 5 个方面的内容；而体格检查则包括了皮下脂肪的丢失、肌肉的消耗以及水肿（体液）情况等 3 个方面的内容。

2. 应用目的不同

营养评定的目的是判断患者营养不良的程度，确定营养治疗的对象，制定营养支持计划，确定并实施营养治疗方案，以预防临床并发症的发生，减少治疗失败率，降低医疗健康保健费用，从而达到改善临床结局的总效应。其资料（如患者脏器功能检查、血液生化检查、人体组成测定、复合型营养评定工具等资料）是用于制定该患者的营养支持计划，有助于对一部分有需要的患者进一步制订个体化营养支持方案，并对患者的营养支持效果进行监测。而营养风险筛查的目的是判断患者是否具有营养风险，以及是否需要制定营养支持计划。

3. 应用对象不同

根据 ESPEN 与 CSPEN 指南明确指出，营养风险筛查针对的对象是急诊手术以外的全院 18～90 岁的患者。营养评定的实施是在营养风险筛查后进行，其针对的对象是营养风险筛查后明确具有营养风

险的患者，而不是所有 18~90 岁的患者，范围更小、对象也更为明确。

4. 实施时机不同

营养风险筛查要求是在患者入院后 24h 之内完成，营养评定则是在营养风险筛查完成后进行的，因为其对象是已明确具有营养风险且需要进一步营养治疗的患者。此外，由于需要采集患者血液生化等检查数据，原则上应该是在患者入院内尽快完成进行，但没有规定具体的时限。因此，营养评定的实施时机是晚于营养风险筛查的。2011 年版 ASPEN 指南明确提出对成年患者的营养支持疗法的流程应按照"营养筛查-营养评定-营养干预"的步骤进行，由此可见，营养风险筛查是营养支持疗法流程的第一步，而营养评定则是第二步。

5. 实施人员不同

根据 ESPEN 指南要求以及中华医学会临床技术操作规范推荐，营养风险筛查的实施者可以是办理入院手续后见到的护士、营养师或者医生。营养评定是在患者入院后经过营养风险筛查，对有营养风险的患者进行的下一步操作。营养评定中的人体组成测定（人体组成中有些内容的测定需要使用复杂的仪器设备）和 SGA 等内容需要由经过培训的护士、营养师或医师进行实施。所以，营养评定人员相较于营养风险筛查的人员需要接受更多的培训才能够确保其准确性、特异性和敏感性。

目前，仍有许多临床医生、营养师、护士把营养评定看作等同于 SGA、PG-SGA 等评价工具，这是误解。营养评定包括了脏器功能检查、人体组成测定以及 SGA、PG-SGA、MNA 等复合型评定工具共 3 部分，而复合型评定工具仅是其中一个主要内容。所以，复合型评定工具与营养评定之间是从属关系，两者是完全不能等同的。

第三节　营养支持共性关键技术

一、肠内营养支持关键技术

肠内营养（enteral nutrition）是一种采用口服或管饲等途径经胃肠道提供代谢需要的能量及营养基质的营养治疗方式。目前在临床已广泛应用，它的功能是对有正常或部分胃肠道功能，而不能正常进食的患者进行基本营养补充或营养治疗。

自 1598 年 Capivacceus 将管子插入食道输注液体可能作为肠内营养的开端。1790 年 Hunter 采用经鼻胃途径喂养吞咽肌麻痹病人；1901 年 Einborn 设计了远端附金属小囊的十二指肠管；1942 年 Bisgard 首次进行了空肠管喂养；1952 年 Wagner 发明了聚乙烯喂养管，开始了标准的管饲营养。自 1957 年 Greenstein 发明要素制剂应用于航空食品后，肠内营养制剂也得到长足发展，并从食物或匀浆食物为主的形式逐步向配方食品过渡。1973 年，肠内营养制剂引入国内；1980 年以后，随着各种肠内营养配方产品和多种肠内营养输注途径、管道的改进，极大促进了我国肠内营养的发展和应用。

肠内营养的途径主要取决于病人胃肠道解剖的连续性、功能的完整性、肠内营养实施的预计时间、有无误吸可能等因素。肠内营养的通路途径包括进行短期喂养（小于 6 周）的鼻胃管，鼻十二指肠管，以及鼻空肠管；也包括进行长期喂养的胃造口术或者空肠造口术后放置的喂养管。鼻肠管可以手工放置，也可以在内窥镜或者放射学指导下放置。胃造口管或者空肠造口管可以在内窥镜或者放射线引导下，进行腔镜检查，或者在开腹手术期间通过外科开放式方法进行放置。

（一）经鼻放置

鼻饲管在临床中较为常见，主要用于短期患者（一般短于 4 周），优点是并发症少，价格低廉，容易放置。鼻饲管经鼻腔植入导管，管端可置于胃、十二指肠或空肠等处。根据其位置不同，分为鼻胃管、鼻十二指肠管和鼻空肠管。鼻胃管喂养适用于胃肠道连续性完整的病人，缺点是存在反流与误吸的危险。鼻十二指肠管或鼻空肠管是指导管尖端位于十二指肠或空肠，主要适用于胃或十二指肠连续性不完整（胃瘘、幽门不全性梗阻、十二指肠瘘、十二指肠不全性梗阻等）和胃或十二指肠动力障碍的患者。此法可在一定程度上减少营养液的反流或误吸。经鼻放置导管可导致鼻咽部溃疡、鼻中隔坏死、鼻窦炎、耳炎、声嘶以及声带麻痹等并发症。聚氨酯或硅胶树脂制成的细芯导管比较光滑、柔软、富有弹性，可以增加患者舒适度、减少组织压迫坏死的风险，能保证鼻饲管的长期应用，尤其适于家庭肠内营养患者。从鼻尖到耳垂再到剑突的距离即为喂养管到达胃部的长度。置管操作可以在患者床旁进行，也可在内镜或 X 线辅助下进行。床旁放置肠内营养管可以先放鼻胃管，然后让其自行蠕动进入小肠。置管前给予胃动力药有一定帮助。

1. 经鼻-胃（肠）管行肠内营养

（1）适应证

①烧伤患者、某些胃肠道疾病、短肠及接受化、放疗的患者也可使用。

②由全肠外营养过渡至肠外加肠内营养，及由肠内营养过渡至自主口服进食时。

③因神经或精神障碍所致的进食不足及因口咽、食管疾病而不能进食者。

④需要通过鼻饲且直接进入十二指肠或空肠的患者需选用鼻-胃-空肠管。

⑤肠道功能基本正常但胃功能受损以及吸入风险增高的患者，例如，手术后早期阶段的病人需选用鼻-胃-空肠管。

（2）禁忌证　严重肠功能障碍、完全性肠梗阻、代谢性昏迷、严重的消化道出血、急腹症、重度恶心、呕吐患者。

（3）操作方法

①先用棉棒清洗待插鼻腔。

②测量鼻尖至耳垂再至剑突下 3cm 的距离。

③将导管涂擦润滑剂。

④将鼻饲管光滑的头端自患者最宽大的一侧鼻孔插入鼻咽部。如果患者能吞咽，让其吞咽后，将导管通过鼻腔缓慢送入患者的胃腔内，抽出胃内液体证实导管已到位。也可以通过用注射器推入 10mL 空气，用听诊器听到胃内有水泡音，即说明鼻饲管已到位。

⑤放置鼻-胃-空肠管者，让患者向右翻身，借助胃蠕动将管的头端推过幽门进入十二指肠。或借助 X 线和内窥镜帮助，将鼻饲管直接放入十二指肠或空肠。

（4）注意事项

①接受外科手术的患者往往在术后数日出现胃麻痹，没有胃动力，建议可在术前一天放置。

②为避免发生堵管并确保管道长期正常使用，每次暂停输液时，用 10～20mL 无菌氯化钠注射液或温水冲洗管道，或每隔 8h 冲洗管道 1 次。

③最好只用于肠内营养液输注，如需通过鼻-胃-空肠管给患者喂药，在给药前后务必对管道进行冲洗（至少用 20mL 无菌氯化钠注射液或温水），以免堵管。

④每次更换肠内营养液或对管道是否处于正常位置有疑问时，可通过抽取内容物测定 pH 法检查导管的位置，每天应至少进行 1 次。

⑤需要拔出导管前，先用无菌氯化钠注射液或温水冲洗管道。为避免在撤出管道的过程中有残余液体进入气管，导致误吸造成肺部感染。应关闭鼻-胃-空肠管连接头处的防护帽或夹住管道外段，随后小心平稳地撤出饲管。

⑥建议最长使用时间为 6 周。

2. 电磁引导下床旁鼻空肠置管术

（1）适应证

①需要幽门后喂养，如急性胰腺炎、吸入高风险、重症患者等。

②肠道功能正常但胃功能受损，如胃手术后早期、胃手术吻合口瘘等。

（2）禁忌证　严重肠功能障碍、完全性肠梗阻、代谢性昏迷、严重的消化道出血、急腹症、重度恶心、呕吐患者。

（3）操作方法

①给患者静脉慢速推注 10mg 胃复安，10min 后开始置管。

②将引导仪置于患者剑突下，连接导航仪。用 200mL 生理盐水浸泡导管及尖端，以激活水活性润滑剂。

③抬高床头至少 30°，将患者置右侧卧位，将管通过鼻孔尖后方导入，具体放置方法同胃管，确认营养管已经置入胃内。

④继续向前轻柔推进营养管，一旦感觉到遇到阻碍马上撤回营养管，直至将营养管再推进 15cm 左右，在导航仪上实时监测导管路径。继续慢速推进营养管，在 70cm、75cm、80cm、85cm、90cm、95cm 时检查导丝在管道内移动情况，确保营养管没有盘曲。当营养管推进至 95cm 并确认没有盘曲的情况下，可将管直接推进至 105cm，从导航仪上确认导管位于幽门后。

⑤拔除导丝。行腹部平片进一步确认导管位置。

（4）注意事项

①使用前查看刻度记录，判断管道是否在合适位置。

②鼻饲前后、输注药物前后使用生理盐水 20mL 冲管。

③定时导管冲洗。

④避免不同药物混用引起导管堵塞。

置管成功后最佳方法是饲喂前进行置管位置 X 射线确认。但是更常用的是放置导管期间确定导管的位置。如听诊法；胃和小肠吸出物分析等。

听诊法：听诊胃和小肠上面的空气是监测进食导管放置的最常用方法。在胃中线或左上四分之一区域中，进入到胃部的空气声音听诊效果最佳。在小肠中，近端十二指肠的右四分之一以及远端十二指肠的左侧区域上述声音的听诊效果最佳。但是，胸腔内空气进入也可能在腹部听诊到而且误提示为导管正确放置到胃内。更加灵敏的听诊方法可确定导管前进中声音的位置是否发生变化，从而使导管不太可能误放置到气管支气管中。

抽吸胃及小肠内容物进行颜色和 pH 检测。胃液 pH 3~4 通常低于呼吸道液（6~8）和小肠液（8~9）。然而，由于许多危重患者服用 H2 阻滞剂或质子泵抑制剂以防止应激溃疡出血，因此，患者的胃液 pH 较高（5~7）。因此，在决定位置时抽吸物的颜色和外观可能比 pH 更重要。小肠抽吸物通常是透明、金黄色、黏状液体。如果抽吸物在外观和 pH 上不同，则通常说明导管的顶部已进入小肠。

在放置鼻–胃管进行肠内营养输注时应经常检查导管位置，避免放置胃内的导管迁移到小肠中，导致滴注过快发生腹泻。因此，应在每次推注或间歇性喂食前复查胃液 pH。必要时，需进行腹部 X 线检查以考察导管顶部位于何处。

在放置鼻–胃–肠导管的患者中，亦建议对持续滴注的患者每天至少 1 次检查小肠抽吸物的颜色和 pH。

经消化道造口管饲肠内营养可避免鼻腔刺激，而且可用于胃肠减压、pH 监测、给药等。适用于营养支持时间较长、消化道远端有梗阻而无法置管者，或不耐受鼻饲管者。消化道造口常见的有胃造口、经皮内镜下胃造口、空肠造口等。

（二）经皮内镜下胃造口

经皮内镜下胃造口是在内镜的辅助下使用的，建立经皮进入胃腔的通路，利用胃造口主要进行肠内营养输注或进行姑息性胃肠减压治疗。1980 年开始应用于临床，操作简便，局麻下可在床旁进行，严重并发症少，临床应用越来越广泛。

1. 适应证

神经性吞咽困难、上消化道肿瘤、创伤、长期机械通气和口咽部手术的围手术期是经皮内镜下胃造口最常见的指征。

2. 绝对禁忌证

所有肠内营养的反指征、口咽喉部有梗阻而不能行内窥镜者、胃或小肠梗阻而不能行肠内营养者、临终患者。

3. 相对禁忌证

大量腹水、腹膜透析、严重门脉高压、重度肥胖、严重肝肿大、既往手术或炎症所致的解剖变异。

4. 操作步骤

（1）将胃镜插入胃中，同时向胃内注气。

（2）在腹壁注射局麻药后，做 1cm 长的切口，胃镜至胃腔内的左上 1/4 处，于体表看到皮下最亮点可穿刺。

（3）用套管针从切口处刺入腹壁进入胃腔，抽出针芯，将套管留在原处。将 12cm 的金属导线经套管插入胃内，用胃镜钳将胃内的导线头夹住。

（4）将夹有导线的胃镜退出，导线从嘴里拉出。将导线的襻穿过管道的襻，再套过管道的胃内固定片，拉紧管道和导线的襻，使其紧密连接。

（5）将留在腹壁的导线的另一端向外拉，使造口管由口腔进入胃内，并从腹壁的穿刺点将管子顶端拉出胃腔，管子的胃内固定片将留在胃内，紧贴胃壁。

（6）用硅胶固定盘片将管子固定在腹壁上，3~5d 后，放松盘片以防止皮肤或胃黏膜的糜烂，不需缝合。

5. 注意事项

（1）护理医疗记录中必须记录置入体内的胃造口管的品牌，管径和长度。

（2）在放置经皮内窥镜引导下胃造口管 6~8h 后，最好是 24h 后再开始进行营养液输注。

（3）每次更换新的肠内营养液，或对管道是否位于正确位置有任何怀疑时，应用 pH 试纸来确定管道的位置，且每天至少检查三次。

（4）在管饲喂养及给药前后都应用 20mL 无菌氯化钠注射液或灭菌水冲洗管道，且至少每小时冲洗一次以防止管道阻塞。

（5）每天检查造口部位皮肤有无发红或肿胀。每天消毒局部皮肤。造口完全愈合后，造瘘口周围皮肤即可清洗，冲净及干燥。每天将胃造口管旋转 180°，防止发生"包埋"综合征。

（6）8~10 个月后用内窥镜核查胃造口管的状况及位置。

（7）当经皮内镜下胃造口管磨损、梗阻及发生瘘时就应进行更换。拔管必须在窦道形成以后，通常至少在放置术后 10~14d。当经皮内镜下胃造口管被过早拔除后容易发生腹膜炎。有些经皮内镜下胃造口管拔除或替换时需要行内镜拔除。现在最新的设计更加实用，不需要行内镜拔除，可直接从体外拔除。

6. 并发症

与经皮内镜下胃造口操作相关的死亡率<1%。经皮内镜下胃造口置管的并发症各异，大致分为置管即时和长期并发症。严重并发症发生率为 1%~4%，轻微并发症为 4%~33%。急性并发症大多与内窥镜操作有关。少数病例会出现穿刺出血点或因插入导丝时划伤致食管远端急性出血。

严重并发症包括吸入性肺炎、腹膜炎、穿孔、出血、胃皮肤瘘、严重的造口处皮肤感染或坏死性筋膜炎。

常见的轻微并发症包括：①造口处皮肤感染，局部的感染伴穿刺点渗液常由异物反应所致，是最常见的并发症，通常给予局部换药及抗生素处理即可；②由于稠厚的喂养物或药物所致的导管堵塞；③喂养管或接口套管受损。

（三）经皮内镜下胃空肠造口

存在吸入性肺炎的危险，可将经皮内镜下胃造口扩大为经皮内镜下胃空肠造口。方法有几种，其中最简便的方法是将喂养管在导引钢丝或内窥镜的引导下穿过幽门。经皮内镜下胃空肠造口法可在胃肠减压的同时进行幽门后的肠道喂养。目前还有待进一步证实幽门后营养能确实消除吸入性肺炎产生的危险。喂养管位置放置不对，就如同持续性口咽部分泌会致误吸一样，被认为可能是导致经皮内镜下胃空肠造口和经皮内镜下空肠造口患者反复发生误吸的原因。空肠喂养管管径小具有较高的堵塞率，并且容易折断和渗漏。

1. 适应证

①需要通过鼻饲且直接进入十二指肠或空肠的患者；

②肠道功能基本正常而胃功能受损以及吸入风险增高的患者，例如手术后早期阶段的患者；

③可用于肠内营养，也可适用于对阻塞的胃肠道进行引流减压；

④放置经皮内镜下空肠造口可以解决误吸问题，对于进展期肿瘤非手术患者，放置经皮内镜下空肠造口不仅可以建立梗阻部位远端行肠内营养的途径，也可以从胃造口管进行引流减压。

2. 禁忌证

肠道吸收障碍、麻痹性肠梗阻、急腹症、有中度腹水的患者。

3. 注意事项

①每次更换营养液时均应检查管道是否正确，如果有怀疑时应进行检查，另外每天至少检查不少于 3 次；

②每次更换营养液以及给药前后，每隔 8h 均应用 10~20mL 无菌氯化钠注射液或灭菌水冲洗管道以免堵塞；

③经皮内镜下空肠造口在体内可放置6周；

④最好采用肠内营养输注泵控制营养液输送。

（四）放射条件下造口

1. 经放射线或CT下引导经皮行胃造瘘术

（1）适应证 鼻咽癌、硬腭癌、扁桃体癌、口咽癌等患者；食道狭窄患者；气管食管瘘患者；需长期管饲治疗，鼻饲管又不能耐受者；球麻痹吞咽困难患者。

（2）禁忌证 机械性或麻痹性肠梗阻；广泛性肠粘连；严重消化道出血；放射性肠炎急性期；肠道严重炎性疾病；大量腹水；年老体弱不能耐受手术者。

（3）操作方法及程序

①让患者平卧，医生将患者中上腹部常规消毒、暴露手术野。

②先给患者置入一细鼻饲管至胃内，在CT透视下向胃内注气。

③在腹壁注射局麻药后，做1cm长的切口，再用细长针90°穿入胃内，送入导丝。

④用扩张器沿导丝将其穿刺点扩张，取出扩张器再将导管沿导丝送入胃内。

⑤撤除导丝，将导管用2/0丝线缝合固定在腹壁皮肤上。

（4）注意事项 置管成功后应先开放减压一天，滴灌营养时应从少量逐渐增加。

2. 放射线或CT引导下经皮行胃至空肠造瘘

（1）适应证 鼻咽癌、硬腭癌、扁桃体癌、口咽癌等患者；食道狭窄患者；气管食管瘘患者；需长期管饲治疗，鼻饲管又不能耐受者；球麻痹吞咽困难患者。

（2）禁忌证 年老体弱不能耐受手术者，中度腹水者。

（3）操作方法及程序 基本同放射线CT引导下经皮行胃造瘘。

（4）注意事项 置管成功后应先开放减压一天，滴灌营养时应从少量逐渐增加。

（五）外科手术置管（胃造口术、空肠穿刺造口术）

当不能经皮内窥镜穿刺置管时，就需要通过外科手术进行置管，这种情况多见于由肿瘤引起的消化道梗阻而不能做内窥镜者。当然目前大多数胃造口术和空肠造口术都是在上消化道大手术同时进行的。

1. 胃造口术

（1）适应证 胃肠道功能完好，需长期使用的肠内营养输注管道患者；胃减压。

（2）禁忌证 胃部感染，腹膜癌。

（3）操作步骤 与经皮内窥镜胃穿刺造口术相比，外科手术胃造口患者的病死率较高，而且术后恢复时间较长。但手术造口置管的成功率（约100%）高于内窥镜下的穿刺造口术（约97%）。

①Stamm胃造瘘术。腹部手术行胃造瘘术常见。常规进入腹腔，用Babcock钳夹住胃前壁中部，并查试胃壁是否容易与其前的腹膜对拢。与胃长轴成直角作一切口以减少动脉出血。切开用剪刀或用手术刀，用一般大小的蕈状导管，16~18F，插入胃内10~15cm。也可用Foley型导管。用细丝线在导管的任何一侧贯穿缝合全层胃壁以控制胃壁切开处的出血。而后用00丝线作一普通的荷包缝合，使胃壁在导管周围内翻。在离开切口一段距离选定一处作戳创以通过胃前壁的导管，再用00丝线4~5针将胃壁固定于管周的腹膜。最后将胃造瘘管向上拉紧，并用不吸收缝线将其固定于腹壁皮肤。

②Janaway胃造瘘。此手术是永久性胃造瘘多种类型之一，可以不放置内部导管并能防止有刺激性

的胃内容反流。这种有黏膜衬层的管道固定于皮肤后能保持通畅，黏膜开口闭合的可能性极小。

手术者看清胃与前腹壁的关系后，用 Allis 钳定出一长方形瓣，其底部接近胃大弯以保证有充分的血供。因组织瓣切割后要收缩，故宜做得比应该需要的稍大些，使组织瓣在导管周围缝合后不致影响血供。胃壁在 Allis 钳间靠近小弯处切开，切口向大弯侧的 Allis 钳方向向两侧延伸成一长方形瓣。为防止胃内容的污染和控制出血，可在胃手术处上下各置一直肠钳，胃壁瓣向下翻，沿其内面放置一导管。黏膜用 4/0 线连续或间断缝合。其外层，包括浆膜及黏膜下层，也用连续可吸收缝线缝合，或用一排丝线间断缝合则更好。当此围绕导管的锥形胃入口完成后，胃前壁加用 2/0 丝线将缝合处固定在腹膜上。胃壁管道可用自动缝合的吻合器制成。最后将其导管固定于皮肤上。

（4）注意事项

①胃造口管的放置和撤除依据产品的寿命，需在医生指导下进行。

②每天检查造口处是否有红肿现象，消毒皮肤。当造口愈合后可冲洗并干燥皮肤。

③每天将管道旋转 180°。

④每次更换输注器，对管道位置有疑问时，均应用 pH 试纸检查管道位置是否正确，并每天检查至少 3 次。

⑤每次喂养前及喂养后均应用 10~20mL 无菌氯化钠注射液或灭菌水冲洗管道，并每隔 8h 至少冲洗 1 次，以防堵塞。

⑥当对管道的位置有任何怀疑时，应用对照 X 线检查或内窥镜检查以确定管道是否在正常位置。

⑦置管后可立即进行营养液输注。

⑧临时性胃造瘘管至少 10d 后方能拔管。

2. 空肠造瘘术

（1）适应证　营养不良、需开腹手术或需早期肠内营养支持的患者出现麻痹性肠梗阻或不能耐受鼻饲管的长期喂养者。

（2）禁忌证　出血性休克者、放射性肠炎急性期、肠道严重炎性疾病、无肠道梗阻合并有大量腹水者、年老体弱不能耐受手术者。

（3）操作方法及程序　Stamm 肠造瘘术若用于饲食目的，不论是大手术的准备、补充或附加手术，Stamm 肠造瘘应在空肠靠近屈氏韧带处。若用于解除无力性梗阻的扩张，可在扩张肠袢的起始部位。将靠近屈氏韧带的一段肠袢置于创内，辨认其近端和远端。挤除肠内容，放置肠钳。在对系膜缘用 2/0 丝线作两个同心荷包缝合，缝至黏膜下层。外面的缝线缝住在离顶端 15cm 处一柔软橡皮导管（16F）。里面的荷包缝合中央肠壁上作一小戳创，通过它将导管插入远端肠腔。取除肠钳。里面的荷包缝合与导管扎紧，外面的荷包缝合将肠管紧贴导管固定，并使一小圈导管周围的肠壁内翻。导管的近端从腹壁戳创引出，导管周围的肠壁用 4 针细丝线固定于附近的腹膜上，导管用丝线固定于皮肤。

Witzel 肠造瘘术对选作造瘘用的小肠袢挤除其内容，并放置非压榨性钳子。在对系膜缘用 2/0 丝线作一荷包缝合。将一不太粗的、有多开口的软橡皮管放在肠壁。这些缝线结扎后，导管便埋入肠壁中 6~8cm。然后在荷包缝合中央作一切口。结扎荷包缝线，剩余导管的一段与荷包缝合处再用 2/0 丝线 3~4 针包埋。腹壁作一戳创，插入钳子作引导，在小肠与临近腹膜间缝合。导管从戳创内拉出，使缝合的前层置于腹膜与小肠之间，将导管区完全闭合。最好将 5~8cm 的小肠固定于腹壁，将肠管在顺蠕动方向固定于腹壁。

（4）注意事项　①每天用 20mL 无菌水或氯化钠注射液 2~4h 冲洗管道；②导管如不需要常在 10~14d 内拔除；③经肠造瘘管饲从每小时 50mL 逐渐增量至 200mL，用毕后用温水冲洗导管。

（六）肠内喂养泵

在输注肠内营养时应该使用肠内营养专用泵，而不应该用其他输注泵替代。喂养泵使用交流电，同时也配有备用电池。应注意使电池一直处于充满的状态。泵的重量各不相同，有的可用于床边输注，有的可放在随身的背袋中。后者特别适合于想活动的患者。营养液的输注是通过带有一个滴数计数器的蠕动泵或容量泵来实现的。喂养泵的设计和功能因公司而异，应按说明书的指示进行操作，特别是关于输液管的安装和预充盈。第一代肠内营养输注泵均为定容量、滚轮积压式导管泵，输液精确度不高，泵内无蓄电池及报警系统；第二代在第一代的基础上加以改进的导管挤压式定容积输液泵，有流速显示，输液精确度提高，调速方便，但无故障自动报警系统；第三代为目前临床广泛应用的微电脑控制的导管挤压式定容积输液泵，如复尔凯 800 型、雅培肠内营养泵、Kangaroo（袋鼠）肠内营养泵等。误差在 10% 左右，且需要配套的泵管。小儿应使用 Holter 儿童泵，误差在 2% 左右。同时，要定期维护，保持清洁，以确保设备的正常工作。

在以下情况，应考虑使用喂养泵输注肠内营养：①当肠内营养液较稠厚时，如高能量/高营养密度配方；②当营养液直接进入十二指肠或空肠时；③当营养液需在限定的时间内输完时，如给儿童行肠内营养时，为防止药物与营养素之间潜在的相互作用；④为防止短时间内输入过量的营养液，如高渗液体；⑤由于这些喂养泵是专门为管饲而设计的，故使用者应接受培训。

（七）肠内营养的输注管理

当管饲途径及管饲营养配方确定后，接着就要选择最合适的输注方式。这时候需要一个多学科的小组，以保证所有的临床常规（如治疗、护理计划等）都被考虑到。同样很重要的是，患者或监护人也应参与此项决定，特别是需要长期管饲的患者。

1. 管饲喂养的原则

（1）必须满足所有的营养需求（包括所有的微量元素）；

（2）输注系统必须能尽量减少被污染的机会（规范的操作、尽可能减少接口等）；

（3）如要经喂养管注入药物，必须征得药剂师的许可（以避免喂养管堵塞和药物–营养素的相互作用）。

2. 肠内营养制剂的输注方式

（1）间隙推注法 将一定量的营养液在一定时间内用注射器（容量>50mL）缓慢推注。推注的速度不能快于 30mL/min。此种方法多用于能够活动或不想连续使用喂养泵的患者。

（2）间隙滴注法 24h 循环滴注，但有间隙休息期。如输注 3h，然后休息 2h；如此循环重复。这种方法可让患者有较大的活动度。

（3）夜间输注法 患者晚上输注，白天不输。此法作为补充口服摄入的不足是很有用的。但应注意避免给予过多的液体量。

（4）连续输注法 不间断输注肠内营养，最长可达 20h。

最好能用肠内营养喂养泵，当然没有条件也可以采用重力滴注法，虽然不是很精确，但依然有效。不合适的肠内营养，特别是管饲营养容易出现并发症。所以，肠内营养应该让胃肠道有一个逐步适应、耐受的过程。在肠内营养刚刚开始的 1~3d 内，采用低浓度、低剂量、低速度的喂养方式；而后，根据患者的耐受情况，无明显腹泻、腹胀等并发症，逐步增量。若能在 3~5d 内达到维持剂量，即说明胃肠道能完全耐受这种肠内营养。

3. 肠内营养的实施需要考虑的因素

（1）速度　目前临床上多主张通过输液泵连续 12~24h 匀速输注肠内营养液，特别是危重病患者及空肠造口患者。也可以使用重力滴注的方法来匀速滴注肠内营养液。速度建议从 20mL/h 开始，根据耐受情况逐步增量，如果患者在输注肠内营养液过程中出现腹胀、恶心、腹泻等表现，应及时减慢输注速度或暂停输注。对于采用注射器推注的家庭肠内营养患者，建议缓慢推注，且单次推注总量控制在 200mL 以内。

（2）温度　输注肠内营养液的温度应保持在 37℃ 左右，过凉的肠内营养液可能引起患者腹泻。

（3）浓度　肠内营养初期应采用低浓度的肠内营养制剂，而后根据患者的耐受情况，选择合适浓度的配方。

（4）角度　对于长期卧床、吞咽功能不良、误吸风险高的老年患者，口服或者胃内管饲肠内营养时，应注意使其保持坐位、半坐位或者将床头抬高 30°~45° 的体位，以减少反流误吸的风险。

（5）导管冲洗　所有肠内营养管均有可能堵管，含膳食纤维的混悬液制剂较乳剂型制剂更易发生堵管。因此在持续输注过程中，应每隔 4h 即用 30mL 温水脉冲式冲洗导管，在输注营养液的前后、不同药物输注前后也应与予冲洗，尽量避免混用不同药物。营养液中的酸性物质可以引发蛋白质沉淀而导致堵管，若温水冲洗无效，则可采用活化的胰酶制剂、碳酸氢钠冲洗。

（6）其他注意事项　如记录出入量、一般情况、生命体征等；注意避免营养液污染；维持水电解质和酸解平衡等。

（八）喂养管相关并发症

喂养管移位可导致出血，气管、肺实质损伤和胃肠道穿孔。通过选用经过培训的医务人员和充分置管后监测可减少这些并发症。

喂养管的应用可以引起与喂养管接触的咽、食管、胃和十二指肠的黏膜表面坏死、溃疡和脓肿，还可导致上和下呼吸道并发症、加重食管静脉曲张、黏膜坏死、瘘和伤口感染。选用小径而质地柔软的喂养管和精心护理有助于减少这些问题。当估计需长期喂养时，则应该选择胃造口来替代鼻饲管。胃造口也可能出现并发症，渗漏提示导管已失去功能、感染或造口孔径不合适。已失去功能的导管应予调换，如果是感染则应抗感染治疗甚至最终拔除导管。

导管阻塞是肠内营养过程中最常见并发症之一。大多数阻塞是继发于凝固或喂饲后不及时冲洗所造成的，且多见于应用完整蛋白和黏稠产品时。其他引起阻塞的原因是由于药物碎片、药物沉淀所致的堵塞和导管的扭曲。导管阻塞率与导管内径、护理质量、导管类型（空肠造瘘管与胃造瘘管），以及导管放置的持续时间有关。解决导管阻塞应优先于拔除导管。有经验的护士可采用多种方法疏通喂养管，如应用温水轻度压力冲洗和吸引交替的方法，以及应用胰酶和重碳酸钠盐将有助于"消化"沉淀物。

肠内营养置管可能相关的并发症应引起操作者的注意，并积极预防，见表 6-4。

表 6-4　　　　　　　　　　　　　　　　肠内营养途径并发症

途径	并发症
鼻-胃管	鼻、咽及食管损伤；反流、吸入性肺炎
鼻-胃-肠管	鼻、咽及食管损伤；倾倒综合征；腹胀、腹痛、腹泻或肠痉挛；导管移位
胃造瘘术	反流、吸入性肺炎；造口出血、造口旁皮肤感染；导管堵塞、脱出；胃内容物漏出

续表

途径	并发症
空肠造瘘术	导管堵塞或脱出，导管拔除困难；造口出血、造口旁皮肤感染；肠液外漏；倾倒综合征；肠痉挛或腹胀、腹痛、腹泻

二、肠外营养支持的关键技术

肠外营养（parenteral nutrition）是经静脉途径供应病人所需要的营养要素，包括碳水化合物、脂肪乳剂、必需和非必需氨基酸、维生素、电解质及微量元素。目的是使患者在无法正常进食的状况下仍可以维持营养状况、体重增加和创伤愈合，使幼儿可以继续生长、发育。肠外营养分为完全肠外营养和部分补充肠外营养。

回顾肠外营养支持的历程，在20世纪60年代时还没有氨基酸制剂，只能应用水解蛋白、输血或输血浆等补充蛋白质营养；而能量只有通过葡萄糖来补充，称之为单能源静脉营养；到了20世纪70年代中期，开始使用玻璃瓶均匀配置营养液的方法输液；20世纪80年代初开始使用包含脂肪的双能源静脉营养，将葡萄糖、脂肪乳、氨基酸和其他营养底物应用混合配置"全合一"技术（All-in-One）；20世纪90年代为了完善肠外营养的内容，开始研究静脉内添加以双肽形式补充谷氨酰胺和皮下注射重组人生长激素在体内的作用。为减少混合配液的污染，2003年北京协和医院率先引进预混的肠外营养混合制剂（称之为"即用型"）。

成功的静脉营养支持，首先必须具备静脉途径与合适的输注技术。20世纪70年代前，由于国内没有材质性能好的导管，对长期静脉治疗途径选择是先考虑经外周静脉给药物治疗的，当外周静脉出现困难时才考虑中心静脉给予治疗。当时，只有静脉切开的技术，一般自双下肢内踝深静脉开始至股静脉，每次切开的静脉只能使用10d左右，易发生深静脉栓塞和重度静脉炎等并发症。20世纪70年代中期，开始使用可反复穿刺针，进行深静脉置管术。此时的导管相关并发症较多，如气胸、血胸、血肿和感染率等。为避免感染，有经验的医生使用导管2周左右即便不出现发热，也需常规更换导管。20世纪80年代初，开始引进国外一次性浅静脉穿刺套管针和深静脉穿刺套管针和一次性导管，这明显降低了中心静脉置管的并发症，特别是降低了感染率。

肠外营养输入途径主要是中心静脉和外周静脉。中心静脉系指上腔静脉和下腔静脉。因中心静脉管径粗、血流速度快、血流量丰富，输入液体可很快被血液稀释而不对血管壁有刺激，不易产生静脉炎和静脉血栓。对输注液体浓度和酸碱度限制小，能在单位时间内快速输入机体所需的大量液体，并可在24h内连续输注，故能最大限度地按机体需求以较大幅度调整输入液体量、浓度及速度，保证供给机体所需能量和各种营养素。另外，一次穿刺置管后可长期用，患者无反复静脉穿刺痛苦。经中心静脉输液患者可随意活动，翻身和作护理也较方便，有利于防止肺部感染和褥疮的发生。经留置中心静脉双腔或三腔导管，还可随时采取血标本，同时推注、输注其他药物。对危重患者可监测其中心静脉压，以了解心血管功能和全身血容量，指导调整输液量和输液速度，对较长时间不能用肠内营养而需长期肠外营养者及因额外丢失较多，处于显著高代谢状态，营养素需求量大的患者，应用中心静脉进行输液。

肠外营养支持途径包括中心静脉置管、外周静脉置管、经外周静脉置入中心静脉置管和输液港等。

（一）中心静脉置管

1945 年报道用下腔静脉输注高渗葡萄糖，首开静脉输注高渗液体的先河。1952 年有报道经锁骨下静脉插管行中心静脉输液 10 年的经验，在肠外营养输入途径迈出决定性一步。1967 年经锁骨下静脉中心静脉插管，输入高能量和氮源，实验幼犬生长发育正常，并在小儿外科获得成功。在当时提出完全胃肠外营养，是处理复杂外科问题突破，作出划时代贡献，实现了人们多个世纪来想经静脉途径补充营养的目标。此后，中心静脉输液技术，很快被推广于临床应用。

1. 中心静脉置管途径

通过不同部位周围静脉均可插入合适长度导管至中心静脉部位。上腔静脉和下腔静脉均可置管输液，但后者管径比前者细，血流量少，易发生静脉炎和静脉血栓形成。下腔静脉置管时，导管多经高位大隐静脉或股静脉插入，因导管静脉入口邻近大腿根部，易受污染，入口会成为病原微生物入侵通道可引发败血症。同时，输液管道需固定于大腿，患者活动严重受限，护理也不方便，故通常都尽量不用下腔静脉置管输液。在婴儿身上，或上腔静脉置管失败后无法行上腔静脉置管时，方可选择下腔静脉置管。目前临床上常用的中心静脉置管途径有：经皮穿刺颈内静脉置管；经锁骨下区穿刺锁骨下静脉置管；经锁骨上区穿刺锁骨下静脉置管；经皮穿刺颈外静脉置管或切开颈外静脉置管；高位头静脉切开置管；经肘窝贵要静脉切开置管；高位大隐静脉切开置管和经皮穿刺股静脉置管。

2. 中心静脉置管器材

中心静脉置管不论采用经皮穿刺静脉，还是切开静脉，均应准备 1 副灭菌静脉切开包，内有手术巾或洞巾、纱布，局麻用注射器和注射针、剪刀、手术刀、缝针、缝线，血管钳、镊子等器材。同时要备好皮肤消毒剂、局麻药、等渗盐水、10mL 或 20mL 灭菌注射器、灭菌手套和敷料、输注的液体、输液器及口罩、帽子及垫于患者胸背肩胛骨间的小枕等物品。

静脉导管制造原料有聚氯乙烯、聚乙烯、聚丙烯、聚氨基甲酸乙酯、硅橡胶及凡纶等。前 3 种导管经长期使用后易变僵硬，故适宜短期使用。硅胶管质柔软，富有弹性，组织反应小，是较理想的导管。聚氨基甲酸乙酯和凡纶导管柔韧度适宜，与组织相容性好，导管全透明，内外面更光洁，管壁更薄，是最符合临床需求的优质导管。在长期肠外营养患者中，有 1 例上腔静脉留置聚氨基甲酸乙酯管，其中有 1 根导管留置时间长达 2 年余，后因导管体外部分有损裂而被迫更换。

3. 锁骨下静脉穿刺置管

（1）解剖　锁骨下静脉是腋静脉延续，起于第一肋骨外侧缘，向内行超过第一肋骨上缘。表面轻度向上呈弓形，然后向内、向下和轻度向前跨越前斜角肌，最后在胸锁关节后与颈内静脉汇合成无名静脉。其前方为锁骨后缘和锁骨下肌，后方为前斜角肌，下方为第一肋骨宽阔的上表面和胸膜。静脉最高点在锁骨中点略内，可高出锁骨上缘，侧位时其位于锁骨下动脉前方略下，两者间有前斜角肌分开。

（2）经锁骨下区锁骨下静脉穿刺置管　自 1952 年法国 Aubanic 等推荐此法以来，在临床广泛应用，其优点为穿刺部位在锁骨下方胸壁处，该处较平坦，便于准备术野皮肤和穿刺、置管操作；留置导管易于固定，不影响患者颈部和上肢活动；穿刺处敷料不跨越关节，便于置管后护理。

患者仰卧，最好取头低足高位（Trendelebburg 位），使静脉充盈、静脉内压升高，在插管时不易发生气体栓塞。在两肩胛骨间沿胸椎垫放一小长枕，使锁骨下静脉与肺尖分开。头转向对侧。穿刺点选在锁骨中点下方距锁骨下缘 1~2cm 处。整个穿刺过程应严格遵循无菌操作规程，有条件最好在手术室进行。如在床旁实施，应事先清洁病室，建立清洁环境。穿刺局部皮肤需先剃毛、去脂。然后严格消毒，铺盖无菌巾。在局麻后先以细针作试探性穿刺，进针方向为指向锁骨内侧头上缘，与胸壁成角为15°~30°。进针时注射器内保持轻度负压，通常进针3~5cm常可进入静脉，进针深度与患者体型及穿刺点与锁骨下缘间相对位置有关。随即换置管用穿刺针按原路缓慢进针，一旦进入静脉即可抽得大量回血，再轻稳地进针1~2mm，使整个针尖斜面位于静脉腔内，并让其转向下内。再次抽回血，确定针尖位置合适后即作射流置管，用力推动注射器内芯。或令患者吸气后屏息（Valsalva法），以一手固定穿刺针后迅速取下注射器，用手指按压针尾插孔以免发生气栓，再将导管或导引钢丝从插孔送入，使管顶端达到上腔静脉，在成人从穿刺入口至到达上腔静脉内导管长度16cm左右。退出穿刺针，抽吸与导管连接注射器，如回血通畅，表明管端在静脉内，即可卸下注射器和穿刺针，将导管与输液管连接。用皮肤缝线和胶布固定导管，经皮肤穿刺孔并覆盖无菌敷料。

（3）经锁骨上区锁骨下静脉穿刺置管　1965年Roffa首先介绍此法。应首选右侧穿刺置管，因左侧穿刺有可能损伤胸导管。患者体位和穿刺区皮肤准备同经锁骨下区穿刺，术者位于患者头部一侧。患者头要尽量转向对侧并挺露锁骨上窝。穿刺点选在胸锁乳突肌胸骨头外侧缘与锁骨上缘所构成夹角的平分线上，距角顶1.5cm左右。穿刺方向为指向胸锁关节下缘，与水平面呈30°，和矢状面呈45°。在成人刺入2.5~3.5cm即能进入锁骨下静脉，比经锁骨下途径距离短。因导管从锁骨上窝引出体外，该处伤口敷料难以与皮肤密切接触，并易蓄积汗液等分泌物。为克服此弊端，常由穿刺点越过锁骨向前胸壁做1个皮下隧道，使导管从前胸壁引出，并在该处固定于皮肤。做皮下隧道、引出导管的方法随置管类型而异，通常均先沿选定的隧道部位做局部浸润麻醉，切开原先作静脉穿刺的进皮点皮肤。然后用1只粗针从隧道远端皮肤刺入，并在皮下推进，最后针尖从原静脉穿刺处已扩大皮肤伤口处穿出。将导管或导引钢丝末端从针尖孔插入针腔内，退出粗针，导管或导引钢丝即经皮下隧道被引出体外，将导管套在导引钢丝外，并沿导引钢丝滑动插入静脉，当管端达上腔静脉后抽出导引的钢丝。缝合切开皮肤伤口，将其完全埋藏导管于皮下。用皮肤缝线固定导管，将伤口覆盖无菌敷料。

4. 颈内静脉穿刺置管

（1）解剖　颈内静脉延续于乙状窦，起始于颅底，沿颈内动脉下降，然后随颈总动脉和迷走神经下行，3者同被包在颈动脉鞘内。在胸锁关节深面，与锁骨下静脉汇合成无名静脉。在颈部颈内静脉全程均被胸锁乳突肌覆盖，其上段位于胸锁乳突肌前缘外方、颈总动脉外侧。下段逐渐移至颈总动脉前外方，位于胸锁乳突肌锁骨头内侧缘深面。右侧颈内静脉、无名静脉及上腔静脉几乎成一直线，加之右侧胸膜顶低于左侧，可使胸导管位于左侧，故应首选右侧颈内静脉做穿刺插管。

（2）操作要点　患者体位、穿刺区皮肤准备及操作步骤同锁骨下静脉穿刺置管，穿刺点可选择下列3个部位。

①高位穿刺点。患者头尽量后仰并转向对侧。穿刺点在大约相当于甲状软骨上缘水平胸锁乳突肌前缘稍内侧，可用左手中食指触摸颈总动脉搏动外0.5~1.0cm为进针点，针杆与水平面呈30°~40°，针尖指向锁骨中、内1/3交界处。当抽得回血后即插管至上腔静脉水平，相当于第三肋软骨上缘。此法成功率较高、并发症发生率低，但因插管部位高，导管和敷料均不易固定，导管难以长期被保留。

②低位路穿刺点。在胸锁乳突肌下段胸骨头和锁骨头内侧缘所构成夹角平分线上，距角顶1cm左右，针杆与水平面约成30°，针尖指向同侧乳头、胸锁乳突肌锁骨头内侧缘深面，通常进针2~3cm即可刺入静脉。

③低位后路穿刺点。在胸锁乳突肌外侧缘中、下1/3交点或锁骨上5cm左右，附近常有颈外静脉超过胸锁乳突肌后缘，针保持接近呈水平位，在胸锁乳突肌深面，向胸骨柄上窝方向缓慢推进，进针2.5~3.5cm即可刺入静脉。

5. 颈外静脉置管

颈外静脉与颈内静脉汇合后进入锁骨下静脉，汇合部形成一向外锐角，可造成插管困难，尤其在左侧更明显。置管时患者仰卧，头低足高位，肩背部垫高，头转向对侧，术野皮肤清洁后按常规消毒、铺无菌巾。如颈外静脉充盈明显，可在直视下穿刺静脉后插管。如颈外静脉不清楚，则需作切开插管。皮肤切口可选择在锁骨上缘上方3~5cm处。切开皮肤、皮下组织及颈阔肌后显露颈外静脉，用弯血管钳游离静脉1.5cm左右。在已游离的静脉后面穿过2根丝线。以远侧丝线结扎静脉，牵引结扎线使静脉紧张。斜行在静脉剪开一小口，插入导管，将导管位置安放妥当后，结扎近侧丝线以固定导管。缝合皮肤切口，皮肤缝线在结扎后可再用于固定导管。

6. 股静脉穿刺置管

患者体位同高位大隐静脉切开置管。先用手指在腹股沟韧带下方触摸股动脉搏动。按常规消毒术野皮肤后铺无菌巾。术者一手触摸股动脉搏动，另一手持连接注射器穿刺针，在动脉搏动内侧0.5~1cm、腹股沟韧带下方约4cm处进针，针杆与水平面约成45°，进针方向与股动脉平行。静脉穿刺和置管操作步骤参见锁骨下静脉穿刺置管。

应熟练地掌握经各种途径作静脉穿刺和静脉切开置管，不要因某一进路置管成功率高，而只掌握该进路置管术。在操作中一定要注意患者体位和局部解剖标志，与所穿静脉位置间关系。如作颈内静脉穿刺时，因头向对侧偏转程度不同，必然会影响到胸锁乳突肌与其下方静脉间解剖关系，穿刺时需根据当时体位随时调整进针方向和角度，有困难时应改为经锁骨上窝穿刺锁骨下静脉。如患者肩胛下移受限、挺胸不够会使锁骨上窝不能很好显露，经锁骨上穿刺锁骨下静脉常有困难，应改作颈内静脉穿刺，故手术野皮肤消毒范围应足够大，既为了便于静脉穿刺置管时的无菌操作，又可在经某进路用细针试探静脉未成时，及时、方便地改用其他进路置管。

（二）外周静脉置管

外周静脉是指浅表静脉，大多是上肢末梢静脉。能否忍受经外周静脉输注营养液，取决于液体的渗透压、pH和输注速度，也取决于置管部位和导管材料（多氨基甲酸乙酯和硅胶优于特弗龙）、导管的直径（越细越好）。高渗溶液会刺激静脉，引起疼痛、静脉炎和引发血栓。

经外周静脉行肠外营养时，为使患者免受频繁穿刺静脉痛苦和减少机械刺激所致静脉炎和静脉血栓形成，可用塑套式静脉留置套管针。在穿刺静脉成功后，将外口套管推入静脉内，把钢针拔出。保留在静脉内塑料套管与输液装置连接即可输液。在短时间内，如12~24h中断输液时，可用封闭塞或肝素帽（又称注射塞）密封塑料套管尾端，但需使套管腔内充满肝素液（1mg肝素/1mL等渗盐水）。取下封闭塞后可继续输液，如需24h以上长时间间断输液，可将实心针芯插入套管腔内。针芯直径与塑料套管内径相适应，其顶端比套管前端锥形口长1mm，两者紧密接触，可防止套管内凝血。拔除针芯后又可继续输液。因塑料套管质地较柔软，内、外壁表面十分光滑，材料本身与组织生物相容性好，留置在静脉内对血管壁刺激性小，更不会因患者肢体活动而损伤血管，静脉血栓形成可能性小。

外周静脉适用于那些接受低渗透压（<900mOsmol/L H_2O）营养液短期治疗，且有较好外周静脉的患者。需高能量和（或）蛋白质、电解质（尤其钾）输入、有液体超负荷危险和（或）长期营养支持者，均不适于外周静脉置管。

（三）经周围静脉置入中心静脉导管（peripherally inserted central catheter，PICC）

经外周静脉置入的中心静脉导管，是由外周静脉（贵要静脉、肘正中静脉、头静脉）穿刺插入导管，沿血管走行最终到达上腔静脉下三分之一和心房交界处的导管。因此，可以将药物直接输注在血流速度快、血流量大的中心静脉。自1997年在北京协和医院首次引进中国后，广泛应用于临床输注肠外营养等。同中心静脉导管相比，PICC放置相对简单，气胸和血胸等严重操作并发症相比较少，导管留置时间相对较长；但同时也存在静脉炎、异位、血栓、漂移、导管断裂等并发症，可影响治疗效果。超声引导下植入可提高植入成功率，减少PICC相关并发症。PICC导管材质柔软、弹性好，对血管刺激小；导管不透X射线，可通过放射影像学确定导管尖端位置。通过PICC，不仅可以输入血液、全肠外营养、化疗药物及其制品等各种类型的液体，而且可以采取血标本和进行中心静脉压检测。适用于各年龄的患者，操作程序简单易于掌握，护士在床边进行操作即可，置管成功率高。导管易固定，不易滑脱，不限制患者臂部活动，可以有效保护上肢血管网，避免反复穿刺外周静脉给患者带来的痛苦，降低导管相关感染的发生率，起到外周血管置管，中央静脉治疗的效果。放置时间长，可达1年或更长时间，患者出院后仍可以保留，作为接受静脉输液治疗的血管通路，以便显著减少护士反复静脉穿刺的时间，并且费用较低。因此，PICC作为一种更为有效、安全、性价比更高的治疗方式，在临床的应用范围不断扩展，具有较为广泛的适应证。

（四）输液港

植入式静脉输液港是一种新型输液管路技术，简称输液港，是完全植入人体内的闭合输液系统。该系统主要由供穿刺的注射座和静脉导管系统组成，可用于输注各种药物、补液、营养支持治疗、输血、血样采集等。其优点是可减少反复穿刺的痛苦和难度，同时可将各种药物直接输送到中心静脉处，依靠局部大流量高流速的血液稀释药物，防止刺激性药物对外周静脉的损伤；而且该系统完全植入体内，不与外界相通，减少了感染的风险，是肿瘤患者静脉输液的永久性通道。输液港导管插入人体的中心静脉。一般可选用锁骨下静脉、颈内静脉、颈外静脉或股静脉作为导管入路。可采取静脉切开法或直接穿刺法。

（五）肠外营养配制技术的进展

三十多年来，临床肠外营养的输注方法随着医疗技术的改进也不断地再发展。营养液的输注方法也越来越规范化。但我们有些医务人员对如何输注营养液的方法、概念还不太清楚，在近二十多年来的现实工作中出现不少不规范输注肠外营养液的现象。有些患者出现脏器功能的损害，当单瓶输注20%或30%的脂肪乳剂，输入速度较难控制，一旦输注过快，可造成患者一过性黄疸、转氨酶升高、发热、皮疹、呼吸系统障碍及免疫功能受到抑制等不良后果。另外，脂肪乳剂的氧化利用需要一定比例的碳水化合物，因此，也不宜单瓶输入。假如患者患乳糜腹水或乳糜胸，在没有严重的低蛋白血症情况下，除含脂肪类食物不能经口外，其他饮食均可经口补充。此时，为了补充必需脂肪酸，可适当的单瓶输注脂肪乳剂，但一定要注意输注速度。氨基酸注射液单输本身是浪费，且输入过快对人体肝脏器官也可能有重要影响，如出现一过性转氨酶升高、皮肤黄染、血清尿素氮升高，特别是对老年人还可出现一过性脑病及重度外周静脉炎等。这些患者一旦出现并发症则住院时间将会延长，并增加住院费用。营养液在以前有过串输的经历，那时所有输液容器均是玻璃瓶装备，在输注中还要经常摇晃葡萄糖瓶，以便氨基酸混入糖内降低渗透压，增加利用度。但由于目前的葡萄糖为软包装，体外实验表明如果继续使用串输的方式就可出现液体不均匀输入现象。我们如在没有混合配制的条件下氨基酸、脂肪乳剂、葡萄糖以不同的滴速分别用输液器输注，远端通过三通再入静脉内，属可接受的输注方式，为了更好地控制流速可用三个输液泵控制速度，三种液体要用不同的速度输入体内，这种操作工作量较大，管理上有不方便之处。另外有可能出现严重的静脉炎。混合配制营养液，有它一定的优势，可降低药物的不良反应，护士可不用频繁地更换液体，减少微生物及微粒污染，又可有更多的时间护理患者，提高护理质量，达到优质的服务水平，因此是较好的营养液输注方法。另外，目前国内引进的即用型"二合一"和即用型"三合一"配方内所含的复方氨基酸或脂肪乳剂的品种有限，故使用时需掌握适应证，二者均应选择肝、肾功能正常者使用。所有营养液在输注时都应注意缓慢输入，可避免发生不良后果，这样才能达到有效的支持或治疗目的。

近年来，我们做了一些有关营养液在混合配制技术方面的稳定性研究，用扫描电镜、光镜检查及结合肉眼评价脂肪乳剂在全营养混合后 7d 内不同温度下的稳定性。经过研究结果表明：在 40℃时脂肪乳剂的颗粒有显著变化。室温或 4℃温度条件下，7d 内脂肪乳剂在全营养混合液内是稳定的。

为了避免空气栓塞和空气污染的危险并发症发生，20 世纪 80 年代中，从传统的开放式输液转变成密闭式的输液系统，混合静脉营养液用的输液袋材料也从 PVC 改进为 EVA 材料，使药物的稳定性更有保障。国外已有文献研究证明混合营养液输入静脉内是安全的，我们多年的临床经验也证实了混合营养液用于静脉输液是安全的。其优点是降低了药物的渗透压，特别是一些刺激血管的药物（如氨基酸，安达美，氯化钾等），减少了药物对血管内膜的损伤，降低了静脉炎的发生率。此外，输入脂肪乳剂的速度也得到了很好的控制。静脉内输入营养液的要求与一般液体不一样，如抗生素要求短时间输入是为了提高血中药物浓度达到抑制细菌的作用，而营养液要求慢输，一般应在 16~18h 内输完，重患者应在 20~24h 输完。营养液均匀慢输可能会使营养物质在体内更好地被充分利用，同时减少药物的副反应，达到有效治疗的目的。

为了让更多的医务工作者了解肠外营养的输注技术，也为了让更多的患者在肠外营养治疗中受益，下面我们将 20 多年来临床营养会诊工作中，所见到的不同静脉肠外营养液输入的六种形式做详细叙述，并进行理论上的分析和比较。有些输注方法是不正确的，应引起注意。

1. 单瓶输注方法

自 20 世纪 80 年代中至现在，一些大医院和基层医院中均单瓶输入氨基酸或单瓶输入脂肪乳剂。医生开完医嘱后不过问营养液用什么方式输入，也不过问液体的输注速度。一些未经培训的护士或没有经验的护士常将全天的液体，分别按一瓶输完后再输另外一瓶的方法操作，且患者和家属愿意快点完成输液过程。因此，快速单瓶输入氨基酸或脂肪乳剂造成了不良后果，有些甚至加重了病情。若没有较强的护理队伍，较易出现不良反应，或造成无疗效的浪费。

2. 串输方法

葡萄糖与氨基酸或脂肪乳剂串输，自 20 世纪 80 年代初开始使用，至今一直在延续应用此方法。串输葡萄糖与氨基酸或脂肪乳剂，可用 15cm 长的连接管将其串联上。然后，另外一瓶刺入连接到患者静脉穿刺针的管道中。此时，医生或护士应该告诉患者及家属，每隔 1~2h 摇动连接输液器的液体瓶，使氨基酸与葡萄糖相对混均。否则，易出现不良反应。但目前很多厂家的葡萄糖均为密闭式软袋包装的，无论它先串接或后串接输液器，都是软包装中液体先进入，即单瓶输注方法。

3. 在同一个时间分别用输液器用不同的滴速同时输注方法

氨基酸、脂肪乳剂、葡萄糖以不同的滴速分别用输液器输注，近端通过三通输入静脉内。这种方法自 20 世纪 80 年代中开始应用，至今在一些大医院和基层医院中仍在应用此方法，其应用的原因与没有混合配液的条件及为了给患者节省费用有关。

4. 混合配制后输注方法

自 20 世纪 80 年中开始使用，医生根据患者的病情制定出个体配方，由培训后的护士（国外是药师操作）严格按照标准操作规程在层流房间，洁净台内无菌的条件下进行混合配置成"全合一"营养液。混合配制肠外营养液，是现代医学基础上静脉输液的一大进步。其优点是营养液均匀输入，有利于在体内更好地合成利用；降低渗透压，减少静脉炎的发生；密闭式输液，可防止气栓发生；不用频繁更换液体，可减轻护士工作量。

5. 即用型"二合一"输注方法

1999年国内开始引进使用即用型"二合一"（氨基酸+葡萄糖，内含一些电解质和矿物质），当使用时即刻将其输液袋隔膜拉开，两种药便在袋内混合。脂肪乳剂经另外一条输液器通过近端的三通入血管内。目前的即用型仅适用于肝肾功能正常的患者。

6. 即用型"三合一"输注方法

2004年国内开始引进即用型"三合一"（氨基酸+葡萄糖+脂肪乳剂，内含一些电解质和矿物质）。当使用时应先将脂溶性维生素和水溶性维生素加入脂肪内，再将其输液袋隔膜拉开，此时三种药便在袋内混合。目前的即用型仅用于肝肾功能正常的患者。

从上述六种输注方法的结果分析，第一种输注方法理论上将易导致代谢紊乱问题；第二种虽然是串输，但由于目前很多厂家的葡萄糖液为软包装，非常容易出现第一种输注方法的现象。这二种输液方式经过临床多年观察并发症偏多，疗效较低。因此，建议在今后的肠外营养治疗中若患者经济情况许可，尽量不要再使用这两种方法了。第三种的输注形式在没有混合配制的条件下，属营养液准许的输注方式，但要用三套输液管或泵控制速度，工作量较大，管理上有不方便之处；第四种虽比前三种费时，但对患者最安全，可个体化，多数患者可用，并可见到较好的疗效。最后两种方法，虽然不需配制减少污染，使用方便，但均应用于肝肾功能正常的禁食患者，否则可能会加重脏器功能的损坏。

（六）肠外营养输液泵的应用

目前国内尚无专门的肠外营养输注泵，临床使用的是一般的静脉输液泵。目前市场上使用的种类较多，误差范围在10%或2%~5%，并且需要配套的泵管。一些泵可以采用其他的输液管道，但误差较大，使用前必须检查其误差范围。由于营养制剂的发展和营养配方的完善，监测手段的完善，如配方中总热量的降低和糖脂比有所下降，营养液中应不加胰岛素或加少量胰岛素，对于危重病、糖尿病患者可通过微量泵输注胰岛素控制血糖，肠外营养的代谢并发症较以往少见。然而，使用输液泵增加了患者的经济负担，还限制患者活动。一般来说，多数患者输注肠外营养时不用输液泵。但下列情况下，推荐使用输液泵控制肠外营养的输注速度和输液量。

1. 新生儿和婴幼儿及心功能障碍的老年患者

新生儿和小婴儿体重小，身体机能发育不完全，短期过量营养液输入对机体内环境就可产生巨大的影响，导致严重的代谢紊乱和心肺功能障碍，因此对新生儿和小婴儿必须选用误差在2%~5%的输液泵。严格设置输液速度和输液总量。老年患者自我照顾能力差，心肺功能较差，为防止液体过量和代谢紊乱，必须使用输液泵。

2. 危重患者

危重患者处于应激状态，体内各种激素的水平均有改变，血糖升高，使用肠外营养过程中血糖容易发生波动，同时危重患者往往循环系统不够稳定，营养液的配方和输注要求都有所改变，需要根据病情和营养参数调整营养液的配方，并且根据情况调节输液速度，因此需要使用输液泵。推荐使用新一代具有人工智能的输液泵，如穿梭泵，计算机可从偏差以及固定调整程序中确定所需的输液速度并把信号输入输液泵内，在限定范围内调整输液速度，若病情有明显变化，超出限定范围就会报警。

3. 不能自我照顾的意识障碍患者、老年患者和精神障碍患者

不能自我照顾的患者往往不能及时反馈输液故障，出现输液过快、堵管或脱管，而得不到护士迅速帮助。因此，使用输液泵有助于保证患者的安全，同时减轻护理工作量，也可保证营养液按计划输入。在使用输液泵时可将泵锁住，使非工作人员不能更改输液参数。

第四节 疾病人群营养

一、恶性肿瘤患者营养支持技术应用

（一）恶性肿瘤患者营养治疗的价值

肿瘤患者的医学营养治疗已成为肿瘤多学科综合治疗的重要组成部分。合理、有效地提供营养治疗对大部分营养不良肿瘤患者具有积极意义。营养治疗的目的，是给患者机体提供适当的营养底物，减轻代谢紊乱和骨骼肌消耗，改善机体生理及免疫功能，缓解疲劳、厌食等症状，降低促炎细胞因子水平，改善机体活力，降低治疗中断的风险，并帮助患者安全度过治疗阶段，以减少或避免由治疗引起的副作用，可改善症状，提高生存质量。

营养不良及机体消耗是肿瘤患者常见的致死因素，可直接影响肿瘤的治疗效果，增加并发症，降低生存质量，甚至影响预后。肿瘤患者营养不良的原因及发生机制很复杂，涉及肿瘤本身和肿瘤治疗。目前的一般观点是，肿瘤患者的营养不良状况主要与患者厌食、机体代谢异常、肿瘤因子的作用、肿瘤治疗等因素有关。众多因素可能同时或相继作用，导致肿瘤患者营养不良的发生和发展。

营养素摄入不足是肿瘤患者营养不良的主要原因，而厌食则是肿瘤患者营养素摄入不足的主要原因。肿瘤患者厌食主要是大脑进食调节中枢功能障碍所致，化疗、放疗或手术治疗，味觉、嗅觉异常，心理因素（压抑、焦虑）和肿瘤疼痛等也可影响食欲及进食习惯。此外，肿瘤生长引发的胃肠道机械性梗阻、胃排空延迟、消化吸收障碍、体液异常丢失等均可导致摄食的减少。肿瘤患者营养不良的另一重要原因是营养素代谢异常，包括机体能量消耗改变、碳水化合物代谢异常、蛋白质转变率增加、骨骼肌消耗、内脏蛋白质消耗、血浆氨基酸谱异常、瘦体重下降、脂肪分解和脂肪酸氧化增加、体脂储存下降，以及水、电解质失衡等，这些是导致营养不良和恶病质的主要原因。此外，肿瘤患者营养不良还与肿瘤细胞产生的促炎细胞因子、促分解代谢因子，肿瘤细胞生长产生的微环境导致的炎症反应，以及宿主针对肿瘤做出的免疫应答等因素导致的机体分解代谢亢进状态密切相关；这种分解状态加速了营养不良和恶病质的进程。

对于饮食摄入不足、存在营养不良或营养风险的肿瘤患者，营养治疗可增加机体营养素的摄入量，改善机体的营养状态、组织器官功能和生活质量。此外，营养治疗还能增加肿瘤患者手术、放化疗耐受力，减少手术并发症，减少放化疗治疗中断，减轻放化疗不良反应。目前的一般观点是，对于肿瘤患者的营养治疗，虽然无法完全逆转已经发生的恶病质，但能够获得的最肯定效果是防止机体营养状况的进一步恶化；对于肿瘤进展较缓慢的肿瘤患者，营养治疗能够使机体储备得到较好的恢复，以保证机体能够耐受手术、放疗或化疗等治疗措施，从而获得较好的远期治疗效果；对于机体消耗严重、肿瘤已累及多个器官的患者，营养治疗只是起到缓解自身消耗的作用。特别需要指出的是，迄今为止

没有明确的证据表明营养治疗会加速肿瘤生长。

（二）肿瘤患者营养风险筛查及营养评定

恶性肿瘤患者营养治疗适应证包括荷瘤肿瘤患者和存在营养风险和/或营养不良的患者。对恶性肿瘤患者进行合理的营养治疗，首先应在肿瘤确诊后立即进行营养风险筛查及营养评定以评定患者的营养状况，筛选出存在营养风险和/或营养不良的患者，及时给予治疗；为了客观评价营养治疗的疗效，则需要在治疗过程中不断进行再评价，以便及时调整治疗方案。

1. 营养风险筛查

营养风险是临床结局的独立预后因素。它与生存率、病死率、并发症发生率、住院时间、住院费用、成本-效益比及生活质量等临床结局密切相关。营养风险的内涵包括两个方面：有营养风险的患者发生不良临床结局的可能性更大，同时从营养支持中受益的机会也更大。肿瘤患者营养风险筛查的目的是发现存在营养风险的患者，进一步行营养评定，以便对于有适应证的患者给予合理的营养支持。比较简单的营养筛查方法包括评价患者营养摄入量、体重丢失情况、BMI，也可以采用目前常用的营养筛查工具，如NRS2002、MUST、MST及MNA-SF。

2. 营养评定

营养评定是通过对患者营养状态的多种指标进行综合评定，考虑适应证和可能的不良反应，以制定营养支持计划，评估营养治疗效果。目前常用的方法包括膳食摄入量评价、人体成分分析、身体活动评价和代谢模式评估。此外，也可用一些简易的量表进行评估，如SGA、PG-SGA和MNA等。骨骼肌含量是评价肿瘤患者营养不良及癌性恶病质的有效指标，与肿瘤患者生存时间和预后相关。在实施营养干预后，应定期对患者进行营养评价，例如营养干预后的半个月、1个月、6个月。

（三）能量和营养素需要量

1. 能量

确定能量需要量应依据疾病情况、患者基础代谢状况、生理指标等进行个体化评估，以确定适宜的目标能量。一般推荐卧床者 $20\sim25kcal/(kg\cdot d)$，活动者 $25\sim30kcal/(kg\cdot d)$；再根据患者的年龄、应激状况等调整为个体化能量值。营养治疗的能量最少应满足患者需要量的70%。

非荷瘤状态下三大营养素的供能比例与健康人相同，碳水化合物50%~55%、脂肪25%~30%、蛋白质15%；荷瘤患者应该减少碳水化合物在总能量中的供能比例，提高蛋白质、脂肪的供能比例。

2. 蛋白质

恶性肿瘤患者的蛋白质代谢存在异常，蛋白质合成和分解代谢均增加，骨骼肌蛋白质消耗增加是其蛋白质代谢的特征之一。蛋白质需要量取决于代谢应激因素和蛋白质消耗程度，需要量应满足机体100%的需要。恶性肿瘤患者推荐蛋白质供给量 $1.0\sim1.5g/(kg\cdot d)$，严重消耗者 $1.5\sim2.0g/(kg\cdot d)$，恶病质患者蛋白质摄入量应达到 $1.8\sim2.0g/(kg\cdot d)$，支链氨基酸达到 $0.6g/(kg\cdot d)$ 以上，必需氨基酸达到 $1.2g/(kg\cdot d)$ 以上。支链氨基酸抑制蛋白质分解，同时促进蛋白质合成，并具有改善食欲的作用。

3. 脂肪

恶性肿瘤患者脂肪代谢发生改变，脂肪分解和脂肪酸氧化均增加，导致机体脂肪消耗，体重丢失。脂肪在恶性肿瘤患者体内能有效地被吸收、动员和利用，是高效的能量来源。推荐脂肪摄入量一般不超过总能量的30%，在一些特殊疾病治疗中可达到45%。推荐适当增加富含 ω-3 及 ω-9 脂肪酸食物。ω-3 多不饱和脂肪酸（ω-3 PUFA）经肠内或肠外营养途径均有延缓或抑制肿瘤生长的作用。

恶性肿瘤患者应用肠外营养时，营养配方中应常规包括脂肪乳剂。脂肪乳剂供热比应考虑患者的代谢状况，较高的脂肪供热比可能对需要长期肠外营养的肿瘤患者有益。推荐使用中长链脂肪乳剂代替单纯长链脂肪酸供能；鱼油脂肪乳剂可降低肿瘤患者围手术期的感染性并发症；橄榄油脂肪乳剂中的脂肪酸含量较接近 WHO 的推荐，并具有抗氧化应激作用，对免疫系统、炎症反应及肝功能影响较小。

恶性肿瘤患者肠内营养推荐应用肿瘤专用型肠内营养制剂。此种营养制剂提高了脂肪的比例，具有较高的能量密度，同时添加了 ω-3 PUFA，有益于恶性肿瘤患者。

4. 碳水化合物

恶性肿瘤患者体内糖代谢发生障碍，主要表现为葡萄糖转化增加和外周组织利用葡萄糖障碍。肿瘤细胞高度依赖葡萄糖的糖酵解途径提供能源，此代谢方式产生的能量远低于有氧氧化，但能为肿瘤细胞快速提供能源。肿瘤患者尤其是进展期、终末期肿瘤患者，推荐高脂肪低碳水化合物的配方，脂肪与碳水化合物两者供能比例可以达到 1∶1，甚至脂肪供能更多。推荐碳水化合物供能占总能量的35%~50%。

不同种类的碳水化合物对肿瘤的发生、发展过程的影响存在显著差异。过量摄入高血糖指数（glycemic index，GI）或高血糖负荷（glycemic load，GL）食物，可增加肿瘤的发生风险；部分寡糖具有增强免疫功能、抗肿瘤的生物活性。

5. 维生素与矿物质

按照需要量100%补充矿物质及维生素，根据实际情况可调整其中部分微量营养素的用量。对于存在肌肉减少症者，在25-羟维生素 D 水平下降时应补充维生素 D，有助于防止2型肌纤维萎缩，从而增强肌力。

6. 膳食纤维

膳食纤维有利于预防肠癌和乳腺癌等多种肿瘤的发生与发展，推荐摄入量为25~35g/d。

7. 水（饮水和食物中所含水）

一般按 30~40mL/（kg·d）给予，使每日尿量维持在 1000~2000mL。如果伴有呕吐或腹泻，须额外补充。有心、肺、肾等脏器功能障碍的患者应特别注意防止液体摄入量过多。

（四）肿瘤患者的营养治疗方式及实施

1. 营养治疗方式

恶性肿瘤患者营养治疗方式分为五种，具体选择哪种营养治疗方式，需要根据患者具体情况而定。同时需注意，在整个治疗过程中营养治疗方式也不是一成不变的，应根据患者具体情况适时调整。

（1）正常饮食　患者若能正常饮食，首先选择给予营养教育，提供合理的饮食指导。

（2）口服营养补充　是指以特殊医学用途（配方）食品经口服途径摄入，补充日常饮食的不足。若患者正常饮食量不足，则推荐口服营养补充。

（3）全肠内营养　当患者不能进食正常饮食时，给予全肠内营养。首先鼓励患者口服，口服不足或不能口服时应选择管饲。

（4）部分肠外营养　当患者全肠内营养不足60%目标量超过7d时，推荐通过肠外营养补充肠内营养的不足部分，也称其为补充性肠外营养。此营养治疗方式在肿瘤终末期、肿瘤手术后、肿瘤放疗、肿瘤化疗中，发挥着重要的作用。

（5）全肠外营养　当患者存在胃肠功能障碍不能耐受肠内营养，可短期使用全肠外营养，当可以接受肠内营养时，可转为部分肠外营养或全肠内营养。

2. 实施途径

（1）遵循"只要肠道功能允许，应首先使用肠道途径"的原则，优先选择肠内营养。肠道途径首先鼓励口服，增加饮食频次或选择高能量密度食品，鼓励口服营养补充；口服不足或不能时，用管饲补充或替代。需长时间营养治疗、且食道通畅的患者，主张实施经皮内镜胃造瘘、经皮内镜空肠造瘘；食道梗阻时，主张实施经皮影像下胃造瘘、穿刺导管空肠造瘘或手术胃造瘘、手术空肠造瘘。预期手术后需较长时间营养治疗者，推荐术中留置空肠造瘘管。

（2）消化道梗阻、高位和（或）高流量肠瘘、消化道出血、广泛黏膜炎、严重肠道功能紊乱或不能耐受肠内营养时，给予肠外营养。肠外营养在恶性肿瘤尤其是终末期肿瘤、肿瘤手术后、肿瘤放疗、肿瘤化疗中扮演重要角色，有时甚至起决定作用。肠外营养推荐以全合一的方式输注，长期使用肠外营养时推荐使用 PICC、中心静脉导管及输液港，其中输液港更好。

（3）根据患者的具体情况选择合适的营养治疗途径　完全肠内营养是理想的方式，完全肠外营养是无奈的选择，部分肠内营养加部分肠外营养是临床最常见的营养治疗方式。

3. 不同情况下的营养治疗

ASPEN、ESPEN、CSPEN 对肿瘤患者的营养治疗提出了指南性意见，可用于指导在不同情况下的营养治疗。

（1）非终末期手术治疗恶性肿瘤患者的营养治疗

①接受手术治疗的恶性肿瘤患者，由于疾病本身的影响，加上手术创伤和术后导致的消化功能不全或障碍，出现营养不良或存在营养风险较常见。非终末期手术治疗恶性肿瘤患者营养治疗的目标是提高患者对手术的耐受性，以减少手术并发症和降低死亡率。恶性肿瘤患者围手术期的营养治疗与其他外科患者无特殊区别，可参照非肿瘤患者围术期的营养支持。营养支持不是接受外科大手术治疗的肿瘤患者的常规措施。

②中度或重度营养不良患者建议在手术前接受营养支持 1~2 周，即使手术延迟也是值得的。预期术后 7d 以上无法通过正常饮食满足营养需求的患者，以及经口进食不能满足 60% 需要量超过 10d 的患者，应给予术后营养支持。

③开腹大手术患者，无论其营养状况如何，均推荐手术前使用免疫营养 5~7d，并持续到手术后 7d 或患者经口摄食 >60% 需要量时为止。谷氨酰胺有益于术后肠屏障功能恢复，$\omega-3$ PUFA 可减轻术后炎症反应，两者均可改善肿瘤术后临床结局，推荐在肠外营养配方中的添加，推荐量为谷氨酰胺 0.5g/（kg·d），$\omega-3$ PUFA 0.2g/（kg·d）。

④需行手术治疗的患者，若合并重度营养风险（6 个月内体重丢失 >10%~15%，或 BMI<18.5kg/m²，或营养不良，或无肝功能不全患者的血清白蛋白 <30g/L），肠内营养可以改善患者包括降低感染率、缩短住院时间的临床结局。这些患者应在术前给予营养支持 10~14d，即使手术因此而推迟也是值得的。

⑤任何情况下，只要肠内途径可用，应优先使用肠内营养。手术后应尽早（24h 内）开始肠内营养。

（2）非终末期放疗、化疗患者的营养治疗

①放疗、化疗患者的营养治疗目的。放射治疗也称放疗，是恶性肿瘤患者常用的治疗手段。放疗

在治疗肿瘤的同时，也对正常的机体组织细胞有一定的杀伤作用，可以对消化道黏膜细胞造成损伤，使患者的摄入、吸收功能发生障碍，引起营养不良。营养治疗对改善患者机体营养状况，提高肿瘤综合治疗效果有着重要的意义。化疗是恶性肿瘤的主要治疗手段，但几乎所有化疗药物都可能导致营养相关不良反应，尤其是恶心、呕吐、腹痛、腹泻和消化道黏膜损伤等消化道反应，使营养物质摄入不足或吸收出现障碍。营养不良会降低患者对化疗的耐受程度，影响生活质量、治疗效果及预后。因此，化疗患者的营养治疗目的是预防和治疗营养不良或恶病质，提高患者对化疗的依从性，控制化疗的不良反应，改善生活质量。

②放疗、化疗营养治疗原则。放疗、化疗及联合放/化疗患者不常规推荐肠内肠外营养，因为这对放疗、化疗治疗效果及毒副反应均无任何影响。对放疗、化疗有明显治疗毒副反应的患者，如果已有明显营养不良，则应在放疗、化疗的同时进行肠内或肠外营养；放疗或化疗严重影响摄食并预期持续时间大于1周，而放、化疗不能终止，或即使终止后在较长时间仍然不能恢复足够饮食的患者，应给予肠内或肠外营养。肿瘤放疗和（或）化疗致摄入减少以及体重下降时，强化膳食咨询可使大多数患者摄入量增多、体重增加，肠内营养可以改善患者营养状况。头颈部肿瘤、吞咽困难、黏膜炎患者管饲比口服更有效。肠内营养使用普通标准营养配方，$\omega-3$ PUFA强化型肠内营养配方对改善恶病质可能有益，对一般情况及营养状态良好的患者的作用有争议。无证据表明营养支持会促进肿瘤生长，在临床实际工作中不必考虑这个理论问题。

（3）恶性肿瘤终末期患者营养治疗

①个体化评估，制订合理方案，选择合适的配方与途径。

②营养治疗可能提高部分终末期恶性肿瘤患者的生活质量。

③患者接近生命终点时，已不需要给予任何形式的营养支持，仅需提供适当的水和食物以减少饥饿感。

④终末期恶性肿瘤患者的肠内或肠外营养是一个复杂问题，涉及面广。考虑到疾病无法逆转且患者不能从中获益，而肠内或肠外营养可能会带来相关的并发症，因而国外指南不推荐使用肠内或肠外营养。但是在国内，受传统观念与文化的影响，终末期肿瘤患者的肠内或肠外营养在很大程度上可能不再是循证医学或卫生资源的问题了，而是一个复杂的伦理、情感问题，常常被患者家属的要求所左右。

（五）恶性肿瘤恶病质患者营养支持

癌性恶病质是恶性肿瘤患者常见的致死因素，多数肿瘤患者往往并非死于癌症本身，而是死于严重的机体组织消耗和器官功能衰竭。恶病质严重影响患者的体力活动能力，可直接影响肿瘤治疗效果，增加并发症发生率，降低生活质量，影响患者的预后。

1. 恶病质的分期

癌性恶病质可分为恶病质前期、恶病质期与恶病质难治期。①恶病质前期：6个月内无意识体重下降<5%，厌食，代谢改变；②恶病质期：6个月内无意识体重下降>5%；或者当体重指数<20kg/m²时，6个月内体重下降>2%；或者合并少肌症患者6个月体重下降>2%；③恶病质难治期：晚期肿瘤患者或抗肿瘤治疗不理想导致肿瘤快速进展的患者，预期生存时间常<3个月。

恶病质可以在早期被发现，并且是可以被干预的，而恶病质发展到晚期，则抗癌治疗及营养治疗均很难有效。因此，对恶病质的早期发现和干预是防止其恶化的最关键手段。由于药物干预在治疗厌食及代谢紊乱中的作用非常有限，目前研究已经聚焦于应用营养治疗恶病质了，包括肠内营养和肠外营养的方法。在恶病质前期及恶病质期，营养治疗不仅可以增加患者能量及各种营养素的摄入，改善患者营养状况，还可以调节肿瘤患者的异常代谢，有益于抗肿瘤治疗。从临床结局来看，营养治疗能提高患者生活质量，甚至延长生存期。而在恶病质难治期，虽然要考虑营养治疗带来的风险和负担可能超过其潜在的益处，营养治疗也可能无法完全逆转其体重丢失及代谢异常，但部分营养的摄入仍可能改善患者生活质量，并给患者及家属带来安慰，而且对难治性恶病质的识别还有助于患者得到临终关怀团队的帮助。恶病质营养治疗的最终目标是逆转体重丢失和肌肉丢失；对难治性恶病质主要是减轻恶病质相关症状、提高整体生活质量。

2. 恶性肿瘤恶病质患者营养治疗方案推荐

（1）首先对肿瘤恶病质患者需明确诊断，并进行分期，给予有益于患者的抗癌治疗及营养治疗。对肿瘤恶病质患者进行营养评估，推荐采用 PG-SA 方法。

（2）恶病质患者表现为低摄入量以及代谢异常，均能导致蛋白质及能量负平衡，需要增加能量及营养素摄入以纠正能量及蛋白质的负平衡。密切的营养随访、营养咨询和对患者的营养教育是预防及治疗恶病质的重要措施，通过学习对食物的选择和摄入量，能使患者摄入更多的能量及营养素。对于不能摄入足够食物满足营养需求的患者，建议补充营养制剂，以口服营养补充为首选。连续 7d 饮食调整及口服营养补充总能量摄入不及标准量的 60% 时，建议管饲肠内营养，此时管饲不增加进食相关的痛苦。对于有肠功能衰竭、预计生存期超过 2 个月且营养不良可导致生存期缩短的肿瘤患者，推荐应用肠外营养。在饮食、口服营养补充或管饲肠内营养不足的情况下，推荐给予部分肠外营养。对进展期肿瘤患者选择肠外营养，要注重个体化及充分认识可能的并发症风险；特别对于恶病质难治期患者肠外营养所带来的不良反应可能大于益处。

（3）推荐增加蛋白质摄入，尤其是富含支链氨基酸的必需氨基酸的摄入。

（4）富含 ω-3 PUFA 的膳食、肠内或肠外营养制剂可能是有益的，在保证总能量摄入的情况下可能更有效。

（5）对各期恶病质患者，鼓励适当锻炼，实施心理干预。改善肿瘤恶病质可能需要多学科联合的方式和更早开始的干预。

（6）恶病质的预防　进展期的肿瘤患者无论处于恶病质前期还是恶病质期，均应进行营养治疗，包括通过营养咨询、营养教育等预防营养不良，以及治疗引起营养不良的原发疾病。

（六）饮食指导

1. 合理饮食可纠正恶性肿瘤患者的不良饮食习惯，对预防疾病复发，改善预后、提高生活质量起着非常重要的作用

世界癌症研究基金会（WCRF，2007）发布了 10 条防癌建议。①以维持理想体重或略低为宜。②每天至少进行 30min 中等强度的身体活动。③少吃高能量的食物，避免饮用含糖饮料。④多吃各种蔬菜、水果，全麦和豆类食物。⑤限制红肉的摄入（猪肉、牛肉、羊肉），尽可能少吃加工的肉类制品。⑥限制饮酒。如果喝酒，男性每天不超过 2 份（1 份含酒精 10~15g），女性不超过 1 份。⑦限制盐的摄入量，不吃发霉的谷类或豆类。⑧强调通过饮食本身满足营养需求，不推荐使用维生素等饮食补充剂预防癌症。⑨母亲应进行哺乳，孩子用母乳喂养。⑩癌症幸存者在积极治疗过程中，要遵循关于饮食、健康体重和身体活动的预防建议。

2. 饮食指导可以增加食物摄入量，避免肿瘤治疗过程中出现的体重丢失或者导致治疗的中断。如果饮食指导不能满足需求，需要开始人工营养（口服营养补充，管饲，肠外营养）

（1）制定一份食物计划表。将每天的食物分成 5~6 餐，以小分量的形式提供营养丰富的食物，患

者更容易接受小份量的食物。

（2）在愉快的环境、与愉悦的对象、充足的时间享用制作精良、丰富多样、美味可口的食物。

（3）患者常合并一些症状，具体的饮食建议如下所述。

①味觉/嗅觉改变、厌食、食欲缺乏。宣教营养的重要性，鼓励进食；少量多餐，高能量饮食，提供富含营养小分量膳食和饮品，充分利用患者具有食欲的时间段；避免低能量易产生饱胀感的食物；加强食物的香味与外观促进食欲，利用醋、番茄酱、柠檬汁等调味料，或在食物中添加葱、蒜、香菜、八角、肉桂等佐料；健脾开胃的药饮食疗；增加活动量。

②吞咽困难。调整食物的质地，通过小分量来缓解吞咽不适及避免疲劳，因为后者可以加重吞咽困难，增加误吸的风险；确保患者在用餐时具有合适的体位从而有利于食物的蠕动；避免食物堆积在口腔中。如果患者对液体吞咽困难，摄食可以胶状或乳脂类的食物为主；相反，如果对固体吞咽困难，可准备质地柔软的食物。

③恶心/呕吐。少量多餐，给予低脂、低纤维饮食；避免辛辣食物和咖啡因；肿瘤治疗前 1~2h 内不进食；给予姜汤或陈皮粥水缓解症状；使用止吐药物；还可采用催眠、针灸、音乐治疗。

④腹泻。增加液体量的摄入，注意适时补充电解质；低脂低纤维饮食，避免进食全谷类、坚果类、豆类、含不溶性纤维的蔬菜；适当给予益生菌。

⑤便秘。补足水分，如水、果汁、菜汤等；每天至少需 8~10 杯水，每杯 240mL；增加可溶性纤维的摄入；便秘避免辛辣食物；避免咖啡因；适量饮用决明子茶、芦荟汁等具有轻泻作用的饮料；增加活动量。

⑥口腔炎症、黏膜炎。细嚼慢咽，同时使用常温食品；保持口腔卫生，苏打水漱口；给予高营养流质饮食，摄入柔软、光滑或者捣碎的混合有水分或汤汁的食物；补充 B 族维生素、锌制剂；避免辛辣刺激饮食，如辛辣的、酸的或煎炸的食物。这些建议旨在避免黏膜的疼痛，缓解因唾液腺分泌减少引起的口腔干燥等不适，同时改善食物的风味。

⑦口腔干燥。尝试酸味食物；口含冰块，或口含山楂、青梅、无花果；每咬一次食物后饮水；多进食柔软多汁的食物。

⑧体重下降。少量多餐，给予高能量高蛋白饮食；两餐之间添加肠内营养制剂；用餐前一小时进行轻度活动刺激食欲；食谱编排宜多样化。

（七）家居康复指导

肿瘤患者出院后（家居）康复建议如下所述。

（1）保持理想体重使之不低于正常范围的下限值，每 2 周定时（早晨起床排便后空腹）称重一次并记录。任何不明原因（非自主性）的体重丢失>2%时，应该及时回医院复诊。

（2）节制能量 每餐七八分饱最好，不能过多，也不能过少，非肥胖患者以体重不下降为标准。但是切忌饥饿。

（3）增加蛋白质摄入量 总体上说，动物蛋白质优于植物蛋白质，乳清蛋白优于酪蛋白。选择乳、蛋、鱼、肉、豆优质蛋白质。荤素搭配（荤∶素＝1∶2）。控制红肉（猪肉、牛肉、羊肉）及加工肉（如香肠、火腿）摄入。

（4）增加水果、蔬菜、全谷物摄入量 每日蔬菜和水果共要求摄入 5 份（蔬菜 1 份=100g，水果 1 份=1 个），要求色彩、种类越多越好；增加全谷物摄入。

（5）保持好的生活习惯 戒绝烟草，限制饮酒（如果饮酒，每天白酒男性不超过 2 两，女性不超过 1 两），保持充足睡眠。不能以保健品代替营养素，保健品在营养良好的条件下才能更好地发挥作用。避免含糖饮品。避免过咸食物及盐加工食物（如腌肉、腌制蔬菜）。养成口服营养补充习惯。

（6）积极运动 每周不少于 5 次，每日 30～50min 的中等强度运动，以出汗为好。即使是卧床患者也建议进行适合的运动（包括手、腿、头颈部及躯干的活动）。肌肉减少的老年患者提倡抗阻运动。

（7）重返社会、重返生活 鼓励患者积极参加社会、社交活动，尽快重新回到工作岗位上去，在社会中发挥自己的作用。

（8）高度重视躯体症状及体征的任何异常变化，及时返回医院复诊；积极寻求心理支持，包括抗焦虑药物的使用；控制疼痛。

（八）食物的选择

1. 多进食具有防癌作用的食物

（1）蘑菇及木耳类 因香菇、冬菇、银耳、金针菇、黑木耳等富含多糖、多种维生素与微量元素而具有明显的抗癌作用，其中金针菇对恶性肿瘤的抑制率可高达81%。

（2）海洋食品 多选鱼类，尤其是海洋鱼类，因富含锌、钙、碘、硒等矿物质及核酸，具有防癌功效；海参中含有海参素，能提高吞噬细胞的吞噬功能，增强机体免疫力，对肉瘤有抑制作用；海带因富含藻酸，能促进肠蠕动，防止便秘，抑制致癌物在消化道吸收。

（3）豆类与蔬菜类 大豆富含异黄酮，对乳腺癌和结肠癌等均有明显的抑制作用；莼菜含有丰富的维生素 B_{12}、海藻多糖碱、天门冬素等，可有效抑制癌细胞增殖；萝卜和莴笋等蔬菜均含有能分解、破坏亚硝胺的物质，从而消除亚硝胺的致癌作用；大蒜含有大蒜素、硒及某些脂溶性挥发油，具有抗癌和提高机体免疫力的作用。茄子因含有龙葵碱而具有抗癌功效。

（4）水果 每天吃不同颜色的水果，具有降低癌症的风险。柑橘、橙类水果含丰富的维生素 C、类黄酮、β-胡萝卜素、纤维素和果胶。它们不仅是强抗氧化食物，还是很好的天然螯合剂。维生素 C、类黄酮能干扰和阻断致癌物二甲基亚硝胺的生成；果胶及纤维素能与体内毒素和致癌物质结合并排出体外。山楂、猕猴桃、黑加仑、草莓、柠檬、柚子、木瓜、大枣、枸杞子等水果均有类似的作用。无花果含有佛手柑内脂、β-谷甾醇、香树脂醇及补骨脂素等活性抗癌成分，不仅抑制癌细胞蛋白质的合成，还能提高免疫细胞的活力，是一种很好的防癌水果。

（5）茶类 茶叶富含茶多酚、叶绿素及多种维生素，具有防癌、抗癌作用。

2. 化疗患者饮食宜选用清淡少油的浓流食或半流食

新鲜蔬菜和水果含有丰富的维生素和矿物质，尤其是维生素 C 具有抗氧化作用，可阻断致癌物质亚硝胺的合成，减少胃肠道肿瘤的发生。推荐的新鲜蔬菜和水果有洋白菜、菜花、萝卜、胡萝卜、苦菜、洋葱、番茄、苦瓜、芹菜、大蒜、姜等以及无花果、大枣、柑橘、酸梅、桂圆等。胃癌化疗期间宜多吃新鲜葡萄，可以减轻化疗药物带来的副作用。酌情可适当补充肠内营养制剂。

3. 放疗患者饮食宜选用食物

放疗患者饮食宜选用藕粉冲鸡蛋、牛乳冲米粉、鱼羹、挂面汤、银耳冰糖粥以及西瓜汁、黄瓜汁、绿豆汤、红豆汤等流食或半流食。可选用肉末、菜泥、水果汁等。头颈部放疗患者可选用鱼肉、瘦肉、鸡蛋、豆腐等优质蛋白食品制成汤水较多饮食，如鲫鱼汤、豆腐汤等。为增强食欲可加用少量食盐缓解口中乏味感。

4. 忌（少）用食物

动物脂肪、虾蟹类、腌渍与烟熏食物、酸泡食物、罐头制品以及含硝酸盐和亚硝酸盐多的食品，如咸鱼、酸菜、香肠、熏肉等；烧烤类及反复高温油炸食品；辛辣刺激性食物和调味品；霉变食物；少喝酒精饮料。

二、重症、创伤患者营养支持技术应用

重症、创伤患者由于受创伤、应激等多种因素影响而处于高分解代谢状态，机体能量消耗增加。在此过程中，患者的胃肠道功能亦发生紊乱，胃排空延迟，从而限制了肠内营养的实施，最终造成患者肠内营养无法达到营养供应的需要量，从而造成营养不良的发生。而营养不良将造成重症、创伤患者的预后不理想，临床上具体表现为感染等并发症的发生率显著上升，死亡率升高，住院时间延长。所以，营养支持治疗是临床上对于重症、创伤患者治疗过程中的重要环节之一，尤其是对于那些长期处于持续高分解代谢状态的患者，合理的营养支持治疗可减轻蛋白质消耗和营养不良，维持机体重要器官的结构和功能，减少并发症及入住 ICU 的时间，从而显著改善患者的预后。同时，营养支持还是改善患者分解代谢状态、维持合成代谢及免疫系统功能的重要手段。但是，由于重症、创伤患者复杂的病理生理及代谢改变，此类患者的营养支持是十分复杂和困难的。

如何对重症、创伤患者进行合理、有效的营养支持，减少并发症的发生，促进患者尽快康复，已成为提高重症、创伤患者救治成功的关键。目前，营养支持治疗已成为最近几年来重症、创伤患者临床治疗方面的突破性进展之一，在最初应用于临床时，大部分工作集中在对于热量以及各种基本营养素的补充上，目的是维持患者的氮平衡。但随着相关研究的不断深入，越来越多的学者意识到不同疾病患者的代谢变化特点也不尽相同，对营养物质需求以及代谢亦存在不同程度的差异。营养支持的关键是使机体细胞得到所需要的营养来进行正常或者近似正常的生理代谢过程，从而保持机体基础功能的正常执行，保持或者改善组织或器官的功能和结构。

目前大量证据表明，重症、创伤患者在采用常规的营养和代谢支持方法后往往不能达到满意的临床效果，因此有人提出了根据各器官、组织不同的代谢特征进行营养支持的概念，强调早期营养支持治疗对重症、创伤患者的救治的促进作用。对重症、创伤患者应当在早期即开始进行营养支持治疗，并遵循三大营养素同步参与的原则，补充血容量，为组织提供足够的氧，防止氧自由基对肌体的损伤，改善内脏缺血状态和隐匿性代偿性休克，最终达到保护肠黏膜、预防和控制细菌以及内毒素移位的目的。

同时，人们发现精氨酸、谷氨酰胺、ω-3 脂肪酸、硒、抗氧化剂等特殊营养物质在重症、创伤患者营养治疗中有一定的作用，认为可以通过这些特殊营养物质，利用其药理作用而达到治疗和调节机体代谢和免疫功能，提高重症、创伤患者的救治成功率，以促进肌体的恢复。但到目前为止，这些特殊营养物质在 ICU 患者中的应用仍倍受争议，缺乏充分的临床证据支持。

（一）重症、创伤患者营养支持的目的和原则

严重创伤、感染、大手术后，并发器官功能衰竭等重症、创伤患者，伴有明显的代谢改变，将进入高分解代谢状态，使合成代谢受限，免疫功能低下，加上摄入能量及蛋白质量的不足，机体易出现营养不良状态。如果得不到及时、足够的营养补充，就会出现不同程度的蛋白质消耗，影响器官的结构和功能，最终将会导致多器官功能衰竭，从而影响治愈，出现较高的病死率。随着近来对有关创伤、感染后高代谢反应的进一步认识，及其对重症患者临床、生理和代谢免疫关系的进一步了解，人们发现重症、创伤患者在脏器功能受损，出现生命器官功能不全或衰竭的状态下，若不适当地提供过多或过少的营养物，将使脏器功能下降。在机体组织低灌注、低氧合状态下，若给予过高的能量支持和过

多的能量底物，反而会因为无氧酵解副产物及底物本身的蓄积而损伤细胞，加重器官功能障碍。因此，如何针对重症、创伤患者的代谢状况，供给细胞代谢所需要的能量与营养底物，维持细胞、组织代谢及器官的结构和功能，是重症患者营养支持的重要目标。

重症、创伤患者营养物质的需要量应根据不同疾病状况、疾病的不同阶段机体及机体重要器官的功能情况而定。一般来说，在严重创伤、感染等应激初期，机体循环、呼吸系统及内环境多不稳定，需积极治疗原发病、维持机体内环境稳定和重要脏器、组织的生理功能，待循环、呼吸系统及内环境趋于稳定后再开始考虑营养支持。通过营养素的药理作用调节代谢紊乱和免疫功能，增加机体抗病能力，从而可影响疾病的发展与转归。

(二) 重症、创伤患者营养支持方式选择

随着对肠内营养作用认识的逐渐深入，重症、创伤患者肠黏膜屏障功能损害所致的危害越来越引起了临床的关注，有关肠内营养支持对预后的影响的临床研究也越来越多。早期肠内营养也由此成为国际国内营养学会和机构推荐的对于具有肠道功能重症、创伤患者首选的营养支持方式。对于重症、创伤患者早期肠内营养已取得以下共识：①早期肠内营养可能对患者有益；②早期肠内营养优于没有肠内营养支持；③早期肠内营养优于肠外营养。美国及欧洲针对 ICU 患者的临床指南均指出，对于肠道功能恢复的 ICU 患者需尽早实施肠内营养，建议在 24h 或 24~48h 内开始实施。

目前，对早期肠内营养的"早"，一直没有公认的时间点。多数临床研究及指南将入院（或入 ICU）、或损伤造成后的 48h 内定义为"早期"，而一些研究将 24h 内定义为"早期"。纳入 6 项随机对照试验研究的 Meta 分析显示，24h 内实施早期肠内营养与急性肺损伤的死亡率下降有关，且肺炎发生率降低了 69%，而多器官功能障碍综合征发生率无显著改善。对创伤患者早期肠内营养的研究显示，4 项随机对照试验中 24h 内实施早期肠内营养与创伤患者死亡率下降有关。因此，目前临床研究证据支持重症、创伤患者尽早开始营养支持。坚持三大营养素同步参与的治疗原则，以期达到补充血容量、满足组织的氧输送、积极防止氧自由基损伤、纠正内脏缺血及隐匿性代偿性休克、保护肠黏膜、防止细菌和内毒素移位的治疗目的。

值得注意的是，许多重症患者创伤应激早期，血流动力学不稳定、内环境紊乱、胃肠道功能严重受损，早期肠内营养往往难以实施，而且绝大多数重症患者在 ICU 的大部分时间内单纯使用肠内营养难以满足机体对能量和蛋白质的需求。而能量和蛋白质的负平衡与许多并发症密切相关。因此，对于不能接受肠内营养、无法耐受肠内营养或者肠内营养无法达到目标量的 80% 以上的重症、创伤患者，肠外营养依然是重要的营养支持方式，通过添加肠外营养以达到充分的营养底物供给，仍可使大多数患者受益。目前，如何确定接受肠内营养的重症、创伤患者添加肠外营养的时机和用量，是当今医学领域争论和关注的热点。在肠内营养不能提供足量能量的情况下，是否需要补充性的肠外营养，欧洲指南推荐如果肠内营养提供的能量不能满足要求，进入 ICU 的第 2 日就需考虑部分肠外营养。美国指南则推荐至少 1 周后再给予部分肠外营养。Casaer MP 等比较成年 ICU 患者从第 2 日或第 8 日开始提供部分肠外营养，结果发现延迟部分肠外营养组患者出 ICU 时的存活率高 6.3%，且 ICU 停留天数少 1 日，因此，人们认为过早给予部分肠外营养可能有潜在的危害。

1. 重症、创伤患者肠内营养支持

（1）肠内营养的时机　重症、创伤患者何时开始肠内营养是临床上十分关注又难确定的问题。目前的共识是早期肠内营养有助于降低重症、创伤患者应激反应和分解代谢程度，缩短患者的高代谢期，减少炎性介质释放，促进合成代谢和机体恢复，维持和改善肠道及机体免疫功能。目前几乎所有的营养学会和医疗机构的指南均推荐重症、创伤患者首选肠内营养。只要患者"血流动力学稳定"及"肠道存在一定的功能"，且能耐受肠内营养，要尽可能实施肠内营养。

"血流动力学稳定"及"肠道存在一定的功能"被认为是实施肠内营养支持的前提，并且目前认为胃肠道是否有功能不能单纯的靠有无肠鸣音，有无排气排便来衡量。肠鸣音是肠蠕动的指标，而不是肠吸收的指标。肠鸣音的发生是食物、液体、气体通过肠道引起的。当患者正处于禁食或气管插管、胃肠减压、使用镇静剂时，如果没有食物和液体通过胃肠道，气体排空也受影响。重症、创伤患者常存在胃排空延迟或停止，但小肠吸收营养的功能尚可存在。对于有肠内营养适应证的患者，尝试肠内营养和不断评价耐受性更有实际意义。

随着近年来许多循证医学证据的出现，目前指南建议胃肠道功能存在（或部分存在），但不能经口正常摄食的重症、创伤患者，应优先考虑给予肠内营养。对于不耐受经胃营养或有反流和误吸高风险的患者，宜选择经空肠营养。无论是否存在肠鸣音以及有无排气/排便证据，无禁忌情况均应启动肠内营养。通常早期肠内营养是指进入 ICU 24~48h，并且血液动力学稳定、无肠内营养禁忌证的情况下开始肠道喂养。

（2）肠内营养支持途径的选择　肠内营养支持的途径主要取决于疾病情况、手术方式、喂养时间长短、患者的精神状况及胃肠功能等。肠内营养支持分口服和肠内管饲两种途径，由于重症患者多无法经口进食、不愿经口进食或经口进食不足，需经置管或造口途径进行肠内营养。对于重症、创伤患者而言，肠内营养支持途径的选择要注意权衡不同方法的优缺点、消化道病变部位、时间长短和可行性，选择最适宜患者的途径。

总体上肠内管饲的途径主要包括鼻胃置管、鼻十二指肠/空肠置管、食管（咽）造口、胃造口、空肠造口等。归纳起来依据是否有创性，肠内营养的置管途径分为有创性和无创性两种。食管（咽）造口、胃造口、空肠造口为通过手术或经皮穿刺开口以达到进行肠内营养支持的目的。由于这些方法的有创性，可能出现造口管滑脱、消化道出血、消化道瘘、肿瘤种植、局部皮肤感染、脓肿形成等并发症，限制了其在营养支持治疗方面的临床应用。同时由于重症患者常存在胃肠动力和功能的障碍，经胃肠内营养容易导致胃潴留、呕吐和误吸，耐受性差，与经胃营养相比，经空肠营养能减少此类并发症，且提高患者的热量和蛋白的摄取量和耐受性。故目前有创性的置管途径主要采用空肠造口的方法，空肠造口作为上消化道的辅助手术，可单独进行，也可在原发病手术的同时附加完成。

肠内营养途径的选择应遵循以下原则：①肠道能否安全使用；②肠内营养支持的时间；③胃排空功能及发生胃食管反流导致误吸的危险性。鼻胃管操作简单，适用于消化系统功能正常、意识清楚的患者；鼻肠管适用于需要短期营养支持，易发生反流、误吸等无法耐受鼻胃管的患者；需要长期非经口营养的患者，应当选择经皮内镜下胃造口术和经皮内镜下肠造口术。

（3）肠内营养支持能量的需求　持续性高代谢、耗能途径异常以及对外源性营养底物反应差是重症、创伤患者能量代谢的病理生理特征。考虑到能量供给不足与过度喂养都会造成严重的后果，因此，此类患者的营养支持必须提供合适的热量与营养素。

不同的患者和患者不同的应激状态均有各自不同的能量需求，合理的能量供给是实现有效营养支持的保障。研究显示，合并全身感染等重症患者早期的能量消耗约为 25kcal/(kg·d)，之后逐渐升至 40kcal/(kg·d) 左右，但这并非重症、创伤患者的能量供给目标。重症、创伤患者营养支持早期采取"允许性低热量"喂养的供能策略，目的在于避免营养支持相关并发症，如高血糖、高碳酸血症、淤胆与脂肪沉积等。根据相关指南建议，推荐外源性营养支持的能量供给量遵循以下原则：应激初期（多数在第一周左右）20~25kcal/(kg·d)，中期（2~3周）25~30kcal/(kg·d)，后期 30~35kcal/(kg·d)。

（4）肠内营养制剂的选择　在重症、创伤患者肠内营养支持中起着十分重要的作用，患者所选用的肠内营养制剂首先要能提供机体所需要的热量、氮量、脂肪、碳水化合物、电解质、微量元素、维生素、纤维素等营养物质，其次是要有较好的胃肠道耐受性。肠内营养制剂是指用于临床肠内营养支持的各种产品的统称，是实施临床肠内营养支持的重要"武器"之一，其中的特殊医学用途配方食品是食品中逐渐发展起来的肠内营养制剂特殊类别。

对于胃肠道功能正常的重症、创伤患者，可采用整蛋白为氮源的制剂；对于胃肠道功能低下的患者，建议采用氨基酸或短肽为氮源的制剂。脂肪吸收不良或乳糜胸腹水的患者，由于其消化长链脂肪酸的能力下降，以中链甘油三酯代替长链脂肪酸，同时间断补充长链甘油三酯。对于不耐受乳糖、蔗糖，或其他双糖的患者应避免选择含上述物质配方。对于有肝、肾、肺等脏器功能障碍和先天性代谢缺陷的患者，应选择相应的疾病特异性配方，如肝病配方、肾病配方和肺病配方。对于血糖较高的患者可选用低 GI 型肠内营养制剂配方。

随着重症医学与临床营养学的发展，近年来，微生态免疫营养制剂越来越多地应用于重症、创伤患者的营养支持，并获得了较理想的结果。微生态免疫营养制剂中的某些营养素如谷氨酰胺、精氨酸等，可通过特定的方式刺激免疫细胞，增强应答能力，调控细胞因子的产生和释放，维持正常、适度的免疫反应，由此减轻严重应激诱发的有害或过度的炎症反应，维持肠道屏障功能等。目前研究较多并用于临床的微生态免疫营养制剂有益生菌、益生元、合生元、谷氨酰胺、精氨酸、$\omega-3$脂肪酸、核苷与核苷酸、膳食纤维等，但这些微生态免疫营养制剂在重症营养领域仍存在许多问题需要进一步探讨。

（5）肠内营养支持常见并发症的处理　重症患者常存在胃肠道动力障碍，肠内营养支持时易出现胃潴留、呕吐和误吸。重症、创伤患者在应激状态下胃黏膜缺血缺氧严重，蠕动及排空速度减慢，营养液易在胃内残留。首次输注前可用糖盐水试灌注，了解患者胃的排空速度。管喂前应确认胃管在胃内，同时监测胃残留量。建议每 2~4h 抽吸一次胃残留量，如≤200mL，可维持原速度，如≤100mL 可适当增加输注速度，如>200mL，应暂停输注或减慢输注。与经胃喂养相比，空肠喂养能减少胃食道反流及误吸的风险（尤其在合用胃肠减压时），进而降低肺炎发生率。肠内喂养时，可选用内外径比例理想、刺激小的鼻胃管或鼻肠管，输注前应摇高床头 30~45°。患者采用半卧位较平卧位误吸及呼吸机相关性肺炎的发生率明显下降，因此，半卧位成为预防呼吸机相关性肺炎的一项重要手段列入相关指南。一旦发生误吸应立即停止输注，迅速吸净气道、口鼻内液体，并利用负压吸净胃内营养液，必要时要拔除胃管。

腹泻是重症、创伤患者肠内营养支持最常见的并发症。临床研究发现，ICU 内患者的腹泻有 59% 是由于肠内营养喂养不当引起的，如肠内营养制剂输注的速度过快、量太大、浓度发生改变、温度过低或营养制剂在配制及使用过程中受到污染等。另外，重症、创伤患者多联合使用广谱抗生素，腹泻的发生可能与其所致的肠道菌群紊乱和药物副作用有关。为预防腹泻，配制营养制剂时严格无菌操作，最好做到现配现用，暂不用时将其置冰箱内保存，时间不超过 24h，开瓶后悬挂不应超过 8h，灌注时可用加温器保持恒定的温度。一旦出现腹泻，应鉴别腹泻的原因并作相应处理，调整肠内营养制剂浓度，减慢输注速度等以控制腹泻。

2. 重症、创伤患者肠外营养支持

（1）重症、创伤患者肠外营养支持适应证　尽管肠内营养支持有众多的好处，但并不是所有的重症、创伤患者均能顺利接受肠内营养。临床上，严重创伤、感染或手术后重症患者常存在胃肠道功能减退或使胃肠道的完整性受损，导致患者无法进行肠内营养支持。此时，通过肠外营养的手段，能够为重症、创伤患者和胃肠道功能不佳的患者提供及时有效的营养支持。肠外营养支持适用于：①胃肠道功能障碍的重症、创伤患者；②由于手术或解剖问题胃肠道禁止使用的重症、创伤患者；③存在有尚未控制的腹部情况，如腹腔感染、肠梗阻、肠瘘等。对于胃肠道仅能接收部分营养物质补充的重症、创伤患者，可采用部分肠内与部分肠外营养相结合的联合营养支持方式，目的在于支持肠功能。存在以下情况时，不宜给予肠外营养支持：①早期容量复苏、血流动力学尚未稳定阶段或存在严重水电解质与酸碱失衡；②严重肝功能衰竭，肝性脑病；③急性肾功能衰竭存在严重氮质血症；④尚未控制的严重高血糖。

（2）肠外营养支持途径选择　肠外营养支持途径可选择经中心静脉和经外周静脉营养。经中心静脉途径包括锁骨下静脉、颈内静脉、股静脉和 PICC 途径。目前经中心静脉实施肠外营养首选锁骨下静脉置管。营养液容量、浓度不高，接受部分肠外营养支持的患者，可采取经外周静脉途径。Meta 分析表明，与多腔导管相比，单腔导管施行肠外营养，中心静脉导管相关性感染和导管细菌定植的发生率明显降低。

（3）肠外营养支持的时机　重症、创伤患者何时开始使用补充性肠外营养目前仍有争议。欧洲肠内肠外营养协会认为 48h 肠内营养无法达到目标量者，3d 内应添加肠外营养。而北美肠内肠外营养协会则认为肠内营养无法达到目标量者，7d 后应开始添加肠外营养。为何不同营养学会的推荐指南存在巨大差异？欧洲的理由是重症、创伤患者疾病早期处于"能量负平衡"，持续的能量负平衡可能加速营养不良，导致并发症增加，预后不良，因此应早期补充性肠外营养。而北美的观点则认为无慢性营养不良的重症、创伤患者允许低热量肠内营养治疗 7～10d，提前给予补充性肠外营养并不能改善预后，反而可能对患者有害。欧洲的观点是"尽力治疗，减少并发症，降低死亡率"，而北美则是"无伤害原则，避免死亡"。ICU 患者病情复杂，哪些患者能从补充性肠外营养中获益呢？不同的研究得出不同的结论。迄今为止，关于补充性肠外营养实施的时机问题仍然有待进一步的研究来确认。

（4）肠外营养制剂的选择

①碳水化合物制剂。碳水化合物制剂是肠外营养支持中非蛋白热量的主要提供者，葡萄糖作为重要的碳水化合物制剂，能为机体所有细胞代谢。葡萄糖来源丰富、价廉、无配伍禁忌，最符合人体生理要求，其省氮效应早已肯定，是临床上应用最多的能源物质。人体某些器官、组织（如大脑、神经组织、肾髓质、红细胞等）只能以其作为能源物质。葡萄糖进入血液后，在酶及内分泌激素的作用下很快被代谢成二氧化碳和水并释放能量，剩余的以糖原的形式储存在肝脏和肌肉组织中。

然而，葡萄糖的氧化作用是有限的，并且与能量消耗相关。婴儿和儿童体内葡萄糖的氧化速率高，体力活动和锻炼时葡萄糖的氧化速率也较高。在静坐或卧床的成年人体内，葡萄糖的氧化速率依赖于能量消耗，其最大值为每分钟 4～5mg/（kg·bw）。因此静息状态或住院的成年患者，每日碳水化合物的摄入不应超过 7g/（kg·bw）。碳水化合物的输注速度取决于其各自的营养支持方案。连续输注过程中，葡萄糖的输注不应超过最大氧化速率每分钟 4～5mg/（kg·bw）；间歇输注规程中，葡萄糖剂量不应高于每分钟 8～10mg/（kg·bw）。若高于此剂量输注，输注剂量超过了氧化速率。

长期过量输入葡萄糖会转化成脂肪沉积在肝脏等内脏和组织。严重应激状态下的患者，其葡萄糖氧化障碍和胰岛素阻抗，大量高渗葡萄糖摄入会产生某些有害的结果：机体静息能量消耗增高；高血糖及高渗性并发症；二氧化碳产生过多，加重呼吸肌负荷；肝功能损害或脂肪肝；体内有限的糖异生受抑制。要强调的是，当葡萄糖摄入与氧化速率相当时，可以明显降低患者代谢改变的发生率和严重程度。因此，推荐重症患者葡萄糖的最大输注速率为每分钟 3～4mg/（kg·bw）。对于此类患者，目前多主张每日葡萄糖供给量应少于 250～300g，以避免因葡萄糖摄入过量所致的代谢不良反应。目前临床上常用的葡萄糖制剂的浓度为 5%～50%。

其他碳水化合物制剂有果糖、麦芽糖、山梨醇或木糖醇注射液等，静脉输入经水解成葡萄糖后将进入糖代谢途径而被机体利用，其在体内的利用率与葡萄糖相似，但对血糖浓度的影响较葡萄糖小。目前，临床上肠外营养时使用其他碳水化合物制剂并不普遍，主要是由于这些碳水化合物的利用率个体差异较大，应用于人体尚有一定的缺陷和存在一定不良反应。

②氨基酸制剂。氨基酸是肠外营养时的氮源物质，输注氨基酸液的目的是提供机体合成蛋白质所需的底物。由于各种蛋白质都有特定的氨基酸组成，因此输入的复合氨基酸液中氨基酸的配比应该合理，缺少某种（些）氨基酸或其含量不足，则会造成氨基酸的利用率和蛋白质的合成受到限制，从而影响肠外营养的疗效。晶状氨基酸制剂一般都用于肠外营养。这些制剂包括所有的必需氨基酸，但没有足够量的条件必需氨基酸。这是因为在肠外营养支持中采用一些氨基酸的原形是有一定难度的。半胱氨酸可被迅速氧化产生二聚体胱氨酸，其溶解度低，同样，酪氨酸在水中的溶解度也较低，因此临床应用中很难达到它们的需要量。谷氨酰胺在水溶液和长时间保存时不稳定，并且溶解度很低。虽然细胞内外牛磺酸含量之比很高，但牛磺酸不能在所有溶液中保存。

目前临床上常用的氨基酸制剂是平衡型氨基酸溶液。近年来也有适用于婴幼儿、肝病、肾病、烧伤、创伤及肿瘤等各种疾病的氨基酸溶液问世，供特殊情况下使用，但其确切的疗效仍存在疑问。实际上，复方氨基酸液的研制还在不断发展，最佳的氨基酸组成还未确定，现有的各种配方还不是最完善的。将来会出现富含半胱氨酸、酪氨酸、谷氨酰胺的合成肽。最后，"个体化营养"会越来越重要，个别营养物质还可作为器官或组织的特殊营养素。

③脂肪乳剂。脂肪乳剂是肠外营养中较理想的一种提供能量、生物合成碳原子及必需脂肪酸的静脉制剂，具有能量密度高、等渗、不从尿排泄、富含必需脂肪酸、对静脉壁无刺激、可经外周静脉输入、无需胰岛素、无高渗性利尿等优点，脂肪乳剂与葡萄糖合用还可起到省氮效应。通过输注脂肪乳提供能量可减少碳水化合物的摄入量，减少由于高糖输注引起的副作用发生率。需要注意的是，机体对碳水化合物和脂肪的清除能力存在个体差异，所以两者的摄入量和输注速度要根据个体决定。另外，虽然脂肪乳具有联合供能优点，但在输注脂肪乳时要考虑到脂肪的组成，包括脂肪酸的类型和抗氧化剂的含量。

长链脂肪乳剂含 12~18 个碳原子的长链甘油三酯，主要由大豆油、红花油制成，以卵磷脂为乳化剂，含少量甘油以调节渗透压。长链脂肪乳剂在临床上已经安全使用了 40 余年，目前仍是临床上普遍使用的脂肪乳剂，不仅为机体提供了能量，也提供了大量生物膜和生物活性物质代谢所必需的不饱和脂肪酸，可以预防或纠正必需脂肪酸缺乏症。但是，近年来的研究发现，长链脂肪乳剂中的亚油酸含量过高，抗氧化剂含量较低，在创伤、感染等高代谢状态时，可影响粒细胞活性，导致机体免疫功能受损，脂质过氧化增加，对机体有一定的损害。

中/长链脂肪乳剂含 6~8 个碳原子的中链甘油三酯和长链甘油三酯。中链甘油三酯主要成分是辛酸、癸酸，存在于可可油、椰子油及其他果仁油中。中链甘油三酯分子质量较长链甘油三酯小，水溶性较长链甘油三酯高 100 倍左右。中链脂肪酸在所有组织中较长链脂肪酸氧化更快、更完全、更彻底。此外，中链甘油三酯的生酮作用要高于长链甘油三酯。在血液循环中，中链脂肪酸比长链脂肪酸更少与白蛋白结合，不易被酯化，中链甘油三酯的血浆半衰期仅为长链甘油三酯的一半。当肠外给予中链甘油三酯时，中链甘油三酯不在脂肪组织中储存，也较少发生肝脏脂肪浸润。由于中链甘油三酯不含必需脂肪酸，以及纯中链甘油三酯输注时有一定神经毒性作用，因此目前临床上应用的中/长链脂肪乳剂是以两种形式存在：一种是将中链甘油三酯与长链甘油三酯按 1：1 的重量比物理混合而成；另一种是将中链甘油三酯与长链甘油三酯在高温和催化剂的作用下水解后酯化，在同一甘油分子的 3 个碳链上随机结合不同的中链脂肪酸和长链脂肪酸，形成结构型甘油三酯。临床实践证实，物理混合或结构型的中/长链脂肪乳剂较长链脂肪乳剂具有氧化更快、更完全，能较快地彻底地从血中被清除，极少再酯化为脂肪储存起来等优点，更有利于改善氮平衡，对肝脏及免疫系统的影响小，因而在临床上应用日趋广泛，大有取代传统长链脂肪乳剂之势。含橄榄油的脂肪乳剂含橄榄油的脂肪乳剂由20%大豆油和80%富含单不饱和脂肪酸的橄榄油组成，同时富含大量具有生物活性的α-生育酚，可减少脂质过氧化的发生。临床实践证实，含橄榄油的脂肪乳剂具有良好的安全性和耐受性，可选择性调节免疫应答，维护机体免疫功能，减少炎性反应的发生，是临床上值得推崇的新型脂肪乳剂。

近年来，含鱼油（富含ω-3脂肪酸）的脂肪乳剂正从实验研究阶段走向临床应用。目前认为，在脂肪乳剂中添加鱼油，可保护组织微循环及机体免疫功能，减少炎症反应和血栓形成，改善自身免疫病等慢性病的治疗结果，将对创伤、早期败血症、肿瘤及危重病人带来益处。

最新上市的脂肪乳剂是将大豆油、中链甘油三酯、橄榄油及鱼油按一定比例物理结合而成，减少了ω-6脂肪酸的含量，增加了ω-3脂肪酸的含量，并提供了大量单不饱和脂肪酸和α-生育酚，被认为可以最快地调节机体的免疫功能，起到良好的临床效果。

目前临床上脂肪乳剂有10%、20%及30%几种浓度。10%的脂肪乳剂供能为4.6kJ/mL（1.1kcal/mL），20%的脂肪乳剂供能为8.4kJ/mL（2.0kcal/mL），30%的脂肪乳剂供能为12.6kJ/mL（3.0kcal/mL），其中30%的脂肪乳剂只能用于配制全合一营养液用。

④电解质制剂。电解质是体液和组织的重要组成部分，对维持机体水、电解质和酸碱平衡，保持人体内环境稳定、维护多种酶的活性和神经、肌肉的功能及营养代谢的正常进行均有重要作用。临床输高渗葡萄糖液时尿糖排出多，可造成水和电解质不平衡；输有些氨基酸后可带入阴离子，造成血氯增加，也可使碳酸盐含量降低，引起酸中毒。另外，患者的病程中也可能出现各种电解质紊乱，故在肠外营养支持中应给予适量电解质。考虑患者对电解质的需要量变化较大，每日的补给量不是固定不变的，因为患者的病情在不断改变，需根据临床综合分析后确定。在重症、创伤患者除补给每日正常需要量外，尚应估计其以往的丢失量以及治疗当日可能有的额外丢失量，必要时测定24h尿中的丢失量，并参考定期测定的血浆电解质浓度，估算和随时调整电解质的补给量。

现有的电解质制剂一般均为单一制剂，主要是各种浓度的氯化钠、氯化钾、碳酸氢钠溶液及葡萄糖酸钙、氯化钙、硫酸镁、乳酸钠溶液，必要时也可使用谷氨酸钠和谷氨酸钾制剂。无机磷制剂（磷酸二氢钾、磷酸二氢钠等）虽可用来补充磷，但在配制营养液时如与钙、镁离子相混合则可产生沉淀，输入后将引起不良反应。有机磷制剂格利福斯（glycophos）的成分是甘油磷酸钠，不会产生上述的沉淀问题，每支10mL，含磷10mmol，为成人每日的基本需要量。

⑤维生素制剂。维生素是维持人体正常代谢和生理功能不可缺少的营养素。三大产能营养素的正常代谢，及某些生化反应和生理功能的进行均需要维生素的参与。处于应激状态（手术、烧伤、败血症等）的重症、创伤患者，对维生素的需要量显著增加。人体所需的维生素可分为脂溶性和水溶性两大类。长期全肠外营养如不给予维生素，则2~3周后将出现维生素缺乏症，所以必须予以添加。因水溶性维生素可从尿中排泄，故输液中的投给量可选用日常膳食许可量的2~4倍，不致引起中毒。脂溶性维生素在体内有储蓄，代谢过程的时间较长，故输液中的投给量不应超过日常膳食的许可量，过多给予维生素A、维生素D、维生素E、维生素K均可引起中毒。

目前临床上有多种水溶性维生素制剂和脂溶性维生素制剂，这些制剂每支中的维生素含量可满足成人每日的需要量。近年来出现了多种专供静脉用的复合维生素制剂，既含有水溶性又含有脂溶性维生素，临床使用方便。它们不能直接静脉注射，需临用前加入500~1000mL输液或全合一营养液稀释后作静脉滴注。

⑥微量元素制剂。现已有供成人用的复方微量元素制剂安达美（Addamel），内含铬、铜、锰、钼、硒、锌、氟、铁及碘9种微量元素，每支含量为成人每日正常的需要量。另有专供儿科病人用的微量

元素制剂哌达益儿（Ped-eI），内含钙、镁、铁、锌、锰、铜、氟、碘、磷、氯10种元素。

三、糖尿病患者营养支持技术应用

医学营养治疗是糖尿病治疗的基础，属于糖尿病预防、管理和自我教育的重要内容，凡是从事糖尿病疾病治疗的医护人员均应该了解糖尿病的营养治疗以帮助患者建立健康的生活方式。医学营养治疗的有效性取决于长期随访和营养宣教强化来帮助患者改变生活方式，远期目的是通过改善代谢状况使之尽量接近正常人水平，从而有效预防远期并发症的发生。对于不同类型的糖尿病，医学营养治疗的治疗侧重点有所差别，对于Ⅰ型糖尿病营养治疗的侧重点是如何将饮食以及运动量和胰岛素剂量进行匹配以达到最佳的血糖控制，对于Ⅱ型糖尿病的肥胖或超重人群则侧重于减重增肌，改善胰岛素抵抗。本章节就有关糖尿病的营养代谢变化、营养治疗目标和营养治疗方案进行阐述。

1. 糖尿病营养代谢变化

（1）糖代谢紊乱 肝脏中糖原分解增加，合成减少，糖异生增加。脂肪组织和肌肉组织糖利用减少，肌糖原合成减少，分解加速，血糖升高，尿糖增多，引发多尿、多食。

（2）脂肪代谢紊乱 由于糖代谢紊乱，能量供应不足，脂肪分解造成酮体升高。

（3）蛋白质代谢紊乱 蛋白质分解亢进、合成减少，呈负氮平衡，容易出现低白蛋白血症，瘦体组织减少，儿童生长发育迟缓，伤口不易愈合。

2. 糖尿病营养治疗目标

（1）维持较好的血糖、血脂和血压水平，避免或者延缓糖尿病的远期并发症。

（2）维持理想体重，对于超重或者肥胖的胰岛素抵抗患者建议减重，对于营养不良患者建议增重，特别是增加肌肉的含量。

（3）积极预防急性并发症的发生。

（4）维持总体健康和生活质量。

（5）对于儿童糖尿病患者，维持正常的生长发育。

（6）对于妊娠期或者哺乳的糖尿病患者，维持正常的宫高增长、避免酮体生成和减少不良妊娠结局。孕期体重减少是不建议的，对于超重和肥胖的孕妇适当的能量限制是允许的。

3. 营养治疗方案

（1）不同类型糖尿病营养治疗侧重点 对于Ⅰ型糖尿病，侧重于胰岛素匹配饮食运动控制血糖，强化胰岛素治疗，通过饮食、胰岛素治疗、运动和严格的血糖监测维持正常代谢，监测血糖、血脂、血压、体重和生活质量。饮食应该个体化，依据个人饮食习惯和其他生活方式，严格监测血糖，了解机体胰岛素和血糖对食物热量、碳水化合物摄入量和运动的反应，以便更好的控制血糖。掌握如何计算食物中的碳水化合物，依据餐时的碳水化合物的含量来调整餐时速效胰岛素量，在保证血糖控制达标的前提下保证食物的灵活和多样化。如果胰岛素量固定后，每餐的碳水化合物量和进餐时间也应该跟着固定。如果计划运动，则胰岛素剂量需要调整，如果是非计划的运动，则应该额外补充碳水化合物。对于儿童需要保证充足热量以平衡能量消耗，并需要周期性调整以保证正常的生长发育。

对于Ⅱ型糖尿病，常表现为非胰岛素依赖型和胰岛素抵抗。肥胖和超重是Ⅱ型糖尿病发生的重要原因，脂肪组织特别是内脏脂肪组织可以分泌细胞因子，促使机体慢性炎症的发生和氧化应激反应的发生，加重胰岛素抵抗。而肌肉组织是葡萄糖摄取的重要器官，有助于改善胰岛素抵抗。对于Ⅱ型糖尿病，侧重于通过限制热量、低GL、低饱和脂肪酸和限反式脂肪酸的健康饮食模式，配合运动增加肌肉组织、减少脂肪组织以改善胰岛素抵抗。

80%的妊娠糖尿病患者，可通过单纯饮食控制达到血糖恢复正常。营养治疗方案侧重于低 GL 饮食，少量多餐，监测血糖、尿酮体、宫高和腹围的增长。饮食原则为在保证蔬菜、蛋白质类食物摄入达标的前提下，学会采用低 GL 饮食，控制每餐热量摄入以保证餐后血糖达标，采用少量多餐的方式弥补每餐的热量不足的情况，以保证充足能量摄入，保证胎儿的生长发育，避免饥饿性或碳水化合物不足引起的酮体阳性。

（2）糖尿病患者各类营养素的摄入要求

①合理控制总能量。合理控制能量是糖尿病营养治疗首要原则。能量供给应根据病情、血糖、尿糖、年龄、身高、体重、劳动强度、活动量大小及有无并发症确定（表6-5）。儿童应该保证所需要的生长能量供给；孕妇在妊娠中期和晚期时，一般在平时热量需求量的基础上分别增加 300kcal/d 和 450kcal/d；营养不良消瘦者能量酌情增加；肥胖者酌情减少。总能量确定以维持理想体重为宜。理想体重简易计算公式为：理想体重（kg）= 身长（cm）－105。体重是检验能量摄入是否合理的简便有效指标，依据体重调整食物摄入量，以达到理想体重。

表 6-5　　　　　　　　　　　　成年人糖尿病能量供给

单位：kcal/kg

体型	极轻体力劳动	轻体力劳动	中体力劳动	重体力劳动
正常	20~25	30	35	40
消瘦	30	35	40	45~50
肥胖	15~20	20~25	30	35

②选择低 GL 饮食。GL 反映餐后血糖的变化，食物中碳水化合物的 GI 乘以碳水化合物的量即 GL。推荐选择低 GI 食物和低 GL 饮食。餐后血糖首先取决于食物中的热量，其次取决于糖负荷。控制好餐后血糖首先需要控制每顿摄入的热量，掌握食物能量交换份，有助于评估摄入的热量（表6-6）。相对脂肪和蛋白质食物，相同热量的碳水化合物类食物对血糖影响更大。低碳水化合物饮食被认为有助于控制餐后血糖，但是并不推荐。因为碳水化合物丰富的食物是主要的能量、可溶性维生素、矿物质和膳食纤维来源，也是大脑和神经系统的主要能量来源，推荐的碳水化合物供能比为45%~60%，每天碳水化合物摄入不能少于130g，否则容易生成酮体。

表 6-6　　　　　　　　　　　　食品交换份表

组别	类别	每份重量/g	热量/kcal	蛋白质/g	脂肪/g	碳水化合物/g
谷薯组	谷薯类	25	90	2	0.5	20
菜果组	蔬菜	500	90	5	1	17
	水果	200	90	1	0.4	21
肉蛋组	大豆类	25	90	9	4	9
	乳制品	160	90	5	5	6
	瘦肉及蛋类	50	90	9	6	0.8

续表

组别	类别	每份重量/g	热量/kcal	蛋白质/g	脂肪 /g	碳水化合物/g
油脂组	硬果类	15	90	4	7	2
	油脂类	10	90	0	10	0

小分子的糖类如葡萄糖、蔗糖、麦芽糖、麦芽糊精，易于吸收，GI 值高，应尽量避免摄入。果糖主要存在于水果中，蔗糖在甘蔗、甜菜和玉米糖浆中多见。果糖不需要胰岛素来代谢，只产生较低的餐后血糖反应。但是由于果糖不刺激胰岛素分泌，瘦素的分泌也会相应减少，餐后饱腹感不足，饥饿素抑制不明显，容易导致热量摄入过多；果糖通过减少脂联素的分泌，促使胰岛素抵抗，促进脂肪的生成，对血脂不利。虽然果糖对于代谢不利，但是没有理由认为应该拒绝天然食物中的果糖，如水果中的果糖摄入，这些食物中果糖只占总热量的 3%~4%，糖尿病患者水果摄入量需要被适当限制。和葡萄糖和蔗糖相比，糖醇的 GI 值低，热量只有葡萄糖的一半，作为甜味剂有助于减少蛀牙，但是目前没有证据证实糖醇可以有助于降低血糖、控制热量和体重。糖醇的使用是安全的，但是也可引起腹泻，特别对于孩子。低聚糖类如菊粉、低聚半乳糖和半乳甘露聚糖，不易被人体的消化系统消化吸收；GI 值低，它代谢后的产物是短链脂肪酸，对乳酸杆菌和双歧杆菌有益，可以抑制有害细菌的生长，对糖尿病患者是有益的。

大分子糖淀粉存在于各种谷类、根茎类和豆类中。淀粉中的抗性淀粉不能被小肠消化，GI 值低，可产生短链脂肪酸，可以作为肠道的益生元。抗性淀粉含量随着食物的加工和储存而变化，烘烤、高压烹调可以增加抗性淀粉的含量，而油炸和煎炸则会减少其含量，因此建议蒸煮，避免煎炸。精制米面在生产加工的过程中损失了膳食纤维、维生素、矿物质等营养物质，GI 值高达 75~80。杂粮的膳食纤维含量高，GI 值低。此外，杂粮如糙米保持完整的米糠和胚芽，含有微量营养素和植物化学物，对控制血糖、预防糖尿病和心血管疾病有益。推荐糖尿病患者进食各种各样的蔬菜和含糖低的水果，杂粮类占主食一半以上，选择膳食纤维丰富的食物，为达到每餐膳食纤维摄入大于 5g，可选择豆类和高纤维谷类。食物的 GI 值会随着加工方式、生熟程度、进食方式而变化。米饭依据其蒸煮时间和水分差异，GI 值差异变化为 45~100。香蕉依据成熟差异，GI 值差异变化为 30~70。将土豆磨成粉可以使 GI 值变化 25。在加工过程中添加膳食纤维、糖或者醋，进食时搭配蛋白质和脂肪类食物均会影响 GI 值。因此，建议尽量选择脆硬的食物，避免过度加热，细嚼慢咽，延长进食时间、淀粉类食物配合蔬菜、肉蛋豆类一起食用以及先吃菜再吃饭以帮助控制餐后血糖。

③碳水化合物计算。对于胰岛素依赖性糖尿病患者，将胰岛素或者促胰岛素药物与食物中碳水化合物含量匹配起来是非常重要的。计算碳水化合物方法包括食物交换份、经验评估、餐前餐后血糖差值评估。许多患者熟练掌握后可以依据平时经验使餐后血糖达标。监测餐后 1~2h 血糖，可判断餐后血糖升高是否因碳水化合物的量所致，保持每餐碳水化合物固定有助于评估碳水化合物量对个体餐后血糖的影响。评估好食物的份量，份量评估误差会导致碳水化合物计算不准；还需要评估碳水化合物构成，构成不同也会影响餐后血糖。在碳水化合物评估中不应该计算不能消化的膳食纤维和低聚糖类，糖醇类只能按一半的碳水化合物进行计算。

④避免"坏"的脂肪。饱和脂肪酸和反式脂肪酸是决定血清低密度脂蛋白的主要因素，饱和脂肪酸摄入应该<7%的总热量，胆固醇摄入<300mg/d，合并高胆固醇血症者胆固醇摄入<200mg/d，避免反式脂肪酸的摄入。学会识别反式脂肪酸，糕点、饼干、雪糕、酥饼等加工食品里面的成分"部分氢化植物油""植物奶油""植物脂肪""植物奶精""植物脂末"和"起酥油"均是反式脂肪酸。脂肪中

的必需脂肪酸的含量和 ω-3/ω-6 脂肪酸的比例对于健康维持非常重要。鼓励多摄入亚麻酸，在多脂鱼类中含量丰富，如三文鱼、鲑鱼等，还有鱼肝含有大量的 EPA 和 DHA。亚麻籽仁、油菜籽、核桃中含有 ω-3 脂肪酸。ω-3 脂肪酸可以降低血脂，每周 2 份鱼是推荐的，但是不包括煎炸的鱼，多不饱和脂肪酸容易被氧化破坏，避免高温加温。地中海饮食是用富含单不饱和脂肪酸的橄榄油替代多不饱和脂肪酸的，这样可以减少糖尿病患者总的的死亡率。植物固醇可以阻断食物和胆汁来源的胆固醇在小肠里的吸收，每天 2g 的植物固醇有利于降低糖尿病患者的总血脂和低密度脂蛋白。

⑤蛋白质的量和优质蛋白质。糖尿病患者糖原异生作用增强，蛋白质消耗会增加，常常呈负氮平衡。蛋白质需求量适当增加，对于不合并糖尿病肾病的成年患者每天摄入量为 1.0~1.5 g/（kg·bw），占总供能比 20% 左右。如有肾功能损害者，则依据肾功能损害程度而定。相对于糖和脂肪，同热量的蛋白质的消化吸收需要机体消耗更多的热量。蛋白质摄入还会增加血清胰岛素水平。因此，对于不合并糖尿病肾病患者，增加蛋白质摄入比例，短期蛋白质供能比例超过 20% 有助于减少餐后血糖、增加饱腹感和减少食欲，但其长期益处未得到证实。目前对于糖尿病患者和健康人群来说，蛋白质的摄入量均不建议超过供能比的 20%。优质蛋白可以提供所有的 9 种必需氨基酸，如肉、鱼、禽、鸡蛋、牛乳、干酪和大豆，利用率高，而谷物、谷粒和蔬菜则不属于优质蛋白，每天优质蛋白应该占总蛋白的 30% 以上。胰岛素分泌不足和抵抗会导致蛋白质代谢异常，当血糖控制良好时，这种代谢异常可以恢复。因此，对于伴有低白蛋白血症的患者，除了增加优质蛋白摄入量，胰岛素控制血糖平稳促使正氮平衡也是十分重要的。蛋白质摄入后餐后血糖变化不明显，但是会增加血清胰岛素水平。因此低血糖时，一定口服碳水化合物而非蛋白质，否则会加重低血糖症状。

⑥微量营养素和抗氧化剂。目前没有证据证实无潜在缺乏风险的糖尿病患者补充微量营养素是有益的，推荐从平衡膳食中摄取充足的微量营养素，但是对于其中的老年人、孕妇、哺乳期妇女、严格素食者和严格限热量饮食者有必要补充微量营养素。由于糖尿病患者存在氧化应激增加，抗氧化被认为是有益的。但是，常规补充维生素 E、维生素 C、胡萝卜素以及一些其他的抗氧化剂是不被推荐的，因为没有足够证据证实其有益。晚期糖基化终末产物可以和信号蛋白结合后改变细胞的结构和功能，促进炎症反应和氧化应激，促进糖尿病的微血管和大血管病变。食物在高温煎、烤和炸时，晚期糖基化终末产物的合成增加。推荐改变烹调模式（如煮、蒸方式）以减少血清晚期糖基化终末产物的水平，从而减少炎症反应，避免氧化应激对许多慢性疾病的刺激。

⑦控制钠的摄入。钠促使血管老化和升高血压，而糖尿病患者的血管粥样硬化和高血压的发生风险高。钠还会刺激胃酸的分泌，增加食欲，不利于控制体重。糖的吸收依赖于肠上皮细胞的共转运载体（钠葡萄糖转运蛋白），限制钠的摄入，有助于限制糖类的快速吸收。钠-葡萄糖共转运蛋白 2 是近年来发现的具有全新作用机制的一个糖尿病治疗靶点，其抑制剂通过抑制肾脏近端小管对葡萄糖的重吸收来增加尿中葡萄糖的排泄，而达到控制血糖的目的；其独立于葡萄糖依赖的胰岛素途径，能使低血糖发生风险降低。该药物的治疗效果进一步提示，对于糖尿病患者来说，即使在没有高血压并发症出现的情况下，控盐也是必要的。食盐（氯化钠）是钠的主要来源，每克食盐含有钠 395mg，推荐每天盐的摄入量小于 6g。对于糖尿病合并高血压患者，盐的摄入量应个体化推荐。除此之外味精、酱油、蚝油、豆豉、腐乳等调料以及腌制的肉类、熏肉、腊肠、咸菜、海鲜、榨菜、罐头、猪肉干、牛肉干、干酪、果脯类含盐量均很高，注意限制。还需注意防腐剂（苯甲酸钠）、甜味剂（糖精钠）和着色剂（硝酸钠）等食品添加剂以及用小苏打发酵面粉均会增加钠的摄入。

⑧控制酒精摄入。妊娠、哺乳、合并其他疾病（严重高血脂、胰腺炎、肝源性神经病变等）和既往有酗酒的糖尿病患者均应戒酒。其他糖尿病患者如果要饮酒，女性每天应该少于 1 份酒精摄入，男性应该少于 2 份酒精摄入，每份酒精含有 15g 乙醇。进食时喝酒会增加餐后血糖，饮酒时应相应减少其

他食物的热量摄入；夜间喝酒还会增加夜间或者禁食时的低血糖发作风险，每天摄入 3 份以上的酒精会增加高血糖风险，应该注意避免。

四、血脂异常患者营养支持技术应用

血脂异常是动脉粥样硬化的重要危险因素，防治血脂异常具有重要的临床意义。血清中的脂类主要有甘油三酯、胆固醇、胆固醇酯、磷脂、脂肪酸等。但脂类很少以游离的形式存在，而是以与蛋白质结合为复合体的形式存在，以脂蛋白的形式进行运转，参与体内的脂类代谢。因此，血脂异常实际上表现为异常脂蛋白血症。但考虑脂蛋白分型过于烦琐，除少数为难治性血脂异常，大多为一般性治疗。与临床密切相关的主要是胆固醇和甘油三酯，目前实际工作中多进行简易分型，针对性予以营养治疗。

1. 临床诊断

（1）检查血脂时饮食要求　抽血前的一餐禁食高脂肪食物和禁酒，空腹 12h 后抽血。首次检查血脂高，2~3 周后复查，如仍然高即可确诊为高脂血症。

（2）正常值　血胆固醇正常值 <5.2mmol/L（200mg/dL），血甘油三酯正常值 <1.7mmol/L（150mg/dL）。

（3）诊断标准　血胆固醇 >5.2mmol/L（200mg/dL）为高胆固醇血症，血甘油三酯 >1.7mmol/L（150mg/dL）为高甘油三酯血症。

2. 高脂血症营养治疗

（1）临床分型 在饮食营养治疗时，通常分为单纯性甘油三酯增高（A 型）、单纯性胆固醇增高（B 型）、甘油三酯及胆固醇均高（C 型）和低高密度脂蛋白型（D 型）4 种类型，饮食治疗时生热营养素的分配比例不同（表 6-7）。高脂血症在临床常与高脂蛋白血症同时存在，目前将后者作为第 5 种类型，饮食治疗详见有关章节。

表 6-7　　　　　　　　　　　　　　高脂血症生热营养素分配

分型	糖类/%	蛋白质/%	脂肪/%
A 单纯性甘油三酯增高	50~55	15~20	25~30
B 单纯性胆固醇增高	60	16	18
C 甘油三酯及胆固醇均高	50	20	30
D 低高密度脂蛋白血症	62	14	24

（2）营养治疗

①A 型。为单纯性甘油三酯增高，饮食治疗总原则是限制总能量和碳水化合物摄入。患者常有超重或肥胖，故先使体重减轻，甘油三酯可随体重减轻而降低。碳水化合物占总能量 50% 左右，不宜吃简单糖高的食物如蔗糖、果糖、水果糖、蜂蜜及含糖点心、罐头及中草药糖浆。烹调菜肴及牛乳、豆浆均不加糖。限制胆固醇 <300mg/d，每周食鸡蛋 3 只。适当补充蛋白质，尤其是豆类及其制品、瘦肉、去皮鸡鸭等。适当进食鱼类。如不控制体重，脂肪不必严格被限制，多不饱和脂肪酸/饱和脂肪酸（P/S 值）的摄入在 1.5~2.0 为宜。新鲜蔬菜可增加食物纤维及饱腹感，又可为肌体提供足够的矿物质及

维生素。

②B 型。单纯性胆固醇增高者，营养治疗核心是限制胆固醇摄入量和脂肪摄入，尤其是饱和脂肪。轻度增高者胆固醇摄入<300mg/d，中度和重度增高者胆固醇摄入<200mg/d。严格限制动物脂肪，适当增加橄榄油、茶油等单不饱和脂肪酸植物油，P/S 值以 1.5~2.0 为好。除合并超重和肥胖者外，能量和碳水化合物无需被严格限制，蛋白质也被不限制。多食新鲜蔬菜及水果类，可增加膳食纤维，有利于胆固醇的排出。多食洋葱、大蒜、香菇、木耳、苜蓿、大豆及其制品等能降低胆固醇。

③C 型。胆固醇及甘油三酯均高者饮食治疗时控制能量，使体重降低并维持在标准体重范围内。限制胆固醇<200mg/d，禁食高胆固醇食物。脂肪占总能量 30%以内，用多不饱和脂肪酸替代饱和脂肪酸，使 P/S 值为 1.5~2.0。应控制碳水化合物摄入，忌食蔗糖、果糖、甜点心及蜂蜜等单糖食物。适当增加蛋白质，占总能量 15%~20%，尤其是豆类及其制品。多吃新鲜蔬菜、水果可增加膳食纤维及多种维生素和矿物质。

④D 型。选择预防中老年人心血管疾病的治疗饮食。总能量宜随年龄增长而相应减少，碳水化合物占总能量的 60%~62%，蛋白质占总能量的 14%~16%或每天按 1.2/(kg·bw) 计算，脂肪占总能量的 20%~25%。注意饮食平衡及每餐饮食比例，尤其晚餐不宜过饱。

3. 高脂蛋白血症营养治疗

血浆脂类几乎全部与蛋白质结合，脂蛋白是脂类在血液中运输的功能单位。目前认为脂蛋白含量能够反映患者脂类代谢异常的情况。

（1）临床特点　高脂蛋白血症是临床常见的症状之一。主要是因代谢异常所致。脂蛋白的分离和测定常用密度离心法或蛋白电泳法。前者可分为乳糜微粒、极低密度脂蛋白、低密度脂蛋白和高密度脂蛋白；后者分别为乳糜微粒、β-脂蛋白、前 β-脂蛋白和 α-脂蛋白，见表 6-8。

表 6-8　　　　　　　　　　　　各种脂蛋白中蛋白质及脂类含量

单位：%

脂蛋白种类		蛋白质含量	总脂类含量	各种脂类含量			
电泳法	超速离心法			甘油三酯	胆固醇	磷脂	非酯化脂肪酸
乳糜微粒	乳糜微粒	1~2	98~99	95	2	3	
β-脂蛋白	极低密度脂蛋白	21	79	15	50	35	
前 β-脂蛋白	低密度脂蛋白	7	93	50	20	30	
α-脂蛋白	高密度脂蛋白	40~50	50~60	3	30	67	
	脂酸清蛋白	90	10				100

（2）营养原则　高脂蛋白血症主要与脂质代谢异常有关。在进行饮食治疗时应注意选用低脂肪、低胆固醇饮食。如患者合并肥胖、糖尿病等其他疾患，更应注意饮食营养的调节，可多选含膳食纤维高的蔬菜和水果，烹调用油应选用含不饱和脂肪酸高的植物油。

（3）营养治疗　确定血脂水平是否异常，有条件的单位最好是测定血清脂蛋白含量，根据血清脂蛋白异常的不同类型，予以针对性营养治疗。

①Ⅰ型（高乳糜微粒血症）。指血浆乳糜微粒升高，可导致甘油三酯升高，胆固醇正常或稍微升

高。血浆清除外源性脂肪，即消化食物脂肪的能力受损所致。脂蛋白酶活性降低，血浆消除乳糜微粒能力也会降低。饮食中应严格控制脂肪的摄入，成人全天脂肪总量应为 25～30g，最多不超过 35g，儿童为 10～15g。脂肪占总能量的比例宜<16%。若能量不足，必要时食物中可加中链脂肪酸合剂。因其可经门静脉直接吸收，乳糜微粒并不进入；全部或绝大部分随血液运走，大部分为肝所截获，故不会致高脂血症。高乳糜微粒血症患者的饮食中碳水化合物应占总能量 60%～70%，禁止食用蔗糖、甜点心、糖果之类，饮食中蛋白质的量应适当提高，应占总能量的 14% 左右。

②Ⅱ型（高 β-脂蛋白血症）。此型又分为两种类型。

Ⅱa 型为 β-脂蛋白（即低密度脂蛋白）和胆固醇增高，甘油三酯正常。皮肤、肌腱、角膜上出现黄色脂肪沉积，动脉硬化加快，可合并肝功能不全、肾病及甲状腺功能亢进等。饮食要求应严格限制胆固醇，按病情轻重，全天胆固醇摄入量应低于 300mg。限制摄入饱和脂肪酸，适当增加多不饱和脂肪酸的摄入，尽可能减少肉类的摄入；P/S 比值以 1.5～2 为宜。蛋白质及碳水化合物无需被限制，总能量可按个体营养状况和活动量供给。

Ⅱb 型为 β-脂蛋白（即低密度脂蛋白）和前 β-脂蛋白（即极低密度脂蛋白）血浓度升高，并常有血清胆固醇和甘油三酯轻度增高。皮肤上出现黄色或橙色脂肪沉积，为黄色瘤体，使动脉硬化速度加快。此型极常见，与遗传有关。饮食营养治疗基本与Ⅱa 型相同。应降低胆固醇摄入量，每天应低于300mg；但可提高蛋白质供给量，禁用蔗糖，甜点心等，限制饮酒。

③Ⅲ型（"阔 β"带型）。表现为前 β-脂蛋白（即极低密度脂蛋白）、血清胆固醇和甘油三酯均升高，多在 45 岁后发病，大部分患者为肥胖体型，手掌、肘部、膝部、臀部及肌腱处有黄色瘤，冠状血管或周围血管动脉硬化加快，并有糖耐量试验异常的现象。营养治疗应先限制能量，使体重下降并维持理想体重；体重下降，血脂即明显下降。注意能量控制不宜过快，否则脂肪氧化过多会产生酮体，致酸中毒。碳水化合物宜占总能量 50%、蛋白质为 20%、脂肪为 30%。胆固醇摄入量应低于 300mg/d，限制饮酒，忌甜食。

④Ⅳ型（高前 β-脂蛋白血型）。此型可见血清极低密度脂蛋白和甘油三酯均明显增高，胆固醇正常或偏高。临床常见于 30 岁以上伴有肥胖的患者，其血尿酸增高，糖尿量试验异常。多由遗传或饮食不当所致，尤其是能量和碳水化合物摄入过多所致。饮食治疗应以维持理想体重为原则，控制能量和碳水化合物，碳水化合物占总能量 50% 为宜。适当增加蛋白质和多不饱和脂肪酸的摄入并控制胆固醇低于 300mg/d，限制饮酒。

⑤Ⅴ型（高乳糜微粒和前 β-脂蛋白血型）。为Ⅰ型和Ⅳ型的混合型。血清乳糜微粒、极低密度脂蛋白、甘油三酯浓度都升高。胆固醇正常或稍高，血清甘油三酯增高的情况同Ⅳ型。常见症状有肝大和脾大，皮肤黄斑，糖耐量试验异常，血尿酸增高，脂蛋白酯酶活性降低，可合并肥胖。饮食中只要单纯控制脂肪 2 周，血脂可降低。脂肪的摄入占总能量 30% 以下，碳水化合物占 50%，蛋白质占 20%。总能量以维持理想体重为宜，胆固醇为 300～500mg/d。供给高蛋白饮食，忌用甜食，限制饮酒。

五、高尿酸血症患者营养支持技术应用

（一）高尿酸血症流行病学与机制

1. 高尿酸血症流行病学

尿酸是人体内嘌呤代谢的产物，由次黄嘌呤、黄嘌呤在黄嘌呤氧化酶的作用下生成。体内血尿酸

的平衡取决于嘌呤的吸收、生成、分解和排泄，以保持动态平衡。尿酸一度被认为是嘌呤代谢的惰性终末代谢产物，主要与痛风相关。然而，近来许多研究发现其与许多慢性疾病有关，包括高血压、代谢综合征、糖尿病、非酒精性脂肪肝、心血管疾病和慢性肾脏病。许多实验和临床研究认为尿酸是这些疾病的一个促发因素。

近年来随着生活水平的不断提高，高尿酸血症患者患病率也不断上升。高尿酸血症的诊断标准为：正常嘌呤饮食状态下，非同日 2 次空腹血尿酸水平，男性>420μmol/L，女性>357μmol/L；未出现痛风或痛风石时为无症状高尿酸血症。我国高尿酸血症患病率从 20 世纪 80 年代初的 1.4%升至 21 世纪初的 6.2%~13.7%。中国成人高尿酸血症的患病率为 8.4%（95%CI：8.0%~8.8%）。据此估计，中国 18 岁以上人群中有将近 9300 万高尿酸血症患者，此患病率低于西方发达国家。但进一步分析发现，城市地区高尿酸血症的患病率（14.9%）显著高于农村地区（6.6%），最高 1/3 人均 GDP 水平人群的高尿酸血症的患病率更是高达 21.4%，已达到西方发达国家水平。可见，高尿酸血症在我国经济发达地区相当常见，与国际上发达国家和地区的患病率相近。但是，约 80%的高尿酸血症患者无明显的特异性临床表现，为无症状性高尿酸血症，只有在健康体检中或出现相关靶器官损害后才被发现。目前我国对高尿酸血症的知晓率、治疗率都很低，这就要求广大医务人员应加强健康教育，提高群众对高尿酸血症的病因、危害的认识及防范意识。

2. 尿酸代谢生理

人体的尿酸有两个来源，由体内合成尿酸或核酸分解代谢产生的尿酸（内源性），约占体内总尿酸的 80%。从含嘌呤或核蛋白的食物中核苷酸分解而来（外源性）的尿酸，约占体内总尿酸的 20%。参与尿酸代谢的嘌呤核苷酸有次黄嘌呤核苷酸、腺嘌呤核苷酸以及鸟嘌呤核苷酸 3 种。次黄嘌呤在次黄嘌呤-鸟嘌呤磷酸核糖转移酶催化下可转变为次黄嘌呤核苷酸。嘌呤代谢速度受 5-磷酸核糖焦磷酸和谷氨酰胺的量以及鸟嘌呤核苷酸、腺嘌呤核苷酸和次黄嘌呤核苷酸对酶的负反馈抑制作用的调节。人类尿酸生成的速度主要取决于细胞内 5-磷酸核糖焦磷酸的浓度，而 5-磷酸核糖焦磷酸合成酶、次黄嘌呤-鸟嘌呤磷酸核糖转移酶、磷酸核糖焦磷酸酰胺转移酶以及黄嘌呤氧化酶为其中重要的酶，而磷酸核糖焦磷酸酰胺转移酶为限速反应酶。正常人体内尿酸池平均为 1200mg，每天产生 750mg，排出 500~1000mg。70%的尿酸经肾脏排泄，30%经胆道和肠道排泄，在白细胞内分解的量约占 2%。

3. 高尿酸血症原因

（1）尿酸清除减少

①24h 尿酸排泄少于 600mg 为尿酸排泄不良，约占原发性高尿酸血症的 90%。尿酸排泄减少的原发性原因为多基因遗传缺陷所致肾小管分泌尿酸功能障碍，使肾脏尿酸排泄不足。继发性原因为肾小球病变（滤过率降低），多囊肾、铅中毒，多种药物、内源性代谢产物、糖尿病酮症酸中毒、乳酸性酸中毒等可抑制尿酸排泄和（或）吸收的增加。慢性低剂量的环境铅暴露可能抑制人体排泄尿酸的能力，铅的螯合治疗可以降低这一抑制作用。随着近代工业的发展，环境中的铅污染越来越严重，这可能与高尿酸血症和痛风的发病率逐年增加有一定的关系。

②饮酒是高尿酸血症的危险因素之一，其原因主要是因为乙醇能促进腺嘌呤核苷酸转化，加快嘌呤合成速度，加速尿酸形成，同时乙醇代谢可产生乳酸，而乳酸能抑制肾小管分泌尿酸，并激发近端小管对尿酸的重吸收作用，从而抑制了肾脏排泄尿酸的功能。过量脂肪摄入，血酮体浓度升高，可竞争性地抑制尿酸在肾脏的排泄。

③噻嗪类利尿药、吡嗪酰胺、乙胺丁醇类抗结核药、非固醇类抗炎镇痛药、烟酸等均可竞争性抑制肾小管排泄尿酸而引起高尿酸血症。

（2）尿酸来源增加

①24h 尿中尿酸排泄超过 1000mg 为尿酸产生过多。原发性高尿酸血症患者约有 10% 是由于尿酸产生过多引发的。引起尿酸生成过多的原因为 5-磷酸核糖焦磷酸合成酶活性的增加，可引起 5-磷酸核糖焦磷酸合成过多，嘌呤合成增加，尿酸产生过多。另外，次黄嘌呤-鸟嘌呤磷酸核糖转移酶基因突变可导致血尿酸水平升高。

②高嘌呤饮食导致肌体摄入过多嘌呤，可显著增加高尿酸血症患病率。研究显示，欧美国家高尿酸血症的患病率高于亚洲国家，这与亚洲国家以含嘌呤较少的大米及蔬菜为主食，而欧美国家大量摄入肉类和海产品等富含嘌呤的食物有关。Choi 等对 47150 名男性进行前瞻性研究，随访 12 年后发现，摄入大量的海鲜能使痛风的发病风险增加 51%。过量的果糖摄入，例如大量吃水果（>350g）或饮料、糕点，可使尿酸生成大量增加。

③骨髓增生性疾病可导致细胞的增殖加速，使核酸转换增加；恶性肿瘤放化疗后可引起机体细胞的大量破坏，核酸转换也增加，这些均可造成尿酸产生增多。

（3）年龄和性别　高尿酸血症好发于 40 岁以上中老年患者，其患病几率随着患者年龄的不断增加而提高，可能与年龄增长、肾功能减退和尿酸排泄减少有关。高尿酸血症在人群中发病有明显的性别差异，相同年龄段男性的发病率明显高于女性。

（二）高尿酸血症临床特点

1. 高尿酸血症与痛风

高尿酸血症是痛风发生的最重要的生化基础和最直接病因。血清中的尿酸达到饱和，可导致尿酸结晶沉积在远端关节，引起单关节或者多关节的急性滑膜炎。当尿酸结晶沉积在皮下时，可形成痛风结节，痛风严重者可出现关节破坏、肾功能受损。随着血尿酸水平的增高，痛风的患病率也逐渐升高。

2. 高尿酸血症与代谢综合征

代谢综合征已被认为是一种病理状态。在比较生理学中，代谢综合征被认为是机体脂肪的过量堆积。脂肪储备的潜在机制涉及多个基因和其他因素，最近的研究指出了核酸代谢的作用能够刺激腺嘌呤核苷酸脱氨酶，进而促进脂肪储备和胰岛素抵抗，而活化腺嘌呤核苷酸激酶则可促进脂肪的降解并减少糖异生。促进脂肪储存的一个关键因素是腺嘌呤核苷酸脱氨酶产物——尿酸。

3. 高尿酸血症与糖尿病

现在有充分的流行病学证据表明高尿酸血症能够诱发并预测胰岛素抵抗和 II 型糖尿病的进展，越来越多的研究支持尿酸作为一个糖尿病发生的促发因素。一项纳入 5012 名年轻成人的研究发现，在基线水平升高的尿酸水平可明显增加胰岛素抵抗和糖尿病的发生。研究表明，尿酸能够在胰岛细胞中诱导氧化应激，阻断胰岛素介导的一氧化氮释放，并下调脂肪细胞脂联素的合成。有临床研究显示，苯溴马隆和别嘌呤醇在降低尿酸水平的同时，能够改善患者的胰岛素抵抗水平。

4. 高尿酸血症与高血压

无症状的高尿酸血症与高血压相关，并与高血压的预测、发展密切关联。前瞻性研究还表明降低尿酸可改善患者的血压，这类患者包括高血压前期的肥胖或已患高血压的青少年、在使用血管紧张素转换酶抑制剂的高血压儿童、成人无症状高尿酸血症高血压患者、老年高血压患者、痛风患者、成年高血压前期肥胖者、慢性肾脏疾病患者和血透患者。其机制与尿酸通过活化内皮细胞胞质和线粒体中的还原型烟酰胺腺嘌呤二核苷酸磷酸氧化酶，及刺激血管平滑肌增生并诱导肾脏的炎症反应有关。

5. 高尿酸血症与非酒精性脂肪肝

高尿酸血症也是肥胖和脂肪肝发生的有效预测因子。动物研究显示，尿酸能够增加肝细胞中脂肪酸的积累，但目前仍然缺少研究。临床研究证明降低血尿酸水平有助于改善脂肪肝情况。尿酸增加肝细胞中的脂肪积累原因可能与其引起的细胞质和线粒体中的氧化应激有关。氧化应激能够抑制三羧酸循环中的顺乌头酸酶，导致柠檬酸积累并刺激三磷酸腺苷柠檬酸水解酶，进而引起脂肪合成增加。同时，抑制辅酶 A 水合酶，导致脂肪酸 β 氧化受损。

6. 高尿酸血症与心血管疾病

尿酸与心血管疾病的关联在数十年前就已被人们观察到，但一直被认为是一个次要的因素。尿酸是否是心血管疾病的独立危险因素，尚有争论。尿酸与心血管疾病的关系，可能主要是由高尿酸血症所引起的肥胖、代谢综合征、胰岛素抵抗、高血压和肾脏病所介导的。从预防心血管疾病的角度出发，积极治疗包括高血压在内的心血管疾病高危患者的高尿酸血症是可取的。

7. 高尿酸血症与慢性肾脏病

高尿酸血症是慢性肾脏疾病患病率增高的重要原因，并且是慢性肾脏疾病进展的重要危险因素。国内研究发现高尿酸血症人群中慢性肾脏疾病患病率（32.7%）显著高于尿酸正常人群（16.2%）。Meta 分析显示，血尿酸水平升高与新发慢性肾脏疾病存在显著正相关。高尿酸血症是新发慢性肾脏疾病的独立预测因素，且这种关系随着随访时间的延长而增加。

（三）高尿酸血症营养治疗

高尿酸患者营养治疗的主要目的是减少尿酸的生成和外源性摄入，同时促进尿酸的排泄。体内的嘌呤更多来源于自身合成。Meta 分析显示饮食治疗可降低 10% ~ 18% 的血尿酸或使血尿酸降低 70 ~ 90μmol/L。

1. 限制嘌呤摄入

食物中嘌呤含量的一般规律是：内脏>肉和鱼>干豆>坚果>叶菜>谷类>水果>淀粉类。富含嘌呤的食物主要为动物食品，包括动物内脏、肉类、海鲜，尤其是红肉（表 6-9）。因为嘌呤溶于水，肉汤含有大量嘌呤，应该尽量避免。鸡精、味精、酱油等调料，因其含有核苷酸，而核苷酸的代谢产物是尿酸，因此痛风患者应该限量摄入。痛风患者急性期应选择低嘌呤食物，慢性缓解期选择中嘌呤食物，禁食高嘌呤食物。

表 6-9 常见食物嘌呤含量

类别	食物
低嘌呤	主食类（精细米面及制品，粗粮），乳类及乳制品，各种蛋类，蔬菜（叶菜类、茄果瓜菜），薯类、水果类
中嘌呤	菌菇类，鲜豆类，禽畜肉类，鱼类，干豆类，坚果类
高嘌呤	动物内脏，海鱼及其制品，各种浓荤汤汁，贝壳类

2. 限制总能量

控制体重 保持适宜的体重，避免超重或肥胖，能量摄入超标会导致嘌呤代谢加速，从而使尿酸生成增加。应控制能量摄入达到或略低于理想体重，最好能够低于理想体重的 15%。建议每天能量供给平均为 25～30kcal/kg。超重者应减重，但减重应循序渐进，切记猛减，否则体脂分解过快会导致出现酮症，抑制尿酸排泄，易诱发痛风急性发作。

3. 低脂适量蛋白饮食

脂肪可减少尿酸排泄，应适当限制，可采用低量或中等量，40～50g/d，并用蒸、煮、炖、卤、煲等用油少的烹调方法。食物中的核酸多与蛋白质结合，适量限制蛋白质供给可控制嘌呤的摄取。建议蛋白质供给量为每天 0.8～1.0g/kg 或 50～70g。乳类、蛋类及其制品既是优质蛋白质的良好来源，又含嘌呤较少，可作为蛋白质的主要来源。在治疗痛风性肾病患者时，应根据尿蛋白的丢失和血浆蛋白质水平适当给予补充蛋白质。蛋白质摄入过高，机体偏酸性，会导致尿酸增多。碳水化合物类食物有抗生酮和增加尿酸排泄的倾向，应是能量供给的主要来源，占总能量摄入的 55%～60%。但不应摄入过多的精制碳水化合物。果糖不仅可促进内源性尿酸的合成，还能抑制尿酸排泄，因此，应避免饮用各种果汁甜饮料、糕点、含糖浆多的食物。

4. 充足维生素和矿物质

各种维生素，尤其是 B 族维生素和维生素 C 应保证足量供给。多供给富含矿物质的蔬菜和水果。蔬菜和水果富含矿物质，在体内代谢后呈碱性，可以提高尿酸盐的溶解度，促进尿酸的排泄。国际研究表明，进食含嘌呤丰富的植物类食物并不增加血清尿酸水平，因为其促进尿酸排泄。高尿酸血症者常伴有高血压、心血管疾病和肾病，应限制钠盐摄入，通常用量为 2～5g/d。

5. 多饮水

每日饮水 2000～3000mL，每日摄入量应该大于 2000mL，可以促进尿酸的排泄，伴有肾脏结石患者最好饮水量大于 3000mL。如果伴有肾功能不全则应根据尿量及体内容量来决定是否需要限制水的摄入量。为防止尿液浓缩和尿酸结石形成，睡前或半夜可适量饮水。

6. 禁止饮酒

禁止饮酒（白酒、啤酒等），酒精可刺激嘌呤合成，进而能增加尿酸生成。

六、肥胖症患者营养支持技术应用

由于生活方式的改变、不良饮食习惯和身体活动不足，肥胖在世界范围内广泛流行，特别是在经济迅速增长的发展中国家。肥胖是心血管疾病、Ⅱ型糖尿病、高血压、高脂血症、恶性肿瘤等慢性病的共同危险因素，不仅会增加慢性病的患病率、死亡率，还加重了全球医疗卫生体系的负担。

（一）肥胖症的定义

肥胖症是指体内脂肪堆积过多和（或）分布异常的症状，通常伴有体重增加。世界卫生组织（WHO）则将肥胖定义为，可能导致健康损害的异常或过多的脂肪堆积。作为一种由多因素引起的慢性代谢性疾病，肥胖早在 1948 年就被 WHO 列入疾病分类名单。目前在一些发达国家和地区人群中的发生情况已达到流行的程度。

（二）诊断标准

临床上，主要通过对身体外部特征的测量间接进行诊断，体重指数、体脂肪含量、腰围、腰臀比等是常用的反应肥胖及其程度的指标。

1. BMI

目前常用的体重指数是 BMI。1999 年，世界卫生组织根据欧洲人群统计资料对肥胖进行了分类：BMI 25~29.9kg/m² 为肥胖前期，BMI 30~34.9kg/m² 为 I 级肥胖，BMI 35~39.9kg/m² 为 II 级肥胖，而 BMI 大于等于 40kg/m² 为 III 级肥胖。由于欧洲人与亚洲人在遗传和体格上有很大的不同，有资料表明，亚洲人在 BMI 较低时就增加了有关疾病发病或加重的危险性。因此，WHO 亚太区认为很有必要制定本地区人群肥胖分类标准，并于 2000 年 2 月提出了一个亚太地区人群超重肥胖的新标准：BMI 23~24.9kg/m² 为肥胖前期，25~29.9kg/m² 为 I 级肥胖，大于等于 30kg/m² 为 II 级肥胖。中国人超重/肥胖的 BMI 诊断标准：BMI 24~27.9kg/m² 为超重，BMI≥28kg/m² 为肥胖。

在判断肥胖程度时，使用 BMI 的目的在于消除不同身高对体重指数的影响，以便于人群或个体间的比较。研究表明，大多数个体的体重指数与身体脂肪的百分含量有明显的相关性，能较好地反映机体的肥胖程度。但在具体应用时还应考虑到其局限性，如对肌肉很发达的运动员或有水肿的患者，体重指数值可能过高地估计了其肥胖程度。老年人的肌肉组织与其脂肪组织相比，肌肉组织的减少较多，计算的体重指数值可能过低地估计其肥胖程度。相等 BMI 值的女性的体脂百分含量一般大于男性。如有适当仪器条件时，同时测定体脂的百分含量会有助于判断肥胖程度。

2. 体脂肪含量

按体内脂肪的百分含量计算，一般体重正常男性为 15%，女性为 22%。如果男性体脂肪含量>25%，女性>30%，则可诊断为肥胖症。以此诊断肥胖症最为准确。

3. 腰围和腰臀比

迄今在全球仍未对腰围的测量部位达成共识。WHO 推荐采用肋最低点与髂嵴上缘两水平线间中点线作为测量点，被测量者取直立位在平静呼气状态下，用软尺测量，水平环绕测量部位一周，测量过程避免吸气，并保持软尺各部分处于水平位置。目前公认腰围是衡量脂肪在腹部蓄积（即中心性肥胖）程度的最简单、实用的指标。脂肪在身体内的分布，尤其是腹部脂肪堆积的程度，与肥胖相关性疾病有更强的关联。在 BMI 并不太高者，腹部脂肪增加（腰围大于界值）似乎是独立的危险性预测因素。同时使用腰围和体重指数可以更好地估计与多种相关慢性疾病的关系。WHO 建议男性腰围>94cm，女性腰围>80cm 作为肥胖的诊断标准，但是这一标准较适用于欧洲人；在亚太地区建议男性腰围>90cm 和女性腰围>80cm 作为肥胖的标准；对于中国女性腰围>85cm 可能是一个更为适合的标准。

腰臀比是腰围和臀围的比值，是判定中心性肥胖的重要指标。臀围是指臀部向后最突出部位的水平围长。当男性腰臀比>0.9，女性腰臀比>0.8，可诊断为中心性肥胖。但其分界值随年龄、性别、人种不同而异。

4. 儿童肥胖

WHO 推荐以身高标准体重法对儿童肥胖进行判定，同等身高、营养良好的儿童体重为标准体重，±10% 标准体重的范围为正常。>15% 为超重，>20% 为轻度肥胖，>30% 为中度肥胖，>50% 为重度肥胖。

（三）病因与分类

1. 病因

肥胖症目前病因尚未明确，被认为是包括遗传环境因素等在内的多种因素相互作用的结果。脂肪聚积是能量摄入超过能量消耗的结果。科学研究发现，不同个体对能量摄入、食物的热效用和体重调节反应不同，受遗传特点（如生理、代谢）和生活方式（如社会、行为、文化、膳食、活动量和心理因素）影响。肥胖症是一种多因子引起的复杂疾病，不能简单地用单一因素来解释肥胖的病因。

（1）遗传因素　多项研究表明单纯性肥胖具有遗传倾向，肥胖者的基因可能存在多种变化或缺陷。一些对双胞胎、领养子女家庭和家系的调查发现，肥胖有一定的家族聚集性。目前认为绝大多数人类肥胖症是复杂的多基因系统与环境因素综合作用的结果。

（2）环境和社会因素　主要是饮食和体力活动。坐位生活方式、体育运动少、体力活动不足以使能量消耗。饮食习惯不良，膳食模式不正确使摄入能量增多。经济发展和现代化生活方式对进食模式有很大影响，均会影响肥胖症的发生率。

2. 分类

根据肥胖症的形成原因，可以将其分为单纯性肥胖和继发性肥胖。

（1）单纯性肥胖　是各种肥胖最常见的一种，约占肥胖人群的95%左右。这类患者全身脂肪分布比较均匀，没有内分泌紊乱现象，也无代谢障碍性疾病，其往往有家族肥胖病史。

（2）继发性肥胖　是由内分泌混乱或代谢障碍引起的一类疾病，约占肥胖人群的2%~5%，虽然同样具有体内脂肪沉积过多的特征，但仍然以原发性疾病的临床症状为主要表现。继发性肥胖的原因主要有：①由于下丘脑病引起；②多见于垂体前叶功能减退；③胰源型，包括糖尿病早期、胰岛素瘤等引起胰岛素分泌过多；④甲状腺功能减退症，严重者常伴有黏液性水肿；⑤肾上腺皮质功能亢进症，尤其是皮质醇增多症；⑥性腺功能减退症，包括女性绝经期等。

（四）肥胖对健康的危害

大量流行病学调查显示：肥胖既是独立疾病，又是心脑血管疾病、多种癌症（如子宫内膜癌症、乳腺癌等）、Ⅱ型糖尿病，高血压等多种慢性病的重要诱因，被世界卫生组织列为导致疾病负担的六大危险因素之一。肥胖可以导致一系列并发症或者相关疾病，影响预期寿命或者导致生活质量下降。超重和肥胖的主要危害在于可以导致严重的健康后果，而且随着 BMI 的上升，这些危险呈上升趋势（表6-10）。

在较为严重的肥胖患者，心血管疾病、糖尿病和某些肿瘤（如子宫内膜癌、乳腺癌、结肠癌）的发生率及死亡率明显上升。BMI 25~30kg/m² 的人群，上述风险增加的程度较轻，此时脂肪的分布可能起着更为重要的作用。中心性肥胖症患者要比全身性肥胖者具有更高的疾病发病风险。当 BMI 只有轻度升高而患者腰围较大时，冠心病的患病率和死亡率就增加。国际生命科学学会中国办事处中国肥胖问题工作组根据我国人群大规模的测量数据，汇总分析了 BMI 与相关疾病患病率的关系，结果表明：BMI≥24kg/m² 的超重者患高血压的风险是体重正常（BMI 18.5~23.9kg/m²）者的 3~4 倍，患糖尿病的风险是体重正常者的 2~3 倍，具有 2 项及 2 项以上危险因素的风险是体重正常者的 3~4 倍。BMI≥28kg/m² 的肥胖者中有 90% 以上患有上述疾病或有危险因素聚集。男性腰围≥85cm，女性腰围≥80cm 者患高血压的风险约为腰围低于此界限者的 3.5 倍，其患糖尿病的风险约为 2.5 倍；其中有 2 项及 2 项以上危险因素聚集者的风险约为正常体重者的 4 倍以上。

表6-10　　　　　　　　　　　　　　　　　肥胖相关健康问题

类别	疾病种类
代谢性并发症	糖尿病、胰岛素抵抗、脂代谢紊乱、代谢综合征、痛风、高尿酸血症

续表

类别	疾病种类
心血管疾病	高血压、冠心病、充血性心力衰竭、脑卒中、静脉血栓形成
呼吸系统疾病	哮喘、低氧血症、睡眠呼吸暂停综合征、肥胖通气不足综合征
肿瘤	食管癌、肠癌、结肠癌、直肠癌、肝癌、胆囊癌、胰腺癌、肾癌、白血病、多发性骨髓瘤、淋巴癌、子宫内膜癌、宫颈癌、卵巢癌、绝经后乳腺癌、前列腺癌
肌肉骨骼疾病	尤其是骨关节炎（膝关节等负重关节）
消化系统疾病	胆囊疾病、非酒精性脂肪性肝病、胃食管反流病、疝
生殖系统疾病	月经失调、不孕症、女性多毛症、多囊卵巢综合征、妊娠糖尿病、子痫和先兆子痫、流产、巨大胎儿、新生儿窘迫综合征
其他疾病	蛋白尿、皮肤感染、特发性颅内压增高、麻醉并发症
	精神、心理障碍和社会适应能力降低
	自卑、焦虑抑郁、就业入学等受到歧视

（五）肥胖症的管理和治疗

超重和肥胖及其导致的慢性疾病绝大部分是可以预防的。对于个人而言，可以采取的预防措施包括：力求摄入和消耗能量平衡并维持正常体重；限制脂肪摄入并用不饱和脂肪代替饱和脂肪；增加蔬菜、水果、豆类以及谷物和坚果的摄入，同时减少简单糖类的摄入。在采取健康饮食的同时增加体力运动，每天保持至少30min规律的、中等强度的运动；必要时为了控制体重需要增加运动强度。同时还应该认识到超重和肥胖的防治不只是个人的努力，只有引起全社会的关注与支持以及获得政府的政策支持才有可能让全社会成功地防治肥胖。

治疗的两个主要环节是减少热量摄取及增加热量消耗。强调以行为、饮食、运动为主的综合治疗，必要时辅以药物或手术方法治疗。继发性肥胖症应针对病因进行治疗。各种并发症及伴随症状应给予相应的处理。

对肥胖的管理和治疗不应局限于减轻体重，还需要兼顾减少相关的健康风险并促进健康状况。除了体重之外，还应兼顾肥胖并发症的管理，包括血脂紊乱、Ⅱ型糖尿病、高血压等的干预。对于部分患者尤其是超重的患者，通过饮食和运动治疗，防止进一步体重增加而不是减轻体重可能是合适的目标。体重管理的适宜目标是强调合理的体重减轻，以达到减少健康风险的目的，同时应该兼顾持续促进减轻和维持体重，预防体重的增加，并对已出现并发症的患者进行针对性的治疗。体重减轻的目标应该具备合理性、可操作性、个体化，并使之长期有效。对已有超重和肥胖并有肥胖相关疾病的高危个体，应通过健康教育使患者充分认识到肥胖是一种慢性疾病，提高患者对肥胖可能进一步发展成其他疾病危险性的认识，并努力提高患者的信心，树立体重管理应该持续终生的观念，加强随访预防体重再次增加以及防治伴发疾病。

肥胖治疗改善体重的具体治疗措施包括医学营养治疗、体力活动、认知行为干预、药物治疗以及手术治疗。医学营养治疗、运动治疗和认知行为治疗是肥胖管理的基础，也是贯穿始终的治疗措施，相当一部分患者通过这些措施可以达到治疗目标，但是在必要的时候以及特定患者身上也应该积极采取药物或者手术治疗手段以达到控制体重增加或减轻体重，减少和控制并发症的目的。

1. 医学营养治疗

医学营养治疗的总体原则是减少食品和饮料中能量的摄入；减少总摄食量。在制订限制能量饮食时，需要营养师的配合。采用饮食日记有助于患者对每天的食物进行定量估计，同时也有助于促进患者对健康饮食的认知和行为管理。饮食建议应该强调健康的饮食习惯，增加谷物和富含纤维素食物以及蔬菜、水果的摄取，使用低脂食品，减少高脂食物的摄取。目前常用的医学营养减重治疗模式有以下几种。

（1）限制能量，平衡膳食　目前主要有三种类型：①在目标摄入量基础上按一定比例递减（减少30%～50%）；②在目标摄入量基础上每日减少500kcal左右；③每日供能1000～1500kcal。

（2）高蛋白膳食模式　高蛋白膳食中，蛋白质的供给量一般为占供热比的20%以上，或至少在1.5/（kg·bw）以上。对于单纯性肥胖以及合并高甘油三酯血症者、高胆固醇症者采用高蛋白膳食较正常蛋白膳食更有利于减轻体重并改善血脂情况；有利于控制减重后体重的反弹。

（3）轻断食膳食模式　轻断食模式也称间歇式断食。一般采用5∶2模式，即1周内5d正常进食，其他2d（非连续）则采取摄取平常的1/4能量（女性约500kcal/d，男性600kcal/d）的饮食模式。

2. 运动治疗

除了增加能量消耗和减少脂肪之外，体力活动还可以减少腹内脂肪，增加瘦组织的量；降低血压，改善糖耐量和胰岛素敏感性，可改善脂代谢、增强体质、增加对饮食治疗的依从性，并对长期体重控制具有正面影响；可改善对自我健康的满意度，减少自卑感；减轻焦虑和抑郁状态。

运动治疗对减肥的影响取决于运动方式、强度、时间、频率和总量。2013年，美国关于成年人肥胖管理指南推荐，增加有氧运动（如快走）至每周150min以上（每天30min以上，每周的大多数天）；推荐更高水平的身体活动（每周200～300min），以维持体重下降及防止减重后的体重反弹（长期，1年以上）。

每天安排进行体力活动的量和时间应按减体重目标计算，对于需要消耗的能量，一般多考虑采用增加体力活动量和控制饮食相结合的方法，其中50%（40%～60%）应该由增加体力活动的能量消耗来解决，其他50%可由减少饮食总能量和减少脂肪的摄入量来达到。增加体力活动的时间，可以有意识地结合日常活动来安排。肥胖者对体力活动量的安排应根据其体能、年龄和兴趣等因素进行，可以某一项活动为主，再配合其他一些活动以达到消耗能量的目的（表6-11），可以用能量消耗相等的或相似的体力活动或运动来相互替代。

表6-11 　　　　　　　　　　　　　　　常见运动项目能量消耗

运动项目	活动30min能量消耗/kcal
坐、看电视、看书、聊天、写字	30～40
轻家务活动	40～70
散步、跳舞（慢速）、体操、骑车（8.5km/h）、和孩子玩耍	100
步行上学或者上班、乒乓球、游泳（10m/min）、骑车（10km/h）、快步走	120
羽毛球、排球（中等）、太极拳	175
擦地板、快速跳舞、网球、骑车（15km/h）	150

续表

运动项目	活动 30min 能量消耗/kcal
一般跑步、中速跳绳、仰卧起坐、游泳	200
山地骑车	200~250
上楼、游泳（快速 50m/min）、跑步	300

3. 药物治疗

多数肥胖症患者在认识到肥胖对健康的危害后，在医疗保健人员的指导下通过控制饮食量、减少脂肪摄入，增加体力活动，可使体重减轻。但仍有相当一部分患者由于种种原因体重仍然不能减低，或不能达到期望的减重目标，这时，可考虑用药物辅助减重。此外，对于那些存在伴发疾病尤其是增加体力活动可能加重原有的疾病或使病情出现新的变化的患者也需要采用药物辅助减重。

4. 减重手术

现有研究显示对于重度肥胖患者而言，手术治疗是维持长期体重稳定、改善伴发疾病和生活质量的有效手段。

按减重机制，减重手术可分为限制摄食量、减少肠道营养吸收，以及二者结合 3 类；按解剖方式，可分为仅改变胃、仅改变肠道，以及同时改变胃和肠道的解剖结构 3 类。适应证包括以下几方面。

（1）BMI≥40kg/m²，无合并症或无严重相关风险的患者，可行减重手术。

（2）BMI≥35kg/m²，至少合并 1 个严重的肥胖相关疾病，包括 II 型糖尿病、高血压、高脂血症、阻塞性睡眠呼吸暂停、肥胖低通气综合征、非酒精性脂肪性肝病或非酒精性脂肪性肝炎、胃食管反流病、支气管哮喘、严重尿失禁、严重关节炎或严重影响生活质量的情况，可考虑行减重手术治疗。

（3）BMI 28~35kg/m²，合并 II 型糖尿病或代谢综合征的患者，亦可接受减重手术，但目前该种情况的临床可实施证据有限。

（4）不考虑 BMI 而仅为控制血糖、血脂或减少心血管系统疾病危险因素而行减重手术的证据不足。

5. 减重治疗后的维持

治疗后减重的维持非常重要。机体存在多种机制调控能量平衡以维持自身体重的相对稳定，通常减重计划结束后一年，大部分人会恢复已减掉体重（复重）的 30%~35%，4 年内体重基本恢复到减重前水平。适当的干预措施可在一定程度上延长减重后体重的维持时间。因此，为了维持减重效果，医务人员和营养医师应向患者提供面对面或电话随访的减重维持计划，保持与患者的规律接触（每月或更加频繁），督促其进行高强度体力活动（如 200~300min/周）、规律监测体重变化（如每周或更加频繁），并使患者保持低能量饮食（维持更低体重所必需）。

肥胖及其并发症严重影响人类的健康，是全球性健康问题，其治疗显得尤为重要。随着城市化、人口老龄化和生活方式的转变，肥胖的患病率和人数仍将持续增加。应充分关注肥胖的发生发展、变化趋势，以及人们所处的社会条件、经济状况、饮食习惯、生活习惯等方面的差别，针对具体情况制定相应的干预策略和措施，并通过改善行为、社会文化和环境因素在早期遏制肥胖的流行。

第五节　营养素人体吸收利用率评估技术

营养素吸收利用率也叫生物利用率，是指某种营养物质被机体吸收进入体循环的相对量和速率，常用于评价食物中某营养素经过消化、吸收和转化后在机体内被利用的程度。它受该营养物质具体的存在形式、膳食组成、机体健康状况等多种因素的影响。

营养素的生物利用率也是各国制定自己国民的膳食营养素参考摄入量的重要依据。而后者是营养学的基础数据，是国家制定营养政策、开展全国性营养调查，以及制定食品标签等相关法规中的重要参考文件，具体包括平均需要量、推荐摄入量或适宜摄入量、可耐受最高摄入量及预防慢性病的营养素摄入量等。此外，膳食营养素参考摄入量可用于衡量群体及个体的营养素摄入水平是否适宜，又是帮助人们制定膳食计划的工具，以达到平衡膳食及和预防疾病的目的。与西方人群相比较，我国居民在遗传基础、饮食习惯，膳食摄入量及其食物构成等方面均存在较大差异。因此，开展基于本国人群的营养素人体吸收利用率评估尤显重要。常用的评估技术包括传统的平衡法、放射性同位素示踪法和稳定性同位素示踪法。

一、平衡法

平衡法是研究营养素吸收利用的经典方法，早在 20 世纪 20 年代就已经开始应用了，过去几十年中，平衡法在蛋白质、钙、锌、铁等方面都有较广泛的应用。

1. 原理

通过测定一定实验期内志愿者摄入的营养素与经消化吸收后排出的营养素含量的差异，来计算相应的吸收利用率。

2. 试验膳的设计和测定

利用平衡法测定营养素的吸收利用率时，准确地获取实验期间膳食中具体营养素的摄入量是关键点之一。因此，需根据志愿者所在地区人们常见的食物进行选择搭配设计试验膳，既要考虑平衡饮食及营养素的含量也要考虑志愿者是否能够接受。为了准确测定摄入营养素的含量，理想的方法是采用"双份饭"收集志愿者在代谢期间的全部膳食。"双份饭法"是指在试验期间的膳食均准备两份，一份供志愿者食用，并准确称量记录每一名志愿者在用餐前后每种膳食的重量，根据差值计算实际摄入量；另一份膳食采集足够样品后经匀浆开展具体营养素含量的检测，具体的分析方法可参考相关国标。最后根据测定的试验膳营养素含量和对应的志愿者实际摄入量即可计算每位志愿者的具体膳食营养素的摄入量。为了减少膳食收集及后期检测分析的工作量常常设计三天循环食谱，三天内的膳食不重复，这样一般收集一个循环内的三天全部膳食即可。为减少不同的循环期内同一种膳食营养素的差异，在试验膳食谱中常要求每种食物单独制备，如肉和蔬菜分别烹饪，以便于后期计算摄入量。

3. 代谢样品的采集和测定准确

测定粪便等代谢物中的营养素排出量是平衡法评估营养素生物利用率的另一个质控关键点。为完整收集代谢期间的所有粪便样品，常在试验期开始和结束前给志愿者口服卡红胶囊，这是一种食用色素，对人体无毒无害且不被吸收。卡红进入体内后可将肠道内粪便染色，使其呈现红色，收集两次出现红染之间的全部粪便，冻存待检。具体营养素含量的测定方法与食品相同。

4. 计算

根据营养素实际摄入量和粪便排出量可以计算营养素的吸收和利用率。下面以蛋白质的氮平衡为例进行阐述。因为直接测定食物中蛋白质及体内消耗的蛋白质量比较困难，所以常用测定摄入氮量及排出氮量的方法来了解蛋白质的平衡情况如式（6-8）、式（6-9）所示。

$$蛋白质真消化率(\%) = \frac{吸收氮}{食物氮} \times 100\% \tag{6-8}$$

$$吸收氮 = 食物氮 - （粪氮 - 粪代谢氮） \tag{6-9}$$

上面公式中的粪代谢氮，是指肠道内源性氮，是在试验对象完全不摄入蛋白质时，检测出的粪中的含氮量。但在实际应用中，往往不考虑粪代谢氮。这样不仅实验方法简单，而且因所测得的结果比真消化率要低，所以具有一定的安全性。这种消化率叫做表观消化率，如式（6-10）所示。

$$蛋白质表观消化率(\%) = \frac{食物氮 - 粪氮}{食物氮} \times 100\% \tag{6-10}$$

而衡量蛋白质利用率的指标很多，可以从不同的角度反映蛋白质被利用的程度。其中，蛋白质的净利用率是反映食物蛋白质被利用的程度，包括食物蛋白质的消化和利用两个方面，因此更为安全，如式（6-11）所示。

$$蛋白质净利用率(\%) = \frac{吸收氮 - （尿氮 - 尿内源性氮）}{食物氮} \times 100\% \tag{6-11}$$

尿氮和尿内源性氮的检测原理和方法与粪氮和粪代谢氮一样。内源性氮在平衡法中也常常被忽略。

在实际工作中很难全部收集到代谢期内的全部粪便，即使在使用卡红等作为粪便标记物时，也会由于其他因素包括志愿者后期不配合丢失部分粪便、粪便匀浆处理、干燥处理中部分损失等导致粪便收集不全。因此，采用平衡法测量营养素吸收率时还常常使用镝或镱等稀土元素，由于镝或镱等稀土元素不能被肠道吸收，所以理论上在粪便收集完全的情况下，通过粪便重量和粪便中镝或镱的含量计算得到镝或镱的排出量应该等于其摄入量。因此，可以根据镝或镱的实际回收率校正营养素表观吸收率。在志愿者配合度较高的代谢试验中，镝或镱的回收率应在90%左右。

5. 优点

原理简单，容易接受，易于开展人体试验，尤其是老年人、儿童等特殊人群。相对试验费用较低。

6. 缺点

实际操作烦琐，且难于准确地收集全部代谢排除的样品（包括粪便、尿液、汗液等）。结果可能高估或低估营养素吸收率。无法区别肠道内源性排出的问题。

二、放射性同位素示踪法

凡是在元素周期表中占据同一位置的元素，即原子核内质子数相同的元素，称为同位素。同位素中有的很稳定，如^{31}P、^{59}Co等，它们没有放射性，不放出射线，称为稳定性同位素；但有些同位素却不稳定，如^{32}P、^{14}C、^{3}H、^{45}Ca、^{35}S、^{60}Co、^{131}I、^{59}Fe等，它们的原子自发地发生核衰变，并且能发射出一定的射线，由一种核转变为另一种核，我们称之为放射性同位素。

1. 基本原理

放射性同位素示踪术是以放射性同位素或其标记化合物作为示踪剂的一种。由于放射性同位素和其相应的普通元素的原子具有相同的化学性质和生理反应性，使得生物细胞不能区别同一元素中的各个同位素，而是一视同仁地加以对待。引入机体的放射性同位素和其相应的普通原子一样，在体内转运过程中遵循同一特性透入细胞膜，或在体液内扩散和循环，并能在同样条件下参与生物转化过程，而不破坏正常的生理功能状态。因此，凡示踪剂所发生的一切变化，都能代表研究对象的变化。这是放射性同位素示踪原子应用于生物体系研究的一个基本依据。

同时，放射性同位素与其相应的普通原子，在物理性质上不相同，以其特有的方式和速度进行蜕变，不受任何化学的、物理的和生物作用的影响，且各种放射性核素蜕变时能放出不同类型、又具有特异性能谱的射线。因此，可以借助于灵敏的射线探测技术，通过检测特征性放射线作为示踪依据，探测出其分布部位和存在的量。

2. 试验设计

应用放射性同位素作示踪剂时，必须选用能够满足实验要求的具体合适物理半衰期的放射性同位素。一般应保证标记化合物的放射性纯度在95%以上。根据放射性同位素三种射线的性质（即 α、β 和 γ 射线），在实验设计时要选择合适的射线类型及射程合适的放射性同位素。此外，在满足实验目的的前提下，应尽量使用放射性活度较低的示踪剂，也就是既要满足生物样品中的放射性能精确的检测，又要使放射性示踪剂的化学量小到不足以产生影响观察对象的原有状态，并尽可能地减少实验机体的吸收剂量，防止有害效应的产生。

3. 优点

放射性同位素因价格便宜且测定技术可达到极高的灵敏度（10~18g），在20世纪50—60年代，是世界范围内放射性同位素应用的全盛时期。其次，因为仅测定示踪剂的放射性，因此可排除其他非放射性物质对实验结果的干扰，节省了大量分离和纯化过程。由于放射性示踪物质进入体内的量极少，不会干扰研究对象正常的生理功能。所以，在机体生命活动过程的各个阶段上，都可用示踪技术来进行研究，这对病变的早期诊断和代谢机理探究等方面，都有重要的意义。

4. 缺点

主要仍是放射安全性的问题，限制了该方法在人体研究中的应用。

5. 应用举例

^{59}Fe 掺入红细胞示踪术：是机体摄入 ^{59}Fe 标记的运铁蛋白后，于一定时间采血测定循环红细胞的放射性活度占摄入 ^{59}Fe 总放射性活度的百分率的方法，是一种体内掺入试验方法。应用 ^{59}Fe 可以研究病理生理情况下铁的吸收、转运、更新和分布情况。

红细胞在生成和发育过程中，吸收由血浆运送到骨髓的铁，合成血红蛋白。随着幼稚红细胞的发育，红细胞内的血红蛋白也逐渐增多，当红细胞成熟后，就停止吸收铁了。人体红细胞的寿命约为120d，当其衰老后，在脾脏被网状细胞吞噬和破坏。红细胞被破坏后，血红蛋白分解，铁被释放入血。根据红细胞利用铁的这种规律，给受检者静脉注射 ^{59}Fe 标记血浆后，连续每天采血测量循环红细胞的放射性活度，就可以获得红细胞利用或摄入 ^{59}Fe 的曲线；并可测得各次采血时间的红细胞利用 ^{59}Fe 的百分率。

因该方法目前已很少采用，具体的操作步骤及分析检测方法此处不再赘述。

三、稳定性同位素示踪技术

早在放射性示踪原子应用之前，稳定性同位素就曾被人们用来从事医学、生物学方面的研究。如

1939 年，Schoenheimer 等用 ^{15}N 和 ^{2}H 标记的氨基酸动物在体内的进行代谢研究，第一次提出了活体细胞成分是处于动态平衡之中的理论，从而推翻了把机体代谢过程分为外源性和内源性两种形式的传统观念。到 20 世纪 40 年代后期，各种放射性同位素相继开始供应，并以其价格低廉、探测简便和灵敏度高等优点取代了稳定性同位素在生命科学研究中的应用。从 20 世纪 70 年代开始，人们开始关注辐射对人体健康的损害，而同时稳定核素生产扩大、价格下降而且新的灵敏的探测仪器的发展、分析手段的提高，使稳定性同位素重新被大量应用。

1. 原理

稳定同位素示踪技术的原理与放射性同位素相近。主要是利用同位素及其化合物特性来展开的，自然界中同位素及其化合物与相应的普通元素及化合物之间的化学性质和生物性质是相同的，只是具有不同的核物理性质，因此，可以用同位素作为示踪原子，制成标记化合物（如标记无机盐、标记氨基酸、标记药物、标记蛋白质等）代替相应的非标记化合物。该方法主要在于标记同位素的丰度和体内原天然丰度是不同的，且相差悬殊，通过质谱检测粪便中元素稳定同位素，便能较准确地计算出吸收率。

2. 分析技术

分析技术的长足进步，是稳定同位素示踪技术得到全面应用的重要基础。测量稳定同位素的方法较多，如核磁共振、红外、原子发射光谱、中子活化、热导、超速离心等，但目前最常用的还是质谱学的方法。可用于稳定同位素测定的质谱仪主要有两类。第一类是无机质谱仪，包括气体同位素比值质谱仪、热电离质谱仪以及诱导偶合等离子体质谱仪等。前者主要用于单纯气体的同位素比值测定，如 CO_2，H_2，N_2 等。后两者主要用于无机金属元素及其同位素的定性和定量分析。近年来出现了高分辨诱导偶合等离子体质谱仪，使得许多金属元素同位素定量成为可能。第二类质谱仪是有机质谱仪，主要用于有机化合物的分析，也可以分析有机化合物中同位素的丰度。有机质谱仪通常与气相色谱或高效液相色谱仪相联，称之为气相色谱（或高效液相色谱）/质谱联用仪以及串联质谱联用仪。在色谱-质谱联用技术中，利用色谱仪的分离能力将生物样品中的混合物分离开来，并使分离后的样品按不同的保留时间依次被投入质谱仪，实现一次进样，完成分离、定性以及同位素定量的多重任务。这类仪器简便、灵敏、特异性强，可以用于许多营养学的研究。

3. 试验设计

（1）示踪剂的选择和标记　在人体营养研究中常用的微量营养素稳定同位素有 ^{65}Cu，^{57}Fe，^{58}Fe，^{67}Zn，^{70}Zn，^{44}Ca，^{94}Mo 等。稳定同位素标记物（又称示踪剂）的选择包括对标记部位（单标记，多标记）、稳定性、标记率等多个因素的考虑。只有选择合适的标记物，才能得到正确的结果。最理想的示踪剂是定位、定量标记在所需要的位置上。不同的实验所选择的标记物也不同。除了特别的实验目的，一般的标记部位总是在示踪物质的母体结构上的，从而使之真正符合示踪实验的要求。

根据标记同位素的数量可以将标记分为单标法和双标法。单标法的基本原理仍来源于传统的化学平衡法，通过口服一定剂量的稳定同位素并收集一段时间内的粪便，计算口服标记同位素在通过肠道时的损失量作为吸收量。该方法借助同位素丰度的差异可以得到更为准确的吸收率，但仍不能分析吸收后重分泌的问题。但在静脉注射不可行，或只有一种稳定同位素时，单标法仍是一种较好的选择。双标法是采用两种稳定同位素进行研究，一种同位素口服给予而另一种同位素静脉给予，然后根据血液中两种同位素丰度的变化来计算具体营养素的吸收率的方法。这种方法消除了内源性损失的影响，可以得出真吸收率，是较准确地测定微量元素吸收率的方法。由于稳定性同位素价格比较昂贵，尤其是天然丰度越低的同位素价格越贵，因此如果采用双标法进行研究，一般天然丰度最低的同位素从静脉途径给予，丰度较高的同位素从口服途径给予。

（2）示踪剂的制备　在微量元素吸收研究中采用的示踪稳定核素通常是以盐或氧化物等形式存在的。在给药前需要将其转化成溶液的形式，一般为可溶的氯化物或硫酸盐，这是通过将其溶于少量的一定浓度的酸来完成的。其中所使用的酸需具有极高的纯度，并避免任何微量物质的污染。此外，进行机体的示踪给予前还需进行进一步的处理，这取决于矿物质以及所给予的形式。如果同位素是通过静脉给予的，其溶液需要无菌过滤，做成针剂，并应做无菌性和热源性试验。这常由有经验的药厂来完成。

（3）剂量的设置　在确定稳定同位素示踪剂量时要考虑几方面的问题，一是示踪剂的同位素丰度及其体内的天然本底；二是分析方法的测定精度。既要考虑示踪剂的同位素是否经得起一定程度的稀释，也要考虑到分析方法对同位素丰度变化的灵敏度。拟给予的同位素剂量与试验所需的时间以及同位素丰度的可检测性需要被综合考虑。如果试验周期比较短，则所用的示踪剂量应该比较少，反之则需要更大的剂量。剂量太小会带来分析和试验的误差太大甚至失败，剂量太大有时不仅会影响正常的生理代谢情况也会造成示踪剂的浪费。一般根据试验目的和不同的元素可以单次给予或一天多次给予。

4. 生物样品的收集和前处理

（1）粪便　在采用粪便监测法测定那些吸收率较高的微量元素（如锌、铜和硒）和某些特定情况下铁的吸收率时，均需要收集一定时间内的粪便。粪便收集的质量将直接影响试验结果。与平衡法类似，可同样采用卡红标记及稀土元素矫正吸收率的方法。此外，样品的前处理也很重要。因代谢实验的周期可能较长，需将每个受试对象的粪便样品都分别收集在不透明的广口聚乙烯容器中。每天记录收集日期和重量，然后将其放入-20℃冰柜冷冻。待试验结束后，将每个受试者的粪便，根据比例混匀，进行冷冻干燥，并粉碎。所有分析用的粪便粉样应保存于干燥器内，并置于阴凉的环境中。在分析前样品必须确保被重新混匀。如果试验现场粪便样品的前处理不可能，那么样品在收集后必须立即被各自分开冷冻起来，并于干冰中运输至分析试验室后进行预处理和分析。

（2）尿样　需要收集24h尿样时，可以将24h内不同时间段的尿样混合，尿液的收集可以使用尿袋，每个尿袋分发时都要称重待收集尿液后再次称重，通过减重法记录每人24h尿液量。每天的尿液需要混合时可以根据重量按比例进行混合，留存足够分析用的尿样。

（3）呼气　某些营养素如蛋白质需要量的研究中常常需要收集呼气，一般选择10mL玻璃集气管或者一次性呼气袋进行呼气的收集。

（4）血液　当采用双标法时，如计算机体吸收铁后的红细胞渗入率，需要采集标记14d后的静脉血。当收集的血浆用于分析微量元素如铁、锌时，应该避免使用不合适的抗凝剂以及避免溶血。离心将血清或血浆分离，并将其保存于-20℃条件下。血样可以使用特制的保温容器于干冰中运输，或置于液氮冷却过的小罐中，以保证其能在较长时间的运输过程中一直保持冷冻状态。

5. 优点

（1）避免了放射性同位素对人体辐射的损害、无环境污染，尤其适宜于孕妇，儿童等对放射性最敏感的人群，因此，最适合人体内营养学研究的应用。

（2）弥补了放射性同位素在种类上的不足。例如对于营养学研究中最关注的一些机体内重要元素的示踪，如氮、碳、氧、氢等均没有合适的放射性同位素，它们的放射性同位素半衰期不是太长就是太短。

（3）在利用质谱仪、核磁共振谱仪等仪器作为稳定同位素标记化合物的测定时手段时，不仅可以测定同位素的丰度，还可以同时测定示踪物的结构，对示踪原子进行定位，从而进行代谢研究。

（4）可以更方便地进行多标记试验。

（5）允许短期内多次重复试验。

（6）通过特定标记的营养物质的示踪，可以区分内源性与外源性物质的代谢。

（7）与相关的数学回归模型的结合可进一步拓宽该方法的应用范围和结果的准确性。

6. 缺点

稳定同位素标记物价格昂贵，难以开展大样本的研究。此外，从示踪剂的制备到检测分析都对仪器和操作人员有严格要求。

四、稳定性同位素示踪技术应用举例

我国营养学家从 20 世纪 90 年代开始利用稳定性同位素示踪法研究我国人群在不同膳食模式下的营养素吸收利用率，并在一些主要营养素的生理功能、评价指标、与健康的关系等方面均取得了一定的结果。稳定同位素标记法的具体应用包括利用^{13}C 标记的亮氨酸和^{15}N 标记的赖氨酸研究我国青年男女的膳食蛋白质需要量；利用^{13}C 呼气试验研究人体对碳水化合物和脂肪的吸收；以^{2}H$_2$O 或/和 H$_2$^{18}O 为示踪剂及双标水的方法开展成年人能量需要量的研究；在微量营养素的应用更为广泛，包括^{42}Ca/^{44}Ca，^{57}Fe/^{58}Fe，^{67}Zn/^{70}Zn，^{65}Cu 等。

（一）微量元素锌吸收率的应用

1. 试验周期

该试验将平衡法和稳定性同位素示踪法相结合研究膳食锌的吸收率。试验分为适应期、试验期和试验后期共 14d。适应期为前 3d（D$_1$~D$_3$），使实验对象对实验性膳食中的锌水平进行适应。试验期为 9d（D$_4$~D$_{12}$），于第 4d 和第 13d 早晨给予染料胶囊卡红对粪便进行标记，在实验性膳食的基础上给予稳定性同位素^{67}Zn 和稀土元素镝，^{70}Zn 可以从静脉途径给予以计算内源性分泌的锌。试验后期（D$_{13}$~D$_{14}$）完成卡红排出前的粪便收集工作。

2. 粪便收集和测定

在前三天的适应期内尽可能收集所有受试对象的基础粪样，在第 4d 早餐前给予卡红后从粪便中出现红色标记开始收集，保留前卡红；第 13d 早餐前第二次给予卡红，待粪便中出现红色标记后停止该对象的收集，弃去后卡红，要求所有志愿者尽可能保证代谢收集的完整。每日的粪便精确称重后匀浆，记录加水量。取样后装入塑料瓶中，贮于-20℃备检。用火焰原子吸收法检测总锌含量，热离子源质谱仪检测稳定性同位素^{67}Zn 和^{70}Zn 的比值。

3. 尿液的收集和测定

在前三天的适应期内尽可能收集所有对象的基础尿样，在静脉滴注稳定性同位素标记物之前，要求每位受试者排空所有尿液。研究人员在所有空桶中预先加入 5mL 浓盐酸；静滴完成后立即开始收集尿液，连续收集 96h，每 12h 一次，对收集的尿样要及时进一步加酸做防腐处理。补酸的原则是使最终尿液中盐酸的浓度达到 0.1mol/L，以尿的净重近似认为是总体积，浓盐酸是 12mol/L，计算所需的酸量大于 5mL 给予补酸，小于 5mL 不补。最后将尿样存于塑料瓶中，贮于-20℃备检。用火焰原子吸收法检测总锌含量，热离子源质谱仪检测稳定性同位素^{67}Zn 和^{70}Zn 的比值。

4. 计算方法

（1）单标法（稳定同位素单标记粪便监测法）　通过口服一种锌元素的稳定性同位素，可收集 7~

9d 粪便，根据粪便中的绝对含量计算锌的吸收率进行估计。公式如式（6-12）~式（6-15）所示。

$$R_j^i = \frac{A_i^n \dfrac{M^n}{W^n} + A_i^s \dfrac{M^s}{W^s}}{A_j^n \dfrac{M^n}{W^n} + A_j^s \dfrac{M^s}{W^s}} \tag{6-12}$$

$$M^n + M^s = M^{AA} \tag{6-13}$$

式中　M^{AA}——原子吸收检测的元素锌总量；

　　　R_j^i——质谱检测的粪便中两种锌稳定性同位素的比值；

　　　M^n——粪便中天然元素锌的含量；

　　　M^s——粪便中未吸收的富集锌稳定性同位素的含量；

　　　W^n——锌元素的天然原子质量；

　　　W^s——锌富集同位素的平均原子质量；

　　　A_i^s——i 在锌富集同位素中的丰度；

　　　A_j^s——j 在锌富集同位素中的丰度；

　　　A_i^n——i 的天然丰度；

　　　A_j^n——j 的天然丰度；

　　　i——参考的锌稳定性同位素；

　　　j——标记的锌稳定性同位素。

$$锌的吸收率(\%) = \frac{膳食\,^{67}Zn\,摄入量 - 粪便\,^{67}Zn\,排出量}{膳食\,^{67}Zn\,摄入量} \times 100\% \tag{6-14}$$

$$校正吸收率(\%) = \frac{锌的吸收率}{稀土元素回收率} \times 100\% \tag{6-15}$$

（2）双标法（稳定同位素双标记粪便监测）　通过口服和静脉两种途径分别给予锌元素的两种不同形式的稳定性同位素，36~48h 后尿中两种同位素的浓缩度会以相同的速率下降，根据尿中二者浓缩度的比和给予的两种同位素的剂量比就可以计算出口服锌稳定性同位素的吸收率了。公式如式（6-16）所示。

$$FZA = \frac{丰度(oral)\,dose(iv)}{丰度(iv)\,dose(oral)} = \frac{\dfrac{(R^s - R^n)\,dose(iv)}{R^n(oral)}}{\dfrac{(R^s - R^n)\,dose(oral)}{R^n(iv)}} \tag{6-16}$$

式中　R^s——样品中口服或静注稳定性同位素和参考同位素的比值，由质谱测得；

　　　R^n——口服或静注稳定性同位素和参考同位素的天然丰度比值；

　　　dose——给予的口服（oral）或静脉注射（iv）稳定性同位素的剂量。

（二）蛋白质需要量的研究

氮平衡研究曾是研究人体蛋白质需要量的常用方法。随着具有时代意义的稳定性同位素示踪技术的广泛应用，这种技术也开始逐渐应用于人体氨基酸和蛋白质需要量的研究中了。这种方法又被称为指示剂氨基酸氧化法，其稳定性同位素标记的氨基酸常采用 L-1-^{13}C-苯丙氨酸。

1. 基本原理

当一种待测必需氨基酸缺乏时，其他必需氨基酸不能用于合成蛋白质，于是标记的必需氨基酸（L-1-^{13}C-苯丙氨酸）将过多而被氧化。如增加待测必需氨基酸的摄入量，标记氨基酸的氧化率可即降低。当待测必需氨基酸的摄入量达到机体需要量时，标记氨基酸的氧化率可降至最低，再继续增加待测必需氨基酸的摄入量，标记氨基酸的氧化率不再增加，这时达到平台期。这种方法即可建立待测必需氨基酸摄入量和标记氨基酸氧化率的反应曲线，利用非线性混合效应模型分析曲线拐点，拐点对应的待测必需氨基酸的摄入量即为该必需氨基酸的需要量。

2. 设计指示剂

氨基酸氧化法研究人体蛋白质需要量时一般在维持膳食 2d，禁食 12h 后即可开展稳定性同位素代谢试验，一般设置 6~7 个蛋白水平，每个蛋白质水平仅持续 8h。指示剂氨基酸氧化法中使用的氨基酸配比膳食一般以鸡蛋蛋白为参考，人体 20 种 L 型氨基酸根据鸡蛋蛋白的含量配置不同水平的蛋白质膳食，由于采用 L-C13 苯丙氨酸作为示踪剂，而体内苯丙氨酸可转变生成酪氨酸，故以不同水平蛋白质测定时，氨基酸配比膳食中苯丙氨酸和酪氨酸的含量需一致。

3. 优点

可以在同一受试者体内进行多水平的短期示踪剂研究。由于呼出气中 ^{13}C 标记物的变化水平与指示剂实际氧化率的变化是一致的，因此可以根据呼出气中 ^{13}C 标记物变化水平对摄入量的氧化应答曲线进行拐点分析。该方法安全可靠，可以用于不同人群蛋白质和氨基酸需要量的研究。

4. 缺点

主要是针对膳食适应期的争论。指示剂氨基酸氧化法一般在维持膳食 2d 后进行 8h 的氨基酸氧化代谢试验。尽管有研究认为，在测量氨基酸氧化水平前，肌体不需要经过 6~7d 对待测氨基酸水平的适应期，即指示剂氨基酸氧化法不受适应期的影响。但是仍有学者认为在一个稳定的摄食期中，氨基酸氧化率会因摄入氨基酸的量发生复杂的变化，没有适应期可能会低估或高估最低需要量。

（三）钙代谢研究

目前，大量研究将双稳定同位素技术和钙平衡试验相结合来确定钙需要量。这种研究是在平衡试验的基础上，使用双稳定同位素技术来评价钙吸收和钙储留情况的，然后使用线性及非线性回归模型来描述钙摄入量和储留量之间关系的，从而估计钙的需要量。这种将同位素技术与平衡试验结合的方法不仅准确度高，而且省时省力，也能够比较真实地反映机体中的钙平衡。该技术被认定为测定人体钙吸收的金标准。

1. 原理

双稳定同位素技术是将待测钙源用一种钙稳定同位素标记后，以口服方式摄入，然后静脉注射另一种钙稳定同位素。口服后吸收入血的同位素钙与静脉注射的同位素钙及机体本身的钙共同进入中央混合钙池。假定静脉注射同位素钙 100% 吸收且标记的同位素钙能与食物中普通钙发生完全交换，并以相同的比例被吸收和代谢，那么一定时间后，它们在体内将达到完全的代谢平衡。当口服和静脉注射示踪剂在血液中达到平衡后，即可以开始以相同的速率从血经尿消除，此时尿中两种示踪剂的丰度比值与血液中的比值保持一致，因此可通过测定尿中示踪剂的丰度比求出对应时间段血液中的示踪剂水平。

2. 优点

准确度高，收集样品的时间较短。

3. 缺点

稳定性同位素要求有特殊的仪器设备来检测，同位素价格也较高，并且需要注射同位素试剂，受试者的接受度不高。

参考文献

［1］Acartek N, Ağagündüz D, Çelik B, et al. Estimation of Resting Energy Expenditure：Validation of Previous and New Predictive Equations in Obese Children and Adolescents［J］. Journal of the American College of Nutrition, 2017, (1)：1-11.

［2］Westerterp KR. Control of energy expenditure in humans［J］. European Journal of Clinical Nutrition, 2016, 71 (3)：340.

［3］任建安, 李宁, 黎介寿. 能量代谢监测与营养物质需要量［J］. 中国实用外科杂志, 2001, 21 (10)：631-637.

［4］Orr PA, Case KO, Stevenson J J. Metabolic response and parenteral nutrition in trauma, sepsis, and burns［J］. Journal of Infusion Nursing the Official Publication of the Infusion Nurses Society, 2002, 25 (1)：45.

［5］Achamrah N, Jã ©Sus P, Grigioni S, et al. Validity of Predictive Equations for Resting Energy Expenditure Developed for Obese Patients：Impact of Body Composition Method：［J］. Nutrients, 2018, 10 (1)：63.

［6］Ringwald-Smith K, Hobar A, Flowers C, et al. Comparison of Resting Energy Expenditure Assessment in Pediatric Oncology Patients［J］. Nutrition in Clinical Practice, 2018 (1).

［7］Kruizenga HM, Hofsteenge GH, Weijs PJ, et al. Predicting resting energy expenditure in underweight, normal weight, overweight, and obese adult hospital patients［J］. Nutrition & Metabolism, 2016, 13 (1)：85.

［8］Frankenfield D, Roth-Yousey L, Compher C. Comparison of Predictive Equations for Resting Metabolic Rate in Healthy Nonobese and Obese Adults：A Systematic Review［J］. Journal of the American Dietetic Association, 2005, 105 (5)：775-789.

［9］Kondrup J, Allison SP, Elia M, et al. ESPEN guidelines for nutrition screening 2002［J］. Clin Nutr. 2003；22 (4)：415-421.

［10］Kondrup J, Rasmussen HH, Hamberg O, et al. Nutritional risk screening (NRS 2002)：a new method based on an analysis of controlled clinical trials［J］. Clin Nutr. 2003, 22 (3)：321-336.

［11］许静涌, 蒋朱明. 2015 年 ESPEN 营养不良（不足）诊断共识、营养风险及误区［J］. 中华临床营养杂志. 2016, 24 (5)：261-265.

［12］杨剑, 张明, 蒋朱明, 等. 营养筛查与营养评定：理念、临床实用及其误区［J］. 中华临床营养杂志. 2017, 25 (1)：59-63.

［13］蒋朱明, 杨剑, 于康, 等. 列入临床诊疗指南和国家卫生和计划生育委员会行业标准的营养风险筛查 2002 工具实用表格及注意事项［J］. 中华临床营养杂志. 2017, 25 (5)：263-267.

［14］McClave SA, Taylor BE, Martindale RG, et al. Guidelines for the Provision and Assessment of Nutrition Support Therapy in the Adult Critically Ill Patient：Society of Critical Care Medicine (SCCM) and American Society for Parenteral and Enteral Nutrition (A. S. P. E. N.)［J］. JPEN J Parenteral Enteral Nutr. 2016, 40 (2)：159-211.

［15］McClave SA, DiBaise JK, Mullin GE, et al. ACG Clinical Guideline：Nutrition Therapy in the Adult Hospitalized Patient［J］. Am J Gastroenterology. 2016, 111 (3)：315-34；quiz 335.

［16］Arends J, Bachmann P, Baracos V, et al. ESPEN guidelines on nutrition in cancer patients［J］. Clin Nutr. 2017, 36 (1)：11-48.

［17］Cederholm T, Barazzoni R, Austin P, et al. ESPEN guidelines on definitions and terminology of clinical nutrition［J］. Clin Nutr, 2017 Feb；36 (1)：49-64.

［18］Boullata JI, Carrera AL, Harvey L, et al. ASPEN Safe Practices for Enteral Nutrition Therapy［J］. JPEN J Parenter Enteral Nutr, 2017, Jan；41 (1)：15-103.

［19］McClave SA, Taylor BE, Martindale RG, et al. Guidelines for the Provision and Assessment of Nutrition Support Therapy in the Adult Critically Ill Patient：Society of Critical Care Medicine（SCCM）and American Society for Parenteral and Enteral Nutrition（A. S. P. E. N.）［J］. JPEN J Parenter Enteral Nutr，2016，Feb；40（2）：159-211.

［20］Weimann A，Braga M，Carli F，et al. ESPEN guideline：Clinical nutrition in surgery［J］. Clin Nutr. 2017 Jun；36（3）：623-650. doi：10. 1016/j. clnu. 2017. 02. 013.

［21］Singer P，Blaser AR，Berger MM，et al. ESPEN guideline on clinical nutrition in the intensive care unit［J］. Clin Nutr. 2018 Sep 29. pii：S0261-5614（18）32432-4.

［22］周芸. 临床营养学：第 4 版［M］. 北京：人民卫生出版社，2017.

［23］孙长颢. 营养与食品卫生学［M］. 第 8 版. 北京：人民卫生出版社，2017.

［24］中华医学会肠外肠内营养学分会. 肿瘤患者营养支持指南［J］. 中华外科杂志，2017.

［25］史琳娜. 临床营养学［M］. 第 3 版. 北京：人民卫生出版社，2018.

［26］Chen W，Zheng R，Baade PD，et al. Cancer statistics in China［J］. CA Cancer J Clin. 2016，66（2）：115-132.

［27］李增宁，陈伟，齐玉梅，等. 恶性肿瘤患者膳食营养处方专家共识［J］. 肿瘤代谢与营养电子杂志，2017，4（4）：397.

［28］朱明炜，韦军民，陈伟，等. 恶性肿瘤患者住院期间营养风险变化的动态调查［J］. 中华医学杂志，2018，98（14）：1093-1098.

［29］中华医学会肠外肠内营养学分会. 肿瘤患者营养支持指南［J］. 中华外科杂志，2017，55（11）.

［30］Martin L，Senesse P，Gioulbasanis I，et al. Diagnostic Criteria for the Classification of Cancer-Associated Weight Loss［J］. Journal of Clinical Oncology，2015，33（1）：90-99.

［31］Lakenman P，Ottens-Oussoren K，Witvliet-van Nierop J，et al. Handgrip Strength Is Associated With Treatment Modifications During Neoadjuvant Chemoradiation in Patients With Esophageal Cancer［J］. Nutr Clin Pract. 2017，32（5）：652-657.

［32］赵明利，李宁. 人体成分分析及其应用［J］. 肠外与肠内营养，2016，23（01）：50-54.

［33］Bade BC，Brooks MC，Nietert SB，et al. Assessing the Correlation Between Physical Activity and Quality of Life in Advanced Lung Cancer［J］. Integr Cancer Ther. 2016，17（1）：73-79.

［34］Guinan EM，Doyle SL，O'Neill L，Dunne MR，Foley EK，O'Sullivan J，et al. Effects of a multimodal rehabilitation programme on inflammation and oxidative stress in oesophageal cancer survivors：the ReStOre feasibility study［J］. Support Care Cancer. 2017，25（3）：749-56.

［35］Arends J J . ESPEN guidelines on nutrition in cancer patients［J］. Clinical Nutrition，2017，36（1）：11-48.

［36］Jukic PN，Gagliardi C，Fagnani D，et al. Home enteral nutrition therapy：diffculties，satisfactions and support needs of caregivers assisting older patients［J］. Clin Nutr. 2017，36（4）：1062-1067. 1062-1067.

［37］Klek S，Pawlowska D，Dziwiszek G，et al. The Evolution of Home Enteral Nutrition（HEN）in Poland During Five Years After Implementation：A Multicentre Study［J］. Nutr Hosp. 2015，34（1）：S89-S89.

［38］中华医学会肠外肠内营养学分会. 成人家庭肠外营养中国专家共识［J］. 中国实用外科杂志，2017，37（4）：406-411.

［39］中国加速康复外科专家组. 中国加速康复外科围手术期管理专家共识［J］. 中华外科杂志，2016，54（6）：413-418.

［40］Cederholm T，Barazzoni R，Austin P，et al. ESPEN guidelines on definitions and terminology of clinical nutrition.［J］. Clinical Nutrition，2017，36（1）：49-64.

［41］方玉，辛晓伟，王艳莉等. 肿瘤患者家庭肠内营养治疗的规范化管理［J］. 肿瘤代谢与营养电子杂志，2017，4（1）：97-103.

［42］中国慢性肾脏病合并高尿酸血症诊治共识专家组. 中国慢性肾脏病患者合并高尿酸血症诊治专家共识［J］. 中华肾脏病杂志. 2015，6（33）：463-469.

［43］唐羽裳，刘宏，刘必成. 高尿酸血症流行病学数据的变迁及反思［J］. 药物与临床. 2015，7（12）：8-13.

［44］徐叔云，陈光亮. 高尿酸血症研究进展［J］. 中国药理学通报. 2003, 10（19）：1088-1092.

［45］Kanbay M，Jensen T，Solak Y，et al. Uric acid in metabolic syndrome：From an innocent bystander to a central player［J］. European Journal of Internal Medicine. 2016, 29：3-8.

［46］Kuwabara M. Hyperuricemia，Cardiovascular Disease，and Hypertension［J］. Pulse. 2016, 3（3-4）：242-252.

［47］杨胜富，吴东波. 肥胖的流行病学病理生理及治疗的研究进展［J］. 中国临床新医学，2016, 9（4）：358-362.

［48］贺媛，赵小兰，曾强. 城市成人超重、肥胖、中心性肥胖的流行特征和相关危险因素分析［J］. 实用预防医学，2015, 22（4）：390-394.

［49］刘坚，昊肇汉. 肠吸收脂肪、糖及蛋白质功能测定的进展［J］. 浙江医学，2002, 24（1）：62-64.

［50］葛可佑. 中国营养科学全书［M］. 北京：人民卫生出版社，2004.

［51］Humayun MA，Elango R，Ball RO，et al. Reevaluation of the protein requirement in young men with the indicator amino acid oxidation technique［J］. Am J Clin Nutr，2007, 86：995-1002.

［52］Min Li，Jinghuan Wu，Tongxiang Rene，et al. Effect of NaFeEDTA-fortified soy sauce on zinc absorption in children［J］. Food Funct，2015, 6：788-792.

第七章　信息技术与精准营养转化

第一节　生物大数据管理与应用

一、大数据

大数据（big data）是近年来一直非常火热的一个名词。在全球范围内，随着移动互联网技术和 IT 技术的飞速发展，以 4V 为特点的大数据应运而生。大数据是一系列数据的集合，具有 Volume（体量巨大）、Variety（种类繁多）、Velocity（更新快速）、Value（价值巨大但密度很低）等典型特征。海量数据的产生以及云计算分布式处理、云存储、虚拟化技术等大数据分析方法的发展，标志着人类社会已经进入了大数据时代。

现代社会的数据量正持续地以前所未有的速度增加着，从 TB 到 PB 甚至再到 ZB 来计算，这些数据类型极其复杂，包括结构化、半结构化和非结构化的数据。随着传感器、智能设备和社会协同技术的爆炸性增长，数据类型变得难以计数，包括文本、传感器数据、音频、视频等。大数据作为信息技术高速发展催生的产物，是人类保存数据的能力和使用数据的能力提高的结果。由于大数据价值利用密度低，大数据时代的到来让数据的价值更多的体现在分析利用上。

二、大数据发展

大数据巨大的社会、经济、科研价值已经引起了产业界、科技界和政府部门的高度关注。

正如全球知名的咨询公司麦肯锡在 2011 年的《Big data：the next frontier for innovation competition and productivity》报告中所说的那样：数据，已经渗透到当今每一个行业和业务职能领域，成为重要的生产因素。人们对于海量数据的挖掘和运用，预示着新一波生产率增长和消费者盈余浪潮的到来。麦肯锡认为，大数据将是一个生产力的来源！

2012 年联合国"全球脉动"（Global Pulse）计划发布的《大数据促发展：挑战与机遇》的政务白皮书中，指出大数据时代已经到了，大数据对于联合国和各国政府来说，是运用大数据促进社会发展的一个历史性机遇。人们如今可以使用极大丰富的数据资源，对社会诸多行业领域进行前所未有的实时分析，帮助各类机构提高运行效率，揭示事物发生发展的规律和奥秘。

Nature，*Science* 等国际顶级学术刊物相继出版专刊以专门探讨对大数据的研究。2008 年 *Nature* 出版专刊"Big Data"，从互联网技术、网络经济学、超级计算、环境科学、生物医药等多个方面介绍了海量数据带来的挑战。2011 年 *Science* 推出关于数据处理的专刊 *Dealing with data*，讨论了数据洪流（data deluge）所带来的挑战，特别指出，倘若能够更有效地组织和使用这些数据，人们将得到更多的机会发挥科学技术对社会发展的巨大推动作用。

2012 年 4 月欧洲信息学与数学研究协会会刊 *ERCIM News* 出版专刊"Big Data"，讨论了大数据时代的数据管理、数据密集型研究的创新技术等问题，并介绍了欧洲科研机构开展的研究活动和取得的创新性进展。

2012 年 5 月，香山科学会议组织了以"大数据科学与工程——一门新兴的交叉学科？"为主题的第 424 次学术讨论会，来自国内外 35 个单位横跨 IT、经济、管理、社会、生物等多个不同学科领域的 43 位专家代表参会，并就大数据的理论与工程技术研究、应用方向以及大数据研究的组织方式与资源支持形式等重要问题进行了深入讨论。

大数据技术及相应的基础研究已经成为科技界的研究热点。大数据科学作为一个横跨信息科学、社会科学、网络科学、系统科学、心理学、经济学等诸多领域的新兴交叉学科方向正在逐步形成。

大数据同时也引起了包括美国在内的许多国家政府的极大关注。2012 年 3 月 22 日，奥巴马宣布美国政府投资 2 亿美元启动"大数据研究和发展计划"。该计划旨在通过提高和改进人们从海量和复杂的数据中获取知识的能力，进而加速美国在科学与工程领域发明的步伐，增强国家安全。美国政府认为，对大数据的研究上升为国家意志，必将对未来科技与经济发展带来深远影响。

欧盟方面对大数据给予了同样的关注。2014 年欧盟发布了《欧盟大数据价值战略研究和创新议程》，旨在描述欧洲未来 5~10 年推进实现大数据价值主要研究的挑战和需求。同时该议程将数据信息化基础设施作为欧盟 2020 地平线（Horizon 2020）计划的优先领域之一。

2017 年初，我国工信部正式印发了《大数据产业发展规划（2016—2020）》，全面部署了"十三五"期间大数据产业发展工作，规划部署包括七大任务：强化大数据技术产品研发、深化工业大数据创新应用、促进行业大数据应用发展、加快大数据产业主体培育、推进大数据标准体系建设、完善大数据产业支撑体系、提升大数据安全保障能力。旨在加快建设数据强国，为实现制造强国和网络强国提供强大的产业支持。

纵观国际形势，对大数据的研究与应用已引起各国政府的高度重视，并已成为重要的战略布局方向。

三、大数据思维

大数据可以改变我们传统的生活以及理解世界的方式。企业可以通过对销售大数据的分析应用，更精准的把握消费者的需求；可以通过对用户评价大数据的分析挖掘，更有针对性地改善用户体验。消费者可以凭借大数据的支撑，让我们的居家生活、旅游出行、投资理财更为便捷、多样化。

大数据可以改变我们的思维方式，带来深刻的思维转变。人们处理数据从样本数据变成了全样本数据，继而人们不得不接受数据的混杂性，放弃对精确性的追求，放弃对因果关系的渴求，更多的关注到数据的相关性。在大数据时代，大数据系统能够自动搜索所有相关的数据，智能的做出逻辑分析，思维方式从自然思维转向智能思维，获得更有洞察力和价值的信息。

大数据可以开起一个重大的时代转型，从根本上奠定国家和社会治理的基础数据。在大数据时代，庞大复杂的数据和数据分析就是一种潜在的战略性资源，将对社会、科技、经济的发展发挥支撑促进作用。2013 年 7 月习近平总书记在中国科学院考察时指出，谁掌握了大数据以及大数据研究技术，谁就掌握了主动权！

四、生物医学大数据

与生物医学相关的大数据，即生物医学大数据（biomedical big data）。随着组学研究和高通量技术的发展和医院信息化的进展，大数据被逐步应用于健康医疗等行业，有力地推动了人类遗传组学、临床医疗、公共卫生、社会人口学、健康网络媒体等多学科、多领域的信息融合。通过大数据分析，揭示了人类健康与社会经济、行为与生活方式、气候变化、遗传组学等各个领域之间的发生发展规律。

2016年6月24日，国务院办公厅发布《国务院办公厅关于促进和规范健康医疗大数据应用发展的指导意见》，对健康医疗大数据的建设工作给出了指导意见。国家卫生计生委按照国务院的要求，积极推动全民健康信息化和健康医疗大数据的应用发展，取得了明显成效。国家卫生计生委统计信息中心设有健康医疗大数据办公室。清华大学、北京大学、中科院生物物理所、中科院北京基因组所等高校院所也相继成立了健康大数据中心。十二届全国人大五次会议审议批准的《政府工作报告》也对2017年政府工作做出了全面部署，将保障和改善民生视为政府的重要使命之一，对推进健康中国建设和深化医药卫生体制改革等工作进行了部署安排，进一步明确了卫生计生工作的方向和年度重点任务。由此可见，"生物医学大数据"已成为国家战略的一部分，其重要性不言而喻。

大数据为我们看待世界提供了一种全新的方法，更多的决策行为将基于数据分析做出。Google Flu Trends（谷歌流感趋势监测）项目就是运用大数据思维探究公共卫生事件一个著名案例。谷歌研究人员发现，搜索"流感"相关主题的人数与实际患有流感症状的人数之间存在着密切的关系。虽然并非每个搜索"流感"的人就都真的患有流感，但通过关键词查询数量与传统流感监测系统的数据进行对比，发现在流感季节，搜索查询会明显增多。谷歌"流感趋势"分析中心通过监测"咳嗽""发烧"等与流感有关的关键词搜索的次数，并通过地图将这些关键词与其对应的地区相联系，使用大数据思维的预测思想、混杂趋势分析和热点分析等，实现对全球流感疫情的预测，可估测世界上不同国家和地区的流感疫情。关键词频率越高，该地区暴发流感疫情的可能性就越大。通过谷歌的"流感趋势"分析对流感的预测，甚至比美国疾病控制与预防中心的预测还要快7~10d，为疾病预防控制赢得了控制时间，有效弥补了经典卫生统计在预测方面能力的不足。

近年来，随着高通量测序技术的发展，美国NCBI的GenBank、欧洲的EBI、日本的DDBJ等生物医学大型通用数据库不断激增。利用大数据将各种组学进行综合及整合，对开展组学研究以及不同组学间的关联研究有积极的促进作用；同时整合系统生物学和临床数据，可以更有针对性地实施预防和治疗。另外，通过某种疾病患者人群的组学数据，可以快速识别有关疾病发生、预后或治疗效果的生物标志物。生物医学大数据还可通过可穿戴设备对个体体征数据（心率、脉率、呼吸频率、体温等）实时连续监测，更好地实施健康管理。

五、营养健康大数据

随着我国经济的快速发展，营养与食品安全领域的数据已初步呈现大数据的特征：①数据量大：营养监测、食品安全监测数据近年来快速增长，数据量不断增大；②数据种类多：营养健康相关数据包括监测数据、网络舆情数据、分析检测数据等结构化、半结构化和非结构化数据；③更新速度快：营养健康数据与政府部门监管和消费者日常生活息息相关，营养健康数据实时产生，对信息处理速度也提出了越来越高的要求；④价值巨大但密度很低：目前全国营养监测数据对政府日常监管和消费者购买产品都将提供重要的参考，但数据结果公布速度很慢，大多数监测结果除了简单的统计报表外，暂未显著发挥作用。

那么深入挖掘营养健康大数据的信息，提高营养监测、食品安全等方面的数据洞察能力，既是社会的现实需求，也是营养学科发展的必然趋势。

（一）大数据构建

大数据构建的关键主要基于框架。框架是一个计算机领域的常用词汇，框架为大数据的存储和运算提供解决方案，最大的作用就是帮助使用者节省创建工程的时间，解决具有共通性的需求和问题。

1. Hadoop 框架

提起大数据，第一个想起的肯定是 Hadoop，因为 Hadoop 是目前世界上应用最广泛的大数据工具，其凭借极高的容错率和极低的硬件价格，在大数据市场上风生水起。Hadoop 还是第一个在开源社区上引发高度关注的批处理框架，其提出的 Map 和 Reduce 的计算模式简洁而优雅。迄今为止，Hadoop 已经成为了一个广阔的生态圈，实现了大量算法和组件。由于 Hadoop 的计算任务需要在集群的多个节点上多次读写，因此在速度上会稍显劣势，但是其吞吐量也同样是其他框架所不能匹敌的。

2. Storm 框架

与 Hadoop 的批处理模式不同，Storm 采用的是流计算框架，由 Twitter 开源并且托管在 GitHub 上。与 Hadoop 类似的是，Storm 也提出了两个计算角色，分别为 Spout 和 Bolt。

如果说 Hadoop 是水桶，只能一桶一桶的去井里扛，那么 Storm 就是水龙头，只要打开就可以源源不断的出水。Storm 支持的语言也比较多，Java、Ruby、Python 等语言都能很好的支持。由于 Storm 是流计算框架，因此使用的是内存，延迟上有极大的优势，但是 Storm 不会持久化数据。

3. Samza 框架

Smaza 也是一种流计算框架，但目前只支持 JVM 语言，灵活度上略显不足，并且 Samza 必须和 Kafka 共同使用。但是相应的，其也继承了 Kafka 的低延时、分区、避免回压等优势。对于已经有 Hadoop+Kafka 工作环境的团队来说，Samza 是一个不错的选择，并且 Samza 在多个团队使用的时候能体现良好的性能。

4. Spark 框架

Spark 属于前两种框架形式的集合体，是一种混合式的计算框架。它既有自带的实时流处理工具，也可以和 Hadoop 集成，代替其中的 Map Reduce，甚至 Spark 还可以单独拿出来部署集群，但是还得借助 HDFS 等分布式存储系统。Spark 的强大之处在于其运算速度，与 Storm 类似，Spark 也是基于内存的，并且在内存满负载的时候，硬盘也能运算，运算结果表示，Spark 的速度大约为 Hadoop 的一百倍，并且其成本可能比 Hadoop 更低。但是，Spark 目前还没有像 Hadoop 那样拥有上万级别的集群，因此，现阶段的 Spark 和 Hadoop 搭配起来使用更加合适。

5. Flink 框架

Flink 也是一种混合式的计算框架。但是在设计初始，Fink 的侧重点在于处理流式数据，这与 Spark 的设计初衷恰恰相反，而在市场需求的驱使下，两者都在朝着更多的兼容性发展。Flink 目前不是很成熟，更多情况下 Flink 还能起到一个借鉴的作用。

（二）典型的营养健康大数据

1. 国民营养监测

国民营养与健康状况是反映一个国家或地区经济与社会发展、卫生保健水平和人口素质的重要指标。我国于 1959 年、1982 年、1992 年开展了三次全国性营养调查工作；2002 年将全国高血压、糖尿病和营养调查三项合并，开展了"中国居民营养与健康状况调查"；2010—2014 年期间开展了中国居民与健康状况监测；2015后，每3年开展了一次中国居民慢性病与营养状况调查。这些数据不仅可以为修订《中国居民膳食营养素参考摄入量》提供依据，还可以掌握全国居民的营养状况，对于重点地区的膳食结构和营养水平以及相关慢性病的流行病学特点及变化规律有很大的意义。但是目前我国国民营养监测仍然存在一些问题。我国营养监测信息收集的时效性远远落后于发达国家，美国两年一次的全国健康与营养调查，调查结果在当年即可在美国疾控中心网站上查询到。我国2002年的全国居民营养与健康调查和2013年的中国居民营养与健康状况监测都是大约2年后方才公布调查结果。在膳食结构和疾病发展变化迅速、互联网飞速发展的今天，滞后的信息很难提供足够证据强度的信息。

加快我国营养监测数据库的建立，将信息及时共享，可以为制定营养素参考摄入量提供最新依据，也将对慢性病防控起到积极的作用。

2. 食品安全大数据

食品安全是一个遍及全球、威胁人类健康的重要公共卫生问题。2001年欧盟各国的疯牛病，造成牛肉及其制品销售遭受重创；2003年安徽阜阳劣质乳粉事件，导致多名婴儿死亡；2006年"红心"鸭蛋事件，查出具有致癌性的工业染料苏丹红 IV 号；2008年三鹿"三聚氰胺奶粉"事件，不法分子为增加原料奶或奶粉的蛋白含量加入三聚氰胺，造成逾30万儿童患肾结石，多名患儿死亡；2013年，波及瑞典、英国、法国、德国等多个欧洲国家"马肉风波"，引发社会的信任危机。这些事件不仅给各国人民造成巨大的健康威胁，也影响了社会和谐发展。从根本上讲，这些事件还是由于信息不对称引起的，食品从种养殖、生产加工、包装、运输、存储、销售、消费等各个环节的信息不对称，造成食品安全信息难以传递的现象。

我国目前有上万个食品安全监测点和哨点医院上报食品污染物、食源性疾病和食品安全环境方面的监测数据，那么利用一切与食品安全相关的大数据信息，提取有价值的预防控制信息，是当前食品安全领域需要迫切解决的问题。在新的食品安全威胁不断出现的大背景下，应尽可能从更大范围的自然环境和社会环境条件下探究各类污染来源对食品和人群健康的影响。这种模式需要更加充分的数据信息支持，除了常规的食品污染物、致病性微生物、食源性疾病监测等结构化数据外，还包括食品安全环境污染相关的遥感数据、食品安全舆情监测数据等非结构化数据。将这些数据与过去的基线数据结合考虑，形成长期连续的数据链和数据网，找出数据变化和人群疾病或健康状态变化的相关关系。

3. 营养健康相关 APP 大数据管理

随着移动互联网技术的飞速发展，智能手机和移动医疗对人们的健康行为改变发挥着重要的作用。随时通过简单方便的手机 APP 寻求医疗保健信息和维持个体健康状态，已成为全新的社会生活形态。当前，手机应用市场上多种多样的"营养 APP"，为营养知识学习、孕妇乳母饮食指南、减肥锻炼、美食制作等相关信息提供了传播平台。营养健康相关 APP 大数据的出现，一方面可以实现个人监测数据和电子健康档案的互通，使医生更了解病人的膳食、运动情况，可以提高病人的依从性；也可以及时给予更针对性的指导。另一方面，这些数据的汇总分析，也是定期开展全国性营养健康调查数据的补充，通过居民就餐、出行、运动等行为的分析，对城市规划也能提供更加科学合理的建议。

4. 饮食大数据

随着人们生活水平的提高和当前社会节奏加快，一些不合理的生活习惯导致了一系列新的健康问题，特别是不合理的饮食结构，对人们的身体健康构成严重威胁。个性化饮食越来越受到关注，特别是孕妇、乳母、婴幼儿、慢性病患者等特殊人群的膳食关注尤为突出，个性化智能饮食推荐也逐渐得到青睐。饮食大数据的合理分析，对于精准化的慢性病干预和膳食指导有着重要的意义。

5. 慢性病管理大数据

随着"可穿戴设备"涌入市场，设备实时记录血压、体温、心率、脉搏、睡眠、锻炼习惯、生活方式等行为监测大数据。移动医疗健康服务正在全世界范围内迅猛发展，这些数据可以给用户提示一段时间内的身体健康状况，也可以将这些数据收集到云平台，就诊时医生根据收集到的监测数据，结合临床数据，为医生提供决策支撑。中国的"移动心健康"项目就是在移动医疗健康领域的一个积极尝试，通过内置心电图传感器的智能手机、基于 Web 的电子病历软件、位于诊所的远程心电监测工作站组成。医务人员随时可以访问患者的电子病历，患者可以通过 4G 网络呼叫中心的心脏病专家，以实现远程医疗监测服务。根据"可穿戴设备"大数据对个体进行远程健康管理及健康咨询，并对慢性病发病趋势进行预测，对个人健康、慢性病趋势研究以及疾控部门的卫生决策都有着非常重要的意义。

（三）营养健康大数据分析方法

营养健康大数据分析主要包括以下几个环节：数据收集、数据存储、数据建模和数据分析。

1. 数据收集

完成数据收集是分析营养健康大数据的第一步。包括两种方法，一是可以用 Hive 或者 Oracle 等专业的数据仓库软件将每天、每周、每月的数据用快照的方式把数据状态复制下来放入数据容器；另外也可以用 TCP 流或者 HTTP 长/短链接来进行流式的数据导入。

2. 数据存储

当营养健康大数据进入数据中心时，可以使用 HDFS 或者 Ceph 等这类较为成熟的方案，不仅价格较为低廉且扩展性好。

3. 数据建模

数据建模即数理关系的梳理，并建立一定的数据计算方法和指标。使用 SQL 语言就可以对存储容器中的数据进行筛选。这个环节有个重要的步骤——数据清洗，即让数据中那些由于误传、漏传、叠传等原因产生的数据失真部分被摒弃在外。数据提取转换加载（ETL）工具可将分布的、异构数据源中的数据，如关系数据、平面数据文件等抽取到临时中间层后进行清洗、转换、集成，最后加载到数据仓库中，成为数据分析的基础。

4. 数据分析

这个环节包括在数据之间尝试寻求因果关系或影响的逻辑，以及对数据结果的合理解读两个部分。数据分析工具包括 SPSS、BW/BO、SSAS、Spark M LLib、Python Pandas 等。

（1）聚类分析方法　聚类是用一种学习方式把物理或抽象对象的集合分组为由彼此类似的对象组成的多个类的分析过程。例如在膳食模式大数据分析中，我们需要把相似的食物放到一起来作为一类来进行分析，它们之间有彼此的不同，但有一定的"限度"，我们以特征形态的相同和近似将它们划在一个概念下，这就是聚类的思维方式。

聚类的方法几乎可以应用于所有对象，簇内的对象越相似，聚类的效果就越好。

聚类分析试图将相似的对象归入同一簇，将不相似的对象归为不同簇。那么，显然需要一种合适的相似度计算方法。我们已知的有很多相似度的计算方法，比如欧氏距离，余弦距离，汉明距离等。

事实上，我们应该根据具体的应用来选取合适的相似度计算方法。

①快速聚类法（K-Means）算法。K-Means 算法在聚类中是很常用的一个算法，是基于向量距离来做聚类。K-means 算法中的 k 表示的是聚类为 k 个簇，means 代表取每一个聚类中数据值的均值作为该簇的中心，或者称为质心，即用每一个聚类的质心对该簇进行描述。

以下是 K-Means 算法步骤：a. 从 n 个向量对象任以选择 k 个向量作为初始聚类中心；b. 根据在步骤 a 中设置的 k 个向量（中心对象向量），计算每个对象和这 k 个中心对象各自的距离；c. 步骤 b 中计算的距离有的远有的近，把这个向量和距离它最近的中心向量对象归在一个类簇中；d. 计算每个类簇的中心对象向量位置；重复 c 和 d 两个步骤，直到类簇聚类方案中的向量归类变化极少为止。

②层次聚类。与 K-Means 算法将样本分成若干个群不一样，层次聚类是通过聚类算法把样本根据距离分成若干大群，大群之间相异，大群内部相似；而大群内部又通过一个全局的样本空间，再继续划分成若干小群，小群之间相异，小群内部相似，最后形成一棵树的结构。

层次聚类，是一种很直观的算法。其优势在于层次化的可视化支持。可以从下而上地把小的簇合并聚集，也可以从上而下地将大的簇进行分割。所谓从下而上地合并簇，具体而言，就是每次找到距离最短的两个簇，然后进行合并成一个大的簇，直到全部合并为一个簇。整个过程就是建立一棵树结构。

层次聚类的原理最开始的时候将所有数据点本身作为簇，然后找出距离最近的两个簇将它们合为一个，不断重复以上步骤直到达到预设的簇的个数。

（2）贝叶斯方法　朴素贝叶斯分类是一种常用的分类算法，根据研究对象的某些特征，来推断出该研究对象属于研究领域的哪个类别。贝叶斯决策理论方法是统计模型决策中的一个基本方法，其基本思想如下：已知类条件概率密度参数表达式和先验概率；利用贝叶斯公式转化成后验概率；根据后验概率大小进行决策分析。

简单的说，朴素贝叶斯算法是利用统计中"条件概率"来进行分类的一种算法。条件概率定义：事件 A 在另外一个事件 B 已经发生条件下的发生概率。条件概率表示为 P（A | B），读作"在 B 条件下 A 的概率"。

那么，在事件 B 发生的情况下，事件 A 发生的概率就是 P（A∩B）除以 P（B）。

P（A | B）= P（A∩B）／P（B）

因此，P（A∩B）= P（A | B）P（B）

所以，P（A | B）P（B）= P（B | A）P（A）

即 P（A | B）= P（B | A）P（A）／P（B）

这就是贝叶斯定理。贝叶斯分类的基本方法就是在统计资料的基础上，依据找到的一些特征属性，来计算各个类别的概率，找到概率最大的类，从而实现分类。

在研究饮食习惯与某些疾病预测概率的模型中，贝叶斯算法就是一个分类过程。训练样本是大量的个体饮食习惯信息和个人的疾病信息，然后通过模型分析，最后得到一个饮食习惯和罹患疾病之间的概率转换关系，这就是一个比较典型的朴素贝叶斯分类模型。

（3）决策树分析　决策树是最流行的分类方法。特点是：①它的每次划分都是基于最显著的特征的；②所分析的数据样本被称作树根，算法从所有特征中选出一个最重要的，用这个特征把样本分割成若干子集；③重复这个过程，直到所有的分支下面的实例都是"纯"的，即子集中各个实例都属于同一个类别，这样的分支即可确定为一个叶子节点。在所有子集变成"纯"的之后，树就停止生长了。

在决策树的构建过程中，还可以使用"减枝法"进行树的修剪，分为"前减枝"和"后减枝"两种方法。前减枝是提前终止树的构造，如只用了两个字段，两层树就已经构造出完整的整个树了，那么就可以提前终止树的构造，保持了树的精简性。后减枝是在决策树完全构造完之后，如建模一共使用了 7 个字段，全部用上，这样就形成了一个 7 层的树，如果一个分支下分类已经比较"纯粹"了，就没必要在通过其他条件分支来进行细化，那么整个枝可以直接减掉变成一个叶。

分类和聚类最大的不同在于，分类的目标是事先已知的，聚类事先不知道目标变量是什么，类别没有像分类那样被预先定义出来。

（4）关联分析　关联分析是数据挖掘体系中最为经典的一部分，是尝试在数据中发现依赖或者因果关系的方法。沃尔玛销售的"啤酒和尿布"就是关联分析的一个经典案例。20 世纪 80 年代在美国沃尔玛超市，销售经理通过零售记录发现啤酒和尿布会同时出现在很多购物记录中，经过观察发现，这个地区有很多年轻的父亲会光顾超市，在为孩子购买尿布的同时为自己买上一些啤酒。超市经理专门把啤酒和尿布的销售货架放在一起，进而进一步提高啤酒和尿布的销量。有学者通过 Apriori 算法开发个性化智能饮食推荐系统，也有学者基于 K-means 聚类和 Apriori 算法对食物营养成分进行分析。

Apriori 算法用来进行不同字段值之间的相关联性探索，给出的结果以数值表示关联性强弱，在实验设置置信度与最小关联度后，可以以设置的基准值为标准，来改变最后输出的结果。Apriori 算法只能处理离散性数据（即类别值数据）。对于 Apriori 算法，可以使用支持度来作为我们判断频繁项集的标准。Apriori 算法的目标是找到最大的 K 项频繁集。这里有两层意思，首先，要找到符合支持度标准的频繁集。但是这样的频繁集可能有很多。第二层意思是要找到最大个数的频繁集。

Apriori 算法采用了迭代的方法，先搜索出候选 1 项集及对应的支持度，剪枝去掉低于支持度的 1 项集，得到频繁 1 项集。然后对剩下的频繁 1 项集进行连接，得到候选的频繁 2 项集，筛选去掉低于支持度的候选频繁 2 项集，得到真正的频繁 2 项集，以此类推，迭代下去，直到无法找到频繁 $k+1$ 项集为止，对应的频繁 k 项集的集合即为算法的输出结果。以下是 Apriori 算法流程：

①扫描整个数据集，得到所有出现过的数据，作为候选频繁 1 项集。$k=1$，频繁 0 项集为空集。

②挖掘频繁 k 项集。a. 扫描数据计算候选频繁 k 项集的支持度；b. 去除候选频繁 k 项集中支持度低于阈值的数据集，得到频繁 k 项集。如果得到的频繁 k 项集为空，则直接返回频繁 $k-1$ 项集的集合作为算法结果，算法结束。如果得到的频繁 k 项集只有一项，则直接返回频繁 k 项集的集合作为算法结果，算法结束；c. 基于频繁 k 项集，连接生成候选频繁 $k+1$ 项集。

③令 $k=k+1$，代入步骤②。

从算法的步骤可以看出，Aprior 算法每轮迭代都要扫描数据集，因此在数据集很大，数据种类很多的时候，算法效率较低。

营养健康大数据终将从"概念"走向"价值"，营养健康大数据将能产生新的知识，最终改善人类健康和公共卫生。基于营养健康大数据的个体化健康管理将逐步流行，对个体化健康监测和个体化预防、诊断和治疗都将具有重大意义。

人类已经进入大数据时代，营养学科面临着巨大的机遇与挑战。随着全球化数据共享，营养健康大数据将改变医学实践模式，势必为科研工作者带来新的视角，在掌握最新营养与食品信息动态，有效提供膳食指导、慢性病防控、疾病预测、个性化健康管理等方面都有着积极的影响。

第二节　数字化营养及营养信息技术

一、数字化营养的产生和基本概念

(一) 数字化营养的产生

21 世纪，人类迈入了以"数字化"和"信息化"为主要特征的知识经济时代。以计算机为基础的信息技术迅猛发展、日新月异，信息化已经渗透到人类社会的一切领域，并引起了从经济到上层建筑，从生产方式到生活方式的深刻变革。

合理营养、适当运动和良好睡眠是人们建立健康生活所依赖的三大支撑。长期以来，饮食都被认为是生活方式中影响癌症、冠心病等慢性疾病发病风险的重要一环。因此，早在 1990 年，世界卫生组织就指出为有效预防慢性疾病，需要意识到合理营养和健康饮食在策略应用中的重要地位。近年来，随着物质生活水平的提高，健康生活理念的普及，以及消费者对生活质量的追求持续加强，营养健康产业的市场规模也有了相应大幅扩大，市场需求对营养产业的发展带来强大的驱动力。

与此同时，信息化科技的进步带来了营养产业与新生事物的不断融汇碰撞，摩擦出新的火花，一系列将市场需求和数字科技有机结合的创新产物应运而生。数字化的生活方式一点点渗入到我们的日常生活，为营养健康产业的发展和创新带来了巨大的机遇和挑战。

在营养领域，这些数字科技包括但不限于互联网、大数据、人工智能、基因检测、组学分析等相关领域。各式各样的信息技术与数字化平台被应用于营养领域，并与传统营养学以及医疗保健、工程学、社会科学、公共卫生、卫生经济学、健康管理等多学科有机结合，有效地突破了传统营养学的局限性，弥补了传统营养学在当下需求中所存在的缺陷与不足。

当前，营养健康领域的数字化信息已经逐步呈现大数据的特征，具体表现在：①数据数量大：相关检测机构的食品和餐饮的抽检数据快速增长，居民疾病与营养的监测数据涵盖全国，且仍在不断增加和更新；②数据类型多：包括生物信息学数据、分析检测数据、营养监测数据、网络舆情数据、照片、音像等结构化、半结构化和非结构化数据；③处理速度需求快：政府相关部门进行监管决策，营养师实施干预策略以及消费者在购买食品时都需要进行信息参考，而这些应用场景对信息的处理速度提出了越来越高的要求；④数据价值密度低：数据报表形式简单，数据公布速度缓慢，滞后的信息很难为相关政策的制定提供充足的循证依据。

(二) 数字化营养的基本概念

迄今为止，学术界尚未形成有关"数字化营养"的权威定义。在 2011 年澳大利亚新南威尔士州教育部门所公开的有关社会媒体的政策中，提及了一种"数字化公民模式"，该模式下共包含 6 个方面的内容：数字化行为、数字化足迹、数字化关系、数字化法律、数字化健康和幸福以及数字化经济素养。数字化营养网站的创建者 Jocelyn Brewer 认为，数字化营养涉及数字化健康和幸福，数字化关系和数字化行为三方面，是"数字化公民"的重要组成内容（http：//www. digitalnutrition. com. au）。

"数字健康"在维基百科被定义为：数字技术与健康、医疗、生活和社会的融合，旨在提高医疗服务的效率，使药物更加个性化和精准。它涉及使用信息和通信技术来帮助解决患者面临的健康问题和挑战。这些技术包括硬件和软件解决方案和服务，包括远程医疗、基于 Web 的分析、电子邮件、移动电话和应用程序、文本消息、可穿戴设备以及诊所或远程监控传感器。美国食品药品监督管理局认为数字健康技术可以使消费者对自己的健康做出更明智的决定，并为预防、早期诊断危及生命的疾病和管理传统护理环境以外的慢性疾病提供新的选择。

数字化营养可以被理解为使用信息和通信技术来帮助解决个体和人群所面临的饮食健康问题，以及防治各种饮食相关疾病的挑战。例如，在数字科技被大量应用的游戏、应用程序、社交媒体等平台上，通过智能手机阅读营养标签的行为能帮助人们理解饮食方式、营养摄入带来的影响，能提供更灵活的交互模式，引导人们形成更健康的生活习惯。2015 年 11 月，David Zeevi 团队在 *Cell* 发表论文，阐释了机器学习应用于营养学的积极作用。作为新兴的改善个人健康的干预策略的数字健康游戏，使用心理学的"行为改变模型"的原理来激励他们的用户采取健康的行为。数字化营养能够为消费者提供获得最大获益的网络线上活动（如游戏、应用程序等）、使用的最佳持续时间、频率和强度，并为开发者提供了适合青少年的游戏和应用程序开发框架，而这些都基于其对数十年间有关健康食品、饮食选择、膳食指导的研究和公众教育内容的汇总和分析。又如，在 2016 年加利福尼亚乳品理事会发起的一项名为"路径"的在线数字化营养运动。"路径"运动的诞生来源于对许多美国儿童消费高热量/低营养早餐和零食的饮食习惯的担忧，用以促进网站用户及其家庭形成更健康的早餐和点心进食习惯。其课程模块侧重于改善家长用户关于计划和为家庭创建早餐和零食的知识、态度和行为，包括帮助家长评估营养素摄入水平来制定早餐和零食计划、快速关注与健康早餐和零食消费有关内容、提供健康平衡摄入研究公式和配方链接以及可交互早餐和零食规划师服务。有 82% 的调查参与者认为，在与"路径"互动后，他们更有动力建立更健康的早餐和零食习惯。传统的人际干预模式常常受覆盖范围、干预强度和依从性的影响，而这些基于网络和移动设备的程序则有助于避免先前的局限性，提供更有效的干预措施以达到更佳的干预效果。

（三）数字化信息在营养领域的应用

数字化信息在营养领域的重要性不言而喻，如果营养是通往健康的一辆快车，那么营养师就是司机。营养师通过营养咨询、饮食干预和生活方式指导带领我们到达健康的彼岸。在这一过程中，数字化信息就好比车里的 GPS 导航，起着至关重要的作用。

数字化信息可以被应用在营养健康领域的方方面面，包括以下几方面。

1. 食物成分电子数据库的管理

食物成分表是食物和营养素相互转化所必备的工具，随着新资源食品和加工食品的不断涌现，以及食品分析技术手段的不断改进，新的食物种类、营养成分及评价（如植物化学物、血糖指数等）必将越来越多地出现在食物成分数据库中。建立食物成分电子数据库将有利于高效和准确的信息搜索，以及个性化的膳食指导和饮食建议。

2. 居民营养与健康监测

利用信息技术通过对全国性、地方性、专向性的营养及健康调查数据进行汇总和深度挖掘，不仅可以为修订《中国居民膳食营养素参考摄入量》提供依据，而且可以阐述我国不同时期居民面临的主要健康问题和营养状况，对慢性病的防控有重大意义；利用各种软件系统建立病人电子档案，可以实现患者、医生之间的互通，开展和加强营养相关疾病的管理。

3. 食品安全管理和食品风险评估

科学家通过建立食品安全与营养信息分析系统，汇集相关实验室数据、企业上报数据、现场检查数据、网络数据等，利用相关软件和方法进行数据提取、集成、转化处理，通过产品合格率、用户满意度、热词、信息传播模式、事件关联等分析，挖掘隐藏在数据中的规律，通过网页、电话、笔记本、掌上电脑、移动设备的应用程序等多种信息交互方式为政府、企业、消费者和社会媒体进行信息服务，促进食品安全和营养信息的公开与交流。3S 技术可进一步将收集到的食品安全和健康食品供应等信息进行时空 GPS 定位，标注到地理信息系统地图上，结合相应的遥感信息，利用相关模型进行数据分析，可以在大数据平台上实现食品安全和营养健康信息的可视化，有助于推动公共健康问题的全面发展。

4. 可穿戴设备数据的信息挖掘

近年来，随着移动互联网技术的飞速发展，智能手机和移动医疗对人们健康行为的改变发挥了极大的作用。通过各种手机小程序软件录入个人信息如性别、年龄、身高、体质量、职业、个人史、家族史；通过可穿戴设备测出血压、血糖、体温、心率、脉搏、睡眠、锻炼习惯、生活方式等生理指标和行为监测数据，能够让我们随时、随地、随身获得个体的健康信息、运动状况和慢性疾病管理等健康信息。这些海量的数据上传至云平台，通过人工智能进行数据分析和深度挖掘，并结合个人基因谱、完整疾病数据、代谢组学和肠道宏基因组学等多方面的检测结果，将健康危险因素进行对比分析，可以给出比传统诊断更准确、有效的临床干预、饮食指导和康复建议，从而达到所谓精准医学、精准营养和精准预防的目标。

此外，数字信息的出现还为开展营养相关科研工作提供了重要途径，有利于我国居民营养相关疾病的风险预测。同时，数字信息与媒体的结合有利于营养知识的传播。

二、营养领域数字化信息处理的一般过程

过去，由于饮食数量和质量的评价、食物营养价值的判断以及人体健康评估等的不可测量或不准确性，影响了我们对个体或食物的营养判断。现如今，随着数字化技术在营养科学中的应用，过去一些无法实现的评估得以实现，这一切都使得数字化营养成为可能。

遵循信息处理系统构成的一般规律，营养领域中一个完整的数字化信息处理系统的工作流程如图 7-1 所示。通常情况下，它需要经过采集、传输、处理和应用反馈四个阶段。在信息采集阶段，系统通过与用户之间的交互，利用传感器、数据库或其他先进的数字化手段和技术获取用户信息。将获取的信息利用网络或移动设备等方式传送给工作站或计算机处理单元，根据用户需求采取合适的方法进行分析处理，得到相应的处理结果。一般情况下，用户往往还需要根据信息处理结果，结合自身使用情况，给出相应的反馈信息，指导系统下一步进行完善和改进。

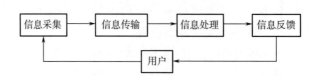

图 7-1 营养领域中数字化信息处理系统的一般工作流程

（一）营养领域数字化信息的获取

如何快速有效地获得各种数字化营养信息，是构建一个营养领域信息处理系统首要考虑的关键步骤之一，是对数字化营养信息处理的前提。随着当今硬件设备小型化、智能手机和物联网行业的快速发展，越来越多面向普通用户的新型健康检测设备也如火如荼的发展起来，可以帮助我们便捷地获取人体健康相关的数字信息，比如记录日常运动的计步器、心率监视器、无线连接的血压计、血糖仪和体脂秤等。智能手机的普及更是为信息的获取提供了可能，借助智能手机强大的计算能力和通信能力，各种健康设备的用途也越来越广泛，面向的群体也越来越丰富。本节将从食物水平的数字化、个体营养水平的数字化和营养监测指标的数字化三个方面对营养领域的数字化信息的构成和一般获取方式展开讨论。

1. 食物水平的数字化

通过对食物或食物标签的识别，食物水平的数字化主要体现在对食物进行重量、能量和营养素含量等方面的评估。

（1）AI 技术识别食物名称和能量   近年来，食物的识别和能量的估计在机器学习领域越来越热门。研究人员将这项技术应用在健康人食物种类和模式的选择、糖尿病患者血糖控制、肥胖人群体重管理等方面。该技术的主要步骤包括利用成像设备（例如手机拍照）获取食物的图像或者视频，接着利用图像处理技术对食物进行定位、分类和重量评估，最后依赖于食物的种类和重量计算对应的能量。

FoodCam 是日本科学家设计的食物能量测量系统。在进食前，就餐者只要将相机对准食物，系统会不断从背景中的相机设备获取帧数。之后，手机屏幕出现两个根据食物边界进行调整的边界框。通过对框内食物识别，屏幕左上角会出现食物的名称以及能量。

Fanyu Kong 等利用 DietCam 系统对食物进行能量估计。在使用之前，该系统需要进行一系列的校准。之后，将盘子上的食物在特定的角度下拍摄 3 张照片（每次旋转 120°）或者拍摄一段立体的视频。通过获得不同摆放角度的食物图片，相机的识别会更加精准。根据获得的信息，系统开始运用对应的算法进行食物识别；与此同时，3D 的食物在系统中开始重建并进行容积的估计。通过计算，最终 DietCam 将图片信息转换成数据输出。

除了名称识别、能量估计，一些软件通过建立准确、完善的食品营养成分数据库，结合识别到的食物名称和重量、人的体重等信息，最终生成食物营养成分报告。通过这份报告，人们可以轻而易举比较多种食物的营养价值并对食物做出恰当的选择。加拿大科学家设计的另一个系统则可通过进食前、后食物的照片对比，可以计算出不规则食物的能量差，最后获得食物的摄入总量。

（2）数字化食品营养标签   考虑到正确理解和应用营养成分表可以帮助人们选择健康的食物和饮食模式，各个国家都要求正规商家出售的包装食品背面或正面须印刷食品营养标签，这些标签对消费者来说非常重要。根据美国食品药品监督管理局规定，任何包装食品均需标注食品营养标签、成分和是否含有过敏源。食品营养标签的主要内容会随着食物的类型有所改变，主要包括摄入份量、能量和营养素三个部分，有些还包括营养素参考值等其他内容。

随着信息技术的发展，食品标签也越来越数字化、智能化。目前，二维码、条形码在食品包装运用很广。二维码与条形码均是在计算机应用中采取的信息识别技术，条形码是将宽度不等的多个黑条和空白，按照一定的编码规则排列，而二维码则是利用特定的几何图形按照一定的规律在平面分布的黑白相间的图像记录数据符号信息。与条形码相比，二维码能同时在横向和纵向表达信息，包含信息容量巨大。通过手机扫描食品包装上的二维码、条形码，人们可以迅速获取食物相关的营养信息。除此之外，一些商家还会对部分产品的种植/养殖、采收/屠宰，包装入库、运输过程、产地、质量检验、企业文化进行介绍，这些信息在产品溯源、食品防伪起到了巨大的作用。

数字化食品标签不仅可以实现消费者和产品间的交互，还可以检测食品的新鲜程度。如乳类、肉类等需要冷链运输和保存的食品，即使标注了保质期，但由于光照、温度的影响使得人们不能准确判断食物的新鲜程度。研究人员发现，许多食物的新鲜程度与食物的酸碱值呈一定关系。为了测定酸碱值（pH），研究人员发明了一种新型的薄膜传感器。该薄膜传感器含有荧光传感染料浸润的聚电解质层膜，把薄膜传感器贴在金鲷鱼片上，当鱼肉开始腐败，细菌开始增多，变化的 pH 会导致传感器上荧光染料发生变化，间接提示消费者食物出现腐败。

2. 个体营养水平的数字化

过去，营养师常利用中国居民膳食宝塔和膳食营养素参考摄入量（Dietary Reference Intakes，DRIs）对个体进行粗略的营养评估。中国居民膳食宝塔结合居民膳食的实际情况，利于数字化信息技术将平衡膳食的原则转化成各类食物的数量，增加了日常生活的实用性，具有普适性。中国居民膳食营养素参考摄入量的制定依赖于正常健康人群的食物消费种类、数量及营养素摄入量的数据资料，结合不同实验的方法和实验结果的数据分析，利用数字化的手段，提出一系列保障不同年龄、不同性别、不同人群合理摄入营养素所需的每日膳食营养素摄入量的一组参考值。DRIs 的制定有利于指导中国居民合理摄入膳食营养素，预防营养缺乏和过量，减少慢性病发生危险。

随着科技的发展，人们对疾病有了更深入的研究，普适性的中国居民膳食宝塔、膳食营养素参考摄入量已经不能满足人们对营养健康的需求。科学工作者尝试基于不同人体特征进行营养干预方法的定制。

想象一下，通过各种传感器获取个体的所有生命特征信息，不断采集、不断上传到云端的大规模计算机中，加以整合就成了个人的数据库。而通过将所有人的信息进行整合管理，就形成了群体的数据。通过营养大数据的整理、比较，我们可以用数字化重建一个人或一群人。

个性化的精准营养干预与个人的遗传信息和内外环境息息相关，在个体遗传背景、生活特征（膳食、运动、生活习惯等）、代谢指征、肠道微生物特征和生理状态（营养素水平、疾病状态等）的基础上制定个体化的营养干预，可以更有效地达到维持机体健康长寿、有效预防和控制疾病发生发展的目的。要想获取个体营养水平的数字化信息，必须借助其他智能设备的帮助。以下我们主要讨论个体精准营养采用的数字化信息及其常见的获取方式。

（1）膳食调查中的数字化　一直以来，膳食调查在营养研究中占据重要的地位。精确的饮食记录不仅能反映被调查人的饮食习惯、营养素摄入水平，还有利于制定恰当的饮食干预方法。19 世纪 40 年代，人们首次应用纸质膳食评估表格，彼时，所有的结果都是经由手算以及纸质保存，如纸质版膳食记录。到 20 世纪 60 年代由于计算机的逐渐发展开始采用计算机进行数据分析。21 世纪初，由于计算机应用的普及，大量基于计算机的膳食评估方法，比如基于计算机和互联网的膳食回忆法、24h 膳食回忆法和食物频率法被大量地应用，如软件版膳食记录。

ASA24 是由美国国家癌症研究所发明的一款基于网络的、自动化的、并能进行自我管理的 24h 膳食回忆系统。该工具常用在大规模的流行病学研究、监测研究以及临床试验当中。

基于 ASA24 系统，PJ Stumbo 等发明了第四版食物摄入记录软件系统（FIRSSt4）。这是一款专门针对儿童设计的在线、24h 膳食回忆系统。因受到儿童阅读和理解能力的限制，系统中的问题进行恰当的删节，比如删除食品添加剂和人造脂肪的问题。两个系统覆盖10000 多张食品图像，且每款食物至少包括 8 张图片。这些图片能帮助成人或儿童更加准确地估计食物的重量。

除了膳食调查外，营养师经常使用的营养风险评估量表也能看到数字化信息的身影。SGA、MNA和 NRS2002 等营养风险评估工具都由过去纸质的形式逐渐演变成电子版。医护人员将病人的情况用IPAD 记录，在询问过程中迅速在线打分，之后将所有信息一键保存到云端。与过去的格式相比，电子版的表格具有易保存、实用、操作和分析更加方便的优点。

总的来说，目前，营养科学研究中较常使用的记录饮食信息的工具有利用手写笔和键盘输入功能的手持式计算机（如 IPAD）、无线通信设备（如智能手机）、具有图像保存和录音功能的磁带或 CD、可用于编程的硬件或软件设备、在线浏览和访问的应用程序和软件、经由扫描仪或传感器进行数据读取或者数字化的工具等。

预计在 2020 年，科研人员会逐渐抛弃传统的饮食调查方法，转而使用基于生物标记物的交叉研究方法，或基于网页的、基于数字成像的、基于扫描仪的以及基于传感设备等的研究方法。

（2）人体测量中的数字化　在过去的 150 年，人体测量指标比如身高、体重、三围等都是经受专业培训的工作人员手动测量。所有的测量都是直接接触皮肤，除了臀围和女性的胸围会在有内衣的情况下进行测量。一般来说，一套精确的、完整的测量至少需要花费 20min 左右的时间。体成分的测量，无论是用大型机器如双能 X 射线或核磁共振，或者体脂秤，或多或少受到安全性（接触射线）或准确性的限制。

3D 扫描仪主要通过发射可见光或者红外线，扫描人体体表并获得高质量、准确的信息。相比其他设备，该仪器具有较高的安全性、准确性以及经济的特点。3D 扫描仪的操作主要包括三个步骤：数据获取、数据处理和影像解剖学测量。人体全身扫描系统通过计算机对多台光学三维扫描仪进行联动控制快速扫描，再通过计算机软件实现自动拼接，获得精确完整的人体点云数据。以身体扫描仪为例，专有算法被用来检测通过衍射条纹投射到身体表面并反射到摄像机上的可见光点的实际位置。在仪器校准之后，同一个操作人员会对对象依次进行扫描，此时，研究对象要求站在固定的位置并尽量不移动身体。这个步骤是数据获取的过程，大约持续 4.5s。根据不同类型的设备，数据处理通过点云（x，y，z）或者三维网格格式进行处理。一旦三维网格创建成功，不同的维度、高度、宽度、容积等赋予了解剖学意义。所有的数据内置到软件中，进行数据分析、整合成报告。

日常生活中，体重体脂测量方面，比较常见的仪器有智能体脂称、超声波体检机等，如图 7-2 所示。智能体脂称不仅有传统体重计精确测量体重的功能，还能通过生物电阻抗技术测量用户的体脂含量。所谓生物电阻抗技术就是在称的表面加入了 ITO 导电膜或导电金属片，当光脚使用体重计的时候人体会形成闭环电路，因脂肪不导电而水导电，所以可以通过计算电流值、电阻值配合体重来计算身体里的脂肪含量。通过这种技术我们可以精确得到用户的体重值和体脂率，通过体重值和体脂率推算出用户的肥胖程度，给用户提供专业的营养配餐和运动计划。超声波体检机可自动测量人体身高、体重、血压、心率、也可测量人体成分、体温或血氧等，并可与计算机连接存档，以备后续分析。

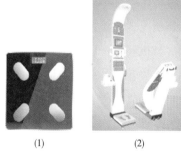

（1）　　　　　（2）

图 7-2　体重体脂测量仪
（1）智能体脂秤　　（2）超声波体检机

更高级的技术比如 3D 全身扫描仪、双能 X 射线、核磁共振以及 3D 波前技术等，它们不但能够精确测得血液中的重要参数，比如血常规和胰岛素，还能将参数与血液生物标志物、身体成分和健康风险联系起来，通过算法评估受试者潜在的患病风险。

常见的血液检测工具有血常规检测仪器、血细胞分析仪、血糖仪、糖化血红蛋白检测仪等。这些仪器均采用细胞信号全数字化处理技术，将难以测量的参数用数字的形式表达并与标准进行比较。

（3）其他人体检测中的数字化　现在市面上有很多智能健康设备可以检测和测量用户的基本身体状况和每日运动状况。在繁杂的健康设备中，最普及、最被大众所接受的智能健康设备要数智能手环了。智能手环通常与智能手机、健康检测软件形成一个便携式健康监控设备。通过这种便携式健康监控设备的帮助，我们可以直接由手环上的传感器获得用户每天的步数、移动距离、心率等数据，并通过手环上的蓝牙功能将数据传到手机、平板上的健康软件。借助智能手机、平板强大的计算能力，我们可以计算出用户每天消耗的能量、脂肪等数据，推测出用户每天所需摄入的能量，作为智能营养配餐的依据，并指导用户健康生活。

更专业的健康设备还有智能血压计，主要利用多种通信手段将测量到的用户血压数据进行一些处理之后记录下来，然后上传到智能手机。智能血压计除了简单的血压心率测量功能之外，还会自动判断并作出改善建议。

另外还有智能血糖仪，通过设备自带的穿刺设备，可以无痛刺破皮肤采集血样。将用户血样放入智能血糖仪可快速精确地计算用户血糖指标，并将数据上传到智能手机并保存记录。用户血糖指标的监测对糖尿病防治有着重要作用，且可通过这些血糖数据的变化，进一步指导用户合理膳食。

智能水杯，是在普通水杯中加入智能控制芯片和一些传感器。通过智能水杯可以做到提醒用户饮水，记录每天饮水的数量，甚至可以检测出饮用水中的微量成分。通过这些数据，配合智能手环中获得的用户运动数据，我们便可以根据每个用户的不同运动量，推荐合适的饮水量。

3. 营养监测和教育的数字化

营养监测是指长期动态监测人群的营养状况，同时收集影响人群营养状况的有关社会经济学方面的资料，探讨从政策上、社会措施上改善营养状况的途径。这些政策和措施的制定需要强有力的证据支持和可测量的结果。为了解决这一问题，我们迫切地需要可持续性的食品和营养监测系统。这些系统可用于衡量和监测食物和营养摄入、食品安全、营养状况、营养相关健康问题等。系统需要与人口统计学数据、健康决定因素、与食物可获得性和安全性相关的因素等相联系，定期和及时地收集、分析和报告有关人群营养状况、营养风险因素和营养相关疾病的数据。

通过对现有慢性病及其危险因素的监测、营养与健康状况的监测进行整合及扩展，政府目前已建立了符合国情的中国居民慢性病与营养监测网络，长期、连续、系统地收集信息，以全面掌握我国居民营养状况、主要慢性病患病及相关影响因素的现况和变化趋势。通过建立慢性病与营养相关数据共享平台与机制，深入分析和综合利用数据，及时发布权威信息，为政府制订和调整慢性病防控、营养改善及相关政策，评价防控工作效果提供科学依据。该项目内容包括中国成人慢性病与营养监测、中国儿童与乳母营养健康监测、中国居民慢性阻塞性肺病监测试点、中国居民心脑血管事件报告试点、农村义务教育学生营养健康状况监测和中国食物成分监测等。

在上述的健康监测项目中，多数运用到了高端电脑系统和网络收集和处理数据。以全国儿童营养与健康监测数据直报系统为例，该系统采用浏览器/服务器（B/S）模式。前台通过 Web 网页实现面向各级监测机构的数据采集、编辑、浏览、检索、审核和上报功能；全国妇幼卫生监测办公室可通过该直报系统实现用户管理、数据库管理、数据统计和综合分析功能。工作人员通过填写儿童一般情况记录表、新生儿家庭访视记录表、各年龄儿童健康检查记录表（1岁以内、1~2岁、3~4岁）及儿童营养与健康调查表，最终获取儿童营养与健康监测相关数据。与之类似的农村义务教育学生营养改善计划和营养健康状况监测评估系统，自 2012 年秋季开始，对全国各试点省、地、县疾控中心开展每年一度的学生健康状况监测评估。监测内容包括收集常规监测县的"学生营养改善计划"实施情况以及食物供应和学生身高、体重、出勤等信息；重点县的监测在常规监测县的基础上，增加对学生食物摄入、饮食行为、营养知识、学习成绩、以及微量营养素营养状况生化指标的收集。所有的档案与资料均上传系统进行存档、分析。结果显示，在2012年项目实施以来，接受营养干预学生的营养状况有所改善、就餐状况增加、学生出勤率也显著提高。然而，学生营养知识的水平及生长发育状态仍需提高，食堂食物供应和营养配餐能力，尤其是"学生电子营养师"的普及有待改进和增强。

数字化还常用于营养教育当中。相比传统营养教育，数字化营养教育利用媒体、网络、社交软件对普通大众或者病人进行营养宣传、科普，具有不受时间和地点的限制、反复观看的优点。马金秀、江仁美等对入院的Ⅱ型糖尿病患者进行数字化健康教育，干预措施包括利用医院局域网主页建立患者信息管理模块和糖尿病患者健康教育模块。其中，教育模块包括疾病知识、服药与注射胰岛素的方法、药物作用及不良反应的应对措施、饮食、运动、血糖监测、自我护理及心理护理等健康处方。患者和家属可通过电子设备，如手机、IPAD、电脑等进行在线观看，重点内容反复观看。同时，他们每周会通过邮箱、微信或者QQ定时接受健康教育信息以及定期参与多媒体进行的集体讲座和患者座谈会。设立护士长信箱，护士长期（每周一次）对各种问题进行解答。试验结果表示，相对于对照组，接受数字化健康教育的Ⅱ型糖尿病患者显著提高了自我管理的知识和能力。

（二）营养领域数字化信息的处理技术

通过各种途径获取的营养信息必须经过一定的处理才能满足我们的要求，不同的数字化营养信息需要用不同的方法进行加工处理。目前，营养领域中，除了传统的数理统计、数值分析方法，如均值、方差、概率分布、回归分析、线性规划模型等以外，常用的信息处理方法有：信息融合、数据挖掘、智能优化算法、人工智能相关技术等。

1. 信息融合

信息融合这个概念在20世纪70年代被提出。该技术是研究如何加工、协同利用多源信息，并使不同形式的信息相互补充，以获得对同一事物或目标更客观、更本质认识的信息综合处理技术。目前，信息融合的应用领域已经从最初单纯军事上的应用渗透到其他各个领域。在医学领域，信息融合技术的应用主要集中在医疗、健康管理、健康监测、精准医学等方面。

如前所述，健康和营养是密不可分的。利用健康管理和监测系统，我们可以很容易地采集到多种类型的体征数据，如心电、脑电、体温、血压、血氧等信息，通过无线传感器网络上传到数据处理中心，这些数据呈现出多源性、异构性、分布性、自治性等特点，采用合适的融合技术对他们进行整合处理，得到的结果可以辅助决策人员对人体健康状况做出合理的评价。这些评价既可以用于医疗诊断中，也可以为后续营养方案的制定提供依据。

下面我们从体系架构、信息融合层次和信息融合方法三个方面对医学领域中信息融合技术的应用情况进行分析。

（1）体系架构 根据在系统中是否使用传感器，我们可以将医学领域中现有的信息融合系统分为两类。

①第一类架构：构建时需根据功能要求选用不同的传感器，以获得不同的信息。如图7-3所示的体域网（Body Sensor Networks，BSN），作为无线传感器网络（Wireless Sensor Network，WSN）在生物医学领域的一个重要应用分支，近年来引起了健康医疗、远程监护、社区养老等多个领域学者的关注和研究。最初，体域网在健康医疗领域的研究主要集中于人体各类健康数据的实时采集设备、无线传感器网络的组网方式以及低功耗通信元器件的研发。随着传感技术、物联网技术的快速发展，基于体域网能够实时采集到大规模多模态的人体健康数据，这为提供更为精准的健康数据分析提供了可能性，

同时也为多模态健康数据融合与分析技术提出新的挑战。

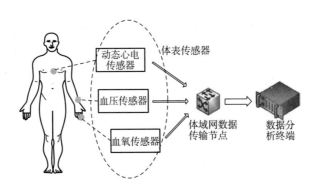

图7-3　基于体域网的心肌缺血监测系统架构

②第二类架构。主要根据现有的数据进行构建。如图7-4所示的健康管理多源异构数据融合体系结构和图7-5所示的健康医疗 Cloud P2P 网络体系架构，它们都是通过网络，将数据仓库中的数据提取出来。在这一过程中，涉及大量的健康数据空间分布、就医信息、体检数据、健康测量评估、设备运转以及参数等分散系统的时空数据，这些海量的时空数据分散在异构系统中，基于不同的数据规范格式和数据分析方式，故需要采用相应的数据融合方式来整合，实现数字医疗资源共享和个人健康资产的全人全方位的无缝动态连续管理，以达到提高用户健康资产整体价值的目的。

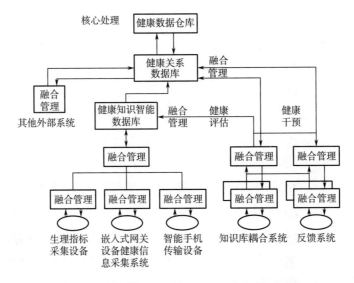

图7-4　智能健康管理多源异构数据融合体系结构

（2）融合层次　信息的数据融合是对多源数据进行多级处理，每一级处理都代表了对原始数据不同程度的抽象化，它包括对数据的检测、关联、估计和组合等处理。信息融合按其在信息处理层次中的抽象程度，可以分为三个层次：数据层融合（低级或像素级）、特征层融合（中级或特征级）、决策层融合（高级或决策级）。

数据层融合首先将全部传感器的观测数据融合，然后从融合的数据中提取特征向量，并进行判断识别。它要求传感器是同质的（传感器观测的是同一物理现象），如果多个传感器是异质的，那么数据只能在特征层或决策层进行融合。

特征层融合先对原始信息进行特征提取，然后对特征信息进行综合分析和处理。特征层融合的优点在于实现了可观的信息压缩，有利于实时处理，并且由于所提取的特征直接与决策分析有关，因而

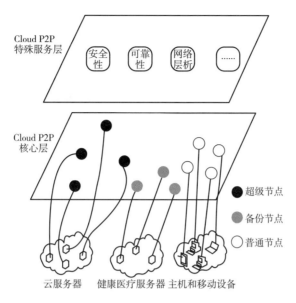

图 7-5 健康医疗 Cloud P2P 网络体系架构

融合结果能最大限度地给出决策分析所需要的特征信息。

决策层融合通过不同类型的传感器观测同一个目标，每个传感器在本地完成基本的处理，其中包括预处理、特征抽取、识别或判决，以建立对所观察目标的初步结论。然后通过关联处理进行决策层融合判决，最终获得联合推断结果。

从以上的体系架构分析中可以看出，医学领域中的信息一般具有异质性，不适合在数据层进行融合，通常在特征层或决策层进行处理，其中以决策层的信息融合系统更为常见。

（3）融合方法　在具体的融合方法上，韩增奇等人根据各种方法本身的特点，将它们归纳为以下四类。①估计理论方法，如卡尔曼滤波、小波分析等；②基于概率论的方法，如经典概率推理、经典贝叶斯推理、贝叶斯凸集理论和信息论等；③非概率的方法，如 D-S 证据推理、条件事件代数、随机集理论、粗集等；④智能化方法，如模糊理论、人工神经网络、支持向量机、进化算法等。余肖生等则从体系架构角度出发，将信息融合方法归纳为五类：基于中介器的方法、基于本体的方法、基于导航的方法、联邦数据库方法、基于数据仓库的方法。

以上这些方法在医学领域的信息融合系统中也同样适用。如詹国华等基于数据仓库提出了的智能健康管理多源异构数据融合体系与方法、宫继兵等提出了基于概率因子图模型的医疗社会网络用户健康状态检测方法、史春燕等提出了基于贝叶斯网络的体域网多模态健康数据融合方法、邢丹等利用 Cloud P2P 构建了健康医疗大数据平台等，在此就不一一赘述了。

2. 数据挖掘

数据挖掘的目的是从大量数据中找出有价值的信息，发现隐藏在数据背后的知识或数据规律。随着信息技术的飞速发展，大数据已成为社会各领域的共同特征。建立健全的健康医疗信息资源共享平台，推进了资源开放融合共享，利用先进的数据挖掘技术对共享平台中的大数据进行处理，可以分析出疾病、营养、健康、医疗等元素之间的关系，为设计出更符合个人特点的营养方案提供了新的思路和方法。

正如刘彦培等在文献中指出的那样，医学数据具有多元化、不完整性、时间性、冗余性、海量性、隐私性等特点。因此，和大多数数据挖掘应用场合相似，健康医学领域的数据挖掘过程也需要包括数据预处理、挖掘过程、模式评估和知识表达等几方面。为了减少数据误差得到预期的结果，每一项具体的过程都可能需要被反复执行。图 7-6 是一个基于数据的人口健康信息知识加工模型，是数据挖掘技术在医学领域中常用的体系结构。

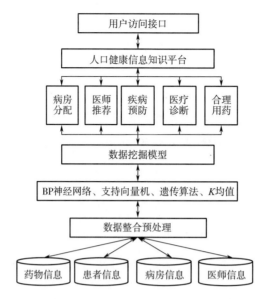

图 7-6　基于数据挖掘的人口健康信息知识加工模型

关联规则挖掘作为一种重要的数据挖掘方法，是一个用来从原数据中发现令人感兴趣的关联规则的方法，Apriori 算法是代表算法之一。张云渡以糖尿病人为例，研究了糖尿病与人体 13 种必需微量元素的关系，对糖尿病患者体内微量元素的含量进行了关联规则挖掘，最终挖掘出了隐含其中的关联规则，并将其应用到了营养配餐中。候梦如也采用 Apriori 算法对各种慢性病和营养素之间的关系进行了数据挖掘，并将挖掘结果作为后续营养配餐系统的数据基础。周万珍等在对数据集进行 K 均值聚类预处理后，在同一簇内也采用了 Apriori 算法对各种食物的营养成分含量进行了关联规则挖掘，提高了挖掘结果的实用性。

3. 智能优化算法

健康已经成为时代的主题。营养评价与膳食智能决策系统能够为各类群体进行全方位的营养测算，并据此为分析对象确定合理的膳食搭配，科学地指导人们健康饮食，也因此成为研究热点。从理论上分析，营养评价与膳食优选多集中在超多目标的优化问题上。智能优化算法的研究发展，为更好地求解这些多目标优化问题提供了可能。

所谓优化算法，其实就是一种搜索过程或规则，它是基于某种思想和机制，通过一定的途径或规则来得到满足用户需求的问题解决。智能优化算法是通过模拟或揭示某些自然现象或过程发展而来的，与普通的搜索算法一样都是一种迭代算法，对问题的数学描述不要求满足可微性、凸性等条件，一般以一组解（种群）为迭代的初始值，将问题的参数进行编码，映射为可进行启发式操作的数据结构，求解过程中仅用到优化的目标函数值信息，不必用到目标函数的导数信息，搜索策略是结构化和随机化的（概率型）。营养领域中，进化计算、群智能算法和模拟退火算法是三类最常被使用的智能优化算法。

（1）进化算法　进化算法模拟的是生物进化这一宏观的过程，借鉴了生物遗传学和自然选择机理，进行数学仿真，并构造优化搜索算法。进化算法主要通过选择、重组和变异这三种操作实现优化问题的求解，是一种自组织、自适应的人工智能技术。

与进化算法相关的算法可细分为：遗传算法、遗传规划、进化策略和进化规划四种典型方法。其中，遗传算法（genetic algorithms，GA）是进化计算中最经典也是最重要的形式之一，它是一种高度并行、随机、自适应的搜索算法。遗传算法包含5个基本要素：参数编码、初始群体设定、适应度函数设计、遗传操作设计和控制参数设定。为了提高算法精度、加快算法收敛和克服算法出现"早熟"现象，在简单遗传算法的基础上，出现许多改进型遗传算法。

进化算法的这些研究成果也被成功地应用于营养领域。如孔维检等根据性别、身高、体重、年龄以及血糖水平等患者信息，将糖尿病患者膳食营养配餐问题转化为多目标优化问题，建立膳食营养多目标优化模型，然后使用非劣性排序遗传算法对模型进行求解。研究结果显示，每餐食谱营养均衡，食材重量搭配合理，可满足糖尿病患者的营养摄入需要。

黄肇明等建立了满足营养素要求的约束方程和最小化花费等式的整数线性规划数学模型，并将遗传算法用于该模型的求解，很好地解决了临床治疗食谱的优化问题。

王高平等将多目标遗传算法应用于营养决策优化，采用多维实数向量的编码方式，使用状态转移表对遗传算子进行描述。在进化操作中增加了随机变换运算和删除运算，加快了算法的收敛并避免了早熟。仿真结果证明，经一次运行便可提供更多科学合理的营养决策优化候选方案。王高平等还将模糊技术与进化算法相结合，解决营养分析和决策中的多目标优化问题，并且通过与其他4种算法的分析比较证明了算法的有效性。

孙俊玲将运动员营养配餐描述成为一个多目标最优化问题，把博弈模型和进化算法相结合，提出了一个能有效求解运动员营养配餐问题的降维算法，为运动员提供了强有力的营养决策支持。

（2）模拟退火算法　模拟退火算法模仿的是物理中固体物质的退火过程与一般组合优化问题求解过程之间的相似性。它是一种基于Mente Carlo迭代求解策略的随机寻优算法。模拟退火算法的基本要素有：参数编码、能量函数设计、状态产生函数设计、状态接受函数设计和温度更新函数设计。算法通过概率判断来接受新状态，在局部极小解处有机会跳出，并最终趋于全局最优。理论上，初温充分高、降温足够慢、每一温度下抽样足够长、最终温度趋于零时，模拟退火算法以概率1收敛到全局最优解。因为模拟退火算法简单易行和全局寻优的特点，它被应用于许多领域当中。

王向红在营养配餐优选系统中，应用有记忆的模拟退火算法，在有限时间内能得到高度精确的配餐结果，实现了疾病与营养膳食的优选。魏凤梅等通过模拟退火算法实现对各种慢性疾病进行了营养膳食配餐的快速优选，并且把研究结果在膳食系统中加以应用。配餐结果与标准值高度一致，这证明了基于模拟退火算法的营养膳食优选高效可行。

（3）群智能算法　自然界中有一些生物群体，个体只能完成简单的行为和动作，但通过个体之间的协同作用，可以得到令人惊叹的结果。例如，鸟群通过协作进行捕食，鱼聚集成群可以有效地逃避捕食者，房间偏僻角落里的蛋糕总会先被蚂蚁发现，头脑简单的蜜蜂却能构造出世界上最完美的建筑物。群智能算法模拟的就是这些生物群体行为，以解决实际的优化问题。与进化计算相同，群智能算法也是以种群为规模，对问题进行求解。它是一种随机搜索算法。已完成的群智能理论和应用方法研究证明：群智能方法能够有效地解决大多数全局优化问题，群智能潜在的并行性和分布式特点为处理大量的、以数据库形式存在的数据提供了技术保证。

粒子群算法（particle swarm optimization，PSO）是经典的群智能算法之一，它通过对鸟类觅食行为的模拟，从而实现对实际问题的优化。影响粒子群算法性能的因素有种群、粒子、维、飞行速度、空间速度和适应度等。每个粒子根据适应度的评价，对速度和位置进行调整。由于算法通过多个粒子组成的种群实现对搜索空间的并行搜索，具备较强的全局搜索能力。在高维空间函数寻优方面具有解质量高、鲁棒性好、收敛速度快的优点。此外，算法过程简单、易于实现、参数相对简洁。因此，粒子群算法提出后，就被迅速地用于遗传算法的一些应用领域了。

费斐针对经典粒子群算法过早收敛的局限性，设计了一种改进的粒子群优化算法，并成功地应用于营养评价与膳食智能决策系统中。

张继新等针对营养决策多目标优化模型，提出基于多目标粒子群算法（multi-objective particle swarm optimization，MOPSO）算法的营养决策方法，来获求最佳膳食营养结构，并通过实验证明了方法的有效性。

朱晓凤等将遗传算法和粒子群算法相结合，提出一种 GA-PSO 算法。通过建立能量、蛋白质、脂肪、钙和铁的多目标营养膳食决策优化模型，将遗传粒子群算法应用于多目标营养的膳食决策优化问题中。通过实验证明，GA-PSO 算法的全局寻优能力和收敛性能明显高于 GA 算法和 PSO 算法，并可提供最佳膳食营养结构。

4. 人工智能

相关技术人工智能领域的发展极迅猛，目前已成为了一个广袤的学科，新技术、新方法、新思想层出不穷。在医学领域中，对人工智能技术的应用也备受学者关注，线性模型、不确定知识与推理、专家系统、分类算法、聚类算法、监督与半监督学习等方面技术的应用实例屡见不鲜。

（1）线性模型 若一个样本集内的每个样本都是由 d 个属性值进行描述的，那么可以构建一个属性值的线性组合函数，即线性模型，模型内的权系数通过对样本集内数据的学习而得到。线性模型形式简单、易于建模，因此，常被用于多目标优化问题。此外，许多更强大的非线性模型也可以在线性模型的基础上，通过引入层级结构或高维映射而得到。

舒世昌等综合考虑基本的各营养素的需求、食品安全问题、食品种类与数目、额外的约束条件等四个约束条件，建立了一个多目标线性规划模型，再通过讨论经济水平与饮食偏好的权重系数，将多目标规划模型简化为单目标规划模型。以湖南省为数据搜集源，对模型的可行性和有效性进行了分析。

王高平等在他们的人体营养配餐智能决策系统中，根据平衡膳食的营养评价要求，考虑营养素达标约束、三餐热能分配比限制、膳食营养质量要求等约束条件，建模了一个营养配餐的多目标数学模型。这个模型有多个目标方程构成，如营养素方程、热能分配比方程、营养质量方程、目标成本方程等。由用户设定目标成本、能量、蛋白质、碳水化合物、脂肪、三餐热能比的优先级，由此决定目标方程的优先级。不同的优先级顺序可得到相应的配餐优化结果，合理的设计优先级可以得到较为理想且合乎实际的配餐方案。

候梦如在设计营养配餐系统时，采用了多元线性回归数学模型构建多变量之间的关系。测试结果表明，该系统能向患者提供符合个人身体状况的营养餐，进而达到帮助患者恢复健康、改善身体状况的目的。

（2）不确定知识与推理 不确定性推理方法有很多，贝叶斯网络是其中比较经典的算法之一，它是一种基于概率的不确定性推理方式。贝叶斯网络通过图形的方式描述变量集合的连续概率分布，综合使用图论、概率论、人工智能和决策理论推理系统的不确定事件。贝叶斯网络训练好后，就可以通过一些变量的观测值来推测其他变量的取值。王向红在研究针对疾病的营养膳食配餐问题时，就建立了疾病与营养膳食的贝叶斯网络模型，通过对贝叶斯网络的推理得到联合后验概率，对概率值的优选实现了针对合并症患者的选餐；在建立了疾病与营养膳食数据库后，应用不确定性推理方法对疾病与营养膳食数据库进行了知识发现。史春燕等通过多种传感器组网方式采集到了心电信号、心率信号、血压和血氧饱和度 4 种不同模态的健康数据，随后针对每种模态进行特征提取，在贝叶斯网络内通过图形的方式描述了变量集合的连续概率分布，在推理过程中采用了马尔可夫链蒙特卡洛算法，可以对心肌缺血进行识别。

粗糙集理论也是一种处理不确定信息的方法，它可以从不完备的信息中对数据进行属性约简，去掉无用的属性，得出现有的规律，进而从约简后的数据中提取出一些规则，应用于推理。雷雪梅等针对营养决策表规则提取中规则矛盾多、覆盖样例冗余多，导致有效规则遗漏的问题，提出了概率覆盖决策粗糙集模型。通过中医菜谱数据提取营养学规则实验，证明了所提模型可有效解决规则矛盾问题。

（3）专家系统　专家系统是一种基于知识的智能系统，它将该领域专家的经验用知识表示方法表示出来，并放入知识库中，供推理机使用。由于专家系统包含了大量的专家知识，并具有使用这些知识的能力，因此，可用来解决该领域中专家才能解决的问题。

知识库和推理机是专家系统重要组成部分。由于产生式规则符合人类的逻辑思维方式，在专家系统中被广泛使用。此外，一些经典的不确定推理方法，如可信度方法（即 C-F 模型）、主观贝叶斯方法、证据理论（又称 D-S 理论）等，也经常被应用在专家系统中。C-F 模型是不精确推理中使用最早、最简单且又十分有效的一种推理方法。于 1976 年首次在血液病诊断专家系统 MYCIN 中得到了成功应用。

向艳在营养诊断专家系统中，将产生式规则推理和不确定推理方法相结合，应用可信度方法、主观贝叶斯方法和证据理论分别建立了不精确推理模型，使推理机具有较高的准确性，并取得了一定的研究成果。

韩玉瑄等把专家系统和决策支持系统相结合，发挥两者的优点，构成了营养食谱生成智能决策支持系统，并在实际的连续应用中，获得了满意的结果。

（4）分类算法　解决分类问题的方法有很多，我们可以将它们大致分为单一的分类方法和组合方法两大类。常见的单一分类方法主要包括决策树、贝叶斯、人工神经网络、K-近邻、支持向量机和基于关联规则的分类等；常见的组合方法又称集成学习算法，如套袋法（Bagging）和提升法（Boosting）等。

支持向量机是根据统计学习理论提出的一种分类学习方法，它以结构风险最小化为准则，在构造最优分类超平面时，通过最大化分类间隔来提高学习机的泛化能力，较好地解决了小样本、非线性、高维数、局部极小点等问题。宫继兵等选择支持向量机作为基线方法，使用用户相关的属性和他们邻居的健康状态来训练分类器，然后利用这个训练好的分类器预测了用户的健康状态。

KNN 算法是一种有监督的分类学习方法，其基本思想是对于一个测试数据，计算它与训练集中每个样本的相似度，找出 K 个最近邻的样本，对于这 K 个近邻样本，使用最大投票策略来决定测试数据的所属类别。耿丽娟针对 KNN 算法在处理医疗大数据时存在的不足进行了研究，提出了一种基于域数加权的分层 KNN 算法，有效地降低了分类的无效计算量、提高了分类精度。实验结果表明，改进算法对样本容量大、类别聚合差异性较明显、分类精度要求高的医疗数据进行分类时能取得较好的分类效果。

在应用复杂、数据具有多样性的场合，使用单一的分类方法往往不够有效，集成学习算法由此受到广泛关注。集成学习算法试图通过连续调用单一分类学习方法，获得不同的基学习器，然后根据规则组合这些基学习器来解决同一个问题，多个基学习器的组合一般采用加权方法。集成学习算法可以显著地提高学习系统的泛化能力，Boosting 算法就是一种常见的集成学习算法。李霞等在对现代人常见的亚健康状态进行分析，就应用 Boosting 算法对亚健康状态的流行病学调查数据进行了分析，建立了亚健康状态判断模型并对其临床特征进行了研究。

（5）聚类算法　聚类算法的主要目标就是将数据集按照一定的准则把数据对象分为若干个不相交的簇，使得同一个簇内的数据的相似程度尽可能高，而不同簇间的数据的相似程度尽可能低。

作为一种典型的聚类算法，K 均值聚类算法被广泛应用于各种需要聚类分析的场合。周万珍就将其作为一种数据挖掘前的数据预处理方法，对数据集进行聚类分析，然后，再在同一簇内应用 Apriori 算法对各种食物的营养成分含量进行关联规则挖掘。

作为一个强大的工具软件，SAS 系统虽然是一个用于决策支持的大型集成信息系统，但它具有强大的统计分析功能。SAS 系统提供的聚类分析算法有：系统聚类、动态样品聚类、非参数聚类等，许多学者利用 SAS 这一工具软件进行数据的聚类分析。宋忙华等采用了 SAS 系统提供的动态样品聚类分析法，将研究对象的膳食模式进行了分类，得到了四类膳食模式，分类结果符合中国的饮食习惯且具有地方特色。赵泳谊等采用样本聚类分析法，对随机抽查的住院患者的营养状况进行分析，较好地把各项指标进行综合评估，从住院患者中选出需要进行营养支持的患者，这对营养科学工作有较实际的临床意义。

三、营养领域数字化信息的应用实例

1. SCiO：世界第一款手持式食物分子传感器

2016 年，Consumer Physics 公司推出了世界上第一款口袋大小的 NIR 传感器，称为 SCiO。这个光谱仪与以往的便携式近红外光谱仪不同，它的目标受众是普通消费者，而非化学和制药行业的科研工作者。SCiO 分子传感器与手机 APP 应用连接，通过传感器技术识别、称重和记录所有食物，扫描后的数据会上传至云端，同时云端的高级算法会进行实时分析，只要几秒钟，结果就会出现在手机上，快捷方便。分析得到的信息包括：食物的营养价值（如能量、脂肪、碳水化合物和蛋白质），水果和蔬菜中的含糖量，饮料酒精含量等；甚至可以为各类食物分析其质量、成熟程度和损坏度，包括干酪、水果、蔬菜、调味酱、沙拉酱、食用油等。

除了食物营养分析之外，SCiO 也能实时识别和验证药物，通过反复比对药品数据库来确定药物的分子组成；SCiO 还能分析植物的水分含量、提醒用户浇水时间。未来，随着云端数据库的建设，SCiO 将在农业、化工、化妆品等行业应用越来越广泛。

2. Im2calories：走向自动化视觉的饮食日志

现今有越来越多人关注食物的摄入，以帮助他们实现减肥，控制糖尿病或食物过敏等健康目标。然而，当前大多数健康相关的移动应用程序需要手动输入数据，既枯燥又耗时。因此，很少有用户能连续长时间坚持使用这样的应用程序。此外，一些非专业的数据报告提供的能量摄入量通常有很高的错误率，每天有超过 400kal 左右的误差。

谷歌公司开发的这款名为"Im2Calories"的应用能够告知你所拍下图片中食物的能量，而且不需要用户提交高分辨率的图片或者进行任何复杂的操作就能够自动完成计算。简单来说，Im2Calories 通过算法识别图片中的食物，分析其中的食品种类，计算能量总量，同时免除了用户手动输入的麻烦。这套深度学习的算法结合了视觉分析、图像识别，用特定的算法将食物的照片和热量数据库相结合，从而判断食物的热量。Im2calories 主要基于区域卷积神经网络，利用深度学习算法，从单个图像中解决分割问题和深度体积并估计食物的量，提高了食物分类标签和计算总热量的准确率和效率。

3. GenoVive：通过基因检测技术提供个性化的体重控制和营养方案

GenoVive 于 2008 年诞生于美国新奥尔良，是在营养基因组学和营养遗传学新兴领域较早进行探索的团队，它推出了第一个基于遗传学的全面个性化体重管理解决方案。有趣的是，其创始人在最初创立该项目时的目的，是为了改善自己的肥胖问题。

众所周知，近年来美国人口的肥胖及与肥胖相关疾病的形势越来越严峻，因此该项目主要致力于

为面临体重管理困难的美国人带来了定制化的健康管理方案。该项目通过对客户24组肥胖相关基因进行检测，为客户匹配最佳的运动方式和日常饮食方案，同时针对客户的基因检测结果给予相关疾病的预防、健康管理方面的意见。这些基因能够反映个体在营养与运动代谢上的一些特点，比如对主要营养物质、维生素、矿物质、酒精等代谢能力的检测，通过统计分析得出该用户的食物摄入方案。另外，针对青少年肥胖问题，GenoVive进一步研究开发了针对肥胖高风险基因儿童的有针对性的综合干预措施项目，并且提供筛查服务，帮助诊断高危儿童，从而采取相应预防措施降低肥胖风险。

4. Kurbo Health：数字化营养教育改善儿童肥胖问题

Kurbo Health是美国硅谷的一家创业公司，主要为孩童肥胖问题提供在线指导服务、食物疗法帮助减重，使家庭实现并坚持他们的健康和健康目标。肥胖儿童的健康风险是多方面的，可能带来严重的后果，如肥胖儿童成年后更容易患高胆固醇、高血压、Ⅱ型糖尿病等慢性疾病，此外还会带来不同程度的社会和心理问题。因此，Kurbo Health Lead计划由斯坦福大学的儿童体重控制计划授权，为改善儿童肥胖问题而创建了该项目。Kurbo计划结合智能手机应用程序跟踪日常饮食和运动，通过每周的线上营养课程帮助孩子和他们的家庭学习健康的饮食习惯和减肥的相关知识。除了数据追踪外，该营养平台另一端的健康营养专家会负责整个服务流程的质量控制：系统会根据用户的目标、兴趣、个人爱好和历史来匹配营养与运动专家；教练会和参与减重的家庭定期会面，通过短信，电子邮件，电话和视频聊天等方式了解目前的生活习惯和减重动机，为孩子制定个性化的营养与运动计划，提供个性化的建议、反馈、鼓励并且承担第三方责任。比起精密的算法，目前而言，这样的运营方式成本更低，并且拥有更好的用户体验。

现今有许多适用于成年人的体重管理应用程序，但是这些应用专注于热量计算和短期减肥，对儿童和青少年来说并不健康也无效。因此，Kurbo系统不是关注热量计数，而是基于教导用户理解他们的食物选择，利用交通灯饮食系统，即将食物分类为红色、黄色和绿色，在饮食选择时引导用户尽量减少红色（不健康的食物）的摄入。

5. Suggestic：基于AI算法的私人营养师

美国创业公司Suggestic成立于2014年，应用AI算法，凭借其强大的数据库（包含超过100万种食谱和50万家餐馆菜单）以营养干预为主要手段帮助糖尿病患者等慢性疾病患者或饮食受限制的用户管理他们的健康，推荐符合用户营养改善目标的膳食选项。值得一提的是，Suggestic采用全自动模式，不依赖真实的营养师，而是通过智能算法识别哪些食物能够补充特定饮食的，为用户提供定制化的营养方案。其公司开发的应用程序中，聊天机器人给用户在外出时推荐食谱或菜单选项来安排每周用餐计划，具体使用方法为：使用智能算法来分析美国超过50万家餐厅的菜单，并根据菜肴选择适合你的饮食，给每道菜打1~10分，使用从绿色（最佳）到红色（最不理想）范围的筛查得分量表来确定膳食选择是否适合用户的饮食。

第三节　人工智能与智能穿戴设备在营养转化领域的应用

人工智能是研究、开发用于模拟、延伸和扩展人智能的理论、方法、技术及应用系统的一门新的技术科学。它是计算机科学的一个分支，将了解智能的实质，并生产出一种新的能以人类智能相似方式做出反应的智能机器，该领域的研究包括机器人、语言识别、图像识别、自然语言处理和专家系统等。人工智能自诞生以来，理论和技术日益成熟，应用领域也不断扩大，实现了一种全新的人机交互方式。人工智能在医疗健康领域中的应用已经非常广泛，从应用场景来看主要分成了虚拟助理、医学影像、药物挖掘、营养学、生物技术、急救室/医院管理、健康管理、精神健康、可穿戴设备、风险管理和病理学等多个领域。在营养转化领域，人工智能已经开始应用于营养调查、个性化膳食、营养与代谢监测、食品制造，并出现了多种可穿戴健康监测设备等。

一、人工智能与食物摄入量调查

膳食调查是营养调查的重要组成部分，其目的是要了解不同地区、不同生活条件下某人群或个人的饮食习惯、膳食能量和营养素构成的优缺点。膳食调查通常采取一定方法获得被调查对象每日所吃的食物种类和数量，再根据食物成分表计算出各种营养素的平均摄入量，并与《中国居民膳食营养素参考摄入量（DRIs）》进行比较。膳食调查的基本方法包括称量法、回顾法、记账法、频数法等，但这些调查方法常常费时、费力，缺乏即时性，不适合于信息化时代要求。近年来，基于人工智能的图像识别技术已经被用于食物摄入量调查，通过图像识别和机器算法分析，可实时、快速和准确的得到被调查对象各类食物的摄入量，并进行膳食分析与评价，还可进一步通过机器深度学习（比如卷积神经网络深度学习），实现对复杂食物摄入量的计算。

2017 年，麻省理工学院计算科学与人工智能实验室的研究人员创建了一款名为 Pic2Recipe 的应用软件，意图使用食物识别系统从美食制作视频中识别出菜谱原料。pic2recipe 系统运用计算机神经网络来判断社交网络上美食图片中食物的种类，从而还进一步分析上传者的健康习惯和饮食偏好。Pic2recipe 系统运用了瑞士科学家 2014 年研发的食物识别算法 Food-101DataSet，运用了其数据库中的101000 张食物图片，而这些图片和该实验室的 Recipe1M 数据库有交叉引用的部分。Recipe1M 数据库中的食物图片大多来自于一些流行菜谱网站如 All Recipes 和 Food.com。该团队训练人工智能来识别食物类型，随后建立了一个超过一百万份食谱的数据库，并附上了关于食材信息的资料。该数据被用于训练神经网络，并在食物图像和食谱图片之间建立连接。该系统可以识别各种常见食材，如面粉、鸡蛋和黄油等。但是，目前该项技术离完全成熟还有较大距离。该系统识别的正确率只有 65% 左右，主要缺点在于可能无法识别食物图中的所有食材，特别是由于食物的制作过程可能有多种方法，导致食材的使用也具有高度多样性。联合研发人 Nick Hynes 表示，人们在拍摄食物照片的时候，食物的呈现会受到拍摄状态的影响，包括角度、远近、摆放和灯光等因素都可能造成识别结果的不同。在同一种食物出现在不同的菜谱中时，系统的识别错误率也会提升。但是，麻省理工学院研发的这项技术如果成熟，将具有非常好的应用前景。

2018 年，Facebook 人工智能研究小组的研究人员开发了一款人工智能软件，可以通过图像识别确定食物的制造原料，还可以描述制作过程。只需要向该软件输入食物的照片，就可以得到它的配料成分以及制作过程。在一些食物图片中我们可以直接看出食物的配料成分，但总有一些成分是看不到或分辨不出的，比如糖、盐。因此，该团队用食物图像和对应食谱来训练人工智能系统，开发出这款软件，用户只需要给出图像，该软件便能自动生成食谱。但是这款软件离商业化运用还有一定距离。

南京医科大学公共卫生学院汪之项课题组在即时性图像法膳食调查技术研究方面处于国内领先水平。该课题组研究了一种基于即时性膳食图像的膳食调查方法，主要利用印有背景坐标和外围框线的矩形餐盘纸或台布。要求被调查者独自分餐进食，进餐前使用数码照相机或具备拍照功能的智能手机，对放置在餐盘纸（布）上的食物从不同角度进行影像拍摄；进餐结束后再次对剩余食物进行影像记录。将拍摄的膳食影像文件，通过存储介质或远程传送的方式，发送给后方技术平台，由专门人员依据预先建立的相关估量参比食物图谱，对影像图片中的食物进行估重和膳食评价，从而完成膳食调查。利用这种方法，研究小组给 35 名二年级大学生提供一餐经严格称重而烹制的膳食，进餐前按照上述方法对食物进行数码影像记录，次日再接受 24h 膳食回顾调查。研究中，备餐、供餐、24h 膳食回顾以及图像法食物估重等环节的工作均由不同的调查者承担，各环节间信息完全隔离。通过归类汇总各位受试者各类食物和全部食物的供应量和摄入量，计算膳食营养素供应量和摄入量，比较两种调查方法获得数据与食物称量数据之间的差异。结果发现，与 24h 回顾法数据相比，图像法估重数据与称重数据的相关性更好，图像法数据的分布更集中于线性趋势，与称重数据的差距更小，具有更小的标准差。基于各种食物的图像法估重数据计算的热量、蛋白质、维生素 B_1、维生素 C 和钙的摄入量数据，与称重数据的计算结果更接近，而且分布更集中，标准差更小。该课题组的研究结果显示，与常规的 24h 回顾法比，应用新的即时性图像法膳食调查技术进行膳食调查，可以获得与称重数据更接近的食物消费量和营养素摄入量数据。该课题组还利用该方法在城市孕妇人群中进行了膳食评估，通过招募 61 名住院保胎孕妇，为其提供一次经严格称重后烹制的午餐，运用该方法评估每位孕妇的膳食量，并与传统 24h 回顾法进行比较。结果发现，即时性图像法的结果依从性好、可靠性更高，与称重法一致性良好。该课题组利用该方法在学龄前儿童中开展膳食调查，研究结果表明，与 24h 回顾法相比，该方法对学龄前儿童进行膳食调查，可获得与实际重量更接近的食物消费量数据。

二、人工智能与个性化营养

随着人类基因组图谱绘制完成和基因组学发展，及对营养素吸收、转运、代谢等深入研究，我们逐步认识到，不同个体对营养素吸收和代谢的相关调控基因存在差异，而基因上的位点差异可能会影响相关代谢酶活性并进一步影响个体对营养素的需求，直接导致其对营养素的需求和标准化干预方案的干预效果存在显著差异。膳食指南中的统一标准对广大群众有很重要的参考意义，然而未考虑不同个体的营养需求差异。每个人对营养素的先天吸收代谢能力不同，应在个体水平上进行个性化调整，以优化食物比例，达到精准营养的目的。个性化营养就是要根据不同个体生物学背景和生理状态制定更加合理的营养摄入和膳食推荐。由于个体的营养吸收和利用是一个复杂过程，涉及多种代谢酶，不同个体编码这些酶的基因序列会有所不同，因此，即使在营养素充足的情况下，部分个体也难以获得平衡的营养，甚至会出现营养缺乏的现象。人的基因环境也会造成肠道内的微生物群落的差异，形成个体营养策略的差异。基因解码技术的出现，为通过基因检测揭示个性化营养差异提供了可能。基于基因解码、基因检测的精准时代已经来临，而利用人工智能则可通过遗传大数据、计算机科学等实现真正意义上的个性化膳食。

David Zeevi 团队于 2015 年 11 月在 *Cell* 发表的论文，阐释了机器学习应用于个性化营养的积极作用。研究者分析了三组不同的数据，其中第一组数据来自 800 名志愿者。他们每天第一顿食用四套标准化食品中的一种，其余时间正常饮食。研究者采集了他们的血样和粪便，以血糖、肠道菌群等多项数据，并使用调查问卷、APP 等形式收集食物、运动以及睡眠数据，数据收集持续一周。通过分析标准化饮食的结果，研究者发现即便食用同样的食品，不同个体的反应依然存在巨大差异。这表明过去通过经验得出的"推荐营养摄入"从根本上就有"漏洞"。接下来，研究者开发了一套"机器学习"算法，分析学习血样、肠道菌群特征与餐后血糖水平之间的关联，并尝试用标准化食品进行血糖预测。葡萄糖是人类细胞最主要的能量来源，血糖异常是多种慢性代谢性疾病的临床表现，同时血糖管理也是精准营养的基石。机器学习算法被 800 名志愿者的数据"训练"之后，变得能够预测食物对人体血糖水平的影响。随后，研究者在第二组人群上（100 个志愿者）验证机器学习得出的预测模型，效果非常理想。研究者在第三组人群上（26 个志愿者）进行双盲试验，对每位志愿者的血样、微生物组数据、人体测量学制订了个性化膳食计划。其中，试验组为 12 名志愿者，使用机器学习算法的建议；对照组 14 名志愿者，采用医生和营养专家的建议。膳食计划也分为两种，一种被设计用于控制血糖水平，另一种则相反。每组志愿者均严格遵照建议饮食两周，一周进行"健康饮食"，另一周践行"不健康饮食"，并比较结果。最终的研究结果表明，机器学习算法给出了更精准的营养学建议，成功地控制了餐后血糖水平，结果优于传统专家建议。这一研究过程为人工智能应用与精准营养学和个性化营养提供了可能。

目前，借助人工智能相关技术，国内外一些公司已经开发了"虚拟营养师"。在我国，居民的营养知识普及程度一直不高，而且国内专业营养师服务的普及率也同样很低。据调查，在日本，每 300 人就配备有一个营养师；在美国，每 4000 人配备一个营养师；而在中国，每 40 多万人才有一个营养师。可见，与发达国家相比，我国公共营养师的人才缺口极大。所以，人工智能提供的虚拟营养师可能成为打造精准营养生活最好的助手。此外，咨询者往往把自己针对身体健康的维护或咨询当做是一种弱势行为，当提及健康方面的问题时，至少现阶段还是比较顾忌对自己的评价的。营养师通常要遵循的一个基本原则是尽量回避隐私或敏感的话题，学会忘记咨询者隐私。但是，当这个营养师是虚拟化的时候，这种弱势或许就并不存在了，因为它只是一台机器而已。研究结果显示，机器学习技术支持下，虚拟营养师可能比真实营养师提供的建议效果更好。人工智能技术在这里的核心价值在于通过对数据的解读来提供更适合的医学营养治疗方案，而无需占用非常稀缺的营养师或医生资源。

三、人工智能与可穿戴式健康监测设备

可穿戴设备的思想和雏形是在 20 世纪 60 年代由美国麻省理工学院媒体实验室提出，是指采用具有先进的功能、特点的技术制造的可以佩戴在用户身上的产品和电子设备，可以用来记录整理日常生活活动或监测保护用户的身体健康状况。可穿戴技术主要探索和创造能够直接穿在身上、佩戴或镶嵌进用户的衣服或者整合配件设备中的科学技术。目前，可穿戴式设备可分为可穿戴式健康设备、可穿戴式通信设备、可穿戴式娱乐设备等。可穿戴式健康设备分为可穿戴式医疗设备（如心脏起搏器）与可穿戴式健康监测设备（如心率腕表），前者必须获得医疗设备认证方可进入医疗器械领域，后者一般不需要专门的医疗认证。可穿戴式健康设备是便携式健康设备的一种，强调将健康监测设备"穿"或"戴"在身上，即将生理信息检测技术和人们日常穿戴的衣物（如内衣、衬衫）、饰品（如发卡、项链、纽扣、腰带）相融合，实现对人体无侵扰、无创、连续的生理信息监测。

智能穿戴的目的是探索一种全新的人机交互方式，通过智能设备穿戴在人体上这种方式为消费者提供专属的、个性化的健康服务。穿戴式健康监测设备的突出特点是重量小、体积轻、功耗低、可移动、使用简便、易用耐用、采用无线数据传输、设备柔顺性高、穿戴舒适、外形美观、可维修性强、可靠性高、使用寿命长、长时间持续工作、人机交互接口完善、智能显示诊断结果、异常生理状况报警等。随着移动互联网技术的发展和低功耗芯片、柔性电路板等穿戴设备核心硬件技术的成熟，部分穿戴设备已经从概念化的设想逐渐走向商用化，新式的穿戴设备被不断推出。许多著名的科技公司也都开始在这个全新领域进行深入探索，争取在这个空间巨大的市场中占据一席之地。当今社会是智能手机与网络应用普及的时代，手机网与互联网是穿戴式设备焕发生机的源泉。穿戴式设备与用户紧密相连，是远程医疗的前端与末端：一方面从用户身体上提取生理、生化信息发往手机网或互联网的知识决策库或发给临床医生，另一方面将知识决策库或临床医生的建议或诊断信息回馈给用户，为用户决策提供指导。

1. 可穿戴式健康监测设备的常见种类

随着传感器技术的成熟、网络技术的日益进步以及高性能低功耗处理芯片的成功研发等，智能穿戴设备的种类也越来越丰富，功能也越来越强大。穿戴式智能设备已经从概念走进人们生活中，并使得大众可以普遍接触到，其渗透到了医疗、健身和娱乐等各个领域。据调查显示，健康医疗是未来智能穿戴产品的发展方向。目前市场上可穿戴智能产品以智能手环或手表类型的产品为主，形成这一现象的主要原因是：①终端消费者已习惯使用手表；②智能手表的功能性和便携性更易得到消费者的肯定；③手腕有丰富的动静脉血管，可以监测各类体征如血压、心率与体温。所以，大部分的业内人士都把可穿戴设备放在了手腕上。在主要功能上基本都围绕每日步数、距离的记录，能量消耗情况及相关数据的测算和夜间睡眠质量的跟踪记录，显得较为单一。但是，智能手环没有标准的配件和解决方案，也没有确切的行业标准。到目前为止，国内还没有形成完整的产业链。而且它设计制造的难度大于它本身的技术难度，这导致产品的质量不能得到保证。

随着对穿戴式医疗监测设备的关注越来越多，对于相关移动监测技术的要求也越来越高。可穿戴健康监测设备可实现的功能主要依赖于传感器，可以划分为基础功能和应用功能两大类。其中基础功能大致包括运动步数及距离的监测、能量及相关运动消耗的计算、睡眠监测及信息反馈、GPS定位等功能。而这些功能在目前上市的可穿戴健康监测设备中已应用得十分广泛，其中大部分功能都是利用了三轴加速度传感器和三轴陀螺仪进行直接或间接的数据测定，对于加速度传感器及陀螺仪的研究目前已经比较成熟。应用功能主要使得穿戴式健康监测设备具有相关的医疗作用，包括心率、脉搏、心电图、体温血压、血糖及血脂的测定，其中对于心率、脉搏和体温的测定主要采用直接测定的方法，较为常见的有利用心率带来进行心率的监测、利用光学传感器测量腕部血液流动情况测定脉搏以及使用敏感度较高的温度传感器来进行体温的测量。在血糖监测方面，目前利用植入皮下的传感器进行血糖水平监测已达到了较为准确的程度。对于心电数据采集已有较为成熟的传感设备，可以超低功耗实现长时间的三导联心电图的采集。

面对可穿戴健康监测设备对于动态数据监测需求，已经有多家公司进行了多种产品的探索。如隐形眼镜中包含了一个电生物传感器，它会检测眼泪当中的葡萄糖水平，并由此推测出用户当前的血糖状况；其原理主要是通过安置在隐形眼镜表面的传感器将电流信号实时传输给生物传感模块进行分析的，并通过微型天线将信号输出来。而如果隐形眼镜有生物传感器，具有中空的环形结构，其中包含了相互平行的多个环形线圈以及电子电路模块，这些线圈包含了至少1个工作电极、1个反向电极以及参考电极，可以将眼部的电信号传输到电子电路模块中，使整个系统被生物适应性较好的树脂包裹，在使用时不会对眼部造成危害。

目前对于长时间动态血压监测的研究，其中一类方式是通过沿动脉配备的传感器来测量脉波的传播速度，从而计算出血压值；另一类是光电式无损微型血压计，可以对动脉血压实现持续测量，其原理是通过计算两个肢体固定点处由血流引起的体积变化、该两点间动脉段的电阻变化以及两者之间的时延以得到血压值。对于血糖的监测，可穿戴健康监测设备希望搭载实时动态血糖监测功能，以及减轻糖尿病患者在血糖采集时的疼痛，对于无创血糖监测的研究必不可少。光学检测法由于其无痛性和准确性，成为目前血糖研究的主要方法，较为常见的包括光声光谱法、拉曼光谱法、荧光法、偏振光旋光法、光学相干层析成像法、近红外光谱法和中红外光谱法等。这些方法主要通过光学传感器在体外获得相关血液的光学信息，通过一定的数学模型计算获得血糖含量。由于血糖和细胞间液糖之间存在滞后性，使得单纯以血糖为参考进行校准的光谱分析法面临一些特殊的困难。为了克服这些困难，许多研究小组已经开始使用了类似动态浓度矫正或偏最小二乘法的技术。目前国外对于此方面的理论与技术已进行了较为深入的研究，有多种较为成熟的方案，可通过分析眼泪、汗液或唾液中的相关成分，确定血糖情况的测定方式。在心电监测方面，因电噪声混入心电信号会对心电监测造成较大的影响，所以专家学者在数十年中对于噪声来源的研究做出了巨大的努力。例如，对于低电压心电传感器系统间的相互作用，可进行噪声干扰的研究、对于无线短距离心电信号传输的研究、对于原始心电数据压缩的研究以及对于运用模式匹配算法实现实时异常心率监测的研究。但是目前对于心电图的分析法尚存在较多欠缺，很难从获得的心电图中获取满足用户需求的内容。

2. 可穿戴式健康监测设备的技术内涵

可穿戴式设备的相关技术的主要技术有传感技术、无线通信技术、电源管理技术等。

（1）传感技术　可穿戴式设备的核心是传感器。主要分为生物传感器、运动传感器和环境传感器，随着传感技术由嵌入式技术向微机电系统技术发展，传感材料逐渐由半导体材料向纳米、纳米硅材料过渡，传感器逐渐趋于微型化和智能化，从而促进可穿戴式设备逐渐向植入式发展。

①运动传感器。包含有加速度传感器、地磁传感器、陀螺仪、大气压传感器等。它早已普遍地应用于各种可穿戴式设备和智能手机中，以实现检测横竖屏、计步器、双击应用（智能手机双击唤醒屏幕；智能手环或手表双击启动应用程序）、震动检测、手势识别等。

②生物传感器。主要有心率传感器、血压传感器、血糖传感器、体温传感器等，用于采集人体生理信号，主要实现用户身体状况、病情的监测并及时报警，降低用户患病的概率。

③环境传感器。主要包括气压传感器、温度传感器、湿度传感器、紫外线传感器、pH 传感器、环境光传感器、颗粒传感器等。

（2）无线通信技术　目前，可穿戴式设备中使用较多的无线通信技术有蓝牙、WIFI、ZigBee、NFC等。同时，可穿戴式设备使用的无线通信技术需要满足体积小，灵活性高，组网方便，功耗低，辐射低，抗干扰能力强，安全性高等基本要求。根据可穿戴式设备所要实现的功能不同，可选择不同的无线通信技术，或将几种无线通信技术结合使用。

（3）电源管理技术　受体积和充电时间的限制，电池是制约可穿戴式设备发展的一大瓶颈，产品的待机使用时长差会使用户的体验较差。当前主流的可穿戴式设备的电池有两种，一种是需要使用者经常更换的高容量和高密度的一次性锂电池，这种电池的生产成本低；另一种是可以充电重复使用的电池，但储电量较低。另外，可穿戴式设备电池的充电方式除了传统的 USB 充电外，无线充电和能量采集充电也是当前备受关注的充电方式。无线充电是通过充电器与设备之间的电感耦合传送能量，实现设备充电；能量采集充电是指采集设备周围的能量并转换为可以采用或储存的电能，利用这项技术可以随时随地为可穿戴式设备充电。相信随着可弯曲电池的发展，很多充电方式将成为可能，而且具有合适的尺寸、足够长的续航时间、便捷的充电方式的电池将会在可穿戴式设备中使用。目前已经开发研究出了具有发电和储能功能的自充电织物，可以编织进毛衣、外套或者裤子等服饰。

3. 应用前景

当前穿戴式健康设备仍然处于发展的起步阶段，还存在较多问题。一是目前进行穿戴式设备研发的企业、高校、研究所非常多，但技术相似度很高，"核心技术"仍然缺乏。例如，心率测量腕表，表面上引人注目，但其技术门槛并不高，很容易被模仿和超越。再如，腰带式心电导联不同于传统 12 导心电，其心律失常、心肌缺血的评估能力究竟如何，目前还缺乏深层次的科学研究。二是无生理负荷提取高质量电生理信号的技术尚未彻底解决。目前，镀金的金属干电极容易滤除信号的低频成分，Ag/AgCl 电极容易被氧化，基于电容效应的非接触电极尚且无法获得完整的生理波形。织物电极技术是新型传感器的研发热点，但其工艺水平与实际应用还存在较大差距，不仅受限于织物材料和组织结构，而且受电镀工艺、电极的尺寸及形状、吸水量、电极-皮肤的接触压力等多个因素的影响。织物电极取代传统粘贴电极还需要攻克相当多的技术难题。三是多数穿戴式医疗设备缺乏临床认可。娱乐型穿戴式设备与娱乐结合当然无可厚非，但健康监测型的穿戴式设备唯有与医疗应用结合才有未来。穿戴式健康设备在医疗健康领域的应用，是基于对人体生命活动规律与机理的透彻把握。例如，通过腕式手表识别脉搏波的各类脉象并进行心血管疾病的初步判断，再通过腕式手表内的无线通讯模块将数据发往社区医院或疾病中心，由临床医生进行确诊与复核，并将诊断结果反馈给用户，这样的"闭环"才能体现出穿戴式医疗设备的价值。

四、人工智能与营养相关疾病诊断与防治

1. 人工智能与疾病诊断

医疗是一个需要经验的行业，需要经过十年甚至更久时间经验的积累，但是医生和护士的增长速度却远远不能覆盖中国上百万的医疗机构。基于深度学习的人工智能的成熟，让无数人看到人工智能应用到疾病的检测和预警上的前景，并且如今已经取得了巨大的成就。比如根据疾病症状和病历诊断疾病的 Watson，基于医学影像识别疾病的 Airdoc。

（1）根据症状的疾病诊断　在 2011 年人工智能 Watson 问世，并且开始了长达 4 年的医学知识和病历的学习历程。2016 年 8 月，Watson 在短短十分钟内分析了数千个基因突变，最终确诊一位 60 岁的日本女性，患有一种非常罕见的白血病，并提供了适当的治疗方案，而几个月前她曾被医院误诊。在疾病预警方面，Watson 与美国药店 CVS 合作，CVS 向 Watson 开放海量患者行为信息，包括临床数据、购药数据和保险数据等，Watson 对用户行为和相关指标进行分析，可以有效对疾病预警和转归评测。但 2017 年开始，由于有医生抱怨 Watson 给出了错误判断，多家医院终止了与 Watson 肿瘤相关项目。

（2）根据医学影像的疾病检测　随着科技的发展，通过医学影像寻找病灶并且诊断疾病已经一种常见的检测疾病的方法。在 2012 年之前，计算机视觉领域落后于自然语义和语音，所以在医学影像上并没有深入的研究。但是 Hinton 教授采用了一种新的称为"丢弃"的算法，避免了过度拟合，这让基于深度学习的计算机视觉发生了质变，让人工智能识别医学影像从而检测疾病成为可能。国内人工智能医疗团队 Airdoc 在第一时间掌握了深度学习图像识别能力之后，便决心通过深度学习改变医疗领域，辅助人类医生控制、检测、治疗疾病。例如，在糖尿病性视网膜病变的检测和诊断上，Airdoc 已与最好的眼科医院合作，并训练出效果良好的模型，可以在 80ms 内识别和诊断眼底照片。通过和人类医生一轮轮的较量，在糖尿病性视网膜病变识别上，准确率已经和三甲医院人类医生的水平相当了；并且经过大量医学知识和脱敏临床数据和病历等多维数据的分析，已经开始进行病情预警和转归的研究。

2. 人工智能与基因检测

目前，基因检测市场正在以每年翻番的速度蓬勃发展。由于测序技术的发展，测序成本的大幅降低，现在普通人也可以享受到基因检测带给我们的益处。而作为人工智能领域最热门的两大算法之一，深度学习算法也正在改变着整个基因检测行业的发展。深度学习的概念源于对神经网络的研究，其通过建立、模拟人脑进行分析学习的神经网络来模仿人脑的机制解释数据，例如图像、声音和文本。目前，在医疗领域基因分析即指基因测序，受研究能力和研究成本的限制，基因测序主要是针对单个易感基因进行的。而单个易感基因导致的大都是罕见病，不具有普遍应用的价值。反观癌症、肿瘤等常见病，是受多个易感基因共同作用。在癌症领域，临床基因检测的一般方法是：检测机构从患者身上进行 DNA 采样；通过连续测定检测是否存在与癌症相关的典型突变，并将这些突变与数据库中已知的

实例进行比对；最后，医生再根据上述信息给出治疗建议。当遇到一个未知的新突变时，我们往往会束手无策，在癌症诊断治疗中可能会导致并发症的发生以及延误最佳的治疗时机。加拿大多伦多大学生物医学工程教授布伦丹·弗雷的团队通过深度学习的方法，让机器学会通过测量细胞内的内容物（例如特定蛋白浓度等指标），与基因检测数据结合起来，以细胞系统作为一个整体而得出最终诊断结论。同时结合深度学习技术，研究人员查询基因突变与疾病的关联就好比是进行网络搜索一样方便：研究人员通过将一个 DNA 序列输入系统进行查询，系统将自动鉴别出突变，并告知这些突变将会导致什么疾病以及致病原因。除了在疾病领域，深度学习结合基因检测还可以更好的管控我们的饮食健康。通过基因检测我们可以知道自身对各种营养素的吸收状况，饮食偏好等；利用深度学习算法，我们可以通过拍照或向手机说出饮食情况，就能自动识别食物中的营养成分，获取自身的营养数据；与基因检测数据结合，可以更好地为我们提供饮食建议，进行健康管理。

五、人工智能与食品制造业

随着生活水平的提高，人们对食品的选择变得越来越挑剔，快捷、实惠、健康的食物渐渐成为了人们的首要选择。而为了满足消费者变幻无常的口味，食品公司将目光转向了包括人工智能在内的新兴技术上，试图借助高科技开发更多的新食品。人工智能正在逐渐颠覆快速消费品的生产、包装、存储、分销、零售等环节。换句话说，人工智能和机器学习对包装性消费品和食品饮料行业产生了根本性的影响。一般来说，消费者在选择喜欢的食物时，不仅仅要根据食品的口感，还要充分考虑到食品的价格。因此，食品公司必须要开展技术创新，比如产品的设计与规格（食品配方）、原材料（成分）的创新、加工车间、用于产品生产的设备和工具、安全和质量监控措施、产品的包装与跟踪系统、库存和管理与分配、物流和运输分销、跟踪品牌供应链和物流流程的管理等，同时还需要减轻食品污染以及腐烂控制等环节中存在的重大风险，而上述环节都可通过人工智能来实现。

通过人工智能还可以研发出多种新的食物种类（包括口感），满足消费者个性化需求。伦敦的食品公司联合牛津机器学习专家利用机器算法进行酿造啤酒，为了保证口味的独特性在人工智能算法中加入了 1000 个"通配符"成分，随机插入到啤酒的配方中。也就是说，人工智能可以自主添加各种新奇成分来保持啤酒带给客人的惊喜度。都柏林一家初创公司将人工智能与分子生物学相结合，建立食品数据库，识别食物中的肽，让被开发出来的食品更加健康。在传统的食品制造商当中，他们主要关注的是成本控制和安全，但没有想过通过识别食物当中一些比较特殊的有益于人体健康的物质来提高自己的食品质量。人工智能强大的记忆能力非常适合学习各种不同的营养素，将人工智能和食物营养素数据库连接到一起，通过算法识别食物种类，结合人工智能视觉识别功能，然后就可以知道食物所富含的营养成分。光知道营养成分还不够，人工智能还可以为这些食物根据营养成为做合理的搭配，和人类的味觉共同用于食品开发。

此外，还可以通过人工智能对食品安全进行有效管理。采用图像识别技术可对生产的食品进行"好"与"坏"的识别。最新测试结果显示，人工智能的图像识别技术对于常见菜品的识别已达到了千余种，其识别准确率超过 90%。人工智能还可用于监控食品的安全处理，包括典型过敏原（如花生）的交叉污染。例如，有食品公司通过生产线设备中的各种传感器，实现了从产品调配、吹瓶、灌装到包装、码垛等环节工艺过程关键指标的在线实时监测；利用各种温度、流量、扭矩检测传感技术和视觉检测技术实现了容器质量、封盖质量、灌装液位和标签质量等的在线实时检测等。总的来说，智能监控的出现就意味着现代软件可以充当监督者，并提醒我们何时应对异常情况进行调查。

人工智能在制造业中最令人兴奋的应用之一便是"虚拟助理"，它可以使用自然语言处理与用户进行交互、回答问题、执行任务并基于数据科学为用户提供建议。"虚拟助理"在食品和饮料领域的应用便意味着不管是技术人员、研发人员还是质量控制检查员都可以通过口头询问细节（像原料的处理、库存情况等）了解事情的进展，而无需在键盘或手持设备上打字。这在一定程度上节省了他们的时间。有公司正在探索开发人工智能"虚拟助理"，以便在自动售货机上与顾客进行更多的互动。另外，在顾客与虚拟助理交互的过程中，公司还可以挖掘他们的购物数据和历史记录，从而帮助公司为他们提供更个性化的客户服务体验。有大型超市开始使用了货架扫描机器人协助完成货物跟踪以及定价标签等任务。在这个过程中，机器人与负责库存货架和解决问题的员工协同合作。而在更大的范围内，人工智能还可以改变物流管理。可以说，通过提高质量，食品和饮料公司便可依赖顾客的满意度来实现销售额的增长。

第四节　精准营养与精准营养管理

一、精准营养的定义及现况

近年来，精准营养（个性化营养）在预防和控制疾病方面的优势凸显，逐渐上升到了国家战略层面。2015 年和 2016 年美国和中国先后正式启动了"精准医学"项目。精准医学的主要目标为预防和治疗疾病提供更安全更有效的方式，具体表现为根据个体的特征（包括组学信息、临床特征、疾病史、生活方式和膳食习惯等）制定个体化的治疗和预防方案。与精准医学计划类似，精准营养计划根据个体的特征制定营养干预与营养建议方案，以期更好地预防和控制疾病。2016 年，中国国务院印发了《"健康中国 2030"规划纲要》，提出了推进健康中国建设，要坚持预防为主，将国民健康提升到了国家战略层面。2017 年 6 月 5 日出台的《"十三五"食品科技创新专项规划》，首次强调了精准营养及技术，提出重点发展食品高新技术产业、开展营养型健康食品创新开发。近日国务院又发布了《国民营养计划（2017—2030 年）》，该计划注重现代科技和新发展理念对营养工作的引领和推动，加快农业、食品加工业和餐饮业向营养型转化，促进了产业升级和营养健康工作的创新发展，以及实现了科技引领下的精准智慧营养行动，能形成营养健康工作的全新格局。在这一系列的国家政策指引下，营养健康领域的发展迎来了新的机遇期，"精准营养"也成为了科研和行业发展的前沿和热点。

近年来，组学技术及可穿戴设备技术的发展给精准营养在疾病预防和控制方面提供了广阔的空间及可能性。过去 10 年随着全基因组关联分析的大量增加，对疾病的基因层面的理解也逐渐加深。高通量测序技术让全外显子组和全基因组研究成为可能，同时支撑了生物相关的其他学科的发展，如转录组学、表观基因组学和微生物组学。质谱和核磁共振技术应用于生物样本代谢物的检测分析，为个体代谢状况的评估提供了全面的评估。同时，移动通信技术和可穿戴设备为实时收集个体膳食信息、生活习惯信息及生化信息提供了可能，并鼓励个体积极参与行为的改变和疾病的管理。利用统计分析整合上述的数据可应用到精准营养的领域。例如，将新兴技术及传统营养评价结合，进行流行病学试验或膳食干预，可更好地研究个体对某种膳食干预的反应差异，更准确地评价人群膳食摄入和营养状况，并且可寻找在预测疾病及其并发症方面更加有效的标志物，为有效预防和管理疾病提供个性化膳食和生活指导。从这种意义来说，精准营养就是通过组学分析及深度表型分析，考察个体的遗传特征、肠道微生态、代谢特征、生理状态、生活方式、临床指标、社会心理状态等相关个体因素对营养需求和干预效果的影响，并基于上述数据实现对个体营养状态的最优化选择、判别和干预，以达到维持机体健康、有效预防和控制疾病发生的目的（图7-7）。精准营养概念的提出以改变饮食习惯和生活方式为目标，将对人群的健康关注，从疾病的诊断和治疗，前移到合理的营养和疾病的早期预测及预防，提高生命质量。

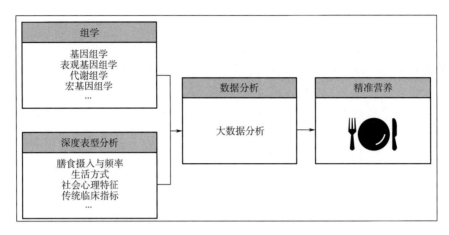

图7-7　精准营养的维度

二、精准营养的研究内容

1. 组学

（1）基因组学　精准营养通常直接与遗传变异或"营养遗传学"相关。确实，人类基因组中充满了遗传变异，其中许多变异已在全基因组关联分析中发现参与多个代谢过程，如能量代谢、饱腹感、食欲、生长、营养吸收等。基因组学是多组学研究的基础。从1990年"人类基因组计划"被提出和实施开始，新一代测序技术的发明与应用大大缩短了全基因组测序所需时间和成本，使得针对普通个人的基因组应用成为可能。国际人类基因组单体型图计划、千人基因组计划以及人类基因组DNA元件百科全书计划等重大基础性国际研究计划的完成也推动基因组学的持续向前发展。

基因组学的发展促进了营养学的研究，更深层次地揭示了营养与基因的相互作用对健康的重要影响。例如，基因组学研究发现拥有TRPM6基因变异的人，当膳食镁摄入低于250mg/d时，患II型糖尿病的几率增加两倍。如果膳食镁摄入高于250mg/d，这个风险与正常人相似。另外一个例子是MTHFR与叶酸代谢。MTHFR即5,10-亚甲基四氢叶酸还原酶，在1-碳代谢中起关键作用，且是DNA和RNA生物合成、氨基酸代谢和甲基化反应的必需因素。一个常见的MTHFR基因变异位点是单核苷酸多态rs1801133（677TT），其纯合子可导致酶活性减少30%，且可能降低叶酸生物利用度，并导致心血管危险因素同型半胱氨酸水平升高。低叶酸生物利用度与胚胎神经管缺陷相关。然而，尽管有许多关于遗传、叶酸及健康影响的研究，可惜的是目前尚没有基于遗传学的个性化孕期饮食建议。BCMO1的基因变异影响β-胡萝卜素15,15′-单氧化酶的活性，从而影响β-胡萝卜素转化为维生素A。Leung等研究发现拥有单核苷酸多态位点rs12934922和rs7501331的女性转化β-胡萝卜素为维生素A的能力较弱。在慢病领域，全基因组关联分析主要用研究在不同的疾病人群中基因对饮食反应的影响。以肥胖为例，全基因组关联分析及其荟萃分析、连锁分析及候选基因关联研究已确定了大量与肥胖有关的单核苷酸多态位点，如肥胖基因FTO上的单核苷酸多态位点（rs9939609、rs1421805和rs17817449）变异，可以增加肥胖的概率。

但是，全基因组关联分析也面临着一些挑战，如复杂疾病或临床表型（如肥胖）相关基因位点数目众多，每一个位点只起到很小的作用，这给判断基因序列变异和复杂疾病之间的关系带来了很大困难。遗传风险评分能整合多个单核苷酸多态的综合信息来评价基因序列变异和疾病之间的联系，且重复性较好，是解决全基因组关联分析上述问题的合适方法。遗传风险评分与临床表型（疾病）之间的关系可以通过许多指标进行评价。比较简单的评价指标是通过比较遗传风险评分和一些连续变量（BMI、胆固醇浓度等）之间的相关系数。然而遗传风险评分是基于大型队列研究获得的平均数，无法明确临床表型的潜在机制，并非是提供个性化营养建议及干预的理想解决方案。由于胰岛素抵抗和Ⅱ型糖尿病之间的机制研究比较清楚，根据糖尿病不同的代谢通路的药物靶点可以构建基于代谢通路的遗传风险评分，该评分在个性化营养领域具有很大的潜力。

（2）表观基因组学　表观遗传定义为在没有改变 DNA 序列的情况下基因的转录和表达发生改变，并导致细胞和生物学功能长期发生改变。表观遗传的现象很多，已知的有 DNA 甲基化，基因组印记和RNA 编辑等，在基因组的水平上研究表观遗传修饰的领域被称为"表观基因组学"。与基因组稳定性相比，越来越多的研究表明表观基因组是一个可塑造的系统，大量实验证明表观遗传变异不仅与营养及代谢疾病有关，且与营养疾病干预有关（表 7-1）。Ng 等发现高脂膳食喂养的雄鼠和正常膳食喂养的雌鼠产生的雌性后代中逐渐出现肥胖、胰岛素抵抗和糖耐量受损的症状，同时发现 Il13ra2 基因的低甲基化表达比对照高 1.76 倍，揭示了父系高脂饮食会影响后代胰岛功能，同时部分影响后代表观遗传组。

表 7-1　　　　　　　　膳食与表观遗传修饰之间的相互作用对疾病风险的影响举例

膳食因素	表观遗传特征	可能的疾病风险
低蛋白	NR1H3 乙酰化	Ⅱ型糖尿病
低蛋白	CYP7A1 乙酰化	血脂异常
高脂和高碳水	LEP 甲基化	肥胖
高脂和高碳水	FASN 甲基化	肥胖
维生素 A 缺乏	GATA4 甲基化	心血管疾病
维生素 D 缺乏	NFKBIA 甲基化	Ⅱ型糖尿病
钙缺乏	HSD11B1 甲基化	Ⅱ型糖尿病

（3）代谢组学　在现代分子监测技术中，基因组学及转录组学描述的是机体可能发生改变的生理指标。而代谢物则是存在于信号通路的终端产物，反映的是机体当时的生理状态。因此，机体组织的病变可通过代谢物进行早期的预判。代谢组学通过机体体液或组织中代谢物的高通量分析，研究的对象为小分子代谢物质（相对分子质量<1000），结合多元统计学，筛选差异显著的代谢标志物，进而从整体上深度透析临床表征的病理学机理，在机体健康状态监测中具有独特的优势，为疾病的预防及治疗提供了科学依据。

代谢组学的分析手段主要包括以核磁共振和色谱-质谱为核心的两大技术平台。目前，没有任何一种技术能检测分析样品中全部代谢物，需要结合多种分析手段，将非靶向和靶向研究结合，实现优势互补。核磁共振具有非选择性和高通量的优势，结构解析准确，不需要烦琐的前处理过程，特别是1H-核磁共振，因对含氢代谢物具有广泛普适性而成为代谢组学分析的重要工具。但核磁共振灵敏度相对较低，检测线性范围窄，所需样品量相对质谱而言较多。与核磁共振相比，气相色谱-质谱联用具有高灵敏度、精密度及耐用性的特点，广泛用于多组分混合物中对未知组分的定性分析，其对应的代谢物数据库较为完善和稳定。但气相色谱-质谱联用样本准备烦琐，普遍需要衍生化处理才能检测到足够的代谢组分信息，且难以充分利用全部信息。液相色谱-质谱联用可以实现对代谢产物的快速分析与鉴定，获得精确分子质量。不足之处是，有机溶剂萃取过程中将不可避免地丢失低分子质量代谢产物，且目前其对应的代谢物库仍然不健全，这给后期对代谢物的分析造成了一定的困难与挑战。

人群中代谢表型存在多样性，代谢组学的应用可以深入揭示个体代谢表型特征，实施精准营养健康干预。代谢表型和饮食习惯有关，高动物蛋白摄入人群的尿液中肌酐酸和肉毒碱的含量高，而高蔬菜水果摄入人群中尿液中二甲胺的浓度高。代谢表型和年龄有关，随年龄增长肠道菌群的结构和肌肉质量发生了显著改变，如尿液中人体-肠道菌群共代谢物 4-甲基苯硫酸盐和苯乙酰谷氨酰胺的浓度增加，肌肉蛋白分解的代谢产物肌酐酸和 β-羟基-β-甲基丁酸盐的浓度将下降。此外，男性和女性肠道菌群结构存在着显著差别。女性尿液中人体-肠道菌群共代谢物马尿酸盐及三羧酸循环的中间代谢产物琥珀酸和柠檬酸的含量比男性高，男性尿液中人体-肠道菌群共代谢物 N-氧基三甲胺、3-羟基丁酸盐及肌酐酸的含量高。

代谢组学在营养学领域可用于判断不同饮食习惯及生理状态所对应的代谢表征，并根据代谢表型进一步用于人群分层，作为深度表型其中的一个重要环节。Garcia-Perez 等在一项随机对照交叉的试验中用 1H-核磁共振的方法对健康受试者的尿液进行代谢组学分析，可客观地评价受试者膳食模式。Zheng 等基于核磁共振的尿液代谢组学分析研究了酪蛋白脱脂牛奶、乳清蛋白脱脂牛奶的膳食干预 12 周对肥胖青少年饮食的影响。结果发现，干预后酪蛋白组尿中尿素排泄量显著增加，而乳清蛋白组没有显著影响。Lindsay 等通过代谢组学方法研究了健康孕妇在妊娠阶段氨基酸和脂质代谢的变化。结果表明，孕妇血浆中的几种必需和非必需氨基酸、游离左旋肉碱、长链多不饱和脂肪酸、磷脂酰胆碱、乙酰肉碱、神经鞘磷脂浓度随着孕期进程均有明显下降。目前，代谢组学已经被成功用于基于代谢表型的群体分型。Riedl 等分析得出，基于基线代谢谱（如血浆脂蛋白、脂肪酸谱、心脏代谢生物标志物、胰岛素和葡萄糖空腹和餐后水平）的研究，可以作为区分对某一干预手段应答者和非应答者的手段。

代谢组学在精准营养领域的另外一个重要应用是评估代谢健康。健康是动态的，而非静止的，代谢组学的迅速发展为个体代谢健康的量化提供了可能，更加准确地评估健康及预测疾病的风险。与代谢健康密切相关的概念是"内稳态健康"，由欧洲食品安全局 2017 年 7 月公布提出。当生物体内平衡受到干扰后，就会进入一个临界状态，而这种状态在未达到平衡之前可以被改变。人体有调节内稳态的能力，努力保持体内平衡及相对稳定的状态，称为"内稳态调节能力"，即应对生理负荷的能力，为量化健康、评估健康提供了强有力的理论依据。测定内稳态调节能力，须打破体内的平衡（负荷测试），然后测定一系列生化指标短期内应对失衡的能力。失衡的程度以及恢复平衡的速度可作为健康的指标。目前已设计出负荷测试短期打破体内平衡，量化负荷测试的代谢应激，这种方法具有高灵敏性，并有最近结果表明，此法有助于证明健康食物和营养对饮食干预研究的影响。Woperies 等通过系统评价方法得出了最佳负荷测试——"PhenFlex 测试"（PFT），作为干扰内稳态平衡的标准测试。PET 使用标准的食物对研究对象进行干预：400mL 饮料约 950kcal，含 60g 脂肪（其中 39%饱和脂肪酸，47%单不饱和脂肪酸，14%多不饱和脂肪酸），75g 葡萄糖，5g 多糖和 20g 蛋白质。PFT 中，测定了 132 个代谢参数在 8h 内的应激情况，其中涉及 26 个代谢过程，涵盖了七大器官（肠道，肝脏，脂肪，胰腺，脉管系统，肌肉，肾脏），结果表明了与内稳态相关的代谢过程可以通过 PFT 调节。Woperies 等分析表明，PFT 及由此发现的新的生物标志物比传统的生物标志物更能灵敏地反应出 II 型糖尿病患者受损的代谢情况及内稳态调节能力。除了疾病领域，PFT 也可以应用到健康人群中，准确评估食物和营养对健康受试者代谢状况的影响。当前营养研究中使用的方法大部分来源于医学和药学的研究，主要通过检测生理指标的空腹浓度评估药物的治疗效果。但与药物作用于某个靶点不同，营养同时与多个代谢途径和功能相互作用，且营养效应的大小通常远低于药物的效应。在这种前提下，PET 对内稳态能力的评估对判断营养干预手段是否有效具有重要意义。用评估内稳态能力方法量化健康，重要的是获得人群对 PFT 的反应从最优到次优的健康范围，通过代谢组学的统计方法，建立健康空间模型，由此模型得出代谢健康的情况（图 7-8）。

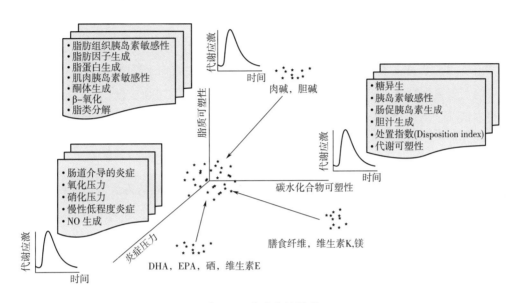

图 7-8 健康空间模型

三维的空间模型可以可视化地分析生物系统内稳态的调节能力，包括不同的代谢通路对个性化营养干预的影响。

资料来源：此图改编自 vanOmmen，等 . 2017

（4）肠道微生物组学 人类已经进入一个可以通过饮食调节肠道菌群及其代谢谱，进而实现健康的时代。但是，由于人肠道微生物群个体差异很大，每个人的最适饮食应该根据其微生物群来制定。Zeevi 等基于人体生理指标和肠道微生物组成的人体健康大数据分析给出的个性化食谱可用于控制糖尿病患者的血糖水平。在这个研究中，他们连续监测 800 人一周的血糖水平，并且测量了 46898 次用餐后血糖的反应，发现同样的饮食产生的血糖变化差异很大，并且还可能引起完全相反的血糖变化。这表明通用的饮食建议对血糖的可能控制作用非常有限。同时，采用 16SrRNA 和宏基因组测序的方法对这800 人的粪便样品进行肠道微生物分析。这项研究中，研究者采用了数据挖掘的方法，从人体的健康数据来预测食物引起的血糖变化。他们采用机器学习算法，把这一人群的血液参数、饮食习惯、体重、体力活动和肠道菌群进行整合构建预测模型，结果表明这种算法能够准确地预测个性化的食物引起的餐后血糖值。此外，他们用另外 100 人对上述模型进行了验证，发现预测的准确性非常高。分析该预测模型发现与微生物组相关的对预测餐后血糖有用的因素有 21 个，无用的 28 个。例如，直肠真杆菌在预测算法中有用，而吉氏副拟杆菌无用。Korem 等在关于面包、血糖和肠道微生物群关系的研究也发现，仅仅通过微生物组数据分析就可以预测受试者对不同面包的血糖反应，建立合理的干预方案可以实现血糖的平稳状态。另一项研究发现，个体的葡萄糖代谢指标对于全谷物的膳食干预差异巨大。在葡萄糖耐受性得到改善的干预对象中发现其肠道菌群中普雷沃氏菌居多。普雷沃氏菌还可以改善高碳水化合物饮食小鼠的葡萄糖代谢，但不能改善缺乏可发酵多糖的高脂肪饮食的小鼠葡萄糖代谢。这些发现表明，可以采用这种方法来确定适合特定个体或群体的饮食干预。虽然这个领域已经做了大量的工作，研究者仍需要更多的研究来建立这种依据肠道微生物群数据分析预测模型的普适性、长久性及其临床效果。

2. 深度表型分析

精确地描述及测定表型是解释某些临床表征个体间差异的重要环节，尤其是在评估某项膳食干预对个体表型的影响时，深入精准地测定表型尤为重要。深度表型可以定义为，通过观察和描述个体的各种表型特征，精确和全面地分析表型的异常。组学、便携式仪器、即时诊断技术、数据分析技术的发展推动了深度表型的应用。目前，大规模基因组研究建立了基因型-表型关联，使用表型描述疾病的症状及进程，因此，我们应加强对表型的研究，加深对基因型与表型关系的认识。此外，由于个体间的表型差异较大，而传统的表型研究层次较浅，所以削弱了研究的统计效力及结果关联强度。如血压、血脂或 BMI 等作为Ⅱ型糖尿病和心血管疾病的传统危险因素，并非任何时候都可以代表健康状况。某些情况下，可能需要更加精准地检测代谢指标，如Ⅱ型糖尿病中的连续血糖监测。即使是相对精准的表型研究，很多情况下仍然受个体内在复杂的病理生理方面的影响。综上所述，深度表型的研究能够更准确地根据症状变化、个体差异及疾病进程，对疾病或健康状况进行分类，在精准营养乃至精准医学领域发挥作用。

深度表型的一个具有代表性的研究是 Schram 等 2010 年在荷兰开展的万人大型队列研究——马斯特里赫特研究，研究的主要方向是Ⅱ型糖尿病。该队列预计招募 10000 人，且为了增加统计效力刻意招募较高比例的Ⅱ型糖尿病患者，招募目前仍然在进行中。该研究收集的表型数据包括Ⅱ型糖尿病的传统危险因素、病因及Ⅱ型糖尿病相关的代谢信息，如传统的表型数据包括高血压、血脂异常、肥胖或炎症状态等，而较为深入的表型数据包括双能 X 射线吸收测量体成分、心脏的电生理监查，眼压、角膜共聚焦显微镜检查或肺功能评估等。这项大型流行病学研究为如何进行深度表型研究并应用于精准营养领域提供了范例。这项研究中的深度表型研究方法可分为四大类：①能进行有效风险分层的全面的生物数据库（如用于 DNA 和 RNA 提取的全血、24h 尿液和晨尿、血清样本用于分析空腹和口服葡萄糖耐量试验等）；②先进的心血管成像更好地了解Ⅱ型糖尿病相关的心血管风险（通过甲襞显微镜进行微血管评估、血管和心脏超声检查等）；③利用加速度计客观测量体力活动和久坐时间；④通过人格测试问卷研究心理及社会因素。另外，该研究中使用先进客观的测量技术（如腹部脂肪超声、三轴加速计），并结合传统的自填数据（食物频率表和体力活动），增强了该研究的结果可靠性，为精准营养研究领域提供更加有效及全面的数据和方法。

以下将会以膳食及体力活动方面的深度表型分析为例，介绍该领域的一些最新方法及技术进展。

（1）食物及能量摄入的精准监测　深度表型的其中一个重要的环节是进行食物及能量摄入的精准监测。营养干预的主要目标是评估膳食摄入行为及代谢结局/表型（如体成分、胰岛素抵抗及脂蛋白相关的指标等）之间的潜在因果关系，为个性化营养建议的临床相关性提供重要指示。然而，传统的营养干预试验的试验周期短或者受试者样本量小导致无法检测出膳食对代谢指标的微妙影响，这也是目前营养学干预实验最常见障碍之一。因此，营养干预过程中准确监测食物和能量摄入（营养干预依从性）将会更好地揭示干预效果，发现潜在的关系。

目前使用比较频繁的膳食摄入记录方法包括食物频率表、24h 膳食回顾、膳食记录和膳食史等。这些方法具有一定的局限性，包括①实施成本高而且耗时；②依靠记忆较为主观，能量误报（低报和高报）的情况较多，最终导致结果的偏差；③某些方法的重复测量会导致受试者不自主地改变原来的膳食习惯。因此，可靠的膳食摄入评估方法的建立非常必要，能更有效地反映干预的效果，是实施精准营养干预的关键环节。

目前针对地中海饮食开发的新型膳食摄入评估方法逐渐推行，如地中海 14 分筛查量表（mediterranean diet adherence screener，MEDAS）和地中海生活方式指数（Mediterranean Life style index，MEDLIFE）。MEDAS 是一个简单的 14 分评估工具，评分范围从 0（最差）到 14（最佳），可以在临床实践中更加有效地预估地中海膳食的依从性，从而节省时间。MEDAS 的 14 个项目包括根据已验证的指数中的 9 个项目，加上关于地中海食物摄入频率的三个问题（每周摄入坚果、含糖饮料和大蒜洋葱橄榄油番茄酱的次数），还有两个关于西班牙地中海食物摄入习惯的问题（橄榄油作为烹饪油的主要来源以及偏爱白肉而非红肉）。MEDAS 已经在 Prevención with Diet a Mediterránea 试验中得到验证。该试验是一项大型随机营养干预试验，该研究共纳入 7447 例参与者，平均年龄 67 岁，伴糖尿病或 ≥3 个心血管危险因素，采用 MEDAS 比较了地中海饮食（补充橄榄油或坚果）和低脂饮食对高危个体心血管疾病发病率的影响。另一个工具 MEDLIFE 指数，采用整体分析的方式，除了传统的食物摄入评估外还包含了体力活动和社交习惯两个维度。MEDLIFE 指数由 28 个项目组成，分成三个模块。前两个模块专门用于估算食物摄入频率和地中海饮食习惯，跟 MEDAS 指数类似。第三模块包括有关体力活动的信息（超过 150min/周或 30min/天慢跑，快速步行，跳舞或做有氧运动）和社交习惯（静坐、看电视、使用电脑、睡觉及会友时间）等。MEDLIFE 与多个膳食评估工具（如替代健康饮食指数、替代地中海饮食指数和 MEDAS 等）进行验证，是第一个监测除食物摄入外的其他地中海生活方式变量的指数，有助于更好地研究代谢疾病与膳食/生活模式之间的关联，同时更好地监测地中海生活方式的依从性。

通过传统的统计不足可发现营养干预对代谢微弱的营养效应，更复杂有效的新型统计方法可能对评估营养干预依从性更有帮助，能更准确检测饮食干预与代谢改善之间的潜在关联。Sevilla-Villanueva 等使用轨迹分析方法，使研究人员可以观察受试者在营养干预过程中变化。这种基于人工智能的方法根据综合多视图集群综合考虑了受试者的分类。综合多视图集群使用 65 个参数，划分为两大模块，包括：①基线模块，针对健康状况（基本人体测量、烟草和药物情况、社会人口学特征、疾病和生物标志物等）；②生活习惯模块，针对饮食习惯和体力活动。该聚类过程在营养干预开始和结束时进行，通过观察饮食指标的变化、根据初始状态和指定的营养干预类型，创建了一个可以显示受试者最终类别的轨迹图。

为了更好地实施膳食干预依从性监测，自报膳食这类主观的评估方法应被谨慎使用。目前研究者正致力于开发结合现代技术客观评估食物和能量摄入的替代方法。如基于食物图像的远程食物拍摄法（remote food photography method，RFPM），已被验证可用于监测能量和营养摄入量。这种方法比传统的食物频数法更为经济简单且可靠，更好地监测受试者的依从性。受试者用手机拍摄他们的饭菜和盘子的图像，图像被发送到服务器并通过算法估计能量和营养摄入量。另外一种方法是根据腕部活动跟踪而设计的可穿戴设备，用以监测食物咀嚼以估计每日能量摄入。虽然这些方法仍然需改进，但是在监测膳食能量摄入及营养干预依从性方面有明显的潜力及优势。预计将有更多新型先进的工具应用到膳食营养监测领域，用以估算食物和能量摄入量，并进行针对性的改进和验证。同时更精确的设备和技术也应相应地进行开发，将这些高科技的方法推广到生活中，让大众受惠。

（2）膳食行为的精准监测　如果对受试者进行膳食方向的深度表型分析，除了膳食摄入量监测外还需进行膳食行为监测，如每天食物摄入的频率、正餐摄入的时间以及零食习惯等。该领域正在开发一系列的创新技术。例如，通用饮食监测器，一种能够准确量化个人一段时间食物摄入量的嵌入饭桌型电子秤，可监测不同的进食行为参数，如进食速度、每口摄入量及食物/饮料比例等。虽然目前该算法主要应用于严格控制的实验室环境中，但改进后有可能应用到精准营养领域中。另外一种技术是自动摄入监测仪。这种可穿戴设备用于监控食物摄入行为，例如零食摄入行为、宵夜行为及周末暴饮暴食行为等，依靠三种不同的传感器（颌运动、手势和加速度计）获得可靠的饮食行为测量，进一步分析自由生活条件下的饮食行为。

（3）体力活动的精准监测　深度表型分析的其中一个重要维度是体力活动的监测。Bouchard 等发现体力活动对心血管患者及 II 型糖尿病患者的作用存在个体差异，体力活动干预在某些患者中甚至出现了负面作用，如高密度脂蛋白胆固醇的降低、收缩压升高、空腹血浆胰岛素升高、血浆甘油三酯水平升高等。de Lannoy 等表明，在精准营养的试验中如果需考量个体间差异，必须先准确地评估个体内的差异。最近科学家们在研究体力活动对于基因相关性肥胖和相关的代谢紊乱的作用，由于对体力活动精确测量的不足，导致研究结果有一定不可靠性。Qi 等在大型前瞻性队列研究中发现，久坐行为会加强遗传易感性（用遗传风险评分衡量），增加 BMI。在不同类别的看电视人群中，遗传风险评分增加 10 分，BMI 则会相应增加 $0.8 \sim 3.4 kg/ m^2$。另外，包含了 11 个队列研究的 Meta 分析发现久坐群体中，高风险遗传风险评分与低风险遗传风险评分个体的 BMI 差别约为 $0.65 kg/ m^2$；而在积极运动人群中，差别约为 $0.53 kg/ m^2$。尽管这些队列研究的样本量很大，统计效力高，可以检测到微小的作用，但体力活动与基因之间仍然未能建立增加体力活动就减少肥胖遗传易感性的因果关系。值得一提的是，这篇 Meta 分析中纳入的大部分试验都用自填的体力活动数据而非客观测量得出的数据（只有两篇采用了加速器），而主观的体力活动数据导致难以得出可靠的相关性。目前，客观的体力活动数据可通过运动传感器类的加速器获得，且这一方法被可以认为是获得准确体力活动数据的金标准，其在生物医学中的应用也在逐渐推广。最近发表的一篇系统综述分析在自由生活条件常用体力活动测量仪器，发现最常用的是三轴加速度计测量体力活动，其次是双轴和单轴。在三轴加速度计中，最常用的模型是 Ac-tiGraphGT3X 和 TracmorD。然而，这些方法在大型前瞻性流行病学研究中使用具有一定的局限性，例如，侵入性、成本高，需专业培训仪器使用等，因此开发新型简便可靠的体力活动测量方法显得非常重要。

3. 精准营养相关的快速检测技术进展

（1）干血斑技术　干血斑是将全血滴加在滤纸片上，自然干燥后得到干血斑，通过检测干血斑中待检测组分含量，以获得受检者检测结果。目前已广泛应用于新生儿代谢病筛查、药物临床研究、治疗药物监控、滥用药物检测等方面，在营养领域的应用也在逐渐扩大。目前比较先进的技术是干血斑全自动分析平台，使用机械手无错操作，高通量、快速、廉价、精准可靠，通过"一滴血"就可实现维生素、矿物质、小分子代谢物及大分子蛋白等全自动连线检测，精准评估个体的营养状况。这种方法最大的优势随时随地均能进行样品采集，无需到专业检测机构进行采样，且样品保存非常简便，无需冷链运输，实现真正的对个体营养健康状况的实时监控。

虽然行业内大健康及精准营养概念已渐成未来技术趋势，但从学术科研领域及临床应用领域，都面临着相关的营养健康标志物及方法学缺乏的问题。传统的生物标志物大多代表人群的相对指标，很少能反映个体健康的特异性差异，且存在诸如检测内容有限、可靠性或敏感性不高等局限性。通过干血斑检测平台，建立不同营养素的检测方法，主要是在学术研究的前沿，探寻在人体营养健康方面具有准确性和预测性的新型生物标记物，并将其转化应用到精准医疗健康领域，为行业内精准营养技术奠定应用的基础。

（2）即时检验技术　即时检验技术的最新发展为营养状况即时评估的准确性及普及型提供了可能性，为在个人及社区层面提供精准营养干预提供了技术支持。即时检验技术的目标并不是高灵敏度，因为在中心实验室，高效液相色谱或质谱仪等都能提供高灵敏度的检测。即时检验技术面对的是大部分非专业人士，很多时候甚至仅需半定量的检测，因此要求是快速、低成本。近年来，随着微加工技术的发展和生物学领域的要求，基于芯片实验室的即时检验技术逐渐成为研究热点。其目标是在微芯片上集成各种生化反应，其意义在于减少试剂消耗、缩短反应时间，使自动化程度更高，实现高通量、大规模的检测，从而降低成本，并且检测结果也更加可靠。但是适合于即时检验技术检测的芯片实验室技术还需要满足易于操作、便携、检测信号易于判断等要求。基于微流体的芯片实验室平台可以处理微量的生物样本，因此可以用于营养生物标志物的实时监测和诊断。表 7-2 所示为部分芯片实验室在营养生物标志物的应用。除了传统的微流体技术，一些研究机构也将一些新型的技术，如纳米技术或传统的技术、免疫层析技术与微流体技术相结合，体现了新的发展方向。

表 7-2　　　　　　　　　　芯片实验室（芯片实验室）在营养生物标志物的应用

营养标志物	样品	传感器	特点
视黄醇结合蛋白（RBP）	人造血清	阻抗滴定	阻抗光谱法检测氧化铟锡表面上 RBP 和 RBP 抗体之间的结合
视黄醇结合蛋白（RBP）	血清	酶联免疫测定	使用吸附至微量测试条带孔的 RBP 与血清中的 RBP 竞争进行检测
视黄醇结合蛋白 4（RBP4）	血清	基于 ssDNA 适体的表面等离子共振（SPR）	RBP4 特异性适体固定在金芯片上，使用 SPR 进行无标记 RBP4 检测
铁蛋白	血清铁蛋白对照	光子晶体（PC）光学生物传感器	氧化铁纳米颗粒（IONP）与 PC 光学生物传感器结合
25-羟基维生素 D（25OH-D）	25OH-D 标样	SPR 和电化学	用于 25OH-D 检测的 SPR 和电化学方法的比较
可溶性转铁蛋白受体（sTfR）	全血	免疫荧光测定法	基于一体化干试剂测定概念和时间分辨荧光检测的 sTfR 免疫测定
铁蛋白、RBP 和 C 反应蛋白	全血	光电子学/侧向流动测定	电子启动微流控纸基分析设备（EE-μPAD）
维生素 B_{12}	全血	侧流测定	横向流动测定与移动平台相结合

4. 数据整合与大数据分析

精准营养需要结合多种组学数据、传统信息来源渠道（如问卷调查和常规生物代谢物分析）及新型信息收集渠道（电子病历、移动应用程序和可穿戴设备）。由于数据的数量和复杂性日益增加，新型生物信息学工具对于数据分析和可视化（如大数据分析）必不可少。但是，现阶段研究人员使用整合多种数据的手段及应用大数据分析面临一系列的挑战，其中包括数据的不完整性和不可靠性，以及由于缺乏专业知识而对结果进行错误解读。此外，大数据分析需要进行大量的统计测试，进而可能导致产生假阳性结果的机会增加。因此，开展独立的试验重复结果变得尤为重要。

最新研究结合多种数据来源并应用大数据分析结果为受试者提供精准营养干预。Price 等整合了多组学分析和可穿戴设备技术，结果反映这种分析方法对于个性化膳食干预具有优越性。另外一个例子是著名的 Food4Me 项目，该项目始于 2011 年，通过可靠的膳食评估、深度表型分析和基因分型，将当前营养知识转化为个性化的饮食和营养建议。该项目招募来自七个欧洲国家的成年人并进行基于互联网的干预，受试者被随机分配到：①传统膳食建议组（对照组）或基于以下方面的个性化饮食建议；②个人基线的膳食；③个别基线饮食加深度表型（人体测量学和血液生物标志物）；④个人基线饮食加上深度表型加基因型（五种饮食反应性遗传变异）。从互联网问卷中获得受试者的社会人口学信息及人体测量数据。采用在线食物频率表获得膳食摄入习惯，再利用健康饮食指数评估。体力活动使用体力活动监视器（TracmorD）和自填的 BaeckePA 问卷进行调查和监测。采用干血斑方法测量总胆固醇、类胡萝卜素、ω-3 指数、32 种脂肪酸和维生素 D（25-OHD$_2$ 和 25-OHD$_3$）。口腔黏膜细胞样品收集用于 DNA 提取测定五个选定的基因型，用于个性化建议。结果表明，基于互联网的个性化干预比传统的膳食干预的效果更好，受试者对健康饮食的依从性更高。在另一项研究中，Zeevi 等开发了基于深度表型、生物标志物测试及宏基因组学分析的机器学习算法，能预测餐后血糖；结果显示预测模型算法比传统的膳食咨询在降低血糖方面更有效。然而，上述方法因为需要收集、分析和解读大量的数据，在临床应用具有较大的挑战性。此外，虽然可穿戴设备在短期内展现出了可持续监控健康行为和鼓励参与者改变行为的优越性，但是其在长期干预试验中的可持续性和有效性却不一定最佳。

三、精准营养未来的挑战

近年来，虽然精准营养取得了重大的进步，但仍处于起步阶段，在广泛应用于临床和公共卫生领域前，尚需要进行大量研究。将精确营养用于预防和管理慢病，存在重大挑战，包括难获得可靠且可重复的结果、组学技术的高成本，以及实验设计中的方法学问题和多维数据分析等。现阶段，先进的组学技术尚未能提供可靠的和可扩展的临床生物标志物用于预测疾病及个体间对于膳食干预的差异。虽然组学技术在迅速发展，并被纳入到精准营养干预管理，但代谢组学和微生物组等技术敏感性和特异性仍然欠缺，尚未能应用于慢病的临床管理。目前市面上开始基于基因型推广个性化营养评估和治疗，但这些方法对饮食质量和健康的改善情况尚未得到证实，因此，需要针对饮食行为改变设计合理的干预研究，比较传统营养干预和个性化营养干预，用科学的手段证明个性化营养干预的优越性显得尤为必要。

第五节　智能化（信息化）食品营养评估技术

膳食调查是营养流行病学调查的重要环节，可对受试者的食品营养进行评估。一直以来，最常用的方法是 24h 膳食回顾法。与称重法等方法相比，该方法更为简便、省时省力。但是，这种面对面的访谈式问询调查不仅需要消耗大量的人力成本和时间成本，而且回忆过程中信息的遗失和受访者对食物重量判断的偏差大，使得所获数据准确性和可靠性不能被保证，质控难度大。随着科技的进步、计算机网络技术的发展，人们开始探索引入智能化手段，以提高膳食调查的准确性、提高食品营养评估的可靠性。近年来多种智能化食品营养评估技术应运而生。

一、基于数字化照片的食物营养评估技术

（一）基本原理

众所周知，食物频率法和 24h 膳食回顾访谈等方法均需要受试者自主报告膳食摄入情况，这些方法的局限性在于受访者常存在信息错漏。针对这一问题，一些新型的可避免受试者回忆偏倚的方法陆

续发展形成。20世纪90年代有学者提出一种新的营养评价方法——食物数字摄影法（the digital photography of foods，DPF）。DPF法的基本思路是对受试者餐单可提供的所有食物和饮品进行称重，应用数码摄像机进行拍照、捕获食物标准参比份的数字照片，建立一个依据数字化照片评估食物摄入量的专门软件、构建食物标准参比份的数据库。以人们所选的食物为对象，拍摄餐前和餐后所剩食物的图像。应用分析软件，调查人员对食物的餐前、餐后的食物图片和标准参比份进行比对，确定食物的消费份额。根据与食物标准参比份相关联的营养成分数据库进行各菜式能量营养素摄入量的估算，从而计算当餐受试者总的能量和营养素摄入量，并给出能量和营养素来源的信息。

使用DPF可对儿童、成年人进行有效、可靠的膳食评价。在评估学龄前儿童和学生的营养状况时，DPF法也被证明是有效的。DPF法的准确性在临床研究中得到验证。在一项25名成年（>18周岁）住院患者的研究中，研究者应用DPF法与餐盘图示法分别测量研究对象的能量和营养素摄入，以称重法为金标准，评价DPF法的准确性与精密性；结果显示DPF法与称重法的相关性高于餐盘图示法，尤其是餐前–餐后对比的DPF法测量结果与称重法高度相关，DPF法的精确性也高于餐盘图示法。在部队或者自选餐厅开展的研究中，一方面被调查对象数量多，另一方面被调查对象需要在不被打扰的情况下、在短时间内同时进餐。这种情况下，可应用DPF法快速、准确获取受试者的营养素摄入信息。一项基于参与"游骑兵"项目的131名男性现役军人的研究，评估了在团体膳食调查中应用DPF法的可行性。该项研究在就餐场地设置专门的餐盘拍摄台、安装摄像机，受试者将餐盘放置于指定区域，在进餐前和进餐后分别进行拍照。由2名工作人员现场对图像进行对比，以评估采集的图像质量，结果发现受试者自主捕获的图片绝大多数质量良好，仅有10%的图像需要重新鉴定。

（二）适用范围

DPF法适用于学校、军队、工地、单位等拥有自选食堂的集体就餐场所，也可用于食用医院营养餐的住院患者的营养评估。

（三）实施

1. 准备工作

（1）器材准备 ①计算机与计算软件，数据整理中涉及大量的数据计算，为了保证计算的准确和高效需要计算机和相关的计算软件；②数码相机，若需设立多个摄像站，须确保各拍摄站相机型号统一，最好配有数据收集器；③三脚架，数目与数码相机数量一致；④测量用软尺，用以标度三脚架高度和食物份量；⑤平台，可同时容纳三脚架和餐盘，数目与数码相机数量一致；⑥光源，为保证影像质量，现场需要充足的光照条件，可以为每台数码相机配备2只光通量10流明的LED手电筒；⑦卡片，用于编写现场参与人员的编号，以防水材料为佳，可用塑封将印有数字的纸片封起来，多备几套以防遗失；⑧餐具，规格一致的成套餐具；⑨秤，精确到0.1g的秤；⑩食物分量参照纸，应根据餐盘形状和大小进行设计，若无条件可用软尺固定于平面代替。

（2）食物标准参比份数据库建立 各国研究者分别建立了符合本国情况的食物标准参比份数据库。通常可按以下步骤建立食物标准参比份数据库。

①确定食物标准参比份规格：对于计量方便的食物，如固定规格的饮料、包装好的零食、或者计量单位相对固定的食物（如水饺、包子、鸡腿、大排、牛排、薯条、汉堡等），可直接取1份食物作为1个标准参比份（见图7-9）；对于混合加工烹饪的菜肴，对1个标准参比份需要的所有原材料（包括盐、油、糖等调味料）进行称量，计算标准参比份所含的各种营养素含量。

我国学者汪之顼教授团队在这方面也做了积极的探索。具体的方法是：称取 5 ~ 6 个重量级别（25g、50g、75g、100g、125g 和 150g）的食物，经适当预烹制加工后置于圆形陶瓷平盘中，再将餐盘置于平铺的餐盘背景纸框线内（餐盘背景纸中印有 1cm×1cm 网格线和醒目框线的 50cm×38cm 矩形餐盘背景垫，如图 7-10 所示，用数码影像设备从正上方、前、后侧偏 45°等三个角度拍摄影像，获得标准参比份食物图片，集合形成图谱。不断发展标准参比份图谱，使之不仅涵盖单一食物，也包括由不同配比的多种食物组成的常见复合膳食。

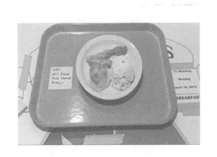

图 7-9 食物标准参比份示例

资料来源：Appetite, 2017, 116：389-394.

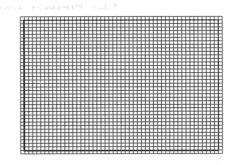

图 7-10 矩形餐盘背景垫 50cm×38cm

资料来源：汪之顼等. 营养学报，2014，36（3）：228-236.

②拍摄食物标准参比份的照片。在 DPF 站拍摄食物标准参比份照片，注意确保拍摄现场的照度和图像的清晰度。

③计算食物标准参比份的营养素含量。根据食物成分表计算食物标准参比份的营养素含量。混合性食物需将各组分食物的数据进行加和。

④食物标准参比份照片与营养素含量一同录入数据库。

（3）DPF 分析软件开发 若技术力量不足，或调查对象较少，可以自制标准参比份食物营养成分的 Excel 表，对餐前、后食物照片与食物标准参比份照片进行人工匹配，利用 Excel 的公式功能进行计算；若条件允许，可开发专用的食物营养成分计算软件，简化图片分拣、数据统计分析过程。食物标准参比份数据库至少应包含在调查时段内调查场所可提供的全部菜式，制作标准参比份照片，明确每一标准参比份食物所含能量和主要营养素含量，建立食物标准参比份数据库。DPF 分析软件应包含匹配模块、计算模块和存储模块。匹配模块能识别和匹配当天同一编号同一餐的食物，并从菜单库中匹配相应的食物以供后续计算；当从菜单中选定某种食物，调查人员输入估测的食物份数，计算模块即可自动输出实际所含能量及各类主要营养素的数据，并将其储存于存储模块中；继续此过程，计算模块可通过累加菜式的能量和营养素数据完成一整份食物的能量和营养素计算。最终结果自动存入被调查对象的营养素摄入量数据库中，以便后续统计分析。

（4）调查人员培训 专门培训调查人员掌握正确建立 DPF 站和相机调试的方法，以确保最佳成像效果；掌握依据份量参照纸及软尺刻度，对照标准参比份食物照片估计食物份量的方法。另外，调查人员需有基本的计算机操作技能和营养学素养，而且应具备一定的沟通技能。

2. 现场调查

（1）调查对象的告知 调查人员应在调查前向被调查对象简要介绍调查内容，调查持续时间，DPF 站的位置、开放时间（应涵盖所有调查对象的用餐时间）；明确告知被调查对象应在就餐前和用餐后至任何一个 DPF 站点拍摄餐盘照片。DPF 站通常设置在取餐处和餐盘回收处，以方便被调查对象拍摄餐盘照片。

（2）DPF站建立和餐盘拍摄　拍摄清晰的、合乎要求的照片对于提高食物的正确鉴定率，减少工作人员的估计误差至关重要。建立稳定的DPF站，严格调整数码相机高度及其与桌面的夹角，保证充足的光线，有助于餐盘尺寸的标准化和捕获的照片规格的一致性。

①保持平台稳定。平台一般为食堂的餐桌，应选择用力推动也不会摇晃的餐桌，或者使用垫片令餐桌四条腿平齐。

②固定相机、安放三脚架。相机固定于三脚架上，然后将准备的三脚架调至同一高度（一般为距台面73.7cm）后安放在平台上。调试镜头与桌面的夹角，一般为45°。

③划定托盘放置位置。将盛有食物的托盘置于平台，固定光源、调整三脚架位置、相机焦距，检查食物成像是否清晰，以食物边界清晰、无食物重叠为标准，在平台上通过固定软尺的方式划定托盘放置位置。

④预调查。检查DPF站位置是否需要调整，相机是否正常工作，拍摄流程是否需要改进。

⑤正式调查。每位被调查者均分配有一个研究专用编号，每次拍摄时被调查者需预先将印有专用编号的卡片放于托盘上，拍摄时确保编号卡片包含在照片中，以匹配参与者及其用餐前、后餐盘照片。每位参与者在餐前及餐后前往任一DPF站进行餐盘照片的拍摄。

3. 统计分析

将食物标准参比份的数码照片、餐前和餐后拍摄的餐盘照片导入数据库。两名调查人员分别将被调查对象所选择的每种食品和饮料的标准参比份照片、所选食物照片和餐后剩余食物照片进行对比，估计餐盘照片中每种食物相当于多少标准参比份的百分比例，分析软件自动计算餐前及餐后餐盘内各种食物所含能量和营养素量，获得餐前食物和餐后剩余食物的能量和营养素含量。被调查对象当餐总营养摄入量定义为餐前和餐后照片中食物营养素含量的差值。若两名调查员的评估结果差异超过10%，则由经培训的第三名调查人员进行再评估，最终确定该调查对象该餐的营养素摄入量。

4. 实施效果评估

（1）数据完整性评估　按公式（7-1）计算应收集照片量：

$$应收集照片数量＝参与调查人数×调查餐次数×2 \tag{7-1}$$

计算实际收集照片数占应收集照片数的百分率评估数据完整性。预调查中若照片缺失率过大，则应对照片缺失的原因进行分析。

（2）测量可靠性评估　一项测试结果可靠性的指标包括信度和效度两方面。DPF法的信度可用统计软件计算组内相关系数进行评价。通常，信度系数低于0.4表示信度较差，大于0.75表示信度良好。DPF法的效度可通过与称重法对比进行评价。对于体重稳定的个体，可根据其身高、体重、劳动强度粗略估计每日能量消耗，将每日能量消耗估计值作为每日能量摄入估计值，然后与DPF法的测量值进行比较。也可用双标水法精确测量每日能量消耗，但是双标水法成本高，对实验设备要求高。

（3）被调查对象的依从性评估　调查中可通过失访率间接评价参与人员的依从性，及时收集被调查对象的反馈信息；调查结束后可自制问卷，收集被调查者对本项研究的意见和建议，以便改进。

（四）优势与局限

DPF法的优势在于，仅需要捕获调查对象的餐盘照片，被调查者几乎无负担、不需要回答问题、也不需要回忆食物摄入经历，操作方便，依从性好；同时数据采集现场需要的工作人员和设备少，节约时间和人力物力，可进行较大团体膳食研究；营养素估测结果准确度、精密度都很高；可对被调查对象的食物摄入信息进行存储，一旦发现错误可对获得的图片进行再检验和再评价。

当然，DPF法也存在一定的局限性。首先，DPF法必须基于有固定食谱的单位，不适用于自由生活个体的膳食调查；其次，实施过程中，需要两名或以上受过训练的技术人员或评价者观察存储下来的受试者餐盘图像，并与该种食物的标准参比份（已称重）进行比对，评估实际摄入的食物份额，不同的工作人员对餐食摄入量的估计存在一定的差异。另外，在评估混合性食物或覆有酱料或肉汁的食物方面，人工估计摄入量还存在很大困难（不同工作人员的评价误差可达15%~50%）。

二、基于智能手机的食品营养评估技术

（一）概述

遥测食物摄影法（RFPM）是基于智能手机的食品营养评估技术，是DPF法的发展。基本原理与DPF法类似，即通过所选食物餐前餐后的照片来估计食物摄入量。不同的是，RFPM法要求被调查对象在用餐前和用餐后使用智能手机及时拍摄照片，对难以识别的食物进行标记和简单描述，然后图像通过网络实时上传至后台，研究者通过将手机拍摄的图像与标准份的食物图像进行比较，估计食物摄入量。食物标准份的图像存储于可搜索的数据库中。

（二）实施

实施RFPM法时，要求被调查对象将一张信用卡大小、印有"回"型纹样的参考卡片和食物一同拍摄（如图7-11、图7-12所示）。参考卡片的作用是帮助计算机对图像的色彩和视角进行标准化，因此，被调查对象所用餐盘的形状和大小不需被严格限制。

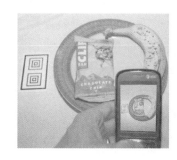

图7-11 手机拍摄食物与参考卡片

资料来源：Martin CKC 等 . Obesity, 2012, 20（4）: 891-899.

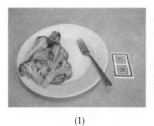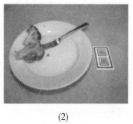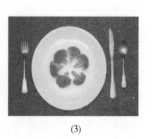

（1） （2） （3）

图7-12 餐前（1）、餐后食物图片（2）、标准参比份食物图片（3）

资料来源：Martin CK 等 . Journal of Human Nutrition and Dietetics, 2014, 27（1）: 72-81.

也有研究者用信用卡大小的棋盘格图样卡片作为基准标记卡或食物的大小比例尺（图7-13），在计算机上设计了"成分分析""活动轮廓"和"标准化切割"等程序软件，在测定食物体积值的过程中，首先将图像中的混合食物分割，并按不同成分区分开来。以一些基本几何体（如球体，立方体和土墩）为计量单位，从图像中获得食物成分的相应测量值（如球体的半径，立方体的长和宽等），继而计算食物体积。

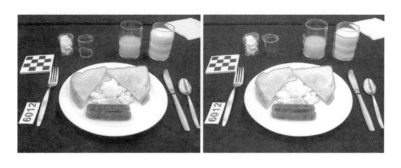

图 7-13 对图像中的食物进行分割

资料来源：Phyllis JS. Proceedings of the Nutrition Society，2013，72（01）：70-76.

（三）优势与局限

RFPM 法拓展了 DPF 法的应用范围，不仅能在自选餐厅中开展膳食调查，而且能直接应用在日常生活中。研究者检验了 RFPM 法评估成年人和儿童营养摄入的有效性。以成年人为对象（$n=50$）的研究显示 RFPM 法测量的能量摄入与直接称重法高度相关。另一项学龄前儿童的研究也证明了 RFPM 法的可行性。RFPM 的优点在于不需要研究者直接在场，操作简单，易于普及。但是，如果被调查对象忘记拍摄食物图像，或不慎丢失手机，可造成数据缺失。为此，开展 RFPM 法时，后台会在用餐时间向被调查者的手机发送提醒，如发送"你今天有吃过什么却没有拍照吗？"的信息，而且后台可追踪每个提示的发送和响应，并向研究团队发送报告，总结收到的食物图像数量。如果被调查者没能成功上传食物照片，调查者需要联系被调查对象，应用膳食回顾法进行补救。有研究者在 RFPM 程序中加入扫描条形码自动识别食物的功能，提高了调查效率。也有研究者开发了具备语音留言功能的 APP，允许用户为照片中难以识别的食物做语音说明。

三、基于智能手机和激光检测器的膳食数据记录系统

（一）基本原理

膳食数据记录系统（dietary data recorder system，DDRS）是一种将激光发生器集成至手机摄像头上的方法。其原理是激光束间歇性地投射光栅到食物上，在光栅间形成不被阻碍的照片，使用者持照相机围绕食物缓慢移动、获取完整的食物照片（图 7-14），上传至服务器并存储于数据库中，由营养学家实时分析被调查对象的营养素摄入情况。

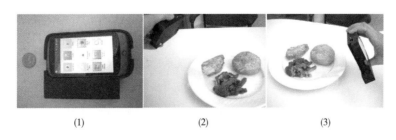

(1)　　　　　　(2)　　　　　　(3)

图 7-14 DDRS 应用手机发射激光束评价食物规格

（1）组装有激光发生器的智能手机 （2）（3）顺时针或逆时针发射激光、捕获视频照片

资料来源：Stumbo PJ. Proceedings of the Nutrition Society，2013，72：70-76.

（二）DDRS 的构成

DDRS 主要由四个部分组成：①包含激光检测器的智能手机设备；②智能手机上用于数据采集和激光控制的软件；③用于估算食物量的算法；④用于数据存储、管理和检索的数据库和 Web 界面。由相机和激光投影仪构成的可移动结构化光系统是 DDRS 的关键创新设计，可使研究者可在不需要任何额外标准参比的情况下，利用 DDRS 计算食物量。

1. 集成有激光检测器的智能手机

DDRS 的移动设备包括一部手机、一个激光模块和一个电路模块（连接手机和激光发射器）。所有组件都安装在一个小塑料外壳中，便于固定摄像机与激光器之间的距离和角度，确保所有组件可以紧密结合，也方便用户在日常生活中使用。DDRS 的移动设备有一款专用外壳，在智能手机下方安装激光发生器和控制电路，外壳材料选择的是黑色丙烯腈丁二烯苯乙烯塑料，略大于智能手机，可以放于口袋里。

2. 激光模块

激光模块是一种集成化的模块，作为移动设备中的发光装置可对信号产生快速的响应。某些高端的产生结构化光信号的激光模块，价格可能高达数百美元，比智能手机昂贵。有研究者应用 NovaLasers 发射的衍射光栅和十字激光指针构建激光模块，其中的衍射光栅（又称 MegaMatrix）不是均匀的、具有更亮的中心。来自激光指针的十字与光栅相互作用，产生具有更亮中心线的矩形网格。通过计算网格中每条线与中心的距离可对线条进行标记。编码有信息的线条构成结构化的光栅，继而形成结构化的光。

3. 电路模块

电路模块在智能手机和激光器之间提供了一个交互界面。该模块对来自智能手机的移动应用程序的激活命令发出响应，精确地打开或关闭激光器，并将激光器与电池电源相连。蓝牙模块被集成在电路模块中，介导智能手机和电路模块之间的通信。为了响应蓝牙模块的输出信号，需要使用一个简单的开关网络（安装有分立式的 MOSFET 晶体管和碳膜电阻器）以激活激光器。该电路采用 3.7V 电池为激光器和蓝牙模块供电，便于用户充电。充电接口是可安装的 PCBMiniUSB 连接器，可以方便地连接到各种外部电源。此外，蓝牙模块在待机期间消耗大量功率。这种持续的功率消耗可使电池快速耗竭，因此需要频繁充电。为了延长使用时间，模块中为蓝牙电源设置了一个开关。通过软件中用户界面给出的命令，由用户手动操作开关。塑料外壳中有两个连接器和开关槽口。图 7-15 为移动设备中的电子模块示意图。

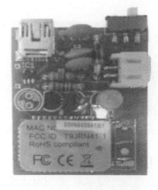

图 7-15　移动设备中的电子模块示意图

资料来源：Shang J 等 . Dietary Intake Assessment using Integrated Sensors and Software. 10. 1117/12. 907769.

4. 手机软件

实施 DDRS，还需要开发经由电路模块收集数据和控制激光模块的移动应用程序。安装安卓操作系统的手机，可应用 JAVA 开发分析软件。在视频采集过程中，相机在食物周围缓慢移动，在多个位置拍摄视频以覆盖食物的所有侧面。软件需控制激光模块，在蓝牙向电路发送信号后，打开和关闭激光器，产生有和没有激光网格的视频框，形成食物照片。此外，软件还需要收集两种数据，即调查问卷的答案和膳食数据。在研究的开始和结束时，被调查者需要回答一系列问题，例如饮食习惯、进餐时间和地点，拍摄食物的视频。所有收集的数据存储在 XML 文件中，并发送到数据库进行进一步分析。

5. 数据处理算法

获取的网格视频被传送到服务器进行进一步处理（图 7-16）：①提取视频图像，从背景中分割食物区域；②从图像中提取食物上的激光网格线；③提取网格中的交点；④识别网格的中心点；⑤用校正后的结构化光系统创建深度图，进而创建 3D 模型。

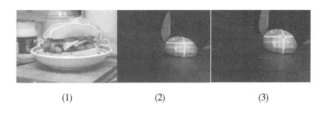

(1)　　　　　　　(2)　　　　　　　(3)

图 7-16　食品处理

（1）从场景中分割食物　　（2）有激光网格的食物照片　　（3）确定网格中的交叉点

资料来源：Shang J 等 . Dietary Intake Assessment using Integrated Sensors and Software. 10. 1117/12. 907769.

6. 数据库和 Web 界面

研发信息管理系统，解析来自移动设备的数据，生成合并报告；建立输出报告系统，为用户提供数据。

四、基于视频的食品营养评估技术

智能手机的普及为通过拍摄视频评估营养提供了可能。美国国立卫生院发展形成一些基于视频的食品营养评估技术。eButton 是其中的一种方法，关键创新点是一种针状的佩戴在胸部的设备，包含相机、GPS 系统和一系列其他传感器。在分析食物录像时，eButton 从视频中选择最佳图像、创建一个模拟场景，使用三角形网格作为辅助线包围摄像机拍摄的各种膳食成分。图 7-17 阐释了如何使用辅助线包围一份意大利面。分析人员选择与食物形状相似的虚拟框线围绕食物，然后操纵框线，使其能够完

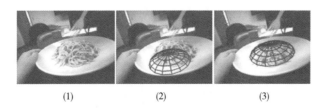

(1)　　　　　　　(2)　　　　　　　(3)

图 7-17　网格测量意大利面的体积

（1）意大利面　　（2）选择与意大利面形状相配的网格　　（3）调节网格大小，以与意大利面表面形状相适应

资料来源：Stumbo PJ. Proceedings of the Nutrition Society, 2013, 72（01）：70-76.

整覆盖图像中的食物，对构成框线的三角形曲表面积进行累加以估计食物体积。目前为止，这种方法被证明也适用于估计蛋糕及玉米面包等方形食物（误差仅为 1%～10%），但对于不规则形状的食物，如鸡胸肉（误差 21%～27%）或小块食物，如洋葱丁或片（误差 12%～17%），体积估计则较为困难。eButton 法需要使用统一的餐盘和人工添加辅助框线，限制了其在大规模研究中的应用。

食物摄入可视化和语音识别器：从对餐盘的视频记录中选择三张图像（视频以在餐食上方弧形移动摄像机装置而摄成），通过提取板上所有食物的三维点云来确定食物体积（图 7-18）。确定体积前，计算机根据语音信息和食物特征分割餐盘图像，以将其分为单独的食物。首先被调查者需录音说明餐盘中的食物，之后食物分类软件将利用语音标签和照片中食物的颜色和纹理，与食物库中具有类似名称的食物图像匹配。若匹配成功，则可依据照片中食物的颜色和纹理分离整张照片中该种食物。

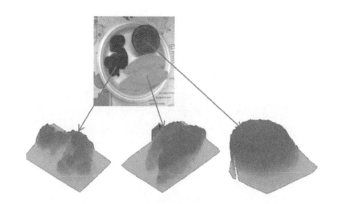

图 7-18　"点云"技术抽取图片中食物照片、重建模型、估计食物体积
像素颜色越深，食物超出餐盘平面的高度越高
资料来源：Stumbo PJ. Proceedings of the Nutrition Society，2013，72（01）：70-76.

五、人工智能辅助的食品营养评估技术

人工智能是研究模拟人类智能以实现机器智能的科学。人工智能图像识别技术的发展使全自动化食物识别和营养成分成为可能。应用人工智能技术可以同时确定食物的种类及所含热量，实现多种食物的识别，以 GPS 定位与餐馆菜单等背景信息的食物识别等。

1. 基本术语

数据集：形成数据集是机器学习的前提。数据集是收集获得的样本的全部数据记录的集合，包含样本的全部或部分特征指标。

学习：又称训练，是指执行某个学习算法从数据中习得模型的过程。

训练数据：训练的过程中使用的数据叫训练数据。

训练集：训练的过程中使用的每一个样本称为训练样本，训练样本组成的集合称为训练集。

有监督学习：训练算法时不仅需要输入训练数据，而且需要输入标签信息，这种机器学习称为有监督学习，可实现分类和回归。

无监督学习：如训练数据无标签信息，则称为无监督学习，可实现聚类。

验证集：是用做模型选择（即做模型最终优化及确定）的样本集合。

测试：学得模型后，使用其进行预测的过程称为测试。

测试集：是指用以检验最终模型性能的样本集合。

真正例：被模型预测为正的正样本，相当于真阳性例。

真负例：被模型预测为负的负样本，相当于真阴性例。

假正例：被模型预测为正的负样本，相当于假阳性例。

假负例：被模型预测为负的正样本，相当于假阴性例。

top-1 错误率：模型测试时，取预测标签的最后概率向量，以最大的一个为预测结果，若预测结果符合事实，则预测正确，否则预测错误。预测错误的概率称为 top-1 错误率。

top-5 正确率：模型测试时，取预测标签的最后概率向量，前五名中只要出现正确标签即为预测正确，否则为预测错误。预测正确的概率称为 top-5 正确率。

2. 基本流程

开发机器学习应用程序通常有六步：数据收集，准备输入数据（确保输入数据格式符合要求），输入数据的分析（人工分析数据集的数据特征），算法训练，算法测试，算法使用（利用算法进行预测或分类）。

（1）食物图片　数据收集使用食物名称作为关键词，从搜索引擎抓取数据集。数据集应尽可能包含本国或本地区所有经常食用的食物。排除分辨率低和模糊的图像、包含多种食物的图像和假正例图像。以某种食物的名称为关键词搜索图像，并以此为标签来标记图像数据。从每种食物图像数据中随机挑选 80% 的图像为训练集，10% 为验证集，剩余的 10% 为测试集。采用平均 top-1 错误率和 top-5 正确率进行模型性能评估。

（2）算法训练　将收集、筛选和人工标记后的食物图像数据导入模型，对模型进行训练。

（3）算法测试　使用验证集检验算法的准确度，指标为平均 top-1 错误率和 top-5 正确率。若算法准确度尚可，则应在更大范围中测试算法。可在社交网络上用食物名称作为关键词抓取足够的图像，筛选后对算法进行测试。分析训练集、验证集与测试集间存在何种结果差异和出现差异的原因。

（4）算法使用　在实验室条件下和现实生活中测试算法的准确度，以不断优化算法。

3. 几种基于深度学习的图像识别算法

（1）区域卷积神经网络算法（convolutional neural networks，CNN）该算法将图像分成 2000 个部分，对每个部分进行识别，最后通过使用卷积微分来计算出图像的特征码，得出结论。它计算速度较慢，后续发展形成了空间金字塔池化算法、区域为基础的 CNN 算法（Region Based CNN，R-CNN）、快速 R-CNN 算法和 Faster R-CNN 算法，使计算过程更精简、识别率更高。

（2）YOLO 算法　仿照谷歌搜索引擎的模式，通过将图像分成数千个大小相同的网格，检测落入该格子中心点的信息，每个格子的输出包含物体的边界框信息及物体类别的概率信息。因此，输入图像只要经过一次检测，就会得到图像中所有物体的位置及其所属类别的准确概率。

4. 优势与局限

基于机器学习的食物识别具有多种优势：可以智能手机为平台，开发营养评估 APP，受众面广，容易普及；过程全自动化，人工需要少。机器学习不仅能做到数据自动分拣，通过与膳食营养素含量计算模块相结合，还可做到实时的、全自动的食物能量及营养素估计，即时给予用户营养指导，在大样本调查中有非常好的应用前景。

但是，本方法也存在一定的局限性。以新加坡的研究团队制作的"DietLens"APP 为例，该 APP 涵盖所有常见市售食物，具有食物智能识别、能量和营养素估计、营养建议等多种功能，还与医院个人档案相连接。与其他 5 个功能类似的、新加坡市场上流行的 APP 相比较，"DietLens"的速度和准确性都较为出色；但是，仍然存在现实生活中算法的识别性能并不稳定的问题：表现为使用真实用户拍摄的图像测得的 top-1 正确率比测试集低 20% 左右；在识别一些加工复杂的食物，如中国菜（用料复杂）和马来西亚菜式（常佐以酱汁），或是一些家庭自制食物时尚有困难。另外，为了较为准确地评估食物的份量，"DietLens" 提供给用户食物图谱，要求用户自助评估食物的消费份额，若用户未进行自助评估，则系统以默认值进行营养成分计算。

　　将人工智能技术应用于膳食营养评估领域，建立完善的食物数据集、提高人工智能识别食物的准确度和效率是亟待解决的问题。

参考文献

[1] Ni Mhurchu, C., et al., Do nutrition labels influence healthier food choices? Analysis of label viewing behaviour and subsequent food purchases in a labelling intervention trial [J]. Appetite, 2018. 121: p. 360-365.

[2] Zeevi D, K.T., Zmora N, et al. Personalized Nutrition by Prediction of Glycemic Responses [J]. Cell, 2015. 163 (5): p. 1079-1094.

[3] 刘爱玲，马冠生，大数据在营养领域中的应用 [J]. 中国食物与营养，2015. 21 (11): p. 5-7.

[4] Liang, H., et al. CEP: Calories Estimation from Food Photos [J]. International Journal of Computers and Applications, 2018. pp: p. 1-9.

[5] Kiryukhin, M.V., et al. A Membrane Film Sensor with Encapsulated Fluorescent Dyes towards Express Freshness Monitoring of Packaged Food [J]. Talanta, 2018. 182 (pp): p. 187-192.

[6] Medina-Inojosa, J.e.a., Validation of a White-light 3D Body Volume Scanner to Assess Body Composition [J]. Obesity open access, 2017. 3 (1): p. 1-8.

[7] Heymsfield, S.B., et al., Digital anthropometry: a critical review [J]. Eur J Clin Nutr, 2018. 72 (5): p. 680-687.

[8] 马金秀，江仁美. 数字化教育模块对 II 型糖尿病患者自我管理行为影响的相关性研究 [J]. 华夏医学，2018. 31 (4): p. 35-38.

[9] 冯淑慧. 数据挖掘在人口健康大数据加工中的应用与设计 [J]. 电子测试，2018. 14 (120-121).

[10] 候梦如. 基于医疗数据挖掘的营养配餐系统的设计与实现 [J]. 电子世界，2017 (1): p. 171-173.

[11] 费斐. 基于改进算法的营养评价与膳食智能决策支持系统 [J]. 自动化与仪器仪表，2016. 4: p. 243-244.

[12] 黄友锐. 智能优化算法及其应用 [M]. 国防工业出版社，2008.

[13] 耿丽娟. 基于健康医疗大数据的 KNN 分类算法研究 [J]. 通讯世界，2017. 20 (265-266).

[14] 刘洋，陈慧. 基于新媒体的营养膳食科普化研究 [J]. 天津科技，2015, (6). doi: 10.3969/j.issn.1006-8945.2015.06.017.

[15] 姜宏亮. 基于"互联网"的 PLC 工业控制智能监控系统的研究 [J]. 科学中国人，2017, 0 (8Z).

[16] 李延军，李莹辉，余新明. 穿戴式健康监测设备的现状与未来 [J]. 航天医学与医学工程，2016, 29 (3): 229-234.

[17] 张雨晨，金心宇. 可穿戴健康监测设备现状和技术分析 [J]. 医学信息学杂志，2015, 36 (9): 2-7.

[18] 梅策香，柳钰，曾利霞. 可穿戴设备在人体健康监测中的应用与发展现状 [J]. 电子世界，2016, (19): 8-10.

[19] 宋成琳，王文媛，刘箫，等. 即时性图像法膳食调查技术应用于学龄前儿童膳食调查的效果评价 [J]. 中国儿童保健杂志. 2015, 23 (7): 684-688.

[20] Jameson, J.L., D.L. Longo. Precision medicine-personalized, problematic, and promising [J]. N Engl J Med, 2015. 372 (23): p. 2229-34.

［21］ Wang, D. D. , F. B. Hu. Precision nutrition for prevention and management of type 2 diabetes ［J］. Lancet Diabetes Endocrinol, 2018. 6 （5）: p. 416-426.

［22］ van Ommen, B. , T. van den Broek, I. de Hoogh, et al. Wopereis, Systems biology of personalized nutrition ［J］. Nutr Rev, 2017. 75 （8）: p. 579-599.

［23］ Levin, B. L. , E. Varga, MTHFR. Addressing Genetic Counseling Dilemmas Using Evidence-Based Literature ［J］. J Genet Couns, 2016. 25 （5）: p. 901-11.

［24］ Claussnitzer, M. , S. N. Dankel, K. H. Kim, et al. Obesity Variant Circuitry and Adipocyte Browning in Humans ［J］. N Engl J Med, 2015. 373 （10）: p. 895-907.

［25］ Segre, A. V. , N. Wei, D. Altshuler, et al. Pathways targeted by antidiabetes drugs are enriched for multiple genes associated with type 2 diabetes risk ［J］. Diabetes, 2015. 64 （4）: p. 1470-83.

［26］ Ramos-Lopez, O. , F. I. Milagro, H. Allayee, A. et al. Martinez, Guide for Current Nutrigenetic, Nutrigenomic, and Nutriepigenetic Approaches for Precision Nutrition Involving the Prevention and Management of Chronic Diseases Associated with Obesity ［J］. J Nutrigenet Nutrigenomics, 2017. 10 （1-2）: p. 43-62.

［27］ Johnson, C. H. , J. Ivanisevic, H. P. Benton, et al. Bioinformatics: the next frontier of metabolomics ［J］. Anal Chem, 2015. 87 （1）: p. 147-56.

［28］ Markley, J. L. , R. Bruschweiler, A. S. Edison, et al. Wishart, The future of NMR-based metabolomics ［J］. Curr Opin Biotechnol, 2017. 43: p. 34-40.

［29］ Guo, L. , S. Tan, X. Li, et al. Fast automated dual-syringe based dispersive liquid-liquid microextraction coupled with gas chromatography-mass spectrometry for the determination of polycyclic aromatic hydrocarbons in environmental water samples ［J］. J Chromatogr A, 2016. 1438: p. 1-9.

［30］ Fiehn, O. Metabolomics by Gas Chromatography-Mass Spectrometry: Combined Targeted and Untargeted Profiling ［J］. Curr Protoc Mol Biol, 2016. 114: p. 30. 4. 1-30. 4. 32.

［31］ Mizuno, H. , K. Ueda, Y. Kobayashi, et al. The great importance of normalization of LC-MS data for highly-accurate non-targeted metabolomics ［J］. Biomed Chromatogr, 2017. 31 （1）.

［32］ de Toro-Martin, J. , B. J. Arsenault, J. P. Despres, and M. C. Vohl, Precision Nutrition: A Review of Personalized Nutritional Approaches for the Prevention and Management of Metabolic Syndrome ［J］. Nutrients, 2017. 9 （8）.

［33］ Brennan, L. . Metabolomics in nutrition research-a powerful window into nutritional metabolism ［J］. Essays Biochem, 2016. 60 （5）: p. 451-458.

［34］ Garcia-Perez, I. , J. M. Posma, R. Gibson, et al. Objective assessment of dietary patterns by use of metabolic phenotyping: a randomised, controlled, crossover trial ［J］. Lancet Diabetes Endocrinol, 2017. 5 （3）: p. 184-195.

［35］ Zheng, H. , C. C. Yde, T. K. Dalsgaard, et al. Nuclear magnetic resonance-based metabolomics reveals that dairy protein fractions affect urinary urea excretion differently in overweight adolescents ［J］. European Food Research and Technology, 2015. 240 （3）: p. 489-497.

［36］ Riedl, A. , C. Gieger, H. Hauner, et al. Metabotyping and its application in targeted nutrition: an overview ［J］. Br J Nutr, 2017. 117 （12）: p. 1631-1644.

［37］ Hardy, A. , D. Benford, T. Halldorsson, et al. Guidance on the assessment of the biological relevance of data in scientific assessments ［J］. EFSA Journal, 2017. 15 （8）: p. e04970.

［38］ Wopereis, S. , J. H. M. Stroeve, A. Stafleu, et al. Multi-parameter comparison of a standardized mixed meal tolerance test in healthy and type 2 diabetic subjects: the PhenFlex challenge ［J］. Genes Nutr, 2017. 12: p. 21.

［39］ van den Broek, T. J. , G. C. M. Bakker, C. M. Rubingh, S. Bijlsma, J. H. M. Stroeve, B. van Ommen, M. J. van Erk, and S. Wopereis, Ranges of phenotypic flexibility in healthy subjects ［J］. Genes Nutr, 2017. 12: p. 32.

［40］ Korem, T. , D. Zeevi, N. Zmora, et al. Bread Affects Clinical Parameters and Induces Gut Microbiome-Associated Personal Glycemic Responses ［J］. Cell Metab, 2017. 25 （6）: p. 1243-1253. e5.

［41］Kovatcheva-Datchary, P. , A. Nilsson, R. Akrami, et al. Dietary Fiber-Induced Improvement in Glucose Metabolism Is Associated with Increased Abundance of Prevotella［J］. Cell Metab, 2015. 22（6）: p. 971-82.

［42］Delude, C. M.. Deep phenotyping: The details of disease［J］. Nature, 2015. 527（7576）: p. S14-5.

［43］Loos, R. J. F. and A. Janssens. Predicting Polygenic Obesity Using Genetic Information［J］. Cell Metab, 2017. 25（3）: p. 535-543.

［44］Sotos-Prieto, M. , B. Moreno-Franco, J. M. Ordovas, et al. Design and development of an instrument to measure overall lifestyle habits for epidemiological research: the Mediterranean Lifestyle（MEDLIFE）index［J］. Public Health Nutr, 2015. 18（6）: p. 959-67.

［45］Martinez-Gonzalez, M. A. , E. Fernandez-Jarne, M. Serrano-Martinez, et al. Development of a short dietary intake questionnaire for the quantitative estimation of adherence to a cardioprotective Mediterranean diet［J］. Eur J Clin Nutr, 2004. 58（11）: p. 1550-2.

［46］McCullough, M. L. , D. Feskanich, M. J. Stampfer, et al. Diet quality and major chronic disease risk in men and women: moving toward improved dietary guidance［J］. Am J Clin Nutr, 2002. 76（6）: p. 1261-71.

［47］Sevilla-Villanueva, B. , K. Gibert, M. Sanchez-Marre, M. Fito, et al. Evaluation of Adherence to Nutritional Intervention Through Trajectory Analysis［J］. IEEE J Biomed Health Inform, 2017. 21（3）: p. 628-634.

［48］Mattfeld, R. S. , E. R. Muth, and A. Hoover. Measuring the Consumption of Individual Solid and Liquid Bites Using a Table-Embedded Scale During Unrestricted Eating［J］. IEEE J Biomed Health Inform, 2017. 21（6）: p. 1711-1718.

［49］de Lannoy, L. , J. Clarke, P. J. Stotz, et al. Effects of intensity and amount of exercise on measures of insulin and glucose: Analysis of inter-individual variability［J］. PLoS One, 2017. 12（5）: p. e0177095.

［50］Cadenas-Sanchez, C. , J. R. Ruiz, I. Labayen, et al. Prevalence of Metabolically Healthy but Overweight/Obese Phenotype and Its Association With Sedentary Time, Physical Activity, and Fitness［J］. J Adolesc Health, 2017. 61（1）: p. 107-114.

［51］Jeran, S. , A. Steinbrecher, and T. Pischon. Prediction of activity-related energy expenditure using accelerometer-derived physical activity under free-living conditions: a systematic review［J］. Int J Obes（Lond）, 2016. 40（8）: p. 1187-97.

［52］Ross, R. , R. Hudson, P. J. Stotz, et al. Effects of exercise amount and intensity on abdominal obesity and glucose tolerance in obese adults: a randomized trial［J］. Ann Intern Med, 2015. 162（5）: p. 325-34.

［53］Celis-Morales, C. , C. F. Marsaux, K. M. Livingstone, et al. Physical activity attenuates the effect of the FTO genotype on obesity traits in European adults: The Food4Me study［J］. Obesity（Silver Spring）, 2016. 24（4）: p. 962-9.

［54］Livingstone, K. M. , C. Celis-Morales, S. Navas-Carretero, et al. Effect of an Internet-based, personalized nutrition randomized trial on dietary changes associated with the Mediterranean diet: the Food4Me Study［J］. Am J Clin Nutr, 2016. 104（2）: p. 288-97.

［55］Srinivasan, B. , S. Lee, D. Erickson, et al. Precision nutrition-review of methods for point-of-care assessment of nutritional status［J］. Curr Opin Biotechnol, 2017. 44: p. 103-108.

［56］Lafleur, J. P. , A. Jonsson, S. Senkbeil, et al. Recent advances in lab-on-a-chip for biosensing applications［J］. Biosens Bioelectron, 2016. 76: p. 213-33.

［57］Lee, S. , B. Srinivasan, S. Vemulapati, et al. Personalized nutrition diagnostics at the point-of-need［J］. Lab Chip, 2016. 16（13）: p. 2408-17.

［58］Hix, J. , C. Martinez, I. Buchanan, et al. Development of a rapid enzyme immunoassay for the detection of retinol-binding protein［J］. Am J Clin Nutr, 2004. 79（1）: p. 93-8.

［59］Vikstedt, R. , P. von Lode, T. Takala, et al. Rapid one-step immunofluorometric assay for measuring soluble transferrin receptor in whole blood［J］. Clin Chem, 2004. 50（10）: p. 1831-3.

［60］Lee, S. , A. J. Aranyosi, M. D. Wong, et al. Flexible opto-electronics enabled microfluidics systems with cloud connectivity for point-of-care micronutrient analysis［J］. Biosens Bioelectron, 2016. 78: p. 290-299.

［61］ Lee, S., D. O'Dell, J. Hohenstein, et al. NutriPhone: a mobile platform for low-cost point-of-care quantification of vitamin B12 concentrations ［J］. Sci Rep, 2016. 6: p. 28237.

［62］ Hou, C., B. Carter, J. Hewitt, et al. Do Mobile Phone Applications Improve Glycemic Control (HbA1c) in the Self-management of Diabetes? A Systematic Review, Meta-analysis, and GRADE of 14 Randomized Trials ［J］. Diabetes Care, 2016. 39 (11): p. 2089-2095.

［63］ McGloin, A. F., S. Eslami. Digital and social media opportunities for dietary behaviour change ［J］. Proc Nutr Soc, 2015. 74 (2): p. 139-48.

［64］ Obermeyer, Z., E. J. Emanuel. Predicting the Future-Big Data, Machine Learning, and Clinical Medicine ［J］. N Engl J Med, 2016. 375 (13): p. 1216-9.

［65］ Price, N. D., A. T. Magis, J. C. Earls, et al. A wellness study of 108 individuals using personal, dense, dynamic data clouds ［J］. Nat Biotechnol, 2017. 35 (8): p. 747-756.

［66］ Schork, N. J.. Personalized medicine: Time for one-person trials ［J］. Nature, 2015, 520 (7549): p. 609-11.

［67］ Guide and Position of the International Society of Nutrigenetics/Nutrigenomics on Personalised Nutrition: Part 1-Fields of Precision Nutrition ［J］. Journal of Nutrigenetics and Nutrigenomics, 2016, 9 (1): 12-27.

［68］ De Toro-Martín J, Arsenault BJ, Després JP, et al. Precision Nutrition: A Review of Personalized Nutritional Approaches for the Prevention and Management of Metabolic Syndrome ［J］. Nutrients. 2017; 9 (8): 913. Published 2017 Aug 22. doi: 10. 3390/nu9080913

［69］ Severini C, Derossi A . Could the 3D Printing Technology be a Useful Strategy to Obtain Customized Nutrition ［J］. Journal of Clinical Gastroenterology, 2016, 50: S175-178.

［70］ Oliviero T, Fogliano V. Food design to increase vegetable intake: the case of vegetable enriched pasta ［J］. Trends Food Sci Technol. 2016; 51: 58-64.

［71］ 周涛, 徐书洁, 杨继全 . 3D 食品打印技术研究的最新进展 ［J］. 食品工业, 2016 (12): 208-212.

［72］ 井乐刚, 沈丽君 . 3D 打印技术在食品工业中的应用 ［J］. 生物学教学, 2016, 41 (2) .

［73］ 杜姗姗, 周爱军, 陈洪, 等 . 3D 打印技术在食品中的应用进展 ［J］. 中国农业科技导报, 2018.

［74］ 刘倩楠, 张春江, 张良, 等 . 食品 3D 打印技术的发展现状 ［J］. 农业工程学报, 2018, 34 (16): 265-273

［75］ Godoi F C, Prakash S, Bhandari B R. 3D printing technologies applied for food design: Status and prospects ［J］. Food Engin. 2016, 179: 44-54.

［76］ Shirazi S F S, Gharehkhani S, Mehrali M, et al. A review on powder-based additive manufacturing for tissue engineering: Selective laser sintering and inkjet 3D printing ［J］. Sci Technol Adv Mater, 2015, 16 (3): 033502.

［77］ Mantihal S, Prakash S, Godoi F C, et al. Optimization of chocolate 3D printing by correlating thermal and flow properties with 3D structure modeling ［J］. Innovative Food Science & Emerging Technologies, 2017, 44: 21-29.

［78］ Liu Z, Zhang M, Bhandari B, et al. Impact of rheological properties of mashed potatoes on 3D printing ［J］. Journal of Food Engineering, 2018, 220: 76-82.

［79］ Holland S, Foster T, Macnaughtan W, et al. Design and characterisation of food grade powders and inks for microstructure control using 3D printing ［J］. Journal of Food Engineering, 2018, 220: 12-19.

［80］ Derossi A, Caporizzi R, Azzollini D, et al. Application of 3D printing for customized food. A case on the development of a fruit-based snack for children ［J］. Journal of Food Engineering, 2018, 220: 65-75

［81］ Williamson D, Martin P, Allen H, et al. Changes in food intake and body weight associated with basic combat training ［J］. Mil Med. 2002; 167: 248-253.

［82］ Winzer E, Luger M, Schindler K. Using digital photography in a clinical setting: a valid, accurate, and applicable method to assess food intake ［J］. Eur J Clin Nutr. 2018; 72: 879-887.

［83］ Knol L, Myers H, Black S, et al. Development and Feasibility of a Childhood Obesity Prevention Program for Rural Families: Application of the Social Cognitive Theory ［J］. Am J Health Educ. 2016; 47: 204-214.

［84］ Mcclung HL，Champagne CM，Allen HR，et al. Digital food photography technology improves efficiency and feasibility of dietary intake assessments in large populations eating ad libitum in collective dining facilities ［J］. Appetite. 2017；116：389-394.

［85］ Williamson DA，Allen HR，Martin PD，et al. Digital photography：A new method for estimating food intake in cafeteria settings ［J］. Eat Weight Disord. 2004；9：24-28.

［86］ Schakel SF. Maintaining a Nutrient Database in a Changing Marketplace：Keeping Pace with Changing Food Products-A Research Perspective ［J］. J Food Compost Anal. 2001；14：315-322.

［87］ 邸克锦. 大数据环境下人工智能发展趋势研究 ［C］. 2018 年北京科学技术情报学会学术年会-智慧科技发展情报服务先行论坛论文集. 2018.

［88］ Ege T，Yanai K. Simultaneous estimation of food categories and calories withmulti-task cnn. In Machine Vision Applications ［C］. FifteenthIAPRInternational Conference. 2017；198-201.

［89］ Bettadapura V，Thomaz E，Parnami A，et al. Leveragingcontext to support automated food recognition in restaurants. In Applicationsof Computer Vision（WACV）［C］. IEEE Winter Conference. 2015；580-587.

［90］ 戴进，刘振宇. 基于深度学习的图像识别算法研究的综述 ［J］. 计算机产品与流通，2018；3：188.